Betriebstemperatur 37° Celsius

Die faszinierenden Wechselwirkungen menschlicher Körpersysteme

Dr. rer. nat. Siegfried Kiontke

Mechthild Rex-Najuch

Dr. med. Hartmut Horn

Gesamtbearbeitung:
UnderConstruction, Puchheim bei München / Margit Eberlein, Beuerberg
Gestaltung und Illustration: Margit Eberlein
Lektorat: Dr. Renate Oettinger, Oberhaching
Druck: Pauli Offsetdruck, Oberkotzau
2. Auflage 2015

Verlag:
VITATEC Verlagsgesellschaft
Am Schlichtfeld 2
82547 Münsing

ISBN: 978-3-9811885-4-7

A

Vorwort

In den vergangenen 15 Jahren hatte ich im Rahmen meiner anwaltlichen Tätigkeit für Hersteller von Medizinprodukten und auch als Patient die Möglichkeit – und das Vergnügen –, zahlreiche in ihren Gebieten herausragende Ärzte, Heilpraktiker und Physiotherapeuten kennenzulernen. Alle zeichneten sich durch die unbedingte Bereitschaft, anderen Menschen zu helfen, und durch eine hochprofessionelle Einstellung aus.

Wenn es in den verschiedenen Bereichen der Heilkunde solche herausragende professionelle Qualität gibt, würde man erwarten, dass es zwischen den Vertretern dieser Bereiche ein großes gegenseitiges fachliches Interesse, einen intensiven Erfahrungsaustausch und eine fruchtbare Kooperation auf den verschiedensten Ebenen gäbe. Man würde auch erwarten, dass Berufsverbände, Wissenschaft und Fachgesellschaften die entsprechenden Foren und Kommunikationsmöglichkeiten für einen solchen Erfahrungsaustausch bereitstellen. In Wirklichkeit scheint ein solcher Austausch so gut wie nicht stattzufinden. Stattdessen gibt es unterschiedliche, im Wesentlichen wohl zwei Lager, die nicht etwa aktiv miteinander kooperieren, sondern einander durchaus kritisch, gelegentlich sogar feindselig gegenüber stehen:

B

Im einen Lager findet man die der wissenschaftlichen Universitätsmedizin verpflichteten Ärzte, für die die mit wissenschaftlicher Methodik objektivierte Überprüfbarkeit von Heilverfahren im Vordergrund steht. Diese Ärzte begegnen individuellen Berichten von Patienten und Therapeuten über erzielte Heilungserfolge mit Zurückhaltung. Im anderen Lager findet man die der Naturheilkunde nahe stehenden, „ganzheitlich" orientierten Therapeuten, für die vorrangig der Heilungserfolge an ihren individuellen Patienten zählt. Diese Therapeuten geben der eigenen Beobachtungsgabe den Vorrang gegenüber der in einem renommierten Fachjournal veröffentlichten kontrollierten Doppelblindstudie, und sie vernachlässigen die wissenschaftliche Dokumentation ihrer unbestreitbaren therapeutischen Erfolge mit den anerkannten Methoden der Medizinstatistik in einem für mich erstaunlichen Maß.

Wenn sich in einem Fachgebiet Lager mit entgegengesetzten Schwerpunkten bilden, ist intellektuelle Wachsamkeit angebracht. Dies gilt umso mehr, wenn die fachliche Auseinandersetzung zwischen solchen Lagern nicht durch den gegenseitigen Austausch von Beobachtungen, Erkenntnissen und Schlussfolgerungen geführt, sondern auf einer emotionalen, unsachlichen Ebene in Form gegenseitiger Abwertung mit propagandistischen Mitteln ausgetragen wird. Ich habe den Eindruck, dass emotionale und polemische Formen der Auseinandersetzung dort am stärksten sind, wo das stabile Fundament von gesichertem

Grundlagenwissen noch fehlt. Wer, wie der vorbildliche Sokrates, genau weiß, was er alles noch nicht weiß, und dazu auch steht, kann in der Sache selbst eine entspannte Haltung einnehmen. Wer dagegen glaubt, Wissen vorgeben zu müssen, wo es noch nicht vorhanden ist, macht sich viel eher Sorgen um die Verteidigung der eigenen Positionen und tendiert dazu, jeden, der diese Positionen hinterfragt, anzugreifen. Besonders viel Emotion und Propaganda habe ich bei den Themen Krebs, AIDS, Epidemien und Impfschutz beobachtet. Ich schließe daraus, dass es in diesen Gebieten zu den grundlegenden Kausalzusammenhängen noch eine Menge zu erforschen gibt.

Die heftigste Propaganda schlug mir entgegen, als ich mich als Vater mit der Frage auseinanderzusetzen hatte, ob und in welchem Umfang Schutzimpfungen an meinem Sohn verabreicht werden sollten. Als ich den von mir sehr geschätzten Kinderarzt nach Informationen über das Thema Impfen fragte, rügte er mich streng und erklärte, es sei unverantwortlich, sein Kind nicht umfassend durchzuimpfen. Als ich die wegen ihrer Kompetenz von mir in gleichem Maße geschätzte Heilpraktikerin befragte, erklärte diese mir etwas freundlicher, aber ebenso bestimmt, es sei unverantwortlich, sein Kind impfen zu lassen, weil damit das Immunsystem lebenslang unnötig belastet werden würde. Ich kaufte mir daraufhin acht Bücher über Impfen und stellte bei der Lektüre fest, dass es sich bei diesen Publikationen – mit Ausnahme eines Buches – um Propagandaschriften, fast schon Kampfschriften, von Impfbefürwortern oder von Impfgegnern handelte. Nur eines dieser Bücher enthielt, sachlich und ausgewogen dargestellt, vollständige Informationen, die mir überhaupt eine Meinungsbildung ermöglichten, insbesondere die für mich überraschende Information, dass es Langzeitstudien, in denen Gruppen von geimpften Menschen mit Gruppen von ungeimpften Menschen verglichen werden, in einem für eine seriöse wissenschaftliche Beurteilung notwendigen Umfang und in der notwendigen Quantität und Qualität gar nicht gibt.

In der Epidemiologie stellt sich für mich als außenstehenden, interessierten Beobachter die Frage, weshalb offenbar immer nur ein bestimmter maximaler Prozentsatz der von einer Epidemie betroffenen Menschen schwer erkrankt oder stirbt, während die Immunsysteme der Mehrheit offenbar problemlos mit dem jeweiligen Erreger fertig zu werden scheinen. Was unterscheidet die Immunsysteme der Mehrheit, die dem Erreger nicht zum Opfer fällt, von den anderen? Wenn wir ein umfassendes und gesichertes Wissen darüber hätten, wann Immunsysteme zusammenbrechen und wann nicht, müssten wir diese Frage doch eigentlich beantworten können.

Ein wenig amüsiert stellt der außenstehende Beobachter der Heilkunde fest, dass das Fehlen von wissenschaftlichen Erkenntnissen über grundlegende Kausalzusammenhänge gelegentlich mit beeindruckenden Fachworten kaschiert wird. Ein solches, offenbar universell einsetzbares Wort scheint der Begriff „Placeboeffekt" zu sein. Ich erinnere mich an eine Fernsehdiskussion, in der eine bekannte Universitätsprofessorin abschließend erklärte, dass Heilerfolge durch Akupunktur und durch Homöopathie, die es unbestreitbar gebe, keine wirklichen Heilerfolge seien, sondern ausnahmslos auf dem Placeboeffekt beruhten. Wenn diese Aussage zutreffend wäre – was ich nicht beurteilen kann, aber persönlich bezweifle –, dann würde sie allerdings überhaupt nichts beantworten, sondern vielmehr eine noch viel entscheidendere, tief greifende Frage aufwerfen, nämlich die Frage, worauf der Placeboeffekt denn eigentlich beruht. Wenn es den Placeboeffekt gibt, was ist es dann für eine Energie, die ohne jeden Wirkstoff eine gesundmachende Wirkung entfalten kann? Woraus besteht sie? Wie wird sie mobilisiert? In welchen Labors wird sie erforscht? Kann man sie messen? Welche Wellenlänge hat sie?

Ein ähnliches Wort ist der Begriff „Spontanheilung", der eines Wissenschaftlers eigentlich unwürdig ist, weil er ja den Eindruck erweckt, als gäbe es eine Heilung, ohne dass dieser eine ganz reale Kausalkette zugrunde liegen würde. Wer eine Spontanheilung mit dem achselzuckenden Kommentar zu den Akten legt, es handele sich um „etwas Unerklärliches", um „eine Art Wunder", der hat den Pfad des wachsamen, forschenden Beobachters von kausalen Zusammenhängen eigentlich schon verlassen und ist zum Glaubensmediziner geworden.

Die Erforschung der grundlegenden Kausalzusammenhänge im gesunden und im erkrankten Organismus und deren Nutzbarmachung für die Heilkunde und für die Ernährungslehre ist jedenfalls eine Aufgabe, die noch lange nicht abgeschlossen ist, sondern vielleicht sogar zum größten Teil noch in der Zukunft liegt.

Ich freue mich deshalb über das Erscheinen dieses lagerübergreifenden Grundlagenbuches, das von Autoren geschrieben ist, die sich an den vordersten Fronten der Forschung, der Entwicklung und der therapeutischen Erfahrung befinden und vor allem die Beharrlichkeit besitzen, die erforderlich ist, wenn man neue Schneisen schlagen und begehbar machen will.

Ulrich Bräunig

Hinweise zur zweiten Auflage

Gegenüber der ersten Auflage ist der Text in einigen Kapiteln erweitert und in anderen komplett überarbeitet worden.

Im Einzelnen:

Teil A

In Kapitel 1 „Zellen sind die Grundlage biologischen Lebens" wurden die Themen Junk-DNA und Epigenetik angepasst.

Kapitel 2 „Stoffwechsel" wurde aufgrund aktueller Forschungsergebnisse in den Bereichen Atmungskette und ATP um mehrere Abschnitte erweitert.

Kapitel 4 „Immunsystem" wurde zum Teil umgestaltet und mit einer ausführlichen Besprechung der T-Zellen und T-Helferzellen erweitert.

Kapitel 7 „AIDS: Krankheit mit Kontroversen" ist überarbeitet und um die HAART-Therapie erweitert worden.

Teil B

Neu hinzugekommen sind:
Kapitel 2.6.1. „Reorganisation durch Rotation";
Kapitel 5.3. „Die neuroendokrine Immunachse";
Kapitel 6.5.6. „Das Gewebe und sein Rhythmus";
Kapitel 6.7.1. „Rotation als Gradmesser für Gesundheit".

Sehr stark erweitert (von 6 auf 31 Seiten) wurde Kapitel 7 „Kausale Diagnose mit dem Global Diagnostics".

Wir wünschen Ihnen viel Spaß beim Lesen dieser zweiten, aktualisierten und erweiterten Auflage und hoffen, dass die Inhalte lehrreich und hilfreich für Sie sind.

Die Autoren

Danksagung

Ein Buch kann nicht ohne das Zusammenwirken mehrerer Netzwerke entstehen, sodass wir in praxi kausale Auswirkungen verschiedenster Impulse erleben konnten.

Ein besonderer Dank gilt unseren Partnern und Freunden, die so bereitwillig ihre Ansprüche zurückgestellt haben zugunsten des Entstehens dieses Werkes. Ohne einen guten Hintergrund wäre die Arbeit so viel schwerer gewesen.

Besonderer Dank gebührt auch Dr. Renate Oettinger für ihr aufmerksames Lektorat.

Weiterhin verdienen all die vielen Helfer im Hintergrund großen Dank, denn ohne sie würde dieses Buch definitiv nicht vorliegen.

Namentlich erwähnen wir Ulrich Bräunig, Dr. Wabe Heeringa, Margit Eberlein, Imke Rueben und Martin Schwan, die mit viel Geduld alle Fehler aufgespürt, Bilder gemalt, recherchiert und nicht aufgegeben haben selbst bei den immensen Anforderungen, die wir an sie gestellt haben.

Die Autoren

September 2007, August 2015

Wie dieses Buch gelesen werden möchte

Das vorliegende Buch richtet sich hauptsächlich an Ärzte und Heilpraktiker, die Interesse an funktionellen und kausalen Zusammenhängen haben, verbunden mit dem Mut und der Bereitschaft, sich mit neuen Sichtweisen vorurteilslos auseinanderzusetzen.

Es ist in zwei große Teile gegliedert. Teil A behandelt aktuelle Erkenntnisse aus Biologie und Biochemie für die zeitgemäße Medizin. Ferner sind in diesem Teil die darauf beruhenden Konsequenzen in der Bewertung und Behandlung chronischer Erkrankungen zusammengefasst. Die Nebeneinanderstellung verschiedener Sichtweisen erlaubt dem Leser, eigene Positionen zu prüfen und zu überdenken.

Teil B beschreibt die Grundlagen und Folgerungen kausaler Funktionsdiagnostik. In diesem Teil versuchen wir, einen Pfad durch den Dschungel funktioneller Möglichkeiten zu weisen. Alle konkreten Aussagen bezüglich energetischer Messungen beziehen sich primär auf das GLOBAL DIAGNOSTICS und dessen Auswertung.

Da sich das Buch sowohl an Anfänger als auch an Fortgeschrittene richtet, sind stellenweise bewusst einfache und grundlegende Definitionen und Erklärungen eingefügt. Zudem tragen die Autoren dem Umstand Rechnung, dass die Ausbildungen zum Teil stark voneinander abweichen. Das Buch kann sowohl als Nachschlagewerk als auch systematisch zu lesende Synopse genutzt werden.

Jedes Kapitel ist in sich geschlossen und verfügt über Querverweise, sodass eine chronologische Vorgehensweise beim Studium dieses Sachbuches nicht zwingend ist. In diesem Fall sollte das Buch unter bestimmten Fragestellungen erforscht und gelesen werden. Dessen ungeachtet bauen die Kapitel aufeinander auf und stellen systemische Zusammenhänge in den Vordergrund, sodass ein dem vorgegebenen Ablauf folgendes Lesen möglich ist. Da dieses Buch keineswegs Vollständigkeit beansprucht oder Substitut für einschlägige Fachliteratur und anatomische Standardwerke sein will oder kann, empfehlen wir, zusätzlich solche Werke parallel zu nutzen.

Teil A

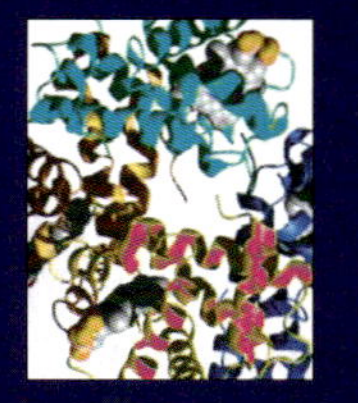

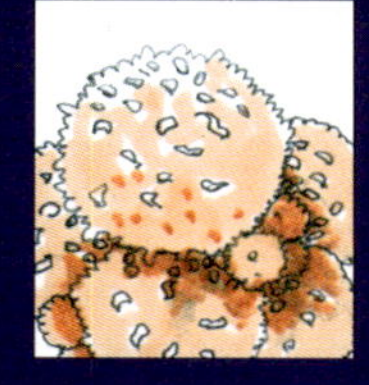

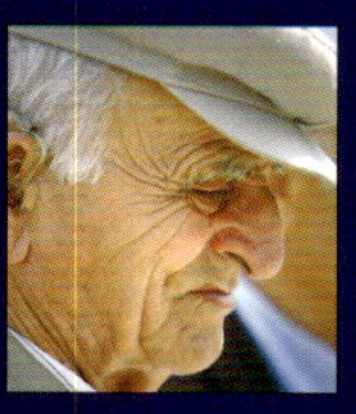

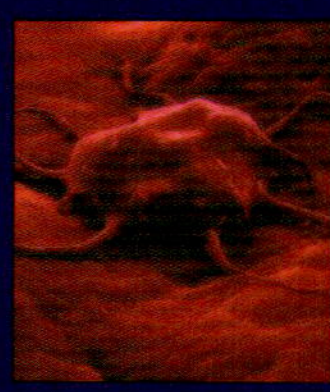

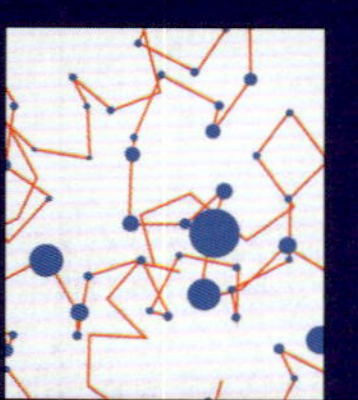

Aktuelle Erkenntnisse aus Biologie und Biochemie für eine zeitgemäße Medizin

1. Zellen sind die Grundlage biologischen Lebens
2. Stoffwechsel
3. Prooxidantien
4. Immunsystem
5. Chronische Erkrankungen
6. Krebs
7. AIDS: Krankheit mit Kontroversen
8. Biochemische Grundlagen

Einleitung

Die Biochemie bildet das Bindeglied zwischen Biologie und Chemie. Biochemiker analysieren die Organisation von Zellen und Organismen auf molekularer Ebene und klären dadurch biochemische Reaktionsmechanismen auf.

Chemische Reaktionen, die von Atomen zu Molekülen oder von Molekülen zu Molekülkomplexen führen, brauchen zwei Vorbedingungen: Einerseits müssen die beteiligten Atome oder Moleküle genügend Bewegungsenergie haben, damit sie überhaupt mit einer gewissen Wahrscheinlichkeit aufeinander treffen. Erst dann können sie miteinander reagieren. Andererseits muss wenigstens einer der Reaktionspartner mindestens ein Elektron in einem angeregten Zustand haben, da nur diese Anregung eine Ladungsverteilung in den Elektronenschalen schafft, die zu einer Anziehung der beteiligten Partner führt. Diese Bedingungen gelten natürlich auch für die chemischen Reaktionen biologischer Systeme.

Eine weitere wichtige Voraussetzung für die Existenz korrekter biochemischer Verbindungen und notwendiger Gleichgewichtszustände in einem Organismus ist das Vorhandensein einer ausreichenden Menge von Ausgangssubstanzen zur Bildung der lebenswichtigen Biomoleküle. Das teilweise oder völlige Fehlen von Substanzen wie beispielsweise Vitaminen, Mineralien und Aminosäuren, also der Mangel an wesentlichen chemischen Ausgangsstoffen, ist einer der Hauptgründe für die Entstehung von Krankheiten.

In diesem Teil werden ganz bewusst, neben komplexen Zusammenhängen, grundlegende Daten eingeführt, um somit auch Anfängern ein grundlegendes Verständnis aktueller biochemischer Zusammenhänge zu ermöglichen und daraus zeitgemäße therapeutische Folgerungen zu ziehen.

Da Zellen die Grundlage allen biologischen Lebens sind, wird in Kapitel 1 kurz dargestellt, wie dieses Leben – ausgehend von primitiven Einzellern – im Laufe von Millionen von Jahren, entstanden ist. Die besondere Erkenntnis liegt darin, dass sich die Mitochondrien der Eukaryoten dadurch entwickelt haben, dass eine eukaryotische Zelle und ein aerobes Bakterium über einige Zeit in Symbiose gelebt haben und die eukaryotische Zelle das Bakterium schließlich inkorporiert hat.

Durch den Zusammenschluss mehrerer eukaryotischer Zellen wiederum entwickelten sich mehrzellige Lebewesen, die sich durch „Arbeitsteilung" besser auf ihre Umwelt einstellen und auf diese reagieren konnten, sodass sich ihre Überlebenschancen erheblich verbesserten.

Der menschliche Körper besteht aus rund 50 Billionen Zellen, von denen jede einzelne als Einheit funktioniert und eigenständig wachsen, sich teilen und überleben kann. Deswegen wird neben dem Aufbau der Zelle in Kapitel 1 auch das Erbgut der Zelle näher beleuchtet. Lange Zeit wurde davon ausgegangen, dass dieses ausschließlich in der DNA des Zellkerns enthalten ist. Die so genannte Epigenetik kommt mittlerweile jedoch zu einer ganz anderen Ansicht: Was bislang als „Junk-DNA" bezeichnet und von den Forschern buchstäblich in den Müll geworfen wurde, ist für das Verständnis der Vererbungsprozesse von enormer Bedeutung und vielleicht sogar wichtiger als die Zellkern-DNA selbst. Die Bedeutung der Umwelt für die Entwicklung von Genen erscheint durch die neuen Erkenntnisse in einem ganz anderen Licht und plötzlich werden auch Phänomene wie Erbtoxine erklärbar.

Kapitel 2 erläutert die lebensnotwendigen Stoffwechselvorgänge, die sowohl der Energieversorgung dienen, als auch dem Aufbau von Körpersubstanz und der Erneuerung von essentiellen Molekülen. In größeren Mengen benötigt unser Organismus Eiweiß, Fett und Kohlenhydrate, die er in so kleine Bestandteile zerlegt, dass sie von den Zellen aufgenommen werden können. Ebenso benötigt er Enzyme, die als Hilfsstoffe unter anderem dafür eingesetzt werden, die verschiedensten Stoffwechselprozesse in Gang zu setzen. Diese komplexen Prozesse vereinfacht und leicht verständlich darzustellen, ist das Ziel des zweiten Kapitels.

Kapitel 3 befasst sich mit den Stoffen, die der Organismus benötigt, um den Ablauf der biochemischen Reaktionen zu kontrollieren und zu steuern. Hierbei spielen insbesondere Botenstoffe wie Zytokine eine entscheidende Rolle. Aber so ausgeklügelt der körpereigene Regelmechanismus auch ist, so gibt es doch immer wieder aggressive Moleküle und Molekülbruchstücke, die sich ihm entziehen und dem Organismus Schaden zufügen können.

Diese als Prooxidantien bezeichneten freien Radikalen, ROS und NOS werden in Kapitel 3 ebenfalls näher umrissen und mit ihren spezifischen Verhaltensweisen charakterisiert. Der Organismus ist diesen Angreifern jedoch nicht wehrlos ausgesetzt, sondern kann sie mittels Antioxidantien in Schach halten; auch diese werden in Kapitel 3 eingehend erläutert und beschrieben.

Verblüffend ist in diesem Zusammenhang die Erkenntnis, dass ROS und NOS den Körper nicht nur bedrohen, sondern ebenso nützliche Aufgaben ausüben können. Zur Erklärung dieser erstaunlichen Funktionsvielfalt wird ebenfalls in Kapitel 3 ein biophysikalisches Modell vorgestellt.

Kapitel 4 ist dem Immunsystem gewidmet, mit dem sich der Körper sowohl spezifisch gegen bestimmte Krankheitserreger als auch unspezifisch gegen Fremdkörper und Krankheitserreger allgemeiner Art verteidigt. Auch hier spielen die bereits erwähnten Zytokine in Verbindung mit Entzündungsreaktionen eine entscheidende Rolle. Weiterhin setzt der Organismus das NO-Radikal sehr effektiv und gezielt als Waffe ein.

Kapitel 5 beschäftigt sich mit chronischen Erkrankungen, die in der heutigen Zeit überhand genommen haben. Mit großer Wahrscheinlichkeit ist die Ursache für das Auftreten dieser Erkrankungen eine dauerhaft hohe prooxidative Stressbelastung des Körpers, auf die er schließlich keine angemessene Immunantwort mehr findet. Es kommt zu einem Teufelskreis, der aber – wie neueste Forschungsbefunde belegen – durchaus durchbrochen werden kann, sodass der Körper seine Selbstheilungskraft wiedergewinnt und gesundet.

In den vergangenen Jahren mehrten sich die Belege dafür, dass eine chronische Entzündung häufig mit der Entstehung eines Tumors in Verbindung steht und im Extremfall zu Krebs führen kann. Kapitel 6 legt die unterschiedlichen Sichtweisen der universitären Medizin und der holistischen Medizin zur Entwicklung von Krebszellen dar. Die Grundsatzfrage ist dabei, ob Krebs eine lokale oder eine integrale Erkrankung ist, denn daraus ergeben sich die entsprechenden Therapieansätze und Heilungsmöglichkeiten. Um die Erkrankung Krebs tatsächlich zu verstehen, müssen die Mechanismen bekannt sein, die für die sogenannten „sechs teuflischen Eigenschaften von Krebs" verantwortlich sind; in Kapitel 6 werden diese eingehend betrachtet und dargestellt.

Darüber hinaus werden einige biophysikalische Aspekte der Krebsentstehung skizziert, die ebenfalls ganz neue Therapiemöglichkeiten eröffnen.

Auch in Kapitel 7, das sich auf das Thema AIDS fokussiert, werden kontroverse Ansichten dargestellt. Die einseitige Betrachtungsweise des AIDS-Themas in der regulären Medizin hat einige Forscher, Ärzte und Therapeuten so gestört, dass sie zu sogenannten AIDS-Dissidenten wurden. Wie beim Thema Krebs, findet die holistische Medizin andere Erklärungsansätze für die als AIDS bezeichnete Immunschwächeerkrankung und führt somit logischerweise auch zu anderen Behandlungsmethoden. Die heutigen anti-retroviralen Therapien (HAART) und deren Nebenwirkungen werden diskutiert.

In Kapitel 8 werden schließlich einige wichtige biochemische Grundlagen zum besseren Verständnis erläutert und vertieft.

1. Zellen sind die Grundlage biologischen Lebens

1.1. Entstehung und Aufbau der Zellen

Jedes Lebewesen besteht aus Zellen; dabei gibt es keine Ausnahme. Auch wenn sich die meisten aus einer großen Ansammlung dieser im Durchschnitt nur 0,01 bis 0,1 Millimeter langen Gebilde zusammensetzen, so reicht bereits eine einzige Zelle aus, um von Leben sprechen zu können.

Die Einzeller sind die einfachsten Lebewesen, die in der Lage sind, selbstständig zu überleben. Vor rund 3,5 Milliarden Jahren hat das Leben auf der Erde mit ihnen begonnen. Und für zirka drei Milliarden Jahre waren sie auch die einzigen Lebewesen, die unseren Planeten bevölkerten. Anders ausgedrückt: Seit es bei uns Leben gibt, besteht dieses zu 85 Prozent der Zeit ausschließlich aus einzelnen Zellen.

1.2. Klassifizierung der Einzeller

Einzellige Lebewesen sind nicht alle gleich. Manche besitzen einen Zellkern, andere nicht. Entsprechend werden die Einzeller grundsätzlich unterschieden in Prokaryoten und Eukaryoten. Karyot kommt vom griechischen Wort Karyon für „Kern"; pro bedeutet „vor", eu dagegen „wirklich".

Prokaryoten sind primitive Einzeller, die nach wie vor in einem frühen Stadium leben, in dem es noch keinen Zellkern gab. Außer dem Zellkern fehlen ihnen auch alle weiteren internen Strukturen. Eine andere Bezeichnung für Prokaryoten lautet Bakterien.

Eukaryoten hingegen besitzen einen Zellkern und fast immer auch zusätzliche interne Untereinheiten (Organellen) wie zum Beispiel die Mitochondrien oder das Endoplasmatische Retikulum, die für die Zelle spezifische Aufgaben erfüllen. Aus diesen Eukaryoten haben sich alle mehrzelligen Lebewesen entwickelt, die heute auf unserem Planeten existieren.

In den letzten Jahrzehnten haben weitere Forschungserkenntnisse gezeigt, dass die Unterscheidung in Eukaryoten und Prokaryoten zu kurz greift, da innerhalb der Klasse der Prokaryoten auf molekularem Niveau wesentliche Unterschiede bestehen.

So werden nun zwei Bakterienklassen unterschieden, von denen die bislang bekannten, herkömmlichen Bakterien als Eubakterien (wirkliche Bakterien) bezeichnet werden und die neu entdeckten als Archaeabakterien, kurz: Archaea.

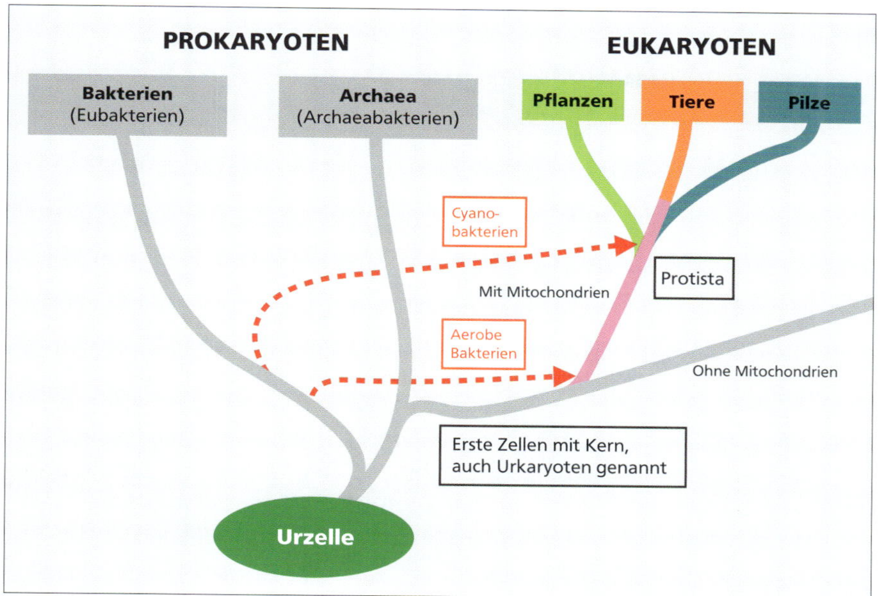

Abb. A 1.01
Stammbaum der Einzeller

Archaeen (Archaea, Singular: Archaeon; aus dem Griechischen „uralt", „ursprünglich"), früher auch Archaebakterien oder Urbakterien genannt, bilden neben den Bakterien (Bacteria) und den Eukaryoten (Eukaryota) eine der drei Domänen, in die alle zellulären Lebewesen eingeteilt werden.

Diese Archaeabakterien sind vor allem dort zu finden, wo besonders unwirtliche Lebensumstände herrschen; so zum Beispiel in vulkanischen Quellen, am Tiefseeboden oder auch im Kuhmagen (dort bauen sie Zellulose unter anderem zu Methan ab). Ähnlich schwierige Umstände herrschten auch auf der Erde, als die ersten primitiven Lebewesen anfingen, sich zu entwickeln. Archaea haben sich allerdings auch in weniger extremen Umweltbedingungen weit verbreitet.

Jede Zelle – ob Archaea, Prokaryot oder Eukaryot – funktioniert als Einheit. Aufgrund ihrer Fähigkeit, eigenständig zu überleben, sich zu teilen und zu wachsen, werden Zellen auch als die Grundbausteine des Lebens betrachtet.

Obwohl der Mensch aus zirka 100 Billionen Zellen besteht, gibt es in unserem Körper keine einzige Funktion, die nicht bereits in der Einzelzelle des Menschen angelegt ist. Jede eukaryotische Zelle besitzt ein funktionales Äquivalent zu unserem Nerven-, Verdauungs-, Atmungs-, Ausscheidungs-, Drüsen-, Muskel-, Skelett-, Kreislauf- und Fortpflanzungssystem sowie ein primitives Immunsystem.

Während nicht-eukaryotische Zellen höchstens in der Lage sind, Kolonien zu bilden, haben es die eukaryotischen Zellen im Laufe der Entwicklungsgeschichte geschafft, wirklich mehrzellige Lebewesen entstehen zu lassen, bei denen unterschiedliche Zellen auch unterschiedliche Aufgaben übernehmen.

1.3.
Eine intelligente Leistung: die Entstehung der Mehrzeller

Je besser ein Organismus seine Umgebung wahrnimmt, desto größer sind seine Überlebenschancen. Dies gilt für jedes Lebewesen, auch für die einzelne Zelle.

Bereits vor etwa 750 Millionen Jahren schien dies den eukaryotischen Zellen bewusst gewesen zu sein. Aber sie haben ihre „Zellintelligenz" nicht nur genutzt, um sich an ihre Umwelt anzupassen, sondern auch einen Weg gefunden, um noch besser und leichter überleben zu können: Sie haben sich zusammengeschlossen, denn mehrere Zellen registrieren mehr als eine. Durch die Entstehung der Mehrzeller erhöhte sich die Umweltwahrnehmung exponentiell. Und nicht nur das: Die Arbeit konnte geteilt werden, sodass die Effizienz stieg und mehr Zellen von weniger leben konnten. Zusätzlich konnte Energie eingespart werden, was die Überlebenschancen und die Lebensqualität weiter hob. Das bedeutet, dass jede Zelle eines Mehrzellers mit allen Informationen ausgestattet ist, um die eine oder andere Zellart zu werden. Letztendlich hängt es dann davon ab, wo eine Zelle im Organismus positioniert ist; entsprechend wird sie für die jeweilige Aufgabe spezialisiert.

Wie viele Zellarten in einem Lebewesen vorkommen, ist von dessen Komplexität abhängig. So bestehen Tiere ebenso wie der Mensch aus Muskelzellen, Knochenzellen, Hautzellen, Nervenzellen und noch weiteren Zellarten, die für den Organismus jeweils ganz spezifische Funktionen erfüllen. Es mag verblüffen, aber all diese Zellarten sind zu Beginn des Lebens des Organismus aus einer einzigen Urzelle entstanden.

Abb. A 1.02
Einige Zellformen
des menschlichen Organismus, die aus einer einzigen Zelle hervorgegangen sind

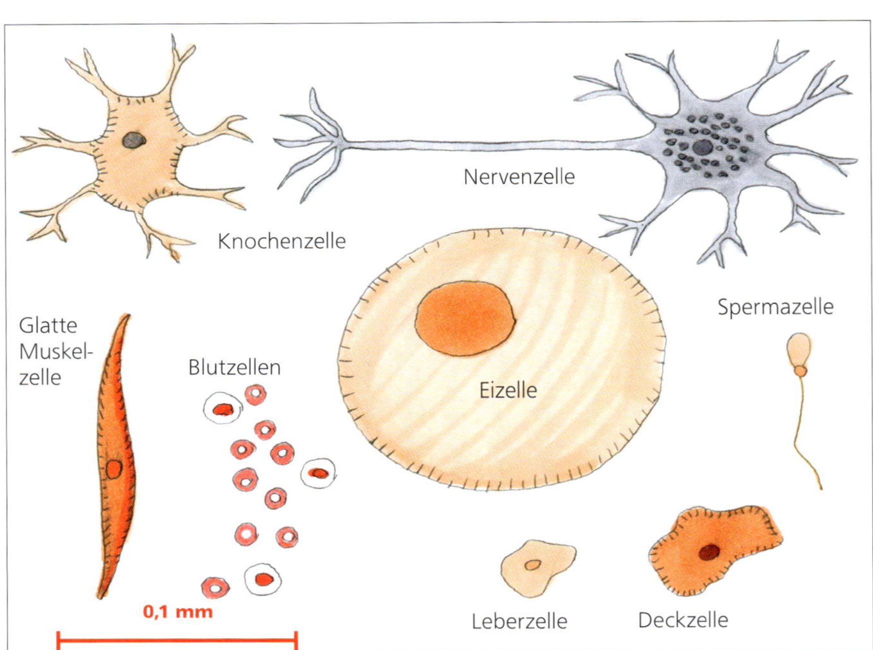

Die verschiedenen Zellarten wie Eizellen, Spermazellen, Deckzellen, Blutzellen, Leberzellen, um noch einige weitere zu nennen, unterscheiden sich zwar teilweise sehr stark in ihrem Aussehen, weisen auf molekularer Ebene jedoch große Übereinstimmungen auf und nutzen für viele grundlegende Funktionen die gleichen oder zumindest sehr ähnliche Prinzipien.

1.4. Aufbau eukaryotischer Zellen

1.4.1. Zellmembran

Jede Zelle ist von einer etwa fünf nm (Nanometer = Milliardstel Meter) dicken Membranhülle umgeben, die ihre äußere Begrenzung darstellt und verhindert, dass sich der Inhalt der Zelle mit der Umgebung vermischt. Diese Zellmembran setzt sich aus einer Doppelschicht von Phospholipiden zusammen, die aufgrund ihrer Bestandteile für die Doppelschichtbildung hervorragend geeignet sind.

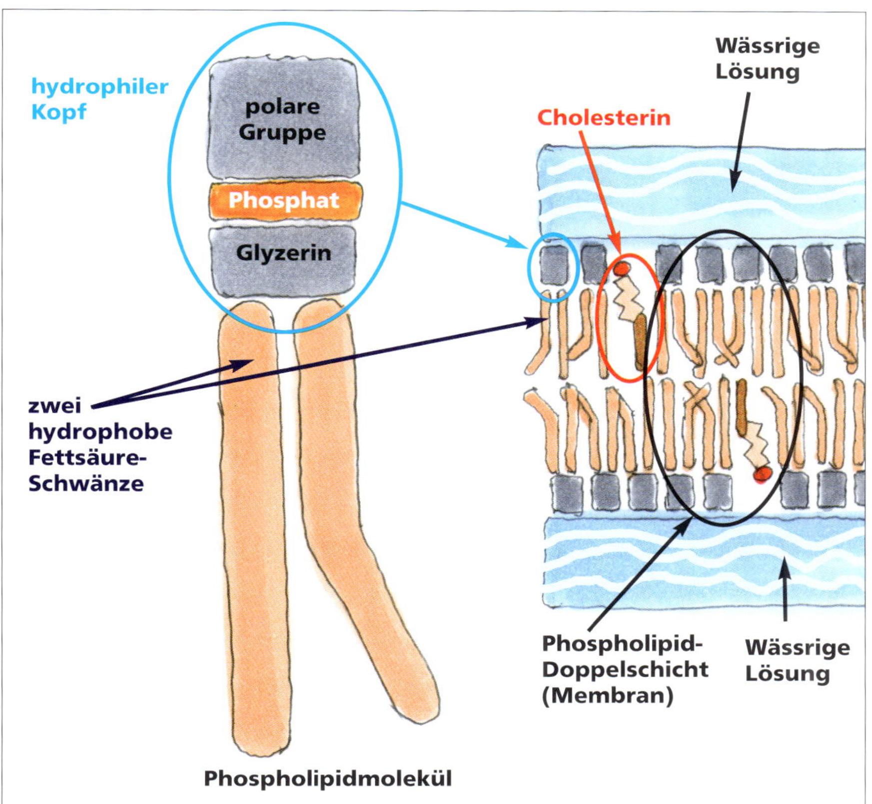

Abb. A 1.03
Aufbau der Zellmembran

Phospholipide sind Fette, die sich aus zwei Fettsäuren zusammensetzen, die über eine Phosphatgruppe mit einem polaren Kopfteil verbunden sind. Während die Fettsäuren ihrer Eigenschaft als Lipid entsprechend wasserabweisend (hydrophob) sind, ist der Kopfteil wasserliebend (hydrophil). Dies hat zu Folge, dass ein Phospholipid bestrebt ist, sich mit seinem Kopf dem Wasser zuzuwenden, während sich sein Fettsäuren-Schwanz vom Wasser abwenden will. In einer Doppelschicht können sich alle Schwänze berühren, ohne dabei mit dem Wasser innerhalb wie außerhalb der Zelle in Kontakt zu kommen, während sich alle Köpfe auf das Wasser ausrichten können.

Eine solche Doppelschicht zeichnet sich einerseits durch ihre Flexibilität aus, andererseits aber auch durch ihre Stabilität, mit der sie dem Zellinhalt wie eine Haut Halt gibt. Nur Wasser und einige kleine Moleküle können die geschlossene Membranschicht frei durchdringen.

Ein wesentlicher Bestandteil der Zellmembran ist bei tierischen wie menschlichen Zellen das Lipid Cholesterin, das sich in die Lücken zwischen den Köpfen der Phospholipide absetzt und so die Flexibilität der Membran reguliert. Aufgrund dieser Funktion ist Cholesterin ein unentbehrliches Molekül für jeden menschlichen und tierischen Organismus (siehe Teil B, Kapitel: Die Rolle des Gefäßsystems).

Abb. A 1.04
Beispiel Membranproteine

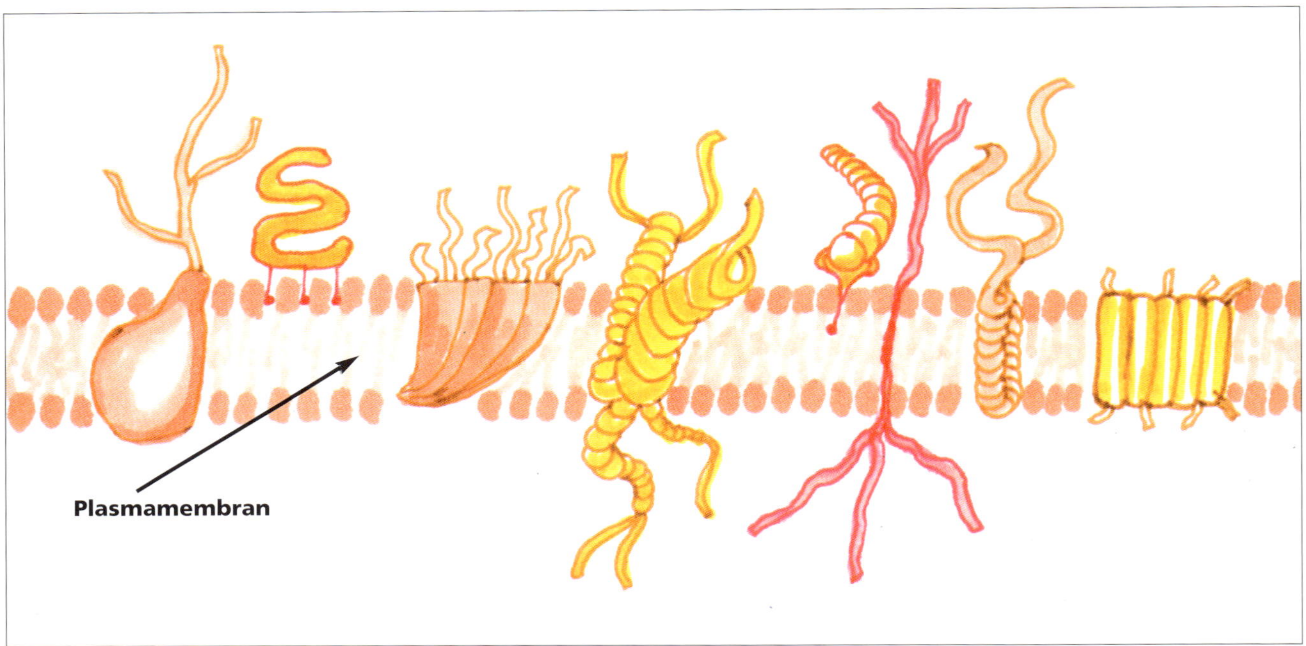

Ein weiterer Bestandteil der Zellmembran sind unterschiedliche Proteinstrukturen (siehe Abb. A 1.04), die für verschiedene Aufgaben zuständig sind. Es gibt Proteinstrukturen, die z. B. als Rezeptoren für äußerliche Reize wie Hormone dienen, solche, die als Enzyme fungieren, und wiederum andere, die den Durchgang von Stoffen durch die Membran steuern.

Dabei, dass die Proteine ihre spezifischen Funktionen erfüllen können, spielen die Phospholipide der doppelschichtigen Zellmembran eine wesentliche Rolle. Die Phospholipide sind nicht alle gleich, sodass die unterschiedlichen Häufigkeiten der einzelnen Sorten – in der Innenseite beziehungsweise der Außenseite der Membran – zu unterschiedlichen Eigenschaften der beiden Seiten führen. Diese Eigenschaften wiederum tragen dazu bei, dass die Proteine entsprechend ausgerichtet werden können, um ihre Aufgaben zu erfüllen.

Die Proteinstrukturen, die die Passage durch die Membran regulieren, lassen sich in Pumpen und Kanäle unterscheiden (siehe Abb. A 1.05). Bei einem Kanal handelt es sich um eine Öffnung, die entweder geöffnet oder geschlossen sein kann. Eine Pumpe hingegen ist eine aktive Struktur, die aufgrund ihrer Aktivität für eine sehr unterschiedliche Konzentration von bestimmten Ionen im Zellinneren im Vergleich zum Zelläußeren sorgen kann

Ionen sind Atome oder Moleküle mit elektrisch positiver oder negativer Ladung. Die nach außen wirksame Ladung ergibt sich aus dem Verhältnis von Protonen zu Elektronen; besteht eine Mangel an Elektronen, so ist die Ladung positiv, besteht hingegen ein Überschuss an Elektronen, so führt dies zu einer negativen Ladung (siehe Abb. 1.06). Durch die unterschiedliche Ionenkonzentration im Inneren der Zelle und außerhalb wird eine messbare Membranspannung aufgebaut (Membranpotenzial), die bei tierischen und menschlichen Zellen zirka minus 60 mV (Millivolt) beträgt. Im Inneren der Zelle ist die Ladung negativ in Bezug auf den extrazellulären Raum.

Auch im Intrazellulären Raum spielen Membranen ebenfalls eine wichtige Rolle. Sie umhüllen die verschiedenen Untereinheiten, die sich je nach Zelltyp in der Zelle befinden und unterschiedliche Aufgaben erfüllen. Solche Untereinheiten sind zum Beispiel die Mitochondrien, der Zellkern und das Endoplasmatische Retikulum.

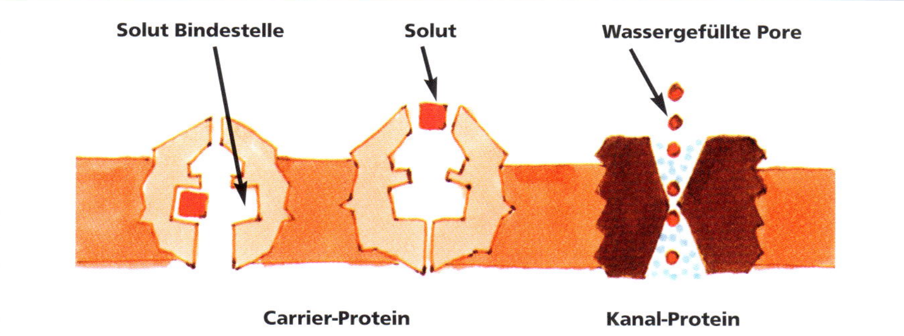

Abb. A 1.05
Ionenkanäle

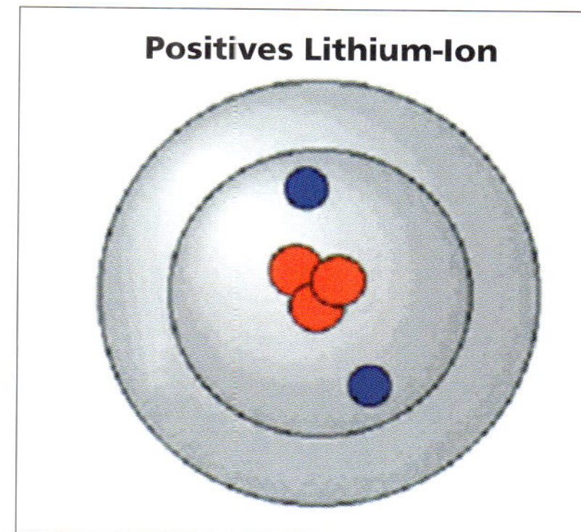

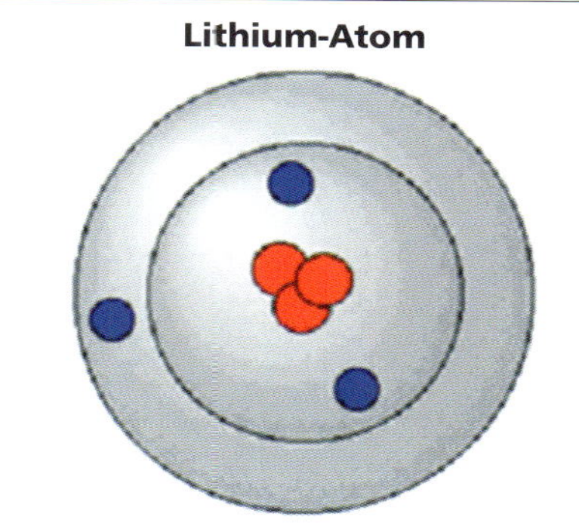

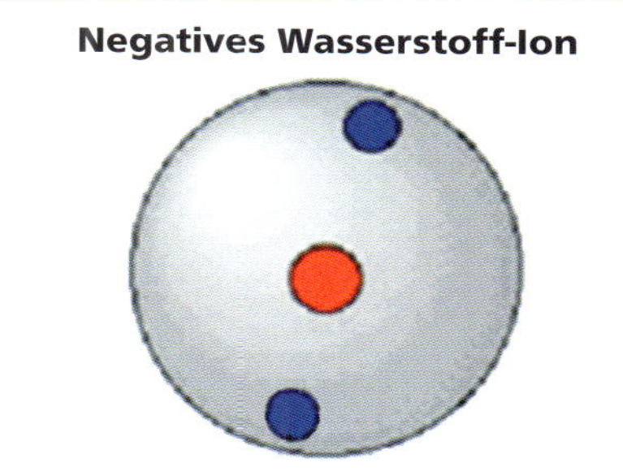

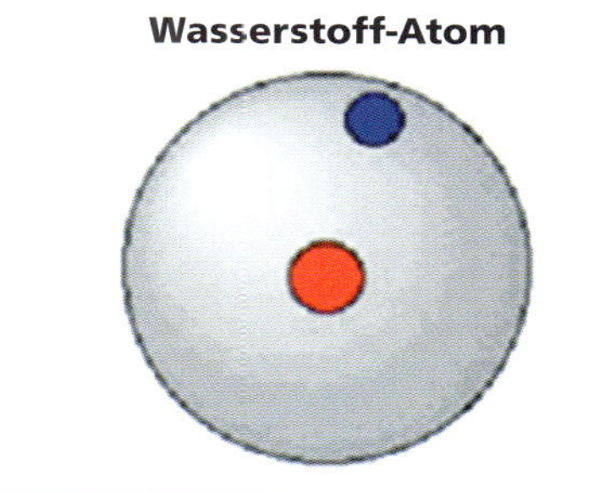

Abb. A 1.06
Oben sieht man den Unterschied zwischen einem Atom und positiven Ion am Beispiel von Lithium. Unten ist Wasserstoff als Atom und negatives Ion zu sehen.

Abb. A 1.07 Schematischer Zellaufbau

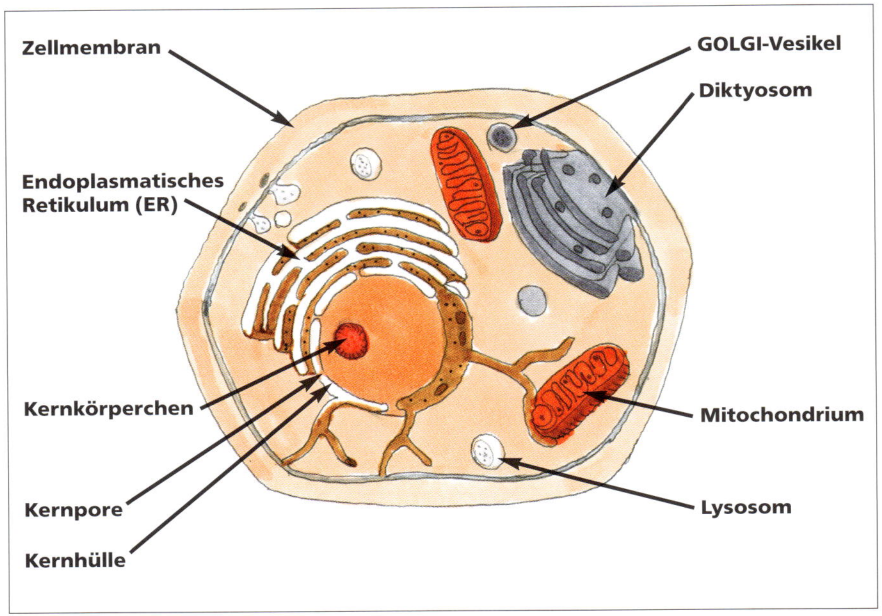

1.4.2. Zellkern

Der Zellkern ist die Steuerzentrale der Zelle, die Zelle selbst sozusagen die Fabrik. In der klassischen Biologie wurde bislang angenommen, dass der Zellkern das gesamte Wissen der Zelle in Form von extrem langen DNA-Ketten enthält (neuere Erkenntnisse sind in Teil A, Kapitel 1.5.4 ff dargestellt). Damit diese Ketten überhaupt in den kleinen Raum des Zellkerns passen, sind sie stufenweise zu immer engeren Strukturen aufgewickelt. Um einen Informationsaustausch zwischen Zentrale (Kern) und Fabrik (Zelle) zu ermöglichen, besitzt die Zellmembran des Kerns Poren, durch die essenzielle Stoffe hindurchgelangen können. Welche Stoffe passieren, entscheiden die Poren, denn es handelt sich dabei nicht um passive Öffnungen, sondern um aktive Transportmedien, die selektiv auf die ankommenden Proteine reagieren. Manche Proteine dürfen passieren, andere hingegen werden von den Poren der Kernmembran gestoppt.

1.4.3. Mitochondrien

Ähnlich wie der Zellkern als Steuerzentrale der Zelle bezeichnet wird, so werden die Mitochondrien in Lehrbüchern als deren Energiezentralen betrachtet. In einer einzelnen menschlichen Zelle sind rund 1.500 Mitochondrien vorhanden. Dort finden die essenziellen Endphasen des Verdauungsvorgangs statt (siehe Teil A, Kapitel 2), die mit dem Prozess der oxidativen Phosphorylierung (= Anbringen einer Phosphorgruppe) abgeschlossen sind. In diesem Prozess wird der Hauptteil des Sauerstoffs, den wir mit der Luft einatmen, verbraucht (= oxidativ) und in Wasser umgesetzt. Durch das Anheften der Phosphorgruppe wird ADP (Adenosindiphosphat) zu ATP (Adenosintriphosphat) und steht in dieser Form als Energiezwischenspeicher und -lieferant für die vielen energieverbrauchenden Prozesse in der Zelle zur Verfügung.

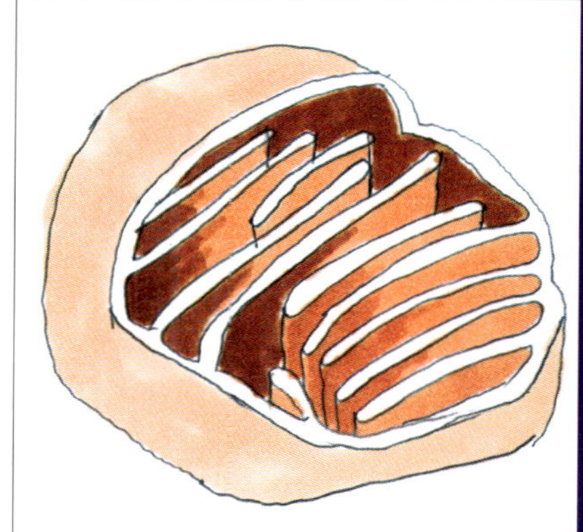

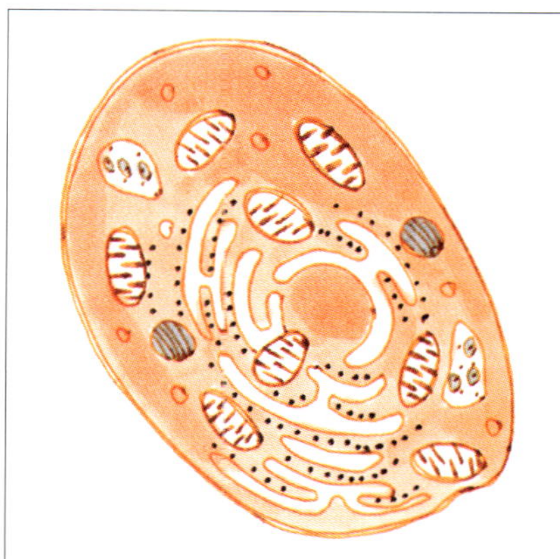

Abb. A 1.08
Mitochondrienstruktur

Vieles spricht dafür, dass die Mitochondrien aus einer Symbiose von aeroben (Sauerstoff verwertenden) Bakterien und anaeroben (nicht Sauerstoff verwertenden) Archaea entstanden sind. Dabei wurden die Bakterien von den Archaea inkorporiert und haben sich zu den Mitochondrien gewandelt (siehe Abb. A 1.09).

Folgende Argumente sprechen für diese These:

- Stoffwechselvorgänge, die molekularen Sauerstoff verwenden, finden nur in den Mitochondrien statt (strikte Arbeitsteilung beim Stoffwechsel).
- Mitochondrien sind semiautonom arbeitende Organellen. Sie enthalten DNA und eine Proteinsynthesemaschinerie. Ihre Ribosomen gehören zu einem anderen Typ als die ihrer Wirtszelle.
- Sie besitzen ein eigenes Genom.
- Mitochondrien sind von Doppelmembranen umgeben, wobei die äußere beim „Verschlucken" des Bakteriums hinzukam. Die innere Membran entspricht tatsächlich der von Bakterien (Vorkommen von bestimmten Lipiden), die äußere der von Eukaryoten.
- Die für die Atmungskette benötigten Enzyme sind in der Plasmamembran von Bakterien und der inneren Membran der Mitochondrien in gleichartiger Weise angeordnet.

Abb. A 1.09
Mitochondrien haben ihren Ursprung höchstwahrscheinlich von aeroben Bakterien, die von einer größeren Prä-Eukaryotenzelle (Prä-Eucyte) vereinnahmt worden sind, ohne verdaut zu werden.

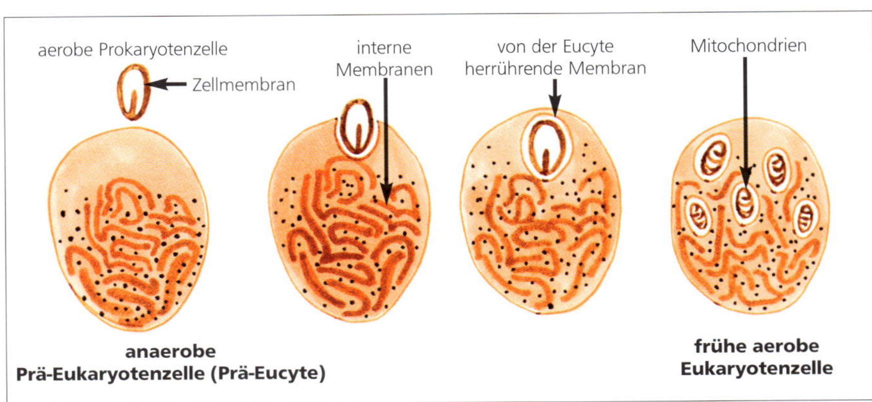

1.4.4. Endoplasmatisches Retikulum

Das Endoplasmatische Retikulum (ER) bezeichnet ein spezielles System, das im Zellplasma enthalten ist (= endoplasmatisch) und große Abschnitte der Zelle durchdringen kann. Retikulum (auch Reticulum) bedeutet so viel wie „kleines Netz".

Die Kernmembran wird an einigen Stellen durch vielfach gefaltete Membranteile, die unter sich verbunden sind, fortgesetzt (morphologisches Kontinuum). In ihrer Gesamtheit bilden sie das ER: ein weit verzweigtes Membrannetz aus sackähnlichen Strukturen wie Röhren und Zisternen (flächige Hohlräume), das einem Labyrinth ähnelt. Das ER ist selbst ebenfalls von einer Membran umgeben. Über die Hälfte der Membranmenge in einer eukaryotischen Zelle entfällt auf das ER.

Abb. A 1.10
Endoplasmatisches Retikulum

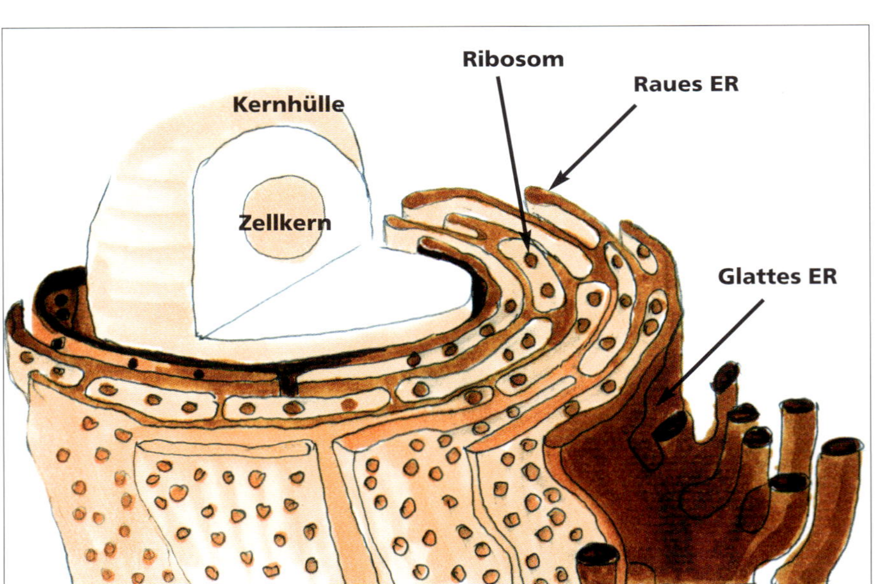

Teile der Membranfläche des ER sind mit Ribosomen (siehe Teil A, Kapitel 1.4.5) besetzt; diese Bereiche werden als raues ER bezeichnet, während die ribosomenfreien Bereiche glattes ER genannt werden.

Die Aufgaben des glatten ER sind vielfältig: Beispielsweise sind bestimmte Enzyme des glatten ER für die Synthese von Phospholipiden, Fettsäuren und Steroiden (Hormone) von Bedeutung; weiterhin spielt das glatte ER eine wichtige Rolle beim Kohlenhydratstoffwechsel (zum Beispiel Speicherung von Glykogen in den Leberzellen) sowie bei der Entgiftung der Zelle. Auch bei der Einlagerung von Calcium übernimmt das glatte ER eine wesentliche Funktion.

Die Konzentration von Calcium-Ionen ist im Innenraum des ER etwa 10.000fach größer als im Zellplasma (= flüssiger Bestandteil der Zelle; auch Zytoplasma oder Zytosol genannt; siehe unten), wodurch über die Membran des ER ein großer Konzentrationsgradient besteht. Für die intrazelluläre Signalgebung spielt die regulierte Freisetzung von Calcium aus dem ER eine Schlüsselrolle; so kann eine Konzentrationserhöhung im Zellplasma unter anderem dazu führen, dass Enzyme aktiviert beziehungsweise gehemmt werden. Durch die Calcium-Freisetzung wird auch die weiter unten besprochene Genexpression reguliert; weiterhin führt sie dazu, dass in der Muskulatur die Muskelfasern kontrahieren.

Dem rauen, mit Ribosomen besetzten ER kommen zwei Aufgaben zu, die von großer Bedeutung sind: die Synthese von Proteinen an den Ribosomen und die Membranproduktion. Das raue ER lässt seine eigene Membran durch Einlagerung und Verankerung der synthetisierten Proteine wachsen; darüber hinaus steuert es Membranteile in Transportvesikeln (= Bläschen) zu anderen Teilen des inneren Membransystems.

1.4.5. Ribosomen

Ribosomen sind kleine Komplexe, die aus Proteinen und RNA (Ribonukleinsäuren) bestehen. Entsprechend der Information, die in der DNA des Zellkerns enthalten ist und durch mRNA (Messenger-Ribonukleinsäuren) vermittelt wird, werden an den Ribosomen aus Aminosäuren Proteine hergestellt (siehe Teil A, Kapitel 1.5). Um diese Aufgabe erfüllen zu können, setzen sich die Ribosomen aus zwei Untereinheiten zusammen: aus einer großen Untereinheit, die die einzelnen Aminosäuren bei der Proteinsynthese zu einer Kette verknüpft, und einer kleinen Untereinheit, die dafür verantwortlich ist, die mRNA zu erkennen (siehe Teil A, Kapitel 1.5.6).

Die synthetisierten Proteine werden stets zunächst in das Innere des ER geleitet und dort zurechtgeschnitten und gefaltet. Werden die Proteine nicht im Zellinneren benötigt, sondern sind für die Ausschüttung gedacht, so werden sie als kleine Membranbläschen abgeschnürt (Transportvesikel) und verlassen das ER in Richtung Golgi-Apparat.

Ribosomen kommen nicht nur membrangebunden am ER vor, sondern auch in freier Form. In einer einzelnen eukaryotischen Zelle sind zwischen 105 und 107 Ribosomen zu finden, wobei die genaue Anzahl davon abhängt, wie viel Protein die jeweilige Zelle zu synthetisieren hat. Entsprechend ist zum Beispiel in Leberzellen die Ribosomenzahl besonders hoch.

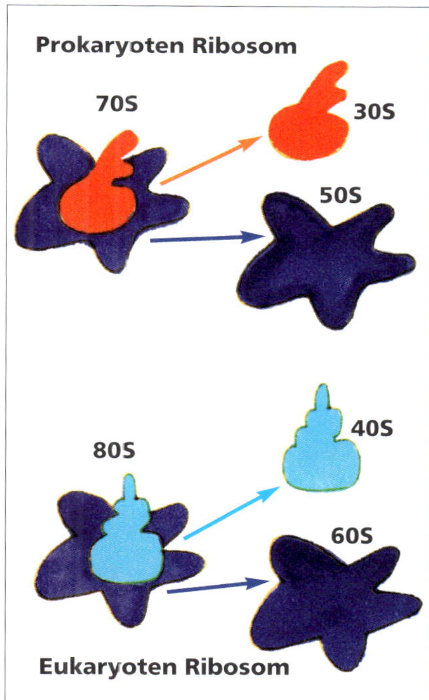

Abb. A 1.11
Vergleich Prokaryotischer und Eukaryotischer Ribosomen. Unter dem S an jedem Ribosom versteht man die Sedimentationsgeschwindigkeit des jeweiligen Ribosoms.

Die Größe der Ribosomen wird durch ihr Sedimentationsverhalten beim Zentrifugieren gekennzeichnet und in Svedberg-Einheiten (S) angegeben. Das Sedimentationverhalten hängt von der **Masse** und der **Form** der Teilchen ab. Bei der Sedimentation werden Makromoleküle mittels einer Ultrazentrifuge getrennt. Mit Hilfe dieser Methode konnte für die Ribosomen eukaryotischer Zellen ein Maß von etwa 80S ermittelt werden. Die Ribosomen von Bakterien haben dagegen ein Maß von etwa 70S; darüber hinaus ist ihre Anzahl in Bakterienzellen auch geringer (etwa 10^4).

Eukaryotische Zellen verfügen aber auch über Ribosomen, die denen der Bakterien ähnlich sind und in den Energiezentralen, den Mitochondrien, vorkommen. Dies wird als zusätzlicher Hinweis darauf gewertet, dass die Mitochondrien von früheren Bakterien abstammen.

1.4.6. Golgi-Apparat

Der Golgi-Apparat, der seinen Namen nach dem italienischen Mediziner und Physiologen Camillo Golgi trägt, wird synonym auch Diktyosom genannt (siehe Abb. A 1.07).

Ein Diktyosom besteht aus mehreren Lagen aufgestapelter und abgeplatteter Hohlräume, die durch Membranen begrenzt sind. Meist sind in einer Zelle mehrere Diktyosome vorhanden, die untereinander in Verbindung stehen und dann in ihrer Gesamtheit als Golgi-Apparat bezeichnet werden.

Zu den Aufgaben des Golgi-Apparats gehört unter anderem die Modifikation von Proteinen, die mittels der Membranbläschen vom ER in das Diktyosom gelangen. Die Membran des Transportbläschens verschmilzt mit der Membran des Diktyosoms, wodurch sich der Inhalt des Transportbläschens in die Zisterne entleert. Beispiele für die Modifikation sind die Veränderung der Oligosacchariden (Kohlenhydrate, die aus mehreren Monosacchariden aufgebaut sind – siehe Teil A, Kapitel 8) an Proteinen. Ebenso dient der Golgi-Apparat der Modifikation von Fetten und erfüllt insgesamt vielfältige Aufgaben bei der Umwandlung, Sortierung, Lagerung und Konzentration von Stoffen.

Im Randbereich schnüren die Membranstapel des Golgi-Apparats Bläschen ab, die als Golgi-Vesikel bezeichnet werden. Diese dienen dazu, die modifizierten beziehungsweise synthetisierten Stoffe in der Zelle zu verteilen oder zur Zellmembran zu bringen und aus der Zelle hinauszuschleusen. Damit ist der Golgi-Apparat das zentrale Organell des sekretorischen (absondernden) Zellstoffwechsels.

1.4.7. Zytoskelett

Das Zytoskelett besteht aus einem Netzwerk drahtförmiger Gebilde (Filamente), die der Zelle ihre räumliche Struktur verleihen. Die so genannten Mikrotubuli sind wohl die auffälligsten Bestandteile des Zytoskeletts. Es handelt sich dabei um Hohlzylinder mit einem Durchmesser von zirka 25 nm, die innerhalb der Zelle für längere Transportvorgänge zuständig sind sowie für die Bewegung beziehungsweise Befestigung der Organellen im Zytosol.

Neben den Mikrotubuli, die aus dem Protein Tubulin bestehen, gibt es noch Fasern mit einem Durchmesser von etwa 7 nm, die aus Aktin bestehen und daher Aktinfilamente (oder auch Mikrofilamente) genannt werden. Diese stabilisieren insbesondere die äußere Form der Zelle und halten membranständige Proteine an ihrem Platz.

Intermediärfilamente bezeichnen eine ganze Reihe von Proteinfilamenten mit sehr ähnlichen Eigenschaften und einem Durchmesser von rund 10 nm. Aufgrund ihrer höheren Stabilität im Vergleich zu den Mikrotubuli und den Aktinfilamenten sind sie besser geeignet, mechanische Zugkräfte aufnehmen, und dienen daher vorwiegend der mechanischen Stabilisierung der Zelle.

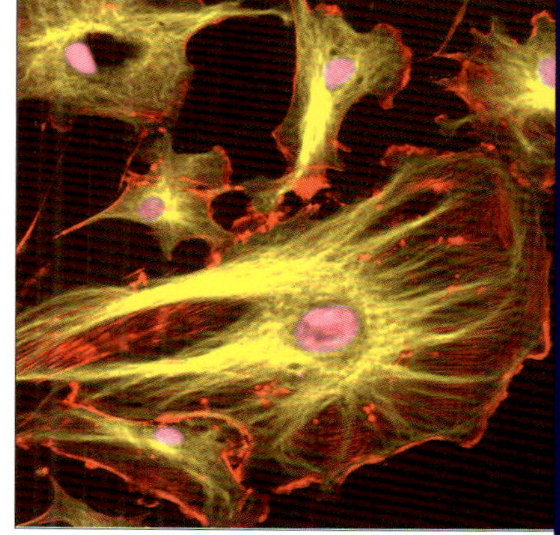

Abb. A 1.12
Zellen mit Mikrotubuli (gelb), Aktinfilamenten (rot) und Zellkernen (rosa)

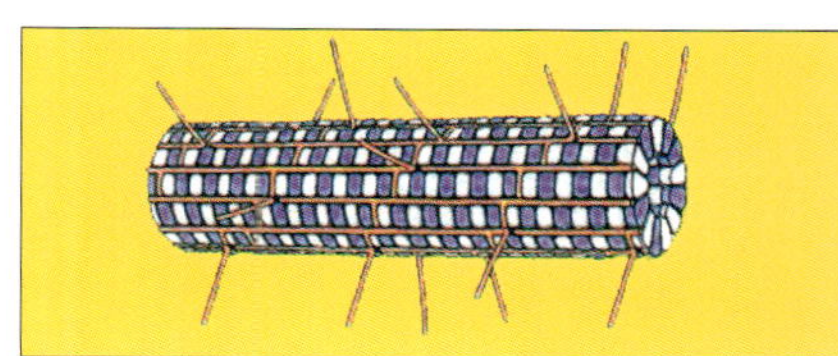

Abb. A 1.13
Schematischer Aufbau eines Mikrotubulus

1.4.8. Zytosol

Das Zytosol bezeichnet die wässrige Lösung, die nach dem Entfernen aller Membranen, Organellen und dem Zellskelett übrigbleibt. Im Wasser des Zytosols befinden sich neben Ionen auch kleine und größere wasserlösliche Moleküle wie zum Beispiel Proteine, die zirka 20 bis 30 Prozent des Zytosols ausmachen. Ja nach Zelltyp befinden sich zwischen 25 und 50 Prozent der gesamten Proteinmenge im Zytosol.

Im Zytosol finden viele Reaktionen statt, so unter anderem der Auf- und Abbau von Nukleotiden (kleinste Bausteine von Nukleinsäuren/RNA und DNA) oder Aminosäuren, die Glykolyse sowie der Teil der Proteinsynthese, der Translation genannt wird.

1.5. Erbgut

1.5.1. Klassische Anschauung zur Bedeutung der DNA

Die klassische Biologie geht bislang von folgender Annahme aus: Das gesamte Erbgut eines Menschen oder allgemein eines Lebewesens ist permanent in dessen DNA im Zellkern gespeichert. Die Schätzungen über die Anzahl der menschlichen Gene haben sich in den letzten Jahren laufend reduziert. So geht man im Moment von nur rund 25.000 Genen aus, die in ihrer Gesamtheit als Genom bezeichnet werden und alle genetischen Informationen über das Lebewesen enthalten.

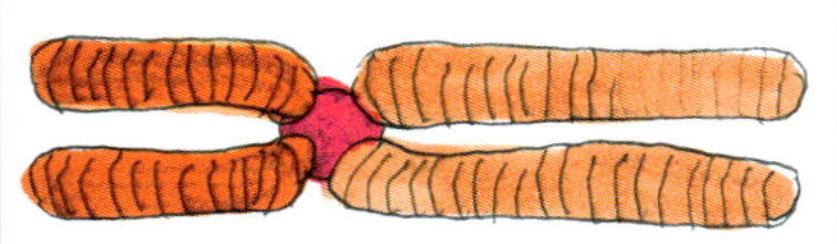

Abb. A 1.14
Beispiel eines Chromosoms

Das Erbgut der DNA bestimmt dieser Ansicht nach komplett die Eigenschaften des Organismus: vom Aussehen über die Persönlichkeit bis hin zu den Krankheitsrisiken. Sogar der Intelligenzquotient und die Programmierung auf Gewalt und Kriminalität sind gemäß den Spekulationen einiger Wissenschaftler durch den genetischen Code festgelegt. „Die Gene sind unser Schicksal" – so lässt sich die Anschauung der klassischen Genforschung auf den Punkt bringen.

Die Anzahl der Gene verteilt sich auf 22 Chromosomen, von denen jede menschliche Zelle einen doppelten Satz enthält plus zwei Mal ein X X-Chromosom (weiblich) oder ein Mal ein X- und ein Y-Chromosom (männlich).

Die Chromosomen bestehen aus zwei sehr langen, in der Form einer Doppelhelix umeinandergewickelten DNA-Ketten. Soweit heute bekannt, enthält jedes Chromosom nur eine ununterbrochene Doppelhelix. Jede Einzelkette setzt sich aus Nukleotiden zusammen, die sich nur durch ihre Basen (Adenin, Cytosin, Guanin und Thymin) unterscheiden. Näheres zu den Basen ist im Teil A, Kapitel 8.2.6 dargestellt. Die Reihenfolge der Anordnung dieser vier Bausteine bestimmt die enthaltenen Informationen. Jede der Ketten enthält die Informationen vollständig, und im Prinzip enthalten beide Ketten die gleichen Informationen, wobei die eine Kette sozusagen das Negativ der Information der anderen Kette beinhaltet.

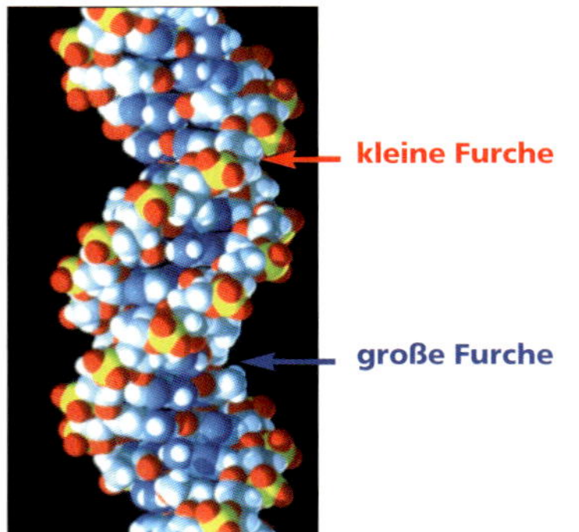

Abb. A 1.15
Teilausschnitt Doppelhelix

Die Informationen werden nicht verbraucht, sondern nur ausgelesen, was als Transkription bezeichnet wird. Dafür wird die Doppelhelix zeitweise aufgebrochen, damit die Information sichtbar wird und auf RNA-Moleküle umgeschrieben werden kann. Diese RNA-Moleküle unterscheiden sich von der DNA nur dadurch, dass sie nicht in Form einer Doppelhelix aufgebaut sind und die Information dadurch leichter zugänglich ist.

In Bakterien werden die meisten Proteine von einem durchgehenden DNA-Stück kodiert, wobei die bei der Transkription entstandene RNA ohne weitere Bearbeitung genutzt werden kann.

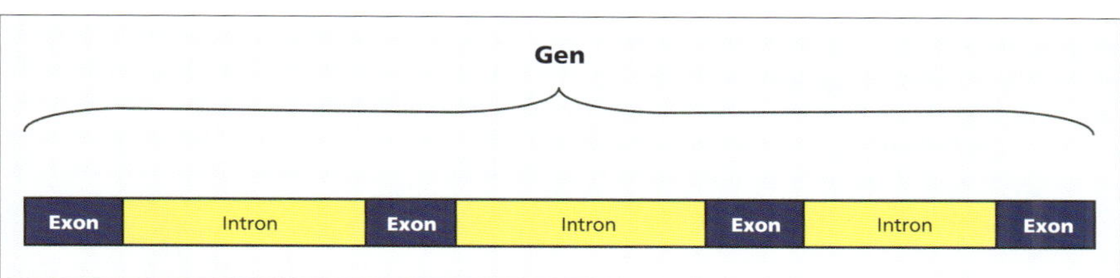

Abb. A 1.16
Schematischer Aufbau eines Gen-Abschnitts

Im Gegensatz dazu sind die kodierenden Sequenzen (Exons) bei den Eukaryoten von langen, nicht kodierenden Sequenzen (Introns) unterbrochen. Nach der Transkription auf die RNA müssen die Introns aus dieser entfernt und die Exons miteinander verbunden werden. Dieser Vorgang wird als Spleißen bezeichnet. Nach dem Spleißen ist die RNA funktionsfähig und kann den Zellkern verlassen. Die nach dem Spleißen entstandene RNA wird auch mRNA (Messenger-RNA oder Boten-RNA) genannt.

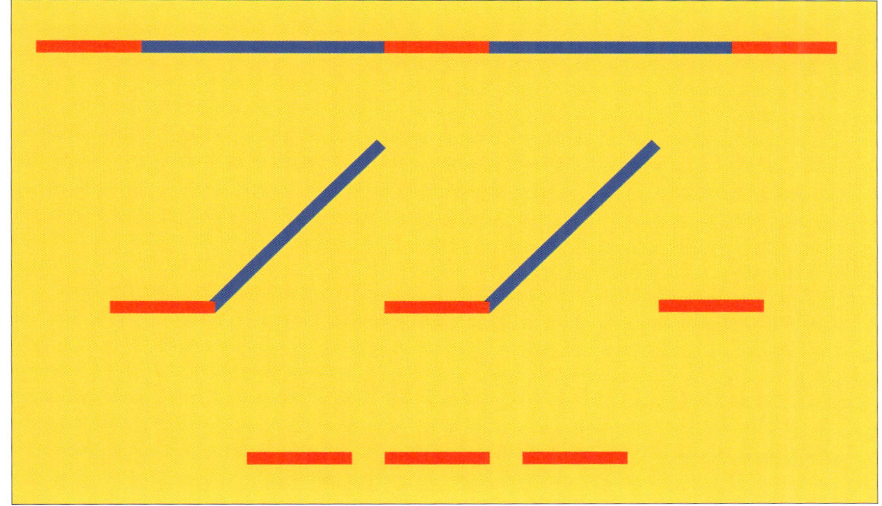

Abb. A 1.17
Entfernen von Introns durch spezielle Enzyme

Die mRNA bewegt sich mit ihrer Information vom Zellkern in das Zellplasma hinein. Bei diesen Informationen handelt es sich (meist) um Vorschriften zur Herstellung eines bestimmten Proteins. Die mRNA bewegt sich auf die zur Proteinsynthese spezialisierten Ribosomen zu und wird dort von einem Ribosom ausgelesen. Das heißt: Entsprechend der Information wird aus den zur Verfügung stehenden losen Bausteinen, den Aminosäuren, das Protein aufgebaut. Dieser Vorgang der Proteinsynthese wird als Translation bezeichnet.

Abb. A 1.18
Die Basisprinzipien der Gen-Expression

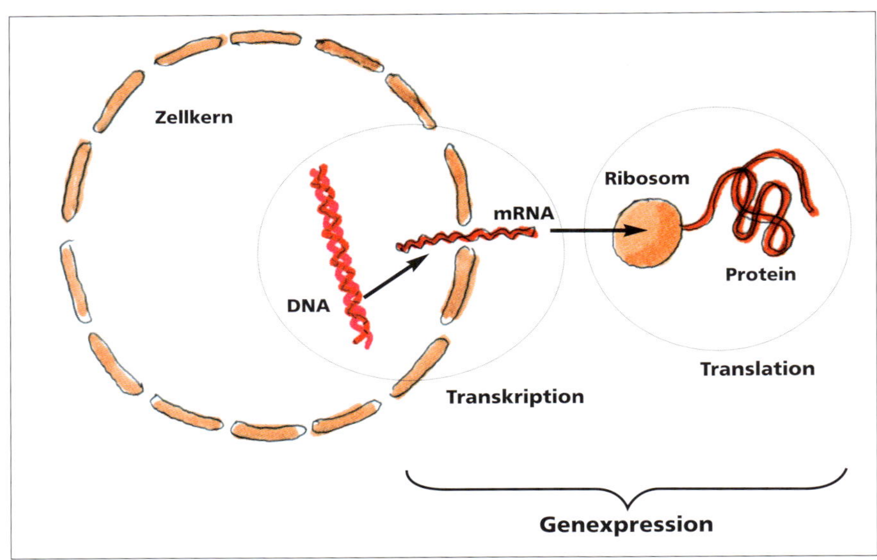

Der Begriff Genexpression steht für den Gesamtvorgang von der Transkription über die mRNA bis hin zur Translation, bei dem somit eine Reihenfolge von Nukleotiden in der DNA in eine Reihenfolge von Aminosäuren eines Proteins umgesetzt wird. Allerdings handelt es sich dabei nicht um eine Eins-zu-eins-Umsetzung, was schon daraus ersichtlich wird, dass es nur vier Nukleotide, aber 20 Aminosäuren gibt. Durch die große Anzahl von Aminosäuren ist es möglich, enorm viele unterschiedliche Proteine mit unterschiedlichen Eigenschaften herzustellen, die in den Zellen wiederum die unterschiedlichsten Aufgaben erfüllen.

1.5.2. Die neueren Erkenntnisse

Die Vielzahl an unterschiedlichen Zellen, die es im menschlichen wie im tierischen Organismus gibt, stellt die enorme Flexibilität der Zelle im Hinblick auf ihre Genexpression deutlich unter Beweis.

Alle mehrzelligen Lebewesen gehen aus einer Zelle, meist einer befruchteten Eizelle, hervor. Bis ein neues, erwachsenes Lebewesen entstanden ist, erfolgen unzählige Zellteilungen, bei denen die DNA-Moleküle des Zellkerns immer wieder kopiert werden. Diese Moleküle enthalten die genetischen Informationen der Zelle und implizit die des ganzen Lebewesens.

Trotz des gleichen DNA-Gehalts, der sich in den Zellen befindet, sind die Zellen jedoch in der Lage, sich für unterschiedliche Aufgaben zu differenzieren. Während die klassische Biologie davon ausgeht, dass diese Zelldifferenzierung auf Steuerungsgene zurückzuführen ist, die in den kodierenden Abschnitten des DNA-Fadens enthalten sind, kommt die neuere Forschung zu einer ganz anderen Sichtweise, die sich immer mehr verfestigt: Die Zellen sind dazu fähig, ihre genetischen Anweisungen auf unterschiedliche Weise zu nutzen. Damit ist der genetische Code keine starre Vorschrift, sondern vielmehr eine Art Betriebsanleitung, die je nach den Gegebenheiten, in denen sich eine Zelle befindet, unterschiedliche Hinweise gibt. Dies wiederum bedeutet, dass die Zelle auf äußere Signale reagieren und ihre Genexpression entsprechend verändern kann.

Um die Genexpression zu regulieren, besitzen die Zellen unterschiedliche Kontrollmechanismen, sodass an mehreren Stationen auf dem Weg von der DNA über die RNA bis hin zur Proteinsynthese eingegriffen werden kann; mit dem Ergebnis, dass sich trotz identischem genetischen Code ganz unterschiedliche Zelltypen entwickeln können.

Zu diesen Mechanismen zählen beispielsweise extrazelluläre Signale wie Hormone oder Promotorregionen, die ein Transkriptionsenzym anziehen und positionieren. Zusätzlich reagieren fast alle Gene auf sogenannte Regulator-DNA-Sequenzen; das sind DNA-Abschnitte, mit deren Hilfe Gene an- oder abgeschaltet werden. Manche sind kurz und wirken als einfache Genschalter, die auf ein einzelnes Signal antworten. Andere wiederum, wie sie besonders in Eukaryoten vorkommen, sind sehr lang und reagieren auf eine Kombination aus einer Vielfalt von Signalen.

Bei eukaryotischen Zellen wird die Regulation der Translation unter anderem von so genannten RNA-Polymerasen gesteuert.

1.5.3. Proteinvielfalt durch Spleißen

Das Spleißen stellt einen besonderen Vorgang im Rahmen der Transkription der Eiweißsynthese bei Eukaryoten dar. Diesen Mechanismus nutzen unter anderem Viren, die Eukaryoten befallen.

Erst während des Spleißvorgangs entscheidet es sich, welche DNA-Sequenzen Exons und welche Introns sind. So können aus ein und derselben DNA-Sequenz und entsprechend ein und derselben prä-m-RNA-Sequenz mehrere verschiedene reife mRNA-Moleküle gebildet werden; durch deren Translation wiederum können auch mehrere unterschiedliche Polypeptide synthetisiert werden.

Die Regulation beim Spleißen (= die Unterscheidung von Exons und Introns) erfolgt über Proteine, welche die Signale auf der RNA erkennen und die Auswahl entsprechend beeinflussen.

Eine DNA-Sequenz, also ein Gen, kann somit unterschiedliche Proteine kodieren. Auf diese Weise ist beispielsweise eine menschliche Zelle in der Lage, mit ihren nur rund 25.000 Genen viele hunderttausend verschiedene Proteine zu synthetisieren. Aus relativ wenigen Genen entsteht so ein außerordentlich komplexes Proteom von 500.000 bis eine Million Proteinen (Proteom: Gesamtheit aller Proteine in einem Lebewesen, einem Gewebe, einer Zelle oder einem Zellkompartiment unter exakt definierten Bedingungen zu einem bestimmten Zeitpunkt). Dieses Proteom steht in einem Gleichgewicht zwischen Neusynthese von Proteinen und gleichzeitig einem permanenten Abbau nicht mehr benötigter Proteine. Damit ist das Proteom im Gegensatz zum relativ statischen Genom ständigen Änderungen in seiner Zusammensetzung unterworfen.

Ein Beispiel für die mögliche Vielfalt der Proteinherstellung ist das DSCAM-Gen der Drosophila melanogaster (Schwarzbäuchige Taufliege): Rein rechnerisch lässt sich aus diesem einen Gen eine Anzahl von insgesamt 38.016 verschiedenen Proteinen kombinieren.

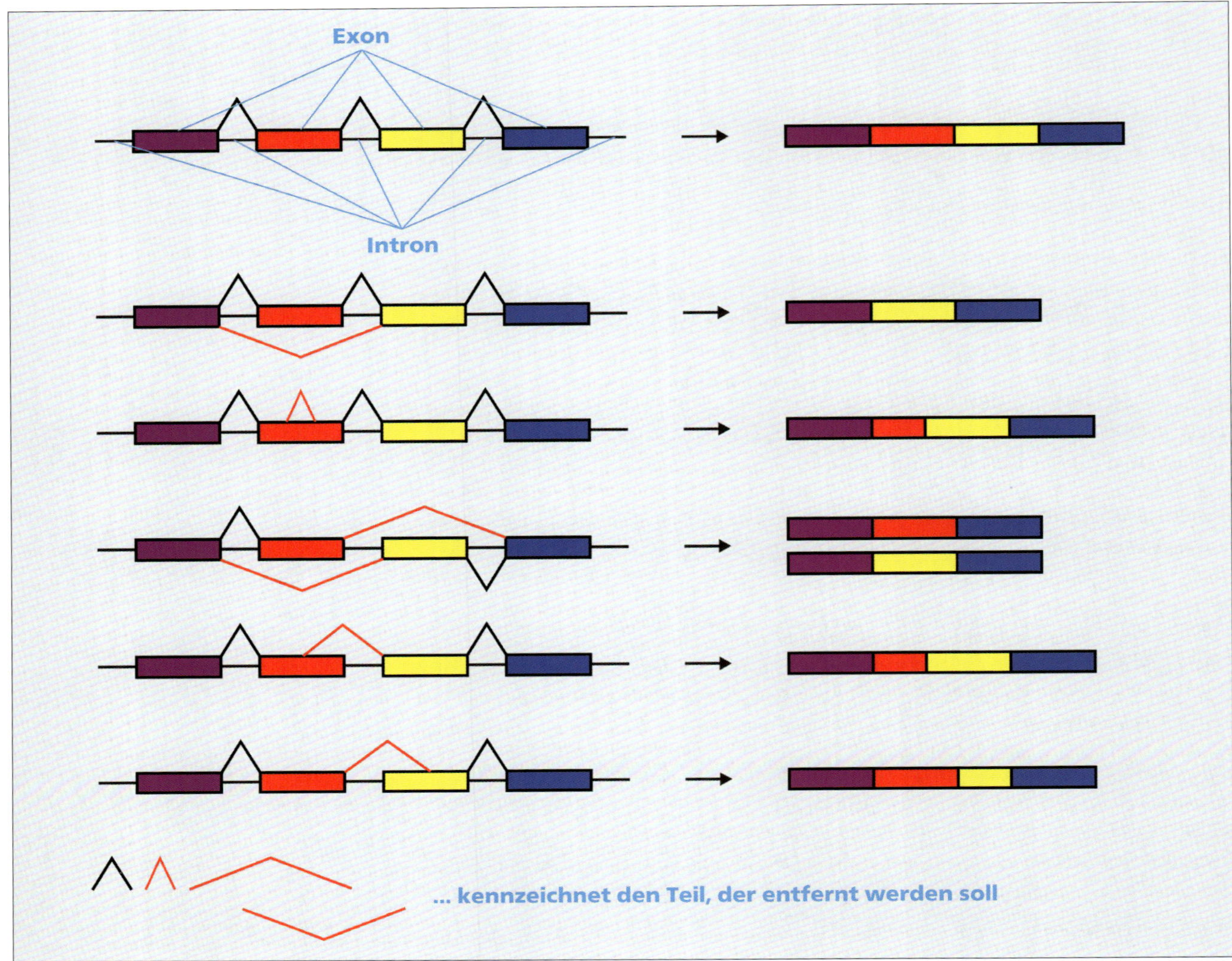

Abb. A 1.19
Unterschiedliche Spleißmöglichkeiten einer Intron-Extron-Folge

Von der Proteinvielfalt, die während der Translation entsteht, zu unterscheiden ist die Veränderung von Proteinen nach der Translation: die sogenannte posttranslationale Proteinmodifikation. Diese Veränderungen werden meist durch den Organismus beziehungsweise durch die Zelle selbst ausgelöst.

Um ihre Proteine zu bearbeiten und zu variieren, besitzt die Zelle umfangreiche Möglichkeiten, insbesondere eine Vielzahl von Enzymen, die sie eigens für die Proteinmodifikation bildet. Proteinmodifikationen können aber auch durch Umwelteinflüsse und andere Parameter beeinflusst werden.

Beispiele für posttranslationale Proteinmodifikationen:

- Hinzufügen von Zucker (Glykosylierung)
- Knüpfen von Disulfidbrücken (siehe Teil A, Kapitel 3.3)
- Veränderung der Faltung durch Chaperone (Proteine, die neu synthetisierten Proteinen bei der räumlichen Faltung helfen)

- gezielte Abspaltung von Signalsequenzen oder anderen Teilsequenzen
- Verknüpfung mit Co-Enzymen
- Bindung von Ionen und niedermolekularen Substanzen
- Bildung von Proteinkomplexen
- mRNA-unabhängige Synthese von Polypeptiden mit Hilfe von Enzymen

1.5.4. Umwelteinflüsse anstatt genetischer Determinismus?

Für Charles Darwin, den berühmten Evolutionsforscher des 19. Jahrhunderts, beinhaltete „der Ursprung der Arten" einen unausweichlichen Kampf ums Überleben in einer Welt, in der Zähne und Klauen regierten. Die Evolution wurde in seinen Augen durch den Zufall bestimmt und durch den Kampf der Natur gegen Hunger und Tod vorangetrieben – ein Schreckensbild von einer endlosen Abfolge grausamer Schlachten, in der jegliche Kooperation fehlte.

Chevalier de Lamarck hingegen vertrat bereits 50 Jahre vor Darwin eine Evolutionstheorie, die keineswegs von einem so unerbittlichen und harten Mechanismus ausging. Für ihn beruhte die Evolution auf einer instruktiven und kooperativen Interaktion zwischen den Organismen und ihrer Umgebung, die es den Lebensformen ermöglichte, sich in einer dynamischen Welt zu entwickeln und zu überleben. Er ahnte, dass Organismen Formen der Anpassung hervorbringen, die sie weitergeben können; anders ausgedrückt: dass sie ihren Nachkommen auch jene Eigenschaften vererben, die sie in ihrem Leben neu erworben haben. Und dass diese Anpassungen beziehungsweise Eigenschaften dann das Überleben der Nachkommen in einer sich verändernden Umgebung sichern. Evolution war für Lamarck somit zielgerichtet und nicht zufällig und selektiv, wie Darwin es annahm.

Durch die Regeln der Vererbung, wie sie Gregor Mendel wenig später beschrieb, und die Entdeckung der Gene galten die Annahmen Lamarcks als widerlegt. Doch interessanterweise passen seine Hypothesen beispielsweise zu den neuen Erkenntnissen der modernen Zellbiologie darüber, wie Immunsysteme sich an ihre Umgebung anpassen.

1.5.5. Zellintelligenz und Antikörperbildung

Wie der Mensch, so registrieren auch einzelne Zellen Tausende von Reizen aus ihrer Umgebung. Die Zellen werten die Reize aus, analysieren sozusagen die eingegangenen Daten, und wählen dann eine angemessene Verhaltensreaktion, um ihr Überleben zu sichern. Darüber hinaus sind die einzelnen Zellen auch in der Lage, aus der Erfahrung, die sie mit ihrer Umgebung machen, nicht nur zu lernen, sondern auch zelluläre Erinnerungen zu speichern und diese an ihre Nachkommen weiterzugeben.

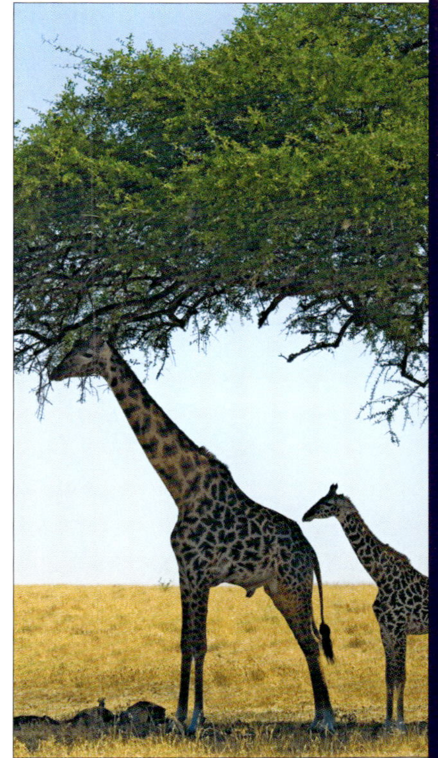

Abb. A 1.20

Steckt sich beispielsweise ein Kind mit dem Masernvirus (= Umgebungsreiz) an, so muss eine unreife Immunzelle gegen dieses Virus einen schützenden Protein-Antikörper entwickeln. Damit dies gelingt, ist es nötig, dass die Zelle ein neues Gen bildet, das ihr anschließend als Vorlage dazu dient, das Masern-Antikörper-Protein zu synthetisieren. Der erste Schritt dazu erfolgt im Zellkern der unreifen Immunzellen. Unter ihren Genen gibt es viele DNA-Segmente, die für besonders geformte Abschnitte von Proteinen kodieren. Indem die unreifen Immunzellen diese DNA-Segmente zufällig kombinieren und zusammenfügen, erzeugen sie eine immense Anzahl verschiedener Gene, von denen jedes ein einzigartiges Antikörper-Protein bildet. Erzeugt eine dieser unreifen Immunzellen ein Antikörper-Protein, das dem angreifenden Masernvirus ungefähr entspricht, so wird diese Zelle selektiert, und sie kann weitere Antikörper produzieren.

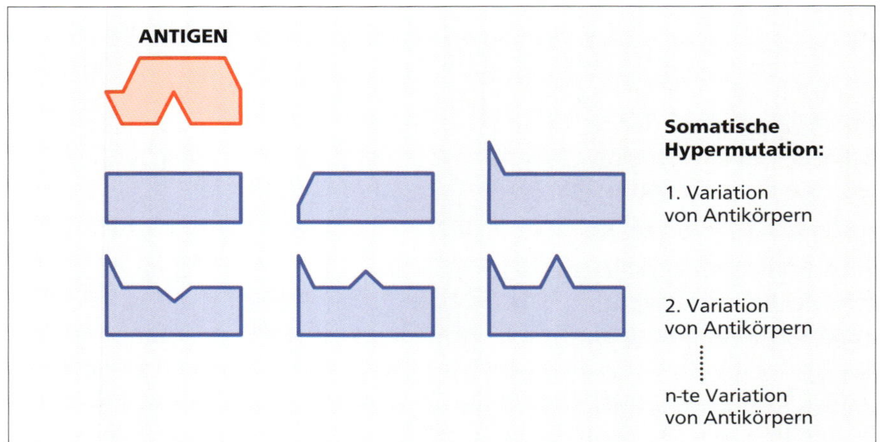

Abb. A 1.21
Schematische Darstellung der somatischen Hypermutation. Nach jeder Versuchsrunde ist die Antikörper-Antigen-Angleichung weiter verbessert.

Durch den Prozess der somatischen Hypermutation (enzymatischer Prozess, bei dem Mutationen in die Antikörpergene eingefügt werden) kann die Zelle ihr ursprüngliches Antikörpergen hundertfach kopieren, wobei bei jeder neuen Version des Gens eine geringfügige Abweichung auftritt. Durch diese kleinen Mutationen wird in einigen Fällen die Affinität (Wesensverwandtschaft) der Antikörper zu ihrem Antigen erhöht. Diese werden ausgewählt und durchlaufen weitere Runden der somatischen Hypermutation, um den Antikörper gegen das Masernvirus immer weiter zu vervollkommnen. Auf diese Weise können die Zellen ihr Antikörperprotein so lange verfeinern, bis daraus das perfekte Gegenstück zum Masernvirus wird. Der so ausgebildete Antikörper dockt schließlich an den Angreifer an, inaktiviert ihn und markiert ihn für die Zerstörung.

Die neuen Antikörpergene, die die Zelle entwickelt hat, kann sie an all ihre Nachkommen weitergeben. Sie hat also nicht nur etwas über das Masernvirus „gelernt", sondern auch eine vererbbare „Erinnerung" daran entwickelt. Somit lässt sich durchaus von „Zellintelligenz" sprechen – von einem der Zelle innewohnenden „intelligenten" Mechanismus, der genetisch höchst bedeutsam ist.

Der Kooperation in der Natur wird heute zunehmend Beachtung geschenkt. Immer mehr setzt sich die Erkenntnis durch, dass sich die Tiere nicht nur gemeinsam entwickelt haben, sondern auch weiterhin mit verschiedenen Zusammenschlüssen von Mikroorganismen gemeinsam existieren, die sie für ihre Gesundheit und Entwicklung brauchen.

Das klassische Beispiel für die gemeinsame Existenz sind die Bakterien in unserem Verdauungssystem, ohne die wir nicht überleben könnten. Sie helfen uns, die Nahrung, die wir zu uns nehmen, in unserem Magen und Darm zu verdauen und lebenswichtige Vitamine aufzunehmen. Durch den übertriebenen Einsatz von Antibiotika wird diese Zusammenarbeit zwischen Mensch und Mikrobe jedoch zerstört. Denn Antibiotika sind Killer ohne Unterscheidungsvermögen, die die überlebensnotwendigen Bakterien ebenso effektiv abtöten wie die schädlichen, die sie bekämpfen sollen.

Aber auch von einer zusätzlichen Kooperation geht man inzwischen aus. Während man lange dachte, dass Gene nur an die direkten Nachkommen eines Organismus weitergegeben werden könnten, erkennt die Wissenschaft nun, dass ein Gentransfer sogar zwischen Mitgliedern unterschiedlicher Arten möglich ist. Die Organismen können auf diese Weise „erlernte" Erfahrungen („Erinnerungen") von anderen übernehmen, wodurch das Überleben der Organismen beeinflusst und die Evolution beschleunigt wird. Vor dem Hintergrund dieses Austauschs von genetischen Informationen können Organismen nicht mehr als völlig voneinander getrennte Wesen betrachtet werden. Die Organismen sind nicht mehr durch „unsichtbare Wände" voneinander getrennt.

Doch jetzt, da uns dieser Gentransfer zwischen den Arten bewusst ist, werden die Gefahren, die beispielsweise mit der Gentechnologie verbunden sind, noch offensichtlicher. Die Gene einer Apfelsorte zu verändern betrifft nun nicht mehr nur den Apfel. Die ganze Biosphäre kann dadurch in einer Art und Weise beeinflusst werden, deren Ausmaß einzuschätzen wir im Moment noch gar nicht imstande sind.

Als die Gentechniker die Umwelt mit ihren gentechnisch veränderten Produkten konfrontierten, wurde der Gentransfer nie wirklich in Betracht gezogen. Doch jetzt werden die gravierenden Konsequenzen allmählich mit erschreckender Deutlichkeit sichtbar.

In einer alarmierenden Studie konnte gezeigt werden, dass die Gene von gentechnisch manipulierter Nahrung durch den Verdauungsprozess in die nützlichen Darmbakterien des Menschen gelangen und diese verändern. Der Genaustausch zwischen genetisch manipulierten Ackerfrüchten und der natürlichen Umgebung hat durch den gleichen Prozess zur Entwicklung von hochresistenten, sogenannten Super-Unkräutern geführt.

Selbst Charles Darwin räumte am Ende seines Lebens ein, dass er der Rolle der Umwelt in seiner Evolutionstheorie zu wenig Bedeutung eingeräumt und den sich mehrenden Hinweisen auf den direkten Einfluss, den die Umwelt auf die Entwicklung der Arten ausübt, nicht ausreichend Beachtung geschenkt habe.

Diese Ignoranz gegenüber den Hinweisen, die sich heutzutage häufen und zu Belegen geworden sind, hat in der Wissenschaft über die Jahre zu fatalen Folgen geführt. Die einseitige Sichtweise, dass nur die Gene die Biologie steuern, hat Forschungsmittel in enormer Höhe in die falsche Richtung gelenkt. Aber nicht nur die Wissenschaft ist vom genetischen Determinismus betroffen. Auch die Art, wie wir über unser Leben denken, ist davon betroffen: der Mensch als Opfer der Vererbung, der seinem anlagenbedingten Schicksal nicht entgehen kann.

Ursächlich für das Dilemma ist laut H. Frederik Nijhout: Es wurde vergessen, dass es sich bei der Aussage, die Gene würden die Lebensvorgänge steuern, nur um eine Hypothese handelt. Durch die ständige Wiederholung hat sie sich in den Köpfen der Wissenschaftler zur Tatsache manifestiert. Und das, obwohl sie nie bewiesen wurde und durch die neuesten Forschungserkenntnisse eher widerlegt wird.

Abb. A 1.22
Umwelteinflüsse auf die DNA über epigenetische Muster

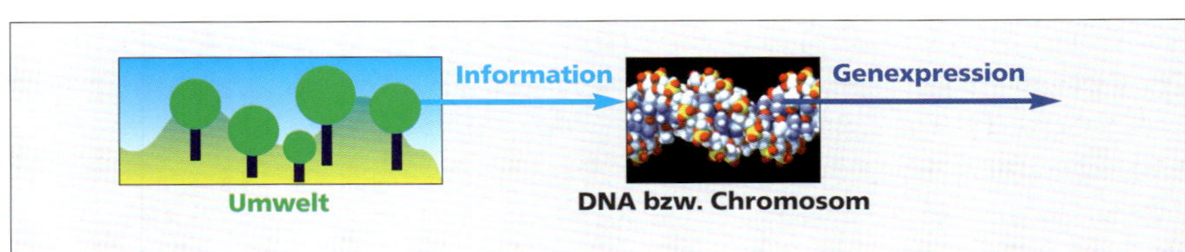

Auch Nijhout selbst kam mit seinen Arbeiten zu einem Ergebnis, das dem genetischen Determinismus widerspricht. Seine Schlussfolgerung lautet: *„Wird ein Gen benötigt, so wird dieses Gen durch ein Signal aus der Umgebung und nicht aus dem Gen selbst heraus aktiviert."*

1.5.6. Wie man sich doch irren kann!

Zellen sind im Wesentlichen eine Ansammlung von Proteinbausteinen. Da unser Körper aus Billionen von Zellen besteht, können wir ihn als eine Art Proteinmaschine betrachten.

Proteine wiederum bestehen aus Aminosäuren, die zu Ketten verknüpft werden. Die Gestalt dieses Proteins wird hauptsächlich durch zwei Faktoren bestimmt: zum einen durch das physische Muster, das sich aufgrund der Sequenz der unterschiedlich geformten Aminosäuren ergibt, und zum anderen durch die elektromagnetische Anziehung bzw. Abstoßung zwischen den einzelnen Aminosäuren.

Bei manchen Proteinen ist das „Rückgrat" so lang, dass sie für ihre Faltung die Unterstützung spezieller Hilfsproteine benötigen, die Chaperone genannt werden. Durch den Prozess der Proteinfaltung, der während oder nach der Synthese der Peptidketten stattfindet, erhalten die Proteine ihre dreidimensionale Struktur. Nur ein korrekt dreidimensional gefaltetes Protein kann fehlerfrei funktionieren. In diesem Zusammenhang sei auch auf die Fähigkeit des Zellwassers hingewiesen, eine solche räumliche Struktur mitzugestalten und zu erhalten (zu zementieren). Treten unbrauchbare Proteine auf, so werden sie zerstört. Das heißt: Ihre Aminosäuren werden auseinandergebaut und bei der Synthese neuer Proteine verwendet.

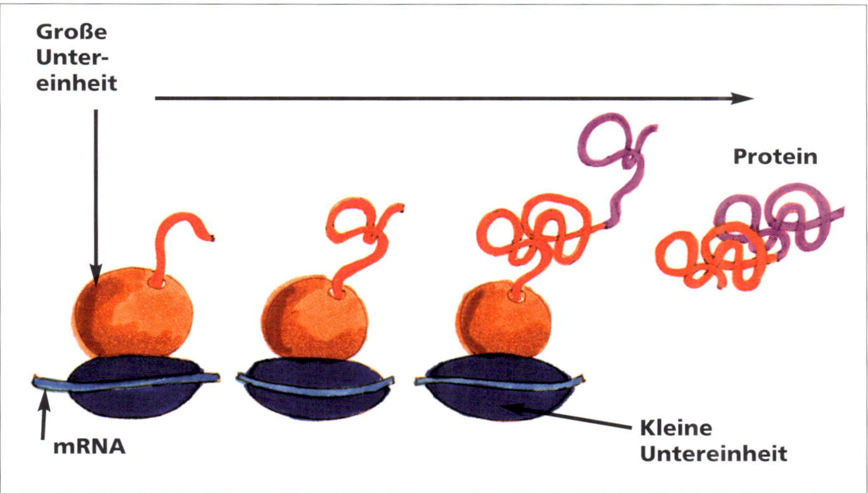

Abb. A 1.23
Entstehung eines Proteins durch Ablesen einer mRNA in einem Ribosom.

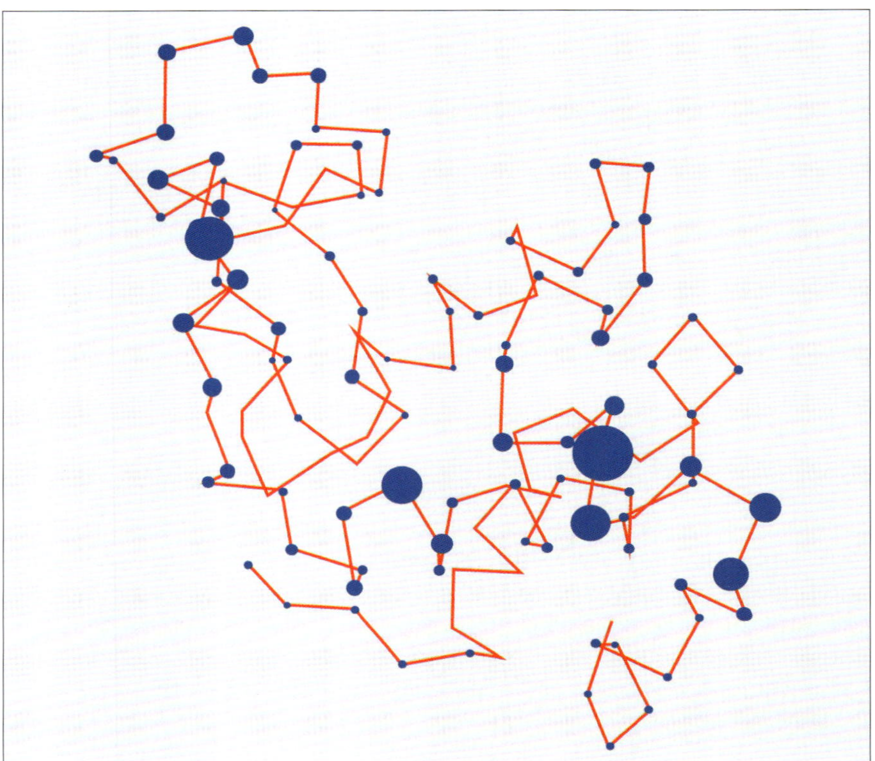

Abb. A 1.24
Vereinfachte Darstellung der komplex gefalteten räumlichen Struktur des Enzyms Lysozym.
Jeder Kreis stellt eine Aminosäure dar. Je größer der Kreis, desto mehr tritt die Aminosäure aus der Bildfläche heraus.

Die Verteilung der elektromagnetischen Ladung innerhalb eines Proteins kann durch eine Reihe von Prozessen selektiv verändert werden: unter anderem durch die Verbindung mit anderen Molekülen oder chemischen Gruppen wie zum Beispiel Hormonen, durch das enzymatische Hinzufügen oder Entfernen von geladenen Ionen oder durch die Interferenz durch elektromagnetische Felder, wie sie beispielsweise aufgrund von Elektrosmog auftreten.

Innerhalb der Zellen laufen ständig und zum Teil tausendfach innerhalb einer Sekunde Bewegungen ab, die die Form der Proteine verändern können. Diese Bewegungen nutzen die Zellen, um bestimmte Stoffwechsel- und Verhaltensfunktionen auszuführen; es sind die Bewegungen dieser Zytoplasma-Proteine, die das Leben antreiben. Derartige Bewegungen werden durch Veränderungen der elektrischen Ladung innerhalb der Zelle angetrieben.

Unter dem Einfluss der Darwinschen Lehre wurde dies jedoch lange Zeit nicht erkannt, denn die Wissenschaftler konzentrierten sich vollkommen auf die Erkundung des Erbmaterials, das angeblich das Leben steuert. So wurde auch der Informationsfluss in biologischen Systemen entsprechend dem Dogma vom Primat der DNA definiert: nur in eine Richtung, von der DNA zur RNA zum Protein. Die DNA, so nahm man an, sei das Langzeitgedächtnis der Zelle, das von Generation zu Generation weitergegeben wird. Demgegenüber betrachtete man die RNA, eine instabile Kopie eines Teils des DNA-Moleküls, als das aktive Gedächtnis, das von der Zelle bei der Proteinsynthese als Schablone eingesetzt wird. Ausgehend davon, dass Proteine die molekularen Bausteine sind, die die Zellstruktur und das Zellverhalten bestimmen, und die DNA die Quelle ist, die den Charakter der Zellproteine bestimmt, wurde die DNA sozusagen zur ersten Ursache erhoben.

Im Rückblick hätten die Wissenschaftler allerdings ahnen können, dass die Gene nicht das Leben steuern.

Nach klassischer biologischer Definition ist das Gehirn das Steuerungsorgan zur Kontrolle und Koordination der Physiologie sowie des Verhaltens von mehrzelligen Organismen. Aber ist der Zellkern (Nukleus) mit seinem DNA-haltigen Material wirklich das Gehirn der Zelle? Wenn dem so wäre, so müsste die Entfernung des Zellkerns (Enukleation) zum sofortigen Tod der Zelle führen.

Dem ist aber nicht so! Nach der Enukleation überleben viele Zellen bis zu zwei Monate, und das ganz ohne Gene. Sie nehmen unter anderem aktiv Nahrung auf, verstoffwechseln diese, scheiden Abbauprodukte aus, atmen, bewegen sich und halten damit ein koordiniertes physiologisches System aufrecht.

Nur eines funktioniert nicht mehr: die Proteinsynthese. Damit sind die kernlosen Zellen auch nicht mehr in der Lage, beschädigte Zytoplasma-Proteine wiederherzustellen, was mechanische Fehlfunktionen und schließlich den Tod der Zelle bedingt.

Enukleierte Zellen sterben also nicht, weil sie ihr Gehirn, sondern weil sie ihre Reproduktionsfähigkeit verloren haben. Dadurch können sie keine fehlerhaften Proteinblöcke mehr ersetzen und sich nicht vermehren. Diese Beobachtungen führen zu der Erkenntnis, dass der Zellkern nicht dem Gehirn entspricht, sondern vielmehr den Keimdrüsen, also den männlichen Hoden und den Eierstöcken der Frau.

1.6. Lange unterschätzt: die Junk-DNA

„Ein Gen entspricht einem Protein" – diese Annahme war lange Zeit das Fundament des genetischen Determinismus. Daher erlebte die Wissenschaft bei der Erforschung des menschlichen Genoms nahezu einen Schock: Entgegen allen bisherigen Erwartungen fanden die Genetiker weniger als 25.000 Gene (= kodierende DNA), während die restlichen zirka 97 Prozent der DNA völlig überflüssig zu sein schienen. Dieser enorme Anteil wurde daher auch als *Junk-DNA* (deutsch: Müll-DNA) bezeichnet. Bedenkt man jedoch, wie unwahrscheinlich es ist, dass ein so großer nutzloser Anteil tatsächlich so lange in der Evolution mitgeschleppt wurde, erklären sich die Forschungsbestrebungen, die seitdem nach dem Nutzen dieser sogenannten Junk-DNA suchten.

Wie in einer Veröffentlichung aus dem Jahre 1994 gezeigt wurde (Mantegna et al.), ähnelt die Struktur der Junk-DNA dem Aufbau einer Sprache und folgt dem sogenannten *Zipfschen Gesetz* (benannt nach dem Linguisten *George Kingsley Zipf*). Gemäß diesem Gesetz lässt sich die Häufigkeit von Wörtern in einem Text vorhersagen und mathematisch bestimmen. Verallgemeinert behandelt es die Verteilung von Mengen entsprechend ihrer Rangfolge.

Abb. A 1.25
Theoretische und reale Häufigkeit von Wörtern in einem normalen deutschen Text (nach Zipf)

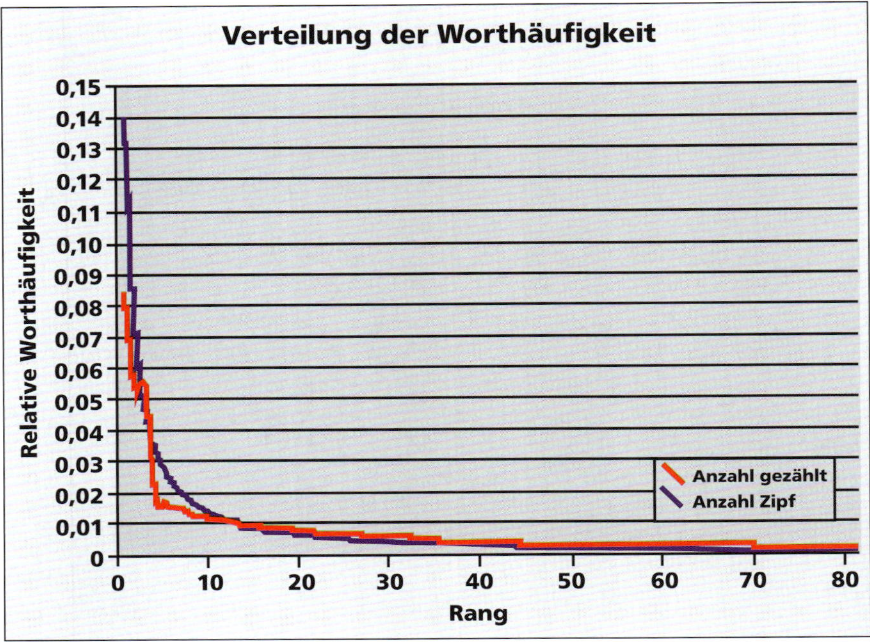

Übertragen auf die Junk-DNA bedeutet dies, dass sie eine Struktur besitzt, die einer Wahrscheinlichkeitsverteilung folgt, wie man sie auch bei der Häufigkeit von Wörtern in einer Sprache findet. Bei der kodierenden DNA hingegen gibt es diese Struktur nicht.

Mittlerweile ist es der Genforschung gelungen, von immer mehr Lebewesen das vollständige Genom zu bestimmen. Interessanterweise besitzen zum Beispiel die Maus und der Mensch etwa gleich viel Gene: rund 25.000, wobei 99 Prozent der kodierenden Gene der Maus auch beim Menschen anzutreffen sind. Anders ausgedrückt: Die Bausteine, die benötigt werden, um eine Maus zu gestalten, sind nahezu identisch mit denen, die es zur Gestaltung eines Menschen bedarf. Entscheidend dafür, ob letztendlich ein Mensch oder eine Maus herauskommt, sind letztendlich wohl die nicht kodierenden Gene, die als Junk-DNA bezeichnet werden. Es liegt auf der Hand, dass diese Bezeichnung also keineswegs angemessen ist. Mehr noch: Die Junk-DNA könnte sogar wichtiger sein als die kodierende DNA.

Erstaunliche Erkenntnisse zur Junk-DNA

Die heutige Genforschung kommt immer mehr zu dem Schluss, dass die Information, die erforderlich ist, um bestimmte Gene im richtigen Moment ein- und auszuschalten, von größerer Bedeutung ist als der exakte Bauplan der Bausteine, der in der kodierenden DNA enthalten ist. Ebenso werden immer mehr Erkenntnisse darüber gewonnen, worin diese regulierenden Funktionen bestehen und wo sie sich auswirken.

Die erstaunlichste Entdeckung ist wohl, dass mehr als die Hälfte der Junk-DNA ebenfalls in RNA umgesetzt wird, allerdings nicht in Form der sogenannten mRNA, die den Code für die Herstellung von Proteinen enthält.

Unterschiedliche Formen und Funktionen von RNA

Diese anderen Formen von RNA scheinen zu einem großen Teil die Funktion zu haben, an unterschiedlichen Stellen beim normalen Transkriptions- und Translationsprozess DNA —> mRNA —> Protein einzugreifen. Man spricht deshalb auch von RNA-Interferenz. Eine ganz wichtige Rolle bei der Translation (der Weg von der RNA zum Protein) spielt aufgrund eines hemmenden Einflusses die miRNA (*microRNA*).

Ein einmal gebildetes mRNA-Molekül kann von einer miRNA verändert oder zerstört werden, bevor es zu einem Protein übersetzt wird. An diesem Vorgang ist zusätzlich ein als RNA-induced silencing complex (RISC) bezeichneter Enzymkomplex beteiligt. Die miRNA, die anfänglich als doppelsträngiges RNA-Molekül vorliegt, wird im ersten Schritt mithilfe von Ribonuklease-Enzymen in kurze doppelsträngige RNA-Fragmente geschnitten. Im zweiten Schritt werden diese Fragmente in Einzelstränge gespalten, und ein Strang, der sogenannte Leitstrang, wird in den RISC-Enzymkomplex integriert. Anschließend kann der veränderte RISC-Komplex eine mRNA spalten, die in ihrer Basensequenz zu der Sequenz des Leitstrangs komplementär ist. Auf diese Weise bestimmt der aus der miRNA hervorgekommene Leitstrang, welche mRNA in welcher Weise gespalten wird.

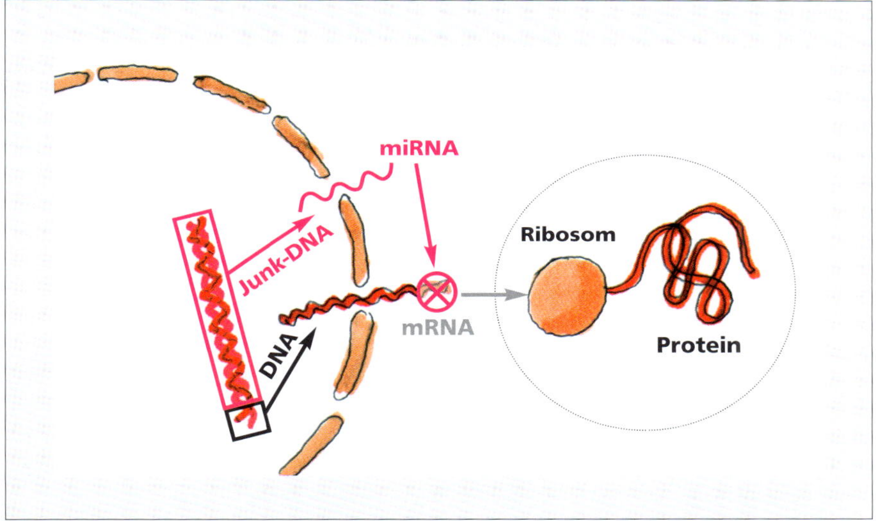

Abb. A 1.26
Unter Einwirkung einer miRNA kann ein mRNA-Molekül verändert oder vernichtet werden.

Heute wird geschätzt, dass etwa 1.000 verschiedene miRNAs die Aktivität von etwa 30 Prozent der menschlichen Gene kontrollieren. Damit ist die Genregulation durch miRNAs von ähnlicher Wichtigkeit wie die durch Transkriptionsfaktoren.

Weitere bereits identifizierte RNAs mit verschiedensten Funktionen sind unter anderem:

- **tRNA** (Transfer-RNA) – sie vermitteln bei der Translation die korrekte Aminosäure an die passende Position der mRNA.
- **rRNA** (ribosomale RNA) – diese Ribonukleinsäuren werden, zusammen mit bestimmten Proteinen, direkt als Bausteine für die Herstellung von Ribosomen verwendet.
- **siRNA** (small interfering RNA) – wirken wie die miRNA.

- **piRNA** (Piwi interacting RNA) – haben ebenfalls eine Wirkung wie die miRNA, die allerdings auf Keimzellen beschränkt ist. An diesem Prozess sind sogenannte Piwi-Proteine beteiligt, die nur in Keimzellen exprimiert werden.
- **snRNA** (small nuclear RNA) – sie verbinden sich im Zellkern mit mehreren Proteinen zum snRNP-Komplex (small nuclear Ribonucleoprotein Particle), einer Vorstufe des Spleißosoms. Das Spleißosom ist das Enzym, welches das Spleißen katalysiert, wobei die Introns aus der prä-mRNA entfernt und die Exons verknüpft werden.

Darüber hinaus wurden noch weitere RNA-Typen gefunden, über deren Funktionen bislang teilweise nichts bekannt ist.

Aus der RNA-Interferenz ergeben sich neue Möglichkeiten genetischer Regulationsmechanismen. So wird beispielsweise spekuliert, dass gerade sie für die sehr große Komplexität der höheren eukaryotischen Lebewesen im Vergleich zu Bakterien verantwortlich sind. Diese Komplexität kann nicht durch die durchschnittlich nur geringfügige Zunahme der RNA-Menge, die bei Eukaryoten im Vergleich zu Bakterien in Proteine übersetzt wird, erklärt werden.

Die mitochondriale Junk-DNA

Auch innerhalb der Mitochondrien gibt es DNA, die nicht für Proteine kodiert. Die wichtigsten sind Gene für rRNA und tRNA (siehe Abb. A 1.27). Außerdem werden in den Mitochondrien aus Abschnitten von kodierender DNA weitere nicht kodierende RNA produziert.

Wie Forschungen von Burzio et al. *(PNAS Vol. 106, 2009, S. 9430-9434)* gezeigt haben, werden bestimmte Teile dieser nicht kodierenden RNA in Tumorzellen vermindert exprimiert. Da dies bei allen der untersuchten 17 unterschiedlichen Tumorzelltypen konsequent der Fall war, könnte dies ein weiteres generelles Merkmal sein, durch das Tumorzellen sich von normalen Zellen unterscheiden.

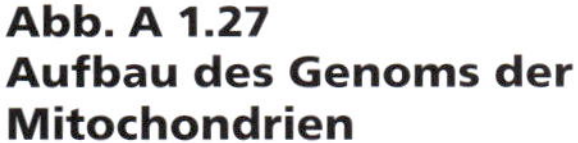

Abb. A 1.27
Aufbau des Genoms der Mitochondrien

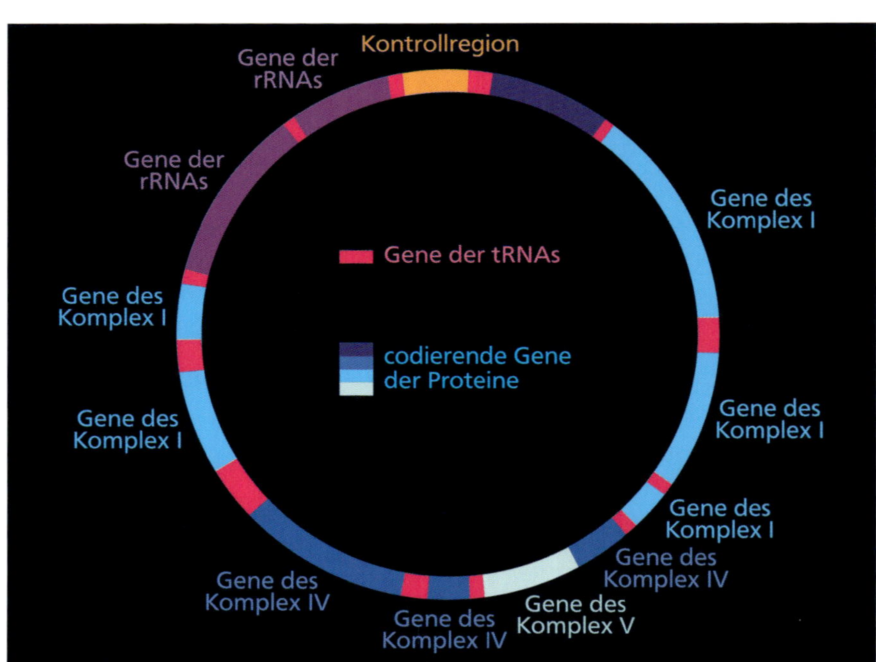

1.7. Eine erweiterte Sicht der Dinge: die Epigenetik

Die *Epigenetik* (Bedeutung: „nach der Genetik", „zusätzlich zur Genetik") richtet ihr Augenmerk auf das, was lange Zeit im wahrsten Sinn des Wortes im Müll landete. Die früheren Forscher interessierten sich meist ausschließlich für die DNA und warfen die zweite Hälfte des Chromosomeninhalts, die gewöhnlichen Proteine, einfach weg. Und genau diese Proteine spielen, wie die Studien der Epigenetiker zeigen, in der Vererbung eine ebenso wichtige Rolle wie die DNA selbst.

Der Baustoff der Chromosomen wird Chromatin genannt. Chromatin besteht aus DNA und Proteinen (siehe Abb. A 1.28). Diese Proteine werden in zwei wichtige Gruppen unterteilt:

1. Als Histone bezeichnete Proteine: Sie bilden die erste Phase in der Verpackung/Verdichtung der DNA. Sie sehen aus wie Spulen, auf denen die DNA-Stränge jeweils 1,65-mal gewickelt sind. Histone besitzen viele positiv geladene Aminosäuren. Die DNA hingegen ist negativ geladen, sodass eine elektrische Anziehung besteht.
2. Außen angelagerte regulierende Proteine, wie etwa Transkriptionsfaktoren.

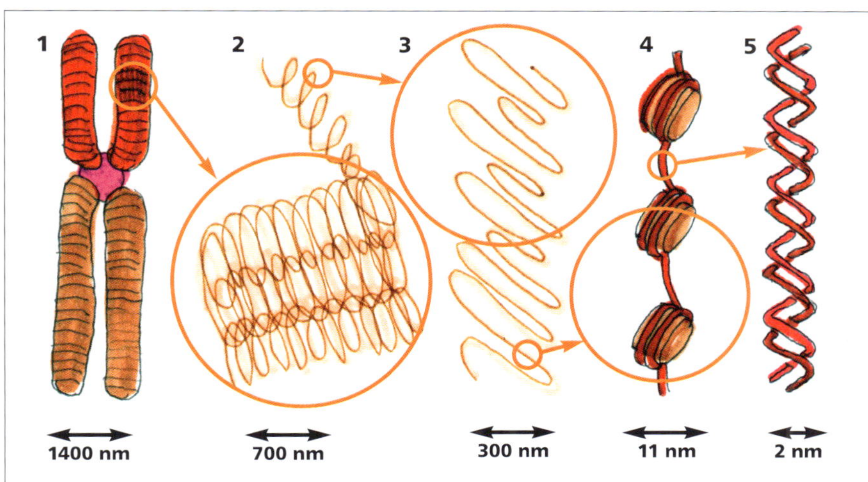

Abb. A 1.28 Ordnungsprinzipien zur Chromatinpackung inklusive Histone

1 Chromosom

2 Abschnitt eines Chromosoms

3 Vergrößerter Ausschnitt aus 2.

4 „Perlenschnur-Form" des Chromatins mit Histonen

5 Kurzer Abschnitt einer DNA-Doppelhelix

Die Aktivität der Gene ist von der Zusammenarbeit mit diesen Proteinen abhängig. Bevor eine Transkription stattfinden kann, muss

a) der DNA-Strang von den Histonen abgewickelt sein, und

b) passende Transkriptionsfaktoren müssen korrekt positioniert sein.

Die Bedeutung der räumlichen Anordnung des Erbguts

Bereits in den 1930-Jahren war aufgefallen, dass die Chromosomen in der Peripherie des Zellkerns am dichtesten gepackt sind; entsprechend weniger aktiv sind die Gene, die dort vorhanden sind. Neuere Untersuchungsergebnisse zeigen, dass das Milieu am Rande des Zellkerns dazu beiträgt, die Gene durch Verdichtung der Chromosomen stillzulegen. Dagegen bietet das Zentrum des Kerns ein passendes Milieu für Chromosomenbereiche mit Genen, die ausgelesen werden müssen: Hier finden sich größere Mengen an Proteinkomplexen, die als Transkriptionsfabriken bezeichnet werden können. Die räumliche Anordnung des Erbguts im Zellkern spiegelt also seinen Funktionszustand wider – und damit, welche Aufgaben momentan erfüllt werden können.

Der genaue Mechanismus, wie die Gene im Zellkern hin- und herwandern, ist jedoch noch unklar. In einem Artikel in „Bild der Wissenschaft" vom Juli 2011 heißt es: *„... hier könnte ein* ***sich selbst organisierender Vorgang*** *zu Grunde liegen, der keine molekularen Maschinen oder Ähnliches benötigt".*

Solche sich selbst organisierenden Vorgänge passen aber gut in das VitalFeld-Konzept. Das VitalFeld kreiert und unterstützt eine räumlich zusammenhängende Struktur im Organismus, wodurch unterschiedliche Raumbereiche unterschiedliche Funktionen haben können.

Transkriptionsfaktoren

Transkriptionsfaktoren werden in allgemeine und spezifische Transkriptionsfaktoren unterteilt.

- Die allgemeinen Transkriptionsfaktoren übernehmen verschiedene generelle Aufgaben bei der Transkription und sind nicht genspezifisch.
- Die spezifischen Transkriptionsfaktoren vermitteln, welches Gen aktiviert werden soll.

Die Aktivierung der spezifischen Transkriptionsfaktoren ist das Ende einer langen Signalübermittlungskette, die durch ein Umweltsignal an einem Rezeptor in der Zellmembran oder im Zellplasma ausgelöst wird. Somit dokumentiert die Epigenetik, wie Umweltsignale die Aktivität der Gene steuern. Der Informationsfluss, der dabei abläuft, wird durch ein Umweltsignal in Gang gesetzt, verläuft dann zum Regulationsprotein und erst dann zur DNA und RNA. Schließlich führt er zum Endergebnis, dem neu zu bildenden Protein.

Das Primat der DNA sollte somit besser durch ein Primat der Umwelt ersetzt werden.

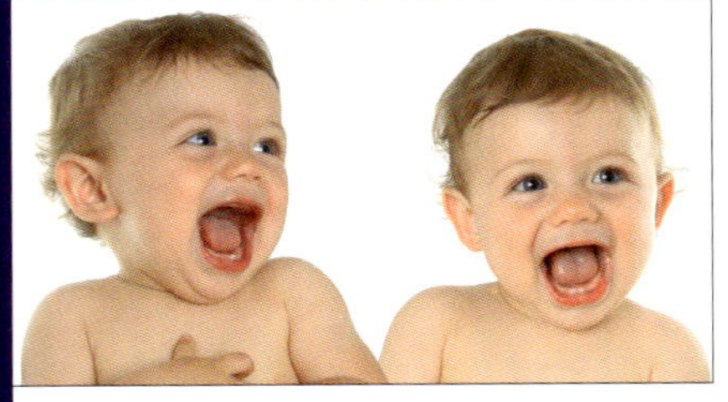

Abb. A 1.29
Eine Analyse zeigt:
Wenn Zwillinge nicht zusammenleben, entwickelt sich das epigenetische Muster ihres Erbguts immer weiter auseinander.

Wesentliche Erkenntnisse aus der Zwillingsforschung

Wesentlich für die Erkenntnisse hinsichtlich des Umwelteinflusses war unter anderem das Studium eineiiger Zwillinge. Wie sich bei der Analyse des Erbguts der Zwillinge zeigte, hat sich das epigenetische Muster im Laufe der Jahre bei den Geschwisterpaaren immer weiter auseinanderentwickelt. Je unterschiedlicher die Lebensstile der Zwillingspaare waren und je weniger Zeit sie miteinander verbrachten, desto größer waren die feststellbaren Unterschiede. Dies führte zu der mittlerweile vielfach bestätigten Annahme, dass es sich bei dem epigenetischen Code, der unsere DNA kontrolliert, um einen Mechanismus handelt, mit dem wir uns an die Veränderungen unserer Umwelt anpassen können.

Die Fortschritte, die die Epigenetiker in den vergangenen Jahren bei der Erforschung der übergeordneten Steuermechanismen gemacht haben, sind enorm. So konnte beispielsweise festgestellt werden, dass die DNA in unseren Genen zum Zeitpunkt der Geburt noch nicht vollständig festgelegt ist. Immer deutlicher stellte sich auch heraus, dass das Epigenom (die Gesamtheit der epigenetischen Marker) für die Entwicklung eines gesunden Organismus die gleiche Bedeutung hat wie die DNA selbst. Außerdem zeigte sich, dass das Epigenom durch äußere Einflüsse viel leichter verändert werden kann als die Gene. Diese Veränderungen können positiv sein, wie sich in Untersuchungen beispielsweise auf zusätzliche Vitamingaben hin zeigte, aber auch negativ, zum Beispiel infolge des Einflusses von Giftstoffen.

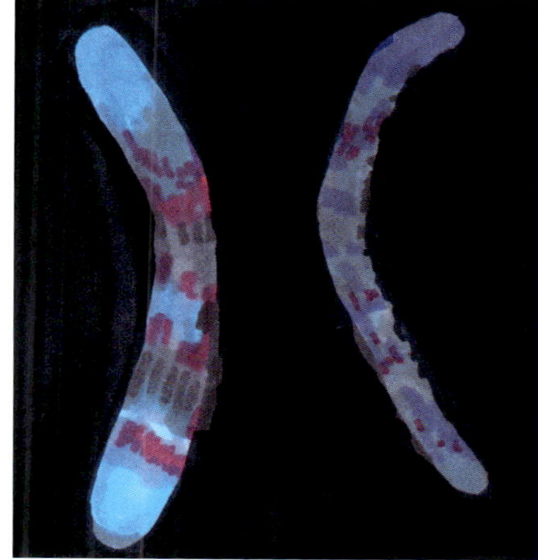

Abb. A 1.30
Skizzenhafte Darstellung der epigenetischen Unterschiede zwischen jungen (links) und alten (rechts) Zwillingen auf Chromosom 1.
Je weniger Hellblau, desto größer die Unterschiede.

Mögliche Faktoren epigenetischer Veränderungen

Ein wesentlicher Faktor, der bei epigenetischen Veränderungen eine Rolle spielt, sind die Methylgruppen: Das sind einfache Gruppen aus einem Kohlenstoffatom und drei Wasserstoffatomen, die wie ein Ausschalter funktionieren und bestimmte Gene blockieren können.

Im Detail: Binden sich Methylgruppen an die DNA eines Gens, so verändert sich die regulative Verbindung der Chromosomen-Proteine. Wenn sich das Protein zu eng an das Gen bindet, kann der „Protein-Ärmel“ nicht abgestreift und das Gen nicht gelesen werden. Die Methylisierung kann daher die Gen-Aktivität steigern oder dämpfen.

Wie inzwischen belegt werden konnte, sind auch andere äußere Faktoren imstande, wichtige Gene stillzulegen und auf diese Weise eventuell Krankheiten auszulösen. Unter anderem bei Krebs, Herzleiden und Diabetes sowie einer Vielzahl weiterer Erkrankungen wurden in Untersuchungen epigenetische Mechanismen gefunden.

So wurde bei einer signifikanten Anzahl von Krebspatienten nachgewiesen, dass ihre Krankheit durch umweltbedingte epigenetische Veränderungen verursacht wurde und nicht durch defekte Gene. Die Medien haben zwar aus der Entdeckung von zwei Brustkrebsgenen einen großen Wirbel gemacht, aber sie haben verschwiegen, dass sich nur fünf Prozent der Krebs- und auch Herzerkrankungen auf erbliche Anlagen zurückführen lassen, während 95 Prozent nichts mit ererbten Genen zu tun haben.

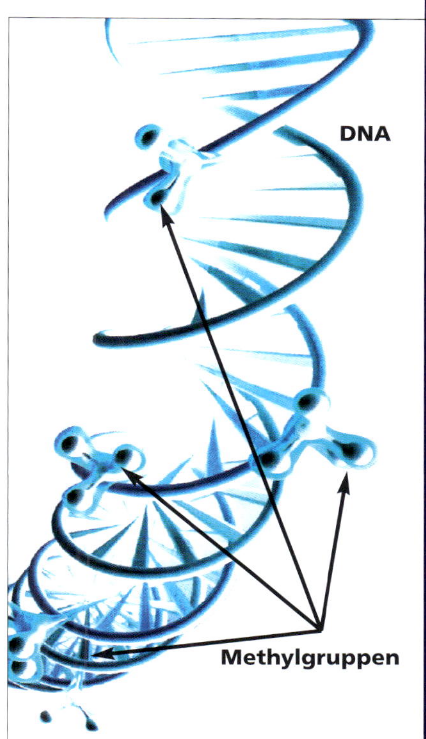

Abb. A 1.31
Methylgruppen auf der DNA schalten ein Gen stumm.

Epigenetische Muster sind vererbbar

Die wohl überraschendste Erkenntnis der epigenetischen Forschung ist, dass die epigenetischen Muster vererbt werden können; das heißt: Sie können teilweise über mehrere Generationen hinweg an die Nachkommen weitergegeben werden. Den Beweis lieferte unter anderem eine Studie, die an einem Stamm von gendefekten Mäusen durchgeführt

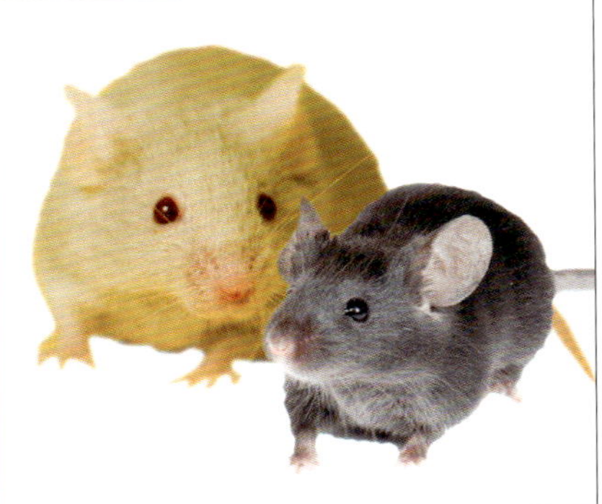

Abb. A 1.32
Methylgruppenreiche Nahrungsergänzungsmittel ermöglichen die Ausschaltung von Genen, sodass Nachkommen ohne Gendefekt aufwachsen.

wurde, die infolge des Defekts kein braunes, sondern ein gelbes Fell hatten und besonders fettleibig und krankheitsanfällig waren (Herzkrankheiten, Diabetes, Krebs). Den Weibchen dieses Stammes wurden vor und während der Schwangerschaft für einige Zeit bestimmte Nahrungszusätze verabreicht. Die Nachkommen waren überwiegend gesunde, braune Mäuse, die während ihres gesamten Lebens gesund blieben. Und das, obwohl der Gendefekt nachweislich noch immer vorhanden war; er wurde jedoch nicht mehr exprimiert.

Studien wie diese sind der Beleg dafür, dass mehr vererbt wird als nur die DNA. Berücksichtigt man die Tatsache, dass nicht nur kahle DNA-Ketten vererbt werden, sondern komplette Chromosomen, so leuchtet dies auch durchaus ein. Schließlich bestehen die Chromosomen nur zur Hälfte aus DNA; die andere Hälfte hingegen setzt sich aus Eiweißmolekülen zusammen, darunter beispielsweise auch Histone, die die epigenetischen Marker tragen können.

Die Epigenetik zwingt zum Umdenken

Die Epigenetik hat das Verständnis davon, wie das Leben gesteuert wird, also von Grund auf verändert. Denn heute ist klar, dass Gene nicht unser Schicksal bestimmen.

Ohne die grundlegende Zusammensetzung der Gene infrage zu stellen, können Umwelteinflüsse, darunter auch Ernährung, Stress und Gefühle, Gene verändern – nicht nur unsere, sondern allgemein die der Zellen und damit der biologischen Systeme.

Durch die Fülle der neuen Erkenntnisse erscheint nun manches auch in einem ganz anderen Licht. Die Behauptung, dass Veränderungen eines Organismus, die durch die Umwelt oder erlebte Schicksale bedingt sind, auf die Nachkommen übergehen können, galt beispielsweise bis vor Kurzem als wissenschaftliche Ketzerei. Denn derartige Ansichten widersprechen der Evolutionstheorie, die besagt, dass zufällige Mutationen die einzigen Veränderungen im Erbgut sind, die vererbt werden können. Vom Thema der sogenannten Erbtoxine zu sprechen stieß bei der Schulmedizin somit bislang nur auf Unverständnis. Dabei handelt es sich um Erkrankungen, die durch Toxine verursacht werden, die nicht die erkrankte Person selbst, sondern deren Vorfahren in ihrem Körper hatten. Aufgrund der Ergebnisse der epigenetischen Forschung und insbesondere der Tatsache, dass mehr als nur die reine DNA vererbt wird, ist eine Erklärung für das Phänomen der Erbtoxine jedoch plötzlich naheliegend.

Die epigenetischen Entdeckungen führten auch zu der Erkenntnis, dass die Expression von Genen, die mit der Entstehung von Krebs zu tun haben, durch Nahrung und Nahrungszusätze beeinflusst werden kann. Durch derartige Maßnahmen konnte die Entstehung von Tumoren in Tierversuchen bereits verhindert werden. Was bislang als Irrlehre galt, eröffnet nun auch in diesem Bereich aufgrund der revidierten Sichtweise neue Chancen und Möglichkeiten.

2. Stoffwechsel

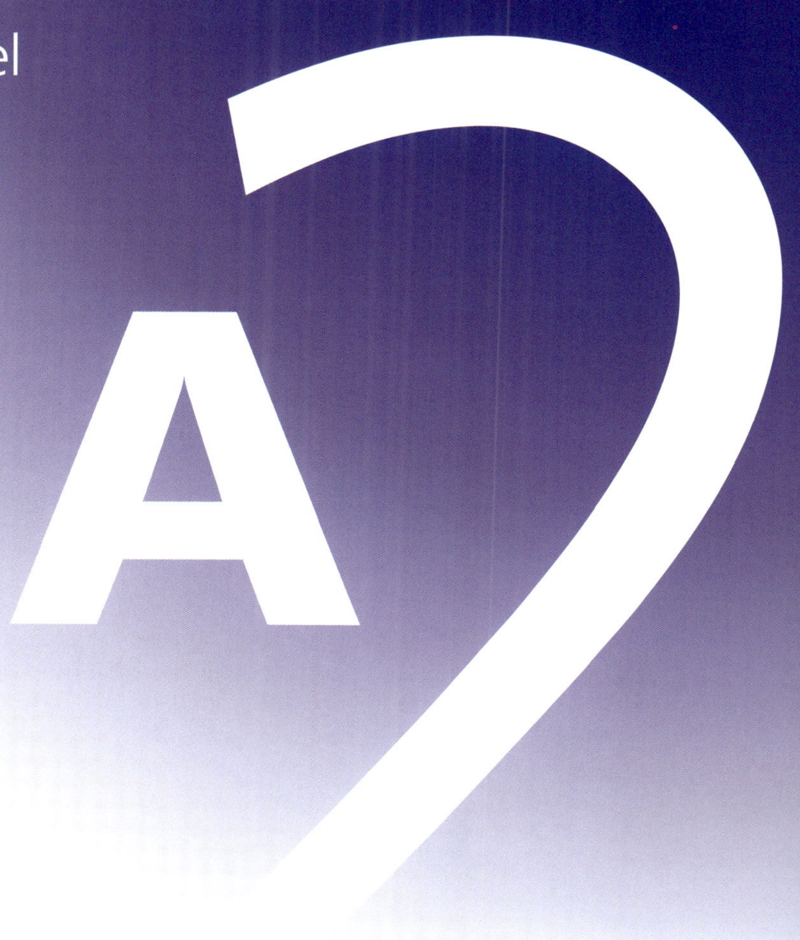

Ohne Nahrung kein Überleben

Um überleben zu können, müssen Lebewesen regelmäßig Nahrung aufnehmen, die der Energieversorgung dient und ebenso der Erneuerung von essentiellen Molekülen mit beschränkter Lebensdauer sowie dem Aufbau von Körpersubstanz. In größeren Mengen benötigt der Körper dabei Kohlenhydrate, Eiweiße und Fette. Diese werden im Magen-Darm-Trakt in kleinere Bausteine (beispielsweise Mono- und Disaccharide, Fettsäuren, Aminosäuren, Di- und Tripeptide; Näheres hierzu siehe Teil A, Kapitel 8) zerlegt, die klein genug sind, um durch die Körperzellen aufgenommen werden zu können. Dort werden sie entweder weiter abgebaut, wobei Energie freigesetzt wird, oder sie werden eingesetzt, um neue körpereigene Stoffe aufzubauen.

Damit die Nahrung ihre Aufgaben erfüllen kann, muss sie also zwei Voraussetzungen erfüllen: (1) Sie muss reich an Energie sein und (2) essentielle Bausteine enthalten, mit denen die benötigten Moleküle und die Körpersubstanz aufgebaut werden können. Während Kohlenhydrate und Fette hauptsächlich Energie liefern, stammen die Baustoffe vorwiegend von den Eiweißen.

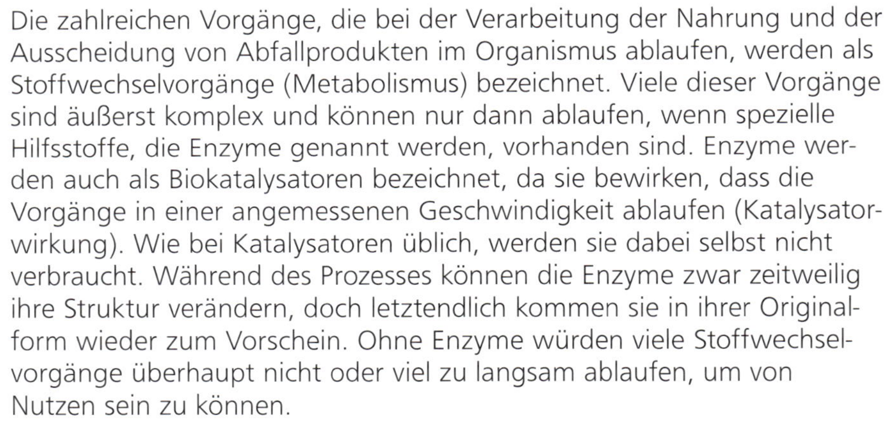

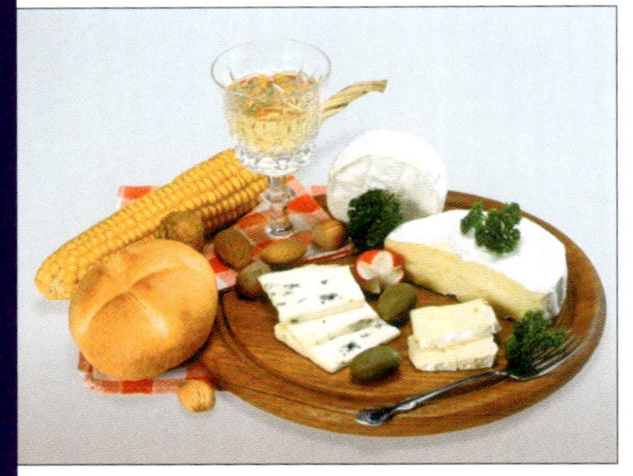

Abb. A 2.01

Die zahlreichen Vorgänge, die bei der Verarbeitung der Nahrung und der Ausscheidung von Abfallprodukten im Organismus ablaufen, werden als Stoffwechselvorgänge (Metabolismus) bezeichnet. Viele dieser Vorgänge sind äußerst komplex und können nur dann ablaufen, wenn spezielle Hilfsstoffe, die Enzyme genannt werden, vorhanden sind. Enzyme werden auch als Biokatalysatoren bezeichnet, da sie bewirken, dass die Vorgänge in einer angemessenen Geschwindigkeit ablaufen (Katalysatorwirkung). Wie bei Katalysatoren üblich, werden sie dabei selbst nicht verbraucht. Während des Prozesses können die Enzyme zwar zeitweilig ihre Struktur verändern, doch letztendlich kommen sie in ihrer Originalform wieder zum Vorschein. Ohne Enzyme würden viele Stoffwechselvorgänge überhaupt nicht oder viel zu langsam ablaufen, um von Nutzen sein zu können.

2.1. Grundzüge der Energieproduktion

Die Energie, die unsere Nahrung enthält, ist darin überwiegend in Form von Kohlenwasserstoffverbindungen gespeichert. Die Fette, die die energiereichste Nahrungsform darstellen, besitzen lange Ketten, die nur aus Kohlenstoff- und Wasserstoffatomen bestehen. Im Stoffwechsel wird die Energie dadurch freigesetzt, dass den Kohlenstoffatomen die Wasserstoffatome weggenommen und durch Sauerstoffatome ersetzt werden; dieser Vorgang wird als Oxidation bezeichnet. Auch die Wasserstoffatome werden letztendlich an Sauerstoffatome gebunden, wobei Wasser entsteht und eine beachtliche Menge Energie frei wird.

Die nachfolgende Abbildung zeigt in vereinfachter Form die schrittweise Oxidation von Methan, dem Hauptbestandteil von Erdgas, zum Kohlendioxid.

CH_4 →	CH_3OH →	CH_2O →	$CHOOH$ →	CO_2
Methan	Methanol	Formaldehyd	Ameisensäure	Kohlendioxid

Abb. A 2.02
Stufenweise Oxidation des sich im Methan befindlichen Kohlenstoffs

Bei der Verbrennung in einem Erdgasofen wird Methan in einem Bruchteil von Sekunden in Kohlendioxid umgewandelt, wobei schlagartig sehr viel Energie frei gesetzt wird

Ein so heftiger Prozess ist in unserem Körper natürlich nicht möglich. Dort muss der Prozess der Energiegewinnung sehr behutsam und geregelt ablaufen, wofür unser Organismus eigens Methoden entwickelt hat. Diese sind schematisch in der Abbildung dargestellt. Wie sich erkennen lässt, werden den Kohlenstoff (C)-Atomen schrittweise die Wasserstoff (H)- Atome weggenommen, und diese werden durch Sauerstoff (O)-Atome ersetzt.

Um die jeweiligen Schritte durchführen zu können, benötigt unser Körper Hilfsstoffe, die auf ihre Aufgaben im Prozess der Energiegewinnung spezialisiert sind:

Er benötigt Stoffe, die den Ablauf des jeweils anstehenden Schritts stark begünstigen; diese Hilfsstoffe sind die bereits erwähnten Enzyme.

Weiterhin braucht er Stoffe, die die freikommenden Wasserstoffatome aufnehmen und weitergeben; diese werden Wasserstoffüberträger genannt. Ein Beispiel für einen Wasserstoffüberträger ist das NAD (Nicotinamid-Adenin-Dinukleotid), das sich unter Wasserstoffaufnahme in NADH (Nicotinamid-Adenin-Dinukleotid-Hydrogen) verwandelt; Genaueres zu diesem Vorgang ist in Teil A, Kapitel 8 beschrieben.

Schließlich ist unser Körper auf Stoffe angewiesen, die die frei werdende Energie aufnehmen. Ein Beispiel hierfür ist das ADP (Adenosindiphosphat), das sich unter Energieaufnahme (und die Anbindung einer Phosphatgruppe) in ATP (Adenosintriphosphat) verwandelt.

Im letzten Schritt werden die aufgenommenen Wasserstoffatome mit Sauerstoff zur Reaktion gebracht, wobei Wasser entsteht. Die meiste Energie kommt bei dieser Reaktion frei und wird zu einem wesentlichen Teil in ATP gespeichert.

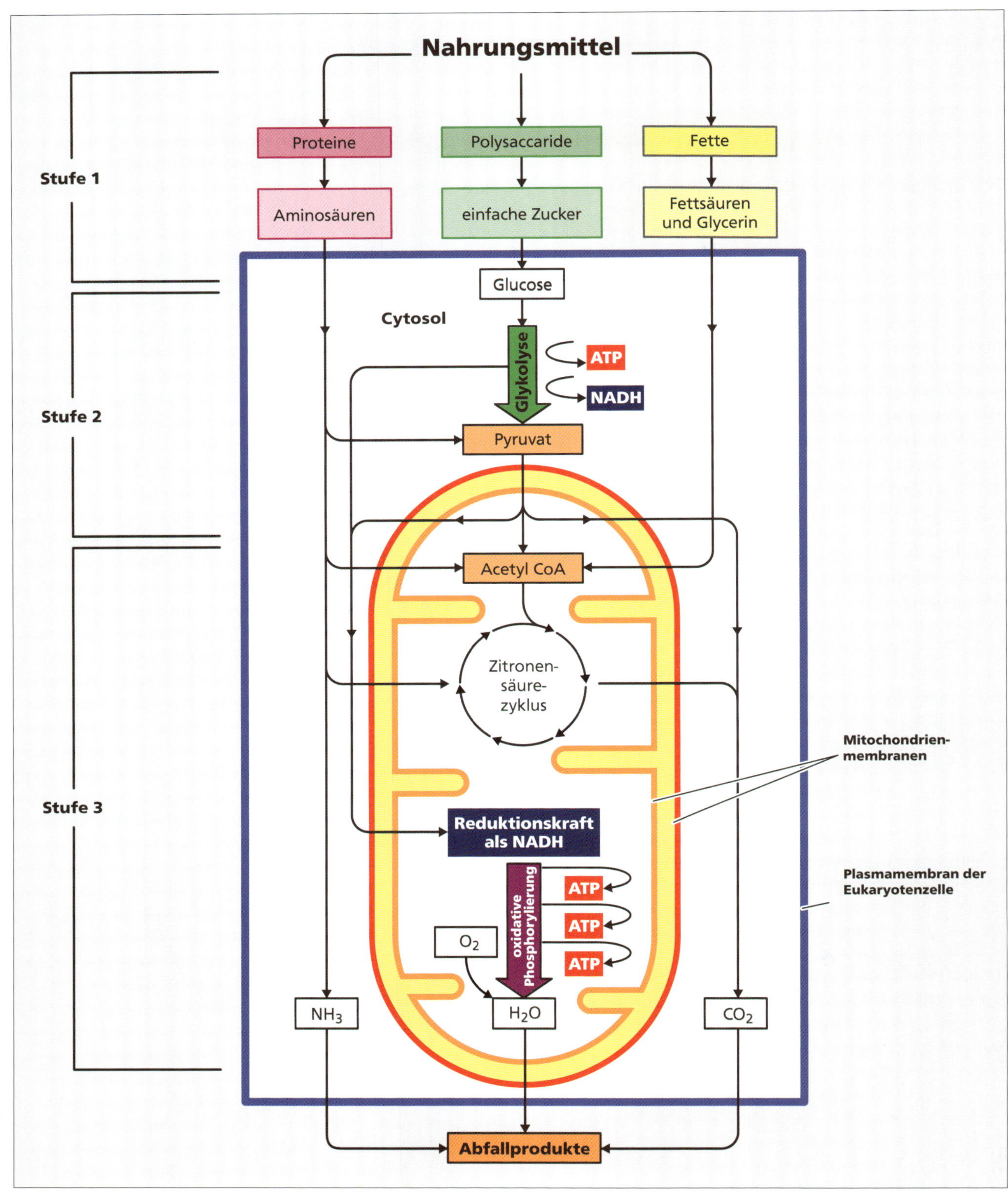

Abb. A 2.03
Schematische Darstellung des Abbaus von Lebensmitteln im menschlichen Organismus (siehe Teil A, Kapitel 8)

2.2. Verdauung

2.2.1. Die intrazelluläre Verdauung

Durch unterschiedliche Transportvorgänge gelangen die Nährstoffbausteine vom Blut in das Zytoplasma, wo sie zur Energiefreisetzung weiter abgebaut werden.

Die Kohlenhydrate durchlaufen die sogenannte Glykolyse; dabei entsteht als Endprodukt Pyruvat. In einem Folgeschritt (Pyruvatdecarboxylierung) wird daraus Acetyl-Co-A hergestellt (siehe Teil A, Kapitel 2.2.3 und 8).

Auch die Eiweiße und Fette werden durch entsprechende Verdauungsprozesse zu Acetyl-Co-A abgebaut.

Anschließend werden die Acetyl-Co-A-Moleküle in einen Kreisprozess eingeschleust, der als Zitronensäurezyklus bekannt ist. Dieser Zyklus findet in den Mitochondrien, den eigentlichen Energieproduktionsstätten der Zellen, statt. Im letzten Teil der Abfolge, der Atmungskette, wird die Hauptmenge an Energie gewonnen. Hierbei gelangen die Wasserstoffatome, die an Wasserstoffüberträger gebunden sind, über eine Kette von Enzymen zur Reaktion mit Sauerstoff, wobei Wasser entsteht.

2.2.2. Glykolyse

Beim Abbau der Kohlenhydrate entsteht Glukose. Diese durchläuft im Zellplasma zunächst den Prozess der sogenannten Glykolyse. In zehn Reaktionsschritten wird dabei ein Molekül Glukose in zwei Moleküle Pyruvat umgewandelt

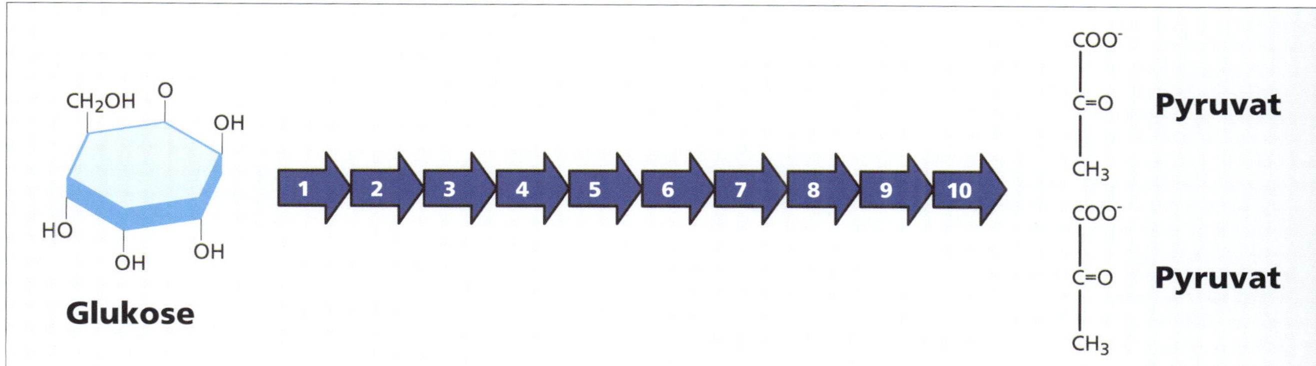

Abb. A 2.04
Bei der Glykolyse wird ein Glukosemolekül in zehn Schritten zu zwei Pyruvationen abgebaut.

Zusätzlich werden zwei Moleküle ATP (= Träger energierreicher Phosphatverbindungen) und zwei Moleküle NADH (Träger energiereicher Elektronen) gebildet.

2.2.3. Pyruvatdecarboxylierung

Die Pyruvatdecarboxylierung, die ebenfalls im Zellplasma abläuft, liegt als ein kurzer Zwischenschritt zwischen der Glykolyse und dem Zitronensäurezyklus. In diesem Prozess wird vom Endprodukt der Glykolyse, dem Pyruvat, die COO–Gruppe abgespaltet. Der verbleibende Rest wird als Acetylgruppe bezeichnet (siehe Teil A, Kapitel 8).

Abb. A 2.05
Die Verbindung einer Acetylgruppe und eines Co-Enzym-A-Moleküls über ein Schwefelatom

Acetylgruppe

Coenzym-A-Molekül

Die Acetylgruppe wird über eine Schwefelverbindung an ein Co-Enzym-A-Molekül angehängt (siehe Teil A, Kapitel 8). Dieses Co-Enzym-A-Molekül ist ein großes Molekül, das lediglich als Träger dient, um die Acetylgruppe in den nachfolgenden Zitronensäurezyklus einzuschleusen. Durch die Anbindung entsteht Acetyl-Co-Enzym-A (Acetyl-CoA). Weiterhin entstehen als Nebenprodukte ein Molekül CO_2 und ein Molekül NADH (siehe Teil A, Kapitel 8).

Auch aus dem Abbau von Fetten und Eiweißen entstehen Acetyl-CoA-Moleküle.

2.2.4. Zitronensäurezyklus

Der Zitronensäurezyklus, bei dem die Kohlenstoffatome der Acetylgruppe zu CO_2 oxidiert werden, findet in den Mitochondrien statt. Für diesen Prozess müssen die Kohlenstoffatome zweimal einen Kreislauf durchlaufen.

Nach dem ersten Durchlauf erscheinen die Kohlenstoffatome als Teil eines Oxaloacetat-Ions (rot markierte Atome). Im zweiten Durchgang wird dieses Oxaloacetat-Ion zu CO_2 oxidiert.

Bei jedem dieser Durchgänge wird Energie freigesetzt, die in drei Molekülen NADH, einem Molekül GTP (Guanosintriphosphat) und einem Molekül $FADH_2$ (Flavin-Adenin-Dinucleotid) gespeichert wird. Diese Moleküle sind Träger energiereicher Elektronen oder Molekülbindungen (siehe Teil A, Kapitel 8).

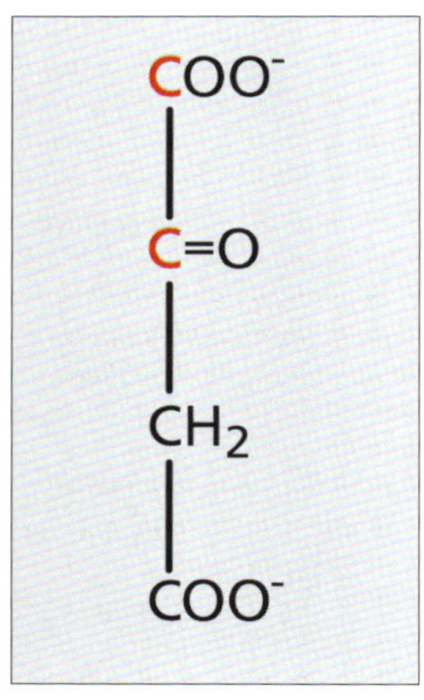

Abb. A 2.06
Oxaloacetat

2.2.5. Atmungskette

Der als Atmungskette bezeichnete Prozess, der in den Mitochondrien stattfindet, ist an sich eine Elektronentransportkette. Diese Atmungs- beziehungsweise Elektronentransportkette besteht aus einer Aneinanderreihung von Enzym-Komplexen, die von I bis V nummeriert sind, und zwei Elektronenüberträgern, die in die innere Mitochondrienmembran eingelagert sind: dem *Ubichinon* (Coenzym Q10) und *Cytochrom c* (siehe Abb. A 2.07).

Der Gesamtprozess wird als oxidative Phosphorylierung bezeichnet, da Sauerstoff verbraucht (oxidativ) und ADP durch Anhängen einer Phosphatgruppe zu ATP umgewandelt wird.

In den Komplexen I und II werden die energiereichen Elektronen, die in den vorhergehenden Schritten gewonnen wurden, abgegeben.

In den Komplexen I, III und IV wird diese Energie genutzt, um Protonen entgegen den Konzentrationsgradienten über die Membran zu pumpen. Die Protonen können durch den Komplex V zurückfließen, wobei ihre Energie dazu genutzt wird, aus ADP und einer Phosphorgruppe ATP zu bilden.

Im Komplex IV, der sogenannten *Cytochrom-Oxydase*, verlieren die Elektronen den restlichen Teil ihrer Energie an Sauerstoffmoleküle. Wird ein Elektron von einem Sauerstoff (O_2)-Molekül aufgenommen, so entsteht $\bullet O_2^-$ (siehe hierzu Teil A, Kapitel 3.1.3.), das auch *Superoxidanion-Radikal* genannt wird. Dieses $\bullet O_2^-$ ist sehr aggressiv und versucht, weitere Elektronen aus der Umgebung aufzunehmen. Deshalb zählt es zu den Aufgaben der Cytochrom-Oxydase, das $\bullet O_2^-$ - Ion festzuhalten, bis es insgesamt vier Elektronen aus der Atmungskette aufgenommen hat. Danach kann das vierfach negativ geladene O_2-Molekül mit vier freien Protonen zu zwei Wassermolekülen reagieren, und die Elektronen sind damit endgültig entsorgt.

Das Problem ist jedoch, dass dieser Vorgang nicht immer einwandfrei gelingt, sodass trotzdem eine gewisse Menge an Sauerstoffradikalen entsteht, die durch Antioxidantien (Radikalenfänger) in Schach gehalten werden muss.

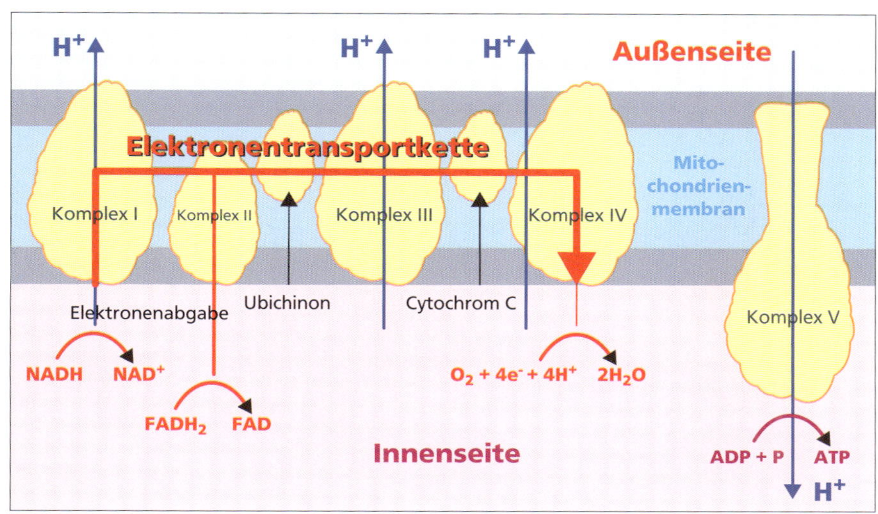

Abb. A 2.07 Schematische, lineare Darstellung der Atmungskette mit Elektronentransportkette

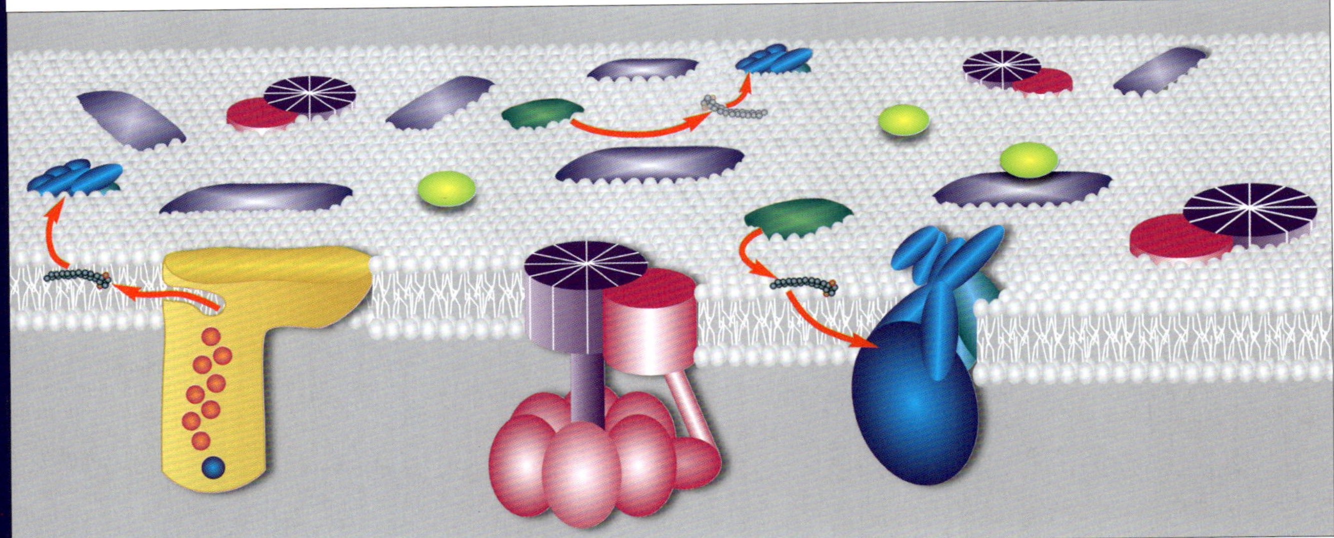

Abb. A 2.08
Realistischere Darstellung der Verteilung der Elemente der Atmungskette in der inneren Mitochondrienmembran. Die Komplexe sind, wie hier angegeben, nicht linear aufgereiht. Die Elektronentransporter Q10 und Cyt c können sich dazwischen frei bewegen. Die Wege einiger Q10-Moleküle sind mit roten Pfeilen angedeutet.

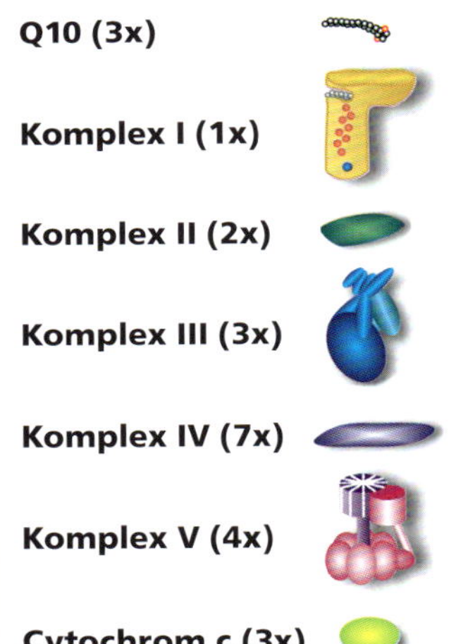

Erstaunliche, noch wenig bekannte Erkenntnisse zur Atmungskette

- Abhängig vom Energiebedarf können Zellen mehrere Tausend Mitochondrien enthalten. Jedes Mitochondrium wiederum kann viele Tausend Atmungsketten enthalten.
- Üblicherweise werden Atmungsketten als strikt lineare Ketten dargestellt. Dies entspricht jedoch nicht der Realität. Die einzelnen Komplexe können sich frei in der flüssigen Membran bewegen und Elektronen in beliebige Richtungen austauschen (siehe Abb. A 2.08).
- Die Komplexe I bis IV kommen in der Atmungskette nicht im Verhältnis 1:1 vor. Zu jedem Komplex I gibt es durchschnittlich zwei Komplex-II-, drei Komplex-III- und sieben Komplex-IV-Moleküle.
- Anstatt der herkömmlicherweise beschriebenen zwei Auffangstellen für energiereiche Elektronen (Komplex I und II) gibt es tatsächlich vier unabhängige Auffangstellen: Komplex I, Komplex II, GPDH (Glycerin-3-phosphat-Dehydrogenase) und ETF (Elektronentransferierendes Flavoprotein). Diese Komplexe geben alle ihre Elektronen an Q10 ab, und Q10 transportiert sie dann zum Komplex III.

Der vollständige Elektronentransport durch die Atmungskette kann vereinfacht wie folgt dargestellt werden:

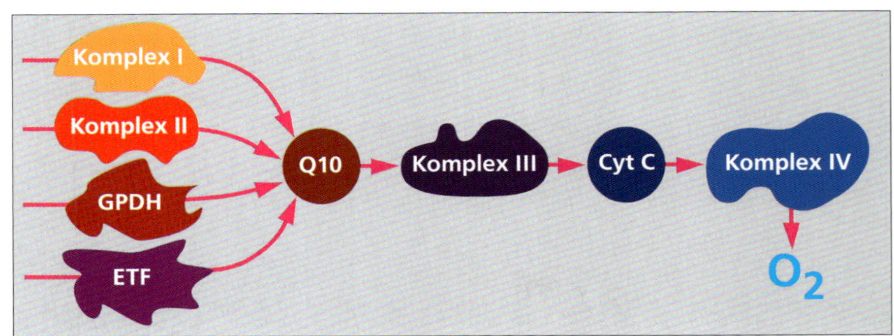

Abb. A 2.09
Schematische Darstellung der Elektronentransportwege durch die Atmungskette:
Es gibt vier Auffangstellen, an denen energiereiche Elektronen in die Atmungskette eintreten können.

2.2.6. Der Elektronen-Tunneleffekt auf dem Weg durch die Komplexe

Die Elektronen durchlaufen die Komplexe auf ganz bestimmten Wegen, die mittlerweile sehr gut untersucht sind. Als Beispiel wird hier Komplex I beschrieben:

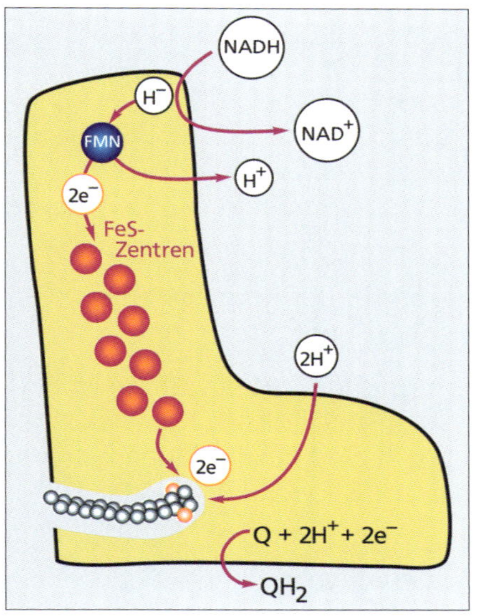

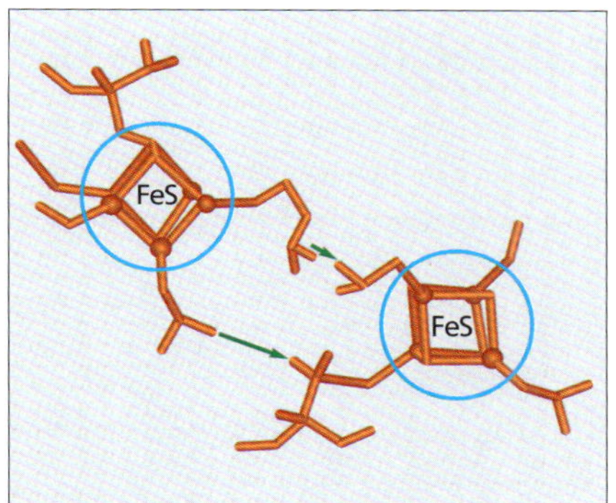

Abb. A 2.10
Der Weg der Elektronen durch die FeS-Zentren im Komplex I.
Links: Übersicht des ganzen Weges durch Komplex I.
Rechts: Schematische Darstellung möglicher Detailwege zwischen zwei (blau eingekreisten) FeS-Zentren.
Die roten Verzweigungen sind Molekülketten, die für den materiellen Elektronentransport verwendet werden.
Die Lücken werden durch den in der Quantenmechanik bekannten Tunneleffekt überbrückt (grüne Pfeile).

Die vom NADH (reduzierte Form des Nicotinamid-Adenin-Dinukleotids) übernommenen Elektronen werden im Komplex I zuerst von einer FMN (Flavinmononucleotid)-Gruppe aufgenommen. Danach wandern sie durch eine Reihe von FeS (Eisen-Schwefel)-Zentren, bis sie schließlich an Q10 abgegeben werden.

Zwei der FeS-Zentren sind in Abbildung A 2.10 rechts mit blauen Kreisen angedeutet. Die weiteren Strukturen sind Wege, die auch von den Elektronen benutzt werden können, um vom einen zum nächsten Zentrum zu gelangen.

In Abbildung A 2.10 rechts fällt auf, dass es scheinbar räumliche Lücken gibt, die übersprungen werden müssen. Man könnte meinen, dass die Elektronen diese Lücken frei fliegend überbrücken – das ist aber nicht der Fall. Sie sind immer an eines der FeS-Zentren oder Unterstrukturen im Komplex gebunden und bewegen sich nicht frei von einem bis zum nächsten gebundenen Zustand, sondern überspringen die räumlichen Entfernungen ohne Zeitverzögerung. Dies geschieht durch den quantenphysikalischen Tunneleffekt (siehe Abb. A 2.11).

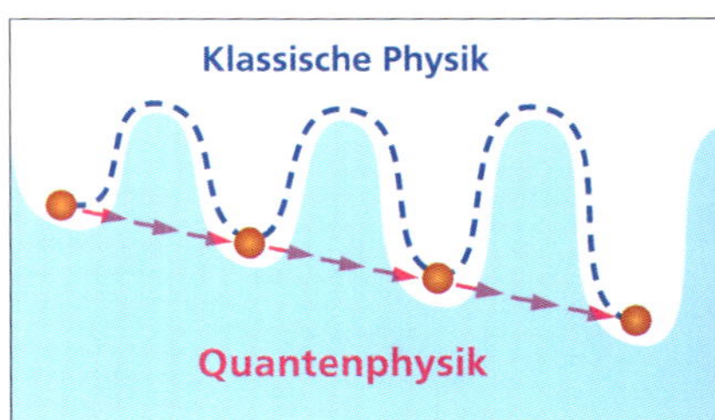

Abb. A 2.11
Der Elektronen-Weg zwischen Bindungsstellen:
Tunneleffekt versus klassischer Weg

In der Abbildung werden die FeS-Zentren durch aufeinanderfolgende Mulden angegeben, die immer ein wenig tiefer werden. Ein gebundenes Elektron ist wie eine Kugel, die sich unten in einer Mulde befindet. Laut der klassischen Physik kann eine Kugel nur zur nächsten Mulde gelangen, wenn sie über den Rand hochgehoben wird. Dafür wird Energie benötigt. Laut der Quantenphysik hingegen kann ein Elektron auch ohne Energiezufuhr direkt von einer bis zur nächsten Mulde geraten. Das Elektron muss nicht über den Berg gehoben werden, es „tunnelt" durch den Berg hindurch.

Ein überraschendes Phänomen

Der Tunneleffekt gehört zu den vielen erstaunlichen Quantenphänomenen, die mittlerweile bekannt sind. „Bild der Wissenschaft" schrieb im Mai 2010 in einem Artikel: *„Zeitlos im Quantentunnel, Elementarteilchen können Hindernisse ‚durchtunneln'. Neue Experimente zeigen überraschenderweise, dass sie dafür keinerlei Zeit brauchen."*

2.2.7. Die ATP-Produktion in der ATP-Synthase

Laut gängiger Theorie wird die Energie der Elektronen, die in die Atmungskette eintreten, auf Protonen übertragen, die dadurch gegen einen Gradienten die Mitochondrienmembran durchqueren und sich im Intermembranraum ansammeln. Dieser Prozess findet in den Komplexen I, III und IV der Atmungskette statt.

Bei Komplex IV endet der Elektronentransport. Der Komplex V der Atmungskette ist kein Teil der Elektronentransportkette.

Abb. A 2.12
Die ATP-Synthase:
Das System der c-Einheiten samt γ-Spitze dreht sich unter dem Einfluss der durchgehenden Protonen. Die restlichen Teile sind unbeweglich. Durch die Drehung der asymmetrischen γ-Spitze werden die β-Einheiten zu Konformationsänderungen gezwungen, die die Bildung von ATP ermöglichen. Die δ-Einheit und die α-Einheiten stabilisieren die Position der β-Einheiten.

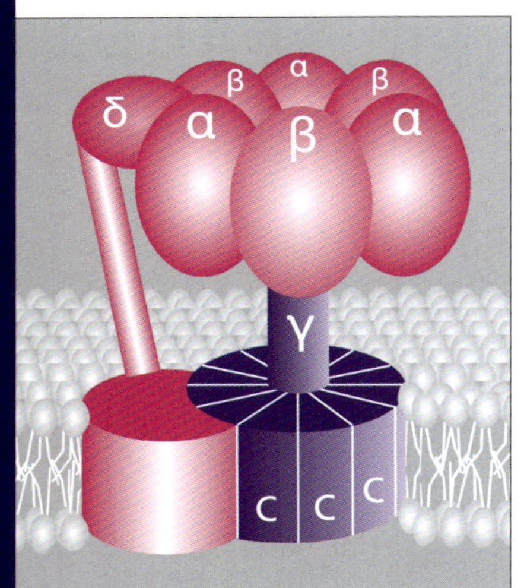

Komplex V wird auch als ATP-Synthase bezeichnet: ATP-Synthase ist ein Enzym, das die Bildung von ATP katalysiert. Durch diesen Komplex laufen die Protonen vom Intermembranraum in die Mitochondrienmatrix zurück. Die dabei frei werdende Energie wird verwendet, um aus ADP und Phosphat ATP herzustellen.

Üblicherweise wird das Phosphat-Ion bei diesem Vorgang mit Pi angedeutet (i von „inorganic", auf Deutsch „anorganisch"), weil es als freies Phosphat-Ion vorliegt, im Gegensatz zu Phosphaten, die an biologische Moleküle gebunden sind.

Wie Abbildung A 2.12 zeigt, besteht die ATP-Synthase aus einer festen und einer beweglichen Einheit. Mittels Durchfluss der Protonen wird der bewegliche Teil (das System der c-Einheiten, samt γ-Spitze) zum Drehen gebracht. Der Rest des Moleküls dreht sich nicht.

Weil die γ-Spitze am Ende asymmetrisch ist, werden die drei β-Untereinheiten abwechselnd gezwungen, unterschiedliche räumliche Strukturen (Konformationen) anzunehmen. Diese drei Konformationen der β-Untereinheiten ermöglichen jede für sich einen Schritt in der Bildung von ATP:

1) die Aufnahme von ADP und Pi,

2) die Bildung des ATP und

3) die Freisetzung des ATP.

Eine komplette Umdrehung der γ-Spitze ermöglicht auf diese Weise die Bildung von drei ATP-Molekülen.

Die ATP-Synthase kann als ein molekularer Motor betrachtet werden, der durch einen Protonenstrom angetrieben wird. Normale Elektromotoren können oft auch als Dynamo (Stromgenerator) verwendet werden. Die ATP-Synthase lässt sich tatsächlich auch als Generator nutzen, wobei ein Überfluss an ATP einen Protonenstrom in die andere Richtung generiert.

Normalerweise wird aufgrund dieses Ablaufs angenommen, dass die Energie der durchlaufenden Protonen in die Bindungsenergie des ATP umgesetzt wird. Diese Darstellung ist aber zu korrigieren. So heißt es in der siebten Auflage des bekannten Lehrbuchs *„Stryer Biochemie"*:

„Isotopenaustauschexperimente ergaben überraschenderweise, dass sich enzymgebundenes ATP auch in Abwesenheit einer protonenmotorischen Kraft schnell bildet ..." Daraus wird gefolgert: *„Daher ist die Funktion des Protonengradienten nicht die ATP-Bildung, sondern seine Freisetzung von der Synthase."*

Die Freisetzung des ATP kostet also mehr Energie als seine Bildung. Dies ist ein interessanter Aspekt, der bis jetzt nur wenig beachtet wurde. Diese Tatsache eröffnet selbstverständlich auch neue Perspektiven für die Wirkung von ATP als Energielieferant.

2.2.8. Die Funktionen von ATP

Allgemein wird angenommen, dass bei wichtigen Zellprozessen die Phosphatbindung des ATP der Hauptenergielieferant ist. Es gibt aber Hinweise und Hypothesen, die die Allgemeingültigkeit dieser Vorstellung infrage stellen. Hierzu gehört unter anderem die Entdeckung, dass ATP nicht nur Funktionen als Energieträger hat, sondern auch als Signalmolekül.

1. ATP als Energieträger

Nach den üblichen Vorstellungen wird ATP vor allem bei den in Abbildung A 2.13 dargestellten Zellprozessen als Energielieferant eingesetzt.

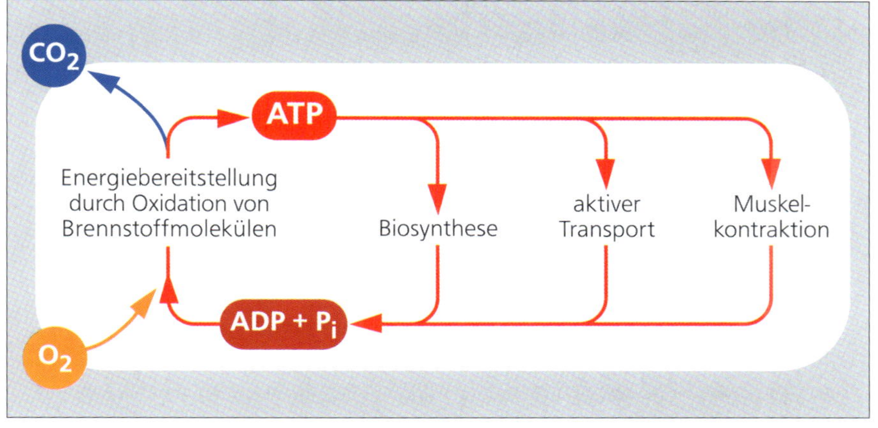

Abb. A 2.13
Energiebereitstellung des ATP bei den wichtigsten Zellprozessen

Biosynthese
Durch die Spaltung der von ATP bereitgestellten Energie werden chemische Reaktionen ermöglicht.

Die bei der Biosynthese benötigte Energie wird nach der allgemein angenommenen Theorie durch die bei der Spaltung des ATP frei werdende Energie zur Verfügung gestellt. Es war allerdings kein Mechanismus bekannt, wie die Energieübertragung vom ATP auf die Reaktionspartner genau stattfinden könnte. Das hat einige Mediziner und Biologen zu der Theorie veranlasst, dass die Energie des ATP nur zur Erwärmung des Zellwassers beitragen würde.

Eine neue Theorie bringt einen möglichen Ansatz für den Ablauf der Biosynthese. In neutraler Lösung sind die H-Atome von den Phosphorgruppen abgelöst, und ATP ist vierfach negativ geladen (ATP^{4-}). Durch die große elektrische Ladung des ATP^{4-} hat das Andocken an ein anderes Molekül, wie etwa ein Protein, einen großen Einfluss auf dessen räumliche Gestalt (Konformation). Die dadurch verursachte Formveränderung entsteht, weil die negativ geladenen Bestandteile des Proteins vom ATP^{4-} abgestoßen und die positiv geladenen Teile des Proteins angezogen werden. Man könnte sagen, dass durch die Kraftwirkung des ATP^{4-} das Protein wie eine Feder angespannt wird. Wichtig: Es findet hierbei keine chemische Reaktion statt!

Allein die bei diesem „Andocken" vorhandene Energie des ATP^{4-} kann bis zum Zweifachen der Energie der Spaltung vom ATP ⟶ ADP + Pi betragen (G. H. Pollack: Cells, Gels and the Engines of Life, Ebner and Sons, Seattle USA, 2001). Während das ATP^{4-} beim Protein angedockt ist, steht dem Protein diese Extra-Energie zur Verfügung, um Reaktionen zum Beispiel mit anderen Proteinen durchzuführen, die sonst mangels Energie nicht möglich sind.

Die Spaltung des ATP^{4-} nach ATP^{3-} hat dann nur den Zweck, das ADP vom Protein abzulösen, was beim ATP^{4-} wegen der größeren elektrischen Ladung nicht möglich ist.

Die Funktion des ATP ist hier die eines Katalysators, nicht die eines Energieträgers.

Diese Sichtweise ist deshalb so interessant, weil sie mit dem im Einklang steht, was über die Bildung von ATP in der ATP-Synthase herausgefunden wurde und in Teil A, Kapitel 2.2.7 beschrieben ist: nämlich dass nicht die Bildung des ATP (aus ADP und Pi) der entscheidende energieverbrauchende Vorgang ist, sondern dessen Freisetzung. Im Zusammenhang mit der Biosynthese wiederum kann festgehalten werden, dass nicht die Spaltung des ATP (in ADP und Pi) der entscheidende energieliefernde Vorgang ist, sondern die Anbindung des ATP.

Aktiver Transport

Durch die vom ATP bereitgestellte Energie sollen unter anderem Ionenpumpen in Membranen angetrieben werden.

Normalerweise wird ATP als der Energielieferant für den Pumpvorgang von Ionen oder Molekülen angesehen. Wie bei den Biosynthesereaktionen scheinen aber auch bei einigen Pumpvorgängen die vom Andocken des ATP verursachten Formänderungen mindestens so wichtig zu sein wie die in der Phosphatbindung gespeicherte Energie. Das heißt: Auch bei den Ionenpumpen kann die Funktion des ATP eher die eines **Katalysators** als die eines Energieträgers sein.

Muskelkontraktion

Nach der Filamentgleittheorie gleiten bei der Muskelkontraktion Filamentproteine (Aktin und Myosin) ohne Veränderung der Eigenlänge ineinander und verkürzen somit die Länge des Muskels. Die Gleitbewegung wird durch Knickbewegungen der Myosinköpfe der Myosinmoleküle ermöglicht. Die Energie für diese Bewegungen soll vom ATP bereitgestellt werden.

Dieser Theorie wird aber von vielen Veröffentlichungen, beispielsweise C.E. Schutt and U. Lindberg, FEBS Journal 325 (1993) 59 A und Oplatka, Crit. Rev. Biochem. Mol. Biol. 32 (1997) 307, widersprochen, die doch eine Veränderung der Eigenlänge der Filamentproteine zeigten. Zudem sollen die Myosinköpfe laut der Theorie viel größere Knickbewegungen durchführen, als bis jetzt experimentell gefunden wurde.

Auch hier gibt es Raum für alternative Sichtweisen. Eine mögliche alternative Erklärung geht auf eine Beobachtung von Albert Szent-Györgi zurück. Er stellte schon 1951 in einem Experiment fest, dass ein bestimmtes Gel bei einer langsamen Zunahme der ATP-Konzentration in der Lösung, in der sich das Gel befand, eine plötzliche, sehr starke Kontraktion durchführte.

Auf Basis dieser Beobachtung ist folgendes Modell vorstellbar:

- ATP wirkt als Start-Signalmolekül (Trigger) für die Muskelkontraktion.
- Die Muskelkontraktion beruht auf Phasenübergängen der Gele in den Filamentproteinen.
- Die Phasenübergänge entziehen der Umgebung Wärme (wie wir es von Wärmespeichern her kennen).
- Die verbrauchte Wärmeenergie wird von der Spaltung des ATP nachgeliefert.

Mit dieser Hypothese wären einerseits die Unstimmigkeiten der heutigen Theorie erklärt, andererseits belegt sie auch die Tatsache, dass ATP gebraucht und umgesetzt wird.

2. ATP als Signalmolekül

Bereits 1959 vermutete Pamela Holton (Universität Cambridge), dass ATP eine Funktion als Signalmolekül hat. Diese Vermutung konnte 13 Jahre später von Geoffrey Burnstock (University College London) bestätigt werden. Doch erst in den vergangenen Jahren finden Wissenschaftler immer mehr Körperstrukturen, bei denen ATP als Signalmolekül eingesetzt wird. Im Dezember 2010 hieß es in „Bild der Wissenschaft":

„ATP beeinflusst die Kommunikation zwischen Neuronen und Glia. Durch ATP und seine Abbauprodukte vermittelte Signale sind unter anderem an der Steuerung von Schlaf, Gedächtnis, Lernen und Bewegungen beteiligt. ATP stimuliert auch die Entwicklung von Nervengewebe und seine Reparatur nach Schädigungen."

„ATP reguliert den Informationsfluss von Augen, Ohren, Nase und Zunge zum Gehirn. Auch Neurone, die an der Schmerzwahrnehmung beteiligt sind, nutzen ATP für die Signalübertragung an das Rückenmark."

Weitere Organe und Bereiche, in denen ATP als Signalmolekül funktioniert, sind Herz, Verdauungsorgane, Haut, Knochen und das Immunsystem.

2.3. Enzyme

Enzyme sind Proteine, die eine bestimmte Funktion erfüllen; sie dienen als Reaktionsbeschleuniger (Katalysatoren). Das heißt, durch ihre Anwesenheit beschleunigen sie den Ablauf einer der vielen möglichen Reaktionen, die ein Molekül ausführen kann. Wie jeder Katalysator wird ein Enzym bei der Reaktion nicht verbraucht, sondern steht nach der Reaktion für eine neue, auf gleiche Weise ablaufende Reaktion zur Verfügung. Die Wirkung der Enzyme ist dabei schier unglaublich: Sie können Prozesse um das Billionenfache beschleunigen, und das bei Zehntausenden von Reaktionen pro Sekunde.

2.3.1. Die Aktivierungsenergie von chemischen Reaktionen

Die meisten chemischen Reaktionen laufen nicht spontan ab; selbst solche, bei deren Ablauf Energie freigesetzt wird, müssen erst einmal in Gang gesetzt werden, bevor sie weiter stattfinden können.

Ein gutes Beispiel hierfür ist die Verbrennung von Holz – also die Reaktion des im Holz enthaltenen Kohlenstoffs mit dem Sauerstoff der Luft; ein Prozess, bei dem sehr viel Energie freikommt.

Das Holz verbrennt nicht spontan; durch die Anwendung lokaler Hitze, beispielsweise durch eine Flamme, muss die Reaktion erst einmal gestartet werden. Ist sie in Gang gesetzt, so entsteht dabei genug lokale Hitze, um die Verbrennung weiterlaufen zu lassen.

Die Notwendigkeit, eine chemische Reaktion erst einmal in Gang zu setzen, ist darauf zurückzuführen, dass die Reaktionspartner eine bestimmte Energieschwelle überwinden müssen, um sich nahe genug zu kommen, um reagieren zu können. Die Höhe dieser Energieschwelle wird als Aktivierungsenergie bezeichnet.

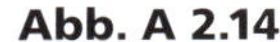

Abb. A 2.14
Zeigt den Energieverlauf einer chemischen Reaktion, wobei Energie gewonnen wird. Die horizontale Linie links vom Maximum stellt die Energie der Teilchen vor der Reaktion dar, die wesentlich niedrigere horizontale Linie rechts vom Maximum die Energie nach der Reaktion.
Die Teilchen müssen eine Energieschwelle – die Aktivierungsenergie – überwinden, damit die Reaktion stattfinden kann. Bei Anwesenheit eines Enzyms wird die Aktivierungsenergie erniedrigt (gestrichelte Linie).

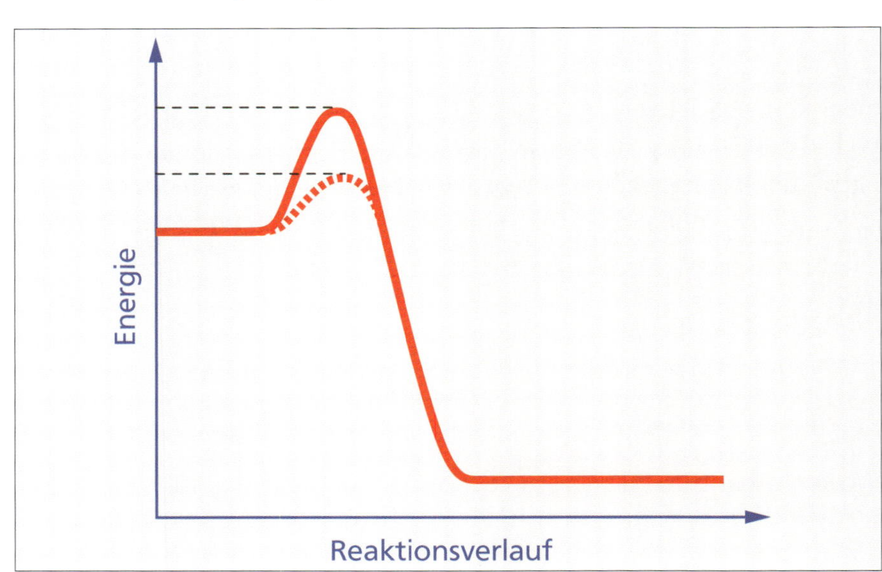

Bei spontan ablaufenden Reaktionen reicht die thermische Bewegungsenergie der Reaktionspartner aus, um sie mit einer bestimmten Wahrscheinlichkeit in angemessener Zeit über die Schwelle der Aktivierungsenergie und somit zur Reaktion zu bringen. Bei nicht spontan ablaufenden Reaktionen ist dies nicht der Fall; die thermische Bewegungsenergie reicht nicht aus, und Extraenergie muss von einer externen Quelle aufgebracht werden.

Ist die Reaktion dann in Gang gesetzt, und wird dabei Energie frei, so kann diese dafür verwendet werden, die in der Nähe vorhandenen neuen Reaktionspartner über die Schwelle der Aktivierungsenergie zur Reaktion zu bringen. Die Reaktion läuft dann von selbst, wie beim Verbrennen von Holz.

Wird bei der Reaktion zwar keine Energie freigesetzt, aber Energie verbraucht, so werden ununterbrochen externe Energiequellen benötigt, damit die Reaktion weiter ablaufen kann.

2.3.2. Wirkungsweise von Enzymen

Die Enzyme sind in der Lage, die Aktivierungsenergie einer bestimmten Reaktion herabzusetzen, indem sie die einzelnen Reaktionspartner schwach an sich binden. Jedes Enzym hat dabei eine einzigartige Form einer Tasche oder Delle (die sogenannte aktive Stelle), in die nur bestimmte Moleküle hineinpassen.

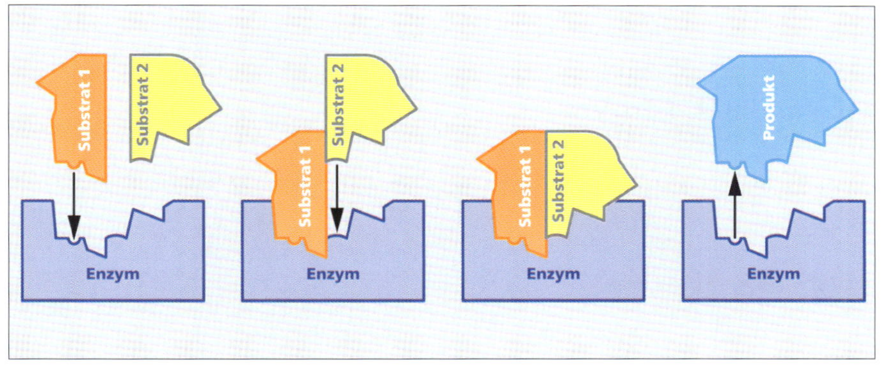

Abb. A 2.15
Die aktive Stelle der Enzyme

Durch die Bindung an das Enzym wird eine geometrische Anordnung erzeugt, die die Aktivierungsenergie zwischen den Reaktionspartnern reduziert.

Auch wenn die Aktivierungsenergie nur relativ wenig abnimmt, so bewirkt dies bereits eine enorme Zunahme der Reaktionsgeschwindigkeit.

Abb. A 2.16
Die Wichtigkeit der Co-Enzyme

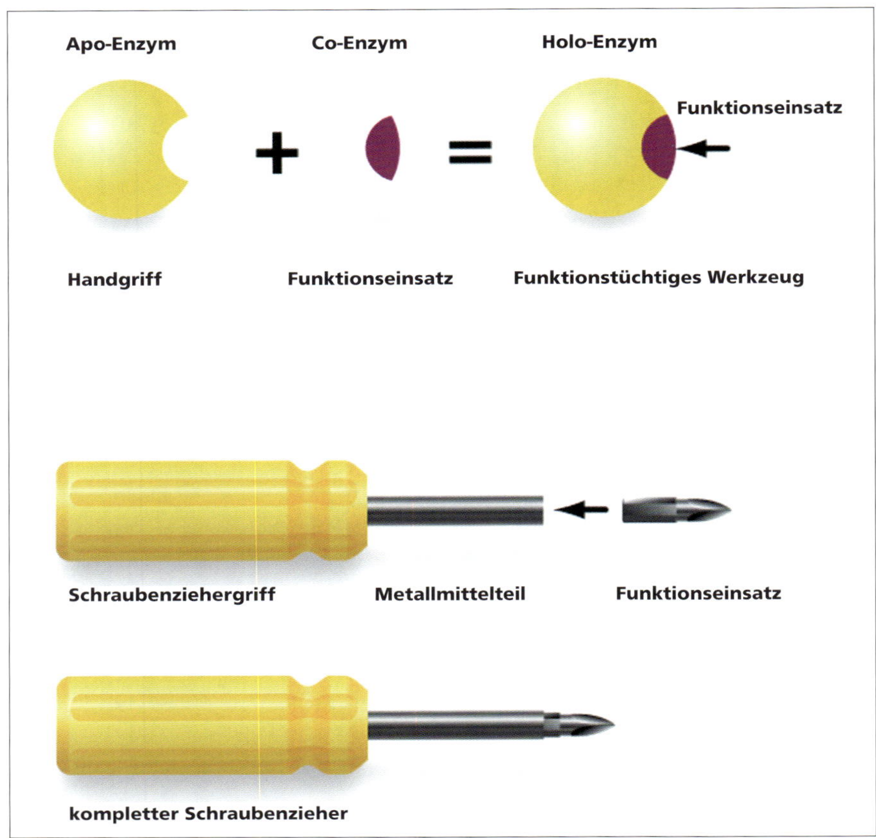

Enzym und Co-Enzym

Die meisten Enzyme bestehen aus zwei Teilen, einem Apo-Enzym, einer Art Handgriff, der aus einem größeren Proteinmolekül besteht, und einem Co-Enzym, einem Funktionseinsatz, der das Enzym vervollständigt und es zu einem funktionstüchtigen Werkzeug macht, das man als Holo-Enzym bezeichnet.

Das Co-Enzym ist das aktive Zentrum des Enzyms und direkt an der biochemischen Reaktion beteiligt. Dies ist vergleichbar mit einem Schraubenzieher (Holo-Enzym), der aus einem Kunststoffgriff mit Metallmittelteil besteht. Auf dieses Metallmittelteil muss zur handwerklichen Verwendung ein Funktionsaufsatz eingesetzt werden. Ohne diesen Funktionsaufsatz ist dieser Schraubenzieher völlig unbrauchbar. Die meisten Co-Enzyme können vom Organismus nicht selbst hergestellt werden und müssen daher mit der täglichen Nahrung oder in Form von geeigneten Präparaten aufgenommen werden. Das gebräuchliche Wort für die meisten dieser Co-Enzyme ist **„Vitamine"**. Die Vitamine sind die Funktionsaufsätze, die die Enzyme überhaupt erst in die Lage versetzen, ihre Aufgabe zu erfüllen. Eines der wichtigsten Co-Enzyme ist das Vitamin C.

Ein Mangel an diesen biochemischen Werkzeugsubstanzen (Vitaminen) führt dazu, dass die Zellen nicht optimal arbeiten können und sich dadurch chronische Krankheiten entwickeln, wie zum Beispiel Herz-Kreislauf-Erkrankungen, Diabetes oder Krebs.

2.3.3. Enzym-Polymorphismen

Die Struktur von Proteinen im Allgemeinen und daher auch von Enzymen ist nicht zu 100 Prozent stabil. Im Lauf der Zeit sind Modifikationen möglich, durch die neue Funktionen entstehen können. Mittlerweile hat man erkannt, dass dies während der Evolution regelmäßig passiert ist. Diese Erkenntnis beruht darauf, dass viele Proteine in Familien eingeteilt werden können, in denen die einzelnen Mitglieder untereinander nur geringe Abweichungen in Bezug auf ihre Aminosäurensequenz und ihren dreidimensionalen Aufbau zeigen.

Geringfügig unterschiedliche Ausführungen des gleichen Enzyms (sogenannte Enzym-Isoformen) sind auch heute noch bei verschiedenen Organismen der gleichen Art – so zum Beispiel auch beim Menschen – zu beobachten. Normalerweise beruht das Auftreten solcher Enzym-Isoformen auf Mutationen, die sich in den entsprechenden Genen ereignet haben. Von einem Enzym-Polymorphismus spricht man, wenn bestimmte Mutationen eines Enzyms bei mehr als einem Prozent der Bevölkerung auftreten.

Statistisch gesehen führen zufällige Mutationen nur selten zu verbesserten Funktionen. Vielmehr muss beim Auftreten von Enzym-Polymorphismen darauf geachtet werden, dass bestimmte Funktionen beeinträchtigt werden können. So wird der Enzym-Polymorphismus zum Beispiel mit einer verminderten körpereigenen Schadstoffbeseitigung in Zusammenhang gebracht.

3. Prooxidantien

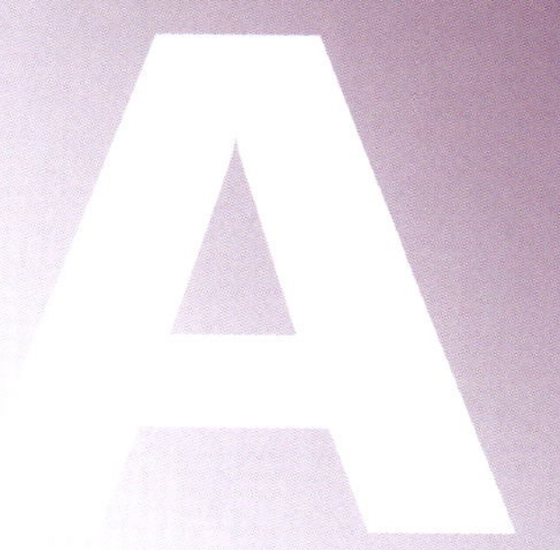

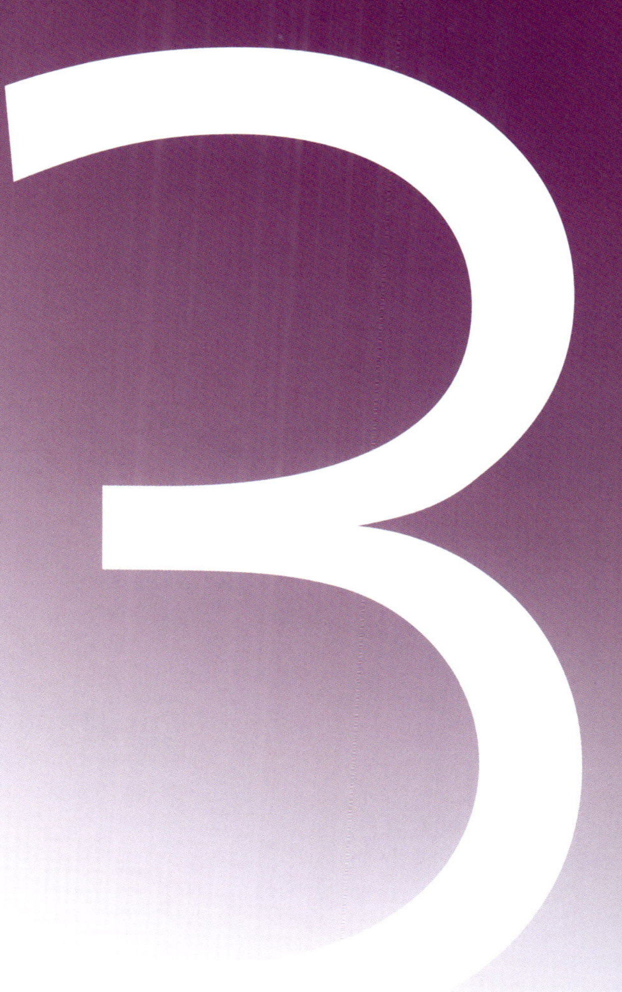

Einleitung

Damit der Mensch – wie allgemein lebende Organismen – existieren kann, muss in ihm eine Menge passieren. Dazu gehört auch, dass eine Vielzahl von biochemischen und biophysikalischen Kenngrößen konstant gehalten wird – angefangen bei der Körpertemperatur und dem Blutzuckerspiegel über den pH-Wert, die Calcium-Konzentration sowie die Konzentration zahlreicher anderer Ionen und Moleküle innerhalb und außerhalb der Zellen bis hin zu vielen weiteren Parametern.

Um dieses als Homöostase bezeichnete Gleichgewicht beizubehalten, müssen die biochemischen Reaktionen, die in unserem Körper stattfinden, streng kontrolliert und durch Regelmechanismen gesteuert werden, um plötzliche Ausreißer weitestgehend zu vermeiden.

Die Rolle, die die Enzyme hierbei spielen, wurde bereits beschrieben (siehe Teil A, Kapitel 2.3); aber auch die Enzyme selbst werden kontrolliert: von Hormonen und anderen Botenstoffen wie beispielsweise Zytokinen (zuckerhaltigen Proteinen, die eine regulierende Funktion auf das Wachstum und die Differenzierung von Körperzellen haben). Diese „Kontrolleure" reagieren von sich aus sowohl auf die internen Bedingungen im Körper als auch auf solche Gegebenheiten, die von außerhalb stammen.

Insgesamt ergibt sich somit ein sehr fein abgestimmtes System mit vielen Rückkopplungsschleifen, das dazu dient, das lebensnotwendige Gleichgewicht in unserem Organismus zu gewährleisten.

3.1. Freie Radikale, ROS und RNS

Doch so ausgeklügelt dieser Regelmechanismus auch ist, so gibt es doch Moleküle und Molekülbruchstücke, die sich ihm entziehen. Sie sind derartig aggressiv (das heißt: extrem reaktionsfreudig, weit mehr als normal, sodass man schon von reaktionsgierig sprechen kann), dass sie ihren eigenen Weg gehen und sich schlecht oder überhaupt nicht enzymatisch steuern lassen. Um diese Moleküle und Molekülbruchstücke in Schach zu halten, haben die Regelmechanismen unseres Organismus ganz schön zu kämpfen; und manchmal gelingt es ihnen auch nur ungenügend.

Diese „Aggressoren" werden grundsätzlich in zwei Gruppen unterteilt: in die Gruppe der freien Radikalen und in die Gruppe der stark reaktiven Moleküle mit gepaarten Elektronen.

Infobox

Paarbindungen

Elektronen drehen sich um ihre eigene Achse. Diese Eigenschaft haben sie mit anderen elementaren Teilchen, wie Protonen und Neutronen, und auch mit kosmischen Objekten wie der Erde, der Sonne und den Sternen gemeinsam. Nach physikalischen Gesetzen ergibt sich eine energetisch günstigere Konstellation, wenn zwei Elektronen ein Paar bilden, wobei ihre Drehrichtung (auch Spin genannt) gerade entgegengesetzt ist.

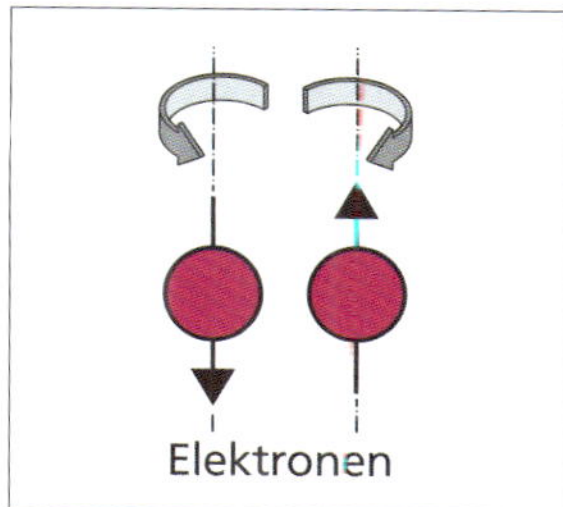

Abb. A 3.01
Zwei Elektronen mit entgegengesetzter Drehrichtung

3.1.1. Freie Radikale

Der Begriff freie Radikale bezeichnet Atome, Moleküle und Molekülbruchstücke, die mindestens ein ungepaartes Elektron besitzen. Gepaarte Elektronen werden oft mit einem Strich dargestellt, ungepaarte mit einem Punkt. Das hier dargestellte Chloratom hat sieben Elektronen in der äußeren Elektronenschale (die der inneren Schalen werden nicht gezeigt). Sechs dieser Elektronen bilden Paare und sind daher als drei Striche dargestellt; das siebte Elektron kann sich nicht „paaren" und ist als Punkt abgebildet.

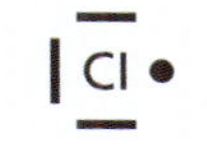

Abb. A 3.02
Darstellung der sieben Elektronen in der äußeren Elektronenschale eines Chloratoms. Elektronenpaare werden durch Striche dargestellt, einzelne Elektronen durch Punkte.

Elektronen sind jedoch sehr stark bestrebt, als Paar aufzutreten. So ist beispielsweise die wichtigste Bindung in der ganzen organischen Chemie, die kovalente Bindung (Atombindung oder auch Elektronenpaarbindung; siehe Teil A, Kapitel 8), eine direkte Folge dieser Paarungsneigung. Entsprechend sind die so genannten „freien Radikale" aufgrund ihres ungepaarten Elektrons extrem aggressiv. Um selbst einen kompletten Satz mit gepaarten Elektronen zu erlangen, setzen sie nahezu alles daran, anderen Molekülen ein Elektron zu entreißen. Die Moleküle, denen daraufhin ein Elektron fehlt, sind dadurch so in ihren Eigenschaften verändert, dass sie ihre Aufgaben nicht mehr richtig erfüllen können. Schlimmer noch: Sie werden zunächst selbst zum freien Radikal, da sie ja nun in die „untragbare" Situation versetzt wurden, ein ungepaartes Elektron zu besitzen. Folglich versuchen sie nun, einem anderen Molekül ein Elektron zu entreißen, was zu einer ganzen Kette von Freie-Radikale-Reaktionen führen kann, bei der alle beteiligten Moleküle gestört werden. Der Teufelskreis hat erst ein Ende, wenn das benötigte Elektron endgültig durch einen spezialisierten Elektronendonor (Elektronenspender) zur Verfügung gestellt wird.

Die Ursachen der Entstehung freier Radikale sind vielfältig: beispielsweise ionisierende Strahlung (harte UV-Strahlung oder Röntgenstrahlung), Umweltgifte oder Zigarettenrauch. Aber nicht nur externe Faktoren sind dafür verantwortlich, dass freie Radikale entstehen. Im Körper selbst entstehen sie bei der Sauerstoffverwertung in den Mitochondrien (siehe Teil A, Kapitel 2.2.5): Im Komplex IV der Atmungskette werden Elektronen auf Sauerstoff übertragen, wobei unter Beteiligung freier Protonen im Zellplasma Wassermoleküle entstehen. In einigen Prozent der Fälle läuft diese Reaktion nicht vollständig ab, sodass es zur Bildung von freien Radikalen als Zwischenprodukt kommt. Weiterhin produzieren bestimmte Abwehrzellen bewusst freie Radikale, um damit Eindringlinge anzugreifen.

Die chemische Formel freier Radikale wird oft mit einem Punkt versehen, wenn die Radikalwirkung betont werden soll. Der Punkt steht für das ungepaarte Elektron wie zum Beispiel beim Hydroxyl-Radikal HO•.

3.1.2. Stark reaktive Moleküle mit gepaarten Elektronen

Von den freien Radikalen zu unterscheiden sind die stark reaktiven Moleküle mit gepaarten Elektronen. Diese meist kleinen Moleküle können unter anderem als Zwischenprodukt bei Reaktionen mit freien Radikalen entstehen. Bekannte Beispiele sind Wasserstoffperoxid H_20_2 und Ozon O_3.

ROS und RNS

Eine weitere Differenzierung der aggressiven Moleküle und Molekülbruchstücke bezieht sich auf deren Sauerstoff- beziehungsweise Stickstoffgehalt und ist von der Elektronenpaarung völlig unabhängig. In jedem Fall enthalten diese Moleküle Sauerstoff (O), in manchen Fällen zusätzlich auch Stickstoff (N), was zu deren Unterscheidung führt.

ROS

Die Gesamtheit der aggressiven sauerstoffhaltigen Moleküle oder auch Molekülbruchstücke wird als ROS (Reactive Oxygen Species) bezeichnet – zu Deutsch: Reaktive Sauerstoffspezies (RSS).

RNS

Enthalten die Moleküle oder Molekülbruchstücke zudem Stickstoff, so werden sie Reaktive Nitrogen Spezies (RNS) genannt. Dies ist nicht zu verwechseln mit der Ribonukleinsäure, die im Deutschen auch mit RNS abgekürzt wird. Die deutsche Bezeichnung lautet Reaktive Stickstoff Spezies. Da die Abkürzung RSS bereits für die Gruppe der reaktiven Sauerstoffmoleküle ohne Stickstoff vergeben ist, wird für die Gruppe der sauerstoff- und stickstoffhaltigen Moleküle auch im Deutschen die Abkürzung RNS verwandt.

3.1.3. Abgrenzung der einzelnen Bereiche

Die Bereiche der freien Radikalen und der ROS beziehungsweise RNS überlappen sich teilweise. Dennoch werden die Bezeichnungen hin und wieder synonym benutzt. Dies ist nicht ganz korrekt und kann zu Verwirrungen führen.

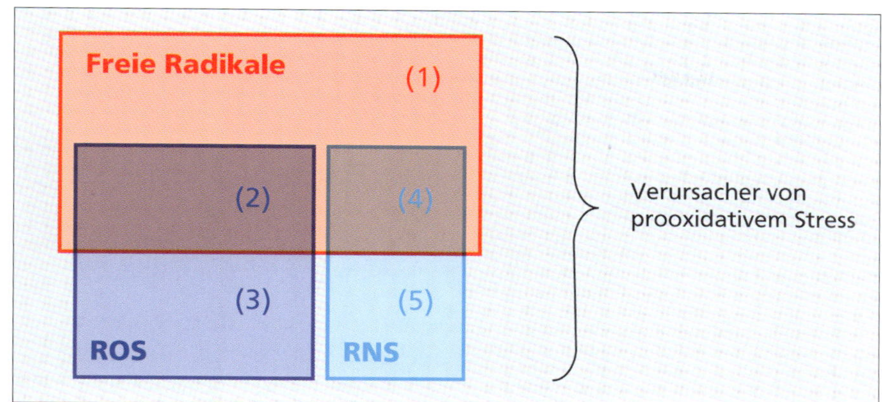

Abb. A 3.03
Verursacher von prooxidativem Stress

Wie die Abbildung zeigt, können insgesamt fünf Bereiche unterschieden werden:

1. Es gibt freie Radikale, die kein O und kein N enthalten, wie das Methyl-Radikal CH3•.
2. Es gibt ROS, die gleichzeitig freie Radikale sind, wie das Superoxid-Radikal O_2^-• und das Hydroxyl-Radikal HO•.
3. Es gibt ROS, die nicht freie Radikale sind, wie Wasserstoffperoxid H_2O_2 und Ozon O_3.
4. Es gibt RNS, die gleichzeitig freie Radikale sind, wie das Stickstoffmonoxid NO•.
5. Es gibt RNS, die nicht freie Radikale sind, wie das Peroxynitrit $ONOO^-$.

Da alle ROS, die Stickstoff enthalten, zu den RNS gerechnet werden, gibt es zwischen dem Bereich der ROS und der RNS keine Überlappung.

Eines haben alle fünf Gruppen gemeinsam: eine verheerende Wirkung auf ihre Umgebung, da sie durch ihre Aktivität die biologische Funktion benachbarter Moleküle zerstören.

Um bei einer einheitlichen Definition zu bleiben, wird im Folgenden von Prooxidantien gesprochen, wenn diese fünf Kategorien nicht unterschieden werden.

3.1.4. Oxidativer und nitrosativer Stress

Technisch beziehungsweise chemisch betrachtet, lässt sich die Wirkung aller fünf Gruppen als oxidative Wirkung bezeichnen. Indem die aggressiven Moleküle den benachbarten Molekülen ein Elektron oder sogar ein Proton (Wasserstoffatom H) entreißen, verursachen sie oxidativen Stress. Es hat sich jedoch eingebürgert, den Stress, den die RNS mit ihren Stickstoffmolekülen erzeugen, als nitrosativen Stress zu bezeichnen, obwohl es sich nicht um eine prinzipiell andere chemische Wirkung handelt.

Aufgrund ihrer oxidativen Wirkung werden ROS und RNS – ebenso wie die freien Radikalen und die stark reaktiven Moleküle mit gepaartem Elektronenpaar – als Prooxidantien oder auch als prooxidativer Stress bezeichnet und können mit Antioxidantien bekämpft werden.

3.2. Krankheit und Alterung

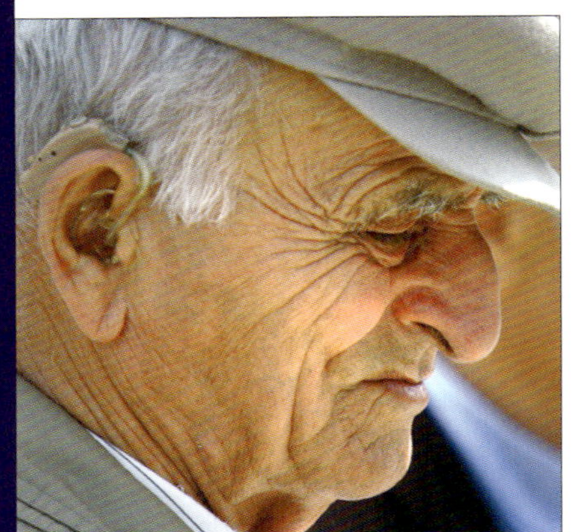

Abb. A 3.04

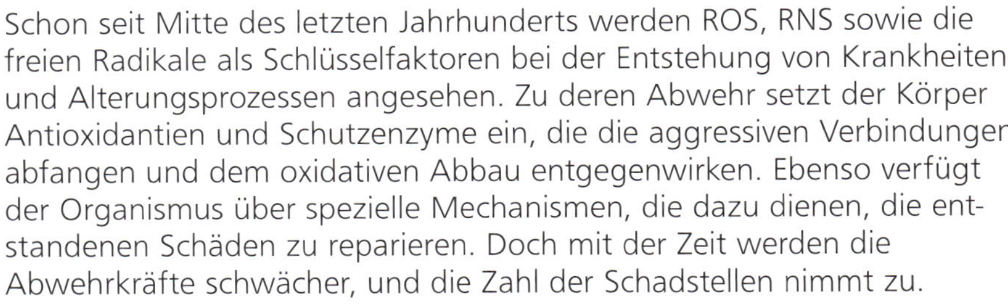

Schon seit Mitte des letzten Jahrhunderts werden ROS, RNS sowie die freien Radikale als Schlüsselfaktoren bei der Entstehung von Krankheiten und Alterungsprozessen angesehen. Zu deren Abwehr setzt der Körper Antioxidantien und Schutzenzyme ein, die die aggressiven Verbindungen abfangen und dem oxidativen Abbau entgegenwirken. Ebenso verfügt der Organismus über spezielle Mechanismen, die dazu dienen, die entstandenen Schäden zu reparieren. Doch mit der Zeit werden die Abwehrkräfte schwächer, und die Zahl der Schadstellen nimmt zu.

Am stärksten gefährdet sind die Mitochondrien, die Energiezentralen der Zellen, da ein Teil des oxidativen Stresses bei der Atmungskette fortwährend in ihnen entsteht. Die Mitochondrien verfügen zwar über eigenes Erbgut, aber nicht – wie die ältere Zelle – über die dazugehörigen Reparatursysteme, weshalb sie im Laufe des Lebens zunehmend zugrunde gehen.

Erwiesenermaßen haben langlebige Organismen einen deutlich niedrigeren Energieverbrauch als kurzlebige. Vögel beispielsweise haben eine viel kürzere Lebenserwartung, aber vierfach höhere Stoffwechselumsätze als Menschen. Das heißt: Vögel verbrauchen im Vergleich zum Menschen proportional mehr Energie bei einer viel kürzeren Lebenszeit. Meeresschildkröten hingegen besitzen ein geringes Stoffwechselpotenzial und können Hunderte von Jahren alt werden. Mäuse und Kühe wiederum verbrennen während ihres Lebens nahezu gleich viel Energie, wobei die Maus im Durchschnitt nur drei und die Kuh immerhin 30 Jahre alt wird. Dass die beiden Tiere Sauerstoff auf völlig unterschiedlichem Niveau verbrennen, widerspricht der oben genannten Regel nicht. Vielmehr ist aus der Regel abzuleiten, dass oxidativer Stress ein wichtiger Faktor für das Altern ist.

Am Anfang sind die Schäden, die aus dem anhaltenden Kampf zwischen freien Radikalen und Antioxidantien entstehen, noch gering und überschaubar; der Körper kann sie meist dauerhaft reparieren. Doch irgendwann kann der Organismus das Tempo des ansteigenden oxidativen Stresses mit seiner Reparaturtätigkeit nicht mehr mithalten.

ROS und RNS schädigen dann lebenswichtige Moleküle wie Eiweiße, Nukleinsäuren, Fettsäuren und viele andere Biomoleküle. Es treten oxidative und nitrosative Stressreaktionen auf, die unter bestimmten Bedingungen im Extremfall zum Zelltod oder zur Transformation der Zelle führen können. Dazwischen gibt es noch eine Vielzahl von pathophysiologischen Zuständen, die – abhängig vom Zelltyp, vom extrazellulären Milieu sowie von einer Vielfalt von Gegenregulationen – als moderatere Antworten auf prooxidative Belastungen auftreten können.

In jüngerer Zeit wird insbesondere der Einfluss von oxidativem Stress auf neurodegenerative Erkrankungen wie Morbus Parkinson, Morbus Alzheimer und Chorea Huntington untersucht. Insbesondere bei der Parkinson'schen Erkrankung, die durch den Untergang bestimmter Neuronen gekennzeichnet ist, weisen viele Studien auf ein Überhandnehmen freier Sauerstoffradikale hin. Auch bestimmte Herz-Kreislauf-Erkrankungen, wie Arteriosklerose oder Koronare Herzkrankheit, könnten durch oxidativen Stress mitbedingt sein; dies wird daraus abgeleitet, dass die Oxidation des Low-Density-Lipoproteins (LDL) im Endothel als eine Vorstufe der Plaquebildung angesehen wird. Aber auch viele andere und vor allem schwierige chronische Erkrankungen können durch oxidativen beziehungsweise nitrosativen Stress bedingt sein.

3.2.1. Oxidation und Reduktion

Die Aufnahme eines Elektrons oder die Aufnahme eines Wasserstoffatoms bezeichnet man als Reduktion des aufnehmenden Atoms oder Moleküls; umgekehrt bezeichnet man die Abgabe eines Elektrons oder die eines Wasserstoffatoms als Oxidation des abgebenden Atoms oder Moleküls.

Historisch bedingt gibt es eine alternative Definition, die sich auf Sauerstoff bezieht. Oxidation ist die Aufnahme eines Sauerstoffatoms, Reduktion ist die Abgabe eines Sauerstoffatoms.

Das jeweils aktuelle Verhältnis des Reduktionszustandes der Atome und Moleküle zum Oxidationszustand der Atome und Moleküle in der lebenden Zelle heißt Redox-Status. Dieser kann summarisch beispielsweise an der Zellmembran und an Strukturen in der Zelle als sogenanntes Redox-Potenzial in Millivolt gemessen werden.

3.2.2. Antioxidantien und freie Radikale

Der Begriff Antioxidationsmittel oder Antioxidantien (Einzahl Antioxidans) ist in den vergangenen Jahren bekannt geworden. Diese Mittel sollen uns vor unerwünschten, schädlichen Oxidationsvorgängen im Körper schützen. Der Begriff Antioxidationsmittel ist, wie der Name schon sagt, das Gegenteil von Oxidationsmittel, also bedeutet er nichts anderes als Reduktionsmittel. Antioxidantien sind Reduktionsmittel; sie können andere Stoffe reduzieren. Antioxidantien sind auch bekannt als Radikalfänger, das heißt, sie machen freie Radikale dadurch unschädlich, dass sie sie reduzieren.

Antioxidantien haben die Fähigkeit, solche aggressiven Moleküle unschädlich zu machen, weil sie Elektronen übertragen können, wodurch das ungepaarte Elektron des freien Radikals einen Partner findet und seine Aggressivität verliert. **Eine wichtige Eigenschaft eines Radikalfängers bzw. Antioxidans ist, dass es nach erfolgter Elektronenabgabe nicht selbst zum Radikal wird.**

Bei biochemischen Vorgängen finden Redoxreaktionen oft dadurch statt, dass ganze Wasserstoffatome ausgetauscht werden. Die Zelle hat dafür besondere biochemische Werkzeuge, sogenannte Co-Enzyme, entwickelt, die in der Lage sind, Wasserstoff von einer Verbindung auf eine andere zu übertragen (siehe Teil A, Kapitel 2.3).

3.3. Antioxidantien und der Thiol-Pool

Ein evolutionäres Grundgesetz besagt: Je komplexer ein Organismus ist, desto stärker reduziert muss er sein, um optimal funktionieren zu können. Einen reduzierten Zustand aufrechtzuerhalten zählt folglich zu den zahlreichen Kenngrößen, die die gesamte Homöostase einer Zelle bestimmen. Von unserem Organismus ist dafür reichlich Einsatz gefordert, denn der reduzierte Zustand wird fortwährend von einer Vielzahl von Faktoren, die oxidativen Stress verursachen können, bedroht. Die Abläufe zur Aufrechterhaltung des reduzierten Zustands werden im Folgenden näher beschrieben.

Ein Charakteristikum der lebenden Zellen ist ihr Bestreben, Energieflüsse entgegen dem thermodynamischen Gleichgewicht (das beispielsweise dem spontanen Ablauf chemischer Reaktionen entgegenstehen kann) anzutreiben und aufrechtzuerhalten. Dies geschieht durch den ständigen Transfer von Elektronen, wodurch gleichzeitig der Auf- und Abbau von Wasserstoffionen reguliert wird.

Um dem oxidativen Abbau entgegenzuwirken, setzt der Körper Antioxidantien wie Glutathion, Vitamin C, Vitamin E und Beta-Carotin ein, ebenso Schutzenzyme wie zum Beispiel Superoxiddismutase und Glutathionperoxidase. Diese Moleküle sind in der Lage, durch Übertragung eines Elektrons beziehungsweise mehrerer Elektronen oder gesamter H-Atome freie Radikale, ROS und RNS zu neutralisieren.

Haben Antioxidantien ein Elektron an freie Radikale abgegeben, so werden sie im Prinzip selbst zum freien Radikal; allerdings greifen sie nicht sehr aggressiv an, da sie sich leicht mit unkritischen Molekülen oder untereinander verbinden. Durch die Elektronenabgabe sind sie jedenfalls erst einmal verbraucht und unwirksam. Um wieder einsatzfähig zu werden, benötigen sie andere Moleküle, die Elektronen oder Wasserstoffatome abgeben können. Durch sie werden die verbrauchten

Antioxidantien wieder in den Reduktionszustand zurückgeführt und können dazu beitragen, dass in den Zellen insgesamt der reduzierte Zustand das Übergewicht behält.

Verantwortlich für das Bestehen des reduzierten Zustands sind in lebenden Zellen vor allem schwefelhaltige Aminosäuren, schwefelhaltige Peptide mit niedrigem Molekulargewicht und andere Schwefelmoleküle, die biochemisch als Thiole (griechisch thio = Schwefel) bezeichnet werden und alle zusammen den sogenannten Thiol-Pool bilden. Die Thiole besitzen Schwefel (S)-Wasserstoff (H)-Gruppen, die mit Atomen oder Molekülen, die ungepaarte Elektronen aufweisen, Wasserstoffionen (Protonen) und Elektronen austauschen können. Auf diese Weise neutralisieren sie Sauerstoff- und Stickstoffradikale. Zwei wichtige Thiole sind Cystein und Glutathion. Die Strukturformel von Glutathion wird in der nachfolgenden Grafik dargestellt.

Glyzin Cystein Glutaminsäure

Abb. A 3.05
Die Struktur von Glutathion. Glutathion besteht aus den Aminosäuren Glyzin, Cystein und Glutaminsäure. Die reduzierende (antioxidative) Wirkung von Glutathion und Cystein ist durch das H-Atom gegeben, das an das S-Atom gebunden ist.

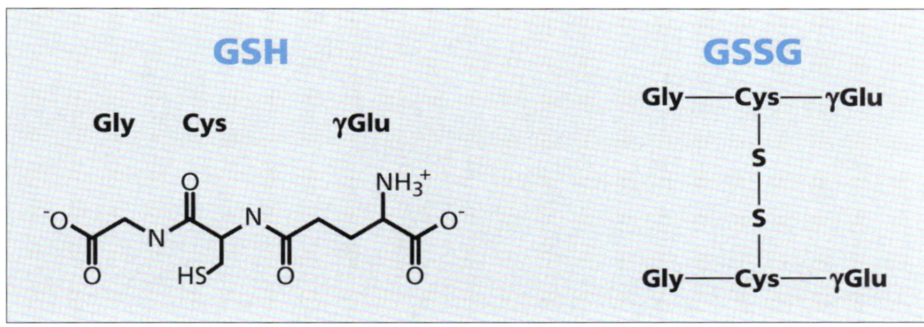

Abb. A 3.06
Die vereinfachten Strukturen von reduziertem Glutathion (links) und oxidiertem Glutathion (rechts).

Um anzudeuten, dass bei reduziertem Glutathion das H-Atom noch vorhanden ist, wird reduziertes Glutathion oft mit GSH abgekürzt. Beim oxidierten Glutathion sind die Wasserstoffatome verschwunden, und die beiden oxidierten Glutathionmoleküle werden über eine Disulfidbrücke zu einem Molekül verbunden; oxidiertes Glutathion wird deshalb auch mit GSSG abgekürzt.

Das Glutathionmolekül besteht aus den Aminosäuren Glyzin, Cystein und Glutaminsäure. Cystein enthält eine SH-Seitenkette, deren H-Atom bei der Oxidation abgegeben wird. Das dadurch entstehende freie

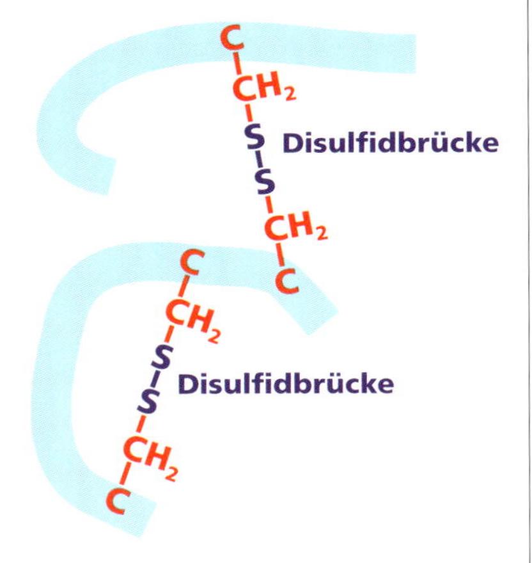

Abb. A 3.07
Beispiel Disulfidbrücken

S-Atom bildet leicht mit einem anderen freien S-Atom eine sogenannte Disulfidbrücke. Das im Glutathion eingebaute Cystein verhält sich ebenso wie freies Cystein, wodurch nach der Oxidation wiederum eine Disulfidbrücke entsteht. Das oxidierte Glutathion ist dadurch nicht mehr aggressiv.

Thiole – wie Glutathion – sind die wichtigsten Antioxidantien der Körperzellen und bilden die Basis für deren Reduktionsvermögen. Die reduzierende Rolle spielt dabei das S-Atom der Thiole, da es H-Atome leicht aufnehmen und abgeben kann. Binden sich Thiole an das radikale NO-Gas, so entstehen Nitrosothiole.

Werden die Thiole durch zu starke oxidative beziehungsweise nitrosative Beanspruchung verbraucht, so ist der Organismus nicht mehr in der Lage, freie Radikale, ROS und RNS ausreichend zu kontrollieren und zu neutralisieren. Es kommt zu erheblichen Verschiebungen des Redox-Zustands, die Teilstrukturen oder die gesamte Zelle betreffen können und die Funktionsfähigkeit der Zelle beieinträchtigen.

Laut Kremer ist die Kenntnis der Regulationen und Gegenregulationen, die über den Thiol-Mangel in der Zelle als Sensor ausgelöst werden, der entscheidende Schlüssel, um die Entstehung von Krankheiten wie AIDS und Krebs sowie von anderen schweren Erkrankungen erklären zu können. In den Kapiteln über AIDS und Krebs werden die Zusammenhänge genauer beleuchtet.

3.4. Die Rolle der Hämoxygenase

Die Hämoxygenase ist ein Enzym, das vor allem als Katalysator beim Abbau von Häm aus dem Hämoglobin der roten Blutkörperchen bekannt ist. Als eines der sogenannten Hitzeschockproteine verleiht die Hämoxygenase der Zelle eine ausgeprägte Thermotoleranz, die dafür sorgt, dass zahlreiche zelluläre Prozesse auch bei „Stress" unverändert ablaufen. Neben dem Hitzeschock können auch weitere Formen von zellulärem Stress und verschiedene Stoffe die Hämoxygenase induzieren, so zum Beispiel Schwermetalle, Hormone und vor allem Stickstoffmonoxid, ROS, Endoxine, Zytokine und Glutathionmangel. Auch unter hypoxischen Bedingungen (Herabsetzen des Sauerstoffgehalts in Geweben) wird die Hämoxygenase induziert. Der Regulationsweg, der dabei angenommen wird, verläuft wie folgt: Durch den Sauerstoffmangel kommt es zur Zellschädigung und damit verbunden zur Bildung von freien Radikalen, ROS bzw. RNS (Prooxidantien); diese aggressiven Produkte erzeugen eine Veränderung des Zellzustands, die wiederum das zelluläre Schutzsystem und die Hämoxygenase auslöst.

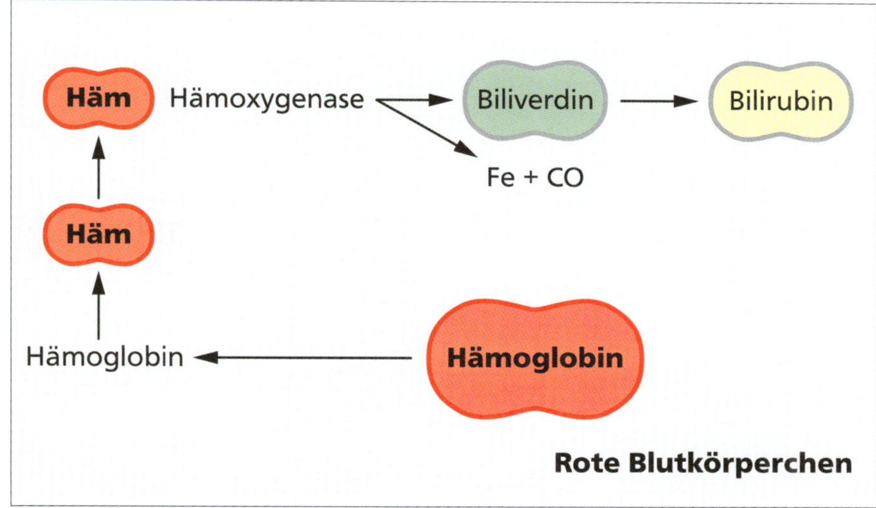

Abb. A 3.08
Abbau von Hämoglobin unter Mitwirkung des Enzyms Hämoxygenase

In vitro wie in vivo zeigte sich für die Hämoxygenase in den letzten Jahren immer mehr, dass sie auch im Rahmen der zellulären Schutzmechanismen zur Bekämpfung von oxidativen Veränderungen eine bedeutende Rolle spielt. Dieser Schutz vor Prooxidantien wird durch die Abbauprodukte der Hämoxygenase erzeugt: Beim Abbau der Häme aus dem Hämoglobin entsteht zunächst Biliverdin und nach einem weiteren Reaktionsschritt Bilirubin; beide sind effiziente Radikalenfänger.

Beim Häm-Abbau werden zusätzlich auch Eisen und Kohlenmonoxid-Gas freigesetzt. Das Eisen besitzt eine katalytische Fähigkeit, in der Zelle Sauerstoffradikale anzureichern, und hat somit eine prooxidative Wirkung auf viele verschiedene Moleküle. Vermutlich liegt darin der Grund, warum bei erhöhter Hämoxygenase gleichzeitig auch die Ferritin-Synthese erhöht ist (Ferritin: Speicherprotein, das eine große Menge Eisen-Ionen binden kann), um das Eisen durch Speicherung zu entfernen. Das durch Ferritin verankerte Eisen ist nicht mehr in der Lage, als Oxidans zu wirken.

Eine weitere große Bedeutung kommt der Hämoxygenase im Hinblick auf das Wachstum und bei der Angiogenese (Wachstum von kleinen Blutgefäßen) zu. Indem sie die Synthese von Wachstumsfaktoren sowie die Sauerstoff- und Nährstoffversorgung reguliert, kontrolliert sie die Zellproliferation, die Apoptose und die Hypertrophie (Vergrößerung). Diese Vorgänge sind von besonderer Bedeutung bei der Krebsentstehung und werden in Teil A, Kapitel 6 erneut aufgegriffen.

3.5. Einige antioxidative Prozesse im Überblick

3.5.1. Enzymatischer Abbau von Prooxidantien

- Das Enzym Superoxiddismutase (SOD) kann das Superoxidanion O_2• mit Hilfe von zwei Wasserstoffionen zu H_2O_2 und O_2 umsetzen. Die dafür erforderlichen Wasserstoffionen werden direkt aus dem Zytoplasma aufgenommen.
  $2\ H^+ + 2O_2^- \bullet \longrightarrow H_2O_2 + O_2$
- Das Enzym Katalase (CAT) kann das von der Superoxiddismutase gebildete H_2O_2 schnell und effektiv zu Wasser und O_2 umsetzen.

  $2\ H_2O_2 \longrightarrow 2\ H_2O + O_2$
- Das Enzym Hämoxygenase baut beim erhöhten Vorkommen verstärkt hämhaltige Moleküle ab. Dabei entstehen Biliverdin und Bilirubin, die beide effiziente Radikal-Fänger sind.

3.5.2. Neutralisation von Prooxidantien durch niedermolekulare Substanzen

Die niedermolekularen Substanzen, die bei der Neutralisation von ROS eine Rolle spielen, sind die bekannten Antioxidantien, die mit der Nahrung oder als Nahrungssupplemente aufgenommen werden können, zum Beispiel Vitamin C, Vitamin E, Phenole und Thiole.

Vitamin C:

Durch Abgabe zweier H-Atome wirkt Ascorbinsäure als Antioxidans und kann direkt aggressive Moleküle neutralisieren. Nach Abgabe des H-Atoms entsteht die oxidierte Form: die Dehydroascorbinsäure.

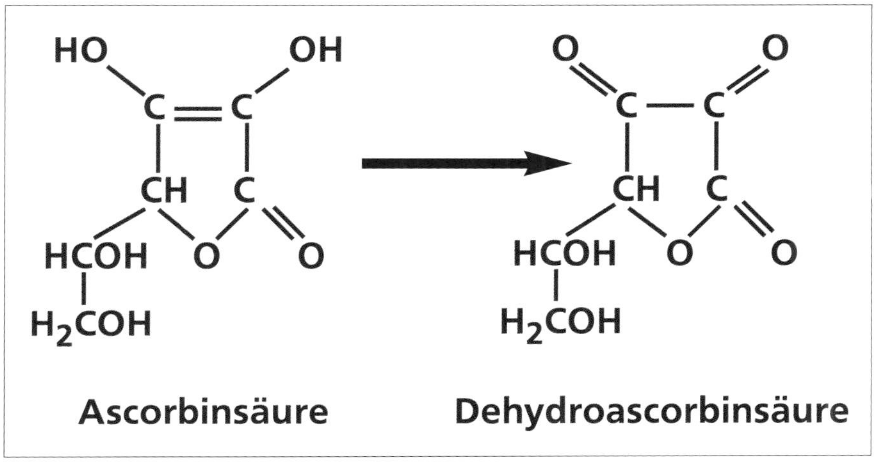

Abb. A 3.09
Redoxreaktion Ascorbinsäure und Dehydroascorbinsäure

Vitamin E:

Vitamin E ist die Sammelbezeichnung für α–, β–, γ–, δ–, ε–Tocopherole und Tocotrienole. Vitamin E ist fettlöslich und wird vor allem über Fette und Öle aufgenommen.

Vitamin E wirkt ebenfalls als Antioxidans und schützt in seiner Eigenschaft als fettlösliches Molekül vor allem Membranlipide und Low-Density-Lipoproteine (LDL) vor der Oxidation. Es unterbricht die Lipidperoxidation, die eine der gefährlichen Auswirkungen von oxidativem Stress darstellt.

Pflanzliche Phenole:

Viele pflanzliche Phenole wirken als Antioxidantien, da sie nach der Abgabe eines H-Atoms stabilisierte Formen oder Komplexe bilden, die nicht mehr als Radikal funktionieren können. Obst- und Gemüsesäfte gelten daher als antioxidativ wirksame Lebensmittel.

Pflanzliche Phenole sind zum Beispiel: Flavone (Hauptvorkommen: Petersilie, Stangensellerie), Flavonole (in Zwiebeln, Kirschen, Beeren), Flavanone (Zitrusfrüchte), Flavanole (Tee, Rotwein), Catechine (Apfel, Tee), Anthocyanidine (Blaue Trauben, Rotwein, Kirschen, Beeren), Isoflavone (Sojabohnen).

Thiolpool:

Der Thiolpool (Thiole = Schwefel) besteht aus schwefelhaltigen Molekülen wie zum Beispiel Cystein oder Glutathion. Bei Abgabe eines H-Atoms entsteht ein freies S-Atom, das mit einem anderen freien S-Atom eine Disulfidbrücke bildet, wodurch die oxidierte Form keine Radikaleigenschaften mehr aufweist. Von allen Antioxidantien liefert der Thiolpool den größten Beitrag zur Bekämpfung der Prooxidantien.

3.5.3. Wechselwirkung zwischen Antioxidantien

Um die reduzierende Kraft des Thiolpools aufrechtzuerhalten, sind zwei Faktoren essentiell:

1. Es müssen ausreichend schwefelhaltige Moleküle vorhanden sein, um den Thiolpool zu bilden und diesen bei Verbrauch kontinuierlich aufzufüllen. Glutathion kann mit der Nahrung aufgenommen oder im Körper aus den Aminosäuren Glyzin, Cystein und Glutaminsäure aufgebaut werden. Dabei wird Cystein wiederum aus Methionin in der Leber synthetisiert. Methionin allerdings ist eine essentielle Aminosäure, die mit der Nahrung aufgenommen werden muss. Glyzin und Glutaminsäure sind nicht essentiell und können daher vom Organismus selber synthetisiert werden.
2. Aufgabe der Thiole ist, die oxidativen Stoffe zu reduzieren. Bei diesem Vorgang werden sie selber oxidiert und sind danach zunächst wirkungslos. Um aufs Neue wirksam werden zu können, müssen die Thiole erst wieder reduziert werden. Dies kann durch andere Antioxidantien geschehen, wie im nachstehenden Bild schematisch angedeutet ist; der wirkliche Zusammenhang ist selbstverständlich viel komplexer.

Der Gesamtvorrat an Antioxidantien steht somit in einem oxidierendenreduzierenden Zusammenhang.

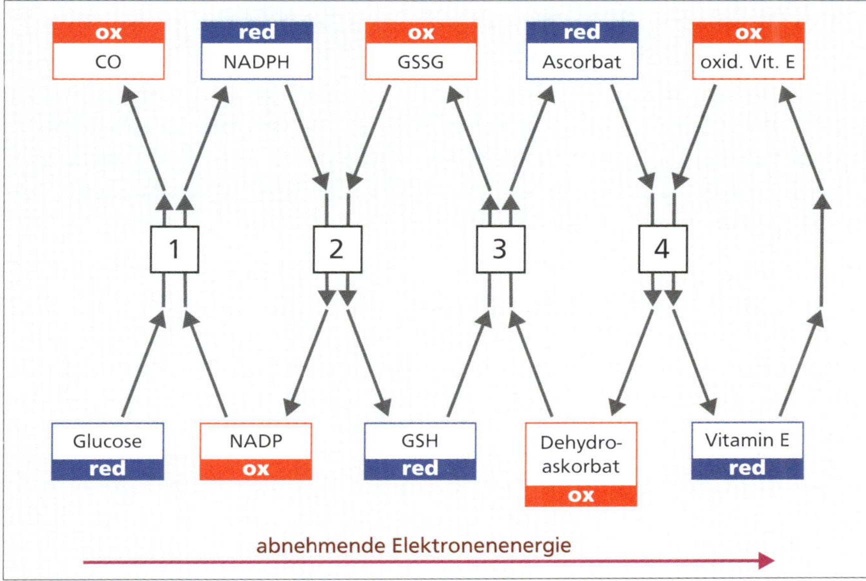

Abb. A 3.10
Schematische Darstellung des Oxidations-Reduktions-Zusammenhangs zwischen einigen Antioxidantien. Jeweils ein Antioxidans kann das andere reduzieren, wobei es selbst oxidiert wird. Dies ist nur in Richtung abnehmender Elektronenenergie (= zunehmendes Redoxpotenzial) möglich.

Die folgenden Ziffern 1 bis 4 beziehen sich auf obige Abbildung A 3.10:

1. Beim Glucoseabbau (Glykolyse und Zitronensäurezyklus) wird NADPH aus NADP gebildet.
2. Das NADPH kann GSH (reduziertes Glutathion) aus GSSG (oxidiertes Glutathion) bilden.
3. GSH kann oxidiertes Dehydroaskorbat (unwirksames Vitamin C) in reduziertes Askorbat (wirksames Vitamin C) überführen.
4. Askorbat kann die oxidierte Form des Vitamin E in die reduzierte Form überführen.

Eine bestimmte Grundmenge an Reduktionskraft gewinnt der Organismus selbst aus der Nahrungsverdauung, der Glykolyse und dem Zitronensäurezyklus. Wie sich im linken Teil der Abbildung A 3.10 erkennen lässt, wird dabei NADPH gebildet, das oxidiertes Glutathion (GSSG) zu der reduzierten Form GSH überführen kann. Die erforderliche restliche Reduktionskraft muss mit der Nahrung direkt in Form von Antioxidantien aufgenommen werden.

3.5.4. Funktionsvielfalt von ROS/RNS

Bislang wurden in diesem Kapitel nur die schädlichen Effekte der Prooxidantien diskutiert, sodass leicht der Eindruck entstehen kann, der Körper sei das Opfer und die ROS/RNS und freie Radikale die Täter. Die schädliche Wirkung der Prooxidantien nutzt der Körper aber auch zu seinem Vorteil.

Prooxidantien können Zellen vernichten, sodass sie auch hervorragend dafür geeignet sind, feindliche Mikroben zu bekämpfen und eigene Zellen, die unnütz oder gefährlich geworden sind, zu beseitigen. Zu diesem

Zweck hat der Körper spezielle Mechanismen entwickelt, mittels derer er selbst absichtlich Prooxidantien produzieren kann. Zwei Beispiele:

Um sich gegen Eindringlinge und kranke eigene Zellen zur Wehr zu setzen, kann der Organismus NO als Kampfgas einsetzen. Bei entsprechender Stimulation wird die zelluläre Abwehr des Immunsystems – wie in Teil A, Kapitel 6.7 dargestellt – zum Teil mit dem selbst erzeugten freien Radikal NO durchgeführt.

In den Fällen, in denen der Körper ROS oder RNS als Kampfmittel einsetzt, handelt es sich selbstverständlich um hohe Dosen. Umso erstaunlicher ist die Tatsache, dass der Organismus für völlig andere, aber ebenfalls enorm wichtige Zwecke um viele Größenordnungen kleinere Dosen verwendet. In diesen Fällen fungieren die ROS/RNS – zum Beispiel NO oder H_2O_2 – als Botenstoff und als Neurotransmitter.

Um noch viel kleinere Dosen handelt es sich bei den ROS in Form von negativen Luftionen, für die der Organismus eine wesentliche Empfindlichkeit besitzt.

Das heißt: Wir finden völlig unterschiedliche Wirkungen bei unterschiedlichen Dosen vor. Das heißt aber auch, dass der Organismus das naive Prinzip „Kleine Dosis —> kleine Wirkung, große Dosis —> große Wirkung" offensichtlich total durcheinanderwirft.

Gedankenansätze wie die Abhängigkeit von der Höhe der Konzentration reichen folglich nicht aus, um die vielfältigen regulatorischen Effekte der ROS/RNS zu verstehen. Sie können die Zellteilung im gleichen Zellsystem stimulieren, aber auch blockieren und ebenso die Apoptose (Zelltod), die Zelldifferenzierung und weitere Funktionen einleiten. In den nächsten Abschnitten werden einige der genannten Einsatzbereiche der ROS genauer erläutert.

3.6. Hirnzellen und Antioxidantien

Wie alle Körperzellen verfügen auch die Hirnzellen zum Schutz gegen Prooxidantien über ein komplexes Netzwerk von Antioxidantien und antioxidativen Enzymen, die fein aufeinander abgestimmt sind. Das heißt: Sowohl Enzyme als auch niedermolekulare Antioxidantien arbeiten zusammen, um das Prooxidantien-Niveau zu regulieren und oxidativen Schaden zu vermeiden.

Neuere Studien schreiben ROS wie dem Superoxid oder Wasserstoffperoxid jedoch wichtige Signalfunktionen bei der Signalübertragung im Gehirn, bei der synaptischen Plastizität und der Gedächtnisbildung zu. Zudem wirken ROS stark gefäßerweiternd und scheinen daher für die Steigerung des zerebralen Blutflusses und des zerebrovaskulären Tonus (Spannungszustand) von Bedeutung zu sein.

Immer mehr Hinweise lassen annehmen, dass Wasserstoffperoxid und andere ROS wichtige Aspekte der Hirnfunktion regulieren können. Dies lässt darauf schließen, dass die Regulation dieser Oxidantien weit feinfühliger ablaufen muss, als bislang angenommen wurde. So ist inzwischen zum Beispiel bekannt, dass Wasserstoffperoxid die Aktivität von bestimmten dopaminhaltigen Neuronen (Nervenzellen) reguliert (Dopamin ist ein wichtiger Neurotransmitter/Nervenbotenstoff). Weiterhin spielt Wasserstoffperoxid auch eine Rolle als Botenstoff zwischen Neuronen und Gliazellen.

Infobox

Gliazellen

Damit Milliarden Nervenzellen unserem Organismus von Nutzen sein können, müssen sie in der Lage sein, miteinander zu kommunizieren, das heißt, Signale auszutauschen. Damit dieser Signalaustausch reibungslos funktioniert, sind spezielle Steckverbindungen nötig, die Synapsen (siehe Teil A, Kapitel 3.7) genannt werden. Bei den zahllosen Lernprozessen, die der Mensch im Laufe seines Lebens durchläuft, werden ständig neue Verbindungen auf- und abgebaut. Die Gliazellen unterstützen die Nervenzellen dabei, diese neuen Verbindungen auszubilden, indem sie ihnen den Baustoff dafür liefern. Wie erst kürzlich herausgefunden wurde, ist dieser Baustoff Cholesterin, wodurch die Bedeutung dieses vielfach verrufenen Lipids in einem ganz neuen Licht erscheint.

Gliazellen sind überaus hilfreich, da sie den Aufbau von Synapsen unterstützen, aber auch für den Abbau der Kontaktstellen verantwortlich sind. Sie kapseln ungenutzte Synapsen ein und fressen sie schließlich auf.

Wie die neuere Forschung beweist, kann Wasserstoffperoxid sowohl als Signalstoff innerhalb der Zellen wirken als auch als weiter diffundierender Botenstoff zwischen Zellen. Damit dies überhaupt möglich ist, darf das antioxidative Netzwerk nicht nur eine Schutzrolle ausüben, bei der es schädliche ROS-Funktionen unterdrückt, sondern es muss auch gegenüber nützlichen ROS-Funktionen zulassend (permissiv) sein. Eine durchaus schwierige Aufgabe, die eine gewisse „intelligente" Selektivität erfordert.

Wie eine Forschergruppe um Professor Margaret Rice herausgefunden hat, ist Vitamin C ein Stoff, der diese diffizile Aufgabe gekonnt meistert: Bei pathologischen Wasserstoffperoxid-Dosen funktioniert es einwandfrei als Antioxidans; aber auf die Modulation, die Wasserstoffperoxid auf die Dopaminfreisetzung bestimmter Hirnzellen ausübt, nimmt es keinerlei Einfluss.

Die Gruppe um Professor Rice hat unter anderem die Vitamin C Konzentration im Gehirn untersucht und dabei festgestellt, dass diese unterschiedlich verteilt ist: Während sie im Blutplasma um die 50 µmol (Mykro = Millionstel) pro Liter beträgt, sind es in der extrazellulären Hirnflüssigkeit einige 100 µmol/l, in den Gliazellen etwa ein mmol/l (Milli = Tausendstel) und in den Neuronen um zehn mmol/l. Diese Werte scheinen relativ stabil zu sein und somit homöostatisch reguliert zu werden. Das heißt: Um die Vitamin C Konzentration in der extrazellulären Gehirnflüssigkeit konstant zu halten, dienen die Neuronen sowie die Gliazellen wohl als Vitamin C Speicher.

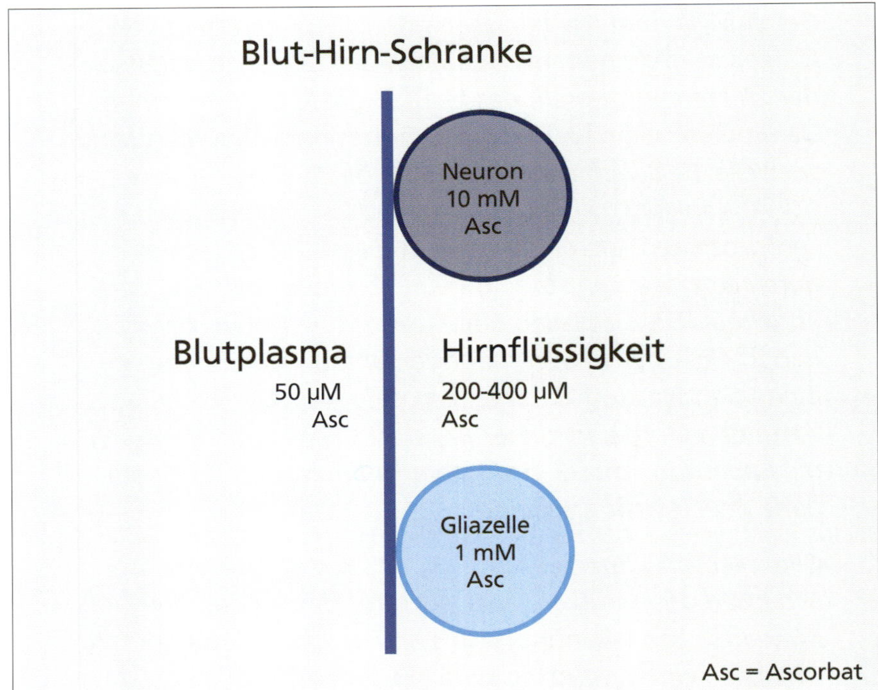

Abb. A 3.11
Die Vitamin C Konzentrationen in unterschiedlichen Bereichen des Gehirns.

Der generell bei Tieren, die ihren Vitamin C Gehalt selbst produzieren, gefundene Plasmawert von im Schnitt 50 µmol/Liter kann bei Menschen nur durch eine regelmäßige Einnahme von Vitamin C mit der Nahrung oder durch Nahrungsergänzungsmittel aufrechterhalten werden. Weil die Halbwertszeit von Vitamin C (zumindest im Blutplasma) bei nur zirka 30 Minuten liegt, müsste durchschnittlich 25 µmol/Liter im Blutplasma, oder 125 µmol insgesamt (bei 5 Liter Blut) pro halbe Stunde nachgeliefert werden. Dies ergibt eine tägliche Dosis von 48 x 125 µmol = 6 mmol. Bei einem Molgewicht von 176 g/mol für das Vitamin C Molekül entspricht dies etwa 1,0 Gramm Vitamin C täglich. Wenn man die Vitamin C Menge in Nervenzellen, in der Hirnflüssigkeit etc. hinzuzählt, ist ein weit höherer Wert als 1 Gramm pro Tag notwendig.

Infobox

Definition Mol

1 Mol entspricht einer Menge von 6×10^{23} Molekülen oder Atomen

*Das Molekulargewicht von Wasser (H_2O) ist beispielsweise 18 Gramm/Mol
(H = 1 Gramm/Mol und O = 16 Gramm/Mol)*

Das bedeutet, in einem Liter Wasser mit 1.000 Gramm H_2O befinden sich ca. 55,55 Mol Wassermoleküle

Die empfohlene Tagesmenge an Vitamin C wird oft mit 100 Milligramm (mg) angegeben, was nach den obigen Überlegungen nur knapp über der Scorbut-Grenze liegt. Offensichtlich ist eine weitaus größere Menge erforderlich, um den reibungslosen Ablauf der Körperfunktionen gewährleisten zu können.

Auf diese unterschiedliche Vitamin C Verteilung stützen die Forscher nun ihre Erklärung für die „selektive Intelligenz" von Vitamin C. Ihrer Ansicht nach hat der Unterschied in der Vitamin C Konzentration zwischen Neuronen und Gliazellen damit zu tun, dass ROS innerhalb der Neuronen als Signalgeber benutzt werden (daher weniger Vitamin C), während die umgebenden Gliazellen einen Extraschutz bieten (und mehr Vitamin C als Antioxidans benötigen). Die Annahme, dass Gliazellen Neuronen vor oxidativem Stress schützen, konnte in Zellkulturen einwandfrei nachgewiesen werden.

Anders als bei der Vitamin C Konzentration verhält es sich bei der Glutathion-Konzentration im Gehirn; sie ist mit etwa 4 mmol/l in den Gliazellen am höchsten und liegt in den Neuronen bei etwa 2,5 mmol/l. In den Gliazellen ist auch die höchste Konzentration von Glutathion synthetisierenden Enzymen und Glutathionperoxidase zu finden.

Indem Vitamin C neben Protonen auch Elektronen abgibt, kann es Radikale neutralisieren. Glutathion und andere Thiole können das dabei oxidierte Vitamin C reduzieren und es so in den Kreislauf zurückführen. Das Enzym Glutathionreduktase wiederum reduziert das oxidierte Glutathion.

Die meisten Säugetiere mit Ausnahme des Menschen, einiger Primaten und des Meerschweinchens können selbst Vitamin C produzieren. Da die Vitamin C Synthese ausschließlich in der Leber erfolgt, benötigen alle anderen Gewebe Mechanismen, um Vitamin C aufnehmen und festhalten zu können. Dies gilt sowohl für die Lebewesen, die Vitamin C selbst herstellen, als auch für solche, die auf die Vitamin C Zufuhr von außen angewiesen sind.

Die höchste Vitamin C Konzentration aller Körpergewebe ist im Gehirn, im Rückenmark und in den Nebennierendrüsen enthalten; dort kann das Vitamin C auch am besten gespeichert werden. Die Umsatzrate beträgt unter normalen Bedingungen zirka zwei Prozent pro Stunde; bei Mangelbedingungen sinkt die Umsatzrate und kann bis zu einem Wert von unter zwei Prozent pro Tag zurückgehen.

Eine sehr wichtige Eigenschaft von Vitamin C ebenso wie von Glutathion ist ihre Fähigkeit, das sehr reaktive Hydroxyl-Radikal HO• zu neutralisieren. Bei dieser Aufgabe ist der Körper auf Vitamin C und Glutathion angewiesen, denn es gibt keine Enzyme analog zur Superoxiddismutase und Glutathionperoxidase, die diese Funktion übernehmen könnten.

Wie vorhin gezeigt wurde, kann oxidiertes Vitamin C durch Glutathion reduziert und somit reaktiviert werden (siehe Abb. A 3.10). Auf diese Weise kann die Wirksamkeit von Vitamin C durch hohe Glutathionkonzentrationen kontinuierlich aufrechterhalten werden. Der umgekehrte Weg ist nicht möglich; in vielen Fällen kann Vitamin C trotzdem aber Glutathion-Defizite auffangen ebenso wie Defizite anderer Mitglieder des antioxidativen Netzwerks.

Die Vitamin C Konzentration in der extrazellulären Hirnflüssigkeit steht, wie sich weiterhin herausgestellt hat, mit der Konzentration des Neurotransmitters Glutamat in einer Wechselbeziehung. Dabei nimmt die Vitamin C Konzentration ab, wenn Glutamat freigesetzt wird, und nimmt zu, sobald Glutamat entfernt wird. Es wird vermutet, dass dies sowohl bei den Neuronen als bei den Glia-Zellen der Fall ist, siehe Abbildung A 3.11. Obwohl alle Zusammenhänge noch nicht geklärt sind, ist es deutlich, dass Vitamin C eine große Rolle bei der Regulierung des wichtigsten Neurotransmitters im Hirn spielt: dem Glutamat.

In diesem Zusammenhang verweisen wir auf das Kapitel 4.2.14. „Neurotransmitter" im Teil B.

3.7. Neurotransmitter und Synapsentoxine

Neurotransmitter sind Biomoleküle, die über die Kontaktstellen der Nervenzellen (Synapsen) von einer Nervenzelle zur anderen Informationen weitergeben und so mannigfaltige Körperfunktionen steuern. Entsprechend ihrer Wirkung unterscheidet man hemmende (inhibitorische) und erregende Neurotransmitter; diese beiden Gruppen werden als Antagonisten bezeichnet und sollten im Organismus in einem ausgewogenen Verhältnis vorhanden sein. Auf unser Wohlbefinden und Leistungsvermögen hat das biochemische Zusammenspiel der Neurotransmitter einen wichtigen Einfluss.

Die Biomoleküle, die als Neurotransmitter dienen, entstammen Stoffklassen von ganz unterschiedlicher Art. Die wichtigsten sind: Aminosäuren, biogene Amine, Neuropeptide und lösliche Gase. Nach ihrer Ausschüttung werden die Neurotransmitter zum Beispiel durch Enzyme auf unterschiedliche Weise deaktiviert und/oder abgebaut (siehe Teil A, Kapitel 8).

Die **proteinogenen Aminosäuren** sind neben den Nukleinsäuren die Grundbausteine des Lebens; aus ihnen bestehen alle Proteine sämlichen Lebens auf der Erde.

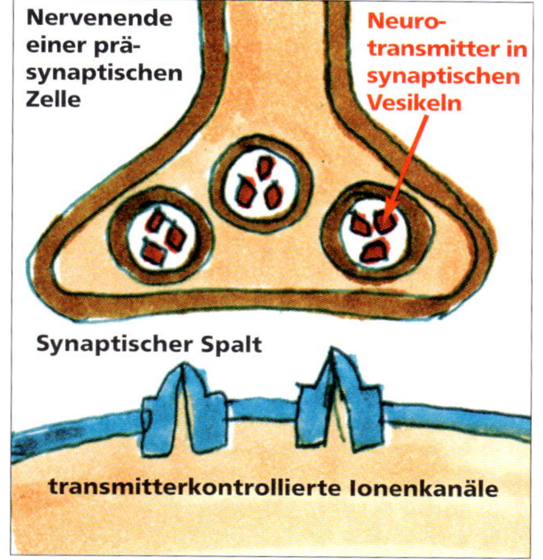

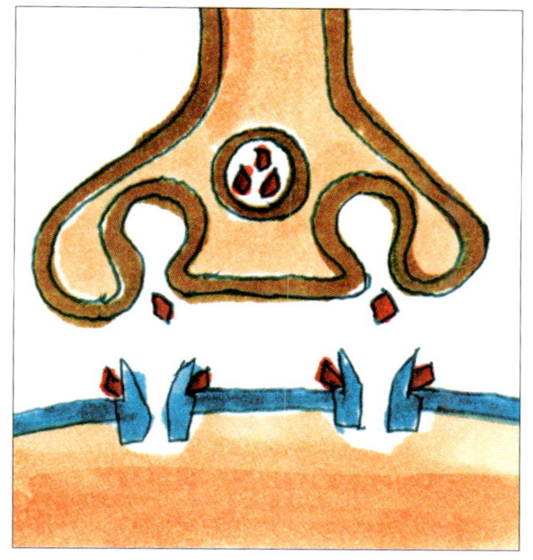

Abb. A 3.12
Passive und aktive Synapse

Ein Beispiel für einen aus Aminosäuren bestehenden Neurotransmitter ist Glutamat (Teil der Glutaminsäure); Glutamat ist der wichtigste erregende Neurotransmitter im zentralen Nervensystem der Wirbeltiere. Weitere Beispiele sind Glyzin (wichtigster hemmender Transmitter im peripheren Nervensystem) und Aspartat (Teil der Asparaginsäure). Gemeinsam mit Glutamat soll Aspartat in über 50 Prozent aller Synapsen des zentralen Nervensystems als Transmitter wirken.

Biogene Amine sind häufig Vorstufen für die Synthese von Co-Enzymen, Vitaminen und Hormonen oder Bausteine für diese Synthesen. Manche freien biogenen Amine entfalten auch selbst eine physiologische Wirkung. Beispiele für Neurotransmitter, die aus biogenen Aminen bestehen, sind: γ-Aminobuttersäure (wichtigster hemmender Transmitter im zentralen Nervensystem; geht aus der Aminosäure Glutaminsäure hervor), Cholin (wird aus dem biogenen Amin Cholamin gebildet), Dopamin (Zwischenprodukt der Synthese von Adrenalin und Noradrenalin) und Serotonin (wird aus der Aminosäure 5-Hydroxy-Tryptophan gebildet).

Neuropeptide sind Botenstoffe im Gehirn, die aus Aminosäurenketten (Peptiden) zusammengesetzt sind. Sie wirken oft als Hormone, das heißt, sie erreichen die Zielzellen über die Blutbahn. Da die Neuropeptide von Nervenzellen gebildet und freigesetzt werden, nehmen sie eine Zwischenstellung zwischen Neurotransmitter und Hormon ein. Häufig werden sie auch Neuromodulatoren genannt, da sie die Wirkung von anderen Neurotransmittern modulieren, also unterstützen oder hemmen. Ein besonders bekanntes Beispiel für Neuropeptide ist Endorphin, das zu den körpereigenen Opiaten zählt. Weitere Beispiele sind Enkephalin, Gastrin, Insulin, Prolactin, Neuropeptid Y und Substanz P.

Als **Synapsentoxine** werden chemische Substanzen bezeichnet, die die Funktion der Synapsen erheblich stören oder sogar ganz unterbinden können. Ihre Wirkungsweise kann dabei sehr unterschiedlich sein; so können sie beispielsweise die Prozesse in der Prä-synaptischen Nervenendung, die Effektivität der Synapsen-Rezeptoren oder die Lebensdauer der Neurotransmitter selber beeinflussen (Synthese, Deaktivierung).

3.7.1. CO und NO als Neurotransmitter

Das freie Radikal NO und das giftige Gas CO können auch Funktionen als Botenstoffe ausüben. Von beiden ist bekannt, dass sie Enzyme aktivieren, durch die die Produktion des sogenannten zweiten Botenstoffes cGMP (zyklisches Guanosinmonophosphat) erhöht wird, wodurch die Kommunikation zwischen Zellen im Gewebeverband gehemmt wird. NO und CO bewirken beide auch eine verstärkte Gefäßerweiterung (Vasodilation) arterieller Gewebe.

Vom CO ist außerdem bekannt, dass es den Kaliumumsatz im glatten Muskelgewebe erhöht. Weiterhin aktiviert CO-Gas im Zellplasma bestimmte Transkriptionsfaktoren, die sogenannten mitogenaktivierten Proteinkinasen, die den Zellteilungszyklus auch ohne externe Wachstumssignale stimulieren.

Durch Bindung an das zweiwertige Eisen in wichtigen Schlüsselenzymen blockiert CO-Gas die Apoptose.

NO kann leicht durch Zellwände diffundieren. Weil es ein freies Radikal ist, verändert es auf diese Weise das Redoxpotenzial in Zielzellen und hat dadurch einen großen Einfluss auf die Zellgesundheit und die physiologischen Abläufe in Zellen.

3.8. Ein biophysikalisches Erklärungsmodell zur Wirkung der endogenen ROS

Menschen und Tiere benötigen für ihr Wohlbefinden bekanntermaßen unbedingt negative Luftionen. Bereits in den 60er-Jahren konnte dies in Experimenten gezeigt werden: Aus der Atemluft von Mäusen wurden sorgfältig alle negativen Luftionen entfernt; die Folge war, dass die Mäuse an Hypoxie (Sauerstoffmangel im arteriellen Blut oder im Gewebe) starben.

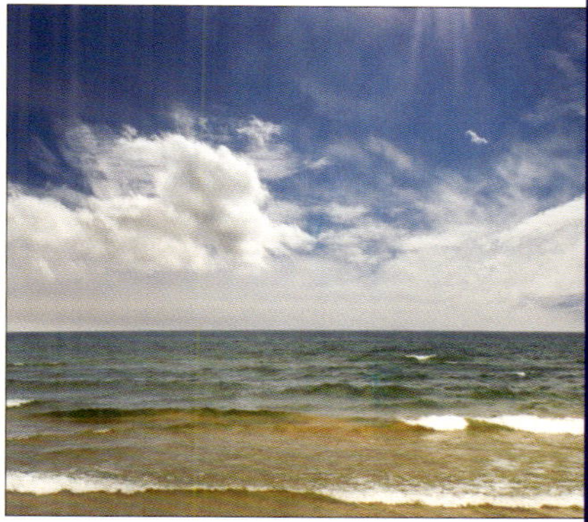

Abb. A 3.13

In anderen Untersuchungen konnte aber auch gezeigt werden, dass Tiere, die über lange Zeit an ionenfreie Luft gewöhnt worden waren und schließlich mit „frischer" Luft in Kontakt gebracht wurden, diese Umstellung ebenfalls nicht überlebten und an oxidativem Stress starben. Es kommt also immer darauf an, an welche Luft das Lebewesen gewöhnt ist; eine Umstellung bereitet in jedem Fall Schwierigkeiten. Auch für den Menschen. So reagieren beispielsweise „Stadtmenschen", die in die Berge oder ans Meer reisen oder auch nur einen ausgedehnten Waldspaziergang machen, nicht selten mit Schwindelgefühlen und Kopfschmerzen.

Negative Luftionen bestehen faktisch aus dem Superoxid-Radikal $O_2^{-}\bullet$. Die heilsame Wirkung anderer aggressiver sauerstoffhaltiger Moleküle wie Wasserstoffperoxid oder Ozon (O_3) ist schon seit über 100 Jahren bekannt, und gerade in den letzten Jahren erlebte die Ozon-Therapie erneut einen Aufschwung. Ozon greift die Blutbestandteile (wie Plasmaproteine, rote und weiße Blutkörperchen) bei der Lebendblut-Therapie (in vivo) kaum an; im isolierten Zustand (in vitro) jedoch werden diese vom Ozon vernichtet. Aber selbst für In-vitro-Untersuchungen gibt es mehrere Belege, dass ROS eine heilsame Wirkung entfalten können.

Ionisierte Luft enthält nur etwa ein Ion auf 10^{16} Sauerstoffmoleküle; dies entspricht eher einer homöopathischen Dosis als einer normal akzeptierten biologisch wirksamen. Umso erstaunlicher ist die Wirkung von ionisierter Luft.

Auch die normalerweise üblichen ROS-Konzentrationen in Zellen und Geweben sind sehr niedrig; für das Superoxid-Radikal liegt der Schätzwert bei 10^{-10} bis 10^{-11} mol/l und für Wasserstoffperoxid bei 10^{-7} bis 10^{-9} mol/l.

Die konventionelle Biochemie bietet weder für die biologischen Effekte endogen produzierter ROS noch für die heilsame Wirkung ionisierender Luft einen Erklärungsmechanismus.

Aber ein biophysikalisches Erklärungsmodell, wie Vladimir Voeikov es liefert, kann Verständnis für diese Vorgänge schaffen.

3.8.1. ROS-Produktion im Zellplasma

Die gängige Lehrbuchmeinung geht davon aus, dass bei eukaryotischen Zellen mehr als 90 Prozent des Sauerstoffverbrauchs in den Mitochondrien stattfindet und nur wenige Prozent im Zellplasma. Seit einigen Jahren wird diese Theorie jedoch von mehreren Seiten angezweifelt. Diese Forschungen kommen zu der Einschätzung, dass mehr als 20 Prozent des Sauerstoffs direkt im Zellplasma reduziert werden. Dabei wird ein Elektron auf den Sauerstoff (O_2) übertragen, und es entsteht das radikale Superoxid-Anion $\bullet O_2^-$.

Diese Form der Sauerstoffverwertung wird über das Enzym NADPH-oxidase (und weitere Oxidasen) katalysiert; die Reaktion lautet dabei:

$$2O_2 + NADPH \longrightarrow 2O_2^-\bullet + NADP^+ + H^+$$

Neben dem Enzym NADPH-oxidase können auch die Enzyme Cytochrom P450, Xanthin-oxidase, Aldehyde-oxidase, Flavoproteine-oxidase, NO-Synthase, Peroxidasen und selbst Immunglobuline diese Form der Sauerstoffreduktion in Gang setzen.

Bei dieser Form der Sauerstoffreduktion wird sehr viel Energie freigesetzt. Voeikov geht davon aus, dass diese in Form von hochenergetischen Elektronen gespeichert wird und der Zelle so zur Verfügung steht. Die Energie dieser Elektronen stimmt mit elektromagnetischer Strahlung im sichtbaren und im UV-Bereich überein. Dies wiederum stimmt mit der Energie der Biophotonen (Lichtquanten, die ein Teil der elektromagnetischen Strahlung biologischer Zellen sind) überein und könnte mit diesen in Verbindung gebracht werden.

Sowohl aufgrund theoretischer als auch experimenteller Überlegungen kommt Voeikov zu dem Schluss, dass biologische Prozesse im Allgemeinen und die ROS-Produktion im Besonderen einen periodischen, oszillatorischen (sich regelmäßig und gleichförmig wiederholenden) Charakter haben. Ein Beispiel hierfür ist der wellenartige Ausstoß von Calcium aus dem sarkoplasmatischen Retikulum (SR) der Herzzellen. Das sarkoplasmatische Retikulum einer Herzzelle ist vergleichbar dem Endoplasmatischen Retikulum einer normalen Zelle.

Aber auch für die ROS-Produktion gibt es mehrere Experimente, in denen einzelne Zellen oder auch Zellpopulationen oszillatorische Muster gezeigt haben. Die Parameter der Schwingungen sind dabei mit ganz geringen elektrischen Impulsen beeinflussbar. Auch Voeikov selbst hat Experimente durchgeführt, in denen er die Schwingungen in der Biophotonenemission einer Neutrophil-Population von Hunderttausenden von Zellen beobachtet hat.

Infobox

Biophotonen

Biophotonen sind Lichtteilchen, die spontan und fortwährend durch lebende Zellen ausgesendet werden. Deren Strahlung ist sehr gering. Trotzdem können heute Biophotonen direkt durch hochempfindliche Messgeräte wie z. B. so genannte Photomultiplier nachgewiesen werden.

Vor rund 30 Jahren gelang dem deutschen Wissenschaftler Prof. Fritz Albert Popp eine sensationelle Entdeckung: Er konnte ein schwaches Leuchten in lebenden Zellen nachweisen. Seine Intensität beträgt nur wenige Lichtquanten pro Sekunde und Quadratzentimeter. Das entspricht in etwa dem Schein einer Kerze aus 20 Kilometern Entfernung. Er nannte diese Lichtteilchen, die nur in lebenden Zellen vorhanden sind, Biophotonen.

Die Existenz der Biophotonen ist mittlerweile unumstritten. Heute arbeiten weltweit etwa 40 Arbeitsgruppen auf diesem Gebiet. Die Forscher konzentrieren sich insbesondere auf die Umsetzung der theoretischen Erkenntnisse in praktische Anwendungen. Professor Popp hat unter anderem gezeigt, dass es einen Zusammenhang zwischen der Intensität von Biophotonen und der Vitalität von Zellen gibt. Derzeit werden Biophotonen schon dazu verwendet, um den Gesundheitszustand von biologischen Organismen (Menschen, Tieren und Pflanzen) zu diagnostizieren und um die Qualität und Frische von Lebensmitteln zu überprüfen.

Das Wort „Biophoton" ist zusammengesetzt aus der Abkürzung „Bio" (Griech. „Bios", Leben) und dem Wort „Photon", das Lichtteilchen bedeutet. Bei den Biophotonen handelt es sich nicht um neue Elementarteilchen, sondern es sind ganz gewöhnliche Photonen, die aber eben nur in lebenden Zellen vorhanden sind.

Voeikov nimmt an, dass die Sauerstoffreduktion in Schüben verläuft, wobei es zu einer Art positiver Rückkopplung kommt: Während der Sauerstoffreduktion entstehen die freien Radikale O_2^{-}• oder möglicherweise auch andere Produkte, die die Reaktion weiter anregen, bis der Sauerstoff verbraucht ist und der Prozess zunächst endet. Die Reaktion beginnt erst dann wieder, wenn genug Sauerstoff nachdiffundiert ist (Diffusion = Übergang von einem Zustand des Nicht-Gleichgewichts zu einem Zustand des Gleichgewichts durch Teilchenbewegung); dann kann der Prozess erneut ablaufen kann.

Weiter ist Voeikov der Ansicht, dass sich die hochenergetischen Elektronen als ganzes System in einem Nicht-Gleichgewichts-Zustand befinden. Ein solches dynamisches Nicht-Gleichgewicht-System von stark angeregten Zuständen ist hochempfindlich für schwache, externe, informationsreiche Einflüsse. Die Schwingungen bei der Entstehung von hochenergetischen Elektronen könnten für Prozesse auf anderen Niveaus der biologischen Organisation eine Wirkung als „Schrittmacher" entfalten.

4. Immunsystem

A 4

Einleitung

Eine ganz wesentliche Funktion des Immunsystems ist es, körpereigene Zellen, deren DNA durch Mutation pathologisch verändert ist, als fremd zu erkennen und gegen diese vorzugehen, indem es sie vernichtet. Solche Mutationen der DNA können entweder spontan entstehen oder durch äußere Einflüsse wie Strahlung oder chemische Substanzen verursacht werden. Der menschliche Körper hat ständig damit zu kämpfen, denn im Durchschnitt mutiert eines von einer Million Genen pro Tag. Das klingt noch nicht nach sehr viel. Doch bei einer geschätzten Anzahl von 25.000 Genen pro menschlicher Zelle – wobei der Körper etwa 50 Billionen von Zellen besitzt – unterliegt täglich etwa jede 40. Zelle einer Mutation. Mit anderen Worten: Etwa eine Billon Zellen unterliegen einer Mutation pro Tag!

Die meisten dieser Mutationen haben jedoch keine Auswirkungen; unser Organismus kann die Schäden entweder durch verschiedene Reparatursysteme beheben, oder das Immunsystem erkennt die betroffenen Zellen und beseitigt sie anschließend.

4.1. Aufbau des Immunsystems

Verschiedene Organe und Zellsysteme sind an der Bildung des Immunsystems beteiligt.

Zu den primären Organen des Immunsystems zählen das Knochenmark und der Thymus, zu den sekundären die Milz, die Lymphknoten und das Lymphgewebe im Magen-Darm-Trakt, in der Lunge und im Urogenitalsystem.

Die Antikörper (auch **Immunglobuline**, **Ig** genannt) sind die Waffen, mit denen die Antigene bekämpft werden. Dies geschieht, indem sich die Antikörper fest an die Antigene anbinden, wodurch die Antigene unwirksam werden. Es wird angenommen, dass der Organismus imstande ist, spezifische Antikörper für etwa **10 bis 100 Millionen unterschiedliche Antigene** zu bilden.

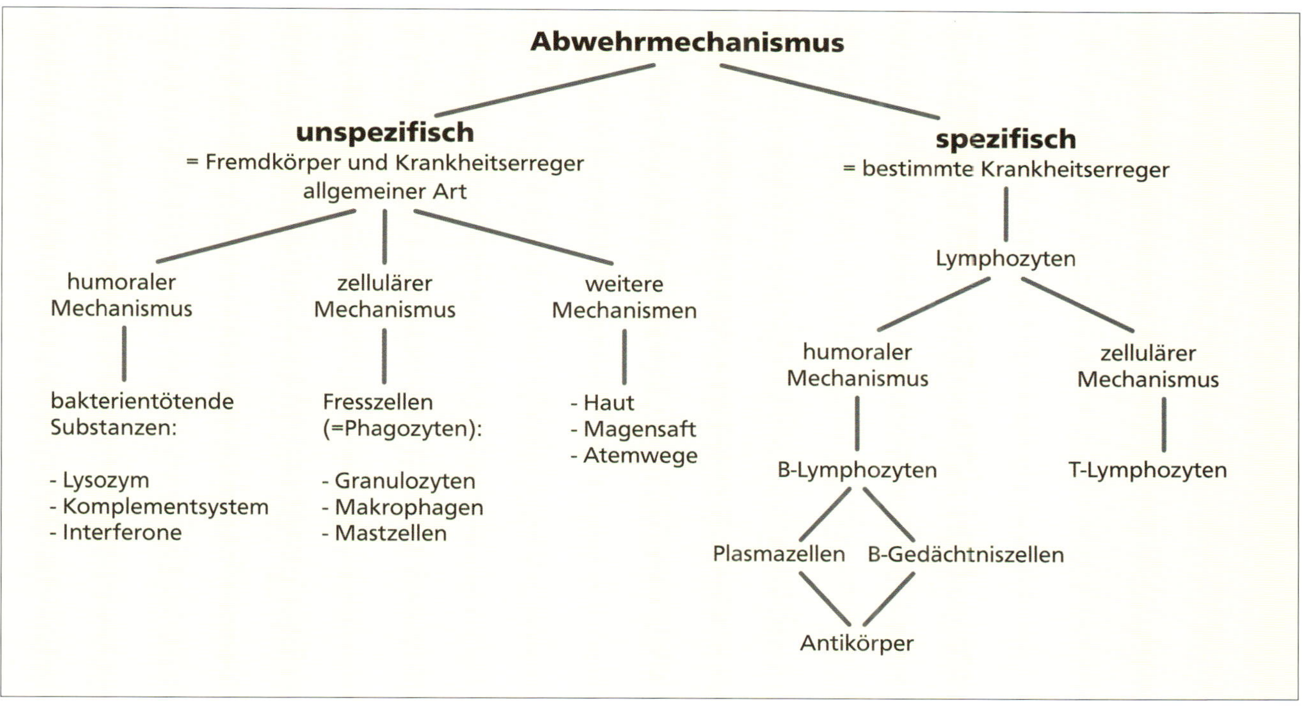

Abb. A 4.01
Übersicht Immunsystem

Grundsätzlich werden die Immunglobuline in mehrere Sorten unterschieden:

- **IgG**-Antikörper sind die am häufigsten vorkommenden Immunglobuline und treten vorwiegend im Blutplasma auf. Sie werden in der verzögerten Abwehrphase gebildet, bleiben lange erhalten und zeigen eine durchgemachte Infektion oder eine Impfung an. IgG-Antikörper binden Mikroorganismen und zum Beispiel von Bakterien gebildete, im Plasma vorkommende Giftstoffe (= Toxine), sodass diese anschließend von den Fresszellen der unspezifischen Abwehr besser aufgenommen werden können.
- **IgM**-Antikörper werden zu Beginn einer Abwehrreaktion gebildet und zeigen die akute Infektionsphase einer Krankheit an. IgM-Antikörper aktivieren auf besonders wirksame Weise das Komplementsystem der unspezifischen Abwehr.
- **IgA**-Antikörper kommen im Speichel, in der Tränenflüssigkeit, im Schweiß, im Nasenschleim und in den Sekreten der Lunge sowie des Magen-Darm-Trakts vor. IgA-Antikörper werden auf allen Schleimhäuten gebildet und schützen auf diese Weise den Organismus vor bakteriellen Infektionen.
- **IgE**-Antikörper schützen vor allem auch vor Parasiten. Sie sind meist an Mastzellen gebunden, die bei der Bindung an das Antigen Histamin freisetzen. Die gefäßerweiternden Eigenschaften des Histamins sind für allergische Reaktionen wie geschwollene Augen und Nase ursächlich.
- **IgD**-Antikörper funktionieren hauptsächlich als Antigenrezeptor auf B-Zellen; über die Rolle der IgD-Antikörper ist bisher wenig bekannt.

4.1.1. Antigen-Antikörper-Komplex

Gelangen Fremdstoffe oder Krankheitserreger in den Organismus, werden sie von Makrophagen erkannt, aufgenommen und in die Lymphgewebe transportiert. Dort werden ihre Antigene den T-Lymphozyten bzw. B-Lymphozyten präsentiert, wodurch spezifische Immunreaktionen ausgelöst werden. Die B-Lymphozyten bilden Antikörper, die mit dem entsprechenden Antigen der im Körper verbliebenen Fremdstoffe oder Erreger einen Antigen-Antikörper-Komplex bilden.

Bei dieser Verbindung mit dem Antikörper verlieren viele Antigene bereits ihre schädigende Wirkung, und werden „neutralisiert". Die Fresszellen des unspezifischen Systems (Phagozyten) nehmen anschließend die Antigen-Antikörper-Komplexe auf und entfernen sie so aus dem Blut. Neben der Bildung von Antikörpern durch B-Lymphozyten kommt es zu einer Aktivierung von T-Lymphozyten, die die Krankheitserreger direkt zerstören können.

4.2. Entzündungen und Zytokine

4.2.1. Entzündungen

Eine Entzündung liegt vor, wenn die Immunreaktionen an einer bestimmten Körperstelle zu Rötung, Erwärmung, Anschwellung und Schmerz führen.

Eine der stärksten entzündlichen Reaktionen wird durch Mastzellen vermittelt. Mastzellen gehören zum unspezifischen Abwehrsystem. Sie enthalten Substanzen wie Histamin, Serotonin, Heparin und verschiedene Enzyme, welche die typischen Symptome einer Entzündung hervorrufen.

So bewirkt Histamin eine Erweiterung der Blutgefäße, was zur Rötung und Erwärmung des betroffenen Gewebes führt. Darüber hinaus reizt Histamin die Nerven im Gewebe und löst Schmerzen an dieser Stelle aus. Aufgrund einer erhöhten Durchlässigkeit der Gefäßwand, die ebenfalls von den Entzündungsenzymen verursacht wird, tritt eiweißhaltige Flüssigkeit in das Gewebe aus und führt zu einem Anschwellen der betroffenen Region.

Die verschiedenen in den Mastzellen gespeicherten Enzyme bewirken die Produktion weiterer Stoffe wie Prostaglandine, die ähnliche Wirkungen wie Histamin zeigen und die Entzündungsreaktion verstärken. Durch die Entzündungsreaktion wird die Einwanderung von Fresszellen des unspezifischen Immunsystems gefördert. Diese greifen die körperfremden Zellen an und transportieren sie ab.

Die begleitende Aktivierung und Vermehrung der Lymphozyten und die gesteigerte Durchblutung führen häufig zu einer Vergrößerung der Lymphknoten bzw. der Milz. Während all dieser Prozesse kommunizieren die beteiligten Zellen des Immunsystems durch eine Vielzahl von Botenstoffen.

4.2.2. Zytokine

Um miteinander chemisch zu kommunizieren, bedienen sich die Zellen des Immunsystems bestimmter „Botenstoffe", die Zytokine genannt werden. Diese Zytokine steuern und koordinieren die Abwehr von Krankheitserregern und sind somit für den erfolgreichen Ablauf der Immunreaktionen mitverantwortlich. Dabei wirken sie als Wachstumsfaktoren, aktivieren oder deaktivieren Zellen und dienen als Schutz vor Gewebeschäden.

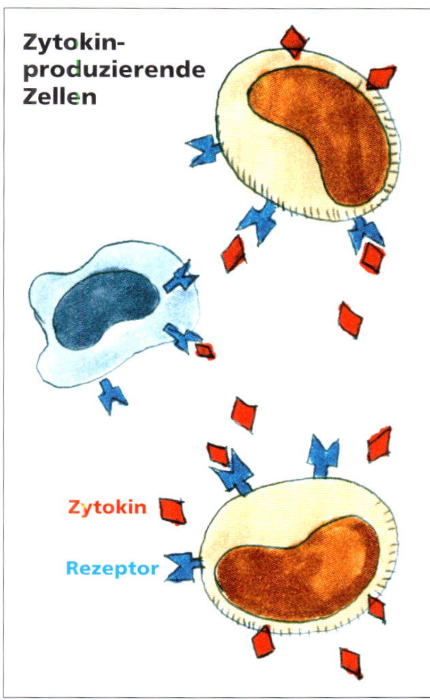

Abb. A 4.02
Zytokinreaktion

Um eine Wirkung zu erzielen, brauchen die Zytokine nicht in eine Zelle einzudringen, sondern binden sich lediglich an einen Rezeptor, der auf der Oberfläche der Zelle sitzt. Diese Rezeptoren können sich sowohl auf Zytokin produzierenden Zellen befinden als auch auf anderen Zellen, die nicht zwingend zum Immunsystem gehören müssen. Durch die Bindung werden bestimmte biologische Reaktionen innerhalb der Zelle ausgelöst und weitergeleitet.

Grundsätzlich werden zwei Arten von Zytokinen unterschieden: entzündungsfördernde und entzündungshemmende. **Entzündungsfördernde** Zytokine sind dafür verantwortlich, dass, sobald ein Erreger in den Organismus eindringt, Immunzellen zum Infektionsort gelockt werden, das betroffene Gewebe verstärkt durchblutet wird und die Immunzellen aktiviert werden. Demgegenüber sind die **entzündungshemmenden** Zytokine dafür da, dass die eingeleitete Reaktion, nachdem der Krankheitserreger mit Erfolg bekämpft wurde, wieder beendet wird; das heißt, sie sorgen dafür, dass die Entzündung wieder abklingt und die aktivierten Zellen abgeschaltet werden.

Das Wechselspiel zwischen entzündungsfördernden und entzündungshemmenden Zytokinen reguliert den effektiven Ablauf der Immunabwehr. Die Mengen an beiden Zytokinarten befinden sich bei einer Immunreaktion in einem Gleichgewichtszustand; dieser ist die Voraussetzung dafür, dass ein Erreger mit Erfolg bekämpft, die Immunreaktion aber auch wieder beendet werden kann. Ist diese Balance gestört, kommt es zu schwer wiegenden Erkrankungen, da entweder der Krankheitserreger nicht bekämpft werden kann oder die Immunreaktion trotz dessen Beseitigung nicht zum Erliegen kommt. Bei einem Überschuss an entzündungsfördernden Zytokinen beziehungsweise einem Mangel an solchen, die die Entzündung hemmen, sind chronische Entzündungen die Folge wie z. B. Rheumatoide Arthritis.

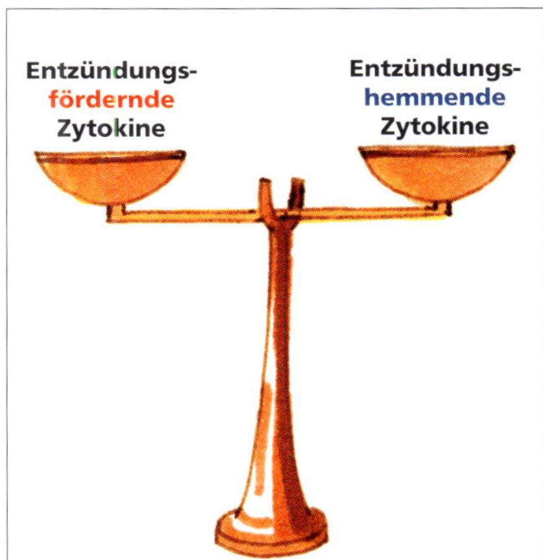

Abb. A 4.03
Zytokingleichgewicht

Um die Dysbalance auszugleichen und somit die Erkrankung zu therapieren, können dem Körper bestimmte Zytokine (= Interleukine/IL und Interferone/IFN) zugeführt werden. Ebenso wird verfahren, um die immunologische Abwehr gegen Tumorzellen anzuregen. Dabei wird beispielsweise IL-2 eingesetzt, das auch bei der HIV-Therapie verwandt wird. Weitere Beispiele sind: IL-10-Therapie bei Psoriasis und Morbus Crohn, IL-12-Therapie bei Asthma bronchiale, INF- bei Tumoren und Hepatitis C sowie IFN- bei Multipler Sklerose.

Eine weitere Möglichkeit, eine Zytokin-Dysbalance auszugleichen, ist die Zuführung von löslichen Rezeptoren oder von neutralisierenden Antikörpern in der Absicht, hierdurch überschüssige entzündungsfördernde Zytokine abzufangen. Lösliche TNF-Rezeptoren werden z. B. als Therapie bei Rheumatoider Arthritis eingesetzt.

4.3. Das ältere Immunsystem

4.3.1. Nitrat und Nitrit

Nitrat wie Nitrit sind Verbindungen, die aus den Elementen Stickstoff (N) und Sauerstoff (O) bestehen; die chemische Formel für das Nitration lautet: NO_3^-. Es kann als einzelnes Ion in der Lösung vorkommen. Als fester Stoff kombiniert das negative Nitration sich mit einem positiven Ion zu einem neutralen Molekül, wie z. B. das Kaliumnitrat KNO_3.

Nitrate kommen im Boden ganz natürlich vor. Und das ist auch gut so! Pflanzen beispielsweise brauchen den Stickstoff aus dem Nitrat, um Eiweiße aufbauen zu können. Um die Erträge zu steigern, wird Nitrat deshalb dem Boden auch zusätzlich als Dünger zugeführt.

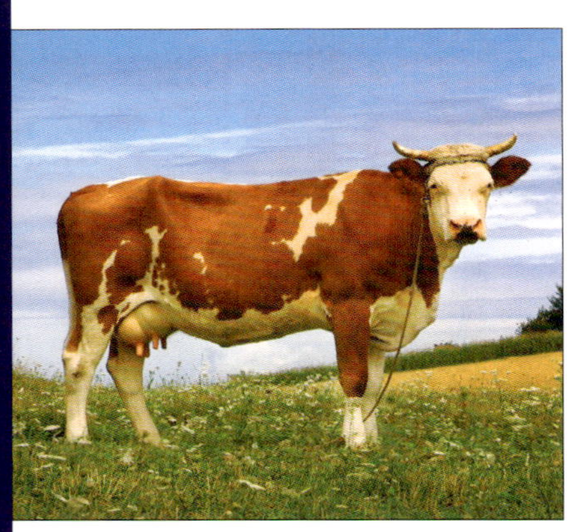
Abb. A 4.04

Der Mensch nimmt Nitrat hauptsächlich über pflanzliche Lebensmittel und mit dem Trinkwasser auf. Dabei besteht zunächst kein Problem, denn Nitrat selbst ist nicht giftig. Allerdings ist es die Vorstufe des gesundheitsschädigenden Nitrits (NO_2^-) und kann von einigen Bakterien durch Reduktion (Entzug von Sauerstoff) in Nitrit umgewandelt werden. Sowohl im Boden als auch in Lebensmitteln oder dem menschlichen Körper kann dieser Prozess stattfinden.

Anders als Nitrat ist Nitrit giftig und darüber hinaus an der Bildung der krebserregenden Nitrosamine beteiligt. Nitrosamine bestehen aus Nitrit und Aminen (= Stickstoffverbindungen, die auch im Körper gebildet werden können). Chemisch betrachtet ist die Umwandlung von Nitrat zu Nitrit eine Reduktion, die von einem Enzym durchgeführt wird, das in vielen Bakterien und Pflanzen vorkommt: der Nitratreduktase. Damit die Umwandlung erfolgen kann, müssen bestimmte Bedingungen gegeben sein. Eine davon ist ein saures Milieu, wie es beispielsweise im menschlichen Magen herrscht. Im Detail passiert dann Folgendes: Nitrit bildet im sauren Milieu das undissoziierte Säuremolekül HNO_2. Dieses spaltet sich in Nitrosyl (NO^+) und Hydroxyl (OH^-) auf. Nitrosyl kann mit einem Amin zum Nitrosamin weiterreagieren.

4.3.2. Stickstoffmonoxid und Stickstoffmonoxid-Synthase

Seit langem ist bekannt, dass Menschen mehr Nitrat und Nitrit ausscheiden, als sie aufnehmen. Bis in die 70er-Jahre ging man davon aus, dass Mikroben durch ihre Aktivität im menschlichen Dünndarm die Nitrate und Nitrite synthetisieren.

Ende der 70er-Jahre konnte dann nachgewiesen werden, dass Säugetierzellen selbst Nitrat und Nitrit herstellen können.

Organische Nitrate haben eine gefäßerweiternde Wirkung, die auf der Aktivierung eines eisenhaltigen Enzyms beruht. Sie werden zu gasförmigem Stickstoffmonoxid (NO) verstoffwechselt, das unter anderem in den Endothelzellen der Blutgefäße freigesetzt wird und so die gefäßerweiternde Wirkung auslöst.

Die wohl wichtigste Reaktion der Zellen des Immunnetzwerks ist die Produktion von Nitroverbindungen, nachdem sie mit mikrobiellen Eiweißtoxinen stimuliert wurden. Als Antwort beispielsweise auf den Kontakt mit Bakterien erzeugen die Fresszellen (Makrophagen), die überall im Körper eine zentrale Funktion für die unspezifische Immunabwehr ausüben, eine Gaswolke aus NO-Gas. Dieses Gas dringt in die Membran der Bakterien ein und stört deren Stoffwechsel.

Bereits im Jahr 1983 konnte gezeigt werden: Nachdem Bakterien mit Nitrit in Kontakt gerieten, wurde Stickstoffmonoxid (NO) freigesetzt; dieses bindet an Metalloenzyme in den Bakterien und kann die Bakterien auf diese Weise abtöten. Die zytotoxische (zelltötende) Wirkung der Nitroverbindungen als Abwehrwaffe im Kampf zwischen Säugetierzellen und Bakterien war somit entdeckt worden. Kurze Zeit später konnte gezeigt werden, dass die Makrophagenzellen (Fresszellen der Immunabwehr) die Aminosäure L-Arginin benötigen, um die zytotoxischen Nitroverbindungen zu synthetisieren. Diese Aminosäure kommt in allen Körperzellen als Baustein für die Eiweißsynthese vor.

Damit die körpereigene Synthese von NO in den jeweiligen Körperzellen gelingt, muss es in den Nerven- und Endothelzellen ein Enzym geben, das aus L-Arginin mittels molekularem Sauerstoff gasförmiges Stickstoffmonoxid freisetzt. Dieses Enzym wurde Stickstoffmonoxid-Synthase (NOS) genannt (Synthase: Synthesen katalysierendes Enzym).

Der Synthesevorgang erfordert die Anwesenheit von Calcium (Ca^{2+}), das, gebunden an das Eiweiß Calmodulin, die Aktivität von NOS kontrolliert. Calmodulin ist ein intrazelluläres Rezeptorprotein für Calciumionen.

Neben dieser calciumabhängigen NOS wurde aber auch noch eine weitere NO-Synthase in aktivierten Makrophagen (Fresszellen) isoliert, die allerdings aufgrund anderer Basisbedingungen funktioniert. Es hat sich gezeigt, dass mit Hilfe dieses calciumunabhängigen NOS-Enzyms Stickstoffmonoxidgas in großen Mengen und über längere Zeit hinweg produziert werden kann, solange die stimulierende Situation vorhanden ist und genügend L-Arginin zur Verfügung steht.

Etwa gleichzeitig wurde auch entdeckt, dass Nitrat und Nitrit von mehreren Säugetierarten in den Hirnzellen synthetisiert wird. Diese Entdeckungen führten, neben den Erkenntnissen der Immun- und Kreislaufforschung auch zu der Entdeckung, dass gasförmiges Stickstoffmonoxid ein wichtiger Neurotransmitter im zentralen und im peripheren Nervensystem ist.

Dies erforderte ein Umdenken, da bislang davon ausgegangen wurde, dass nur komplex aufgebaute Moleküle als Botenstoff fungieren können, indem sie mit genau passenden Zielmolekülen (Rezeptoren) reagieren.

(Rezeptoren sind „Empfangseinrichtungen, mit denen die Zellen eines Organs oder Systems Reize registrieren. Je nach Art der Reize werden zum Beispiel Chemo-, Thermo- und Photorezeptoren unterschieden.)

Mit NO wurde jetzt ein Botenstoff gefunden, der über völlig andere Mechanismen Kontakt zu anderen Zellen aufnehmen kann. NO braucht keinen Rezeptor, weil es klein und ungeladen ist und deshalb frei zwischen und durch Zellen und Zellorganellen hindurchdiffundieren kann.

Die Kontaktaufnahme findet über die Beeinflussung des Redoxpotenzials der Zielzelle statt. NO ist ein freies Radikal und kann sich somit einfach an schwach gebundene Elektronen beziehungsweise H-Atome binden. Dadurch verschiebt sich das Redoxpotenzial der Zelle. Die Zelle nimmt diese Veränderung wahr und kann entsprechend darauf reagieren.

Die Effekte, die Stickstoffmonoxid in oder zwischen Zellen ausüben kann, sind somit nicht von seiner molekularen Gestalt abhängig, sondern allein von seiner Eigenschaft als Radikal. Stickstoffmonoxid kann nicht mit sich selbst reagieren und ist daher weniger radikal als manch andere Radikale. In Anwesenheit von Sauerstoff hat es in wässriger Lösung biologischer Zellsysteme eine Halbwertszeit von weniger als 30 Sekunden.

Wie die Forschung mittlerweile ergeben hat, sind nitrogene Oxide ein uraltes Kommunikationsprinzip innerhalb und zwischen Zellen, die mit Metallionen und Schwefelwasserstoffverbindungen wechselwirken, um Redoxpotenziale zu regulieren.

Heute werden drei Enzyme für die NO-Produktion unterschieden:

- eNOS, Calcium-abhängig, zuerst in Endothelzellen entdeckt und deshalb endotheliales NOS genannt
- nNOS, Calcium-abhängig, zuerst in Nervenzellen entdeckt und daher neurales NOS genannt
- iNOS, Calcium-unabhängig, zuständig für die in hohen Dosen induzierbare NO-Produktion. Diese ist von der Konzentration der Aminosäure L-Arginin abhängig.

4.3.3. Die induzierbare Stickstoffmonoxid-Synthase

In praktisch allen Zellsystemen des Menschen konnte mittlerweile eine nNO-Synthase (nNOS) nachgewiesen werden, die vom Calciumspiegel der Zellen abhängig ist. Diese nNOS spielt bei zahlreichen physiologischen und pathophysiologischen Prozessen eine Rolle.

Dem steht die induzierbare – hochdosierte und lang andauernde – NO-Produktion gegenüber, die durch das nicht-Calcium-abhängige Enzym iNOS geleistet wird. Dieses iNOS-Enzym ist zusammen mit der entsprechend hohen Menge an gasförmigem Stickstoffmonoxid in zahlreichen unspezifischen und spezifischen Zelltypen des Immunzellnetzwerks gefunden worden: vor allem in Makrophagen und Monozyten, in Zellen des Gehirns, der Milz, in neutrophilen Leukozyten und T-Lymphozyten.

Die Bedeutung von Stickstoffmonoxid und iNOS für das Immunsystem zeigte sich in zahlreichen Untersuchungen. In einem Experiment mit Mäusen blockierte eine Forschergruppe das Gen für die Biosynthese der Eiweiße des Enzyms der iNOS. Die Immunzellen dieser Mäuse konnten daraufhin kein zytotoxisches Stickstoffmonoxid-Gas mehr produzieren. In anderen Experimenten wurden Hemmstoffe eingesetzt, um die Stickstoffmonoxid-Synthese durch iNOS zu verhindern. Die Ergebnisse dieser Experimente zeigten deutlich: Wenn die NO-Produktion verhindert ist, ist gleichzeitig die Fähigkeit der Immunzellen, mikrobielle Erreger effektiv abzublocken, stark herabgesetzt. Die Versuchstiere waren in diesen Fällen viel anfälliger für Infektionen mit Bakterien und Parasiten.

Weiterhin wurde Folgendes entdeckt: Wenn die iNOS-Synthase blockiert worden war, konnten das Wachstum und die unkontrollierte Zellteilung von krebsartigen Zellwucherungen von Lymphomen (Lymphome sind eine der AIDS-Indikatorkrankheiten) nicht mehr gehemmt werden. Auch in Zellkulturen zeigte sich, dass Makrophagen, deren iNOS-Synthese blockiert worden war, Tumorzellen nicht mehr hemmen können.

4.4. Die T-Zellen

4.4.1. Entstehung und Funktion unterschiedlicher T-Zellen

Die T-Zellen gehören zu den Lymphozyten. Daher werden sie auch T-Lymphozyten genannt (siehe Abb. A 4.01). Wie alle anderen Blutzellen auch, entstehen sie im Knochenmark. Von dort wandern sie in den Thymus, wo sie weiter ausreifen. Das „T" in ihrem Namen leitet sich vom Thymus ab. Im Thymus werden bestimmte Rezeptoren, die sogenannten T-Zell-Rezeptoren (TCR), auf der Oberfläche der T-Zellen ausgebildet. Durch Selektion werden dann all diejenigen T-Zellen entfernt, die auf körpereigene Proteine reagieren. Die T-Zellen, die übrig bleiben, können nur körperfremde Antigene erkennen und greifen den Körper selbst nicht an.

Allerdings werden die körperfremden Stoffe von den T-Zellen nur erkannt, wenn deren Antigene auf der Oberfläche anderer Zellen präsentiert werden. Um die aufbereiteten Antigene nach außen zu zeigen, verwenden diese anderen Zellen spezialisierte Proteinkomplexe. Sie nennen sich MHC-Komplexe (Major Histocompatibility Complex, auf Deutsch: Haupthistokompatibilitätskomplex) und befinden sich auf der Zellembran (siehe Abb. A 4.05).

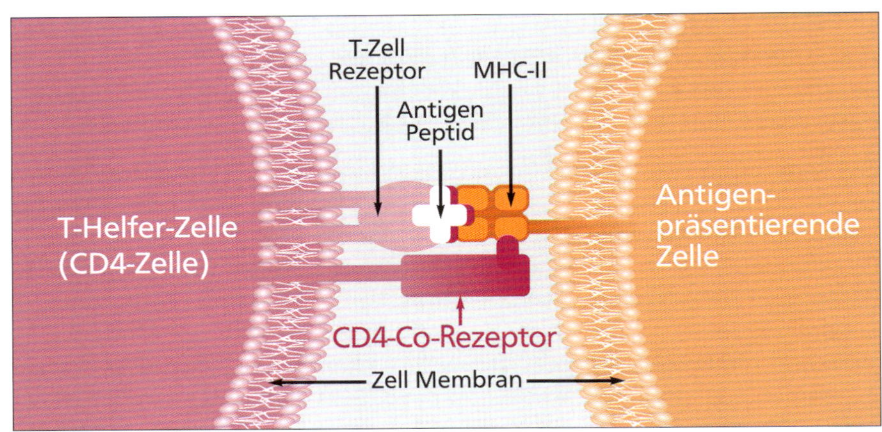

Abb. A 4.05
Ein Antigen wird von einer antigenpräsentierenden Zelle auf ihrem MHC-Proteinkomplex nach außen vorgezeigt. Eine vorbeikommende T-Helferzelle (CD4-Zelle) erkennt das Antigen mithilfe ihres T-Zell-Rezeptors. Der CD4-Co-Rezeptor stabilisiert die Bindung zum MHC-Proteinkomplex.

Die stabile Bindung der T-Zelle an die antigenpräsentierende Zelle erfordert die Beteiligung eines Membranproteins (das CD4-Protein). CD ist die Abkürzung für „cluster of differentiation", auf Deutsch „Unterscheidungsgruppe". Dieses Membranprotein arbeitet als ein Co-Rezeptor, der gemeinsam mit dem T-Zell-Rezeptor an das MHC-Molekül andockt. Dazu bindet sich der CD4-Co-Rezeptor mit der äußersten Spitze an einer bestimmten, von der TCR-Bindungsstelle entfernten Position an das MHC-Molekül (siehe Abb. A 4.05). CD4-Zellen, also Zellen mit dem CD4-Co-Rezeptor, docken an MHC-Moleküle der Klasse II an. CD8-Zellen (siehe Text unten) docken mit ihren CD8-Co-Rezeptoren an MHC-Moleküle der Klasse I an. Diese beiden Klassen unterscheiden sich leicht in ihrer räumlichen Struktur.

Reifung der T-Zellen

Die T-Zellen wandern durch den Organismus und überwachen dabei ständig die auf den MHC-Komplexen präsentierten Peptide (Proteinbruchstücke). Alle kernhaltigen Zellen des Körpers produzieren diese MHC-Komplexe und zeigen auf diese Weise, welche Proteine in der Zelle hergestellt werden. Fremdartige oder veränderte Proteine können beispielsweise durch Viren oder durch eine Mutation der DNA hervorgerufen werden. Wenn eines der präsentierten Peptide exakt zum individuellen Rezeptor einer vorbeikommenden T-Zelle passt und wenn gleichzeitig ein weiteres Stimulans (siehe Teil A, Kapitel 4.4.2) präsentiert wird, geht die T-Zelle durch Aktivierung bestimmter Gene des Zellkerns in den aktivierten Zustand über. Die Zelle wächst und differenziert sich aus.

Funktionen der T-Zellen

Je nach Zellart werden unterschiedliche Mechanismen ausgelöst:

1. **CD8-Zellen**, auch T-Killerzellen genannt, zerstören die kranke Zelle direkt. Sie erkennen ob es sich um körpereigene Peptide oder um virale Peptide oder Peptide mutierter (und somit oft mit Krebs verbundener) Proteine handelt und zerstören daraufhin die kranke Zielzelle.
2. **CD4-Zellen** sind auch als T-Helferzellen bekannt. Sie heißen so, weil sie Zytokine ausscheiden, wodurch die Immunantwort insgesamt verstärkt wird. Sie rufen sozusagen Hilfe herbei und locken zusätzliche Immunzellen an.

3. **Regulatorische T-Zellen** verhindern überschießende Angriffe auf intakte Körperzellen und unterstützen so bei der Selbsttoleranz. Die Intensität der Immunantwort muss ständig kontrolliert werden, um einerseits Fremdzellen zu vernichten und andererseits eine Autoimmunität gegen normale Gewebe zu unterdrücken. Die regulatorischen T-Zellen werden anhand ihrer Zytokinprofile weiter unterteilt.
4. **T-Gedächtniszellen** bilden eine Art „immunologisches Gedächtnis", indem sie nach ihrer Aktivierung im Blut verbleiben. Bei einer erneuten Infektion desselben Erregers kann die ursprüngliche Aktivierung wiederhergestellt werden, da die einmal erlernte spezifische Immunreaktion gespeichert ist. Wird der Organismus wieder mit dem gleichen Antigen konfrontiert, lösen die T-Gedächtniszellen eine schnelle und effektive Immunreaktion aus. Teilweise wandeln sie sich dann erneut in T-Helferzellen um. Die Anwesenheit von Gedächtniszellen steigert die Vermehrung von antigenspezifischen T-Zellen um das 10- bis 100-Fache. Dies gilt für CD4- und auch für CD8-T-Gedächtniszellen.

4.4.2. Die T-Helferzellen (CD4-Zellen)

Aktivierung der T-Helferzellen
Nachdem die T-Helferzellen gereift sind, verlassen sie den Thymus und bewegen sich durch den Körper. Solange sie noch nicht mit dem für sie spezifischen Antigen in Berührung gekommen sind, werden sie naive Zellen genannt.

Während einer Immunantwort zeigen spezialisierte antigenpräsentierende Zellen die von ihnen aufbereiteten Antigenpeptide (Proteinbruchstücke) von Fremdkörpern wie Bakterien und Viren auf ihren MHC-Komplexen. Wird ein solches Antigen von einer naiven T-Helferzelle erkannt, gehen die beiden Zellen über die TCR- und CD4-Komplexe eine starke Bindung ein. Hierdurch werden innerhalb der T-Helferzelle wichtige Signalwege in Gang gesetzt. Diese Signale sind als Signal 1 der T-Zell-Aktivierung bekannt. Bei diesem Vorgang entstehen zudem Veränderungen an bestimmten Membranproteinen, die sich an der Außenseite der T-Helferzelle befinden.

Zur vollständigen Aktivierung braucht die Zelle anschließend ein zweites Signal. Dieses wird durch die Wechselwirkung zwischen einem weiteren Rezeptor auf der T-Helferzelle (CD28-Rezeptor) und bestimmten Proteinen auf der antigenpräsentierenden Zelle erzeugt. Dieser Schritt ist eine Verifikation, dass es sich beim Antigen tatsächlich um einen Fremdstoff handelt. Auf diese Weise spielt der zusätzliche Rezeptor eine wichtige Rolle bei der Verhinderung von Autoimmunreaktionen.

Ist die Aktivierung abgeschlossen, beginnt die Zelle, den kräftigen Zellwachstumsfaktor IL-2 abzuscheiden, wodurch andere Zellen stimuliert werden können. Außerdem produziert sie passende IL-2-Rezeptoren, wodurch sie sich selbst weiter stimulieren kann (autokrine Wirkung). IL-2 wird von T-Helferzellen aller Untergruppen ausgeschüttet und ist somit ein guter Indikator für die aktuelle Immunkompetenz.

Differenzierung der T-Helferzellen

Die aktivierten T-Helferzellen sind auch als TH0-Zellen bekannt. Außer IL-2 scheiden sie IL-4 und IFN-γ aus. Abhängig von den örtlich vorhandenen Zytokinkonzentrationen differenzieren sich diese Zellen im Allgemeinen zu weiteren Stadien. Die beiden bekanntesten Unterklassen sind TH1-Zellen und TH2-Zellen.

Ein Übermaß an IFN-γ fördert einerseits die Produktion von TH1-Zellen, während diese von IL-10 und IL-4 gehemmt wird. Andererseits fordert IL-4 die Produktion von TH2-Zellen, die von IFN-γ wiederum gehemmt wird.

Diese beiden Unterklassen unterscheiden sich nicht nur hinsichtlich der Zytokine, die ausgeschüttet werden, sondern auch im Hinblick auf die Immunantwort. Die wichtigsten Unterschiede sind in der nachfolgenden Tabelle dargestellt:

Tabelle A 4.01
Hauptmerkmale der TH1- und TH2-Zellen
IL = Interleukin
IFN = Interferon
TNF = Tumornekrosefaktor
PGE2 = Prostaglandin E2
TGF = Transforming growth factor (Deutsch: Transformierender Wachstumsfaktor)

	TH-1 Zellen	**TH-2 Zellen**
Wichtigste ausgeschüttete Zytokine	IFN-γ, IL-2, IL-12, TNF-alpha	IL-4, IL-5, IL-6, IL-10, IL-13, PGE2, TGF-beta
Stimulierte Immunreaktion	Zelluläres Immunsystem Regt die in Betracht kommenden Zellen des Immunsystems (wie Makrophagen) zum NO-Gaskampf an.	Humorales Immunsystem Stimuliert B-Zellen zur Antikörperproduktion und zur Proliferation.

Haben sich die T-Zellen bei der Immunantwort einmal für eine bestimmte Unterklasse entschieden, wird diese Wahl dadurch stabilisiert, dass die von den bereits „differenzierten" T-Helferzellen ausgeschütteten Zytokine die Entwicklung der undifferenzierten T-Zellen zur eigenen Unterklasse fordern und die zur anderen Unterklasse unterdrücken.

Vor Kurzem wurde eine weitere Unterklasse beschrieben: die sogenannten TH17-Lymphozyten. Ihre Entstehung wird durch IL-6 und einige weitere Zytokine bestimmt. Sie unterstützen vor allem die Immunabwehr gegen Bakterien und Schimmel und sind bevorzugt im Bereich der Schleimhäute anzutreffen. TH17-Lymphozyten scheiden die Zytokine IL17, IL-21 und IL-22 aus, womit sie unter anderem neutrophile Granulozyten und bestimmte B-Zellen anregen.

T-Helferzellen und Autoimmunprozesse

Normalerweise greifen T-Helferzellen körpereigenes Gewebe nicht an. Bei Autoimmunerkrankungen wie beispielsweise Multipler Sklerose oder Typ-I-Diabetes liegt allerdings ein Verlust dieser Toleranz vor: Hier entwickeln sich T-Helferzellen des Typs TH1 und TH17, die beide eine starke Entzündungsreaktion auslösen.

Interessanterweise treten Autoimmunkrankheiten in Ländern mit geringen Hygienestandards seltener auf. *„Eine Hypothese besagt, dass eine Infektion mit Wurmparasiten, die in diesen Ländern häufig vorkommen, vor ungewollten Reaktionen des Immunsystems wie Allergie und Autoimmunität schützen kann"*, meint Professor David Vöhringer von der Universität Erlangen. Wie dies genau geschieht, darüber ist bisher noch wenig bekannt. Dr. Vöhringers Arbeitsgruppe hat vor Kurzem aber neue

Erkenntnisse über einen möglichen Mechanismus gewonnen. Die Forscher konnten zeigen, dass bei Mäusen, die mit dem Wurmparasiten „Nippostrongylus brasiliensis" infiziert wurden, die TH1- und TH17-Zellen, die für Autoimmunprozesse verantwortlich sind, zu TH2-Zellen umprogrammiert werden können. TH2-Zellen schütten Botenstoffe aus, die einen hemmenden Einfluss auf TH1- oder TH17-vermittelte Immunreaktionen haben. Damit war zum ersten Mal ein konkreter Nachweis dafür gelungen, dass Wurmparasiten einen positiven Effekt auf die Umprogrammierung von T-Zellen und damit auf das Immunsystem haben.

4.4.3. Stickstoffmonoxid (NO) und die TH1-/TH2-Zellen

Die beiden eben dargestellten Sorten von T-Helferzellen, die TH1- und TH2-Zellen, spielen eine steuernde Rolle bei der Sickstoffmonoxid-Gasabwehr. Die TH1-Zellen synthetisieren die Typ1-Zytokine, die daraufhin die Synthese von zytotoxischem Stickstoffmonoxid-Gas (NO) stimulieren; die TH2-Zellen synthetisieren Typ2-Zytokine, die eine gegenteilige Wirkung erzeugen, indem sie die Synthese von Typ1-Zytokinen und damit die Synthese von Stickstoffmonoxid-Gas hemmen.

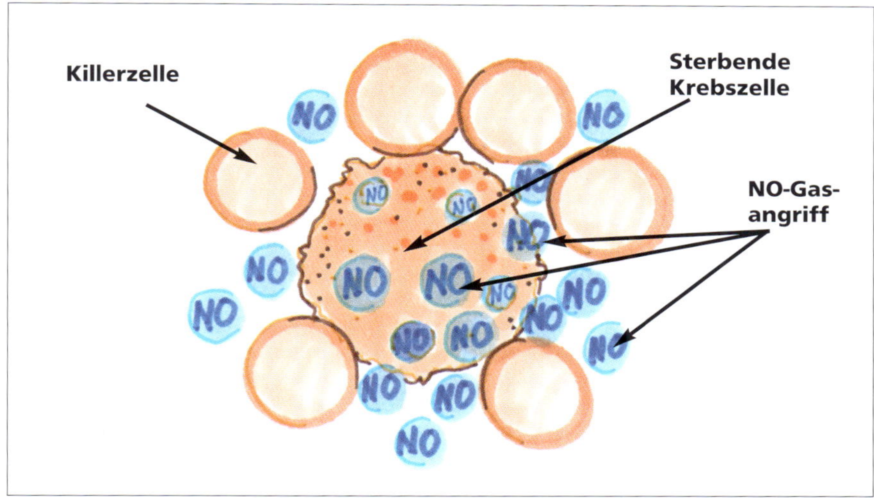

Abb. A 4.06
Eine sterbende Tumorzelle: NO-Gasangriff plus vitale Killerzellen.

Die Makrophagen (= Fresszellen), also die unspezifischen Zellen der Immunabwehr, werden von den Typ1-Zytokinen der TH1-Zellen dazu angeregt, große Mengen an Stickstoffmonoxid-Gas zu produzieren. Dieses Gas kann aus den Makrophagen durch die Membran von Krebszellen diffundieren, die auf dem Blutweg nicht mehr erreichbar sind, und dort in ausreichend hoher Konzentration den programmierten Zelltod auslösen.

Auch andere Angriffswege sind möglich. Bestimmte zytotoxische Immunzellen sind in der Lage, große Mengen an Typ1-Zytokinen zu produzieren, die sich direkt an die Krebszellen binden können. Innerhalb der Krebszellen bewirken die Typ1-Zytokine dann die Produktion von Stickstoffmonoxid-Gas und ROS, die in ausreichender Menge ebenfalls den programmierten Zelltod der Tumorzellen induzieren können.

Auch viele Nicht-Immunzellen, insbesondere Schleimhautzellen, sind nach Stimulation fähig, zytotoxisches Stickstoffmonoxid zu produzieren. Auf dem Blutweg und über die Lymphbahnen können sie so Krebszellen oder sich absiedelnde Metastasen hemmen und in den programmierten Zelltod treiben.

Hochmaligne Zellen haben jedoch einen Schutzmechanismus, mit dem sie sich wehren: Ähnlich wie Parasitenzellen sondern sie spezifische Substanzen ab, um in den Umgebungszellen (Makrophagen, Immunzellen und Nicht-Immunzellen) die Synthese von Typ1-Zytokinen und damit die Angriffe durch Stickstoffmonoxid-Gas und seine Derivate zu blockieren. Die ausgeklügelte Strategie dieser Mechanismen haben die Tumore entwickelt, um auch in sehr „unwirtlicher" Umgebung innerhalb eines Wirts überleben können.

Wie sich immer wieder bestätigt hat, ist die iNOS-Synthese ein Schutz- und Verteidigungsmechanismus des Organismus. iNOS ist nicht nur an der Hemmung von Krebszellen beteiligt, sondern ebenso an der Hemmung von Parasiten, Pilzen, Bakterien und Viren. Entsprechend konnte iNOS in einer Vielzahl von Zelltypen festgestellt werden, zu deren Schutz es dient: Endothelzellen, glatte Zellen der Blutgefäße, Herzmuskelzellen, Knorpelzellen, Knochenzellen (Osteoblasten), Fibroblasten des Grundgewebes, Keratinozyten der Haut, Leberzellen, Pankreaszellen und periphere Nervenzellen.

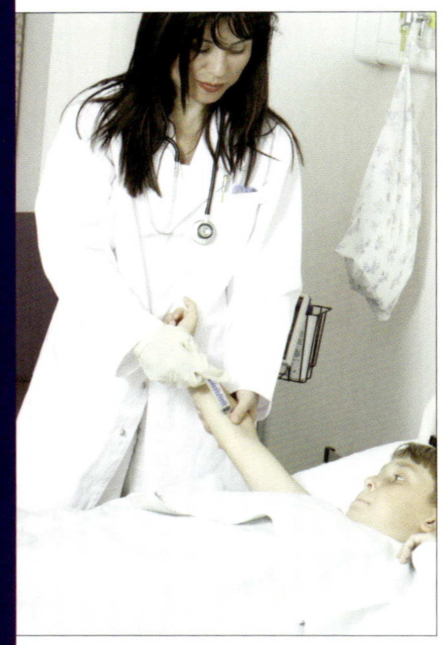

Abb. A 4.07

4.4.4. Impfungen und der TH1/TH2-Status

Impfungen in der frühen Kindheit werden kontrovers diskutiert; die Argumente, die gegen eine Impfung sprechen, stehen unter anderem mit dem TH1/TH2-Status (Typ1-Zytokin-Typ2-Zytokin-Status) in Zusammenhang.

Mehrere Autoren weisen darauf hin, dass während der Schwangerschaft bei der Mutter und beim Kind ein Typ-2-Zytokin-Status gegeben ist; eine natürliche TH1-TH2-Balance muss nach der Geburt erst auf möglichst natürliche Art „antrainiert" werden.

Wie sich nun herausgestellt hat, können Impfungen in der frühen Kindheit, insbesondere bei Impfprobanden mit Blutgruppe B, A und AB, anscheinend eine bleibende erhöhte Disposition für den TH2-Status auslösen. Dies wird darauf zurückgeführt, dass die kindlichen (Virus-) Krankheiten vermieden werden und dadurch die TH1-Abwehr ungenügend trainiert wird.

Die damit verbundenen Nachteile von Impfungen sind: verminderte NO-Abwehrgas-Synthese, gesteigerte Reaktionsbereitschaft gegen Fremdeiweiße und toxische Substanzen, erhöhter Glutathion-Verbrauch.

Dem steht die verbesserte Antikörperproduktion als Vorteil der Impfungen gegenüber.

Weitere neue Erkenntnisse in Bezug auf Impfungen stehen mit dem Humanen Papilloma-Virus (HPV) und Gebärmutterhalskrebs in Zusammenhang.

Es gibt über 100 Typen des HPV; diese Viren kommen so allgemein vor, dass die meisten Erwachsenen irgendwann in ihrem Leben das Virus bekommen werden. Die meisten Infektionen verlaufen ohne irgendwelche Symptome und verschwinden von selbst.

Bei zwei Typen des Papilloma-Virus, HPV16 und HPV18, wurde festgestellt, dass sie bei über 50 Prozent der Patientinnen mit Gebärmutterhalskrebs anwesend waren; aufgrund dieser Beobachtung wird angenommen, dass diese Viren an der Entstehung des Krebses beteiligt sind. Mittlerweile kann gegen diese HPV-Typen geimpft werden.

Es ist jedoch nicht bekannt, wann das HPV nun Krebs auslösen soll und wann nicht. Die meisten erwachsenen Frauen werden das Virus einmal bekommen, aber nicht zwangsläufig an Krebs erkranken. Die universitäre Medizin erklärt auch hier die Krebsentstehung durch zusätzliche Mutationen. Es wäre aber auch möglich, dass gerade jene Frauen an Krebs erkranken, bei denen beispielsweise eine allgemeine Schwächung des Immunsystems im Genitalbereich vorliegt. Ein vermehrtes Auftreten von HPV16 und HPV18 könnte dann ein Begleitphänomen der Erkrankung sein und muss nicht unbedingt die Ursache dafür liefern.

5. Chronische Erkrankungen

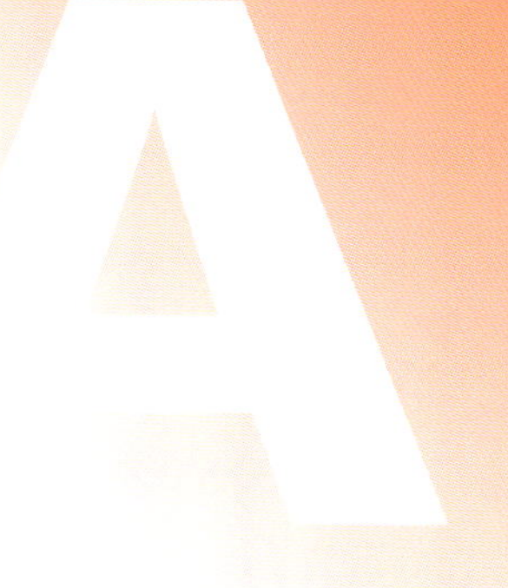

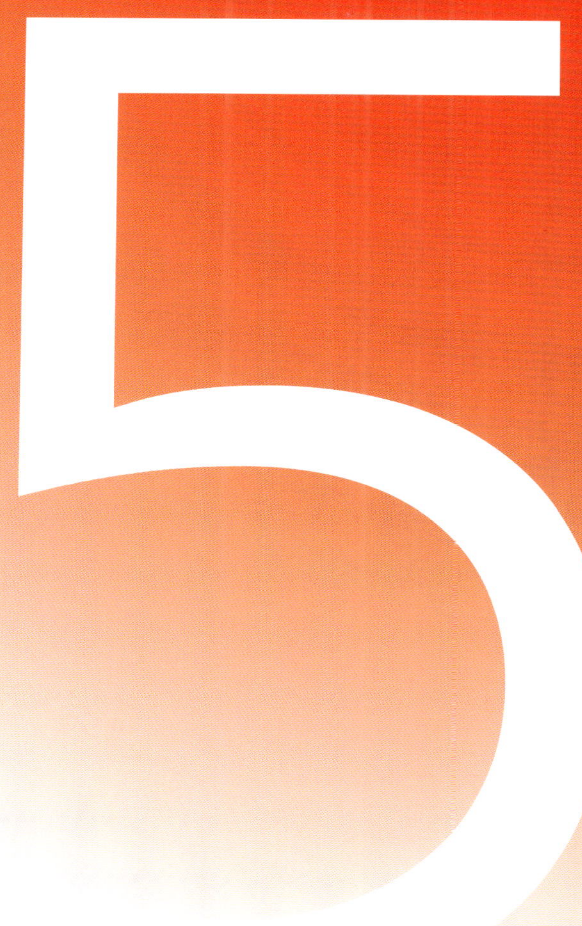

5.1. Allgemeine Zusammenhänge

Chronische Erkrankungen sind ein Phänomen der heutigen Zeit. Vor 60 Jahren hatte der Hausarzt 10 Prozent Patienten mit chronischen Erkrankungen in seiner Praxis und 90 Prozent akute Fälle, heute ist das Verhältnis fast umgekehrt.

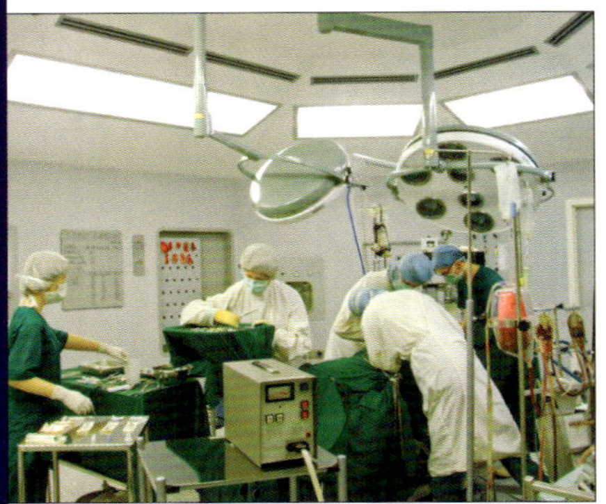

Abb. A 5.01

Was ist los? In der holistischen Medizin wird dies dem zunehmenden Einfluss externer Belastungen zugeschrieben, zusammen mit der schlechteren Qualität unserer Nahrungsmittel und, zumindest in bestimmten Bevölkerungsgruppen, schlechteren Essgewohnheiten und Bewegungsmangel.

Die offizielle Medizin tut sich immer noch schwer mit dieser Auffassung, obwohl in den letzten Jahrzehnten doch eine erhebliche Veränderung zu spüren ist. Vorbei sind z. B. die Zeiten, als man meinte, dass eine zufällige Mutation bereits Krebs auslösen könnte. Heute wird eingeräumt, dass vermutlich mindestens 35 Prozent der Krebsfälle nahrungsbedingt sind und dass die Grundbedingungen eines erheblichen Teils der Krebsfälle von chronischen Entzündungen verursacht werden. Von den bekannten Krebsfällen würden heute 60 Prozent gar nicht entstehen, wenn der Gesetzgeber und die Nahrungsmittelindustrie auf die Verwendung von vermeidbaren Toxinen (wie Paraben, Konservierungsstoffe, Aluminium etc.) Einfluss nähme. (Ref. Samuel Epstein)

Wie der berühmte Mikrobenforscher Louis Pasteur bereits sagte:
„Nicht die Mikrobe, sondern das Milieu ist der entscheidende Faktor!“

Diese Aussage spiegelt das größere Vertrauen in das Selbstheilungsvermögen des Körpers wider, das man normalerweise bei den Vertretern der holistischen Sichtweise antrifft. Mit einigen Mikroben und mit den „normalen“ ca. eine Billion Mutationen (siehe auch Teil A, Kapitel 4.) pro Tag kommt der gesunde Körper ohne weiteres klar. Es braucht schon mehr, um das Regelvermögen des Körpers auf Dauer aus dem Gleichgewicht zu bringen.

Hiermit hängt auch zusammen, dass mehrere Belastungen, die in der holistischen Sichtweise als eine Dauerbelastung gesehen werden, in der schulmedizinischen Sichtweise kaum oder überhaupt nicht als Belastung anerkannt werden. Hierzu zählen z. B. Elektrosmog oder Schwermetallbelastung durch Zahnamalgam.

Durch manche Vertreter der holistischen Sichtweise wird allein die Art und Weise, wie wir uns durchschnittlich ernähren, bereits als eine Dauerbelastung für die Körperzellen gesehen, wobei vor allem der Zuckerkonsum mitverantwortlich gemacht wird. Der Konsum von raffiniertem Zucker (pur oder verarbeitet) ist von durchschnittlich unter 2,5 kg pro Person im Jahr am Ende des 19. Jahrhunderts auf über 50 kg pro Person im Jahr am Ende des 20. Jahrhunderts in den Staaten der westlichen Welt angestiegen. Dies macht 1 kg Zucker pro Woche. Es ist vorstellbar, das dies alleine bereits zu einer Grunddauerbelastung führt, weil unser

Körper im Laufe der Evolution nie für den Konsum solcher Mengen Zucker ausgelegt wurde.

Manche Therapeuten sprechen in diesem Zusammenhang denn auch von einer Glukosevergiftung. Das permanente Übermaß an Glukose, das die Zellen zu verwerten bekommen, würde dazu führen, dass sie mehr und mehr auf die Glukosevergärung umschalten – zum Nachteil der oxidativen Phosphorilierung.

Auch die vorher schon besprochenen Prooxidantien können als eine Dauerbelastung aufgefasst werden, wobei unterschiedliche externe Quellen zum endgültigen Niveau dieser Belastung beitragen können.

Schließlich können ebenfalls anhaltende psychische Belastungen auf Dauer zu biochemischen Veränderungen und zu Dauerstress des Körpers führen.

Bei chronischen Krankheiten gibt es eine hohe Wahrscheinlichkeit, dass der Körper auf Dauer die Fähigkeit zur angemessenen Regulierung der Immunantwort verliert. Wenn vom Immunsystem über zu lange Zeit nur eine Art von Antwort verlangt wird, können Flexibilität und Fähigkeit zur Gegenregulierung abnehmen und auf längere Sicht verloren gehen. Auf diese Art und Weise kann das Immunsystem in einer fast ausschließlichen Reaktion, dominiert von Typ-1-Zytokinen, oder in einer fast ausschließlichen Reaktion, dominiert von Typ-2-Zytokinen, stecken bleiben. Dies hat auch damit zu tun, dass die Zytokine, wie vorher bereits erwähnt, Reaktionen auslösen, wobei sie sich selber schließlich vermehren. Es entsteht ein positiv rückgekoppelter Regelkreis. Wenn die Möglichkeiten zur Rücksteuerung zu gering geworden sind, bleibt das System in diesem Regelkreis stecken, der somit zu einem Teufelskreis wird.

Es ist bemerkenswert, dass sowohl Übersteuerungen von Typ-1-Zytokinen als auch Übersteuerungen von Typ-2-Zytokinen von zu hohem oxidativen und/oder nitrosativen Stress herrühren können (siehe Teil A, Kapitel 3). Dem System fehlen einfach die Mittel, um eine ausbalancierte Reaktion aufrechtzuerhalten, wodurch es in die eine oder andere Richtung abdriftet und stecken bleibt. Diese Zusammenhänge sind in der folgenden Grafik dargestellt.

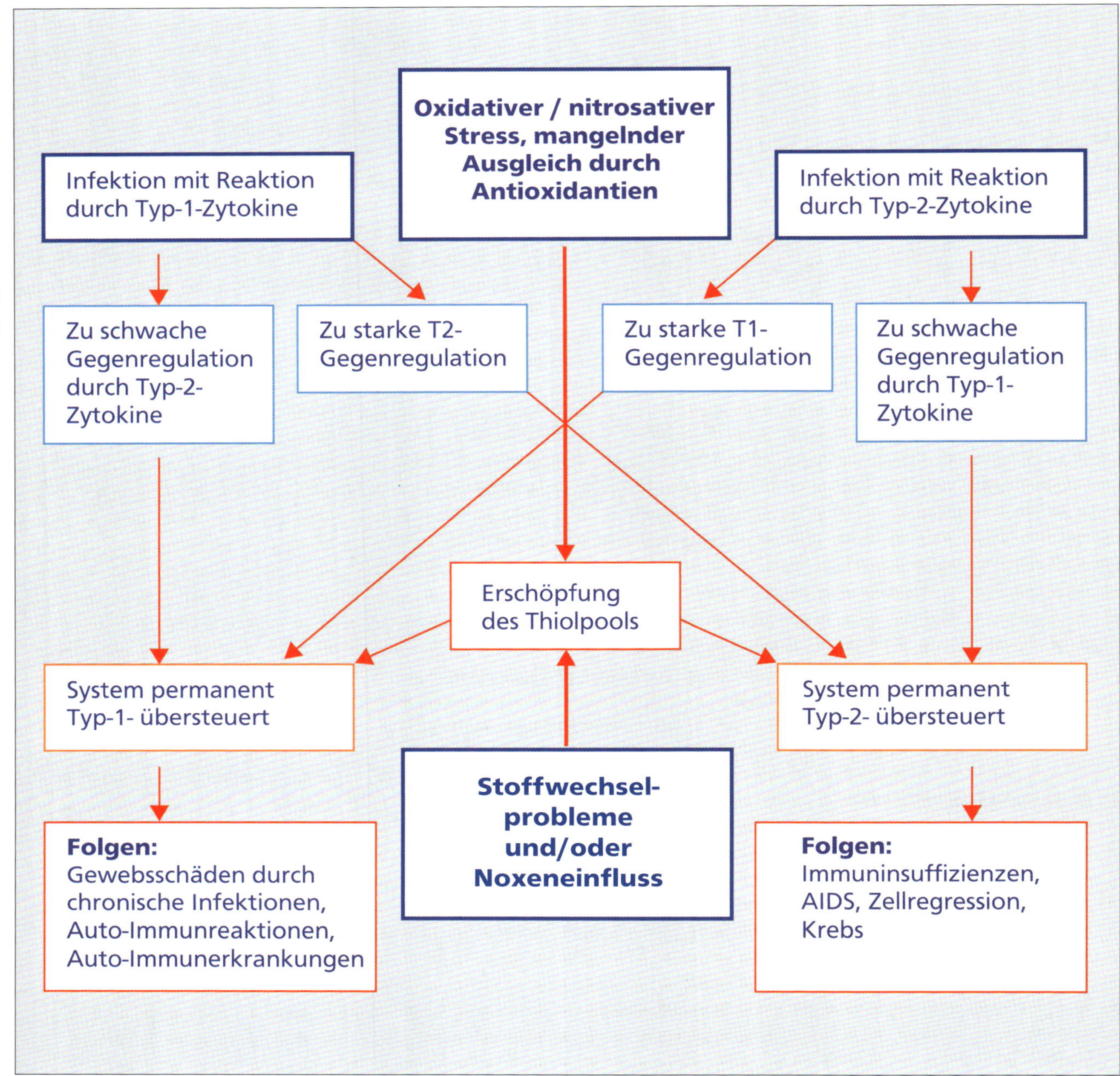

Abb. A 5.02
Vereinfachte Darstellung der Zusammenhänge, wie es zur permanenten Typ-1- oder Typ-2-Übersteuerung kommen kann.
Die vollständigen Aspekte bezüglich TH1/TH2 lesen Sie bitte in Teil A, Kapitel 4.4.

5.2. Typ-1-Übersteuerung – ein Krankheitsmodell für FM, CFS, MCS und PTSD

Bei den Krankheiten mit **Typ-1-Übersteuerung** kann sich der Körper des oxidativen/nitrosativen Stresses nicht mehr erwehren. Die Typ-1-Zytokine sind permanent zu hoch, wodurch zu viel NO freigesetzt wird. Dies hat zur Folge, dass der nitrosative Stress nicht abklingen kann. In einem 2007 erschienenen Buch beschreibt Professor Martin Pall von der Washington State University, wie es auf diese Weise zu mehreren Regelkreisen (Teufelskreise) kommen kann, der den oxidativen/nitrosativen Stress chronisch hochregelt. In diesem Krankheitsweg spielt Peroxynitrit eine zentrale Rolle. Peroxynitrit wird durch freigesetztes NO gebildet, das mit dem Superoxid-Radikal $O_2^{-}\bullet$ eine Reaktion eingeht.

Prof. Pall beschreibt mehrere derartige Regelkreise, die zur Entstehung von Krankheiten wie FM (Fibromyalgie, chronische Schmerzerkrankung), CFS (Chronic Fatigue Syndrom; Chronisches Müdigkeitssyndrom), MCS (Multiple Chemical Sensitivity) und PTSD (Post-Traumatic Stress Disorder) führen.

Die genannten Krankheiten ähneln sich insoweit, als daß sie chronisch sind und als ungreifbar und unverstanden gelten.

Diese Krankheiten haben teils gemeinsame Symptome, und eine Person kann an mehreren dieser Krankheiten gleichzeitig leiden. Das bekannte Golfsyndrom gilt als eine Kombination von allen vier Krankheiten. Aufgrund dessen spricht einiges dafür, dass sie ähnliche Ursachen haben könnten.

Mit einer großen Anzahl von Beweisen belegt Pall sein ganz aktuelles Modell, mit dem er die Entstehung und Fortsetzung dieser Krankheiten erklärt. Seine Theorie basiert grundsätzlich auf der Annahme, dass der Entstehung dieser Krankheiten ein traumatisches Ereignis wie eine Infektion, chemischer Stress oder ein physisches Trauma vorausgeht. Dadurch bedingt kommt es zu einer erhöhten Produktion entzündungsfördernder Zytokine, die wiederum das Stickstoffoxyd-Synthase-Enzym auslösen, was zu einer induzierten NO-Synthese (iNOS) führt. Bei dieser wird eine große Menge gasförmigen Stickstoffmonoxids freigesetzt, das unter anderem mit dem Superoxid-Radikal $O_2^{-}\bullet$ eine Reaktion eingehen kann, um den starken Oxidanten Peroxynitrit $ONOO^{-}$ zu bilden. An dieser Stelle der Abläufe kann der Beginn eines Teufelskreises einsetzen, da Peroxynitrit innerhalb einiger positiver Rückkopplungsmechanismen der zentrale Faktor ist, um die Stickstoffmonoxid- und Peroxynitritkonzentration immer weiter ansteigen zu lassen.

Ist ein solcher Teufelkreis erst einmal entstanden, bedingt dieser ein hohes Maß an prooxidativem Stress, der nicht mehr von selbst abklingen kann und somit permanent vorhanden bleibt. Die Etablierung eines

Teufelskreises ist also die Erklärung dafür, wie ein einmaliges Ereignis eine chronische Krankheit verursacht, die dann jahrelang oder sogar ein ganzes Leben lang bestehen kann. Derartige Teufelskreise werden von Professor Pall mit dem Begriff Stickstoffmonoxid/Peroxynitrit ($NO/ONOO^-$)-Zyklen bezeichnet.

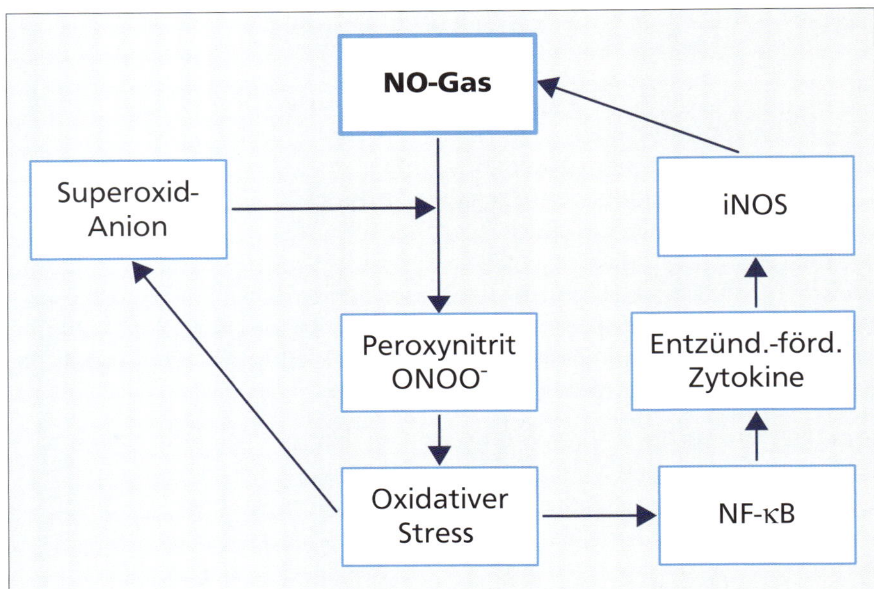

Abb. A 5.03
Zwei Regelkreise mit positiver Rückkopplung aus der Theorie von Prof. Pall. NF-κB (Nukleärer Faktor κB) ist ein wichtiger spezifischer Transkriptionsfaktor, der in praktisch allen Zelltypen und Geweben vorkommt.

Gemäß Palls Theorie werden die Symptome der oben genannten Krankheiten von einem erhöhten Niveau von Stickstoffmonoxid, Peroxynitrit und anderen Elementen des betreffenden $NO/ONOO^-$ -Zyklus begleitet. Da die zentralen Elemente, also Stickstoffmonoxid und Peroxynitrit, in biologischem Gewebe nur beschränkte Diffusionslängen haben und die Mechanismen des $NO/ONOO^-$ -Zyklus auf Zellebene ablaufen, treten die Mechanismen lokal in Erscheinung. Das heißt: Während ein bestimmtes Körpergewebe von dem Zyklus schwer betroffen sein kann, kann ein anderes relativ verschont bleiben. Von Patient zu Patient kann dies ganz unterschiedlich sein, weshalb die Symptome im Vergleich der Patienten stark variieren können.

Gerade diese Variationen in Bezug auf die Zeichen und Symptome dieser Multisystemerkrankungen gaben lange Zeit Rätsel auf und können nun durch den Stickstoffmonoxid-Peroxynitrit-Teufelskreis erklärt werden. Analoges gilt für den chronischen Verlauf der Erkrankungen und die Tatsache, dass unterschiedliche Stressoren ähnliche Krankheiten hervorrufen können.

Das Modell von Pall ist kein reines Gedankenkonstrukt, sondern stimmt mit den zur Verfügung stehenden Untersuchungsbefunden überein. Das heißt: Bei den Patienten, die an den genannten Multisystemerkrankungen leiden, sind generell erhöhte Elemente des $NO/ONOO^-$ -Zyklus zu finden. Die Therapie der Erkrankungen sollte deshalb an zwei Punkten ansetzen: zum einen daran, den Kontakt mit den Stressoren (soweit diese bekannt sind und der Kontakt noch besteht) zu vermeiden, und zum anderen daran, den NO/ONOO⁻ -Zyklus herunterzufahren.

Gerade Letzteres ist keine einfache Aufgabe, da dieser Zyklus die Fähigkeit besitzt, sich selbst hochzuregeln. Um einen Erfolg zu erzielen, muss er an möglichst vielen Stellen gleichzeitig angegriffen werden. Dies geschieht am besten mit einer Kombination aus zahlreichen unterschiedlichen Nahrungssupplementen, die insbesondere viele Antioxidantien enthält. Prof. Pall führt eine Liste von 31 Stoffen und Stoffklassen auf, die erfolgreich in diese Regelkreise eingreifen können.

Fünf Ärztinnen und Ärzte, von denen Pall berichtet, arbeiten bereits seit Jahren mit guten Ergebnissen mit diesem Konzept.

5.2.1. Beispiele

Bei ihren Untersuchungsreihen mit Nahrungsergänzungsmitteln haben die Autoren die Produkte eines ausländischen Herstellers mit den nachfolgend aufgeführten Inhaltsstoffen verwendet:

- Zellschutz-Komplex – ein Multi-Vitamin-Mineralien-Aminosäuren-Antioxidantien-Komplex mit 50 Inhaltsstoffen
- Immun PowerUp – ein Aminosäuren-Komplex mit Betaglucan und Grüntee-Extrakt. In Immun PowerUp enthalten sind die Aminosäuren Arginin und Glutamin, die aus den Aminosäuren Beta-Alanin und L-Histidin aufgebaute Verbindung Carnosin sowie Glutathion, das aus den Aminosäuren Glutaminsäure, Cystein und Glyzin aufgebaut ist
- Lysin-Komplex – das die Aminosäuren Lysin, Prolin, N-Acetylcystein, Cystein, Methionin und Taurin enthält
- Cal-Mag-Komplex – das Calcium und Magnesium im biologisch ausgewogenen Verhältnis von 2:1 enthält
- Vitamin C Komplex – mit überwiegend nicht saurem Vitamin C aus sechs verschiedenen Quellen, dazu Grüntee-Extrakt und Lysin
- Q10 Alpha Plus – das außer Co-Enzym Q10 die hochwertigen Antioxidantien Alphliponsäure, Resveratrol, Weinbeerenkernextrakt (mit 40 Prozent OPC) und Curcumin enthält
- Dazu die pflanzlichen Produkte Vita Clean, Vita Immun und Vita Redox aus der VitaLine

Bei hormonaktivem Krebs wurde zusätzlich zu obiger Liste das Produkt Vita Herb-Balance von den Autoren verwendet. Falls erforderlich wurden orthomolekulare Substanzen auch als Infusion gegeben.

Wichtig bei der Verwendung von Nahrungsergänzungsmitteln ist stets, dass sie unter orthomolekularen Gesichtspunkten ausreichend dosiert sind.

5.3. Typ-2-Übersteuerung

Die permanente **Typ-2-Übersteuerung** liegt an der Basis der ganzheitlichen Theorien zur Krebs- und AIDS-Entstehung.

Bei Krebs läuft dies, ganz grob geschildert, in etwa wie folgt ab:

a. Eine oxidative/nitrosative Stresssituation, begleitet von einer zu geringen Zufuhr von Antioxidantien, Stoffwechselprobleme und/oder Noxeneinfluss, führt zur Erschöpfung des Thiolpools.

b. ROS und RNS beginnen ihr zerstörerisches Werk, nachdem der Thiolpool keinen Schwefel mehr zur Reduktion zur Verfügung stellen kann. Dadurch werden die Schwefelatome wichtiger Proteine, wie Rezeptoren, Ionenkanäle, Transkriptionseiweiße und Enzyme, angegriffen, wodurch sich die funktionsregulierenden Eigenschaften dieser lebenswichtigen Proteine verändern. Dies führt in der betroffenen Zelle zu einer Gegenregulation in Richtung einer Typ-2-Antwort.

c. Bei fehlenden wichtigen Betriebsstoffen kann die Zelle nicht mehr zurückregeln und landet im Typ-2-Übersteuerungsmodus.

d. Zu diesem Modus gehören eine Zahl von bestimmten Eigenschaften, u. a. die Hochschaltung der Oxygenasen, wodurch die oxidative Phosphorilierung in der Atmungskette heruntergeschaltet wird und die Glykolyse oder auch andere Formen der Sauerstoffverwertung hochgeschaltet werden. Die Zelle handelt hier ganz folgerichtig, da sich ihre Überlebenschance verbessert, indem sich ihre oxidative Belastung verringert.

e. Typ-2-Übersteuerung kann als eine Schutzschaltung einer teilungsaktiven Zelle gesehen werden, um das freiliegende Genom während der Zellteilung vor ROS und RNS zu schützen. Allerdings schafft die Zelle nach der Zellteilung den Übergang zur differentierten Phase nicht mehr und verharrt in diesem krankhaften Zustand.

f. Die Abschaltung der oxidativen Phosphorilierung ist für die Zelle ein Schritt zurück in das Stadium der Einzeller. Zusammen mit anderen Eigenschaften, die diesen Schritt noch verfestigen, führt dies dazu, dass die Zelle eine Regression durchmacht, sich selbstständig macht und anfängt, eine Einzellerkolonie zu bilden: den Tumor.

Seit den zurückliegenden fünf Jahren nimmt die Zahl der Veröffentlichungen zu diesem Thema stark zu. Dabei wird nachgewiesen, dass eine chronische Entzündung vielfach an der Basis der späteren Entwicklung eines Tumors am Ort der Entzündung liegt.

In den regulären Krankheitstheorien läuft der Schritt von der Entzündung bis zum Tumor (noch) über die Zwischenstufe einer DNA-Schädigung.

In der ganzheitlichen Theorie der Krebsentstehung kommt eine eventuelle DNA-Schädigung erst an letzter Stelle. Eine Dauerbelastung durch prooxidativen Stress, zusammen mit einer Schwächung des Immunsystems, führen auch ohne vorherige DNA-Schädigung zur Transformation einer gesunden Zelle zur Krebszelle.

Eine weitere Steigerung dieser Typ-2-Übersteuerung führt zu einem Krankheitssymptom, das wir AIDS nennen. Durch die völlige Ausschaltung des Typ-1-Immunrespons kommt es zu einer ausgeprägten Immunschwäche, was Krankheitserreger wie Pilze, Parasiten und Viren betrifft. Im Endstadium führt dies letztendlich auch wieder zu Krebs.

Zusammenfassend sind in der nachstehenden Tabelle einige Eigenschaften des Immunrespons, abhängig von der Zytokindominanz, dargestellt.

Tabelle A 5.01

Zytokinvorkommen	Typ-1-Dominanz	Gleichwertige Typ-1- / Typ-2-Mischung	Typ-2-Dominanz
T-Helferzellen-Vorkommen	TH-1-Dominanz	Gleichwertige TH-1 / TH-2 Mischung	TH-2-Dominanz
DTH-Hautreaktion*	stark	mittel	schwach
Zahl der T-Helferzellen im Blut	hoch	mittel	gering
B-Lymphzellaktivität	gering	mittel	hoch
Antikörper-produktion	gering	mittel	hoch
Immunabwehr gegen	nur intrazelluläre Erreger	intrazelluläre und extrazelluläre Erreger	nur extrazelluläre Erreger
Mögliche Folgen	Gewebsschäden bei überschießender Zytokinproduktion	balancierte Immunreaktion	Immunschwäche durch fehlende intrazelluläre Abwehr
Zustand der Mitochondrien-Schleuse	übermäßig offen	gleichwertig kontrolliert	übermäßig geschlossen

*DTH: Delayed-Type-Hypersensitivity

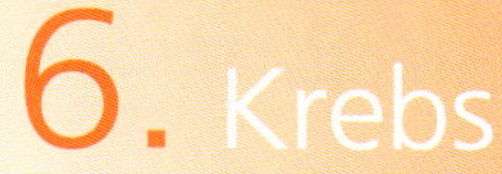

6. Krebs

A6

Einleitung

Krebs entsteht durch unkontrollierte Vermehrung von Zellen, aus denen Geschwülste hervorgehen. Diese werden auch Tumore genannt. Doch nicht jeder Tumor ist auch eine Krebsgeschwulst. Die gutartigen Tumore richten im Körper nicht mehr an, als dass sie benachbartes gesundes Gewebe durch ihr Wachstum verdrängen. Die bösartigen Tumore hingegen, die als Krebs bezeichnet werden, können in das benachbarte Gewebe einwandern, in die Blutbahn vordringen und Tochtergeschwülste bilden (Metastasen).

Die Forschung beschäftigt sich schon lange damit, die Ursachen für die zu Krebs führende Zellvermehrung zu ergründen und entsprechende Therapien für die Behandlung zu entwickeln. Und wie in vielen Bereichen werfen auch hier neue Erkenntnisse plötzlich ein ganz anderes Licht auf lange nicht ganz geklärte Zusammenhänge und eröffnen neue Chancen und Möglichkeiten.

6.1. Die Entstehung von Krebs aus Sicht der universitären Medizin

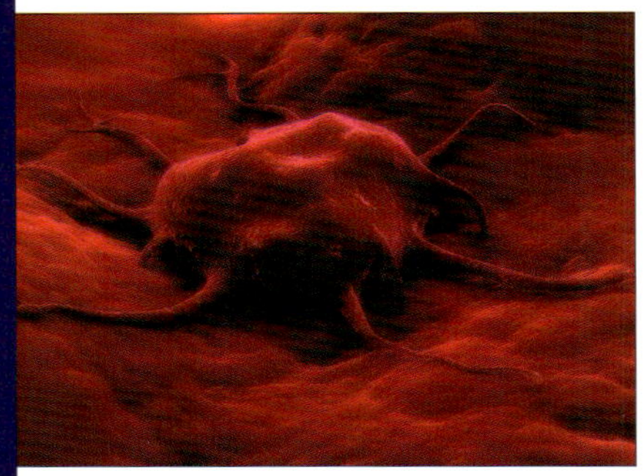

Abb. A 6.01

Die offizielle Medizin geht im Allgemeinen davon aus, dass die Ursache von Krebs in einer Schädigung der Zellkern-DNA liegt. Derartige Schädigungen können beispielsweise aufgrund von zufälligen Mutationen (Kopierfehlern bei der DNA-Verdoppelung) entstehen, aber auch durch toxische Belastung, Strahlenbelastung und bestimmte Virusinfektionen, bei denen in das Erbgut der Zelle eingegriffen wird.

Derartige Belastungen und Schädigungen sind keine Seltenheit, weshalb die Zelle auch mit einem komplexen System von DNA-Reparaturmechanismen ausgestattet ist. Das gilt nicht nur für hochentwickelte Lebewesen: Selbst einzellige Organismen besitzen über 50 verschiedene Enzyme, die dabei mitwirken, geschädigte DNA zu reparieren.

Zu Problemen kommt es dann, wenn genau jene Gene beschädigt sind, die diese Reparaturenzyme kodieren. Dann wird es möglich, dass eine DNA-Schädigung „überlebt".

Beim Menschen sind etwa 5.000 der insgesamt 25.000 Gene damit beschäftigt, den DNA-Code von einer Zellgeneration zur nächsten konstant zu halten. Diese enorm wichtigen Gene werden Wächtergene genannt. Sie überwachen nach jeder Reduplikation die korrekte Abfolge der Basenpaare in der DNA und entscheiden, ob Reparaturvorgänge nötig sind. Falls sie einen Fehler entdecken, der korrigiert werden muss, halten sie den Zellzyklus so lange an, bis die Reparatur durchgeführt ist. Führt die Reparatur nicht zum Erfolg, veranlassen die Wächtergene den programmierten Zelltod (Apoptose).

Doch wie kann es trotz dieser aufmerksamen Wachposten aus der Sicht der universitären Mediziner dennoch zu bösartigen Tumoren kommen?

Bei der Entstehung von Krebs sind zwei Arten von Genen besonders betroffen: die Proto-Onkogene und die Tumorsuppressorgene.

Proto-Onkogene sind „normale" Gene, die in jeder Zelle vorkommen. Ihre Aufgabe besteht darin, Proteine zu kodieren, die das Wachstum, die Teilung und die Differenzierung einer Zelle kontrollieren und steuern. Bislang sind mehr als 100 Proto-Onkogene bekannt. Dabei können viele Komponenten, die das Wachstum einer Zelle beeinflussen, als Proto-Onkogene angesehen werden. Alle Zellteilungskontrollgene beispielsweise sind potenzielle Proto-Onkogene.

Wie ihr Name schon sagt, sind die Proto-Onkogene (Proto = vor; Onko = Krebs) jedoch die Vorstufen der krebserzeugenden Onkogene und können durch DNA-Schädigung in Onkogene umgewandelt werden. Die Mutation macht das betroffene Genprodukt bei den Proto-Onkogenen überaktiv. Aufgrund der dominanten Wirkung dieser Mutationen muss nur eine Genkopie mutiert sein, um eine Störung zu verursachen.

Bei den sogenannten **Tumorsuppressorgenen** liegt die Gefahr in Mutationen, durch die die Genfunktion gestört wird. Diese Mutationen sind im Allgemeinen rezessiv (= nicht dominant; treten zurück). Das heißt: Beide Genkopien müssen inaktiviert sein, damit sich eine Wirkung zeigt.

Ebenso wie die Proto-Onkogene haben die Tumorsuppressorgene die Funktion, verschiedene Proteine für den Zellzyklus (= ein komplexer biochemischer Regelkreis) zu kodieren. Die Aufgaben dieser Proteine sind vielfältig: Sie können unter anderem Wachstumsfaktoren sein, als Rezeptoren, Signalproteine, DNA-Reparaturproteine und Regulatoren des Zellzyklus dienen oder für die Apoptose zuständig sein.

Ein Fehler in einem dieser Wächtergene liefert laut gängiger Theorie die Initialzündung für die Entstehung von Krebs. Das betroffene Gen kann dann den Teilschritt, für dessen Überwachung es zuständig ist, nicht mehr korrekt ausführen; in der Folge kommt es in der nächsten Zellgeneration zu weiteren Defekten. Der Effekt potenziert sich, wenn ein zweites Wächtergen betroffen ist. Sind schließlich auch Gene betroffen, die in diesen defekten Zellen die Apoptose auslösen müssten und ihre Funktion nun nicht mehr erfüllen können, so werden die defekten Zellen unsterblich.

Ist die Zellkern-DNA einmal beschädigt und kann vom Reparaturmechanismus der Zelle nicht mehr korrigiert werden, so geschieht Folgendes: Die Zelle verliert ihre Programmierung, führt ihre eigentliche Aufgabe nicht mehr aus und reagiert nicht mehr passend auf ihre Umgebung. Für Krebszellen bedeutet das, dass ihre Abstimmung von Wachstum, Teilung und Zerstörung im Zellverband außer Kraft gesetzt ist. Regulierende Signale werden nicht erkannt oder ignoriert, das heißt: nicht ausgeführt. Krebszellen werden somit zu Alleingängern.

Bei Krebspatienten aber ist, wie interessanterweise festgestellt werden konnte, nicht nur die Reparaturfähigkeit der Krebszellen betroffen, sondern allgemein die DNA-Reparaturfähigkeit herabgesetzt. So hat sich beispielsweise bei Lungenkrebspatienten gezeigt, dass die DNA-Reparatur in den weißen Blutzellen im Vergleich zu gesunden Personen deutlich schlechter ist. Wie mehrere Studien mittlerweile bestätigen, führt eine verminderte zelluläre Fähigkeit zur Behebung von DNA-Schäden zu einem erhöhten Krebsrisiko.

Trotz intensiver Forschung ist es bislang nicht gelungen, bestimmte Mutationen zu definieren, die bei den häufigsten und gefährlichsten Krebsarten regelmäßig auftreten. Als Begründung wird angegeben, dass die Komplexität der Regelkreise zu hoch und die Zahl der inzwischen bekannten Proto-Onkogene und Tumorsuppressorgene zu groß sei, um zu derartigen Erkenntnissen zu gelangen.

Die herrschende Ansicht in den vergangenen Jahrzehnten lautete: Tumore wachsen in Schüben von Mutation und Expansion. Inaktivieren DNA-Schäden beispielsweise ein Tumorsuppressorgen, so fallen Proteine weg, die normalerweise die Integrität der DNA sichern und die Teilungsaktivität der Zellen regulieren. Die Zelle erlangt somit aufgrund des veränderten Gens Eigenschaften, die es ihr ermöglichen, sich schneller zu vermehren als ihre Nachbarzellen. Diese Eigenschaften gibt die Zelle an ihre Tochterzellen weiter. Eine zufällige spätere Mutation zum Beispiel in einem Proto-Onkogen kann dann eine weitere regulatorische Schranke aus dem Weg räumen, und es kommt zu einem erneuten Wachstumsschub. Vier bis zehn Mutationen können eine Zelle – nach der Standardtheorie – auf diese Weise in eine Tumorzelle umwandeln.

Doch diese Standardtheorie ist nicht mehr ganz schlüssig, sobald die neueren Forschungsbefunde hinzugezogen werden:

Während die Standardtheorie noch davon ausgeht, dass alle Tumorzellen einer Kolonie die gleichen DNA-Schäden aufweisen, konnte mittlerweile festgestellt werden, dass die meisten Tumore nicht aus einer homogenen Ansammlung von Zellen bestehen. Dies scheint die wohl wichtigste Entdeckung zu sein, die Forscher wie Therapeuten zum Umdenken auffordert.

Weiterhin konnte festgestellt werden, dass in einigen Tumoren überhaupt keine Tumorsuppressorgene mutiert sind. Die verminderte Aktivität dieser Gene muss daher auf einen anderen Mechanismus zurückzuführen sein.

Insgesamt zeigt sich immer deutlicher, dass Tumore bezüglich der Mutation der Tumorgene ein sehr inkonsistentes Bild abgeben. So sind viele Tumorgene nur bei bestimmten Krebsarten oder bei einem Teil der Patienten oder auch nur in wenigen Zellen eines Tumors verändert.

6.1.1. DNA-Schäden durch toxische und oxidative Einflüsse

Krebserregende (karzinogene) toxische Stoffe oder auch deren Stoffwechselprodukte können sich an die DNA anheften und werden meist von den Reparaturenzymen sofort wieder entfernt. Doch das gelingt nicht bei all diesen Anhängseln (Addukten), sodass diejenigen, die haften geblieben sind, bei der nächsten DNA-Verdoppelung zu Kopierfehlern (Mutationen) führen können.

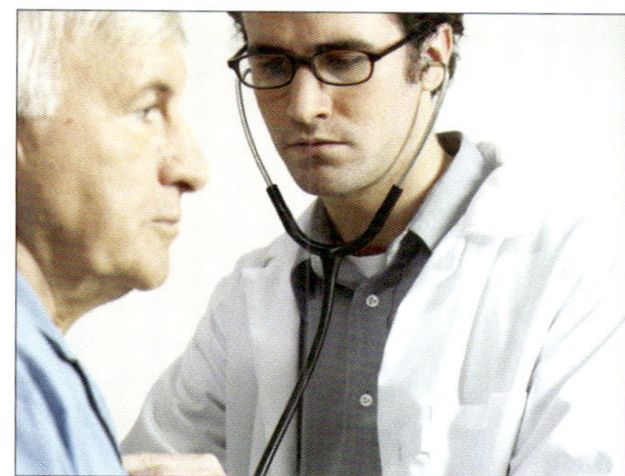

Abb. A 6.02

DNA-Addukte sind der erste Schritt auf einem der möglichen Wege, die zu einer chemisch ausgelösten Krebsentstehung führen. Wobei – und darauf kommt es an! – zuerst die chemische Belastung da ist, und aus dieser resultieren dann die Mutationen in der DNA.

Mittlerweile sind mehrere hundert DNA-Addukte bekannt. Die meisten von ihnen werden durch Schadstoffe wie Nitrosamine oder polyzyklische aromatische Kohlenwasserstoffe (PAK) verursacht. Aber auch oxidativer Stress kann über die Entstehung von DNA-Addukten zum Tumorwachstum führen.

Einer der Wege, die dabei beschritten werden, läuft über die sogenannte Lipidperoxidation. Dabei greifen ROS/RNS die Doppelbindungen in den mehrfach ungesättigten Fettsäuren der Zellmembrane an, und es entstehen wiederum reaktive Stoffwechselprodukte. Diese Stoffwechselprodukte reagieren mit der DNA im Zellkern, indem sie stark mutagen wirkende Addukte bilden, die sogenannten Etheno-DNA-Basenaddukte. Diese Addukte sind ebenso wie die von ihnen verursachten Schäden derart charakteristisch, dass sie als Biomarker für das Vorhandensein von prooxidativem Stress dienen können. Anders ausgedrückt: Kann man diese Addukte oder deren Schäden feststellen, so kann man auch auf prooxidativen Stress schließen.

ROS/RNS können die DNA auch direkt angreifen, sodass die Lipidperoxidation nur einen Umweg darstellt. ROS/RNS können die DNA-Basen oxidieren oder Brüche in den Strängen der DNA bewirken. Bei mehreren Entzündungen, die als Risikofaktoren für die Krebsentstehung gelten (beispielsweise Pankreasentzündungen und Dünndarmentzündungen), konnte eine stark erhöhte Anzahl dieser charakteristischen DNA-Veränderungen festgestellt werden. In diesen Krebsvorstufen werden im Übermaß Enzyme produziert, die anhaltenden prooxidativen Stress bewirken. Ähnliches gilt auch für chronische Entzündungen, die durch eine Infektion mit Viren, Bakterien oder Parasiten verursacht werden. Um die „Eindringlinge" abzuwehren, ergreift der Organismus Maßnahmen, bei denen unter anderem ein Enzym hochgeregelt wird, das Stickstoffmonoxid (NO) erzeugt (iNOS/induzierte Stickstoffmonoxid-Synthese). Der dadurch erzeugte prooxidative Stress führt zusammen mit seinen Folgereaktionen dazu, dass sich an der DNA Etheno-Addukte bilden. Wie diese Zusammenhänge erwarten lassen, konnte in Studien gezeigt werden, dass Antioxidantien davor schützen können, dass DNA-Addukte gebildet werden.

Der neue Forschungszweig der Epigenetik (siehe Teil A, Kapitel 1.7) kam zu einem weit bahnbrechenderen Befund im Zusammenhang mit den DNA-Addukten. Wie Epigenetiker feststellen konnten, wird weit mehr vererbt als nur die reine DNA. Bestimmte Stoffe, die an der DNA anhaften – also auch die oben beschriebenen krankmachenden Addukte! –, können mitvererbt werden. Entstehen diese Addukte aufgrund toxischer Belastungen, so lassen sich nun auch die sogenannten Erbtoxine erklären.

6.1.2. Auch in der regulären Medizin umstritten: die Warburg-Hypothese zur Entstehung von Krebs

In Krebszellen findet, wie experimentelle Befunde im Allgemeinen zeigen, eine erhöhte Glykolyse statt. Zu dieser Erkenntnis gelangte Otto Warburg bereits im Jahr 1924, indem er feststellte, dass Tumore sich durch eine ungewöhnlich hohe Konzentration des Glykolyseprodukts Laktat auszeichnen.

Unter hypoxischen Bedingungen (= Sauerstoffmangel) schaltet die Zelle zur Energiegewinnung gezwungenermaßen auf erhöhte Glykolyse um; in diesem Fall spricht man von anaerober Glykolyse. Bei den Untersuchungen von Warburg war jedoch genügend Sauerstoff für die normale Verbrennung mit Hilfe der Mitochondrien vorhanden, sodass diese Form der erhöhten Glykolyse als aerobe Glykolyse bezeichnet wird. Aus seiner Beobachtung dieser aeroben Glykolyse leitete Warburg die Hypothese ab, dass eine Störung oder Unterbrechung der Mitochondrienfunktion in Krebszellen der Hauptgrund für das Krebswachstum sei.

Warburg und seine Befürworter nahmen somit die metabolischen Veränderungen in Richtung Glykolyse als Ursache für Krebs und nicht als dessen Folge an. Aus diesem Grund ist die Warburg-Hypothese auch in der etablierten Medizin immer umstritten geblieben.

Fest steht, dass beim normalen Stoffwechsel in intakten Zellen etwa 80 bis 85 Prozent der Energieproduktion in den Mitochondrien stattfindet; die restlichen 15 bis 20 Prozent der Energie entstehen im Zellplasma durch Glykolyse. Bei Krebs wird ein umgekehrtes Verhältnis angenommen: durchschnittlich 80 Prozent der Energie wird hier durch Glykolyse im Zellplasma und der Rest in den Mitochondrien erzeugt (oder durch andere Formen der oxidativen Verbrennung).

In den vergangenen Jahren haben sich nun aus dem Bereich der etablierten Medizin erneut Befürworter der Warburg-Hypothese zu Wort gemeldet, die die Ursache von Krebs in einer metabolischen Verschiebung in Richtung Glykolyse sehen. Im Unterschied zu Warburg gehen sie jedoch nicht unbedingt von einer Störung in den Mitochondrien aus, sondern nehmen zum Beispiel Änderungen in den Signalwegen an, die zu einer erhöhten Aufnahme und Verwertung von Glukose führen können.

Darüber hinaus gibt es aber auch neuere Ergebnisse, die die Warburg-Hypothese direkt unterstützen. So konnte bei einer Form des Dickdarmkrebses zum Beispiel gezeigt werden, dass das Krebswachstum bei den Versuchstieren gehemmt wird, wenn die aerobe Verbrennung von Traubenzucker gefördert wird; dazu passend stellte sich in einem zweiten Versuch heraus, dass bei erzwungener verstärkter anaerober Vergärung des Traubenzuckers das Tumorwachstum zunimmt.

Als Grund für die metabolische Verschiebung in Richtung Glykolyse sehen die meisten Schulmediziner zwei Faktoren: zum einen genetische Veränderungen in der DNA und zum anderen die hypoxischen Bedingungen, die dadurch entstehen, dass sich die Tumorzellen infolge des Tumorwachstums im Schnitt immer weiter von den bestehenden Blutgefäßen entfernen.

Die wissenschaftlichen Meinungen zum Sauerstoffverbrauch in Krebszellen sind bis heute kontrovers. Zwar besteht Einigkeit darüber, dass hypoxische Krebszellen einen verringerten Sauerstoffumsatz aufweisen; doch hinsichtlich der Krebszellen, die normal mit Sauerstoff versorgt werden, teilen sich die Ansichten. In vielen Fällen konnten die Forscher feststellen, dass in den normal versorgten Krebszellen durchaus noch Sauerstoffumsatz stattfindet; es bleibt aber fraglich, ob der Sauerstoff innerhalb oder außerhalb der Mitochondrien verwertet wird.

Um der Antwort auf die Spur zu kommen, startete eine australische Forschergruppe im Jahr 2002 eine Untersuchung, bei der es darum ging, den tatsächlichen Sauerstoffverbrauch in Krebszellen festzustellen. Überraschenderweise stellte sich dabei heraus, dass 80 Prozent des ATP in den untersuchten Krebslinien doch oxidativ umgesetzt wurden; entsprechend wurde in den Krebszellen über die Glykolyse nicht wesentlich mehr ATP verbraucht als in normal differenzierten Zellen.

Weiterhin untersuchten die Forscher, aus welchen Quellen (Substraten) die für die ATP-Synthese in den Mitochondrien nötigen Elektronen und Protonen (dienen als Reduktionsäquivalente) stammen. Dabei zeigte sich, dass sowohl 65 Prozent des umgesetzten Sauerstoffs als auch 65 Prozent der Quellen der Elektronen nicht identifiziert werden können.

Die Diskussion um den Sauerstoffverbrauch in Krebszellen scheint somit weiter offen zu sein.

6.2. „Die sechs teuflischen Eigenschaften von Krebs"

Krebszellen unterschiedlicher Krebsformen besitzen unterschiedliche Eigenschaften; doch in einigen Punkten sind alle Krebszellen gleich. Sechs dieser charakteristischen Eigenschaften, die alle Krebszellen mindestens aufweisen, haben zwei Wissenschaftler führender Krebsforschungsinstitute in den USA im Jahr 2002 unter dem Titel „Die sechs teuflischen Eigenschaften von Krebs" veröffentlicht. Dies sind – wie später noch genauer erläutert wird – physiologische Eigenschaften der Protista.

1. Krebszellen benötigen für die Zellteilung keine externen Wachstumssignale.

Während die meisten normalen Zellen auf externe Befehle warten und sich erst dann teilen, sind die Krebszellen in dieser Hinsicht autark.

2. Krebszellen ignorieren die Stopp-Signale der Nachbarzellen und wachsen weiter.

Tumore verdrängen durch ihr Wachstum das Nachbargewebe. Um eine weitere Vermehrung zu verhindern, geben die Zellen des Nachbargewebes Botenstoffe ab. Die Krebszellen setzen sich über diese Signale einfach hinweg.

3. Krebszellen können das Selbstzerstörungsprogramm umgehen.

Haben sich zu viele DNA-Schäden angehäuft, so wird in den meisten Zellen ein Selbstzerstörungsprogramm aktiviert. Krebszellen können dieses Programm jedoch umgehen.

4. Krebszellen stimulieren das Wachstum von Blutgefäßen.

Um wachsen zu können, benötigen Tumore – wie jedes Gewebe – Sauerstoff und Nährstoffe. Um die Versorgung sicherzustellen, veranlassen sie nahe gelegene Blutgefäße, neue Verzweigungen zu bilden und in die wachsende Tumormasse einzusprossen. Immer wenn es zu hypoxischen Zuständen kommt, aktivieren sie bestimmte Wachstumsstoffe, die die Neubildung von Blutgefäßen anregen. Diese Fähigkeit der Krebszellen trägt die Bezeichnung „teuflisch" wirklich zu Recht, denn sie erlaubt ein im Prinzip unbegrenztes Wachstum der Tumore.

5. Krebszellen gewinnen potenzielle Unsterblichkeit.

Die Teilungsrate ist bei normalen Zellen auf höchstens 70 Teilungen begrenzt. Der Mechanismus, der dafür sorgt, dass diese Rate eingehalten wird, wird durch die sogenannten Telomere erzeugt, das sind die einzelsträngigen Enden der Chromosomen. Mit jeder Teilung werden die Telomere verkürzt. Unterschreitet die Länge eines Telomers ein kritisches Minimum, so kann sich die Zelle nicht mehr weiter teilen. In der Folge kommt es entweder zu einem permanenten Wachstumsstopp, oder die Apoptose tritt ein. Anders als die normalen Zellen sind die Krebszellen in der Lage, dieses System der Teilungsbegrenzung zu unterlaufen.

6. Invasion und Metastasenbildung durch Krebszellen.

Wirklich lebensbedrohlich werden Tumore meist erst dann, wenn sich einige der Krebszellen aus dem Hauptverband lösen und an anderen Stellen des Körpers neue Kolonien gründen, das heißt, neue Tumore (= Metastasen) bilden. Die Wahrscheinlichkeit, dass lebenswichtige Organe beeinträchtigt werden, wird hierdurch enorm gesteigert. Bei zirka 90 Prozent der Todesfälle aufgrund von Krebs sind Metastasen im Spiel.

Aufgrund dieser sechs typischen Eigenschaften von Krebszellen lassen sich Krebszellen mit ungelenkten Projektilen vergleichen, die sich den normalen regulatorischen Prozessen der Zelle entziehen. Um die Erkrankung Krebs wirklich zu verstehen, müssen auch die Mechanismen verstanden werden, die für die Entstehung dieser gefährlichen Eigenschaften verantwortlich sind. Anders ausgedrückt: Eine Krebstheorie kann nur dann tatsächlich erfolgreich und auch erfolgversprechend sein, wenn sie diese Mechanismen aufdeckt und eine Erklärung für die sechs teuflischen Eigenschaften liefern kann.

6.3. Grundsatzfrage: Ist Krebs eine lokale oder eine integrale Erkrankung?

Um zu einer sinnvollen Krebstherapie zu gelangen, ist es unumgänglich, eine fundamentale Frage zu klären, die bereits seit mehreren Jahrzehnten diskutiert wird: Ist Krebs eine lokale Erkrankung, oder ist bei Krebs der gesamte Körper erkrankt?

Die universitäre Medizin tendierte schon immer dazu, Krebs als lokale Erkrankung zu sehen. Sprich: Ein Krebspatient ist aus dieser Perspektive ein ansonsten gesunder Mensch, der eine Geschwulst hat, die entfernt werden muss. An dieser Sichtweise orientieren sich auch die regulären Heilmethoden wie Operationen oder lokale Bestrahlungen. Selbst Chemotherapien mit ihren funktionshemmenden Auswirkungen sind letztendlich als lokale Therapien gedacht; sie sind so konzipiert, dass die Funktionshemmung gerade in den Krebszellen besonders wirksam sein soll. Erst wenn der Krebs Metastasen bildet, erachten auch die universitären Mediziner nach und nach den gesamten Körper des Patienten als krank.

Die holistische Heilkunde hat dagegen schon immer die integrale Sichtweise vertreten. Das heißt: Ein Krebspatient ist ein an sich kranker Mensch. Aus diesem Blickwinkel ist die Geschwulst eine Manifestation einer Krankheit, die im ganzen Körper vorhanden ist; der ganze Körper ist sozusagen krebskrank. Die Krankheit ist meist schon lange da, bevor die Geschwulst überhaupt entsteht. Sie bildet sich schließlich an einer Schwachstelle oder einer der meistbelasteten Stellen des Körpers.

Im Unterschied zu den lokalen Therapien der etablierten Medizin zielen die „alternativen" holistischen Therapien darauf ab, den ganzen Körper des Krebspatienten zu heilen. Der Geschwulst selbst wird dabei relativ wenig Aufmerksamkeit geschenkt. Vielmehr soll der Organismus mit seinen ganzen Prozessen wieder so aufgebaut werden, dass er ganzheitlich gesund wird und die Krankheit aus eigener Kraft überwinden und den Tumor selbst abbauen kann.

Dieser holistische Ansatz wird in der etablierten Medizin in Bezug auf Krebs ebenso wie auf andere chronische Krankheiten kaum vertreten. Wie wichtig unterstützende Maßnahmen wie gesunde Ernährung und optimale Nährstoffsupplementierung für den Heilungsprozess sind, wurde über Jahrzehnte hinweg nahezu missachtet. Die Ärzte, die in fast allen westlichen Staaten als Therapie oder therapiebegleitend Nahrungsvorschläge für Krebspatienten ausarbeiteten, mussten alle einen schweren Kampf mit der „schulmedizinisch" vorherschenden Meinung durchstehen.

Vor diesem Hintergrund ist es umso bedeutender, dass in letzter Zeit – zumindest bezüglich der Entstehung von Krebs – immer mehr holistische Aspekte in die universitärren Medizin Eingang finden. So wird mittlerweile zum Beispiel die Bedeutung der Ernährung für die Entstehung von Krebs immer mehr anerkannt.

Für 35 Prozent der Krebsfälle, so nimmt man heute aufgrund internationaler Langzeitstudien mit vielen hunderttausend Teilnehmern an, ist die Ernährung verantwortlich (Spektrum der Wissenschaft 2003). Damit wird auch anerkannt, dass die integrale Kondition des Körpers für die Wahrscheinlichkeit der Krebsentstehung mitbestimmend ist.

Wie bereits erwähnt, stellte sich ebenfalls heraus, dass bei Krebspatienten die DNA-Reparaturfähigkeit nicht nur bei den Krebszellen, sondern allgemein herabgesetzt ist (bei Lungenkrebspatienten in den weißen Blutzellen). Durch weitere Studien konnte mehrfach bestätigt werden, dass eine verminderte Fähigkeit der Zellen, DNA-Schäden zu reparieren, zu einem erhöhten Krebsrisiko führt. Damit konnte der Beweis erbracht werden, dass nicht nur die Krebszellen, sondern auch andere Zellen des Organismus eine Änderung in Richtung Krankheit durchgemacht haben (siehe hierzu auch Teil A, Kapitel 6.8).

6.4. Holistische Gesichtspunkte der Krebsentstehung

Die holistischen Theorien zur Krebsentstehung gehen von einer Situation aus, in der der gesamte Körper – oder zumindest ein wichtiger Teil des Körpers – unter irgendeiner Form von Dauerbelastung leidet. Bricht das Regulationsvermögen des Körpers unter dem Stress zusammen, so fangen die Zellen an einer der meistbelasteten Stellen des Körpers an, sich selbstständig zu machen, und der Krebs bricht aus.

Vereinfacht ausgedrückt geht die holistische Sichtweise also von einer Dauerbelastung aus, die zu einer Transformation der Zellen zu Krebszellen führt, die wiederum DNA-Schäden bedingt.

Im Unterschied dazu nimmt die klassische schulmedizinische Theorie an, dass es aufgrund einer Dauerbelastung oder zufälligen Mutation zu DNA-Schäden kommt, die dann ihrerseits die Transformation zur Krebszelle bedingen.

Eine der entscheidenden Differenzen in den beiden Sichtweisen liegt also in der Reihenfolge, die für „Transformation zur Krebszelle" und „DNA-Schäden" angenommen wird. Eine weitere Differenz besteht darin, dass die holistische Theorie von einer Dauerbelastung des Organismus ausgeht, während bei der offiziellen Theorie bereits eine geringere Belastung ausreicht, um die Zelltransformation infolge der DNA-Schäden in Gang zu setzen. Entstehen die DNA-Schäden aufgrund zufälliger Mutationen, so muss bei dieser Sichtweise überhaupt keine Belastung gegeben sein.

Insbesondere die unterschiedliche Einstellung zur Bedeutung des Belastungsdrucks spiegelt das größere Vertrauen der holistischen Sichtweise in das Selbstheilungsvermögen des Körpers wider. Der gesunde Körper, so die Vorstellung der Vertreter der holistischen Theorie, kommt mit kleineren Belastungen oder auch einer bis einigen zufälligen Mutationen ohne weiteres klar. Um das Regelvermögen des Körpers so weit zu zerstören, dass er aufgibt und einen Teil der Zellen „in die Freiheit" entlässt, muss die vorhandene Belastung schon ein ziemlich hohes Ausmaß annehmen.

Manche Belastungen, die in der holistischen Sichtweise als Dauerbelastungen erkannt werden, werden aus offiziellmedizinischer Perspektive jedoch gar nicht oder nur mit geringer Bedeutung bemessen, so zum Beispiel Elektrosmog oder die Schwermetallbelastung durch Zahnamalgam.

Allein die weit verbreitete Ernährungsweise in der westlichen Welt wird von manchen Vertretern der holistischen Theorie bereits als Dauerbelastung für die Körperzellen erachtet. Im Fokus steht hier vor allem, wie im Teil A, Kapitel 5.1 beschrieben, der Konsum von raffiniertem Zucker, egal ob in verarbeiteter oder reiner Form.

Manche Therapeuten sprechen in diesem Zusammenhang auch von einer „Glukosevergiftung". Das permanente Übermaß an Glukose, das die Zellen verwerten müssen, würde dazu führen, dass die Zellen mehr und mehr auf die anaerobe Glukosevergärung umschalten und die oxidative Phosphorylierung immer weniger wird. Für die Zellen selbst bedeutet das einen Regressionsschritt in der Evolution. Das heißt: Sie entwickeln sich zu undifferenzierten, unkontrollierten Zellen zurück.

Dieser Gedankengang bringt uns zurück zu Otto Warburg und seiner Hypothese von der Regression zur Krebszelle unter Einfluss einer verstärkten Glykolyse. Die heftigen Diskussionen, die entstanden, weil diese Idee nun seit Kurzem von Wissenschaftlern aus den Reihen der etablierten Mediziner wieder aufgegriffen wird, sind verständlich: Schließlich dreht dieser Ansatz die klassische schulmedizinische Reihenfolge „erst DNA-Schäden, dann veränderter Metabolismus" kurzerhand um.

6.4.1. Oxidative Phosphorylierung und ROS

Auch in gesunden Zellen ist ein Mindestmaß an prooxidativem Stress (= ROS/Reaktive Sauerstoffspezies und RNS/Reaktive Stickstoffspezies) vorhanden. Die ROS entsteht zu einem wesentlichen Teil als Nebenprodukt der oxidativen Phosphorylierung in der Atmungskette der Mitochondrien (oxidativ = die Oxidation betreffend; Phosphorylierung = Anhängen einer Phosphatgruppe). Die Entstehung der RNS wurde unter anderem in Teil A, Kapitel 5.2 beschrieben.

Im Normalfall wird prooxidativer Stress durch eine ausreichende Menge an Antioxidantien in Schach gehalten. Kommt jedoch aus anderen Quellen ein zu großes Quantum an prooxidativem Stress hinzu, sucht die Zelle nach Maßnahmen, die Gesamtproduktion an ROS und RNS zu vermindern.

Zustandsänderung als Schutzmaßnahme der Zelle
Sind andere Gegenmaßnahmen erschöpft, besteht eine letzte mögliche Rettungsmaßnahme darin, die oxidative Phosphorylierung herunterzufahren: Auf diese Weise wird auch die Belastung durch die dabei entstehende ROS gesenkt. Ungeklärt ist allerdings, ob die oxidative Phosphorylierung von selbst reduziert wird, da die Mitochondrien durch die entstandene ROS bereits geschädigt sind, oder ob die Zelle die Mitochondrien mittels Steuerungsmaßnahmen gezielt herunterfährt. Auf jeden Fall nimmt die Zelle einen anderen Zustand an, der die Tendenz hat, dauerhaft bestehen zu bleiben.

Dieser Zustand gleicht dem von weniger differenzierten, sich teilenden Zellen. Wie sich gezeigt hat, wird die oxidative Phosphorylierung während der Zellteilung ebenfalls abgeschaltet; dies geschieht vermutlich, um die offenliegende DNA vor der dabei anfallenden ROS zu schützen.

Betriebsphasen versus Teilungs- und Wachstumsphasen
Die oxidative Phosphorylierung ist die weitaus effektivste Form der Energieverwertung, die der Zelle zur Verfügung steht. In den Teilungs- und Wachstumsphasen hingegen ist eine wirtschaftliche Energieverwertung nicht der wesentliche Punkt; vielmehr müssen in diesen Phasen die Nährstoffe vermehrt als Baustoffe für neue Moleküle genutzt werden.

Matthew Vander Heiden et al. haben im Jahr 2009 eine Abhandlung darüber verfasst, dass bei der oxidativen Phosphorylierung nur wenige

Nährstoffe für die Verwendung als Baustoffe übrig bleiben. Im Verhältnis gingen bei diesem Prozess mehr Kohlenstoffatome in der Form von Kohlendioxid verloren, und diese Atome könnten dann nicht mehr für den Aufbau etwa von Proteinen oder Fettsäuren eingesetzt werden. In dieser Beobachtung liegt ein weiterer Grund, warum die Zelle die oxidative Phosphorylierung in der Wachstumsphase abschalten muss.

Somit gibt es zwei Ursachen für das Abschalten der oxidativen Phosphorylierung während der Teilungsphase: Einerseits dient diese der Verringerung der ROS-Produktion, um die freiliegende DNA zu schützen, andererseits der besseren Nährstoffverwertung zum Aufbau neuer Moleküle.

Das Risiko der ungehemmten Zellvermehrung
Fazit: Wird in einer Zelle die oxidative Phosphorylierung heruntergeschaltet, so kommt die Zelle in einen Modus, der normalerweise nur für die Teilungs- und Wachstumsphasen verwendet wird. Muss sie aufgrund von äußeren oder inneren Umständen in diesem Zustand verweilen, besteht die Gefahr, dass sie sich ab einem bestimmten Zeitpunkt ungehemmt vermehren wird.

Steuerung der Umschaltprozesse durch Enzyme
Nach Ansicht von Otto Warburg schaltet die Zelle nach dem Abschalten der oxidativen Phosphorylierung auf die reine Glykolyse um, wobei überhaupt kein Sauerstoff verbraucht wird. Laut neuen Forschungen werden jedoch zusätzlich zum Umschalten auf Glykolyse bestimmte Formen der Sauerstoffverwertung zugeschaltet, die außerhalb der Mitochondrien stattfinden.

Gesteuert wird diese Abschaltung der oxidativen Phosphorylierung durch eine Verschiebung im Verhältnis zweier Enzymklassen: einem Minus an Oxidasen, die die oxidative Phosphorylierung fördern, und einem Plus an Oxygenasen, die eine alternative Art der Sauerstoffverwertung anregen.

Die Bedeutung der Oxygenasen
Oxygenasen sind Enzyme, die ein oder zwei Sauerstoffatome vom molekularen Sauerstoff direkt auf ein anderes Molekül übertragen können. Eine wichtige Oxygenase ist in diesem Zusammenhang die Häm-Oxygenase: Das ist ein Enzym, das Hämgruppen, wie sie im Hämoglobin der roten Blutkörperchen vorkommen, unter Verwendung von Sauerstoff abbauen kann, wobei über die Zerfallsprodukte, die beim Abbau gebildet werden, eine antioxidative Wirkung entsteht (siehe hierzu auch Teil A, Kapitel 3.4). Um in der Zelle bei zu hohem prooxidativen Stress eine erhöhte antioxidative Wirkung zu erzeugen, wird vermehrt Häm-Oxygenase exprimiert.

Ab einer bestimmten Konzentration fängt die Häm-Oxygenase aber auch an, die Hämgruppe im Cytochrom c (= Elektronenüberträger in der Atmungskette, siehe Teil A, Kapitel 2.2.5) abzubauen. Die Hämgruppe ist ein Teilkomplex der Cytochrome, der in der Mitte ein Eisen-Ion trägt, das eine Schaltstelle des Elektronenflusses durch die Atmungskette darstellt. Wird diese Gruppe abgebaut, stoppt der Elektronenfluss, und die oxidative Phosphorylierung in den Mitochondrien kommt zum Erliegen.

Damit ist die Zelle gezwungen, auf eine andere Art der Energiegewinnung umzuschalten.

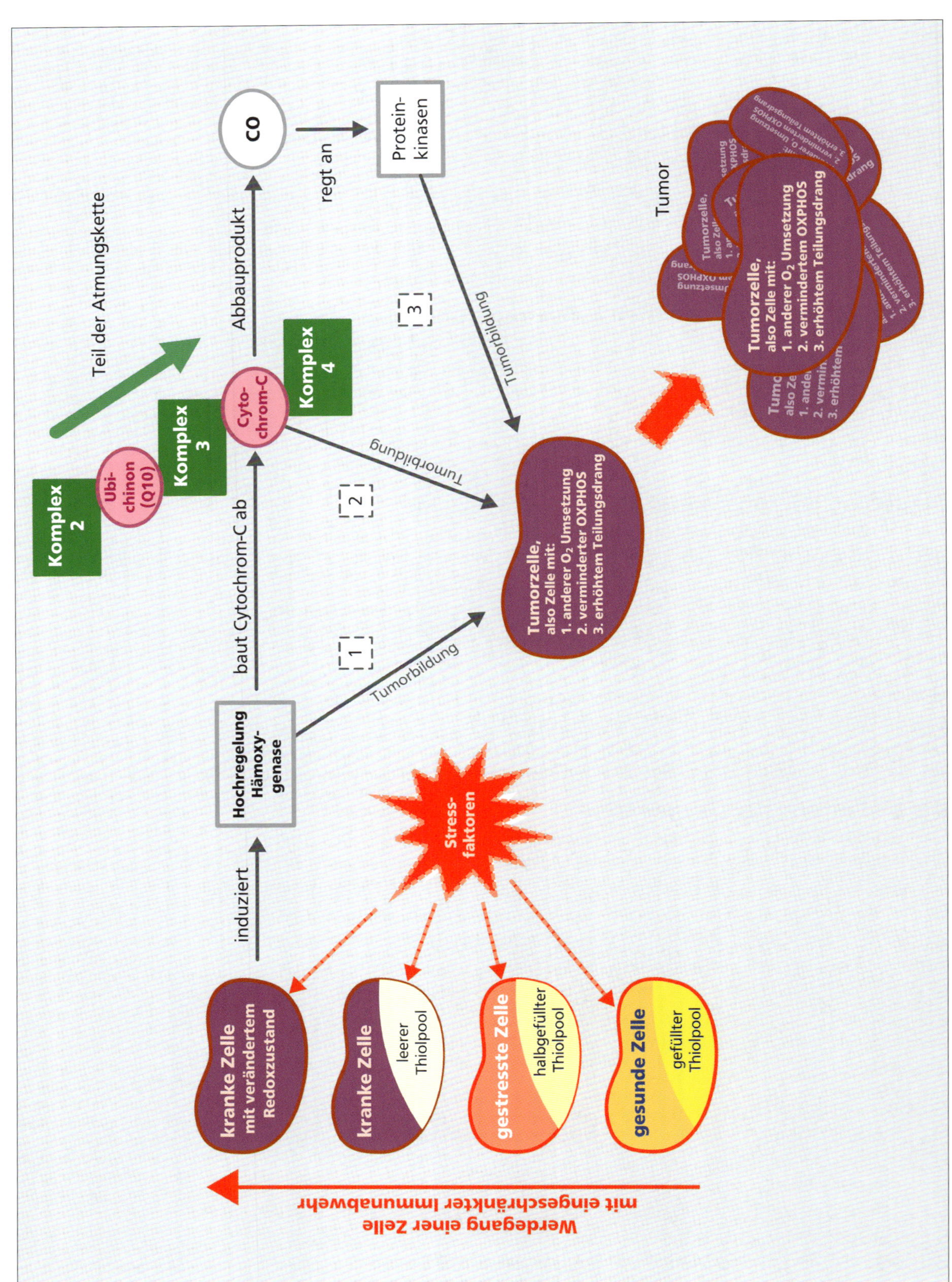

Abb. A 6.03
Eine mögliche Variation von einer gesunden Zelle zur Krebszelle

Erläuterungen zur Abbildung A 6.03

1. Unter Einfluss von Stressfaktoren nimmt der oxidative Stress der Zelle dauernd zu. Sie schafft es nicht, den Thiolpool aufzufüllen und so dem Stress entgegenzutreten.
2. ROS und RNS beginnen ihr zerstörerisches Werk, nachdem der Thiolpool keinen Schwefel mehr zur Reduktion zur Verfügung stellen kann. Dadurch werden die Schwefelatome wichtiger Proteine wie Rezeptoren, Ionenkanäle, Transkriptionseiweiße und Enzyme angegriffen, wodurch sich die funktionsregulierenden Eigenschaften dieser lebenswichtigen Proteine verändern.
3. Dies führt zu einer Gegenregulation der Zelle Richtung Typ-2-Respons inklusive der Produktion von Hämoxygenase mit dem Ziel, sich gegen noch mehr oxidativen Stress zu wehren. Das tut sie, indem die oxidative Phosphorylierung (OXPHOS) der Atmungskette unterbunden wird, um so zumindest den dadurch verursachten internen oxidativen Stress abzubauen.
4. Die Hämoxygenase greift dazu das Cytochrom c an und baut es ab. Damit wird die Atmungskette unterbrochen.
5. Beim Abbau entsteht CO, was wiederum Proteinkinasen anregt, die über weitere Stufen letztendlich die vermehrte Zellteilung anregen.
6. Die Hämoxygenase soll weiterhin ein anderes Sauerstoffumsetzungssystem anregen, wobei molekularer Sauerstoff benutzt wird, aber keine Sauerstoffradikale entstehen.
7. Dies ist als ein Regressionsschritt der Zelle in Richtung Einzeller aufzufassen, wobei die Zelle ein primitiveres Sauerstoffumsetzungssystem benutzt und erhöhte Teilungsbereitschaft aufweist. Hierdurch kann ein Tumor entstehen.

Nach dieser Theorie ist Krebs keine Zufallsmutation, sondern eine evolutionsdynamisch aus der Geschichte der menschlichen Zellen programmierte Schutzschaltung. Wirken bestimmte überdauernde und schwer wiegende Stressoren auf den Organismus ein und stören dadurch gravierend das Zusammenspiel in der Zellsymbiose, sodass funktionelle Beeinträchtigungen entstehen, kommt es zunehmend zu einer Regression, die sich schrittweise verschärft. In diesem Sinne ist eine übersteuerte Schutzschaltung eine reine Überlebensstrategie.

Ein weiterer wichtiger Zusammenhang, der in der Krebsforschung lange keine Berücksichtigung fand, ist, dass beim forcierten Abbau von Cytochrom c Kohlenmonoxid (CO) generiert wird. Erst ab dem Jahr 2002 bestätigten amerikanische Forschergruppen in ihren offiziellen Berichten, dass über das Enzym Hämoxygenase in der Krebszelle tatsächlich Kohlenmonoxid entsteht. Wird Kohlenmonoxidgas fortdauernd in einer Überschussmenge produziert, so hat das entscheidende Effekte für die Transformation zur Krebszelle:.

- Im Zellplasma aktiviert CO-Gas bestimmte Transkriptionsfaktoren, die sogenannten mitogenaktivierten Proteinkinasen, für die Stimulation des Zellteilungszyklus auch ohne externe Wachstumssignale (Erste teuflische Eigenschaft von Krebszellen).

- Über die enzymatische Überaktivierung des wichtigen sekundären Botenstoffs cGMP (zyklisches Guanosinmonophosphat) bewirkt CO-Gas die Hemmung oder Blockade der Kommunikation zwischen den Zellen im Gewebeverband (Zweite teuflische Eigenschaft).
- Durch Bindung an das zweiwertige Eisen in wichtigen Schlüsselenzymen blockiert CO-Gas den „programmierten Zelltod" (Apoptose) (Dritte teuflische Eigenschaft).

6.4.2. Stress als Dauerbelastung

Die breite Öffentlichkeit vertritt schon lange die Ansicht, dass psychische Belastungen die Entstehung und den Verlauf von Krankheiten beeinflussen können. Diese Sichtweise entspricht dem holistischen Standpunkt, der davon ausgeht, dass eine Person zunächst eine Dysbalance empfindet, die sich mit der Zeit in einer körperlichen Krankheit manifestiert.

Die offizielle medizinische Auffassung hingegen hat einer derartigen Anschauung bislang nur wenig Platz eingeräumt; und das, obwohl viele Menschen, die in der Medizin tätig sind, diese Effekte aus eigener Erfahrung kennen und sich persönlich wohl der Meinung der Allgemeinheit anschließen würden. Doch wie so oft in der Medizin und auch in anderen Wissenschaftszweigen hängt die Bereitschaft, ein Phänomen zu erkennen und zu akzeptieren, davon ab, ob im Rahmen der bereits bestehenden, anerkannten Theorien eine mögliche Erklärung dafür konstruiert werden kann. Für die Bedeutung von (psychischem) Stress als Risikofaktor für die Tumorentstehung und -progression scheint dies nun verstärkt der Fall zu sein. Ein Beispiel hierfür ist der Artikel „The influence of bio-behavioural factors on tumour biology: pathways and mechanisms", der im März des Jahres 2006 in der renommierten Zeitschrift Nature erschien. In diesem Artikel wird eine große Anzahl klinischer Daten von Tumorpatienten mit experimentellen Daten aus Tierversuchen zusammengebracht, wodurch die These unterstützt wird, dass psychische Stressoren tatsächlich die Entwicklung von Tumoren auslösen und beeinflussen können.

Unter dem Einfluss dieser Stressoren – wie zum Beispiel Depressionen, schmerzliche Verluste, Trennungen, Traumata und „posttraumatische Stressdisorder" – war die Krankheitsinzidenz zum Teil um Faktoren höher als ohne diese Belastungskomponenten. Eine weitere wichtige Komponente, deren Bedeutung sich in diesem Zusammenhang zeigte, ist die psychosoziale Unterstützung, deren Anwesenheit sich positiv, deren Fehlen hingegen negativ auswirken kann.

In diesem Artikel werden weiterhin mögliche biologische Abläufe beschrieben, die diese Effekte im Rahmen der bestehenden Theorien erklären können: Bedrohliche Informationen aus der Umwelt werden vom Individuum aufgenommen und im zentralen Nervensystem interpretiert; daraufhin kommt es im autonomen Nervensystem zu „Flucht-oder-Kämpfe"-Antworten, und es werden Glukokortikoide und Catecholamine freigesetzt. Diese Hormone stimulieren während kurzer Stresssituationen vorteilhafte Reaktionsmechanismen. Unter chronischem Stress beeinflusst das permanent erhöhte Niveau der Stresshormone das physiologische System im Allgemeinen jedoch negativ.

In neueren Studien konnte gezeigt werden, dass Glukokortikoide die Überlebensgene aktivieren, die Krebszellen vor Zytostatika schützen. Ebenso können sie onkogene Viren aktivieren und den zellulären Immunrespons herabsetzen. In der synergetischen Zusammenarbeit mit Catecholaminen können sie weiterhin das Tumorwachstum stimulieren. Wie bereits im vorhergehenden Abschnitt dargestellt worden ist, verlagert sich der Zytokin-Immunrespons unter chronischem Stress von TH1 nach TH2, wodurch die Wahrscheinlichkeit, dass die Zelle eine Transformation zur Krebszelle durchmacht, stark erhöht wird.

Auf der Basis dieser Überlegungen endet der Artikel mit der Schlussfolgerung: *„Während Krebsbehandlungsmethoden sich immer mehr in Richtung einer patientenspezifischen Behandlung entwickeln, bietet die Beachtung von Bioverhaltensfaktoren eine neue Perspektive für weitere Studien und therapeutische Ziele."*

6.4.3. Die Erklärung für die „sechs teuflischen Eigenschaften von Krebszellen"

Das Bestechende an der Vorstellung, dass es sich bei Krebszellen um eine Regression in das Stadium der Einzeller handelt, ist, dass sie für die sechs teuflischen Eigenschaften von Krebszellen eine logische Erklärung liefert.

1. Krebszellen benötigen für die Zellteilung keine externen Wachstumssignale.
2. Krebszellen ignorieren die Stoppsignale der Nachbarzellen und wachsen weiter.
3. Krebszellen können das Selbstzerstörungsprogramm umgehen.
4. Krebszellen stimulieren das Wachstum von Blutgefäßen.
5. Krebszellen gewinnen potenzielle Unsterblichkeit.
6. Invasion und Metastasenbildung durch Krebszellen.

Für Einzeller, die zwar Kolonien bilden können, aber keine Organe mit differenzierten Aufgaben besitzen, sind die Eigenschaften 1 „Keine externen Wachstumssignale", 2 „Keine Stoppsignale", 3 „Kein Selbstzerstörungsprogramm" und 5 „Potenzielle Unsterblichkeit" ganz normal.

Die Eigenschaft 4 „Stimulation des Wachstums von Blutgefäßen" wiederum findet man bei allen intakten differenzierten Geweben, sodass es sich nicht um eine Spezifität von Krebszellen handelt.

Die Eigenschaft 6 „Invasion und Metastasenbildung" findet man auch bei kolonienbildenden Einzellern wieder: Können einzelne Mitglieder innerhalb der Kolonie nicht mehr ausreichend versorgt werden, so verlassen sie die Kolonie.

Die Krebszellen machen es genauso: In einer Tumorzellkolonie können nicht alle Zellen gleich gut mit Sauerstoff versorgt werden, sodass einige Zellen hypoxisch werden. Wie sich in Untersuchungen herausgestellt hat, kommt es speziell dann zu Metastasierungen, wenn in den Zellen solche hypoxischen Zustände auftreten.

Die Metastasen können als ein weiterer Regressionsschritt in das noch frühere Stadium der Protista (eukaryotische Lebewesen, die aus einer bis maximal wenigen Zellen bestehen) gesehen werden. Dabei soll sich das Programm der Krebszellen nochmals ändern, wie sich aufgrund von Faktoren nachweisen lässt, die eigentlich nur bei frühen Protista auftreten.

6.5. Nachweis von Tumorstammzellen

Einer der wichtigsten neueren Befunde, die die etablierte medizinische Sichtweise sprengen, ist wohl die Entdeckung, dass die meisten Tumore nicht aus einer homogenen Ansammlung von Zellen bestehen. Gemäß Standardtheorie sollten alle Tumorzellen einer Kolonie denselben DNA-Schaden aufweisen. Im Jahr 2003 entdeckten Forscher der Universität von Michigan jedoch, dass bestimmte menschliche Brustkrebszellen besonders aggressiv waren. In tierexperimentellen Untersuchungen zeigte sich, dass nur etwa hundert dieser Zellen ausreichten, um in einer Maus den Krebs neu wuchern zu lassen. Bei anderen Zellen, die aus demselben Tumor stammten, geschah nichts. Selbst wenn die Forscher Zehntausende dieser Zellen gleichzeitig injizierten, setzte kein erneutes Tumorwachstum ein.

Die Zellen, die als besonders aggressiv erkannt wurden, stellten gemessen an der gesamten Tumormasse nur einen kleinen Bruchteil dar. Diese Beobachtung führt zu dem Schluss, dass nur ein geringer Anteil der Zellen eines Krebses das invasive Wachstum und die Metastasierung verursacht.

In weiteren Untersuchungen konnten diese Ergebnisse bestätigt werden. Genauere Analysen von Tumoren zeigten, dass innerhalb ein und desselben Tumors eine erstaunliche genetische Vielfalt herrscht. Manche Tumorzellen unterscheiden sich genetisch derart stark von ihren Schwesterzellen, dass man fast von einer anderen Spezies sprechen könnte.

Erkenntnisse wie die eben skizzierten haben dazu geführt, dass mittlerweile auch in Fachkreisen von einem Paradigmenwechsel in der Krebsforschung gesprochen wird. So hieß es im Juni 2006 in einem Bericht des Deutschen Ärzteblatts:

„Bisher beruht das klinische Vorgehen bei der Krebserkrankung noch auf der Annahme, dass alle Zellen eines Tumors die gleichen Eigenschaften besitzen und zu seinem Wachstum beitragen. Neue Erkenntnisse legen jedoch nahe, dass Tumorzellen möglicherweise hierarchisch gegliedert sind, mit einer Tumorstammzelle an der Spitze und davon abgeleiteten, differen-

zierteren Tumorzellen darunter. Nach dieser Hypothese sind nur wenige solcher ‚Pilotzellen' für das Wachstum eines Malignoms verantwortlich.

Tumorstammzellen können sowohl von Körperstammzellen als auch von bereits differenzierteren Zellen abstammen, die sich wieder „entdifferenziert" haben. Sie sind gekennzeichnet durch stetige Selbsterneuerung sowie die Fähigkeit, zu allen im Tumor vorkommenden differenzierten Tumorzellen auszureifen; und sie weisen spezifische Marker auf.

Bisher wurden Tumorstammzellen nachgewiesen bei akuter und chronischer myeloischer Leukämie in der Blastenkrise, Mammakarzinom, Medulloblastom sowie Glioblastom. Es ist aber durchaus möglich, dass sie in weiteren - wenn nicht sogar in allen - Krebsentitäten vorkommen. Der Nachweis von Tumorstammzellen in einer Tumorentität kann zu einer grundlegenden Änderung in der Therapie aufgrund von anderen prognostischen Einschätzungen führen.

So würden nicht wie bisher die zahlenmäßig überwiegenden differenzierten Tumorzellen für die Prognose und die Beurteilung des Therapieansprechens ausschlaggebend sein, sondern die Anzahl und die Funktionalität der wenigen Tumorstammzellen im Primärtumor und in den Metastasen. Ein Malignom mit Tumorstammzellen könnte nur dann erfolgreich therapiert werden, wenn eben diese ausgeschaltet werden.

Da sich Tumorstammzellen jedoch relativ langsam teilen, sind sie möglicherweise resistent gegen die konventionelle Chemotherapie, die bevorzugt sich schnell teilende Zellen tötet. Außerdem besitzen manche Tumorstammzellen ‚Pumpen', welche die Zytostatika wieder aus der Zelle heraustransportieren.

Bei der Entwicklung neuer Behandlungsmethoden ist auch die große Ähnlichkeit zwischen Tumor- und Körperstammzellen zu berücksichtigen. Diese kann dazu führen, dass Therapien gegen Tumorstammzellen auch die Stammzellen lebenswichtiger Organe wie Knochenmark, Darm und Haut treffen könnten." „Wir müssen daher ganz spezifische Unterschiede zwischen Tumor- und Gewebestammzellen definieren, um eine nebenwirkungsarme Therapie zu entwickeln", so Priv.-Doz. Dr. med. Christian Beltinger von der Universitätsklinik für Kinder- und Jugendmedizin in Ulm. (Deutsches Ärzteblatt 103, Ausgabe 27, vom 07. Juni 2006).

Diese Veröffentlichung bestätigt somit das Konzept, dass Krebs keine Zufallsmutation ist, sondern eine Schutzschaltung (Überlebensstrategie), die unter bestimmten stark belastenden Bedingungen zu einer zunehmenden, sich verschärfenden Regression führt (übersteuerte Schutzschaltung). Kremer äußerte sich aus Anlass dieser Veröffentlichung wie folgt:

„Diese Schutzschaltung selbst passiert ständig in unseren Zellen, aber es kann wieder zurückgeschaltet werden.

Die Chemotherapie dagegen forciert sogar das Überleben und die Entwicklung der Tumorstammzellen, denn jeder aggressive Angriff verschärft ja den Stressdruck auf die gestörte und transformierte Zellsymbiose. Das heißt, sie verschärft damit die Regression ins Protistastadium, denn nichts anderes hindert die Tumorstammzellen."

6.6. Kann die Regression umgedreht werden?

Die etablierte medizinische Sichtweise lässt kaum Chancen für eine Umkehrung der Regression offen, da die DNA-Schäden, die als Ursache für die Krebsentstehung angenommen werden, praktisch irreversibel sind. Die holistische Medizin, die die Ursachen in einer dauerhaften Stressbelastung sieht, erkennt dagegen durchaus Möglichkeiten.

Ausgangspunkt dabei ist die Tatsache, dass es im Leben einer Zelle immer Phasen gibt, in denen die Sauerstoffverwertung in den Mitochondrien zugunsten anderer Prozesse der Energieerzeugung stillgelegt wird: (1) in der Zeit des Zellwachstums im Fetus, (2) während der Zellteilung allgemein und (3) im Stadium der Wundheilung. Durch die Umstellung wird die ROS-Produktion in den Mitochondrien verhindert, sodass die zeitweilig freiliegende DNA möglichst effektiv geschützt ist.

Nach einer solchen Phase ist eine gesunde Zelle fähig, wieder auf Sauerstoffverwertung in den Mitochondrien zurückzuschalten. Eine Zelle jedoch, die zu sehr unter extern bedingtem ROS/RNS-Stress steht, nimmt diese erneute Umstellung nicht mehr vor; sie verweilt im Regressionsstadium, um sich dauerhaft zu schützen.

Werden die äußeren Stressfaktoren weggenommen, so kann sich die Zelle erholen, und es kann zu einer Rücktransformation kommen. Dies gelingt allerdings nur, wenn die Zelle aufgrund der Dauerbelastung nicht bereits zu viele DNA-Schäden erlitten hat.

Eine Krebstherapie auf der Basis der holistischen Theorie verfolgt demnach folgende Schritte: (1) Die Ursachen der Dauerbelastung müssen aufgedeckt und entfernt werden; (2) die Gifte, die sich aufgrund dieser Belastung(en) in den Zellen angesammelt haben, werden ausgeleitet; (3) dem Organismus werden Heilmittel zugeführt, durch die die Umstellung zurück zum normalen Metabolismus gefördert wird; (4) weiterhin werden essentielle Nahrungssupplemente verabreicht, um den normalen Metabolismus anzukurbeln; siehe hierzu den nächsten Abschnitt „Glutathion und Cystein".

Gemäß der Theorie sind in den Krebszellen – wie bereits dargestellt – die Oxygenasen hoch- und die Oxidasen im Gegenzug heruntergefahren. Durch diese Konzentrationsverschiebung werden quasi die Mitochondrien abgeschaltet und die Zelle in ein frühes Regressionsstadium versetzt. Um die Zelle zur Normalität zurückzuführen, muss diese Sachlage wieder umgedreht werden. Dazu ist ein Mittel nötig, das die Rücktransformation ermöglicht. In Curcumin, einem Inhaltsstoff der Gelbwurz (Curcuma Longa), wurde von Kremer ein solches Mittel postuliert. Curcumin gehört zu der von Pflanzen synthetisierten Molekülfamilie der sogenannten Polyphenole, die auch als Bioflavanoide bezeichnet werden. Es schaltet, wie in etlichen Forschungsarbeiten bestätigt werden konnte, die Oxidasen hoch und die Oxygenasen herunter.

Forscher des Anderson Cancer Research Center der Universität Texas veröffentlichten im Jahr 2003 eine umfassende Übersicht über Hunderte von tierexperimentellen Studien, die bislang zur Wirkung von Curcumin durchgeführt worden waren. Dabei zeigte sich, dass Curcumin in der Lage ist, sämtliche Signalwege in Tumorzellen und Metastasen wirksam zu hemmen.

Andere Arbeiten belegen, dass Curcumin die Proliferation (= gesteigerte unkontrollierte Vermehrung) von Krebszellen hemmt, die Apoptose erhöht und die Aktivität des Tumorsuppressorgens p53 steigert. p53 übt, wie von mehreren Forschergruppen bestätigt wurde, auf Komplex 4 der Atmungskette in den Mitochondrien eine regulierende Funktion aus. In 60 Prozent der Tumorzellen ist p53 jedoch blockiert oder nicht vorhanden.

6.7. Glutathion und Cystein

Die essentielle Bedeutung der niedermolekularen Thiole Glutathion und Cystein ist in der konventionellen Krebsforschung ein schwer unterschätzter Faktor. Glutathion und sein Baustein Cystein spielen für die Erhaltung des Thiolpools eine entscheidende Rolle und ebenfalls für zahlreiche Entgiftungsprozesse.

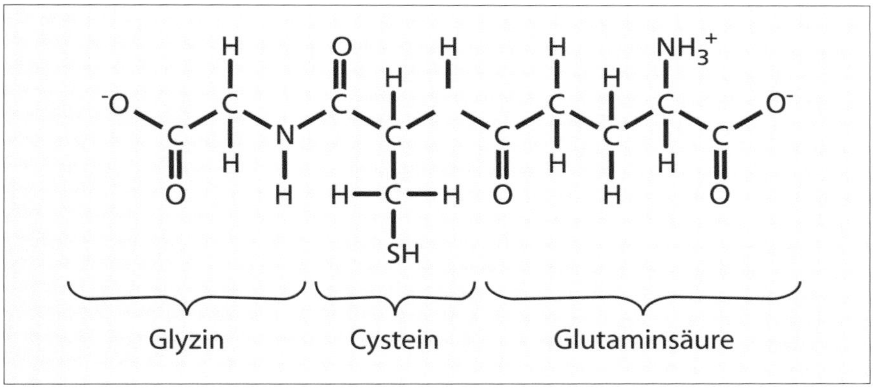

Abb. A 6.04
Die Struktur von Glutathion. Glutathion besteht aus den Aminosäuren Glyzin, Cystein und Glutaminsäure. Die reduzierende (antioxidative) Wirkung von Glutathion und Cystein ist durch das H-Atom gegeben, das an das S-Atom gebunden ist.

Mit mehr als 40.000 Giftstoffen, darunter etwa 6.000 potenziell krebsauslösenden Substanzen, ist die heutige chemische Belastung, gegen die der menschliche Organismus mit seinem Glutathionsystem zu kämpfen hat, enorm hoch. Damit er die vielfältigen Entgiftungsaufgaben erfüllen und den ständige Redoxausgleich aufrechterhalten kann, muss unser Körper das oxidierte Glutathion – nachdem es zum Glutathion-Disulfid GS-SG oxidiert wurde – immer wieder reduzieren. Die Aufgabe der Glutathionreduktion übernimmt das Enzym Glutathionreductase mit Hilfe eines Co-Enzyms. Für eine optimale Funktionsfähigkeit muss zwischen reduziertem und oxidiertem Glutathion ein Verhältnis von 400 zu eins bestehen.

Ein erniedrigter Cysteinspiegel im Plasma sowie ein verminderter intrazellulärer Glutathionspiegel sind für Krebspatienten charakteristisch. Die Ursache liegt im langfristig zu hohen Verbrauch und in der mangelnden Neusynthese von reduziertem Glutathion, ebenso an einer zu geringen Aufnahme beziehungsweise einer gestörten Neusynthese von Cystein (aus Methionin in der Leber), das als Baustein für reduziertes Glutathion dient.

Durch Glutathionmangel und zunehmenden prooxidativen Stress wird die Aktivität der Atmungskette vermindert (scheinbarer Sauerstoffmangel, Pseudohypoxie), und dadurch kann sich die Transformation der Zellen zu Krebszellen entwickeln.

Ein hoher Glutathionspiegel reguliert die Synthese von Typ-1-Zytokinen und folglich die Stimulation von Stickstoffmonoxidgas; ein niedriger Glutathionspiegel hingegen reguliert die Synthese von Typ-2-Zytokinen und die Hemmung von Stickstoffmonoxidgas. Zur Provokation des programmierten Zelltods auch in autonomen Krebszellen wird deren Empfindlichkeit gegenüber Stickstoffmonoxid-Gas genutzt und gleichzeitig werden die gesunden Zellen durch eine Stärkung des Glutathionsystems geschützt.

Die Logik der natürlichen Krebsheilung besteht nun darin, die Hemmmechanismen der Tumore gegen Stickstoffmonoxidgas durch Glutathion- und Cysteinsubstitution auszuschalten und die körpereigene Stickstoffmonoxidproduktion (in Immunzellen und Nicht-Immunzellen) anzuregen. So können auch Krebszellen, die nicht mehr auf dem Blutweg versorgt werden, auf dem Gasweg durch Diffusion von zytotoxischem Stickstoffmonoxidgas aus Nachbarzellen beziehungsweise durch die Abgabe von Typ-1-Zytokinen aus Nachbarzellen zum programmierten Zelltod provoziert werden.

Durch diese natürliche Intervention wird der Überlebensvorteil der Krebszellen ins therapeutisch wirksame Gegenteil umgeschaltet.

Erläuterungen zu Abbildung A 6.05:

A. Curcumin schaltet die Oxygenasen herunter und die Oxydasen hoch. Dadurch steht keine Hämoxygenase mehr zur Verfügung um das Cytochrom c abzubauen, und die Wege 1, 2, und 3 der Transformation zur Krebszelle werden unterbunden. Der Krebs hört auf, sich weiter zu vermehren.

B. Durch Cystein und Glutathion wird der Thiolpool der Zellen aufgefüllt. Dies hat zwei wichtige Konsequenzen. Erstens müssen sie jetzt nicht mehr durch oxidativen Stress erkranken, der Thiolpool bleibt aufgefüllt, und ein gesunder Redoxstatus bleibt erhalten. Zweitens ist hiermit auch die Fähigkeit zur Typ-1-Immunabwehr gegeben oder wiederhergestellt, und hierdurch haben sie das Rüstzeug, um die NO-Gasabwehr gegen die verbleibenden Krebszellen zu starten.

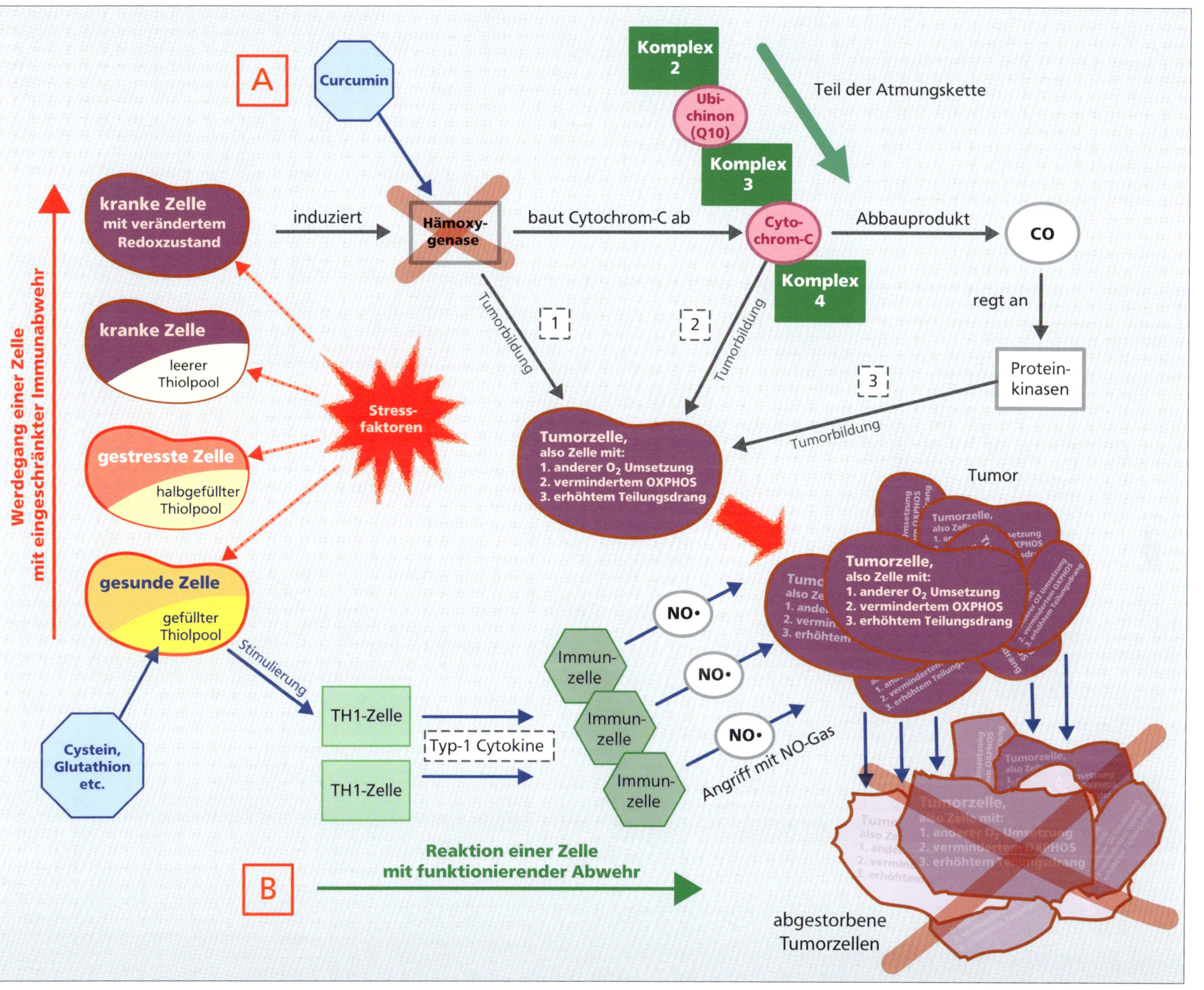

Abb. A 6.05
Die zwei wesentlichen Elemente der natürlichen Krebsheilung

6.8. Elektromagnetische Felder und Signale

Biochemische Prozesse werden durch eine übergeordnete Ebene von elektromagnetischen Feldern und Signalen gesteuert. Diese Erkenntnis bildet die Basis der sogenannten Vitalfeldtherapie, die von vielen Forschern und Therapeuten vertreten wird. Ebenso ist die sogenannte Biophotonentheorie, wie sie der deutsche Physiker Prof. Dr. Fritz Albert Popp und Kollegen propagieren und weiterentwickeln, Teil dieser vielfach belegten Annahme.

Nimmt man diese Sichtweise zur Krebsthematik hinzu, so eröffnet sich eine ganz neue Dimension von Erklärungsmöglichkeiten hinsichtlich der Entstehung von Krebs (beispielsweise durch eine dauerhafte Belastung mit Elektrosmog), der Beschreibung von Krebs (zum Beispiel als Unterbrechung wichtiger Signalwege) und der Krebstherapie (indem unter anderem wichtige Signalwege wieder instandgesetzt werden).

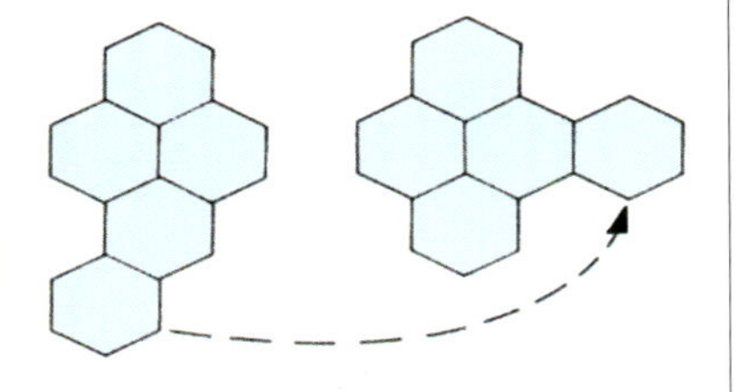

Abb. A 6.06
Struktur von Benzo(a)pyren und Benzo(e)pyren

Im Jahr 1970 hat Prof. Popp mit seinen Studien die westliche Zellstrahlungsforschung wiederaufgenommen. Anlass waren seine Untersuchungen zu den Unterschieden zwischen den Substanzen Benzo(a)pyren und Benzo(e)pyren, die beide aus fünf Benzolringen bestehen. Während Benzo(e)pyren eine harmlose Substanz ist, ist Benzo(a)pyren eine der stärksten krebserregenden Substanzen und kommt unter anderem in Rauch und Autoabgasen vor.

Benzo(a)pyren entsteht durch Umgruppierung eines der Benzolringe aus Benzo(e)pyren. Chemisch betrachtet sind beide Substanzen dabei völlig gleich. Der Unterschied besteht lediglich in einer anderen räumlichen Struktur, die zu stark differenten optischen Eigenschaften führt: Das ungefährliche Benzo(e)pyren ist für blauviolettes Licht durchlässig, Benzo(a)pyren hingegen absorbiert das blauviolette Licht und sendet es teilweise als Infrarotstrahlung wieder aus. In diesem Unterschied könnten die krebserzeugenden Eigenschaften von Benzo(a)pyren begründet sein. Die Absorption von blauviolettem Licht durch Benzo(a)pyren könnte unter anderem dazu führen, dass für die sogenannte Photoreparatur von DNA-Schäden nicht mehr genug Licht zur Verfügung steht.

Diese Beobachtungen veranlassten Prof. Popp zu einer neuen Erklärung für die Entstehung von Krebs, die für die damalige Zeit als revolutionär galt und sich gravierend von den bislang chemischen Erklärungsansätzen unterschied. Prof. Popp behauptete, dass Photonen nicht nur bei der DNA-Photoreparatur, sondern im ganzen Körper wichtige Steuer- und Reparaturaufgaben erfüllen; genau diese würden von den krebsauslösenden Stoffen unterbunden werden.

Im Laufe der Zeit wurde diese Theorie dadurch gestützt, dass weitere Korrelationen zwischen der karzinogenen Aktivität von Stoffen und ihren Eigenschaften, im blauvioletten Bereich Licht zu absorbieren und mit anderen Wellenlängen wieder auszusenden, gefunden wurden. Dies veranlasste Prof. Popp im Jahr 1974 zu dem allgemeinen Hinweis, dass bestimmte Stoffe ihre krebserzeugende Wirkung dadurch erlangen könnten, dass sie bestimmte Frequenzen der Biophotonen, die für die Prozesse im Organismus wichtig sind, absorbieren.

Im selben Jahr erhielt er eine Einladung vom Heidelberger Krebsforschungsinstitut, das ihn mit Forschungsgeldern unterstützte, damit er den Nachweis von Licht in lebenden Zellen erbringen konnte. Dies gelang unter seiner Leitung schließlich dem Physiker Bernhard Ruth, der in seiner Promotionsarbeit im Jahr 1976 den Beweis führte, dass lebendige Organismen tatsächlich sogenannte Biophotonen ausstrahlen.

6.8.1. Biophysikalische Aspekte der Krebsentstehung

Die Gene im menschlichen Zellkern stammen sowohl von den urtümlichen Archaea (früher auch „Urbakterien" genannt) als auch von den Bakterien. Das sogenannte A-Genom, das zirka 60 Prozent der Gene ausmacht, kommt von den Archaea; das B-Genom, das die restlichen 40 Prozent der Gene umfasst, ist bakterieller Herkunft (siehe Teil A, Kapitel 1.4.3.). Zwischen beiden Genomen herrscht während der Zellteilung eine kontrollierte Arbeitsteilung: Das B-Genom steuert die frühen Zellteilungsphasen sowie die differenzierten Zellleistungen des jeweiligen Zelltyps im Gewebeverband; das A-Genom hingegen kontrolliert die späten Zellteilungsphasen.

Störung der Arbeitsprozesse bei der Zellteilung
Im Falle der Transformation zur Krebszelle kommt es zu einer funktionellen Störung der Arbeitsteilung zwischen A-Genom und B-Genom. Nach der Phase der Zellteilung können die Zellen nicht mehr ausreichend auf die differenzierten Zellleistungsphasen zurückschalten.

Ein Phänomen dieser fortdauernden Funktionsstörung ist, dass die Mitochondrien allmählich darin versagen, ATP bereitzustellen. Bei gestörter Mitochondrienfunktion schalten Krebszellen dann auf die archaische, sauerstoffunabhängige Form der ATP-Synthese im Zellplasma (Glykolyse) um.

Spekulationen über die Funktion von ATP
ATP besitzt drei Molekülgruppen: ein basisches Adenin-Ringmolekül, ein Zuckermolekül mit fünf Kohlenstoffatomen und einen Molekülschwanz, der aus drei Phosphatgruppen besteht.

Bis heute kann die Biochemie die Funktion der Adenin-Gruppe des ATP nicht erklären, da mit diesem Adenin-Ringmolekül keine chemische Reaktion nachweisbar ist.

Die Funktion des ATP besteht bekanntlich darin, die bei der Abspaltung einer Phosphatgruppe frei werdende Bindungsenergie für andere Zellprozesse zur Verfügung zu stellen. Wie in Abbildung A 6.07 ersichtlich ist, befinden sich die Phosphatkette und die Adenin-Gruppe im ATP an gegenüberliegenden Seiten eines Riboserings. Somit erscheint eine Beteiligung der Adenin-Gruppe am Energiespeicherungsmechanismus in der Phosphatkette eher unwahrscheinlich.

Abb. A 6.07
Schematischer Aufbau eines ATP-Moleküls

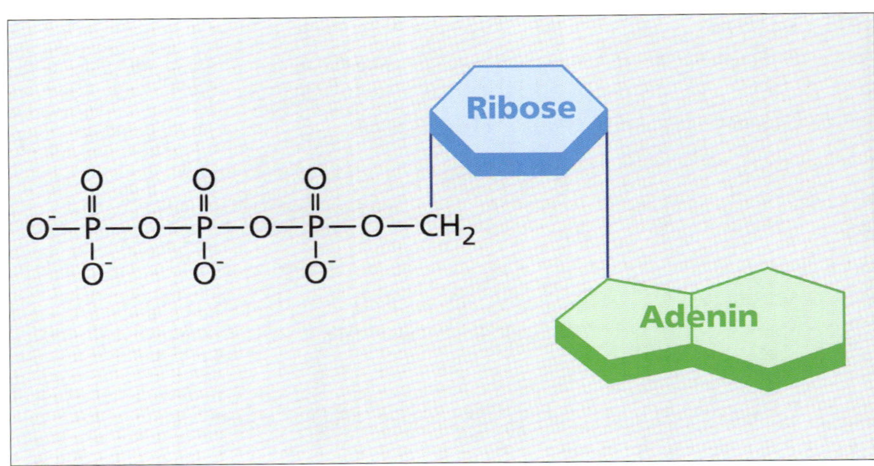

Aufgrund dieser Erkenntnis nahm Dr. Heinrich Kremer an, dass ATP nicht die Funktion der Energieübertragung, sondern der Informationsübertragung hat. Die Informationen würden dabei als UV-Quanten in der Adenin-Gruppe gespeichert werden. Auch die Vorgänge, die sich in der Atmungskette abspielen, würden nur dazu dienen, Informationen weiterzugeben.

Aus der gleichen Zeit, in der Dr. Kremer diese Ansicht vertrat, stammt auch die Vorstellung, dass Elektronen zwischen den Komplexen der Atmungskette freischwebend beschleunigt und abgebremst werden würden. In Kapitel 2.2.6 haben wir allerdings gesehen, dass die Elektronen in der Atmungskette nie frei sein können, da ihre Energie dazu nicht ausreicht. Vielmehr werden sie immer in gebundenen Zuständen mittels des quantenmechanischen Tunneleffekts von Komplex zu Komplex weitergeleitet.

Die Möglichkeit der Energie- und Informationsübertragung
Die grundsätzliche Vorstellung, dass die Atmungskette nicht nur der Energie-, sondern auch der Informationsübertragung dienen kann, ist aber trotzdem interessant. Unterstützt wird diese Idee durch die neueren Entdeckungen über die unterschiedlichen Funktionen von ATP, das – wie in Teil A, Kapitel 2.2.8. dargestellt – zum Beispiel auch als Signal- und Triggermolekül wirken kann.

Weiterhin wird die Idee der Informationsübertragung durch die Erkenntnis unterstützt, dass wichtige Moleküle der Atmungskette Moleküle besitzen, die Licht absorbieren. Es handelt sich dabei um

1. die Flavingruppen (u.a. Teil der Komplexe I und II der Atmungskette), die violettes Licht absorbieren – ebenfalls wie das Cytochrom c –, und
2. die Cytochromgruppen der Komplexe III und IV, die im gelben bis roten Lichtbereich absorbieren.

1. Flavoproteine
Flavoproteine sind Enzyme, die an Redox-Reaktionen (= chemische Reaktionen, bei denen Elektronen übertragen werden) beteiligt sind, wobei Flavin als Elektronenüberträger dient. Interessant ist, dass in der Atmungskette alle vier in Kapitel 2.2.5 genannten Auffangstellen für Elektronen ein Flavin zum Andocken verwenden. Beim Komplex I ist es das Flavinmononukleotid (FMN), beim Komplex II, beim GPDH und beim ETF das Flavinadenindinukleotid (FAD).

Hier stellt sich nun die Frage, warum in der Atmungskette ausgerechnet Flavine zum Einsatz kommen. Besitzen sie eine besondere Eigenschaft, die sie dafür prädestiniert?

In der Tat wird in der Literatur von einer interessanten Eigenschaft von Flavinen berichtet: Sie sind „photoreduzierbar", das heißt, sie können unter Einwirkung von (violettem) Licht reduziert werden. Das wiederum bedeutet: Alle vier Andockstellen für energiereiche Moleküle aus der Nahrung können theoretisch auch durch Lichteinwirkung energiereiche Elektronen erhalten und somit die Atmungskette in Gang setzen. Aus diesem Aspekt ergibt sich ein Ansatzpunkt für eine Anwendung mit violettem Licht (Lichttherapie).

2. Cytochrome
Cytochrome sind eine Klasse von hämhaltigen Proteinen, die sichtbares Licht absorbieren. Das spiegelt sich auch in ihrem Namen wider, der „Zellfarbstoff" bedeutet (von griechisch „chroma" = Farbe). Häme sind Komplexverbindungen mit einem Eisen-Ion in der Mitte.

Cytochrome kommen vielfach in der Atmungskette vor. Aufgrund ihrer unterschiedlichen Absorption werden sie in die Cytochrome a, b und c eingeteilt. Cytochrom c ist der Elektronentransporter zwischen den Komplexen III und IV. Komplex III enthält drei verschiedene Cytochrome (Cyt c1, Cyt bL, Cyt bH), Komplex IV enthält zwei Cytochrome: Cyt a und Cyt a3. Alle diese Cytochrome absorbieren sichtbares Licht von Gelb bis Rot und auch Violett. Das Vorhandensein der großen Zahl von Cytochromen in der Atmungskette ergibt einen weiteren Ansatzpunkt für eine Lichttherapie, die direkt auf die Mitochondrien einwirkt.

Programmumkehr durch gestörte Lichtverhältnisse
Aus diesem Grund ist es vorstellbar, dass gestörte Lichtverhältnisse in der Zelle zu Störungen in der Mitochondrienfunktion führen, die bewirken, dass letztendlich ein fortgesetzter Zellteilungszyklus aufrechterhalten wird. Oder konkreter ausgedrückt: Infolge derart gestörter Lichtverhältnisse in den Mitochondrien der Zelle entsteht eine Programmumkehr, das heißt: Die transformierten Krebszellen bleiben im fortgesetzten Zellteilungszyklus gefangen und können ohne biologische Ausgleichshilfen nicht mehr auf die differenzierten Zellleistungen des jeweiligen Zelltyps zurückschalten.

Curcumin als Ausgleichshilfe

Eine Ausgleichshilfe bietet erfahrungsgemäß das Bioflavonoid Curcumin. Forscher des Anderson Cancer Research Center der Universität Texas stellten bereits im Jahr 2003 fest, dass es sämtliche Signalwege in Tumorzellen und Metastasen wirksam hemmt. Dies wurde in einer weiteren Veröffentlichung der gleichen Gruppe im Jahr 2008 bestätigt. Die Flavonoide, wie etwa das Curcumin, sind übrigens stark mit den oben erwähnten Flavinen verwandt. Es ist denn auch nicht verwunderlich, dass auch Curcumin eine sehr starke Absorption im violetten Licht zeigt.

Die Breitbandwirkung von Curcumin, die die Forscher auf biochemische Weise nicht erklären konnten, lässt sich aufgrund dessen Lichtabsorption biophysikalisch besser verstehen. Es wird spekuliert, das Curcumin die biophysikalischen Aufgaben des Cytochrom c aufgrund der Übereinstimmung in der Lichtabsorption übernehmen kann und somit die Atmungskette wieder in Gang setzt, wodurch Krebszellen wieder wie normale Zellen arbeiten können.

Die Erfolge, die mit der Anwendung von Curcumin bereits erzielt wurden, sind der Anlass, dass nun auch in den Universitätskliniken von Amsterdam und München Programme gestartet wurden, um weitere klinische Erfahrungen mit der Anwendung von Curcumin im Bereich der Krebstherapie zu sammeln.

7. AIDS: Krankheit mit Kontroversen

7.1. Die AIDS-Geschichte

7.1.1. Der Anfang

Der Anfang der AIDS-Geschichte liegt im Juni des Jahres 1981, als laut Bericht der US-Seuchenüberwachungsbehörde CDC (*Centre for Disease Control*) in der Universitätsklinik von Los Angeles fünf Krankheitsfälle von PCP (*Pneumocystis-Carinii-Pneumonie*) auftraten. Routinemäßig wurden die Patienten, lauter Männer im Durchschnittsalter von 35 Jahren, mit dem Chemoantibiotikum *Bactrim* behandelt, das im Jahr 1969 als „Wundermittel" gegen opportunistische Erreger (Mikroben, die sich innerhalb von Zellen ansiedeln) in den Pharmamarkt eingeführt worden war. Zwei der fünf Patienten verstarben, was auf eine Resistenz der PCP-Erreger gegen Bactrim hindeutete.

PCP war damals keine neue, bislang unbekannte Erkrankung, ebenso wenig wie KS. Bereits im Jahr 1872 beschrieb der ungarische Dermatologe *Moritz Kaposi* das nach ihm benannte *Kaposi-Sarkom* (KS). Diese Krebserkrankung tritt bei Männern grundsätzlich häufiger auf als bei Frauen. Seit Ende der 70er-Jahre des vergangenen Jahrhunderts wurde das Kaposi-Sarkom vermehrt bei homosexuellen Patienten diagnostiziert. Ebenfalls seit dieser Zeit wurde bei homosexuellen Patienten verstärkt der Befund einer PCP erhoben.

Verwunderlicher als das Auftreten der Erkrankung war die Behandlung mit Bactrim, da bereits im Jahr 1970 in Tierexperimenten nachgewiesen worden war, dass eine der beiden Substanzen in Bactrim (Trimethoprim) nicht nur eine antimikrobielle Potenz besitzt, sondern auch eine immunsuppressive Eigenschaft hatte. Diese Eigenschaft, die zelluläre Immunfunktion zu unterdrücken, ist vergleichbar mit der von *Azathioprin*, einer Substanz, die seit den 60er-Jahren Patienten nach Organtransplantationen verordnet wurde, um zu verhindern, dass das Fremdorgan abgestoßen wird. Ein Überleben resistenter Erreger bei langwieriger oder wiederholter Bactrim-Therapie konnte somit an sich nicht verwundern, zumal bereits im Jahr 1974 die ersten Krankheitsfälle mit Resistenz gegen Bactrim publiziert worden waren.

7.1.2. Bactrim

Bis zum Jahr 1995 galt Bactrim als das erfolgreichste Chemoantibiotikum. Aufgrund einer Todesserie in Großbritannien und den USA wurde die Verordnung dann nur noch für fünf seltene bakterielle Infektionskrankheiten empfohlen.

In Deutschland gibt es für Bactrim und eine Reihe identischer Präparate bis heute keine Begrenzung.

Für Patienten, deren Immunsystem einer Dauerstressbelastung ausgesetzt ist, ist das Risiko einer manifesten opportunistischen Infektion besonders hoch. Die Störungen der zellulären Immunität haben ihre

Ursache dann in den Stressoren, nicht in der Infektion. In Bezug auf die fünf PCP-Krankheitsfälle aus Los Angeles wurde dieses Wissen jedoch nicht angewandt. Angeblich seien die fünf Männer, von denen bekannt war, dass sie homosexuell waren, bis dato gesund gewesen. Die Krankheitsursache, die zur Schwächung des Immunsystems geführt hatte, schien rätselhaft, weshalb eine Virusinfektion in Betracht gezogen wurde. Die Tatsache, dass homosexuelle Männer oft gewohnheitsmäßig Nitritdrogen, Antibiotika und Sulfonamide verwenden, wurde nur beiläufig erwähnt und zunächst nicht weiter diskutiert.

7.1.3. Nitrogase

Seit Beginn der sogenannten sexuellen Befreiung sind unter homosexuellen Männern Nitrogase (Nitritverbindungen) als sexuelles Dopingmittel gebräuchlich. Nitrogase, in der Szene als Poppers bezeichnet, entspannen die Aftermuskulatur und erweitern die Penisgefäße, wodurch die Erektion verlängert wird. Das Gas wird inhaliert und gelangt über die Lunge schnell in die Blutbahn; in den Innenwandzellen der Blutgefäße erfolgt der Umsetzungsprozess, der sich auf die glatten Muskelzellen auswirkt. In hoher Dosis und auf Dauer angewandt, können Nitrogase eine extreme immuntoxische Wirkung entwickeln. Der erste Todesfall aufgrund des Konsums von Nitrogasen ist in der medizinischen Literatur bereits Mitte der 60er-Jahre dokumentiert worden; der Höhepunkt des Nitrogasgebrauchs unter homosexuellen Männern wird auf Mitte der 70er-Jahre datiert.

Bei den fünf Patienten aus Los Angeles war weder eine Nitrogase-Anamnese noch eine Antibiotika-Anamnese erhoben worden. Dabei war seit den 70er-Jahren durch klinische Berichte belegt, dass bei homosexuellen Männern im Vergleich zu gleichaltrigen heterosexuellen Männern in den westlichen Metropolen die bei Weitem höchste Infektionsbelastung (beispielsweise eine Durchseuchung mit sexuell ansteckenden Krankheiten wie Syphilis und Herpeserkrankungen) und ein exzessiver Konsum von Antibiotika vorlagen, da Antibiotika (und damals insbesondere Bactrim) extrem häufig prophylaktisch eingenommen wurden. Die Belastungsgeschichte der Patienten wurde aber ignoriert.

Wenige Wochen nachdem die US-Seuchenüberwachungsbehörde erstmals über die PCP-Krankheitsfälle berichtet hatte, veröffentlichte sie einen weiteren Bericht. Landesweit war nach weiteren auffälligen Krankheiten bei homosexuellen Männern gefahndet worden; rückwirkend seit dem Jahr 1978 konnte über 20 Fälle eines Kaposi-Sarkoms (KS) berichtet werden.

Seit den 60er-Jahren war KS ebenfalls bei Patienten aufgetreten, denen nach einer Nierentransplantation zur zellulären Immunsuppression Azathioprin verordnet worden war. Die Möglichkeit, dass die identische toxische Potenz von Azathioprin und dem Bactrim-Bestandteil *Trimethoprim* bei den nierentransplantierten Patienten wie bei den homosexuellen Bactrim-Konsumenten zur gleichen toxischen Ursache für die KS-Erkrankung führen könnte, wurde nicht in Erwägung gezogen. Dabei wäre diese Möglichkeit durchaus naheliegend gewesen; insbesondere wenn berücksichtigt wird, dass auch die von homosexuellen Männern konsumierten Nitrogase die Innenwandzellen der kapillaren Blutgefäße angreifen.

Bis heute trat das Kaposi-Sarkom bei AIDS-Patienten in den westlichen Ländern praktisch nur bei Nitrogase missbrauchenden Homosexuellen auf. Nachdem Inhalationssubstanzen mit Nitrogasen in den USA und in Großbritannien mit einem Vertriebsverbot belegt wurden, ging die Rate der Kaposi-Sarkome schlagartig zurück.

7.1.4. CD4-Zellen

Bei allen fünf Männern zeigte der immunologische Befund eine starke Verminderung der CD4-Zellen. Über die anteilsmäßige Verminderung hinaus reagierten die CD4-Zellen der fünf Patienten auf die übliche Stimulation mit stark oxidierenden Substanzen nicht mit erhöhter Teilungsbereitschaft. Aus diesen Befunden leiteten die Forscher die Spekulation ab, die CD4-Zellen müssten durch einen neuen Erreger infiziert und zerstört worden sein. Verdrängt wurde dabei der Befund, dass die Patienten einen normalen oder sogar erhöhten Antikörperspiegel aufwiesen und die CD4-Zellen gerade deshalb ihren Namen tragen, weil sie die Antikörperbildung aktivieren. Die Helferfunktion der CD4-Zellen musste diesem Ergebnis zufolge intakt sein.

Zusammenfassend gab es keinen zwingenden Grund, die Verminderung der CD4-Zellen im strömenden Blut und ihre teilungsträge Reaktion auf Stimulation im Reagenzglas durch einen infektiösen Defekt der CD4-Zellen zu erklären.

7.1.5. Retroviren

Auffallenderweise wurde genau dann über die ersten AIDS-Fälle berichtet, als nach Ablauf der zehnjährigen Projektzeit das groß angelegte US-amerikanische Retrovirus-Krebsforschungsprojekt für gescheitert erklärt wurde. Die Hightech-Laborkapazitäten der Forscher waren nun ungenutzt und standen für andere Zwecke zur Verfügung. Entsprechend dominierten bei der ersten internationalen AIDS-Konferenz im Jahr 1983 auch nicht die Infektionsmediziner, sondern eine kleine, aber einflussreiche Gruppe von Retrovirus-Krebsforschern.

Dr. Robert Gallo vom Nationalen Krebsinstitut der USA, seines Zeichens Retrovirus-Krebsforscher, behauptete auf dieser internationalen AIDS-Konferenz im Jahr 1983, er habe in den CD4-Zellen homosexueller AIDS-kranker Patienten zwei Retroviren gefunden. Eine analoge Behauptung hatte er bereits im Jahr 1975 aufgestellt, als er angeblich menschliche Retroviren in Leukämiezelltypen entdeckt hatte. Da Dr. Gallo damals keine tatsächliche Isolation eines Virus nachgewiesen hatte, war ihm von Kollegen Wissenschaftsfälschung vorgeworfen worden, und er hatte seine angebliche Entdeckung als Irrtum widerrufen.

Ohne jeglichen Beweis kam mit der ersten AIDS-Konferenz im Jahr 1983 eine Lawine ins Rollen. Gestützt auf *Dr. Gallos* angeblichen Nachweis von HIV-Retroviren wurden die Retrovirus-Krebsforscher zu Retrovirus-AIDS-Krebsforschern, und der Geldfluss, der nach Ablauf der zehnjährigen Projektzeit „Krieg gegen den Krebs" zu stoppen gedroht hatte, konnte in Bewegung gehalten werden.

Im April 1984 wurde auf einer Pressekonferenz verkündet, dass *Dr. Gallo* in Kürze auch einen Antikörpertest zum Nachweis des neuen Retrovirus entwickelt haben würde. Und das, obwohl das HI-Virus noch nicht einmal isoliert worden war. Dr. Gallo bediente sich desselben Labortricks wie bereits im Jahr 1975, doch diesmal wurde er von seinen Kollegen nicht des Wissenschaftsbetrugs bezichtigt. So blieb es vorerst bei Scheinbeweisen für die Existenz und die Isolation des HI-Virus, und es entstanden Tests, die sich zur Charakterisierung des HI-Virus auf unspezifische molekularbiologische Marker und willkürlich festgelegte Grenzwerte berufen.

Nachdem *Dr. Gallo* sein Testkonstrukt zum Patent angemeldet hatte, wurde das Patent sehr bald erteilt, sodass der Test ab Mitte des Jahres 1984 experimentell eingesetzt wurde. Bis Mitte des Jahres 1985 hatten fünf Pharmakonzerne die Lizenz erworben, und der Test wurde weltweit vertrieben. Der von den Medien verkürzt als *AIDS*-Test bezeichnete Anti-HIV-Antikörpertest war somit im Weltmarkt etabliert.

7.1.6. AZT

Schon bald nach der internationalen Einführung der Tests im Jahr 1985 publizierten Dr. Gallo und seine Kollegen, dass sie eine HIV-hemmende Substanz entdeckt hätten. Es handelte sich um *Azidothymidin* (AZT), Handelsname *Retrovir*.

Azidothymidin *ist*, biochemisch gesehen, ein abgewandelter natürlicher DNA-Baustein. Die Azido-Gruppe entspricht der Aza-Gruppe des Azathioprin, also der immunsuppressiven Substanz, die bei organtransplantierten Patienten bereits in den 60er-Jahren das Kaposi-Sarkom ausgelöst hat.

Im Jahr 1961 wurde Azidothymidin in Heringssperma entdeckt und ab dem Jahr 1964 synthetisch hergestellt. Bei Versuchen, die im Jahr 1965 an leukämiekranken Ratten durchgeführt wurden, zeigte sich, dass die Tiere daraufhin zusätzlich Lymphzellkrebs entwickelten. Dies führte dazu, dass die klinische Erprobung dieses krebserzeugenden Rattengifts in der menschlichen Krebstherapie verboten wurde.

Von AZT war bekannt, dass es immuntoxisch und krebserzeugend wirkt. Und genau diese Substanz wählten die Retroviruskrebsforscher für ihre Experimente an immungeschwächten Patienten – und das, obwohl AZT für den klinisch-therapeutischen Gebrauch am Menschen verboten war. Bislang war AZT patentfrei; doch nun vergab das Nationale Krebsinstitut das Patent an den Azathioprin-Hersteller *Wellcome Burrough* (jetzt: *Glaxo Smith Kline*).

Abb. A 7.01
Aufkleber von AZT für Laboratorien mit folgendem Text:
„**AZT** Giftig bei Inhalation, Hautkontakt oder Verschlucken. Zielorgane: blutbildendes Gewebe. Fühlen Sie sich unwohl, suchen Sie einen Arzt auf. Schutzkleidung tragen."

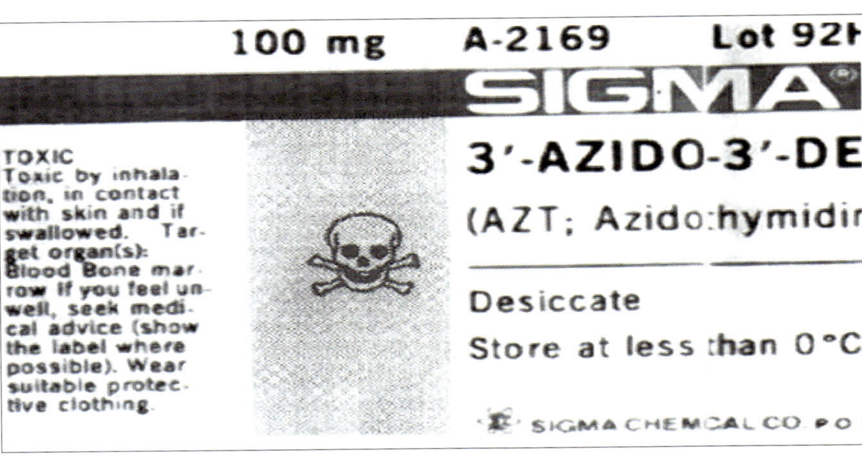

Im Jahr 1986 wurden die ersten Experimente (Fischl-Studie) mit AIDS-Patienten durchgeführt, bei denen AZT eingesetzt wurde. Nach 17 Wochen wurden die Experimente aus „ethischen Gründen" abgebrochen. Als Erklärung wurde angegeben, dass es gelungen sei, die Sterberate der AIDS-Patienten durch AZT gegenüber den mit Placebos behandelten Patienten drastisch zu senken. Erst später stellte sich heraus, dass die AZT-Patienten, sobald sie innerhalb der 17-wöchigen Studienzeit in einen kritischen Zustand gerieten, massiv mit Bluttransfusionen substituiert worden waren. Die Placebo-Patienten hingegen hatten diese Bluttransfusionen nicht bekommen und waren stattdessen mit hochtoxischem Bactrim und Ähnlichem behandelt worden.

Aufgrund dieser Studienergebnisse wurde AZT in Rekordzeit von der amerikanischen Arzneimittelzulassungsbehörde FDA zugelassen – Anfang des Jahres 1987 zur Behandlung von AIDS-Patienten und schon bald darauf auch zur Behandlung von symptomlosen HIV-positiven Personen. Die europäischen Zulassungsbehörden zogen kurz darauf nach: Ende des Jahres 1987 wurde AZT für AIDS-Patienten und im Jahr 1988 für symptomlose HIV-positive Personen zugelassen.

AZT wurde ursprünglich gegen Leukämie entwickelt, um die Überproduktion von weißen Blutkörperchen zu stoppen. Bei AIDS dagegen liegt eine zu geringe Anzahl der CD4-Zellen vor, die eine Untergruppe der weißen Blutkörperchen bilden. Durch AZT werden noch mehr dieser Zellen abgetötet und deren Produktion gehemmt. Nebenbei schädigt es das Knochenmark, den Bildungsort dieser Zellen.

Bereits im Jahr 1990 berichten klinische Forscher davon, dass die Lymphzellkrebsrate bei Personen, die mit AZT behandelt wurden, um das 50-fache angestiegen sei. Weiterhin erschienen die ersten Berichte über DNA-Defekte in den Mitochondrien, in Herz- und Skelettmuskelzellen sowie in zentralen und peripheren Nervenzellen der AZT-behandelten Personen. Als Ursache für diese Erscheinungen, die oftmals zum Tode führten, wurde jedoch nicht AZT angenommen, sondern sie wurden dem angeblichen HI-Killervirus angeheftet.

AZT zerstört schnell wachsende Zellen, also auch solche Zellen, die im Körper für die Immunabwehr und Selbstheilung verantwortlich sind. Indem AZT die Bakterien der Darmflora zerstört, verursacht es Magen-Darm-Probleme, die zu schnellem Gewichtsverlust bis hin zur Auszehrung führen.

Weitere Nebenwirkungen von AZT sind: Mangel an roten Blutkörperchen und weitere Veränderungen des Blutbilds, Übelkeit, Erbrechen, Bauchschmerzen, Kopfschmerzen, Muskelschmerzen, Muskelschwund, Impotenz, Hautausschlag, Fehlempfindungen der Haut, Fieber, Schlaflosigkeit und Müdigkeit.

Auf der Verpackung von AZT/Retrovir für Laboratorien heißt es: „Giftig bei Inhalation, Hautkontakt oder Schlucken. Zielorgane: blutbildendes Gewebe. Fühlen Sie sich unwohl, suchen Sie einen Arzt auf. Schutzkleidung tragen". Auf den Verpackungen für Patienten stehen diese Warnhinweise nicht. Und auch der Totenkopf, der auf den Laborpackungen abgebildet ist, ist dort nicht zu sehen.

Medikamente mit Nebenwirkungen müssen auch nach der Zulassung weiter kontrolliert werden (sogenannte Nachmarktkontrolle). Paragraf 63 des Arzneimittelgesetzes schreibt hierzu ein Stufenplanverfahren vor, das aber im Fall von AZT nicht angewandt wurde.

Mit der sogenannten *Concorde*-Studie sollte erforscht werden, ob HIV-infizierte Personen länger überleben, wenn relativ früh (das heißt bei relativ höherem CD4-Zellenspiegel im strömenden Blut) oder relativ spät (das heißt bei relativ niedrigerem CD4-Zellenspiegel im strömenden Blut) AZT verabreicht wird. Die Versuche wurden in mehreren Ländern Europas an zellulär immungeschwächten Personen durchgeführt, und im Jahr 1993 wurden die Ergebnisse veröffentlicht: Ab dem Beginn der AZT-Gabe starben früh wie spät behandelte Patienten gleich schnell; beschleunigt wurde der Eintritt des Todes, wenn parallel mit Bactrim und Ähnlichem behandelt wurde. In der Publikation hieß es auch, dass AZT nutzlos und möglicherweise stark gesundheitsgefährdend sei.

Zeitgleich traten in allen Ländern bei den immungeschwächten Patienten verstärkt massive bakterielle Infektionen auf. Diesen Infektionen, die vor der AZT-Behandlung nicht beobachtet worden waren, konnte mit den modernen Antibiotika nicht mehr entgegengewirkt werden, sodass sie regelmäßig zum Tod führten. Die als HIV-infiziert gebrandmarkten Patienten waren nun auch gegen bakterielle Infektionen wehrlos, da mit AZT, Bactrim und ähnlichen Substanzen auch die Reifung der Antikörper synthetisierenden Immunzellen im Knochenmark unterdrückt worden war.

Bis zum Jahr 1993 war objektiv belegt worden, dass die hochdosierten AZT-Therapien und Bactrim die Sterbeursache der Patienten mit positiven Testergebnissen waren; darüber wurde auch in führenden Fachzeitschriften berichtet. Doch die Retrovirus-Krebsforscher gestanden ihre Behandlungsfehler nicht offen ein; allerdings änderten sie ihre Strategie. Von nun an senkten sie die AZT-Dosis und kombinierten diese mit sowohl AZT-analogen als auch nicht AZT-analogen Substanzen, die weniger giftig waren. Ab dem Jahr 1995 kamen zusätzlich die sogenannten Proteasehemmer hinzu.

7.1.7. Die AIDS-Kontroverse

Als die HIV-AIDS-Theorie verkündet wurde, gab es sofort auch Wissenschaftler, Ärzte und Therapeuten, die diese angezweifelt und angegriffen haben. Bei keiner anderen Krankheit haben je so viele Experten von Anfang an eine von der offiziell anerkannten Lehrmeinung abweichende Ansicht vertreten.

Diese Kontroverse um AIDS ist damit in der Wissenschaft einzigartig. Wie einzigartig, zeigt auch das Beispiel der sogenannten Durban-Erklärung aus dem Jahr 2000, bei der während einer AIDS-Tagung 5.000 Personen unterschrieben haben, dass AIDS die Folge des HI-Virus ist. Nie zuvor oder danach hat es eine wissenschaftliche Theorie nötig gehabt, von einer derartigen Erklärung unterstützt zu werden. Wie es zu einem derartigen Ereignis kommen konnte, lässt sich nur damit begründen, dass andere Interessen als die rein wissenschaftlichen ebenfalls eine Rolle spielten.

Die Kerndogmen der HIV-AIDS-Theorie lauten: (1) Es gibt ein HI-Virus, und (2) dieses Virus ist die einzige Ursache von AIDS. Diese Dogmen werden von den „Andersgläubigen" nicht oder nicht vollständig akzeptiert. Die Argumente, die sie dabei anführen, werden auszugsweise in Kapitel 7.1.8. „Die AIDS-Dissidenten" dargestellt. Um die Einwände und Gegenargumentationen nachvollziehen zu können, ist meist ein enormes Fachwissen nötig. Aber einige Fakten sind auch für Nicht-Experten sofort einleuchtend:

- Am 23. April des Jahres 1984 gab *Dr. Robert Gallo* auf einer Pressekonferenz bekannt, dass er ein neues Virus entdeckt habe, das angeblich AIDS verursachen würde. Dieser Bekanntgabe ging keine Veröffentlichung der Ergebnisse seiner Arbeit in einer Wissenschaftszeitung voraus. Somit wurde eine wissenschaftliche Diskussion weitgehend unterbunden. Die Medien griffen die „Entdeckung" sofort auf und taten sie der ganzen Welt kund.
- Am Tag der Bekanntgabe wurde bereits der Patentantrag für die zugehörigen AIDS-Tests eingereicht; das Patent wurde in Rekordzeit erteilt.
- Normalerweise dauert es Jahre, bis ein Medikament von den Behörden zugelassen wird; bei AZT vergingen nur einige Monate, bis es zunächst zur Behandlung von AIDS-Patienten und danach auch zur Behandlung von symptomlosen HIV-positiven Personen zugelassen wurde.
- Ebenso schnell ging es später bei der Zulassung der Protease-Hemmer.

Aus diesen Tatsachen und den weiteren Darstellungen in diesem Kapitel geht eines deutlich hervor: Die Geschichte der HIV-AIDS-Theorie besteht aus einer Kette von Ereignissen, die belegen, dass diese Theorie dem breiten Publikum wie der Forschung mit viel Geschick aufgezwungen wurde. Andere Sichtweisen und die dazugehörigen Therapien wurden effektiv unterdrückt. Therapien, die darauf zielen, den Körper bei der Selbstheilung zu unterstützen, wurden nicht oder nur sehr selten gefördert. Die mit der HIV-AIDS-Theorie verbundenen Therapien hingegen, bei denen sehr starke, giftige pharmazeutische Mittel zum Einsatz kommen, erhielten in großem Ausmaß die öffentliche Unterstützung. Dabei mutet es doch völlig verantwortungslos an, bei einer so schweren Krankheit nicht alles zu versuchen, um den Körper wieder aufzubauen, und ihn stattdessen mit pharmazeutischen Präparaten noch weiter zu vergiften.

Selbst wenn sich letztendlich herausstellen würde, dass bestimmte pharmazeutische Produkte durchaus effektiv sein können, so ist es trotzdem ein unverzeihbarer Kunstfehler, nicht als ersten Schritt oder zumindest parallel ebenso viel Forschungsaufwand zu betreiben, um herauszufinden, wie man den Körper so weit aufbauen kann, dass er selbst wieder in der Lage ist, den Kampf aufzunehmen.

7.1.8. Die AIDS-Dissidenten

Wie die AIDS-Geschichte zeigt, wurde kein Raum für die Diskussion anderer Sichtweisen zugelassen, sondern diese Sichtweisen wurden gemeinsam mit ihren dazugehörigen Behandlungsmethoden mit Unterstützung der Instanzen unterdrückt. Dennoch hat eine beachtliche Zahl namhafter Forscher unbeirrt immer wieder die Stimme erhoben.

Dr. Etienne de Harven, Emeritus-Professor der Pathologie an der Universität von Toronto, Kanada, formulierte im Jahr 1998 sinngemäß:

„Dominiert von den Medien, Interessengruppen und der Pharmaindustrie ist durch die Anstrengungen des AIDS-Establishments der Kontakt mit der freien medizinischen Wissenschaft verloren gegangen, seit die unbewiesene HIV/AIDS-Hypothese 100 Prozent der Forschungsgelder bekommen hat, während alle anderen Hypothesen ignoriert wurden." (Reappraising AIDS Nov./Dec. 1998)

Einer der führenden AIDS-Kritiker ist **Dr. Peter Duesberg**, Professor der Molekularbiologie an der Universität Kalifornien in Berkeley und weltweit anerkannter Experte auf dem Gebiet der Retroviren. Gerade aufgrund seines Expertenstatus greift Professor Duesberg seit zwei Jahrzehnten die allgemeine AIDS-HIV-Lehrmeinung an und versucht, in den bekannten Fachzeitschriften eine sachgerechte Diskussion zu führen. Seine Meinung ist den etablierten AIDS-Medizinern und der Pharmaindustrie jedoch ein Dorn im Auge – mit dem Ergebnis, dass Professor Duesberg auf Dauer seine Forschungsgelder gestrichen wurden, um zu verhindern, dass er mit weiteren Beweisen gegen die herrschende Meinung argumentieren kann. Professor Duesberg hat mehrere Bücher zu diesem Thema veröffentlicht.

Für ihn ist HIV nicht die Ursache von AIDS, sondern ein biochemisch inaktives harmloses Virus. Weiterhin verhält sich AIDS, laut Professor Duesberg, nicht wie eine ansteckende Krankheit.

Im Jahr 1991 war Professor Duesberg einer der Initiatoren eines öffentlichen Briefs zum Thema HIV-AIDS an das wissenschaftliche Establishment. Der Abdruck des Briefs wurde anfänglich von allen Wissenschaftsmagazinen verweigert, aber schließlich wurde er im Jahr 1995 von *Science* veröffentlicht. Der Brief enthält ein kurzes Statement, in dem verlangt wird, dass nach allen „akzeptierten Fakten" der HIV-AIDS-Theorie unabhängig geforscht wird.

Bis zur Veröffentlichung war dieses Statement mittlerweile von mehreren Hundert Wissenschaftlern, darunter auch zwei Nobelpreisträgern, unterschrieben worden. Einer dieser Nobelpreisträger ist **Kary Mullis**, Erfinder der PCR-Technologie, die benutzt wird, um die Viruslast bei AIDS-Patienten zu messen. Mullis selbst behauptet aber, dass die PCR-Technologie für diese Anwendung untauglich ist. Weiterhin ist seiner Meinung nach nie wissenschaftlich hieb- und stichfest nachgewiesen worden, dass HIV die Ursache von AIDS ist.

Bis heute haben etwa 2.500 Wissenschaftler das Statement aus dem Jahr 1991 unterschrieben. Die Gemeinschaft dieser Wissenschaftler nennt sich selbst „The Group" und hat eine eigene Website: www.rethinkingaids.com.

Die sogenannten AIDS-Dissidenten gibt es auf der ganzen Welt. Einige von ihnen sind zum Beispiel in der Perth-Gruppe vertreten, einer Gruppe von Wissenschaftlern an der Universität Perth in Australien unter der Leitung von **Frau Professor Papadopulos-Eleopulos**. Diese Gruppe verneint die Existenz des HIV überhaupt und ist der Auffassung, dass die Forscher immer nur Bruchstücke untersuchen, die eine virusähnliche Struktur besitzen. In einer Veröffentlichung aus dem Jahr 2004 argumentieren die australischen Autoren, dass die Reverse Transkription (Umschreibung von RNA in DNA) nicht nur vom Enzym Reverse Transkriptase induziert wird, sondern auch von normalen zellulären DNA-Polymerasen. Dadurch kann es in Kulturen, die nicht mit Retroviren infiziert wurden, trotzdem zu retrovirusähnlichen Partikeln kommen.

Eine interessante „Aussteigerin" ist auch **Dr. Rebecca Culshaw**. Nach zehn Jahren in der theoretischen AIDS-Forschung veröffentlichte sie im Jahr 2006 eine Erklärung dafür, warum sie ihr Forschungsgebiet wechselte. Dr. Culshaw hatte mathematische Modelle konstruiert, denen zufolge HIV die T-Zellen töten würde. Die Modelle passten aber nie und mussten deshalb immer wieder verändert werden.

Auch im deutschsprachigen Raum gibt es prominente Gegner der etablierten HIV-AIDS-Theorie. Einer davon ist der im Jahr 1999 verstorbene **Professor Alfred Hässig**, Professor der Immunologie der Universität Bern und langjähriger Leiter des Zentrallaboratoriums des Schweizerischen Roten Kreuzes. Dr. Heinrich Kremer, der ihm sein Buch „Die stille Revolution der Krebs- und AIDS-Medizin" gewidmet hat, schrieb in der Widmung: *„Mit beispielhafter ärztlicher Ethik hat er unermüdlich und unerschrocken über die Fragwürdigkeit des sogenannten HIV-Tests und die fatalen Konsequenzen der toxischen Aids- und Krebstherapie, trotz gerichtlicher Verfolgung bis zu seinem Tode, aufgeklärt und praxisnah die Alternativen der biologischen Regulationstherapie vermittelt."*

Ein anderer Gegner ist der eben genannte **Dr. Heinrich Kremer** selbst. Dr. Kremer war von 1968 bis 1975 Leiter der Sozialtherapie für Suchtkranke, Sexualdelinquenten und gestörte Persönlichkeiten in Berlin-Tegel. Im Jahr 1988 ist er als ärztlicher Direktor der Fachklinik für jugendliche und junge erwachsene Drogenabhängige aufgrund ärztlicher und berufsethischer Differenzen in Bezug auf die Drogen- und AIDS-Politik aus dem Staatsdienst ausgeschieden. Im Jahr 2002 veröffentlichte er sein Buch „Die stille Revolution der Krebs- und AIDS-Medizin". In diesem

Buch dokumentiert er ausführlich den Werdegang der offiziellen HIV-AIDS-Theorie und beschreibt, wo und wie vorsätzlich alternative Erklärungsmöglichkeiten und alte wie neue Forschungsdaten missachtet wurden und noch immer werden, nur um die bisherige Theorie aufrechterhalten zu können.

Ein weiterer prominenter Gegner im deutschsprachigen Raum ist **Dr. Heinz Ludwig Sänger**, Emeritus-Professor der molekularen Biologie und Virologie am Max-Planck-Institut für Biochemie, München. Im Jahr 1978 erhielt Dr. Sänger für seine Forschungen an Viroiden – das sind die kleinsten bisher bekannt gewordenen vermehrungsfähigen Krankheitserreger, die als hüllproteinfreie kleine RNA-Moleküle vorliegen – den Robert-Koch-Preis. Dr. Sänger schreibt:

„Diese eigene Erfahrung befähigt mich, mir ein Urteil über die Reindarstellung (Isolation) und Charakterisierung von Viren und Nukleinsäuren zu bilden, auch wenn diese aus tierischen, menschlichen oder mikrobiellen Zellen stammen. Bis etwa 1997 hat mich das HIV-AIDS-Problem nur am Rande interessiert, und ich habe die entsprechenden Publikationen zur ‚Isolierung' des HIV ohne eingehende Prüfung ihrer Stichhaltigkeit als selbstverständlich korrekt akzeptiert. Als ich dann die Diskussionen über die in Wirklichkeit offensichtlich fehlende Reindarstellung des HIV kennenlernte, war ich so verblüfft, daß ich mich entschloß, nun endlich einmal selbst alle diese Arbeiten kritisch unter die Lupe zu nehmen. Ich hielt es geradezu für undenkbar, daß man von einem Virus redete, das man im Gegensatz zu den vielversprechenden Titeln in den entsprechenden Publikationen nicht nach den Kriterien der klassischen Virologie gereinigt und in hochreiner Form im Reagenzglas verfügbar hatte. Erst unter diesen Voraussetzungen kann man das virale Genom und die spezifischen viralen Proteinkomponenten charakterisieren und vor allem auch biochemisch detailliert aufklären, d. h. vor allem sequenzieren. Erst dann hat man einen Standard in der Hand, auf den man sich verlassen kann. Das ist übrigens mit dem sog. ‚Goldstandard' gemeint, der immer wieder in den Diskussionsbeiträgen der HIV-Kritiker auftaucht.

Das Ergebnis meiner Literaturstudien: Das HIV wurde bisher nie nach den Kriterien der klassischen Virologie isoliert, gereinigt und charakterisiert. Es erhebt sich hierbei die Frage, wie es möglich ist, daß alle diese Arbeiten zur angeblichen HIV-Isolation und Charakterisierung veröffentlicht werden konnten, obwohl sie nicht halten, was die Titel versprechen."

Der Deutsche Virologe **Dr. Stefan Lanka** schreibt entsprechend:

„Was AIDS-Forscher als HIV-Fotos zeigen, sind zelluläre Teilchen, die für Import und Export genutzt werden (Vesikel). Diese sind sehr instabil, wenn sie aus ihrem Kontext genommen werden, und können schlecht isoliert werden. Echte Viren sind so stabil, dass sie ohne vorherige chemische Fixierung leicht isoliert und fotografiert werden können. Was bislang gezeigt wurde, waren nur Bilder von virusähnlichen Teilchen in Zellkulturen, nie von isolierten Viren."

7.2. AIDS: Stand der Dinge

7.2.1. Krankheitsursache und -verlauf

Laut heutigem Wissen ist AIDS eine Ansammlung von Symptomen und Infektionen, die von Schädigungen des Immunsystems herrühren, die wiederum vom HI-Virus verursacht werden. HIV ist dieser Ansicht nach ein Retrovirus, das wichtige Teile des Immunsystems angreift, so zum Beispiel die CD4-Zellen, die Makrophagen und die dendritischen Zellen (diese spielen eine Rolle bei der Antigenpräsentation und sind nach ihren verzweigten Zytoplasma-Ausläufern benannt).

Wie aus Abbildung A 7.02 ersichtlich ist, unterscheidet man bei AIDS drei Krankheitsphasen:

1. **Akute Infektion.** Sofort nach der Infektion greifen die HI-Viren die CD4-Zellen an, wodurch deren Anzahl zurückgeht. Die HI-Viren selbst vermehren sich dabei sehr schnell, was durch eine starke Zunahme der RNA-Kopien des HIV im Blutplasma ersichtlich wird. Diese Phase dauert nur einige Wochen, wonach sich die Zahl der CD4-Zellen wieder leicht erhöht und die Zahl der RNA-Kopien im Blutplasma durch den Immunrespons stark abnimmt. In dieser ersten Phase entwickeln 80 bis 90 Prozent der Infizierten Krankheitssymptome wie Fieber, Lymphknotenschwellung, Geschwüre und andere Symptome, die aber untypisch sind und stark variieren.

2. **Latente Infektion.** In dieser Zeit verändern sich die genannten Infektionsmerkmale nur sehr langsam. Die Person ist HIV-positiv, aber nicht krank, und kann ihren normalen Tätigkeiten nachgehen. Ohne jegliche Form von Behandlung beträgt die Latenzzeit im Durchschnitt etwa neun Jahre. Sie kann aber auch viel kürzer oder erheblich länger sein. In der Latenzzeit geht die Zahl der CD4-Zellen wieder langsam zurück, und die Zahl der RNA-Kopien im Blutplasma steigt ebenso langsam erneut an. Das HIV ist in dieser zweiten Phase vor allem im Lymphsystem aktiv.

3. **Ausbruch von AIDS.** Die CD4-Zellen spielen im Immunsystem eine zentrale Rolle. Sinkt ihre Anzahl unter ein bestimmtes Niveau ab, das bei etwa 200 CD4-Zellen per Mikroliter (μL) Blut liegt, so bricht die zelluläre Immunität zusammen. Krankheiten, die durch eine Variation von Mikroben verursacht werden können, haben dann freies Spiel. Die ersten Symptome beinhalten oft Gewichtsverlust, Infektionen des Atmungssystems und Geschwüre im Mund- und Rachenbereich. Danach können sich im Organismus andere Krankheiten ausbreiten, die auch als Indikatorkrankheiten bezeichnet werden: beispielsweise Pilz- und Virusinfektionen und insbesondere die Pneumocystis-Carinii-Pneumonie (PCP), die eine schwere Form der Lungenentzündung darstellt und durch den Parasiten Pneumocystis carinii erzeugt wird. Weiterhin kann es zu bösartigen Tumoren (Malignome) kommen, wie Lymphome (Vergrößerungen der Lymphknoten) und das Kaposi-Sarkom

(KS), eine Krebserkrankung, deren Auftreten sich durch braun-bläuliche Tumorknoten vor allem in der Haut, aber auch in den Schleimhäuten und im Darm äußert; es handelt sich dabei um krebsartige Wucherungen der Innenwandzellen der feinen Blutgefäße. PCP und KS sind bei homosexuellen AIDS-Patienten nach wie vor die klinischen Manifestationen geblieben, die am häufigsten diagnostiziert werden.

Die mittlere Überlebenszeit eines Patienten nach Ausbruch der dritten, sogenannten AIDS-Phase beträgt etwa neun Monate.

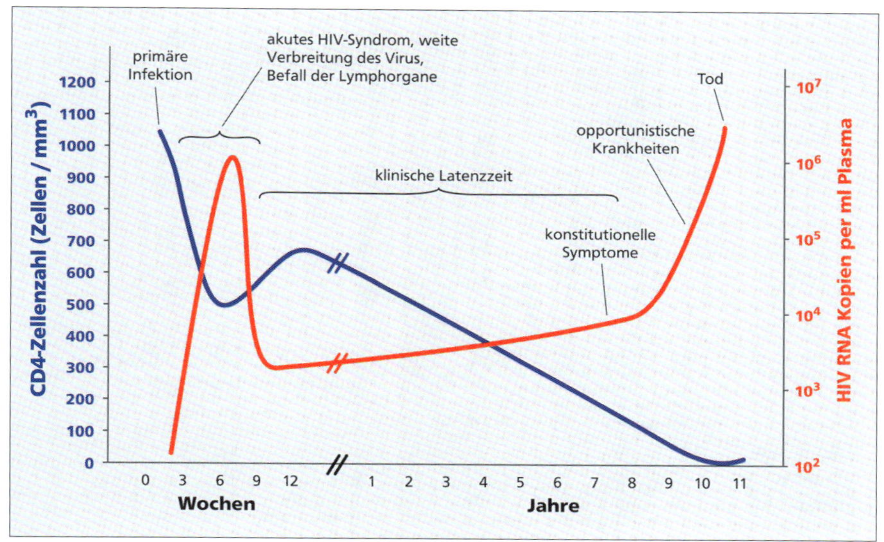

Abb. A 7.02
Verlauf der HIV-Infektion und der AIDS-Krankheit, dargestellt in Bezug auf die Zahl der CD4-Zellen und der RNA-Kopien im Blutplasma

7.2.2. Das HI-Virus

Es gibt mehrere Sorten HI-Viren. Die meist vorkommende Sorte ist das HIV-1. Eine weitere Sorte ist das HIV-2, das in der westlichen Welt selten und überwiegend in Westafrika zu finden ist. Dem HIV-2 ähnelt das sogenannte SIV (S=Simian), ein HIV-ähnliches Virus, das bei bestimmten Affenarten vorkommt. Auch beim HIV-1 sind mehrere Untergruppen identifiziert worden, die auf Unterschiede im Gen env zurückzuführen sind. Diese Untergruppen werden mit M, N und O angegeben. Die meist auftretende Gruppe M besteht wiederum aus neun Untertypen. Abgesehen von dieser Einteilung können die Viren zudem nach den unterschiedlichen Zellen, die bevorzugt infiziert werden, unterschieden werden: CD4-Zellen, Makrophagen, Gliazellen (unterstützen den Aufbau von Synapsen im Gehirn) und dendritische Zellen. Die Unterschiede beruhen teils auf der Benutzung unterschiedlicher Rezeptoren für das Eindringen.

Laut den veröffentlichten Ergebnissen der regulären medizinischen Forschung hat das HIV-1 eine mehr oder weniger kugelige Form mit einem Durchmesser von etwa 0,12 μm. Das Virus selber ist immer von einer Membran, die von der Wirtszelle genommen wurde, umgeben. Innerhalb des Virus gibt es eine Kapsel, die zwei Kopien eines RNA-Strangs enthält. Die Kapsel besteht aus dem Protein p24, das eines der Proteine ist, auf das beim HIV-Test getestet wird. Die RNA-Stränge sind an Proteine und Enzyme gebunden, die für die Entwicklung des Virus unentbehrlich sind. Dazu gehören zum Beispiel die *Enzyme Reverse Transkriptase* (wird bei der Umschreibung der Virus-RNA in die DNA der Wirtszelle eingesetzt), *Integrase* (spielt beim Einbau der viralen DNA in die DNA der Wirtszelle eine Rolle) und *Protease* (schneidet Proteine in kleinere Teile).

Abb. A 7.03 Prinzipieller Aufbau eines HIV-1-Virus

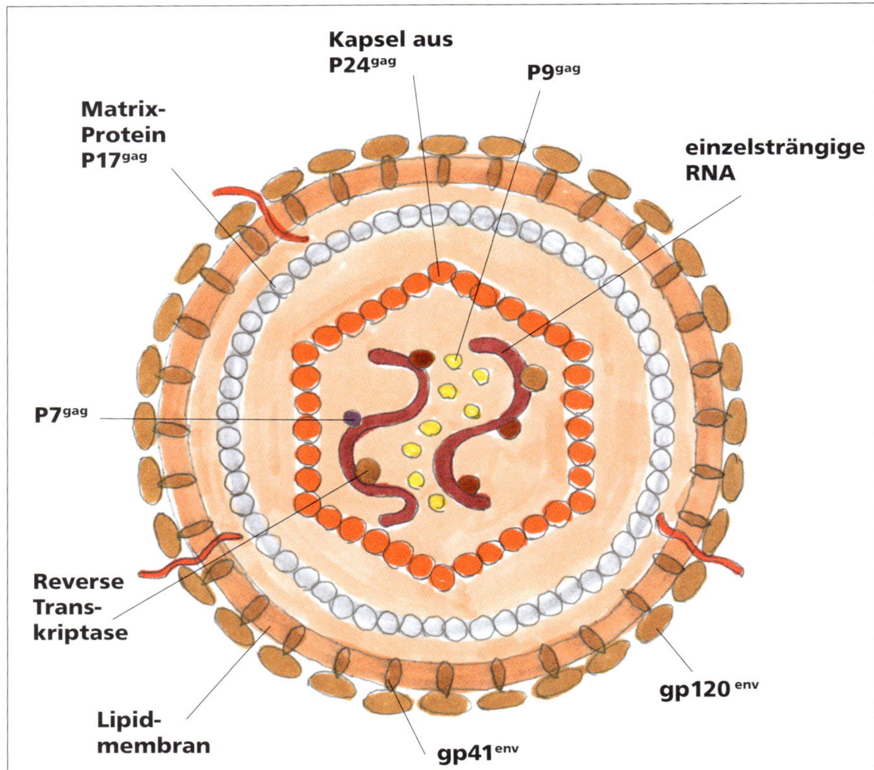

Die innere Kapsel umgibt eine Matrixstruktur, die aus sogenannten p17-Proteinen besteht. Ein Viruspartikel in dieser Entwicklungsphase – ohne äußere Membran – wird auch Virion genannt.

Beim Verlassen der Wirtszelle erhält das Virion eine äußere Hülle, die somit aus den gleichen Membranteilchen wie die Wirtszelle selbst besteht. In dieser Membran befinden sich Proteine der Wirtszelle und etwa 70 Kopien eines „*env*" genannten HIV-Proteins, die aus der Membran herausragen. Das *env* besteht aus einem Kopf, der sich aus drei Molekülen gp (Glykoprotein) 120 zusammensetzt, und einem Stiel, der sich aus drei Molekülen gp41 bildet. Beim Western-Blot-Test wird auch auf diese beiden Glykoprotein-Sorten getestet.

Das Genom der HIV-1-RNA besteht aus neun Genen, die in der nachfolgenden Tabelle im Überblick dargestellt sind. Drei dieser Gene enthalten die Information, die erforderlich ist, um die Strukturproteine für neue Virusteilchen herzustellen. Die übrigen sechs kodieren für regulatorische Proteine, die die Prozesse der Infektion und der Replikation steuern.

Tabelle A 7.01
Genstruktur des HIV-1

Gen	Kodiert für Protein oder Enzym	Funktion
gag	p24	Kapselprotein
	p6, p7	Nukleokapselprotein
	p17	Matrixprotein
Pol	Reverse Transkriptase	Umschreibung der Virus RNA in die DNA der Wirtszelle
	Integrase	Einbau der viralen DNA in die DNA der Wirtszelle
	Protease	schneidet Proteine in kleinere Teile
env	gp160	dieses Protein wird später von der Protease in die Membranproteine gp120 und gp41 gespalten
tat	Tat	assistiert bei der Transkription
rev	Rev	hilft der neu gebildeten mRNA, den Zellkern rechtzeitig zu verlassen, bevor sie zu stark gespleißt wird
nef	Nef	fördert die T-Zell-Aktivierung sowie das Fortbestehen eines Zustands der Infektion und das Überleben von bereits infizierten Zellen
vif	Vif	besitzt Funktionen, die für die virale Replikation essentiell sind
vpr	Vpr	ist beim Einbau der Virus RNA in die DNA der Wirtszelle behilflich
vpu	Vpu	ist beim Austreten eines neuen Virus aus der Wirtszelle behilflich – auch budding genannt

Nachdem das HIV in die Wirtszelle eingedrungen ist, wird die RNA aus der Kapsel gelöst und von der Reverse Transkriptase in eine entsprechende DNA-Doppelhelix übersetzt. Dieser Prozess verläuft nicht immer fehlerfrei, sodass HIV-Mutationen entstehen können, durch die die Bekämpfung erschwert wird. Die virale DNA wird vom Enzym Integrase in die DNA der Wirtszelle eingebaut. Sind bestimmte Transkriptionsfaktoren vorhanden, so wird dieser DNA-Abschnitt anschließend in mRNA zurücktranskribiert, woraus in einigen weiteren Schritten schließlich ein neuer Viruskeim aufgebaut wird. Bei diesem Vorgang werden erst größere Proteine hergestellt, die das Enzym Protease dann in kleinere Stücke der richtigen Größe zurechtschneidet. Dieser Schritt kann von Protease-Inhibitoren (einer der Bestandteile des Cocktails der heutigen HAART-HIV-Therapie, siehe Teil A, Kapitel 7.2.4) unterbrochen werden.

7.2.3. Die Schritte der Virus-Replikation

Abb. A 7.04
Die Schritte 1–9 der Virusreplikation

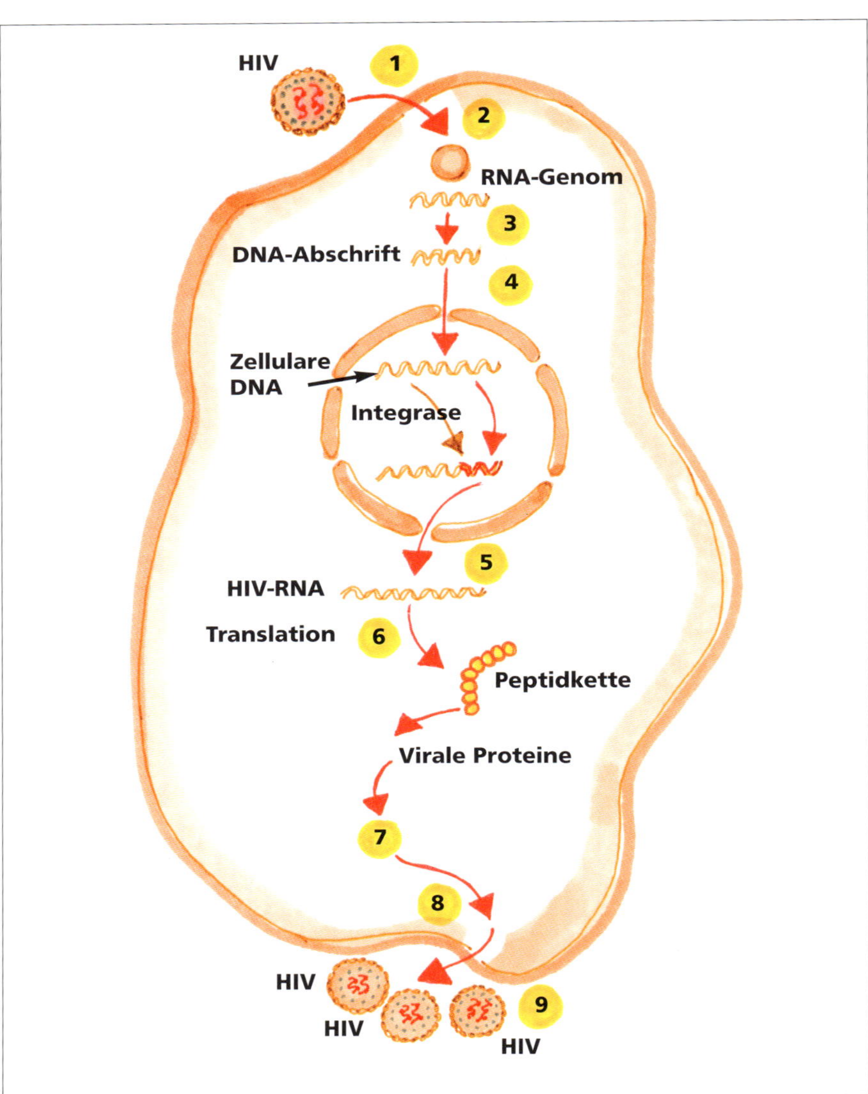

1. Das Membranprotein gp120 bindet an einen CD4-Zellen-Rezeptor. Daraufhin dringt das Virus in die Zelle ein, wobei es bereits seine äußere Membran verliert.
2. Im Zellplasma wird auch die innere Kapsel aufgelöst.
3. Reverse Transkriptase übersetzt die virale RNA in einzelstrangige DNA. Die weitere Transkription führt zur Produktion von doppelstrangiger DNA. Eine Therapie mit RT-Inhibitoren könnte hier angreifen.
4. Die virale DNA wird danach durch das Enzym Integrase zum Zellkern der Wirtszelle gebracht und in deren Genom integriert.
5. Wird die T-Zelle aktiviert, so wird die Transkription der viralen DNA durch mehrere Faktoren eingeleitet. Hierbei entstehen virale RNA und mRNA, die beide den Zellkern verlassen.

6. Die virale mRNA wird in unterschiedliche regulative Proteine und Strukturproteine übersetzt.
7. Diese werden danach von der viralen Protease zu funktionellen Proteinen zurechtgeschnitten. Die sogenannten Protease-Inhibitoren könnten hier eingreifen.
8. Die funktionellen Proteine werden schließlich zu neuen Virionen zusammengestellt.
9. Diese verlassen daraufhin die Zelle, wobei sie sich mit einer Membranhülle aus der Wirtszellmembran umgeben.

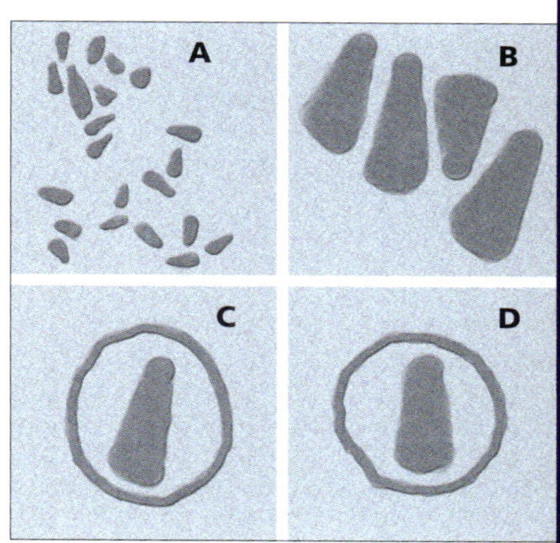

Abb. A 7.05
Grafische Darstellung elektronenmikroskopischer Aufnahmen von HIV-1-Virionen (A, B) und von isolierten Kapseln (C, D). Der Kreisdurchmesser bei C und D ist etwa 100 nm.

Insgesamt haben die HIV-AIDS-Forscher mittlerweile ein beachtliches Wissen mit vielen Detailinformationen bezüglich des Aufbaus und Werdegangs der HI-Viren zusammengetragen. Dazu gehört beispielsweise auch die Entdeckung, dass Personen mit einer bestimmten Genmutation gegen bestimmte Sorten des HI-Virus resistent sind. Regelmäßig wurden im Verlauf der vergangenen zehn Jahre auch elektronenmikroskopische Aufnahmen des Virus oder auch nur des inneren Teils, der Kapsel, in den Berichten veröffentlicht. Einige Beispiele sind hier zu sehen: Abbildungen A 7.05 und A 7.06.

Diese Berichte gehen auch ausführlich auf die Methoden ein, die benutzt wurden, um das Virus möglichst sauber zu isolieren und möglichst wenig Zellabfall zu haben.

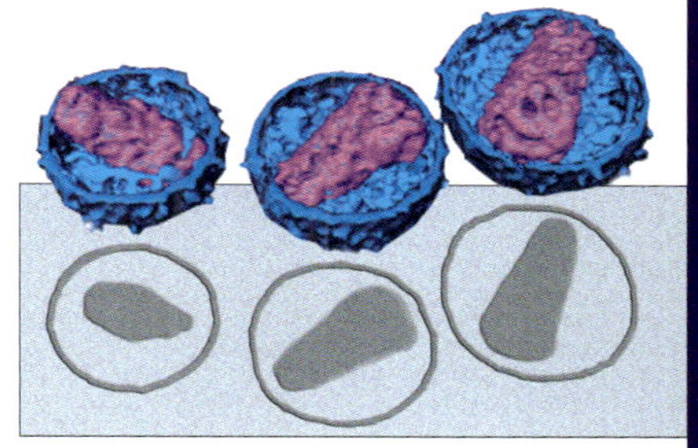

Abb. A 7.06
Grafische Darstellung elektronenmikroskopischer Aufnahmen. Die 3-D-Bilder wurden aus Aufnahmen, die unter unterschiedlichen Winkeln aufgenommen wurden, hergeleitet.

7.2.4. Anti-retrovirale Therapien (HAART)

Nachdem zehn Jahre lang mit den Pferdemitteln Bactrim und AZT behandelt worden war, kamen 1995 endlich klügere Therapieansätze auf den Markt. Die neuen Mittel waren dazu entwickelt worden, an bestimmten Abschnitten der Replikation des Virus diesen Vorgang zu unterbinden oder zumindest zu hemmen, siehe Abbildung A 7.07. Sie sind generell als Inhibitoren bekannt. Als Erste kamen die sogenannten Protease-Inhibitoren auf dem Markt.

Proteasen sind Enzyme, die Eiweiße spalten. Als „Eiweiß-Scheren" spielen sie in allen Körperzellen, aber auch in Mikrobenzellen (Organismen mit eigenem Stoffwechsel, beispielsweise Bakterien und Pilze) eine bedeutende Rolle.

Diese Proteasen-Inhibitoren (Hemmer) wurden ursprünglich nicht für die HIV-Bekämpfung entwickelt. Doch dann wurde behauptet, sie würden spezifisch wirken und die Protease des angeblichen HI-Virus so verändern, dass die Virusproduktion vermindert werden würde. Doch tatsächlich hemmen sie die Körperzellen ebenso wie die Mikroben, die bei zellulärer Immunschwäche auftreten. Hierdurch entstehen Nebenwirkungen, die im nächsten Abschnitt besprochen werden.

Die heutige, auf mehreren Inhibitoren (Hemmer) basierende Therapie ist auch als „Cocktail"-Therapie oder als HAART- Therapie (Highly Active AntiRetroviral Therapy) bekannt. Der Cocktail besteht aus Kombinationen von Mitteln, die mindestens drei der folgenden Inhibitoren enthalten:

- Protease-Inhibitoren
- Transkriptase-Inhibitoren
- Integrase-Inhibitoren
- Fusions-Inhibitoren

Jeder dieser Inhibitoren richtet sich auf eine andere Phase im Replikationszyklus des Virus, siehe Abbildung A 7.07.

Abb. A 7.07
Schematische Darstellung der Wirkung der unterschiedlichen HIV-Inhibitoren

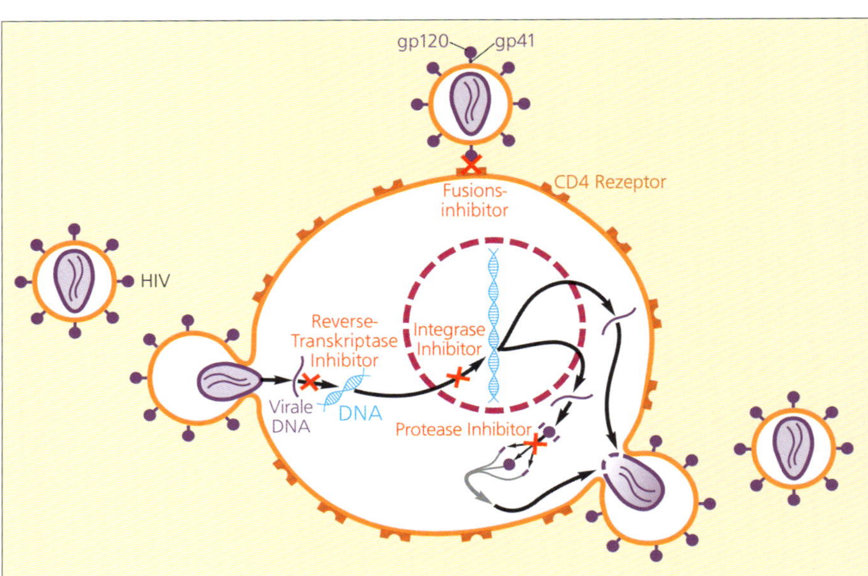

Die Kombination mehrerer Inhibitoren hat zum Ziel, den Replikationsvorgang an mehreren Stellen gleichzeitig anzugreifen in der Hoffnung, dass dadurch eine Synergie entsteht, die es erlaubt, die Gesamtdosis zu verringern und als Folge die Nebenwirkungen abzuschwächen.

Die Wirksamkeit der HAART-Behandlung wird durch Messung der sogenannten Viruslast bestimmt. Die Viruslast („viral load") ist eine Zahl, die die Menge der RNA-Kopien (also HIV -Partikel) pro ml Blut angibt. Die Viruslast kann am Anfang der Infektion über 1 Million Partikel/ml betragen und sollte bei erfolgreicher Therapie bis unter die Messgrenze (heute etwa 20 Partikel/ml) absinken. Die Therapie heilt die Infektion also nicht, bewirkt aber eine so starke Unterdrückung, dass ein mehr oder weniger normales Leben möglich ist. Bei einer effektiven Unterdrückung der Viruslast ist ebenfalls die Ansteckungswahrscheinlichkeit stark abgesunken. Die regulären HIV-Tests bleiben aber positiv, weil dabei Antikörper nachgewiesen werden.

7.2.5. Nebenwirkungen der HAART

Von den meisten Patienten wird die antiretrovirale Therapie auch über Jahre hinweg relativ gut vertragen. Mehrere Nebenwirkungen können aber auftreten, wovon einige nicht unerheblich sind. Manchmal ist es auch schwierig zu unterscheiden, ob ein Symptom durch die Krankheit oder durch die Therapie verursacht wird.

Häufig zu beobachtende Nebenwirkungen sind:

- Gastrointestinale Beschwerden, wie Völlegefühl, Appetitlosigkeit, Diarrhö, Übelkeit und Erbrechen; diese kommen häufig und vor allem zu Beginn der Behandlung vor.
- Leichte Leberwerterhöhungen treten häufig auf, schwere Leberschäden kommen bei bis zu 6 Prozent der Patienten vor.
- Nierenprobleme bis zur renalen Dysfunktion kommen bei einer signifikanten Zahl der Patienten vor.
- Fettverteilungsstörungen können auftreten und umfassen einen Verlust an subkutanem Fettgewebe vor allem im Gesicht, am Gesäß und an den Extremitäten. Sie können sich zu metabolischen Veränderungen entwickeln, die sich als Insulinresistenz, Glukosetoleranzstörungen usw. zeigen können.
- Allergien kommen häufig vor.
- Unter *Efavirenz* (Arzneistoff zur Behandlung von HIV-1-infizierten Patienten) treten bei bis zu 40 Prozent der Patienten zentralnervöse Symptome wie Schwindel, Schlafstörungen und Albträume, aber auch Stimmungsschwankungen bis hin zu Depressionen, Wesensveränderungen und Suizidgedanken auf. Diese Nebenwirkungen sind vor allem in den ersten Tagen und Wochen zu beobachten; nur bei 3 Prozent der Patienten ist ein Abbruch der Therapie notwendig.
- Weitere mögliche Probleme sind Resistenzentwicklung sowie Wechselwirkungen mit anderen Medikamenten.

7.2.6. Die HIV-Diagnose

Die HIV-Diagnose wird gestellt, nachdem einige dazu vorgesehene Tests positive Ergebnisse gezeigt haben. Diese Tests weisen nicht das Virus selbst nach, sondern seine „allgemein akzeptierten" Nebenprodukte. Der erste Test heißt ELISA *(Enzyme-Linked Immuno Sorbent Assay)*. Der klassische ELISA-Test weist nicht das Virus selbst, sondern Antikörper gegen HIV-1 und HIV-2 nach, die der Körper im Rahmen einer Immunantwort auf das Virus produziert. Seit 1999 können neuere ELISA-Tests noch zusätzlich einen Bestandteil der Virushülle von HIV-1 nachweisen, das p24-Antigen. Bei einem positiven Ergebnis wird eine zweite Probe nochmals getestet. Ist auch dieser Test positiv, so wird eine andere Sorte von Test durchgeführt. Meistens handelt es sich dabei um den Western Blot, bei dem Antikörper auf bestimmte Proteine des HIV auf eine Membran übertragen und dann

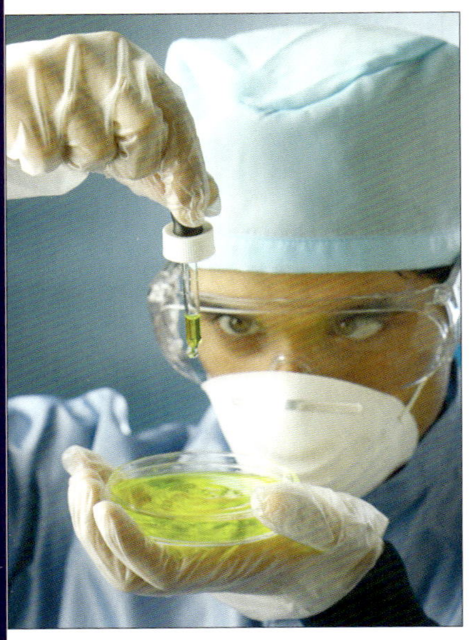

Abb. A 7.08

nach einer bestimmten Methode in Banden bzw. Gruppen nachgewiesen werden.

Wie im vorhergehenden Abschnitt bereits erwähnt, sind dies unter anderem das Kapselprotein p24 sowie die Membranglykoproteine gp41 und gp120.

Die Zahl der Proteine, auf die getestet wird, ist von Land zu Land und manchmal sogar von Institution zu Institution unterschiedlich. Dies gilt auch für die Zahl der Proteine, die für ein positives HIV-Infektion-Ergebnis positiv anzeigen müssen. Infolgedessen kann ein bestimmtes Testergebnis in einem Land zur Diagnose HIV-positiv führen, und in einem anderen Land kann das völlig identische Ergebnis die Diagnose HIV-negativ ergeben.

Während in den meisten Ländern ein positives HIV-Western-Blot-Ergebnis als definitiver Beweis einer HIV-Infektion gilt, wurde der HIV-Western-Blot-Test in England Anfang der 90er-Jahre wegen Unzuverlässigkeit aus dem Verkehr gezogen.

Nach einer positiven HIV-1-Diagnose werden mindestens zwei Tests in regelmäßigen Abständen vom Arzt durchgeführt: der CD4-Test und der VL- bzw. Viruslast-Test, mittels derer festgestellt werden soll, wie weit die Krankheit fortgeschritten ist; siehe auch Abbildung A 7.02.

7.3. Alternative Behandlungsmethoden

Seit Anfang der 80er-Jahre beschäftigt sich die Frankfurter Ärztin **Dr. Juliane Sacher** mit den Zusammenhängen der immunologischen, hormonellen und zellulären Störungen von modernen chronischen Erkrankungen. Was ihrer Meinung nach die als HIV-infiziert geltenden Personen krank macht, ist die psychische Belastung, als „todgeweiht" zu gelten. Der dadurch ausgelöste, jahrelange Stress allein würde schon ausreichen, um einen Menschen langsam umzubringen.

Im Jahr 1987 war Dr. Sacher am HIV-Modell der Bundesregierung beteiligt, das unter anderem die Effektivität der damals ganz neuen AZT-Therapien überprüfen sollte. 95 Prozent der teilnehmenden Ärzte behandelten ihre Patienten mit AZT; Dr. Sacher hingegen führte eine alternative, naturheilkundliche Behandlung durch. Hauptziel ihrer Behandlung war und ist die Wiederherstellung der TH1-TH2- Balance nach den Erkenntnissen von Dr. Kremer. Das wichtigste Element ihrer Ernährungstherapie bildet – neben individuellen Faktoren – die Supplementierung mit Glutathion, 200 bis 1.000 Milligramm pro Tag. Auch kommen Cystein als Glutathionbaustoff und Alpha-Liponsäure als Glutathion-Reduktor (nach vorheriger Glutathion-Oxidation) in ihrer Therapie zum Einsatz.

Nach einer einjährigen Laufzeit wurden die ersten Ergebnisse des Modells veröffentlicht. Als Maß für die Schwere beziehungsweise das Fortschreiten der Krankheit wurde der Abfall der CD4-Zellen-Konzentration im Blut angesetzt. Bei den AZT-Patienten zeigte sich ein 70-prozentiger CD4-Zell-Abfall, bei den alternativ behandelten Patienten nur ein Abfall der CD4-Zellen von 7,5 Prozent. 80 bis 90 Prozent dieser Patienten wurden von Dr. Sacher behandelt.

Am 31. Dezember der Jahres 1993 wurde das Modell ohne nähere Begründung beendet, obwohl von der Bundesregierung eine Finanzierung bis zum Jahr 1996 zugesichert worden war. So kam es, dass keine weiteren Ergebnisse veröffentlicht wurden. Alle Daten waren mit einem Mal verschwunden. Und außer Dr. Sacher scheint sich niemand mehr an das Modell zu erinnern – noch weniger daran, dass es außer AZT noch andere Behandlungsansätze gab. Dr. Sacher selbst scheint bei den Auftraggebern – trotz protokollarischer Belege für ihr Mitwirken – ebenfalls in Vergessenheit geraten zu sein. Auf ein 20-seitiges Antwortschreiben, in dem sie der Bitte, ihr Therapieschema darzustellen, nachkam, erfolgte keine Resonanz.

Auch von der Seite der regulären Medizin sind alternative Behandlungsmethoden mit überzeugenden Ergebnissen bekannt. In einer Langzeitstudie aus dem Jahr 1997 behandelten klinische Forscher der Stanford-Universität, USA, über 200 Patienten, die als HIV-infiziert galten, mit Cystein; die tägliche Dosis lag bei drei bis acht Gramm. Bei allen Patienten befand sich der CD4-Zell-Spiegel zu Beginn der Studie unterhalb des Werts, der als AIDS-Indikator gilt. Die Vergleichsgruppe mit analogen CD4-Zell-Werten wurde mit der üblichen Combi-Therapie behandelt. Die Cysteintherapie wurde über sechs bis acht Monate hinweg durchgeführt; im Anschluss wurden die Patienten weiterhin klinisch beobachtet, sodass sich eine Studienzeit von insgesamt zwei bis drei Jahren ergab.

Die Ergebnisse der Studie waren eindeutig: Die Erkrankungs- und Sterberate der mit Cystein behandelten Patienten war drastisch gesenkt worden, während in der Vergleichsgruppe keine Senkung dieser Raten und auch keine Verbesserung der CD4-Zell-Werte erreicht worden war.

Von diesen Resultaten berichteten zwar die Fachmedien, aber nicht die Massenmedien.

8. Biochemische Grundlagen

A8

8.1. Chemische Bindungen

8.1.1. Kovalente Bindung

Die Eigenschaften der Atome werden weitgehend von ihren Elektronen bestimmt, insbesondere denen, die außen am Atomrand platziert sind. Diese Elektronen dienen als „Kontaktstellen" zur Außenwelt, also zu anderen Elektronen.

Jede Atomsorte wird durch ihre Kernladung und die dazugehörige Elektronenzahl gekennzeichnet. Bestimmend ist die Gesamtzahl der Elektronen eines Atoms.

In sogenannten Schalen ziehen die Elektronen ihre Bahnen um den Atomkern. Da in den Schalen nur für eine bestimmte Anzahl an Elektronen Platz ist, müssen weitere Elektronen, sobald einen Schale gefüllt ist, auf eine weiter außen liegende Schale ausweichen.

Die gesamte Chemie und Biochemie beruhen hauptsächlich auf den Wechselwirkungen, die zwischen den Elektronen in den äußeren Schalen der beteiligten Atome bestehen. Dabei sind vor allem zwei Eigenschaften der Elektronen von Bedeutung:

1. Elektronen in einem Atom oder Molekül haben den starken Drang, in Paaren aufzutreten; gepaarte Elektronen sind chemisch vollkommen inaktiv (siehe auch Teil A, Kapitel 3.1.1 ff).
2. Elektronen sind bestrebt, Elektronenschalen komplett aufzufüllen.

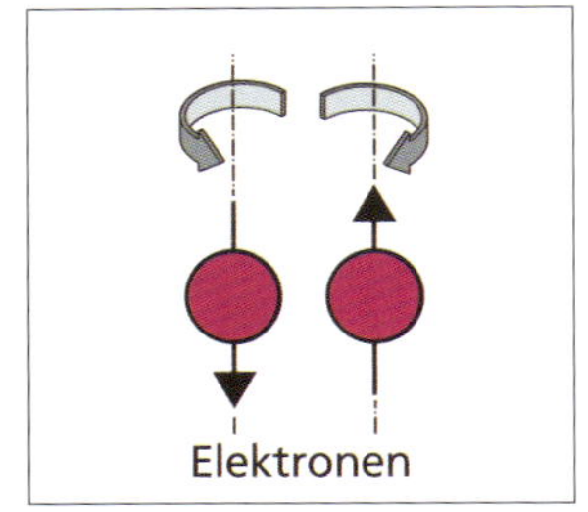

Abb. A 8.01
Zwei Elektronen mit entgegengesetzter Drehrichtung

Elektronen drehen sich um ihre eigene Achse. Diese Eigenschaft haben sie mit anderen elementaren Teilchen, wie Protonen und Neutronen, und auch mit kosmischen Objekten wie der Erde, der Sonne und den Sternen gemeinsam. Nach physikalischen Gesetzen ergibt sich eine energetisch günstigere Konstellation, wenn zwei Elektronen ein Paar bilden, wobei ihre Drehrichtung (auch Spin genannt) gerade entgegengesetzt ist.

Sehr häufig kommt es vor, dass ein Elektronenpaar – in der Regel auf zwei Atome – aufgeteilt ist. Diese beiden Atome mit jeweils ungerader Elektronenzahl gehen eine Bindung ein, bei der die beiden ursprünglich ungepaarten Elektronen ein Paar bilden. Das eine Elektron des neu entstandenen Paars gehört dem einen, das zweite dem anderen Atom.

Die Bindung entsteht, wie oben beschrieben, da die Elektronenpaarung energetisch günstiger ist und zwischen den beiden Atomen zu einer anziehenden Kraft führt. Der auf diese Weise erzeugte Zusammenhalt wird als kovalente Bindung bezeichnet. Die Vorsilbe „ko" bedeutet „zusammen"; „valent" leitet sich von den Elektronen der äußeren Schale, den sogenannten Valenzelektronen, ab.

Vor allem in der Biochemie kommt die kovalente Bindung sehr häufig vor. Auf sie ist es beispielsweise auch zurückzuführen, dass Gase wie N_2 (molekularer Stickstoff), H_2 (Wasserstoff) und Cl_2 (Chlor) zweiatomige Moleküle bilden. Diese Atome besitzen alle eine ungerade Elektronenzahl und sorgen auf diese Weise dafür, dass auch ihr letztes Elektron gepaart wird.

In der Darstellung werden Elektronenpaare mit einem Strich und einzelne Elektronen mit einem Punkt angegeben. Das folgende Beispiel bezieht sich auf Chlor:

$$|\overline{\underline{Cl}}\cdot + \cdot\overline{\underline{Cl}}| \longrightarrow |\overline{\underline{Cl}}-\overline{\underline{Cl}}|$$

Chlor hat insgesamt 17 Elektronen, wobei jedoch nur die sieben Elektronen in der äußeren Schale der Chloratome gezeigt werden. Sechs dieser Elektronen bilden beim einzelnen Chloratom bereits ein Paar – das siebte Elektron erst dann, wenn es mit einem anderen Atom eine Bindung eingeht.

Auch bei anderen Atomen bilden nicht alle Elektronen in der äußeren Schale bereits ein Paar, so zum Beispiel bei Sauerstoff.

Sauerstoff hat sechs Elektronen in der äußeren Schale, wobei zwei davon aus besonderen Gründen nicht gepaart sind. Indem sich zwei Sauerstoffatome binden, können diese beiden Elektronen gepaart werden. Die nachfolgende Darstellung deutet dies schematisch an:

$$\langle O\!: + :\!O\rangle \longrightarrow \langle O=O\rangle$$

Eine derartige Bindung wird doppelt kovalente Bindung genannt, da zwei Elektronenpaare (auf-)geteilt werden.

Darüber hinaus gibt es auch dreifache kovalente Bindungen, wie sie hier für die Bindung innerhalb des N_2-Moleküls angegeben ist:

$$|\dot{\underset{\cdot}{N}}\cdot + \cdot\dot{\underset{\cdot}{N}}| \longrightarrow |N\equiv N|$$

Bei losen Stickstoffatomen sind also drei Elektronen in der äußeren Schale nicht gepaart.

Ein weiteres Beispiel zeigt das Acetylenmolekül C_2H_2, das ebenfalls eine Dreifachbindung zwischen den Kohlenstoffatomen enthält:

$$H\cdot + \cdot\dot{\underset{\cdot}{C}}\cdot + \cdot\dot{\underset{\cdot}{C}}\cdot + \cdot H \longrightarrow H-C\equiv C-H$$

8.1.2. Polare Bindungen, ionische Bindungen und Elektronegativität

Besteht zwischen **ungleichen** Atomen eine kovalente Bindung, so werden die gemeinsamen Elektronen meist nicht gerecht verteilt. Von Natur aus zieht eine Atomsorte die gemeinsamen Elektronen stärker an als die andere. Diese Eigenschaft wird mit dem Begriff der Elektronegativität umschrieben: Die Elektronegativität ist ein relatives Maß für die Fähigkeit eines Atoms, in einer chemischen Bindung die Bindungselektronen an sich zu ziehen.

Durch die Anziehung findet eine Ladungsverschiebung statt: Das Atom mit der höheren Elektronegativität zieht die gemeinsamen Elektronen stärker an und wird dadurch „ein bisschen" negativer; das weniger elektronegative Atom hingegen wird positiver. Infolgedessen wird die Bindung polar, und es entstehen polare Moleküle, also Moleküle mit einer negativen und einer positiven Seite.

Ist dieser Effekt sehr stark, werden die gemeinsamen Elektronen (fast) ausschließlich von einem der Reaktionspartner beansprucht. In einem solchen Fall wird die Bindung als ionische Bindung bezeichnet. Das Atom, das ein Elektron dazu „gewonnen" hat, ist das negativ geladene Ion; das Atom, das ein Elektron „verloren" hat, ist das positiv geladene Ion.

Atome können äußerst kurzlebige Dipole bilden (Polarisierung). Nähern sich zwei Atome, und erfolgt in beiden Atomen die Ladungsverschiebung synchron, dann wirken ab einem bestimmten Abstand Anziehungskräfte, die als Van-der-Waals-Kräfte bezeichnet werden. Der positiv polarisierte Teil des einen Atoms zieht dabei den negativ polarisierten Teil des anderen Atoms an. So können auch durch induzierte Ladungsverschiebungen schwache polare Bindungen entstehen.

8.1.3. Wasserstoffbrücken

Das Wassermolekül, mit seiner unsymmetrischen räumlichen Struktur, besteht aus einem Sauerstoffatom (O) und zwei Wasserstoffatomen (H_2), die kovalent miteinander verbunden sind. Zudem ist die O-H-Bindung polar, wodurch das ganze Wassermolekül polar ist: an der Seite der H-Atome ist es positiv, an der Seite des O-Atoms negativ geladen, wie sich der Abbildung A 8.02 entnehmen lässt.

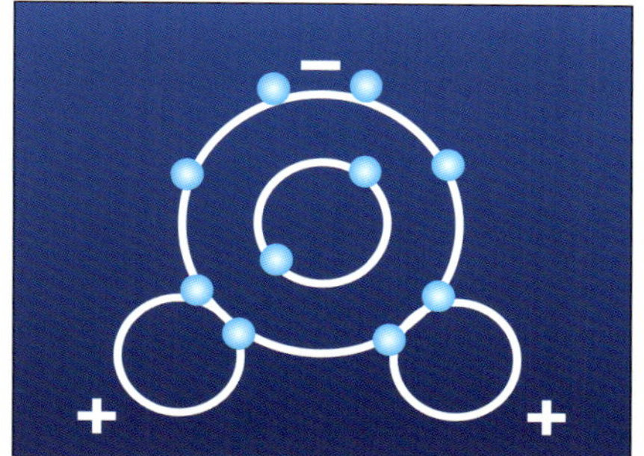

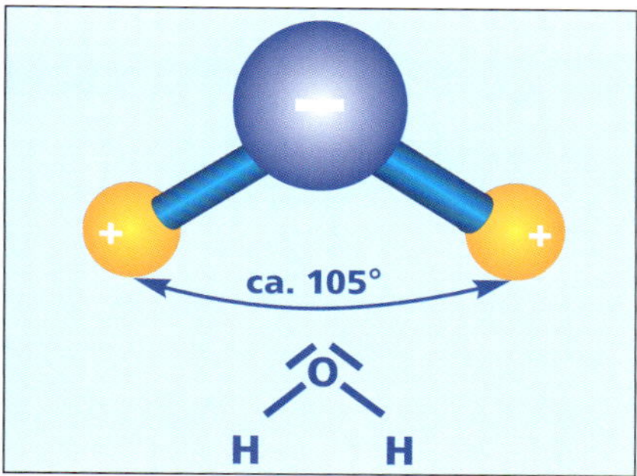

Abb. A 8.02
Die Polarität des Wassermoleküls, Elektronenkonfiguration und das entsprechende raumfüllende Modell.
Durch diese Polarität ziehen sich Wassermoleküle untereinander relativ stark an. Die H-Atome des einen Moleküls erfahren durch die O-Atome benachbarter Moleküle eine Kraftwirkung. Solche Bindungen zwischen Wassermolekülen werden Wasserstoffbrücken genannt.

Eine Reihe der besonderen Eigenschaften von Wasser resultiert aus den so genannten Wasserstoffbrücken (siehe Abb. A 8.03).

Aber auch an anderen Stellen kommen solche Wasserstoffbrücken vor; so tragen sie zum Beispiel entscheidend dazu bei, große Biomoleküle wie Proteine oder DNA zu stabilisieren.

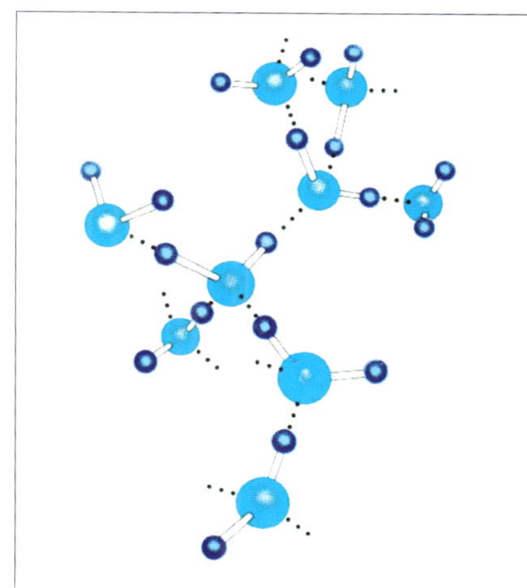

Abb. A 8.03
Wassermoleküle mit Wasserstoffbrücken (gepunktet dargestellt)

8.1.4. Bindungsstärken

Die kovalente Bindung ist die Bindungsart, die im Pflanzen- wie im Tierreich am häufigsten vorkommt; sie verleiht den Biomolekülen die benötigte Stabilität.

Bei Körpertemperatur sind die kovalenten Bindungen im Allgemeinen derart stabil, dass sie nur durch Enzyme aufgebrochen werden können. Andere Bindungsarten hingegen sind schwächer und werden für Bindungen eingesetzt, die nur kurzfristig bestehen und danach wieder aufgehoben werden sollen.

Die nachfolgende Tabelle zeigt eine Übersicht über die vier Bindungsarten mit ihren jeweils charakteristischen Bindungsenergien im Wasser wie im Vakuum. Die kovalenten Kräfte sind erwartungsgemäß generell stärker als die übrigen. Durch die elektrostatische Abschirmungswirkung der Wassermoleküle unterscheiden sich insbesondere die Werte für ionische Bindungen und Wasserstoffbrücken-Bindungen je nach Bedingung Wasser oder Vakuum stark.

Tabelle A 8.01
Bindungsstärken im Wasser und im Vakuum

Bindungstyp	Bindungsstärke in Wasser	Bindungsstärke im Vakuum
Kovalent	90 kcal/mol = 378 kJ/mol	114 kcal/mol = 478 kJ/mol
Ionisch	3 kcal/mol = 12,6 kJ/mol	80 kcal/mol = 336 kJ/mol
Wasserstoffbrücke	1 kcal/mol = 4,2 kJ/mol	4 kcal/mol = 16,8 kJ/mol
Van-der-Waals-Kräfte	0,1 kcal/mol = 0,4 kJ/mol	0,1 kcal/mol = 0,4 kJ/mol

Infobox

Energieeinheiten

Eine Kilokalorie (kcal) ist definiert als diejenige Wärmemenge, die ein Kilogramm Wasser von 14,5 auf 15,5 Grad Celsius erwärmt. Die Standardeinheit für Energie ist das Joule (J); einer Kilokalorie entsprechen 4.180 Joule. Die elektrische Leistung wird in Watt (W, 1 W = 1 Joule/Sekunde) beziehungsweise Kilowatt (kW) angegeben.

8.2. Biochemische Bausteine und einfache Moleküle

Die bekanntesten Kategorien, in die die großen Biomoleküle eingeteilt werden, sind Kohlenhydrate, Eiweiße (Proteine) und Fette. Eine weitere bekannte Kategorie umfasst die Nucleinsäuren wie RNA und DNA.

Tabelle A 8.02

Biomoleküle	Bausteine
Kohlenhydrate	Zucker
Proteine	Aminosäuren
Fette	Fettsäuren
Nucleinsäuren	Nucleotide

Die großen Biomoleküle bestehen im Wesentlichen aus langen Ketten gleicher oder ähnlicher Basisbausteine, deren Struktur in diesem Abschnitt näher dargestellt wird.

8.2.1. Einfachste Gruppen

Bestimmte Kombinationen einiger Molekül- oder Ionengruppen, beziehungsweise Teilen davon, kommen in der Biochemie so häufig vor, dass sie eigene Namen erhalten haben. Beispiele hierfür gibt die nachfolgende Tabelle:

Tabelle A 8.03

Formel	Name
–OH	Hydroxylgruppe
$-CH_3$	Methylgruppe
–C=O (mit Bindung nach unten)	Carbonylgruppe
–C=O mit OH	Carboxylgruppe
$-C=O$ mit O^-	Carbonsäuregruppe
$-NH_2$	Aminogruppe
–C=O mit CH_3	Acetylgruppe

8.2.2. Zucker

Die einfachsten Zuckermoleküle sind Verbindungen mit der Formel $(CH_2O)_n$ – n kann dabei von drei bis sechs variieren. Diese Zuckermoleküle werden auch Monosaccharide genannt.

Es handelt sich hierbei um kurze Kohlenstoffketten, bei denen im Schnitt an jedes Kohlenstoffatom ein Sauerstoffatom und zwei Wasserstoffatome gebunden sind. Dabei kommt einmal eine Doppelbindung zwischen Kohlenstoff und Sauerstoff vor. Die nachfolgende Abbildung zeigt hierfür zwei Beispiele:

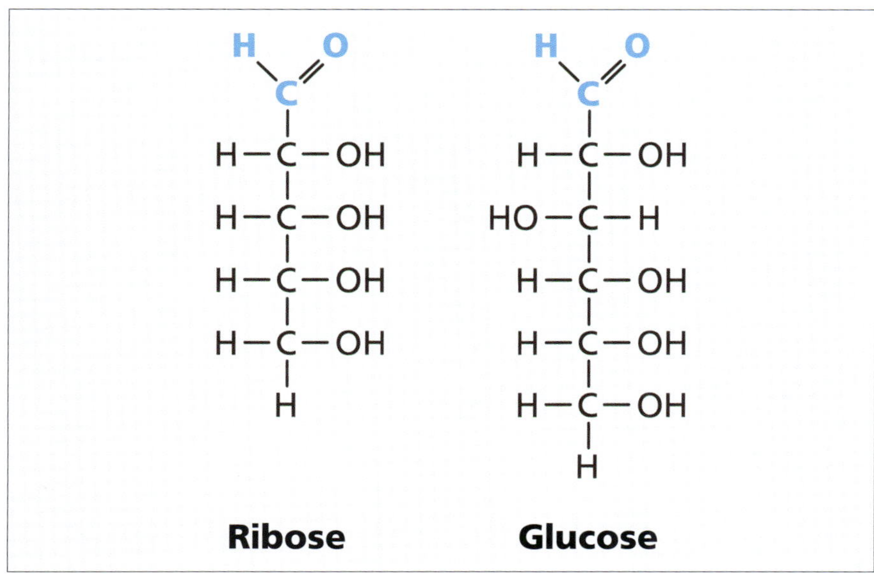

Abb. A 8.04
Die Grundstruktur von Ribose und Glucose

In wässriger Lösung neigen die Monosaccharide dazu, sich zu einem Ring zu schließen, wobei die Doppelbindung zwischen Kohlenstoff und Wasserstoff aufgeht und die dadurch freie Sauerstoffbindung genutzt wird, um sich an anderer Stelle des Rings anzudocken.

Die nachfolgende Abbildung gibt ein Beispiel für das Zuckermolekül β-D-Ribose:

Abb. A 8.05
Das Bild zeigt die Struktur von β-D-Ribose (links) und β–D-2-Desoxyribose (rechts). Der Ring besteht aus vier Kohlenstoffatomen (an den Eckpunkten) und einem Sauerstoffatom. Der Buchstabe β bezieht sich auf die Tatsache, dass mehrere räumliche Anordnungen der am Ring angehefteten Gruppen (H, OH, $HOCH_2$) möglich sind. Desoxy bedeutet, dass Sauerstoff fehlt. Die Zahl 2 in β-D-2 gibt an, dass dies am zweiten Kohlenstoffatom der Fall ist.

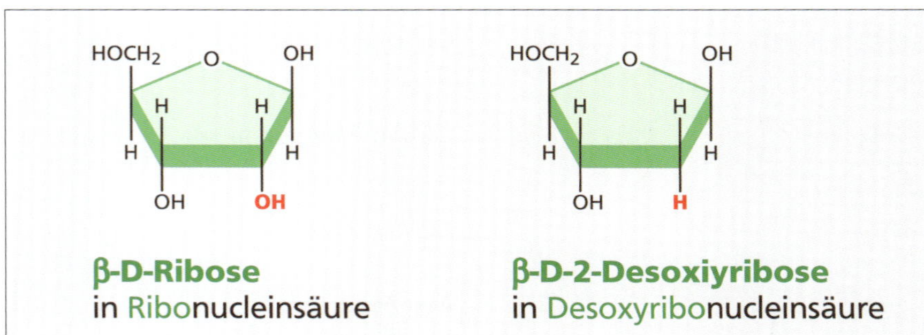

Das Bild zeigt die Ringstrukturen von Ribose und Desoxyribose, die wesentliche Bausteine von RNA beziehungsweise DNA sind.

Indem Zucker mit weiteren Ringen eine Bindung eingehen, können sie Ketten bilden. Ein H-Atom des einen Rings reagiert dabei mit einer OH-Gruppe des anderen Rings zu einem dann freien Wassermolekül; die frei werdenden Bindungsstellen werden genutzt, um die Ringe zu verbinden.

Die folgende Abbildung stellt einen solchen Vorgang dar; hier verbindet sich ein Glucosemolekül mit einem Fructosemolekül zu Saccharose:

Abb. A 8.06
Die Bindung von Glucose mit Fructose zu Saccharose

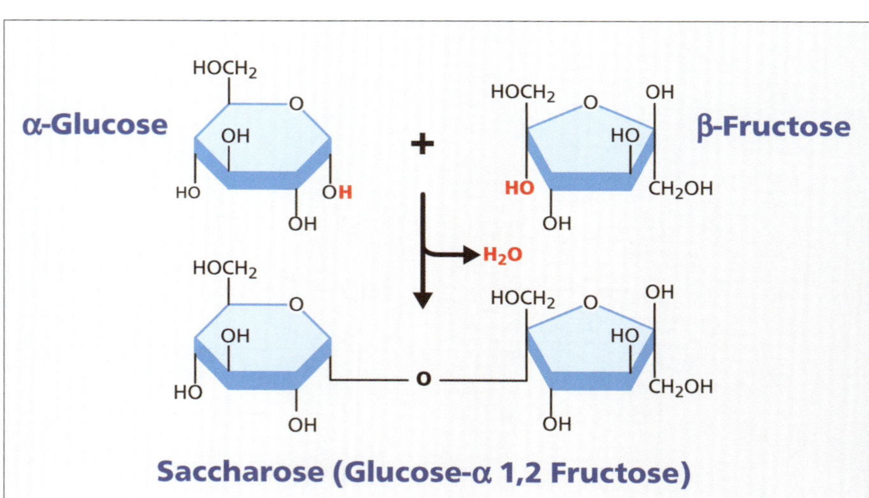

Auf diese Weise können lange bis sehr lange Ketten von Zuckermolekülen gebildet werden; Ketten bis zu etwa 50 Ringen werden Oligosaccharide, noch längere Polysaccharide genannt.

8.2.3. Aminosäuren

Aminosäuren sind die Bausteine der Proteine. Das gemeinsame Merkmal der verschiedenen Aminosäurenmoleküle ist, dass sie sowohl eine Aminogruppe als auch eine Carboxylgruppe besitzen, die beide am gleichen C-Atom angeheftet sind.

Ein weiteres Merkmal ist die Seitenkette (oder Restgruppe), die ebenfalls mit dem gleichen C-Atom verbunden ist. Die Unterschiede in den Seitenketten machen die Unterschiede in den Aminosäuren aus.

Am Beispiel von Alanin ist der Aminosäurenbauplan in der nachfolgenden Abbildung zu sehen; hier ist die Seitenkette die CH_3-Gruppe:

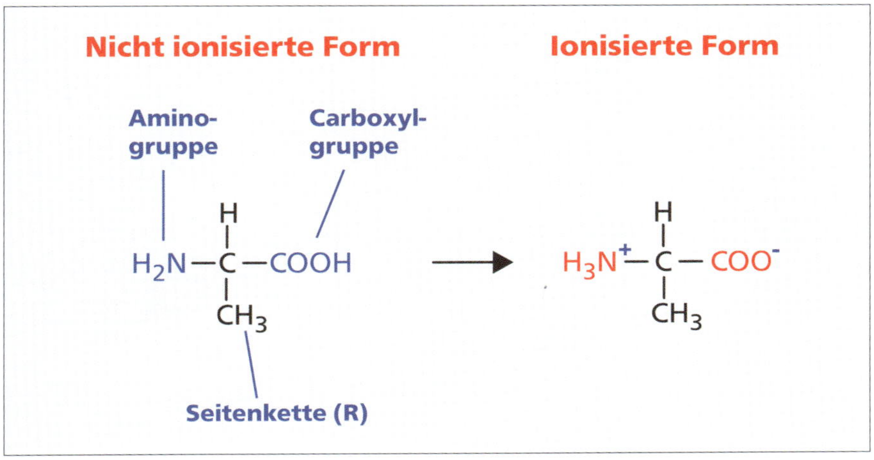

Nicht ionisierte Form

Ionisierte Form

Amino-gruppe

Carboxyl-gruppe

$H_2N-CH(CH_3)-COOH \longrightarrow H_3N^+-CH(CH_3)-COO^-$

Seitenkette (R)

Abb. A 8.07
Bauplan der Aminosäuren

Die Aminogruppe wie auch die Carboxylgruppe liegen in Lösung in ionisierter Form vor; diese ionisierte Form der Carboxylgruppe wird Carbonsäuregruppe (COO^-) genannt.

In der lebenden Natur gibt es 20 unterschiedliche Aminosäuren mit 20 unterschiedlichen Seitenketten: Es gibt saure und basische, polare und unpolare sowie solche mit einem oder zwei Ringstrukturen. In der nachfolgenden Tabelle sind einige Aminosäuren mit ihren entsprechenden Seitenketten aufgelistet:

Tabelle A 8.04
Redoxpotenziale einiger Moleküle

Aminosäure	Seitenkette
Glycin	H
Alanin	CH_3
Cystein	CH_2–SH
Methionin	CH_2–CH_2–S–CH_3
Lysin	CH_2–CH_2–CH_2–CH_2–NH_3^+
Glutamin	CH_2–CH_2–CO–NH_2
Glutaminsäure	CH_2–CH_2–COO^-

Aminosäuren können miteinander verkettet werden, indem das N-Atom aus der Aminogruppe der einen mit dem C-Atom der Carboxylgruppe der anderen eine Bindung eingeht. Dabei verlieren die Carboxylgruppe die OH-Gruppe und die Aminogruppe ein H-Atom; beide zusammen bilden ein Wassermolekül. Im Folgenden ist dieser Vorgang dargestellt:

$$H_2N{-}CHR{-}COOH + H_2N{-}CHR{-}COOH \longrightarrow H_2O + H_2N{-}CHR{-}CO{-}NH{-}CHR{-}COOH$$

Abb. A 8.08
Zwei Aminosäuren verbinden sich über eine Peptid-Bindung

Die Bindung, die dabei entsteht, wird Peptid-Bindung genannt; eine Kette aus mehreren Aminosäuren heißt Polypeptid. Eiweiße, das heißt Proteine, bestehen aus langen Polypeptid-Ketten.

8.2.4. Fettsäuren

Fettsäuren besitzen – wie Abbildung 8.10 zeigt – einen „Schwanz", der sich aus einer Kohlenwasserstoffkette zusammensetzt, und einen Kopf, der aus einer Carboxylgruppe besteht.

In Lösung ist die Carboxylgruppe ionisiert (Carbonsäure COO^-) und chemisch reaktiv.

In Organismen werden die Fettsäuren, die als Nahrungsvorrat dienen, als Triacylglycerinmoleküle gespeichert. Wie die Abbildung verdeutlicht, sind in diesen Molekülen drei Fettsäuren mit einem Glycerinmolekül verbunden.

Kommen in der Kohlenwasserstoffkette zwischen den Kohlenstoffatomen nur Einfachbindungen vor, so spricht man von gesättigten Fettsäuren; diese Ketten sind gerade.

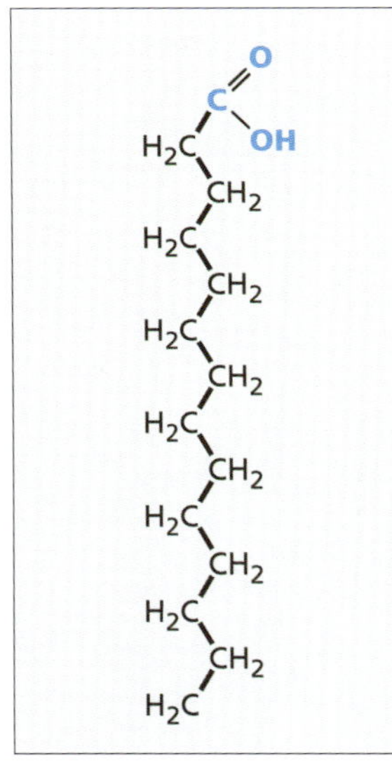

Abb. A 8.09
Allgemeiner Aufbau der Fettsäuren

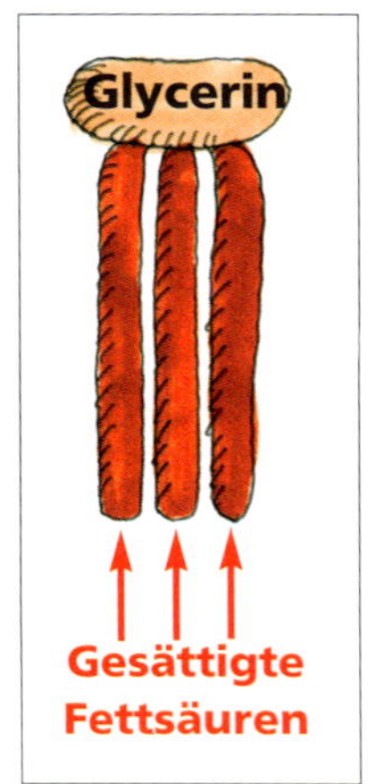

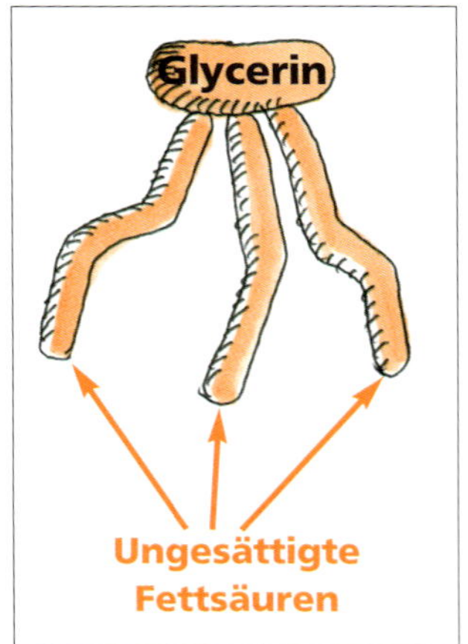

Abb. A 8.10
Triacylglycerinmoleküle mit gesättigten (links) und ungesättigten Fettsäuren.

Im Gegensatz dazu besitzen ungesättigte Fettsäuren eine oder mehrere Doppelbindungen zwischen den Kohlenstoffatomen, wodurch die Kohlenwasserstoffkette abknickt (siehe Abb. A 8.10) und mehr Platz beansprucht.

Gesättigte Fettsäuren können am dichtesten gepackt werden, weshalb sie bei Raumtemperatur fest sind. Dagegen sind ungesättigte Fettsäuren, wie pflanzliche Öle, bei Raumtemperatur flüssig.

Die Hunderte von Fettsäuren, die bekannt sind, unterscheiden sich in der Länge der Kohlenwasserstoffketten sowie in der Zahl und Position der Doppelbindungen.

Eine weitere wichtige Molekülsorte, die aus Fettsäuren besteht, ist die der Phospholipide. Diese bilden den Hauptbestandteil aller Zellmembranen; der Aufbau ist in Abbildung A 8.11 dargestellt:

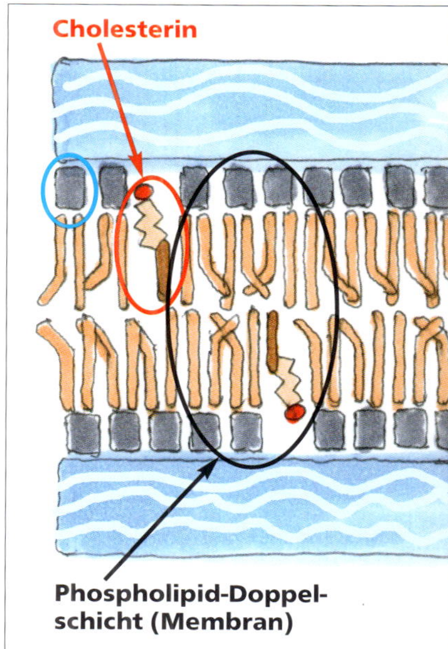

Abb. A 8.11
Aufbau des Phospholipidmoleküls und der Phospholipid-Doppelschicht

Phospholipide bestehen aus einem Glycerinmolekül, das an der einen Seite zwei Fettsäuren aufweist; diese bilden den hydrophoben (wasserabweisenden) Schwanz. An die andere Seite, den hydrophilen (wasserliebenden) Kopf, ist zunächst eine Phosphatgruppe (siehe den nächsten Abschnitt) angekoppelt, an die sich eine polare Gruppe (ein Alkohol) anschließt.

Aufgrund ihres Aufbaus sind Phospholipide hervorragend dazu geeignet, die Doppelschichten zu bilden, aus denen Membranen bestehen.

Wie dicht die Phospholipide gepackt werden können, ist ebenfalls von der Zahl der Doppelbindungen abhängig; diese bestimmen auch die Eigenschaften der Membranen.

8.2.5. Phosphatgruppen

Die Phosphatgruppe ist ein wesentliches Element wichtiger Biomoleküle, so zum Beispiel der eben besprochenen Phospholipide und des ATP (Adenosintriphosphat), dem Energieträger der Zelle.

Die Phosphatgruppe wird von der Phosphorsäure H_3PO_4 hergeleitet. In Lösung spaltet sich diese in ein zweiwertiges negatives Ion und zwei positive H^+-Ionen. Die Struktur des Ions wird aus Abbildung A 8.12 ersichtlich.

O
‖
HO — P — O^-
|
O^-

Abb. A 8.12
Die Phosphatgruppe

Das Ion besteht aus einem zentralen Phosphoratom, das an drei Sauerstoffatome einfach gebunden ist, und aus einem vierten doppelgebunden Sauerstoffatom. Eines der Sauerstoffatome ist an ein H-Atom gebundenen und bildet somit eine Hydroxylgruppe; bei den beiden anderen O-Atomen fehlt das H-Atom, sodass hier eine einfache negative Ladung vorhanden ist.

Phosphatgruppen können – wie in Abbildung A 8.13 dargestellt – mit sich selbst oder mit anderen Gruppen, die eine Hydroxylgruppe tragen (wie zum Beispiel die Carboxylgruppe), eine Bindung eingehen. Die Bindung wird über ein Sauerstoffatom realisiert, und ein Wassermolekül wird abgespaltet.

Abb. A 8.13
Bindung von Phosphatgruppen unter Abspaltung von Wasser

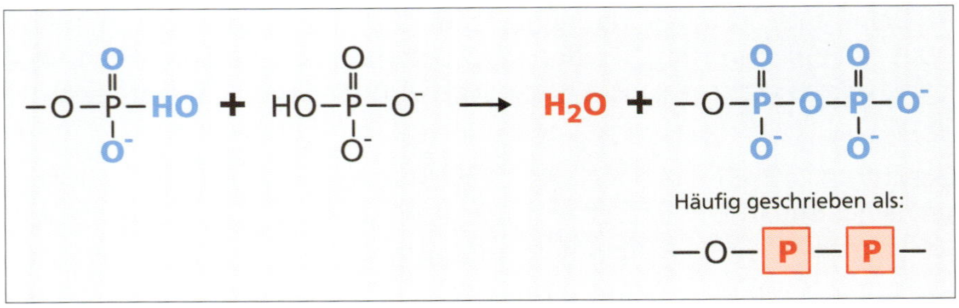

In derartigen Bindungen ist eine relativ große Menge an Energie gespeichert, die durch die Aufnahme eines Wassermoleküls wieder freigesetzt werden kann.

8.2.6. Basen

Unter einer Base versteht man ein Molekül, das in aufgelöstem Zustand ein positiv geladenes H-Atom (ein Proton) aus der Lösung aufnimmt und somit ein Übermaß an OH–Ionen in der Lösung zurücklässt. Dieser Vorgang ist hier für Ammoniakgas angegeben:

$$NH_3 + H_2O \longrightarrow NH_4^+ + OH^-$$

In der Biochemie wird der Begriff Base auch für bestimmte stickstoffhaltige, ringförmige Verbindungen eingesetzt: die Purine und Pyrimidine, deren Zusammensetzung in der nachfolgenden Abbildung dargestellt wird. Purine und Pyrimidine können ebenfalls ein Proton binden und die Konzentration an OH-Ionen in der Lösung dadurch erhöhen.

Pyrimidine bestehen aus einem sechsatomigen Ring, in dem zwei Kohlenstoff- durch zwei Stickstoffatome ersetzt sind. Bei den Purinen ist zusätzlich ein fünfatomiger Ring angekoppelt, in dem sich wiederum zwei Stickstoffatome befinden.

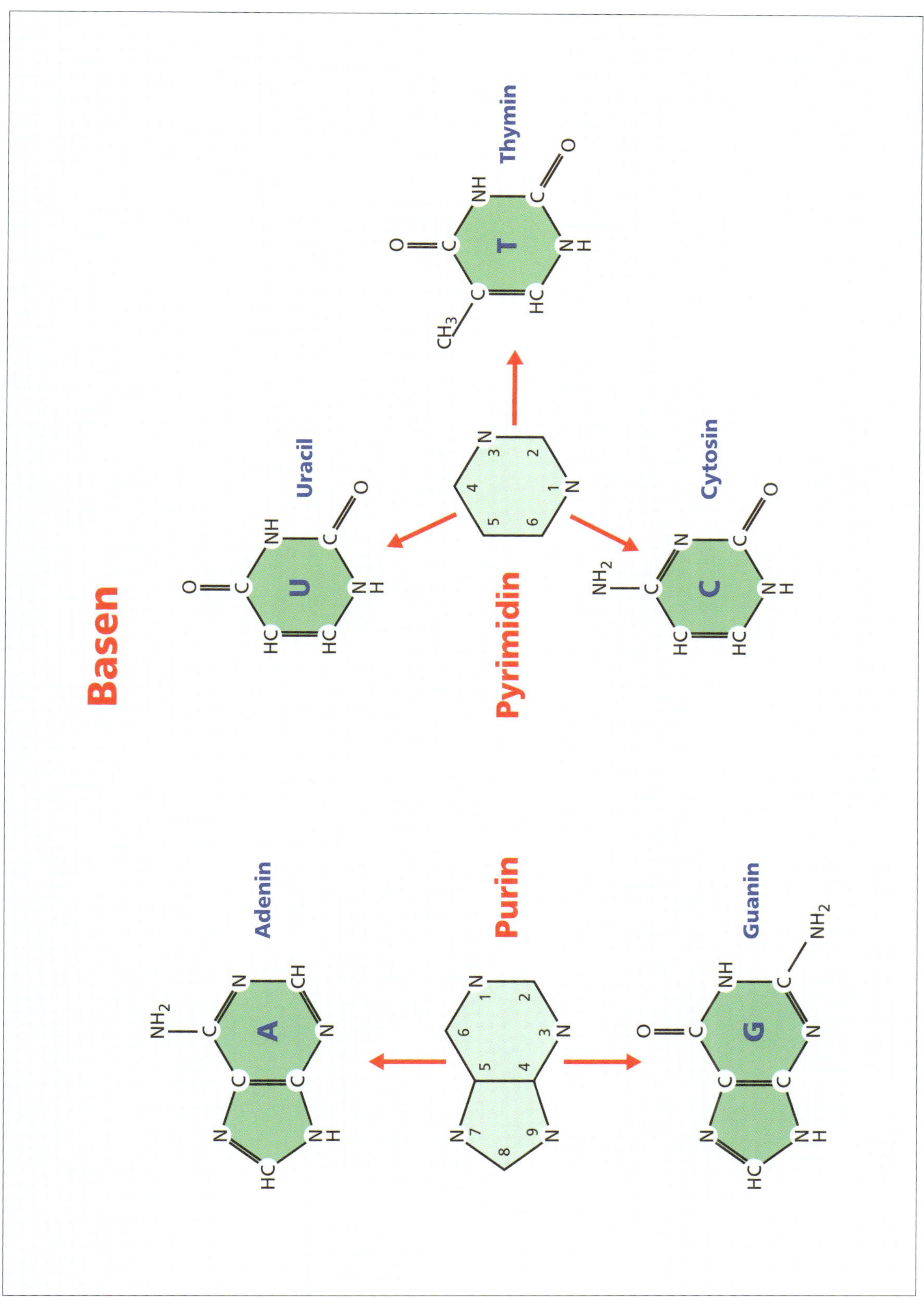

Abb. A 8.14
Aufbau der biochemischen Basen

8.2.7. Nucleotide

Nucleotide sind Bausteine der RNA und DNA; sie bestehen aus drei Grundeinheiten: einer Base, einem Zucker und einer Phosphatgruppe (Abb. A 8.15). Der Zucker kann entweder eine Ribose oder eine Desoxyribose sein.

Abb. A 8.15
Nucleosid und Nucleotid

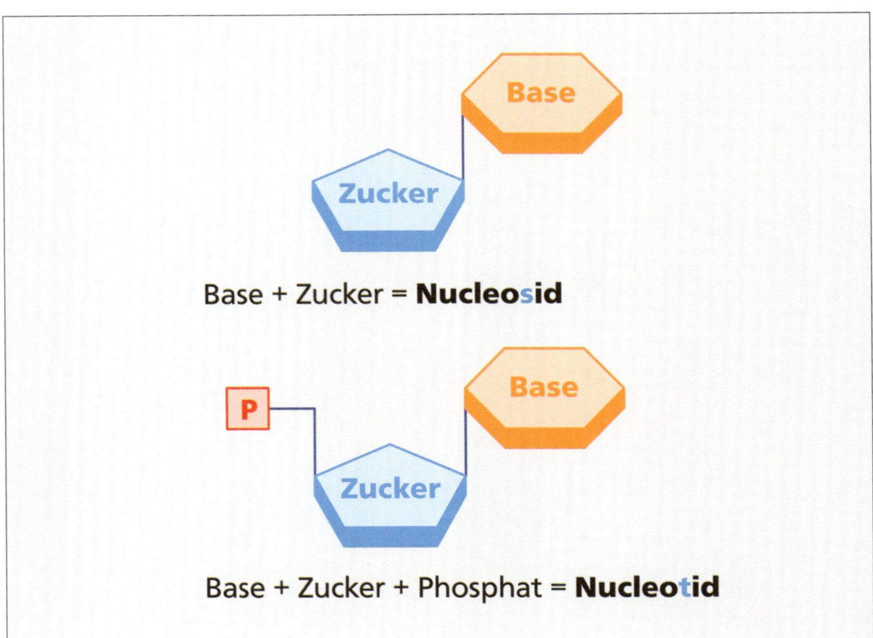

Tabelle A 8.05

Base	Nucleosid	Abkürzung
Adenin	Adenosin	**A**
Guanin	Guanosin	**G**
Cytosin	Cytidin	**C**
Uracil	Uridin	**U**
Thymin	Thymidin	**T**

Nucleotide, die eine Ribose enthalten, werden Ribonucleotide genannt, diejenigen mit einer Desoxyribose heißen Desoxyribonucleotide. Die Kombination Base und Zucker, ohne die Phosphatgruppe, wird als Nucleosid bezeichnet.

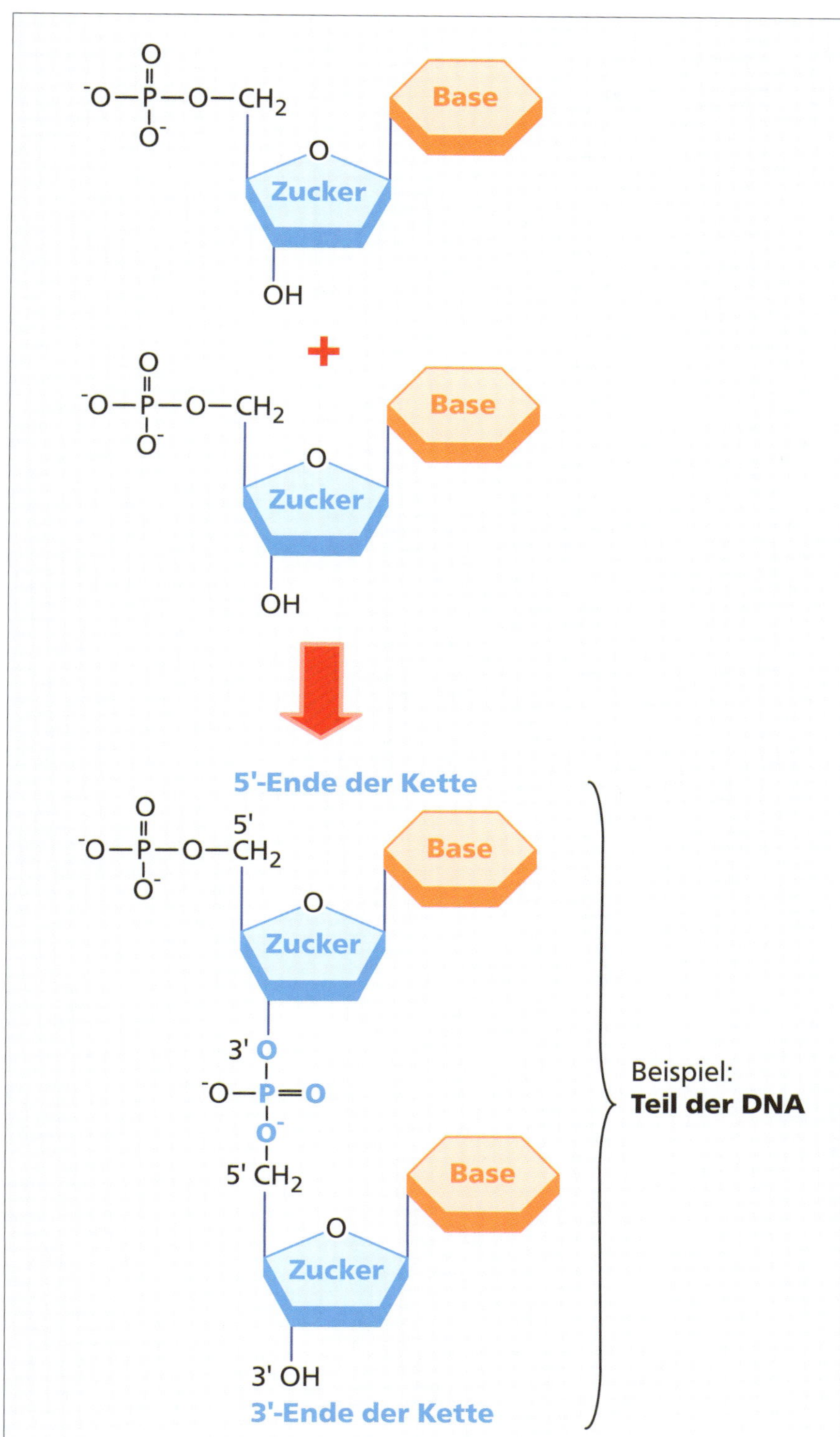

Abb. A 8.16
Bildung von DNA-Teilen durch Bindung zweier Nukleotide

Indem eine Hydroxylgruppe des Zuckers abgespaltet wird und diese eine Bindung mit einem Sauerstoffatom der Phosphatgruppe eines anderen Nucleotids eingeht, wird aus einem Nucleotid eine Nucleinsäure (siehe Abb. A 8.16). Dabei nimmt das Hydroxylion aus der Lösung ein Proton auf und wird zu Wasser.

Nucleotide kommen auch in anderen (als RNA und DNA) wichtigen Verbindungen vor: ADP (Adenosindiphosphat) und ATP (Adenosintriphosphat) beispielsweise sind Nucleotide, die auf dem Nucleosid Adenosin basieren, an das zwei beziehungsweise drei Phosphatgruppen angekoppelt sind.

Auch das Acetyl-Co A hat Adenosin als zentrales Element und besitzt energiereiche Molekülverbindungen; mehr darüber im folgenden Abschnitt.

8.3. Große Biomoleküle

Die großen Biomoleküle setzen sich aus langen Ketten der bereits besprochenen Bausteine zusammen; aus diesen Bausteinen kann eine enorme Anzahl unterschiedlicher Biomoleküle hergestellt werden. Die Reihenfolge und die Art der Bausteine bestimmen letztendlich die Eigenschaften des gebildeten Moleküls.

Das Anbinden der Bausteine wird durch Enzyme katalysiert; diese stellen sicher, dass der richtige Baustein an der richtigen Stelle angebaut wird. Pro angeheftetem Baustein wird jeweils ein Wassermolekül abgespaltet.

8.3.1. Polysaccharide

Polysaccharide besitzen mehr als 50 Zuckerringe und können durch ihre Länge und ihre Abzweigungen unterschieden werden. Abbildung A 8.17 zeigt die Struktur eines Polysaccharids, wie es z. B. beim Glykogen-Molekül vorkommt. Glykogen besteht aus einem zentralen Protein (Glykogenin), an das bis zu 50.000 Glucosebausteine geknüpft sind. Alle acht bis zwölf Glucosebausteine erfolgen Verzweigungen, wodurch das Molekül eine baumartige Struktur bekommt. Dieses Polysaccharid wird von tierischen Zellen als Energiespeicher verwendet.

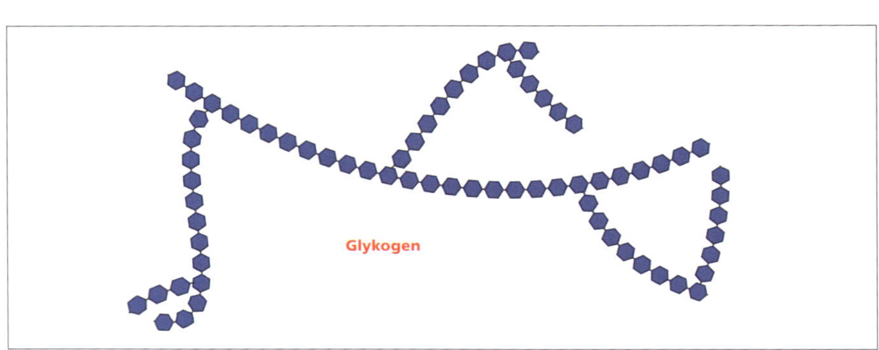

Abb. A 8.17
Struktur eines Polysaccharids, aufgebaut aus Glucosebausteinen

8.3.2. Proteine

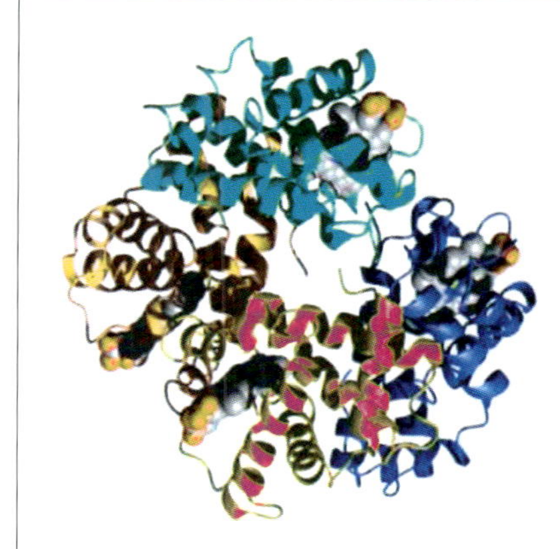

Abb. A 8.18
Beispiel eines komplexen Proteins: Hämoglobin

Proteine können aus den 20 möglichen Aminosäuren in einer ungeheueren Vielfalt synthetisiert werden. Bei einer Kette von nur zehn Aminosäuren ergibt sich eine Zahl von 20^{10} (10.240.000.000.000). Bei einer Kette von 100 Aminosäuren steigt die Zahl auf eine Eins mit 130 Nullen; das ist mehr, als es im Weltall Elektronen gibt. Für praktische Zwecke bedeutet dies, dass die Zahl der möglichen Proteine schier unendlich groß ist.

Proteine übernehmen in den Zellen sehr unterschiedliche Aufgaben; sie dienen beispielsweise als Katalysatoren (Enzyme) oder als Strukturelement (zum Beispiel Mikrotubuli). Sie können leicht aus mehreren Hundert Aminosäuren bestehen.

Da Proteinketten viele Einfachbindungen aufweisen, um die sie frei drehbar sind, besitzen sie eine große Flexibilität. Im Prinzip wäre dadurch eine unendliche Vielzahl von Formen gegeben, nach denen sich das Makromolekül ausbilden könnte.

In der Praxis werden diese Möglichkeiten aber dadurch begrenzt, dass sich zwischen Teilen der Kette andere Wechselwirkungen manifestieren, so zum Beispiel Wasserstoffbrücken, Ionenbindungen und Van-der-Waals-Kräfte.

Wie sich gezeigt hat, sind diese Wechselwirkungen der Grund, warum die meisten Proteine nur eine bestimmte Form annehmen. Diese Form wird auch als Konformation bezeichnet.

Normalerweise hat das Protein nur in dieser Konformation seine biologische Wirksamkeit. Das bedeutet, dass die Physik, die ihren Einfluss aufgrund der geometrischen Struktur ausübt, in der Biologie manchmal eine größere Rolle spielt als die Biochemie, die sich in der chemischen Formel ausdrückt.

Abbildung A 8.18 zeigt das Protein Hämoglobin mit seiner ungeheuer komplexen Struktur. Es ist kaum zu glauben, dass diese Struktur völlig festgelegt ist und jedes Mal bis ins letzte Detail wieder komplett reproduziert werden kann, sobald ein derartiges Molekül neu hergestellt wird.

8.3.3. Nucleinsäuren

Neben den epigenetischen Strukturen sind die Nucleinsäuren DNA und RNA die Träger der erblichen Information eines Organismus; die Information ist in Form von langen Nucleotidketten gespeichert.

Nucleotide bestehen aus einer Base, einem Zucker und einer Phosphatgruppe.

Bei der DNA sind der Zucker, die Desoxyribose, und die Phosphatgruppe immer identisch; der Unterschied liegt nur in der Base. Die erbliche Information ist folglich in der Reihenfolge der Basen gespeichert. Die Basen werden meist mit ihren ersten Buchstaben angegeben: A (Adenin), C (Cytosin), G (Guanin) und T (Thymin).

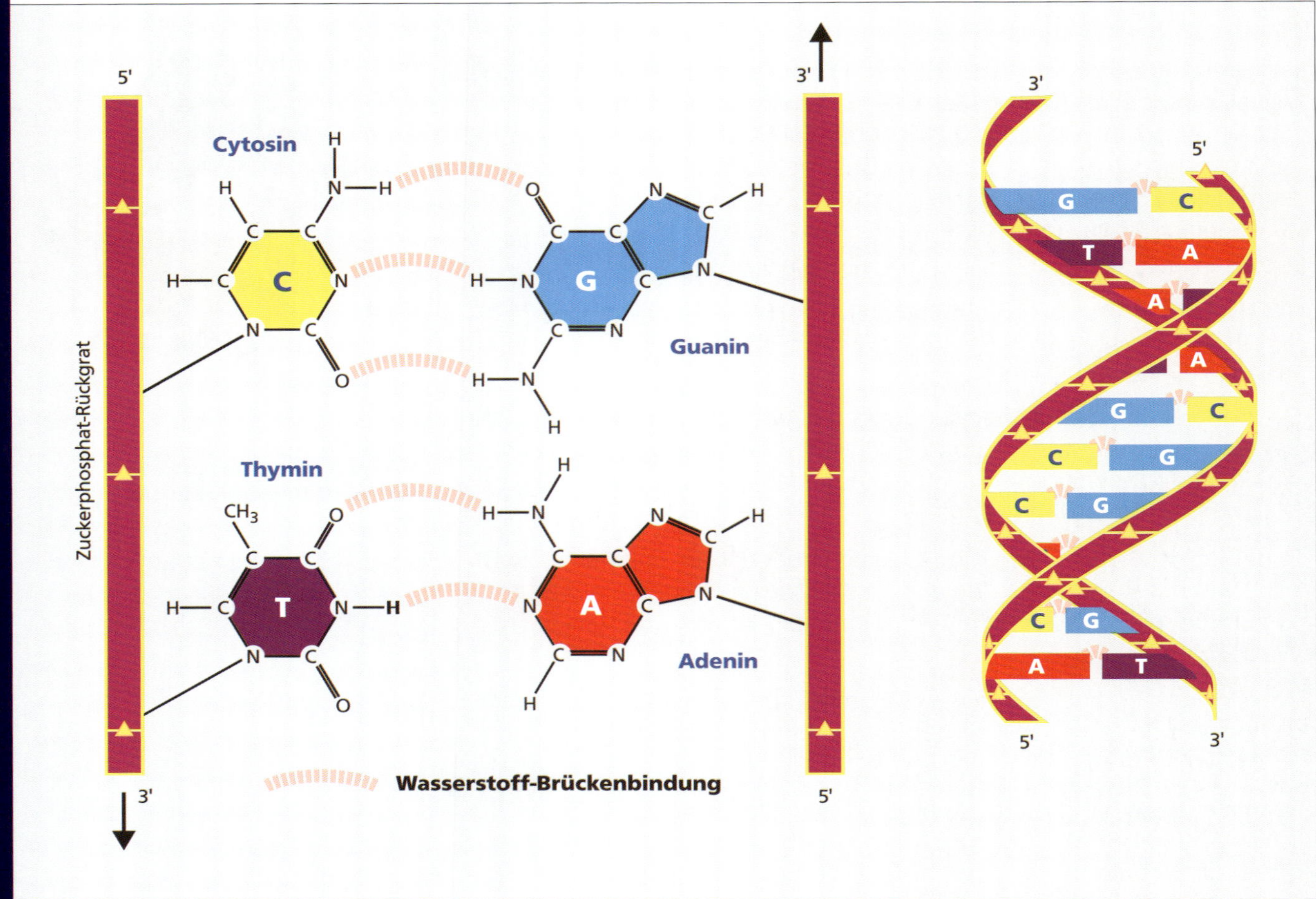

Abb. A 8.19
Die Grundstruktur der DNA-Ketten

Die DNA besteht aus zwei langen Ketten, die über die Basen leiterförmig miteinander verbunden sind. Die Zucker- und Phosphatmoleküle bilden dabei die Stege der Leiter, die Basen die Sprossen (Abb. A 8.19).

Über Wasserstoffbrücken sind die Basen der einen Kette mit den Basen der anderen verbunden, wobei nur zwei Kombinationen möglich sind: A mit T und C mit G.

Aus der Anordnung der Wasserstoffbrücken ist dies auch sofort ersichtlich: A und T können jeweils nur zwei Wasserstoffbrücken bilden, C und G hingegen jeweils drei.

Aufgrund dieser Eigenschaften stellt die eine DNA-Kette das Negativ der anderen dar. Beide Informationen sind dabei komplett und gleichwertig. Die doppelt vorhandene Information ist von wesentlicher Bedeutung für die DNA-Reparatur.

Die DNA-Leiter ist zu einer Doppelhelix verdrillt, was zur weiteren Stabilität des ganzen DNA-Moleküls beiträgt.

8.4. Energiereiche Moleküle

8.4.1. Energiereiche Elektronen

Manche Biomoleküle sind in der Lage, Energie zu speichern, indem sie Elektronen in Zuständen hoher potenzieller Energie halten.

Nicht jedes Molekül hat solche Zustände gleichermaßen zur Verfügung. Die Höhe der gespeicherten Elektronenenergie wird durch das Redoxpotenzial dieser Moleküle angegeben.

Das Redoxpotenzial wird definiert als ein Maß für die Tendenz eines Systems, Elektronen abzugeben oder aufzunehmen. Die Zustände mit höchster Energie besitzen Biomoleküle mit dem am stärksten negativen Redoxpotenzial. Das heißt: Je negativer das Redoxpotenzial, desto höher ist die potenzielle Energie der Elektronen in dem betreffenden Biomolekül. (Elektronen sind negativ geladene Teilchen; deshalb besitzen sie eine hohe potenzielle Energie, wenn sie sich auf einem negativen Potenzial befinden.)

Redoxpotenziale werden jeweils für eine Redoxreaktion (= Elektronenaustausch-Reaktion) angegeben. Das Redoxpotenzial gibt die Energie an, die das Elektron besitzen muss, um aufgenommen werden zu können, oder die es erhält, wenn es frei wird. Die folgende Tabelle bietet einen Überblick über die Redoxpotenziale einiger Reaktionen:

Redoxreaktion	Redoxpotenzial
NADPH ↔ $NADP^+ + H^+ + 2e^-$	-320 mV
NADH ↔ $NAD^+ + H^+ + 2e^-$	-320 mV
2 GSH ↔ GSSG + $2H^+ + 2e^-$	-100 mV
$FADH_2$ ↔ FAD + $2H^+ + 2e^-$	0 mV
Reduz. Ubiquinon ↔ Oxid. Ubiquinon + $2H^+ + 2e^-$	+30 mV
Askorbat ↔ Dehydroaskorbat + $2H^+ + 2e^-$	+60 mV
Reduz. Cytochrom c ↔ Oxid. Cytochrom c + e^-	+230 mV
H_2O ↔ $\frac{1}{2}O_2 + 2H^+ + 2e^-$	+820 mV

Tabelle A 8.06 Redoxpotenziale einiger Moleküle.

Redoxpotenziale kann man sich als einen Schrank mit übereinander angeordneten Regalbrettern vorstellen. Je größer der Abstand des Bretts vom Fußboden, desto mehr Energie wird gebraucht, um es zu erreichen. Hat man Elektronen mit viel Energie zur Verfügung und will diese „aufheben", so speichert man sie auf einem hoch gelegenen Brett. Ist die Energie nicht ganz so hoch, kann man sie nur auf einem tieferen Brett ablegen.

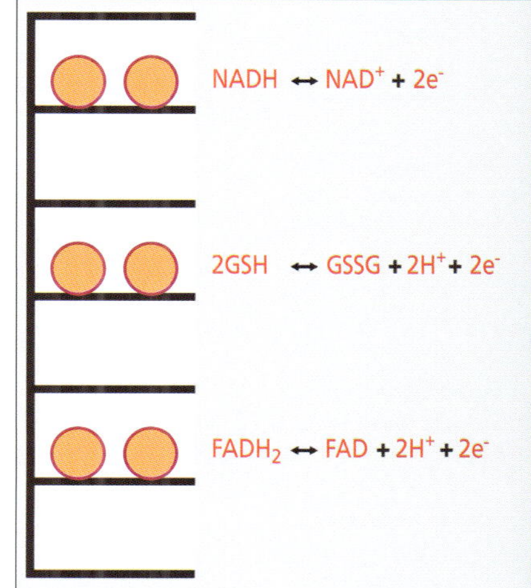

Abb. A 8.20 Bildliche Darstellung der Redoxpotenziale.

Nimmt man Elektronen von einem hoch gelegenen Brett und legt sie auf ein tieferes Brett, so kann die Energiedifferenz für unterschiedliche Zwecke genutzt werden.

Ein derartiger Vorgang findet zum Beispiel in der Atmungskette statt: Hier werden stufenweise Elektronen auf immer tiefere Bretter (Moleküle) abgelegt; die zur Verfügung stehende Energiedifferenz wird genutzt, um Protonen entgegen einer Potenzialdifferenz die innere Mitochondrienmembran passieren zu lassen.

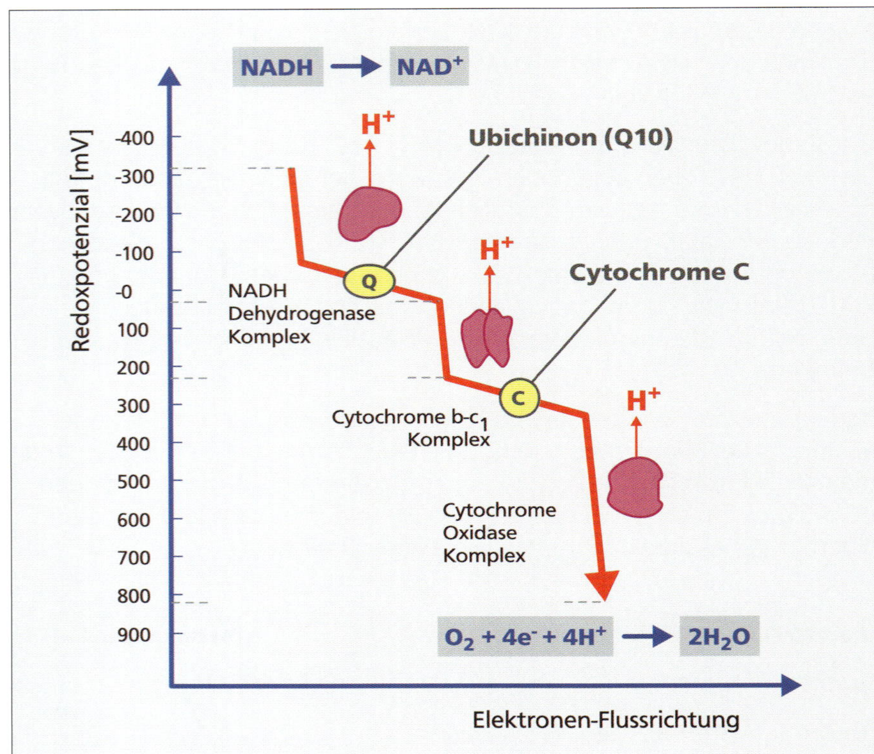

Abb. A 8.21
Stufen der Redoxpotenziale, die von Elektronen in der Atmungskette durchlaufen werden.

Die Energieverluste, welche die Elektronen beim Durchgang durch die Atmungskette erfahren, werden in eV ausgedrückt. 1 eV ist gerade die Energiemenge, die ein Elektron beim Durchgang eines elektrischen Potenzialunterschieds von 1 Volt (1 eV = $1{,}6 * 10^{-19}$ Joule) gewinnt oder verliert. Die Energieverluste sind also direkt aus den Unterschieden der Redoxpotenziale herzuleiten. Dies ist in der nachstehenden Tabelle beispielhaft dargestellt.

Tabelle A 8.07
Schrittweise Energieverluste der Elektronen in der Atmungskette

Redoxreaktion	Redoxpotenzial	Energieverlust
NADH ↔ $NAD^+ + H^+ + 2e^-$	- 320 mV	0,0 eV
Reduz. Ubiquinon ↔ Oxid. Ubiquinon + $2H^+ + 2e^-$	+ 30 mV	0, 35eV
Reduz. Cytochrom c ↔ Oxid. Cytochrom c + e^-	+ 230 mV	0,55 eV
H_2O ↔ $½O_2 + 2H^+ + 2e^-$	+ 820 mV	1,14 eV

Aus Abbildung A 8.22 wird die Stelle im NADPH-Molekül ersichtlich, an der die energiereichen Elektronen gespeichert werden: dem Nikotinamidring. Im NADH-Molekül läuft dies, wie das Bild zeigt, auf gleiche Weise ab.

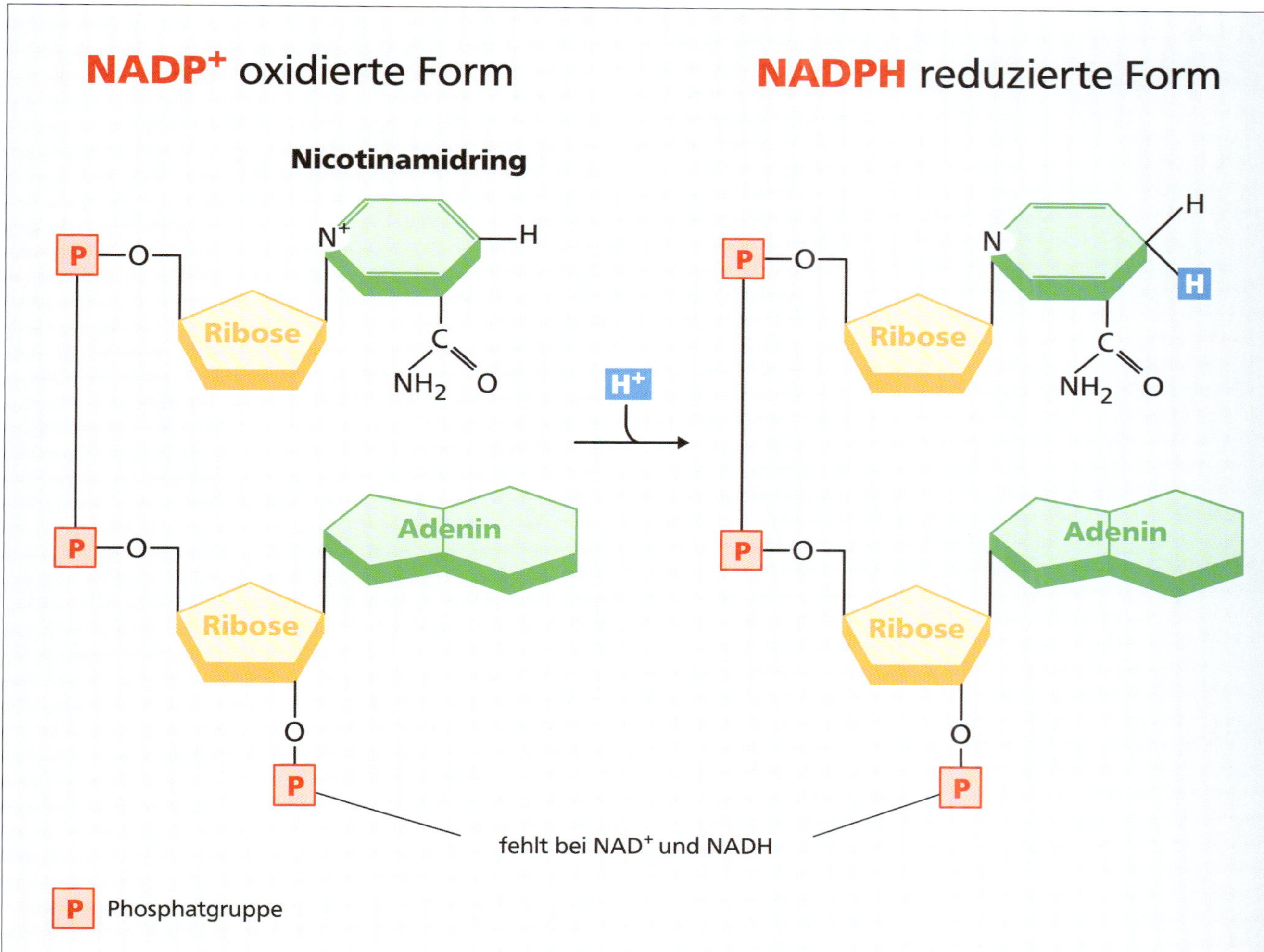

Abb. A 8.22
Das NADPH-Molekül und der Ort, an dem die energiereichen Elektronen gespeichert werden.

8.4.2. Energiereiche Bindungen

Um Energie zu speichern, verfügen Biomoleküle noch über eine weitere Möglichkeit: die Herstellung von hochenergetischen Bindungen. Das bekannteste Beispiel ist das ATP-Molekül, das in der Zelle an vielen Stellen als Energieträger und als Energietauschmittel eingesetzt wird.

Beim Stoffwechsel wird eine große Anzahl an ATP-Molekülen produziert.

Die energiereiche Bindung ist die Phosphoanhydridbindung, mit der die Phosphatgruppen – wie Abbildung A 8.23 zeigt – angekoppelt werden.

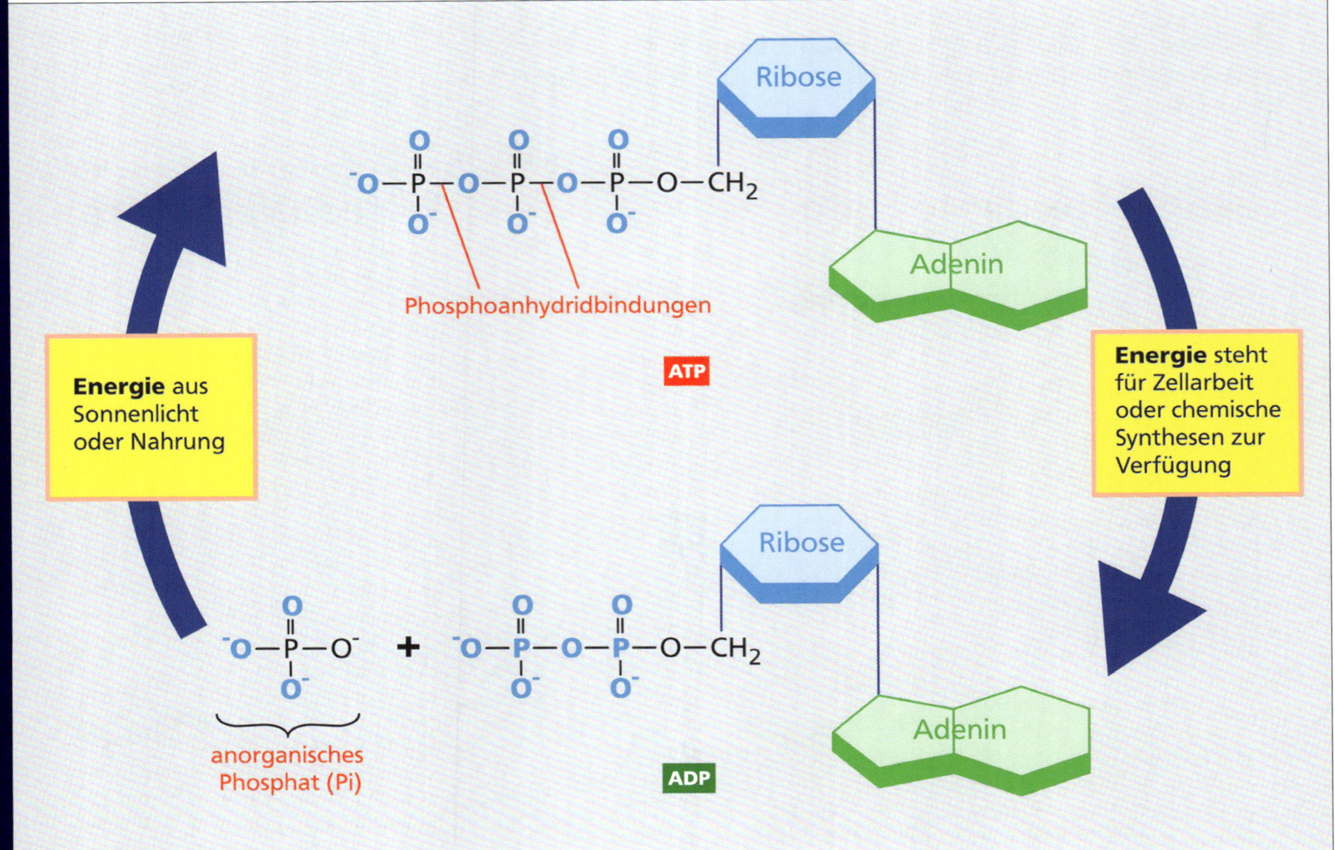

Abb. A 8.23
Die Reaktion von ADP zu ATP und umgekehrt.

Die Reaktion von ADP zu ATP beziehungsweise von ATP zu ADP lässt sich vereinfacht wie folgt darstellen:

$$\text{ADP} + \text{Pi} \longrightarrow \text{ATP} + H_2O$$

ADP steht für Adenindiphosphat, ATP für Adenintriphosphat und Pi für die Phosphatgruppe.

Um ATP herzustellen, wird Energie benötigt; bei der Rückwärtsreaktion wird dagegen Energie frei. Die Energiemenge bei dieser Reaktion beträgt jeweils 7,3 kcal/mol.

Energetisch verhält sich diese Reaktion wie in Abbildung A 8.24 dargestellt:

ADP + Pi ist nach dem Verständnis der Physik die energetisch günstigere Konstellation; deshalb befindet es sich im „Tal". Um ATP herzustellen, muss die Phosphatgruppe den Berg hochgeschoben werden. Das heißt: Sie wird gegen die abstoßende Kraft an das ADP herangedrückt. Gelingt dies, so kommt das ADP in ein kleines Nebental, in dem Pi an das ADP „anklickt" und somit ATP gebildet wird. Die Energie, die dabei aufgewandt wird, ist dann als potenzielle Energie im ATP gespeichert und kann an anderer Stelle freigesetzt beziehungsweise genutzt werden. Das Nebental sorgt dafür, dass das gebildete ATP ausreichend stabil ist (metastabil) und nicht spontan wieder zerfällt.

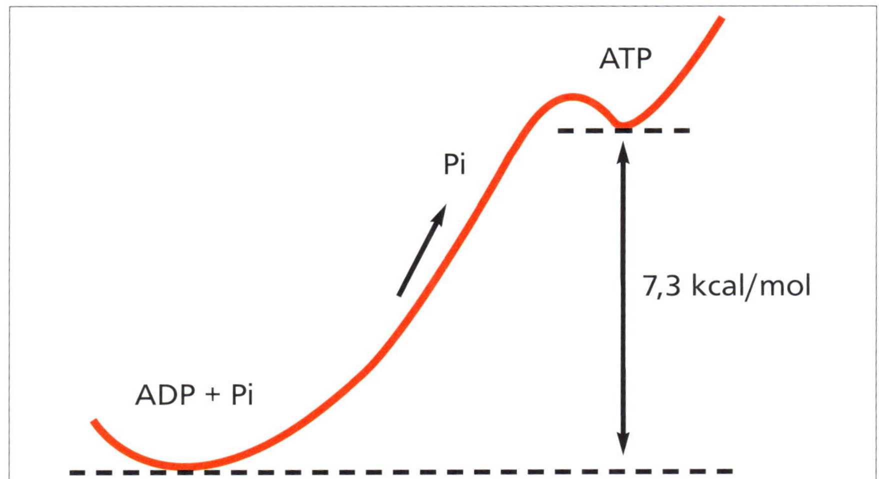

Abb. A 8.24
Energetische Darstellung der Reaktion von ADP zu ATP.

Andere energiereiche Moleküle sind GTP (Guanintriphosphat), das eine ähnliche Struktur wie das ATP aufweist, und das Acetyl-Co-Enzym-A. Das Acetyl-Co-Enzym-A-Molekül besitzt eine energiereiche Bindung zwischen der Acetylgruppe und dem Schwefelatom des Co-A (siehe Abb. A 8.25).

Diese Acetylgruppe wird vom Co-A in den Zitronensäurezyklus eingeschleust.

Abb. A 8.25
Der Ort der energiereichen Bindung im Acetyl-Co-Enzym-A-Molekül

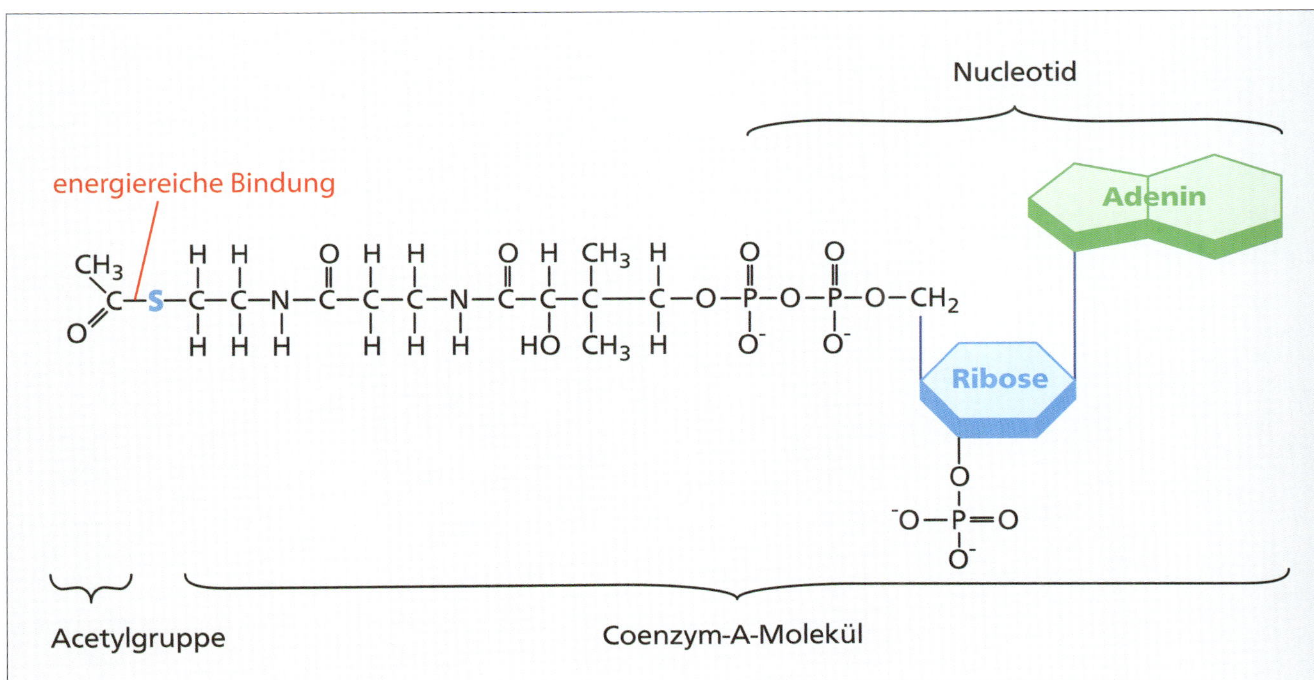

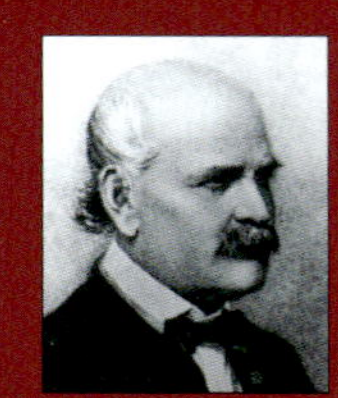

Teil B

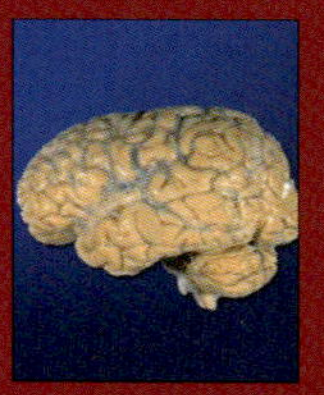

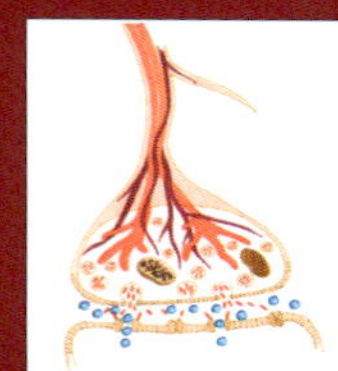

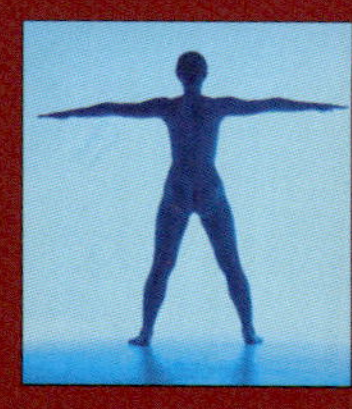

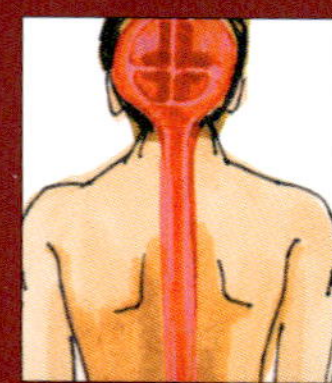

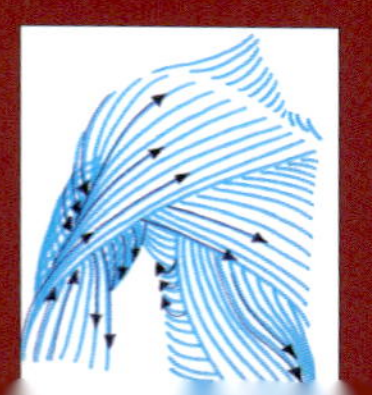

Grundlagen und Folgerungen kausaler Funktionsdiagnostik

1. Geschichte
2. Embryologie
3. Die Lehre der Systeme
4. Steuerungssysteme
5. Vernetzende Systeme
6. Mechanik der Körpersysteme
7. Kausale Diagnose mit dem GLOBAL DIAGNOSTICS

Der Körper – eine Fehlkonstruktion?

Betrachtet man den menschlichen Körper und untersucht ihn in Bezug auf Krankheit oder Gesundheit, so gibt es zwei grundsätzliche Schlussfolgerungen: Entweder ist der Körper eine Fehlkonstruktion – oder er ist genial. Die Idee der Fehlkonstruktion begründet sich durch die vielen, scheinbar unheilbaren Erkrankungen. Die daraus resultierende Prämisse lautet: Krankheit ist eine Entgleisung.

Nach diesem Schema bewerten wir Krankheiten. In der Medizin versuchen wir, Abweichungen zu beschreiben und genau zu messen. Daraufhin legen wir Normen fest, zu denen scheinbar alles ordnungsgemäß abläuft, um dann an den Abweichungen zu arbeiten mit dem Ziel, die festgelegte Norm wieder zu erreichen. Die Lehrmeinung lautet: Krankheit ist eine Entgleisung, die durch richtige Therapie korrigiert wird.

Nach unserer erfolgten Korrektur erklären wir den Patienten als genesen. Das Bedürfnis, standardisiert wissenschaftlich vorzugehen, ist zwar verständlich, kann aber in der Medizin bedeuten, dass wesentliche individuelle Erfordernisse nicht beachtet werden. Idealerweise würde man diese beiden Vorgehensweisen verbinden und so zu einer Diagnose gelangen, die wiederum „krank" oder „gesund" heißen kann. Gegenüber den standardisierten Untersuchungsformen könnte man folgende provokante These formulieren: Gesund ist jemand, der nicht ausreichend untersucht worden ist.

Im Umkehrschluss heißt das, dass jeder krank ist. Andererseits gilt aber der Patient mit Symptomen als ein eingebildeter Kranker, wenn wir mit unseren Methoden nichts finden und messen. Das ist nicht nur ein Widerspruch in sich, sondern auch eine Herangehensweise, bei der die Komplexität des Systems Körper missachtet wird.

In Wahrheit besteht das System Körper aus Untersystemen, die in perfekter Harmonie aufeinander abgestimmt agieren. Jede Krankheit oder Abweichung ist die harmonische, abgestimmte Antwort auf einen äußeren Einfluss. Das bedeutet, jede Reaktion ist immer folgerichtig und das Ergebnis einer langen Kausalkette. Die große Herausforderung in der Diagnostik besteht darin, den Anfang der Geschehnisse zu finden.

Grundsätzlich spielen sowohl Chemie als auch Physik eine Rolle, damit verbunden selbstverständlich Mechanik und Neurophysiologie. Aber ist diese Unterteilung wirklich nützlich? Ist es nicht vielmehr so, dass alle Ebenen miteinander verbunden sind und es für jeden Körper eine individuelle Ordnung gibt? Wir finden, dass dies so ist, demzufolge formulieren wir folgende These: Im menschlichen Organismus ist alles miteinander verbunden. Deshalb ruft jede Handlung (Aktion) irgendwo eine Wirkung (Reaktion) an einer oder vielen anderen Stellen hervor, und es folgt darauf eine Gesamtabstimmung des Körpers als Antwort (Resonanzphänomen).

Laut Quantenphysik bildet sich Materie aus Schwingungsmustern heraus, daher ist auch sie resonanzfähig. Deswegen gibt das System Antworten, die Gesundheit oder Krankheit bedingen können, in jedem Fall aber eine ständige Anpassungsleistung darstellen. Diese Antwort richtig zu verstehen ist auch im 21. Jahrhundert noch immer eine Kunst. Die Kenntnisse der modernen Physik beweisen, dass der Körper ein bewegliches, komplexes System ist, das sich in einem kohärenten elektromagnetischen Feld befindet, das Ordnung schafft. Scheinbar erschwert das eine treffsichere Diagnostik. In Wirklichkeit rücken jedoch die ordnenden, selbst regulierenden Mechanismen im Körper in den Vordergrund, die zunehmend besser verstanden werden. Auf diese Weise lenkt es unser Augenmerk auf die sich ständig ändernde Realität des Körpers. Dann wären Mediziner gleichzeitig gute Detektive, die sehr genau beobachten und kommunizieren müssten, um zu einer Lösung des Falles zu kommen, statt Indikationslisten einzusetzen.

In einer Zeit, in der medizinisches Wissen eine Anhäufung zum Teil unverbundener Fakten ist, die sich noch dazu täglich ändern, wird es immer schwieriger, diesen immensen Datenfluss zu verwalten, ohne durcheinanderzugeraten oder wichtige Dinge zu übersehen. Zur Vereinfachung wird einerseits der Körper im Allgemeinen nach Systemen geordnet. Das erleichtert die Spezialisierung in einzelnen Bereichen, die enorme Detailkenntnis verlangt. Andererseits ist es ein Versuch, diese enorme Datenmenge einfacher kommunizieren zu können. Wenn wir jedes einzelne Detail bei einer Patientenübergabe definieren müssten, wäre das extrem kompliziert. Die Benutzung von Systembegriffen fasst also eine große Menge Informationen sehr komprimiert zusammen. Dies beinhaltet auch das Risiko, bestimmte Zusammenhänge zu vergessen, weil man sie nicht täglich benutzt.

Für ein ganzheitliches Verstehen ist es jedoch zwingend notwendig, die Funktion einzelner Systeme in sich und untereinander gedanklich zu verbinden. Im vorliegenden Buch werden sowohl schulmedizinische und wissenschaftliche als auch alternative und empirische Bewertungen verknüpft, was sich in der Praxis immer wieder von Neuem als notwendig herausstellt.

Es geht hier keinesfalls um eine unschöpferische Zusammenstellung verschiedener Sichtweisen und damit auch willkürliche Auswahl. Vielmehr bemühen sich die Autoren um Vollständigkeit, basierend auf der Voraussetzung, dass alles körperliche Handeln folgerichtig ist und primär dem Überleben dient. Die damit verbundene Herausforderung besteht darin, dass sich aus dieser Vollständigkeit eine ungewohnte und neue Bewertung des gesamten Systems Körper ergibt. Vertraute Daten werden aus ihrem funktionellen Zusammenhang heraus bewertet und nicht nur anatomisch-morphologisch beschrieben.

Die Grundlagen der Funktionsdiagnostik sind in sieben große Kapitel gegliedert.

In Kapitel 1 leiten wir aus der Geschichte medizinischer Entwicklung heraus die Basisdaten für die folgenden Kapitel ab. Einerseits gibt das die Möglichkeit historische Verläufe nachzuvollziehen, andererseits ist es eine Basis um funktionelle Zusammenhänge wirklich vollständig erfassen zu können.

Kapitel 2 beschreibt die Embryologie aus funktioneller Sicht.

Kapitel 3 gibt die Grundlage zur Lehre der Systeme.

Kapitel 4 befasst sich mit den Steuerungssystemen, nämlich dem zentralen Nervensystem, dem Endokrinum und dem vegetativen Nervensystem. In diesen Kapiteln stellen wir die Steuerungsorgane unter dem Aspekt der ordnend anpassenden Sicht dar und verarbeiten dabei hochaktuelles wissenschaftliches Datenmaterial. Insbesondere für das Endokrinum bedeutet das einen radikalen Paradigmenwechsel.

Kapitel 5 beschreibt den Körper unter dem Aspekt der Vernetzung. Auch hier führt die Verwendung aktueller Daten und deren konsequenter Anwendung zu ungewohnten, aber dennoch bestechenden neuen Sichtweisen und funktionellen Zusammenhängen. Besonderes Augenmerk liegt dabei auf den funktionellen Zusammenhängen aus der Perspektive des Immunsystems.

Kapitel 6 liefert einen Überblick über die Mechanik der Körpersysteme. Dabei werden nicht nur das Bewegungssystem selbst, sondern auch das stomatognathe System, die Einflüsse des Nervensystems und visceraler Strukturen beleuchtet. Ungewöhnlich ist die Betrachtung des Bewegungsapparates neben funktionellen Verbindungen als Indikatorsystem.

In Kapitel 7 wird das Gerät GLOBAL DIAGNOSTICS ausführlich vorgestellt. Zusätzlich enthält es schematische Übersichten zu funktionellen Zusammenhängen und Ursache-Folge-Ketten verschiedenster Symptome.

Allgemein können die Verwendung neuer Daten bzw. Einsichten und deren Einbindung in das Konzept der funktionellen holistischen Diagnostik zu kontroversen Darstellungen gegenüber der tradierten Sichtweise führen. Die Autoren hoffen zu angeregten Diskussionen herauszufordern.

1. Geschichte

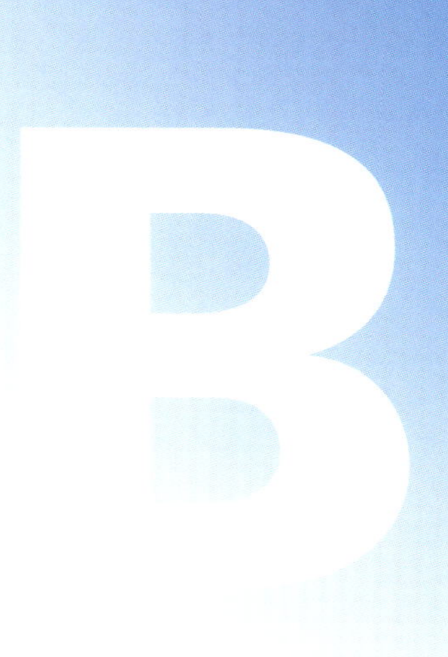

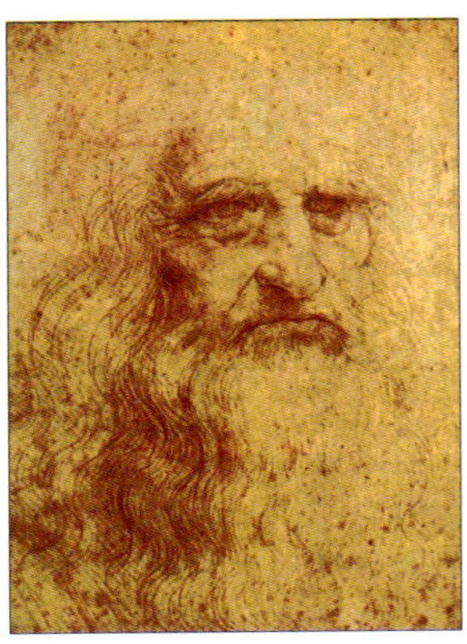

Abb. B 1.01
Sog. Selbstbildnis Leonardo da Vincis
Rötelzeichnung, um 1512 (Turin, Biblioteca Reale)

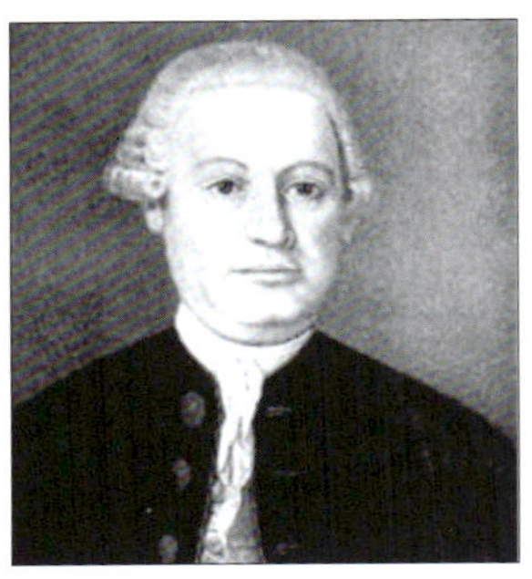

Abb. B 1.02
Joseph Leopold Edler von Auenbrugger

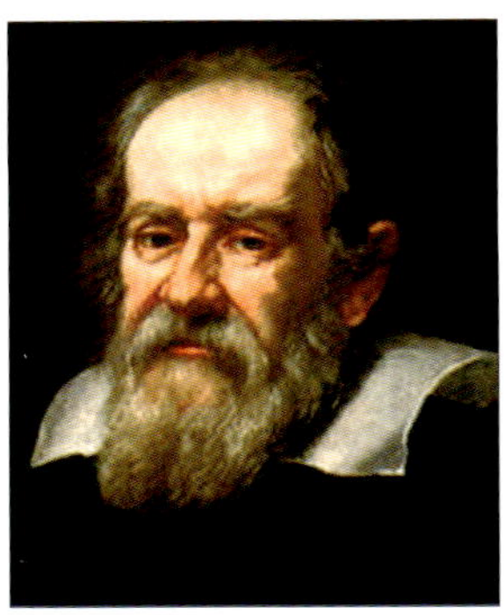

Abb. B 1.03
Galileio Galilei
Portrait von Justus Sustermans, 1636

Um die gesamte Entwicklung funktioneller Bewertungen besser einordnen zu können, machen wir einen kleinen Ausflug in die Geschichte. Bereits im Altertum wurde der Begriff des menschlichen Körpers primär unter mechanischen Gesichtspunkten betrachtet. Bekanntester Vertreter dieser Anschauung in Europa ist bis heute Leonardo da Vinci, der fasziniert diese Maschine zu verstehen suchte. Seine Betrachtung war deswegen so besonders, weil sie sich von der damals üblichen Sichtweise – Krankheit und Gesundheit liegen in Gottes Hand – deutlich unterschied. Menschliche Einflüsse wurden von der Allgemeinheit weitgehend ausgeschlossen. Begriffe wie Gnade und Strafe spielten eine entscheidende Rolle. Anders hingegen die Sichtweise des arabischen Raumes: Sie bezog sich auf wissenschaftliche Untersuchungen, die dort nicht verboten waren. Zusammenhänge zwischen Ernährung, Hygiene und Lebensqualität galten im damaligen Orient als selbstverständlich.

Bekanntermaßen gab es in Persien zum ersten Mal die Möglichkeit, Medizin an der Universität zu studieren. Während des gesamten Mittelalters gehörte die Medizin in Europa nicht zu den sieben freien Künsten, da sie nicht als exakte Wissenschaft galt. Über den Umweg der Musik hielt sie auch in Europa schließlich Einzug in die Universitäten, daher auch das Wort Heilkunst. Es war die Reproduzierbarkeit der „Töne des Körpers", die die erforderliche wissenschaftliche Methodik lieferte, die die Medizin aus dem einfachen Handwerk heraushob. Bis heute hat die Methode des Auskultierens Gültigkeit, auch wenn sie gegenüber den modernen spektakuläreren Untersuchungstechniken in den Hintergrund tritt. Sie wurde vom Mediziner Auenbrugger entwickelt, der 1764 den „Klang der Gesundheit" beschrieb. Klang war in seinen Augen die Musik des Körpers, Krankheit hingegen nichts anderes als Dissonanz. Wie so häufig wurde auch er von den Beharrungskräften seiner Zeit, insbesondere den damaligen Autoritäten Dr. Vogel in Göttingen und Dr. Baldinger in Jena, diskreditiert. Bis heute ist es schwer, neue Betrachtungen anzuerkennen, vor allem, wenn sie bisherige Dogmen in Frage stellen.

Gelegentlich währt diese Abwertung fort, selbst wenn sich diese Dogmen inzwischen als unhaltbar erwiesen haben. So erging es im europäischen Mittelalter sogar der gesamten Wissenschaft, die man als Teufelswerk weit von sich wies. Einige Querdenker sind berühmt geworden, so etwa Galileo Galilei, der nicht nur nach dem Warum, sondern auch nach dem Wie bestimmter Prozesse fragte und so versuchte, Einblick in die göttlichen Schöpfungsprozesse zu erlangen. Desgleichen Nostradamus, der als Mediziner der Pest erfolgreich gegenübertrat, oder noch früher Leonardo da Vinci, der auf seine Art Studien des menschlichen Körpers und technischer Entwicklung betrieb. Sie alle lebten und wirkten im Gegensatz zur vorherrschenden Lehrmeinung.

Interessanterweise hatten alle drei Zugang zu wissenschaftlichen Werken aus dem islamischen Lebenskreis. Das versetzte sie in die Lage, sich in ihrem Denken und Handeln bemerkenswert vom damals üblichen Vorgehen zu unterscheiden.

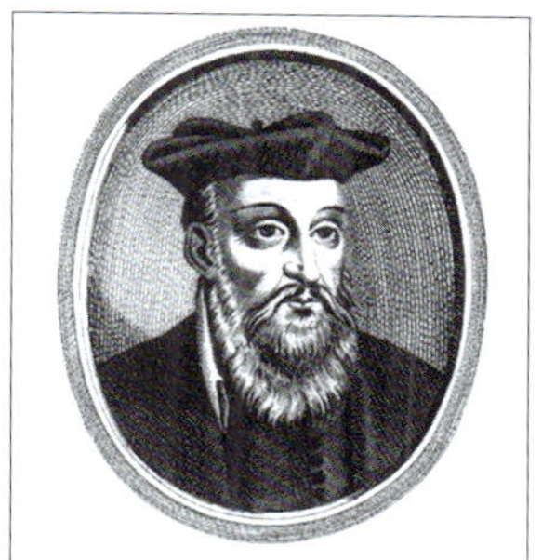

Abb. B 1.04
Michel Nostradamus

Dem wissenschaftlichen Forschen des Nostradamus und seiner Frau verdanken wir die Errungenschaft haltbarer Marmelade. In Versuchen fügten sie Quitten unterschiedliche Zuckermengen hinzu und beobachteten, ob und wann der Schimmel einsetzte. Das war ein entscheidender Schritt für die Lebensqualität der Menschen, denn damals war es ein großes Problem, Nahrung über den Winter zu retten. Seinen Mundschutz, den Nostradamus gegen die Pestilenz trug, tränkte er mit Rosmarin- und Lavendeltinkturen, deren starke antibakterielle Wirkung heute nachgewiesen ist. Das Vorgehen ist richtig, aber seine Erklärung, die Erkrankung komme durch den Gestank in den menschlichen Körper, mutet eigenartig an. Für die damalige Zeit bleibt sie sensationell. In seiner ärztlichen Arbeit erkannte Nostradamus die Wichtigkeit des häuslichen Umfeldes, der Familie, der Arbeit, der Gemütslage des Patienten und seines Gesundheitszustands. Sein Prinzip war es, durch einfache Mittel das Selbsterleben des Patienten anzuheben und damit seine Entscheidungs- und Gesundungsfähigkeit zu stärken. Dieses Vorgehen mutet schon auffallend ganzheitlich und modern an.

Leonardo da Vinci hingegen war nicht Arzt, sondern Künstler und Forscher seiner Zeit, der unbeirrbar seinen Visionen folgte. Beispielsweise malte er in seinen anatomischen Aufzeichnungen immer eine schlauchartige Verbindung zwischen der weiblichen Brust und dem Uterus. Er hatte die Beobachtung gemacht, dass Mütter von einem Zusammenziehen im Bauch sprachen, während sie ihr Kind stillten. Außerdem suchte er nach der Erklärung für sexuelle Stimulation durch Saugen an der Brustwarze. Obwohl er diesen Schlauch trotz genauester Untersuchung an Frauenleichen nicht finden konnte, war er dennoch von dessen Existenz überzeugt und fügte diesen unbeirrbar in seine Zeichnungen ein. Heute können wir diese Verbindung über die Hormone Oxytocin und Prolactin beschreiben, deren Wirkung auf die Milchproduktion einerseits sowie auf die Kontraktion der Gebärmutter andererseits bekannt ist. Als Stimulanz der Hormonausschüttung gilt das Stillen. Da Vinci hat durch genaue Beobachtung eines Phänomens, das ihn interessierte, nach der für ihn plausiblen Erklärung gesucht.

Seine besondere Aufmerksamkeit galt nicht nur exakten anatomischen Zeichnungen, sondern auch den Konstruktionen von Unterwasserfahrzeugen (die selbst nach heutiger Kenntnis funktionieren würden) sowie seinen Versuchen, Fluggeräte und Massenvernichtungswaffen zu bauen. Bis heute sieht man in ihm ein Genie, das in einer dunklen Zeit zu früh geboren wurde. Neben seinen geistigen Fähigkeiten ist das sicher auch auf den arabischen Einfluss zurückzuführen, durch den er an den Kenntnissen anderer Gelehrter teilhaben konnte.

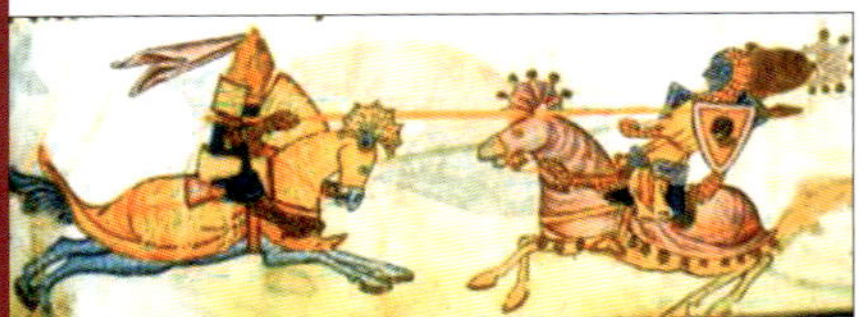

Abb. B 1.05
Richard Löwenherz im Zweikampf mit Saladin
Englische Darstellung um 1340

Eine der berühmtesten Geschichten arabischer Wissenschaft und Heilkunst rankt sich um Richard Löwenherz. Auf seinem Kreuzzug zur Eroberung Jerusalems erkrankte der König schwer, und sein Widersacher Salah ad-Din, Sultan von Ägypten und Syrien, sandte seinen Leibarzt zu ihm. Das war nicht nur eine noble Geste, sondern auch ein kluger diplomatischer Schachzug. Löwenherz begriff, dass schon diese Großherzigkeit seinen Gegner nahezu unbesiegbar machte. Er machte daraufhin im Jahr 1192 einen Friedensschluss mit Salah ad-Din, in dem unter anderem das Andauern der moslemischen Herrschaft über Jerusalem auch nach Kriegsende festgelegt wurde. Die geheimnisvolle Krankheit, unter der Löwenherz litt, ist uns als Skorbut bekannt und auf Vitaminmangel, insbesondere Mangel an Vitamin C, zurückzuführen. Der arabische Leibarzt verordnete frisches Obst und Gemüse sowie Bäder und Bewegung an der frischen Luft. Nach wenigen Tagen erholte sich Löwenherz.

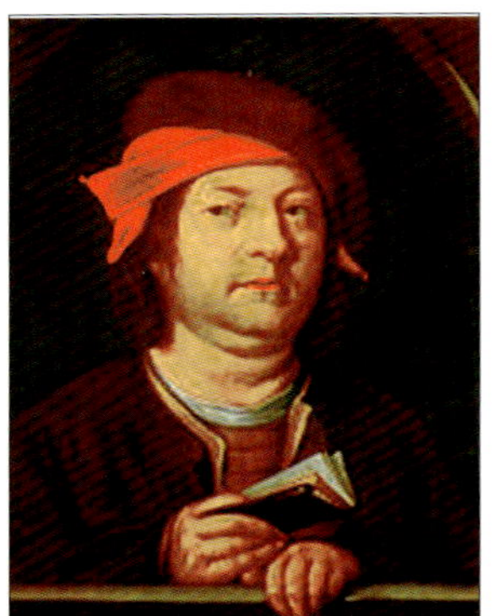

Abb. B 1.06
Theophrast von Hohenheim
(Paracelsus)

Bis heute ist die regelmäßige Zufuhr an frischem Obst und Gemüse Grundlage gesunder Ernährung. Schon Paracelsus prägte den Satz „Lass Nahrung deine Medizin und Medizin deine Nahrung sein", der bis heute als richtig anerkannt wird. Über die medizinische Wirkung von Nahrung gehen die Meinungen auseinander. Folgen wir den Empfehlungen des arabischen Arztes weiter und betrachten die Körperhygiene als weitere Grundvoraussetzung für Gesundheit, ist diese Ansicht auch für den heutigen Menschen selbstverständlich. Trotzdem dauerte es lange, bis diese unverzichtbaren Regeln konsequent Einzug in die Medizin hielten. Man stelle sich einen Operationssaal ohne Hygieneregeln vor: völlig undenkbar. Obwohl der Einfluss von Mikroorganismen auch schon zu Zeiten Paracelsus' bedacht wurde, fehlte es damals noch an dem Beweis mittels Mikroskop.

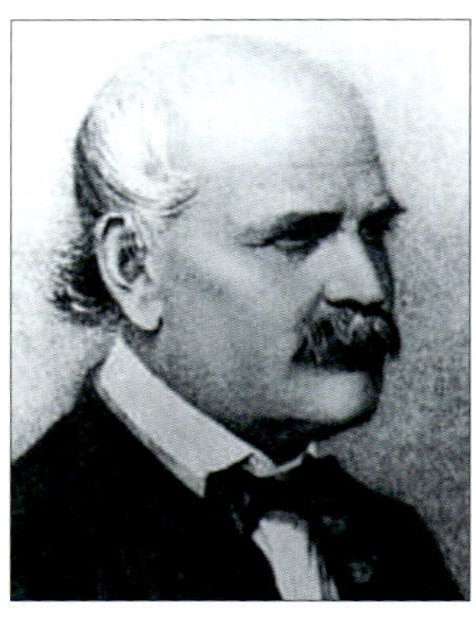

Abb. B 1.07
Ignaz Philipp Semmelweis
Stich von E. Dopy, 1860

Obwohl die Medizin selbst laut Paracelsus eine Erfahrungswissenschaft ist, haben es empirisch gewonnene Daten schwer, anerkannt zu werden. Tragisches Beispiel ist der Konflikt um die Entdeckung der Ursache der Puerperalsepsis (Kindbettfieber) durch den Pathologen und Arzt Semmelweis. Er musste das Gespött seiner Kollegen ertragen, weil er die Forderung stellte, sich vor der Untersuchung der Frauen die Hände zu waschen. Bis heute gilt er als „Retter der Mütter". Seine Entdeckung machte er bereits 1847 und publizierte darüber bis 1861. Leider konnte er die Früchte seiner Arbeit und deren Würdigung nicht mehr erleben. Er verstarb 1865 im Alter von 47 Jahren in einer Nervenheilanstalt. Möglicherweise erlag er einer präsenilen Alzheimerschen Erkrankung. Es gibt aber auch Theorien, dass ihn die Uneinsichtigkeit seiner Kollegen so belastete, dass er sich in die Anstalt zurückzog.

Bis in das 19. Jahrhundert hinein wurde also über Hygiene in Europa noch kontrovers diskutiert, während es im Orient schon im 12. Jahrhundert selbstverständlich war, Körperhygiene zu betreiben. Zeitgleich galt in Europa Wasser als der Ursprung von Seuchen. An diesen Beispielen kann man erkennen, wie richtige Beobachtungen durchaus zu falschen Schlussfolgerungen führen können.

Erstaunlicherweise verfügten die Araber bereits damals über weitgehende wissenschaftliche Kenntnisse, aus denen Gerätschaften wie Lupen und sekundengenaue Zeitwaagen hervorgingen. Ihnen schien auch die Haltung, Wissen zu teilen, nicht abwegig, sondern eher selbstverständlich, womit der größte Diebstahl geistigen Eigentums im Laufe der Geschichte möglich wurde. Er ist eng verknüpft mit Kaiser Friedrich II. von Staufen. Für uns erstaunlich, sprach Friedrich sehr gut Arabisch. Das lag an der Umgebung, in der er lebte, denn der ganze Mittelmeerraum war damals islamisch. So war Friedrich in der Lage, die Bücher der Gelehrten mühelos im Original zu studieren. Seine Residenz auf Sizilien war der Mittelpunkt eines regen geistigen Austausches zwischen arabischen und europäischen Gelehrten. Friedrich erhielt sein Interesse an den Gerätschaften und Büchern der Araber trotz des Argwohns der Vertreter der christlichen Kirche aufrecht.

In dieser Zeit wurden viele wissenschaftliche Werke aus dem Arabischen ohne Verfasserangabe übersetzt, was im Mittelalter in Europa durchaus üblich war, wohingegen die islamischen Gelehrten ihre Quellen stets angaben. Typisches Beispiel sind die so genannten arabischen Zahlen, die eigentlich aus Indien stammen. Im Vergleich zu der sehr umständlichen Schreibweise der römischen Ziffern setzten sie sich bis in die heutige Zeit durch. Zu Friedrichs Lebzeiten gab es also einen regen geistigen Austausch unter den Gelehrten. Das bezog sich sowohl auf Gerätschaften als auch auf Wissenschaft und Medizin. Unter arabischem Einfluss hielten neue Behandlungsmethoden Einzug. Sogar im Umgang mit Geisteskranken erfolgte deren Behandlung mittels Kräutern und Zuwendung statt durch den üblichen Exorzismus. Nach dem Tod Friedrichs wurden die arabischen Gelehrten über Nacht des Landes verwiesen. Zum selben Zeitpunkt, als sie gehen mussten, verschwanden alle Lehrbücher und wissenschaftlichen Unterlagen in geheimen Truhen, was die Entwicklung der Wissenschaft gewaltig bremste und ihr aus heutiger Sicht sogar einen Rückschlag verpasste.

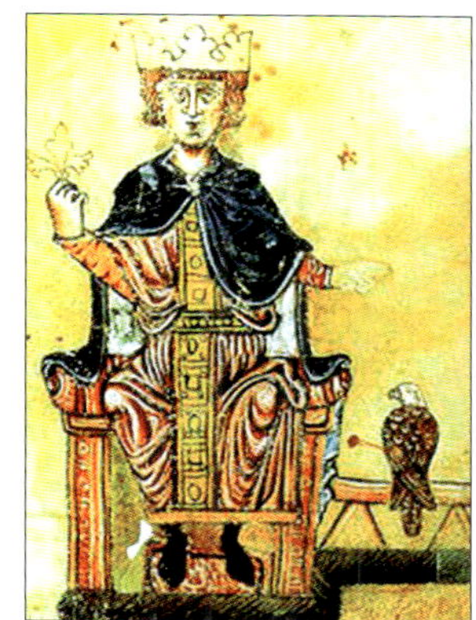

Abb. B 1.08
Friedrich II. mit seinem Falken
Aus seinem Buch *De Arte venandi cum avibus (Über die Kunst, mit Vögeln zu jagen).* Spätes 13. Jahrhundert

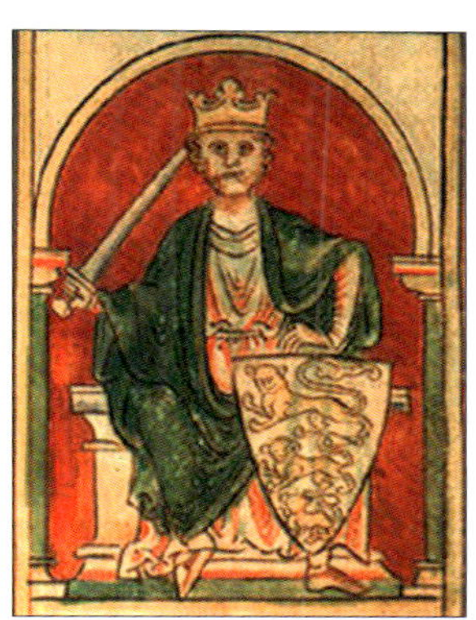

Abb. B 1.09
Richard I.
Aus einer Handschrift des 12. Jahrhunderts

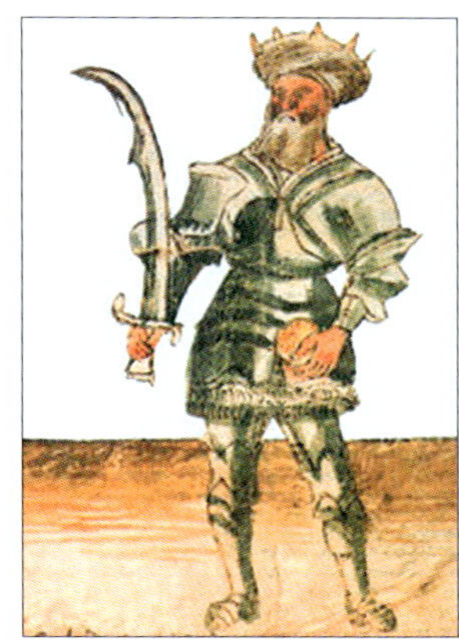

Abb. B 1.10
Saladin in einer ritterlichen Darstellung
aus einer mitteleuropäischen Handschrift des 15. Jahrhunderts

1.1. Vom göttlichen Geheimnis zur Wissenschaft

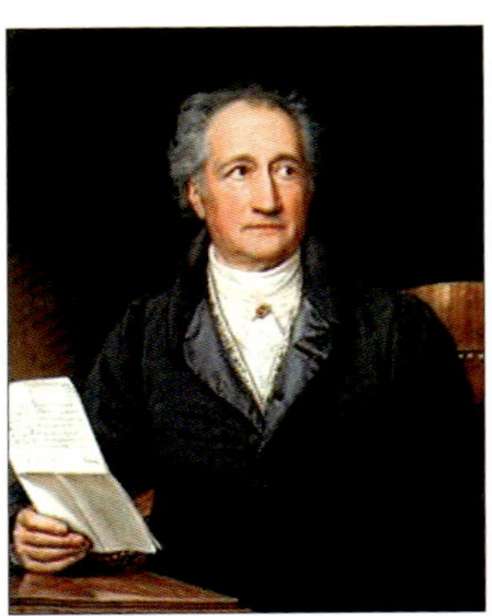

Abb. B 1.11 Johann Wolfgang von Goethe
1828, gemalt von Joseph Karl Stieler

Bis zur Zeit der Aufklärung unterlag alles dem göttlichen Willen oder anderen geheimen kosmischen Kräften. Beginnend mit dem Ende des 17. Jahrhunderts bis hin zum späten 19. Jahrhundert wagten einige Dichter und Philosophen die Frage nach einem „Warum" jenseits der göttlichen Führung. Ein Vertreter dieser Zeit ist Johann Wolfgang von Goethe. Erst die Frage nach einem dem Menschen nachvollziehbaren ***Warum,*** statt der alles erklärenden Macht Gottes, ließ den wissenschaftlichen Grundgedanken erneut erblühen und reifen. Goethe selbst bewertete seine Farblehre, und damit sein wissenschaftliches Werk, höher als sein dichterisches. Liest man seine Ausführungen über die Haltbarkeit von Farben und seine Lobpreisung der Regierung in diesem Zusammenhang, erkennt man, dass entdeckte Zusammenhänge immer nur einen Teil der Wahrheit darstellen. In dieser Zeit gab es vermehrt Versuche, das Gefüge der Welt funktionell zu verstehen, in das auch der Mensch und sein Körper eingeordnet werden konnten.

Heutzutage wird der Begriff beschreibende Anatomie verwendet. Man erklärt den Körper durch morphologische und topografische Beschreibungen. Für eine bessere Übersicht gliedert man die beschreibende Anatomie in drei Teile:

1. das muskulo-skelettale System
2. das System der Organe einschließlich des Mesenteriums
3. das Zentrale Nervensystem (ZNS) und das Vegetative Nervensystem (VNS)

Zusammen mit der Erforschung der zentralnervösen Strukturen erhielt der grundsätzliche Gedanke funktioneller Zusammenhänge mehr Gewicht. Erst im vergangenen Jahrhundert prägte man den Begriff der funktionellen Anatomie. Diese relativ jung anmutende Bezeichnung ist keineswegs neu, sondern zeigt die Rückkehr eines alten, zeitweilig vergessenen Wissens.

1.2. Vom mechanischen zum biodynamischen Modell

Bereits im Alten Ägypten gab es die Tradition der Schädel- und Knochenrenker. Erste genaue Kenntnisse über die Funktion des menschlichen Körpers verwendeten die Henker. In Europa werden erste genaue Kenntnisse von der Funktion des menschlichen Körpers durch die Henker verwendet. Dieses Handwerk erforderte großes Geschick, denn nur genaueste anatomische Kenntnis erlaubte sachgemäße Folter oder Tötung. Sollte ein Verurteilter seine Strafe überleben, was als Gottesurteil galt, lag es in der Verantwortung des Henkers, den Betreffenden wieder zurechtzurücken. Vor diesem Hintergrund können sich Osteopathie[1], Chiropraktik und Orthopädie als Nachfolger der ersten Methoden aus Ägypten und dem Mittelalter betrachten. Tatsächlich überwiegt in der heutigen Lehre der Orthopädie und Chiropraktik ein mechanisches Verständnis, auch wenn die Einflüsse der Neurophysiologie dieses Gedankengebäude erweitern. Doch die Bewertung von Ebenen, Achsen und Vektoren täuscht nicht über den mechanischen Ansatz hinweg.

Auch in der Osteopathie werden zwar alle Körpersysteme betrachtet, aber auch hier spielen Manipulation und Mobilisation, also mechanische Vorgehensweisen, eine wesentliche Rolle. Besonders ungewöhnlich ist die Betrachtung des Körpers unter dem Aspekt von Fulcra. Ein Fulcrum ist, mechanisch betrachtet, ein Drehpunkt, um den herum sich alle Strukturen organisieren. In der Osteopathie gibt es verschiedene anatomische Strukturen, die als Fulcrum benannt werden.

Beispielsweise gilt der dritte Ventrikel als Fulcrum für das Gehirn- und Nervensystem. Für den Osteopathen Sutherland hingegen ist es der Sinus rectus. Dieser wurde von ihm als das entscheidende Fulcrum bewertet, deswegen wird der Sinus rectus auch Sutherland Fulcrum genannt.

Dies erscheint folgerichtig unter dem Aspekt, dass für ihn die Fluktuation von Flüssigkeiten besonders wichtig war, mit deren genauer Beschreibung er damals noch vorsichtig war. Seiner Meinung nach waren die Mediziner seiner Zeit noch nicht bereit für diesen Gedanken. Dennoch formulierte er das Prinzip eines so genannten „automatic shifting"[2]. Den von ihm beobachteten Flüssigkeitsfeldern gestand er Unfehlbarkeit zu. Der durch ihn geprägte Begriff lautet „unerring potency"[3]. Dieses Denken wird in der Osteopathie nicht besonders stark gewertet, auch wenn auf die Kraft der Selbstheilungskräfte hingewiesen wird.

Konsequenterweise erklärt der Osteopath Jim Jealous die Osteopathie für tot und haucht gleichzeitig einer „neuen Osteopathie", der so genannten „biodynamischen Osteopathie", Leben ein. Er deutet die

---

1) **Osteopathie:** Osteopathie gliedert sich in drei Teile: parietale Osteopathie, die sich mit muskulo-skelettalen Anteil beschäftigt; craniosakrale Osteopathie, die sich speziell mit dem Bereich zwischen Cranium und Sakrum und den zugehörigen nervalen Strukturen und der Bewegung der Liquorflüssigkeit beschäftigt; und viscerale Osteopathie, die sich mit den inneren Organen beschäftigt

2) **automatic shifting:** eigene Bewegung der Flüssigkeiten im Sinne einer permanenten Regulation

3) **unerring potency:** unfehlbare Kräfte

Entwicklung des Nervensystems als Ausprägung dieser biodynamischen Flüssigkeitsfelder. Dabei bezieht sich Jealous sowohl auf Sutherland als auch auf den Embryologen Blechschmidt, der bis heute in der Embryologie maßgeblich ist.

Ein anderes wichtiges anatomisches Grundgesetz formulierte Julius Wolff[4], Orthopäde in Berlin, bereits im 19. Jahrhundert. Es lautet: „Die Form folgt der Funktion. Jede Veränderung in der Funktion eines Knochens zieht bestimmte eindeutige Veränderungen der inneren Bauweise und der äußeren Entsprechung gemäß mathematischen Gesetzen nach sich."

Präziser ist es, sein „mathematisches Gesetz" als mathematische Berechnung eines physikalischen Gesetzes zu beschreiben. Grundsätzlich kennen wir diese Regel als „Ossifikationsregel"[5]. Wir beziehen sie ausschließlich auf Knochen und sind uns in der täglichen Anwendung nicht bewusst, wie groß die Anpassungsleistung unseres Körpers darüber hinaus ist. Zugunsten fixierter Normen missachten wir diesen permanent stattfindenden dynamischen Prozess aller Körperstrukturen, nicht nur der knöchernen.

Es wird deutlich, dass sich der Begriff der funktionellen Anatomie bis heute in permanenter Bewegung und damit auch im Wandel befindet. Wir gehen davon aus, dass dies die einzige Möglichkeit ist, hinzuzulernen und den Körper mit eigener Autorität anzuerkennen, statt den jeweiligen Stand der Lehrmeinung als Absolutum zu verwenden. Anders formuliert bedeutet das: Nur wenn wir ihn auf das Genaueste beobachten, können wir die enorme Kompositionsleistung unseres Körpers besser verstehen und auch seine Anpassungsmechanismen auf aktuelle Einflüsse mit Aufmerksamkeit versehen.

1.3. Das chemische Modell

Bis zum 19. Jahrhundert war die Alchemie die einzige Möglichkeit, sich mit dem Innenleben der Dinge zu beschäftigen. Es war entscheidend, zuerst die Bestandteile eines Ganzen zu erfassen, dann zu verfeinern und schließlich in der Essenz wieder zu verbinden. Auf diese Art und Weise sollte die „Seele" von Tier, Pflanze und Mensch verstärkt werden. Bis heute finden wir diesen Ansatz in der Homöopathie und Spagyrik[6] wieder.

4) **Julius Wolff (1836–1902):** Gesetz über die Transformation von Knochenmasse nach Bedarf, vergleiche Gewebsregeneration und Ossifikation

5) **Ossifikationsregel:** Knochen wird dort aufgebaut, wo er benutzt wird, und dort abgebaut, wo er nicht benutzt wird

6) **Spagyrik:** Arzneimittelzubereitung auf mineralisch-chemischer Basis, nach alchemistischen Regeln

In der heutigen Chemie hält man es für ausreichend, nur die einzelnen Komponenten sowohl von Pflanzen als auch vom Menschen zu kennen, und ignoriert die Auswirkungen der Gesamtkomposition. Dabei wird die scheinbar wirksamste Komponente einer Pflanze als isolierter Wirkstoff benutzt. Daher findet sich auf dem Etikett eines Produktes häufig der Begriff Extrakt, der erhöhte Wirksamkeit suggeriert. Tatsächlich sieht man sehr häufig, dass isolierte Wirkstoffe nicht dieselbe Wirkung haben wie die Gesamtkomposition, zum Teil sogar wirkungslos sind. Das liegt daran, dass einerseits die Körperbedingungen den Laborbedingungen nicht entsprechen, andererseits die Bioverfügbarkeit von Extrakten geringer zu sein scheint. In der Pharmazie erschafft man standardisierte Fertigmischungen, die immer auf zwei Wirkkomponenten beruhen, deren Menge garantiert gleich ist. Wider Erwarten stellt sich jedoch kein reproduzierbares Ergebnis ein. Dieses Vorgehen beruht nach unserer Meinung auf zwei Missverständnissen:

1. Der einzelne Wirkstoff ist entscheidend.
2. Alles, was ich nicht erkennen kann, ist entweder nicht vorhanden oder hat keine Wirkung.

Erschwerend kommt die allgemein verbreitete Sichtweise hinzu, wonach pflanzliche Heilmittel nicht schaden können.

Angesichts der Tatsache, dass sekundäre Pflanzenstoffe den größten Anteil einer Pflanze ausmachen und man von diesen nur einen Bruchteil kennt, ist diese Haltung zumindest verwunderlich. Betrachten wir zum Beispiel den Shitakepilz. Seine Wirkung auf das Immunsystem ist durch Studien belegt, trotzdem kennt man von den etwa 1.000 Sekundärstoffen lediglich 50. Außerdem wurden nur zwei Prozent der bekannten Heilpflanzen auf ihre Heilwirkung hin untersucht. Da aussagekräftige Studien in der Regel nur auf einen Aspekt hin untersuchen, kann man sich leicht vorstellen, wie lange es dauert, bis die traditionell bekannte Heilwirkung vollständig verstanden und bewiesen ist.

In unseren Augen müssen die beschriebenen Missverständnisse folgendermaßen korrigiert werden:

1. Es gibt Wirkstoffe, die bekannt sind und deren Effekte daher gut beschrieben werden können.
2. Die vollständige synergistische und co-faktorielle Wirkung sekundärer Pflanzenstoffe ist nicht bekannt; daher bewegt man sich bei den Rezepten der Natur immer im Bereich der wissenschaftlich unvollständig gesicherten Empirik.

Daraus allerdings zu schließen, dass Pflanzen harmlos sind, ist irrig.

Unter Umständen können sie sogar stärker wirken als synthetische Medikamente. Nur genaue Beobachtung und exakte Kenntnis erlauben eine sachgemäße Anwendung – ein über die Medizin hinaus allgemeingültiges Axiom.

Jeder Mensch ist anders, und je vollständiger die Pflanze dem individuellen Profil des Patienten entspricht, desto besser wird sie wirken.

Dieser Zusammenhang ist keinesfalls nur in der Homöopathie gültig, denn auch bei der allopathischen Medikation gibt es ein bestimmtes Maß an Unwirksamkeit, das noch immer schwer verständlich ist. Möglicherweise bieten die Wechselwirkungen zwischen Träger- und Wirkstoffen eine Erklärung. Bekanntermaßen werden aus Trägerstoffen manchmal Wirkstoffe, und so mancher guter Wirkstoff ist gleichzeitig ein guter Trägerstoff. Diese Zusatzeffekte sind gut überschaubar und im Wesentlichen verstanden. Dennoch werden sie ignoriert, wenn es um die Kostengestaltung bei Medikamenten geht.

1.4. Das energetische Modell

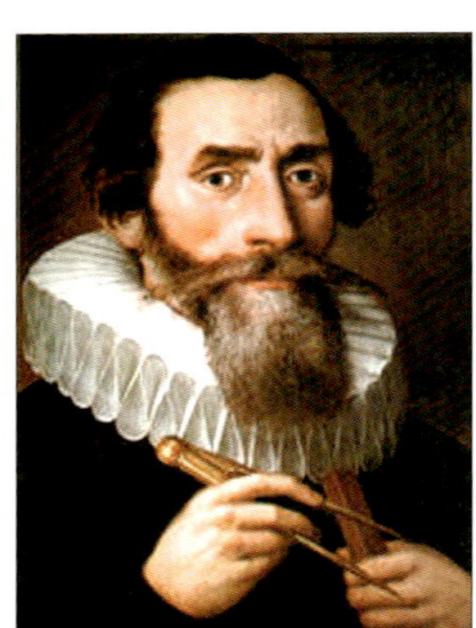

Abb. B 1.12
Johannes Kepler
1616

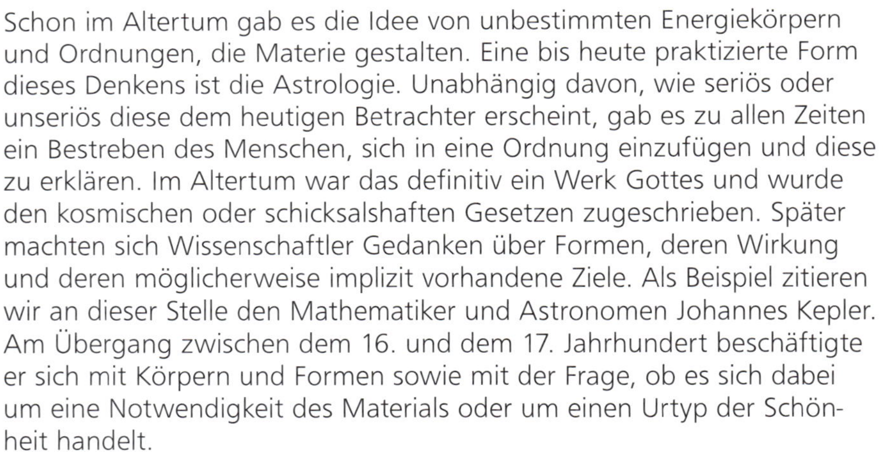

Schon im Altertum gab es die Idee von unbestimmten Energiekörpern und Ordnungen, die Materie gestalten. Eine bis heute praktizierte Form dieses Denkens ist die Astrologie. Unabhängig davon, wie seriös oder unseriös diese dem heutigen Betrachter erscheint, gab es zu allen Zeiten ein Bestreben des Menschen, sich in eine Ordnung einzufügen und diese zu erklären. Im Altertum war das definitiv ein Werk Gottes und wurde den kosmischen oder schicksalshaften Gesetzen zugeschrieben. Später machten sich Wissenschaftler Gedanken über Formen, deren Wirkung und deren möglicherweise implizit vorhandene Ziele. Als Beispiel zitieren wir an dieser Stelle den Mathematiker und Astronomen Johannes Kepler. Am Übergang zwischen dem 16. und dem 17. Jahrhundert beschäftigte er sich mit Körpern und Formen sowie mit der Frage, ob es sich dabei um eine Notwendigkeit des Materials oder um einen Urtyp der Schönheit handelt.

Der Aufbau „...fest gefügter Körper besteht aus winzigsten Einheiten, die idealerweise Kugelform haben sollten".

„Es war ferner in Erwägung zu ziehen, was denn da wirke und wie es wirke, ob es angeborene Form sei oder von außen her wirke. Ob es die sechseckige Figur aus einer Notwendigkeit des Materials bewirke oder aus ihrer Natur, der entweder Urtyp der Schönheit, die in einem Sechseck liegt, angeboren ist oder ein Wissen um das Ziel, zu dem diese Figur führt." Kepler betrachtete Schneebälle, und seine Ergebnisse und Darstellungen erinnern durchaus an Atome, selbst wenn ihm dieser Zusammenhang noch verborgen bleiben musste.

In der heutigen Zeit kann und sollte man es sich leisten, altes Wissen mit Hilfe der modernen Physik zu übersetzen. Dabei rückt der Begriff des Feldes mehr in den Vordergrund. Per Definition versteht man unter dem Begriff Feld in der Physik die Gesamtheit der allen Punkten des mit einem besonderen physikalischen Zustand verbundenen Raumes zugeordneten Werte von physikalischen Größen, den Feldgrößen, die orts- und im Allgemeinen auch zeitabhängig sind.

Am greifbarsten ist das piezoelektrische Feld, für dessen Entdeckung die Brüder Curie 1880 einen Nobelpreis bekamen. Piezoelektrische Felder entstehen, wenn Druck auf Mineralien ausgeübt wird. Beim Menschen entsteht ein piezoelektrisches Feld unmittelbar nach der Geburt, und zwar durch die Einwirkung der Schwerkraft auf die im Körper befindlichen Mineralien. Mineralien gehören zu den Mikronährstoffen und sind an vielen Stoffwechselprozessen beteiligt, unter anderem an der Erhaltung des Redoxpotenzials. Als das klassische Mineralstofflager gilt der Knochen, aber natürlich finden wir sie in jeder Zelle. Um ein gutes Funktionieren zu gewährleisten, muss im Körper immer eine bestimmte Grundmenge an Mikronährstoffen vorhanden sein. Die Auswirkungen fehlenden Zusammenwirkens von Schwerkraft und Mineralien werden besonders bei Astronauten nach Langzeitaufenthalten in Schwerelosigkeit deutlich.

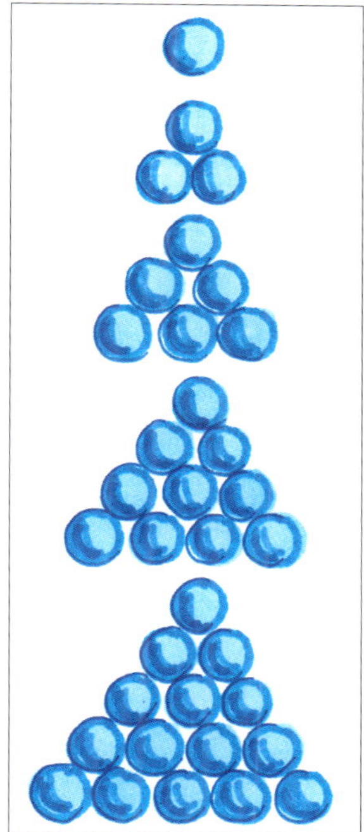

Abb. B 1.13
Urtyp der Schönheit oder Notwendigkeit des Materials – Keplers Schneebälle erinnern an Atome

Die Einwirkung des piezoelektrischen Feldes auf den Körper wird unter dem Begriff des „fließend elektrischen Modells" vermehrt beachtet. Im Vergleich dazu ist der Sheldrake'sche Begriff des morphogenetischen Feldes sehr viel umfassender. Um die heute bekannten energetischen Sichtweisen zu vervollständigen, muss noch das Vitalfeld hinzugefügt werden.

Unter Vitalfeld verstehen wir die Gesamtheit aller bioelektromagnetischen Vorgänge in einem lebenden Organismus. In der Biophysik sind diese nicht-chemischen Steuerimpulse den vielfältigen biochemischen Vorgängen im Organismus übergeordnet und entscheiden in wesentlichem Maße über Gesundheit oder Krankheit.

Sicher zu sein scheint, dass sich anhand dieser verschiedenen Betrachtungsausschnitte eine Ordnung zeigt, die der anatomischen und medizinischen Betrachtung nach Meinung der Autoren unbedingt hinzugefügt werden muss. Tragischerweise wird im Allgemeinen jeweils nur ein bestimmter Ausschnitt der Funktion beobachtet, und es gelingt selten, die gesamte Funktionalität des Körpers zu erfassen. Anders ist dies jedoch bei der Betrachtung des Menschen als flüssiges System.

1.5. Der Mensch als flüssiges System

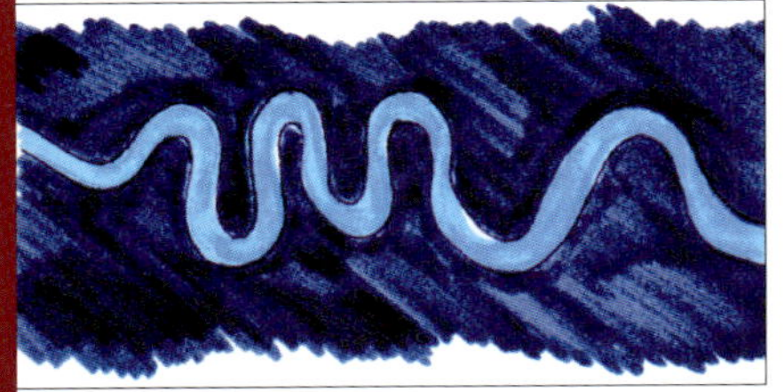

Abb. B 1.14 Wasser hat immer das Bestreben, in Mäanderform zu fließen

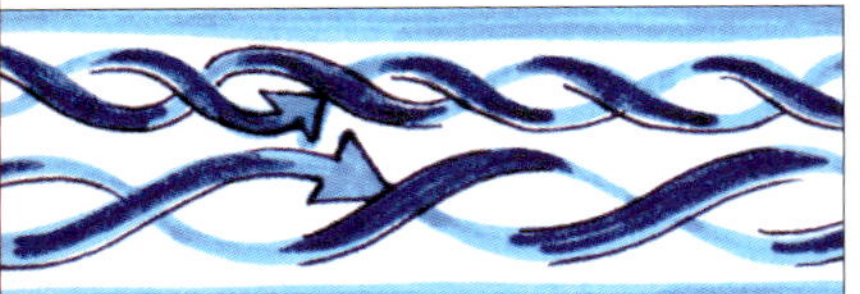

Abb. B 1.15 Wasser bildet immer Schlingen und Sekundärschlingen

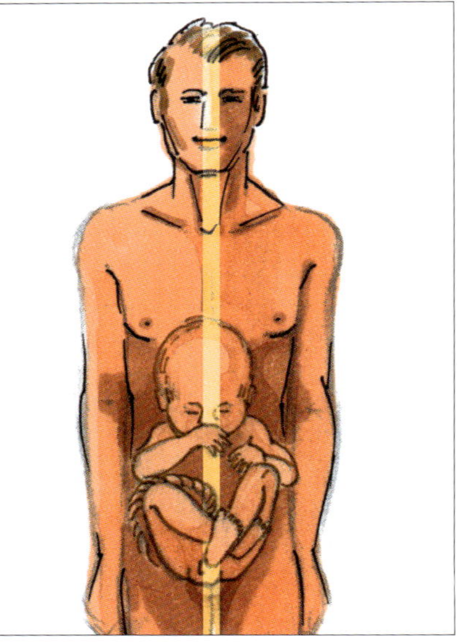

Abb. B 1.16 Gedachte Reintegrationsachse vom Stadium der Zygote bis zum Erwachsenalter

Alle bekannten Sichtweisen und Ansätze medizinischer Diagnostik beschreiben jeweils Ausschnitte der Wahrheit. Um funktionelle Zusammenhänge vollständig zu erfassen, müssen die Ausschnitte wieder zu einem Gesamtbild zusammengefügt werden. In dem von ihr entwickelten Lehrmodell „Der Mensch als flüssiges System" arbeitet M. Rex-Najuch mit folgender Hypothese:

In Anbetracht der Tatsache, dass Wasser ein Speichermedium ist und wir bis zu 80 Prozent daraus bestehen, liegt es nahe, die Gesetzmäßigkeiten von Wasser[7] auf den menschlichen Körper anzuwenden. Zusätzlich werden die Gesetze aus Physik, Chemie und Mechanik auf den menschlichen Körper berücksichtigt, eine konsequente Verbindung aller Teile hergestellt und in der diagnostischen Bewertung beachtet. Einerseits ändert sich dadurch die manuelle Arbeit an der Körperstruktur, andererseits rückt das System der Eigenregulation konsequent in den Vordergrund. Selbstverständlich sind Ideen über flüssige Systeme schon lange bekannt, allerdings achtet man in der Regel dann ausschließlich auf die Flüssigkeiten. Den Menschen als flüssiges System zu betrachten unterscheidet sich von anderen Sichtweisen, indem stets alle vorher genannten Aspekte zusammen betrachtet werden. Die Begriffe wurden zum Teil aus verschiedenen Richtungen der Osteopathie, ebenso der Embryologie und der Physiologie entlehnt und an die Bedürfnisse des flüssigen Systems angepasst. Mit der Kombination aus sehr sanfter manueller Berührung (flüssiger Arbeit) und Vitalfeldtechnologie erweitert sich der Fokus unseres diagnostischen und therapeutischen Potenzials erheblich.

Gehen wir noch einen Schritt weiter: Wenn sich das Leben aus dem Wasser entwickelt, müssen sich alle manifesten Formen auf flüssige Bewegungen zurückführen lassen. Unter manifesten Formen versteht man die festen Strukturen des Körpers wie Knochen, Muskeln etc., in denen sich noch die ursprünglichen Fluktuationsbewegungen wiederfinden. Die Spaltliniensysteme vieler Knochen zeigen in ihren Schlingen und Wirbelformen noch die Gesetzmäßigkeiten fließenden Wassers. Wasser hat immer das Bestreben, in Mäanderform zu fließen. Auch wenn ein Flussbett künstlich begradigt wird, sieht man dieses Phänomen am Ufer. Außerdem bildet das Wasser Schlingen und Sekundärwalzen. Dabei werden feste Bestandteile in einer Mittellinie zusammengefügt. Die Entstehung um den Primärstreifen herum mit einer ständig fortschreitenden Spezialisierung findet damit eine zusätzliche Bedeutung, nämlich die einer Organisationsachse bzw. Reintegrationsachse, um die sich der wachsende Fetus im Rahmen der Invaginationen bewegt. Walzenbildungen strömen immer talabwärts. Diese Walzen- und Fließbewegungen können wir bis in das Innere von Knochen hinein verfolgen, ebenso bei Gefäßen und Organen, und zwar sowohl in der äußeren Form als auch in der Funktion.

7) **Schwenk,** Das sensible Chaos

Betrachtet man den Körper als überwiegend flüssiges Medium und setzt voraus, dass Materie aus Energie gebildet ist und nicht umgekehrt, dann müssen die Fluktuationsfelder, beginnend mit der Embryonalphase, als entscheidende Form bildende Elemente betrachtet werden. Damit bekommt das Wolffsche Gesetz eine viel tiefer greifende Bedeutung. Es bedeutet, dass jede sich manifestierende Form ein flüssiges Stadium durchlaufen muss, dessen Prinzip lebenslänglich zumindest in der Motilität der jeweiligen Strukturen wiederzufinden ist. Im Umkehrschluss lassen sich alle manifesten Formen auf eine flüssige zurückführen.

Es ist wichtig zu verstehen, welche natürlichen Bewegungen aus dem Gewebe heraus vorhanden sind. Wenn sich die Form aus den Strömungen des Wassers heraus gebildet hat, dann sollten sich diese Linien nicht nur in der Form, sondern auch in der Bewegung wiederfinden lassen. Um diesen Gedankengang zu verstehen, lohnt es sich, beispielhaft Körperstrukturen nach diesem Gesichtspunkt zu untersuchen. Im Bild sieht man das Schulterblatt nach Benninghoff, wie es sich nach der Färbemethode darstellt. Dazu bohrt man in entkalkten Knochen an verschiedenen Stellen kleine runde Löcher, die dann mit einer Farbflüssigkeit gefüllt werden. So werden sowohl die Fluktuationen als auch die Fließlinien sichtbar.

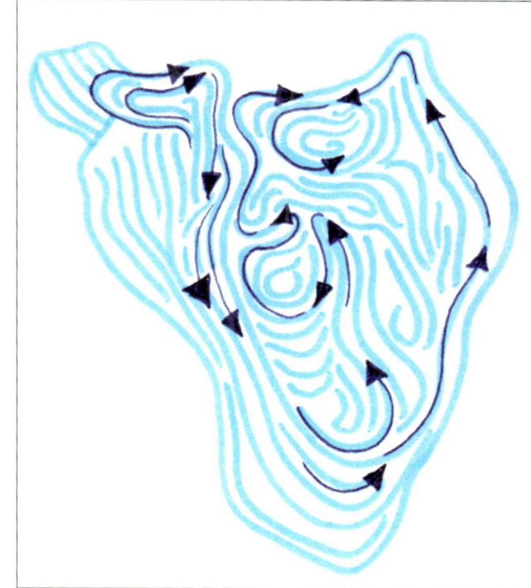

Abb. B 1.17 Scapula mit den sichtbar gemachten Flüssigkeitslinien

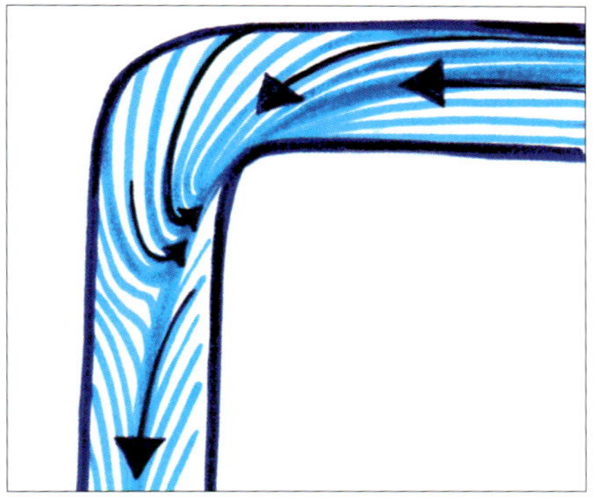

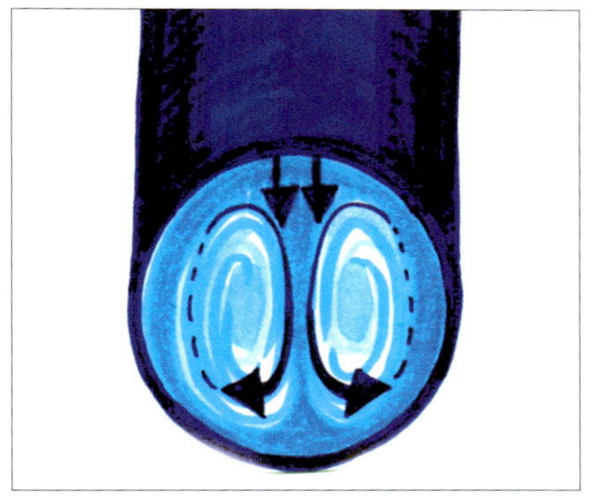

links: Abb. B 1.18 Fließbewegungen in einem Rohr

rechts: Abb. B 1.19 Fließbewegungen in einem Blutgefäß

Ein anderes Beispiel ist die Fließbewegung in einem Blutgefäß. Sie ähnelt den Bewegungen, die Wasser in einem Rohr erzeugt. Auch die Formen und Funktionen, wie zum Beispiel die der Cochlea und auch die des Herzens, sind unter dem Aspekt von Strömungen ganz anders zu verstehen. Darauf wird in späteren Kapiteln näher eingegangen. Bekanntermaßen verlaufen Muskelketten immer diagonal-spiralig, um eine Gesamtbewegung zu erzeugen. Eben diese diagonal-spiralige Form ist zwingend, wenn es um die Erhaltung der Ökonomie geht. Kraft und Schnelligkeit sind in diesem Bewegungsmuster besser steuer- und einsetzbar als bei geradem Verlauf. Das bedeutet: Die äußeren Formen sind kein zufälliges Ergebnis, sondern folgerichtig aus einem flüssigen Milieu entstanden. Sie dienen den höheren Zwecken der Ökonomie und der Adaptation.

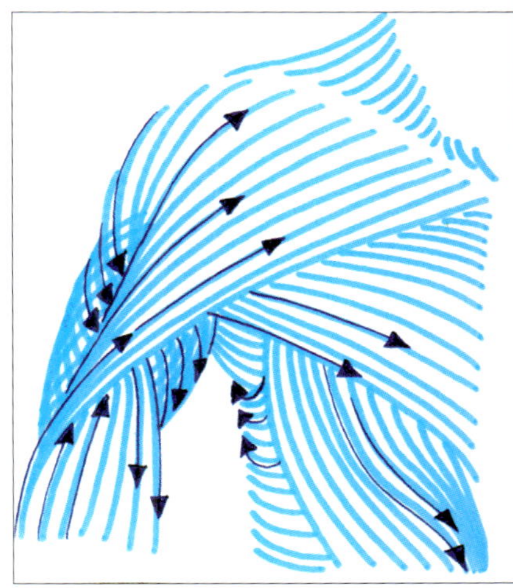

Abb. B 1.20 Fließbewegungen manifestiert im Verlauf der Muskulatur

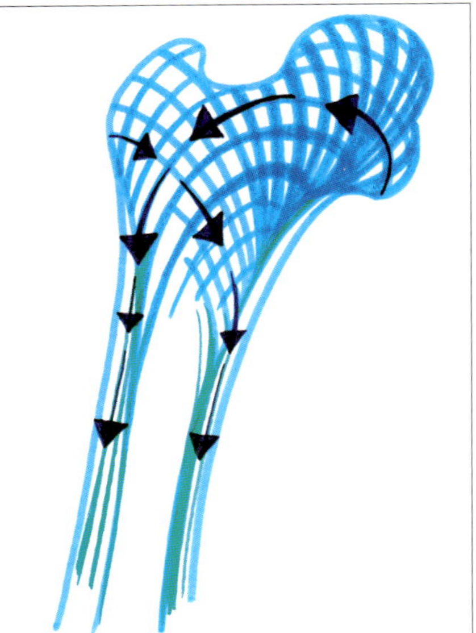

Abb. B 1.21 Die Fließbewegungen lassen sich bis in das Innere des Knochens verfolgen. Hier das Prinzip des Verlaufes der Spongiosabälkchen im Oberschenkelhals nach J. Wolff

Auch die Funktion muskulärer und organischer Strukturen folgt dem Prinzip von Strömungen. Führt man sich die embryonale Entwicklung vor Augen, dann befinden wir uns in den ersten Lebensmonaten in ausschließlich flüssigem Milieu. Auf diese Weise bekommt der evolutionäre Gedanke einer Entstehung des Lebens aus dem Wasser eine besondere Note. Deswegen spielt die Embryologie unter dem Gesichtspunkt der immateriellen „Stoffwechselfelder" (Gestaltungsfelder) nach Blechschmidt eine besondere Rolle. Die bildhaften Darstellungen werden zur vereinfachten Illustration der embryonalen Entwicklungsstadien benutzt, ohne dabei Blechschmidts Theorien zu teilen. Insbesondere die Eigenregulation wird unter dem Aspekt der physikalischen und biochemischen Einflüsse ausdrücklich eingeschlossen.

Abb. B 1.22 Verschiedene Einwirkungen der Stoffwechselfelder auf Gewebsstrukturen und deren Ausprägung – die roten Pfeile markieren die Richtungen der Kräfte denen das Gewebe im Laufe der embryonalen Entwicklung ausgesetzt ist – jede Veränderung bewirkt eine andere Form und auch spezielle Funktion des zu bildenden Gewebes. Auf diese Weise bekommt jeder Einfluss eine Bedeutung im Sinne der Adaptation an bestimmte Gegebenheiten und Erfordernisse.

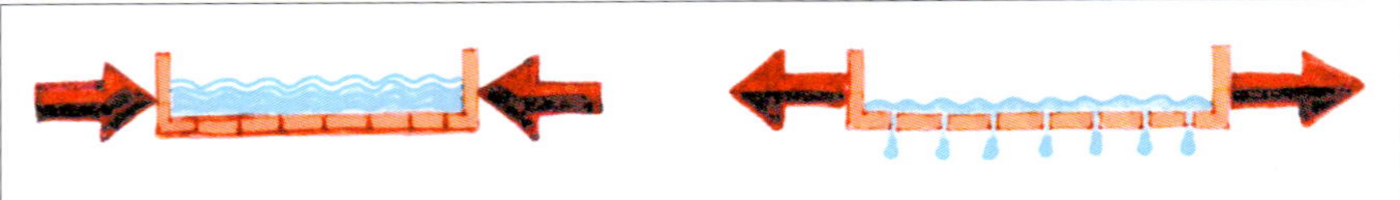

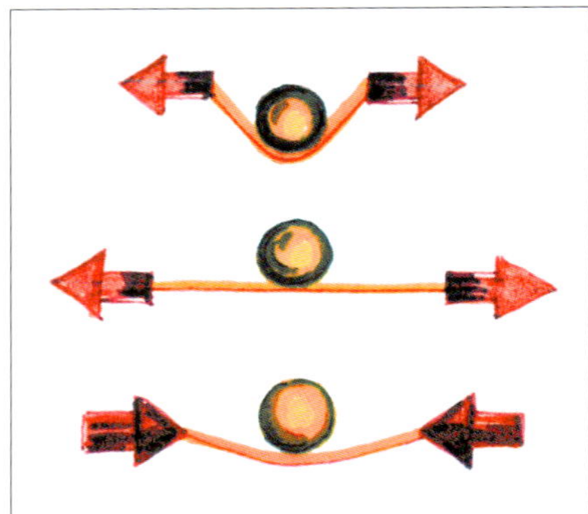

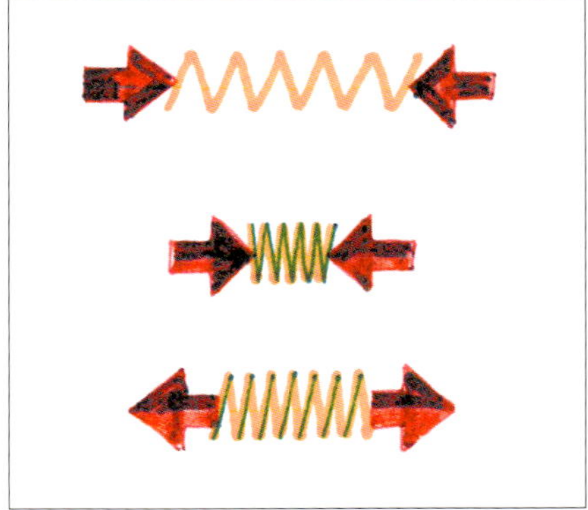

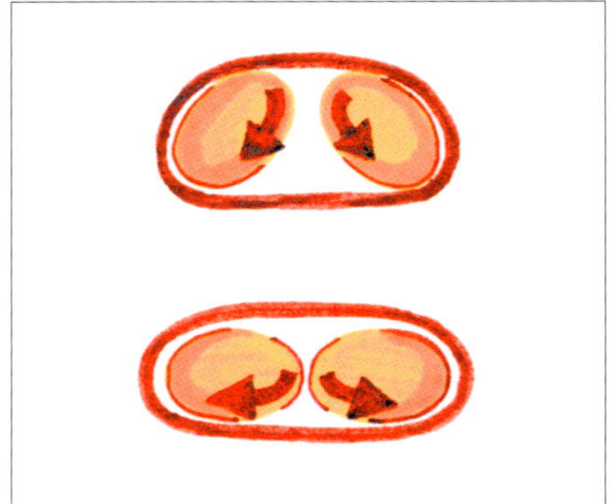

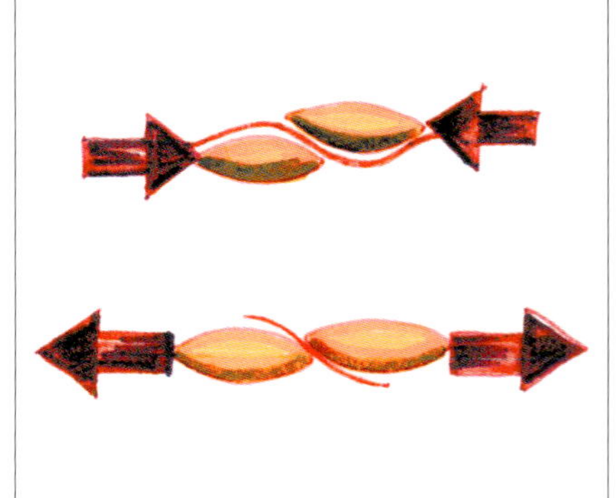

1.5.1. Das Fulcrum

Um den Begriff Fulcrum aus „flüssiger" Sicht zu erfassen, folgen hier noch einige Erklärungen.

Das Wort stammt aus der englischen Sprache. Ein korrekt gebildeter Plural wäre Fulcra; in der eingedeutschten Form benutzt man das Wort Fulcren. Wörtlich übersetzt bedeutet es Dreh-, Hebel- und Stützpunkt. Das entspräche einer mechanistischen Betrachtung des Körpers. Im übertragenen Sinne benutzt man den Begriff in der Bedeutung als Angel- oder Hebelpunkt, was dem Aspekt der Reorganisationsachse entspricht.

Die deutsche Sprache bietet also in diesem Fall für ein und dasselbe Wort unterschiedliche Definitionen.

Auf diese Weise wird verständlich, dass es sich bei dem Wort Fulcrum um einen schillernden Begriff handelt. Sutherlands These war, es müsse einen entscheidenden Punkt geben, um den herum sich der gesamte Körper organisiert. Für ihn war das der Sinus rectus (auch Sutherland Fulcrum genannt). Die derzeit übliche Bewertung betont den Aspekt des Fulcrums in der Funktion als Drehpunkt. Allerdings wird mit dieser Vereinfachung dem Einfluss des körpereigenen elektromagnetischen Feldes nicht genügend Aufmerksamkeit geschenkt.

Im flüssigen System gehen wir davon aus, dass nicht nur die klassischen und erweiterten Fulcra eine Rolle spielen. Man könnte sich in diesem Zusammenhang auch vorstellen, dass jedem Molekül, jedem Atom ein Fulcrum innewohnt. Im biodynamischen Modell der Osteopathie nach Jim Jealous wird das auch so diskutiert. Jealous geht allerdings davon aus, dass das Fulcrum selbst ein Punkt ist, der nur reich an Energie, aber ohne eigene Impulswirkung ist. Das ist jedoch physikalisch nicht möglich. Konsequent zu Ende gedacht bedeutet es, dass prinzipiell überall Fulcra sind und wir diese durch manuellen Kontakt an jedem Ort herstellen können.

Leiten wir unter Berücksichtigung aller bekannten Gesetze eine Definition der Fulcra im flüssigen System ab:

Da wir Rhythmus und Dynamik als Grundprinzipien des Lebens anerkennen, kommt es bei Rhythmen zu stetigen Übergängen und Wandlungen, die der Körper selbstständig reguliert und justiert. Auch die bei den unterschiedlichen Rhythmen vorhandenen Pausen verfügen über eine eigene Dynamik. Dabei gibt es eine Einwirkung aus dem Inneren des Fulcrums heraus auf den Körper. Da der Körper immer in Bewegung ist, gibt es auch immer eine Einwirkung auf die Fulcra (permanente Wechselwirkung) zurück. Jede von außen auf den Körper einwirkende Kraft beeinflusst ein einzelnes, mehrere oder alle Fulcra.

Die innere Dynamik des Fulcrums spielt hierbei eine wichtige Rolle. Das heißt, dass in der scheinbaren Ruhe eines Drehpunktes enorme Möglichkeiten eigener Impulstätigkeit stecken. Betrachten wir Wasser und seine Bewegungen, dann können wir dieses Phänomen sogar sehen. Strudel und Wirbel sind in sich nie ganz still, sondern von ihnen geht eine deutli-

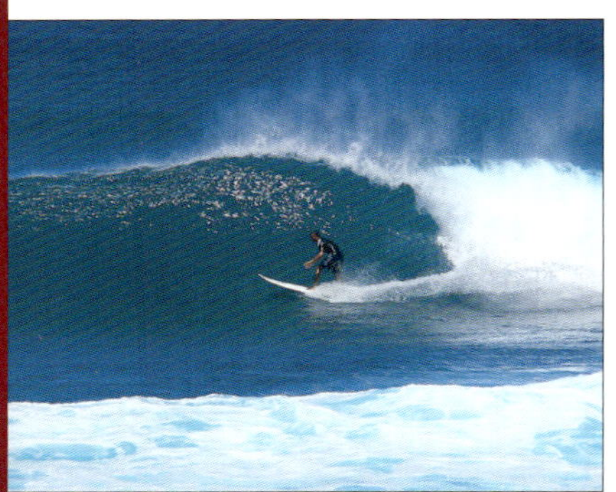

Abb. B 1.23
Jeder Surfer versucht beim Wellenreiten scheinbar ruhige Punkte zu finden, auf denen er surft.

che Kraft, sogar eine Anregung (Impuls) aus. Solche Beobachtungen machte auch der Arzt und Forscher Dr. Hans Jenny. Die von ihm daraus entwickelte Lehre der Kymatik vermittelt ein tieferes Verstehen dieser Prozesse. Eine andere Betrachtungshilfe ist das Verhalten von Wasser. Überall dort, wo Wasser in Fließbewegung ist, finden sich Walzen- oder Schraubenbildungen, die ihrerseits eine deutliche Dynamik aufweisen. Auch hier sehen wir, dass scheinbare Ruhepunkte in Wahrheit über eine hohe Energie und Dynamik verfügen.

Einige Beispiele: Jeder Surfer versucht beim Wellenreiten, scheinbar ruhige Punkte zu finden, auf denen er surft. Diese Punkte bleiben nicht an einem Ort, sondern fügen sich wieder nahtlos in das Fließen ein. Im Zentrum eines Tornados ist es zwar ruhig, aber durch seine Wanderung hinterlässt es letztendlich eine verheerende Zerstörung – gerade auch an dem ehemals ruhigen Punkt. Darum spricht man beim flüssigen System von einem „permanent shifting fulcrum“. Demnach ist im Körperlichen auch eine manifest wirkende Form niemals statisch, vielmehr gibt sie durch ihre Reaktion auf innere und äußere Impulse in jedem Fall Gegenimpulse. Aus tief empfundenem Respekt vor dem Genius Sutherland wurden einige Begriffe übernommen und weiterentwickelt. Er beschreibt ein so genanntes „automatic shifting“ bezüglich der Fulcren und spricht über die „unerring potency“, also die Unfehlbarkeit des Systems. Träge und hyperaktive Fulcren erlangen daher in jedem Fall eine übergeordnete Stellung im jeweiligen Körpersystem. Eine Vertiefung dieser Thematik erfolgt durch die Beschreibung der II. Funktionsdynamik in Kapitel B 5.2.2.

1.6. Zusammenfassung – Die neun Axiome[8]

Als wir die verschiedenen Entwicklungen in der Anatomie und Diagnostik sammelten und zusammenfügten, wurde uns klar, wie wichtig es ist, diese Sichtweisen zu würdigen und unter einem wahrhaft ganzheitlichen Konzept neu zu bewerten. Das stellte uns vor die permanente Herausforderung, umzudenken, bekannte und bewiesene Daten in dieses Konzept einzufügen und neue kausale Bedeutungen zu erkennen.

Daher legen wir an dieser Stelle neun Axiome fest:

1. Das Überleben über die Jahrhunderte hinweg folgt einem Plan, der Folgerichtigkeit beinhaltet.
2. Natur ist ökonomisch.
3. Zusammen mit der Ökonomie gibt es ein Bestreben des Körpers, seine Eigenregulation möglichst unabhängig zu erhalten. Unabhängigkeit meint das permanente Bestreben nach perfekter, harmonischer Adaptation an jedwede Einflüsse von außen.
4. In der funktionellen Betrachtung der Körpersysteme gilt:
   Je komplexer ein System ist, desto ökonomischer muss es sein.
   - 4.1. In der Biochemie gilt:
     Je komplexer ein System ist, desto reduzierter muss es sein. Die Dynamik zwischen Oxidation und Reduktion dient der Eigenregulation. Sie verhält sich in Abhängigkeit zueinander, wobei die einzelnen Vorgänge fließend ineinander übergehen.
5. Der Körper verfügt über ausgefeilte Systeme der Adaptation auf äußere Einflüsse. Seine Reaktionen sind primär auf Überleben ausgerichtet.
   - 5.1. Das Wechselspiel zwischen Gesundheit und Krankheit ist ein natürlicher Prozess der Auseinandersetzung mit der Umwelt. Beide können als Indikatoren betrachtet werden, die dem Therapeuten helfen, seine Arbeit effektiv zu gestalten.
   - 5.2. Für die Richtigkeit der Maßnahmen ist das System die einzige Autorität.
   - 5.3. Antworten auf äußere und damit auch auf therapeutische Reize erfolgen mit einer unbeirrbar richtigen Konsequenz.

[8] **Axiom:** eine Grundwahrheit, die keines weiteren Beweises bedarf

6. Krankheit ist kein Zeichen für eine Entgleisung, sondern die folgerichtige Antwort auf einen äußeren und/oder inneren Reiz. Auch sie dient dem Prinzip des Überlebens.
7. Die geistige Grundhaltung wirkt gestaltend auf die Ordnung des Körpers ein. Jedes Gefühl hat eine biochemische Entsprechung[9] und damit auch eine energetische.
8. Genetische Voraussetzungen sind zwar für alle Menschen im Detail unterschiedlich, folgen aber den beschriebenen Regeln.
9. Alle Körpervorgänge folgen einer sich selbst regulierenden und korrigierenden Dynamik, in der Rhythmus und Pausen eine wesentliche Rolle spielen.

Unter dem Aspekt dieser neun Axiome gestalten wir alle weiteren funktionellen Betrachtungen. Allerdings werden wir nicht differenziert auf die Aspekte des siebten Axioms eingehen, auch wenn für uns dieser Einfluss wichtig und unbestritten ist.

9) **Condace B. Pert:** Moleküle der Gefühle

2. Embryologie

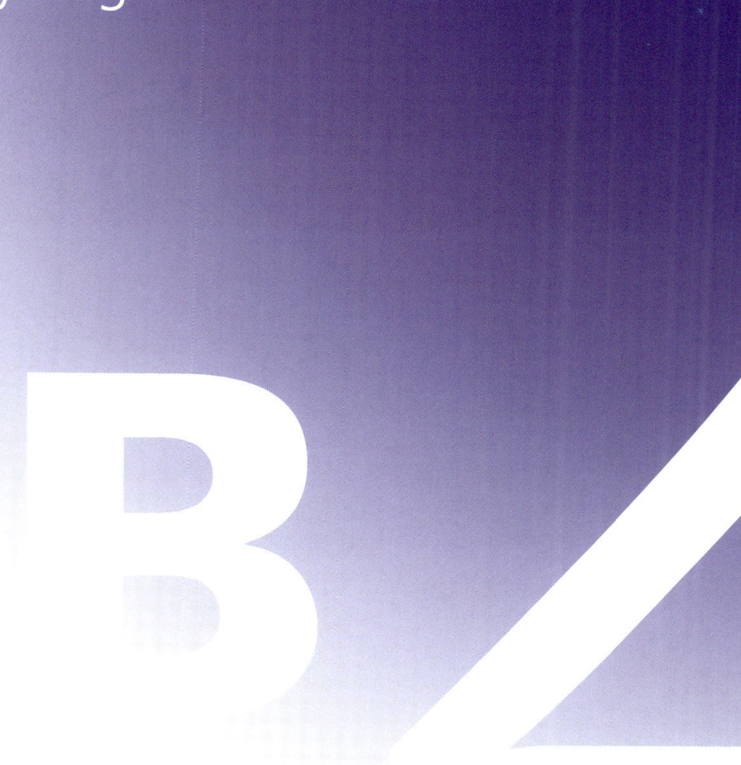

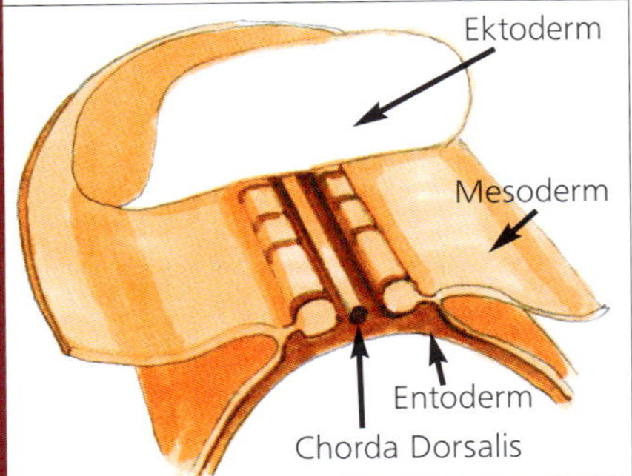

Abb. B 2.01
Primärstreifen

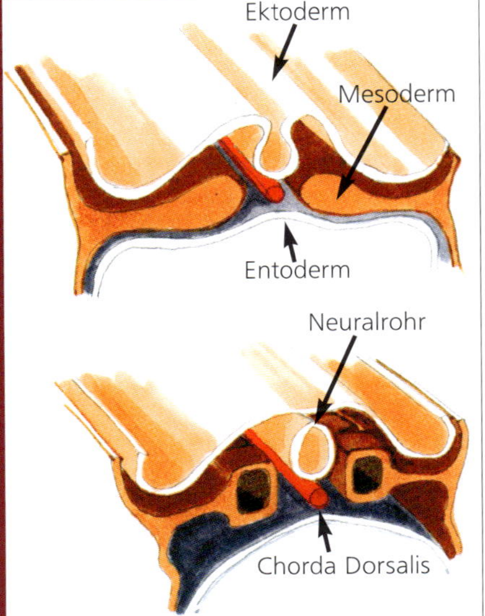

Abb. B 2.02
Chorda dorsalis

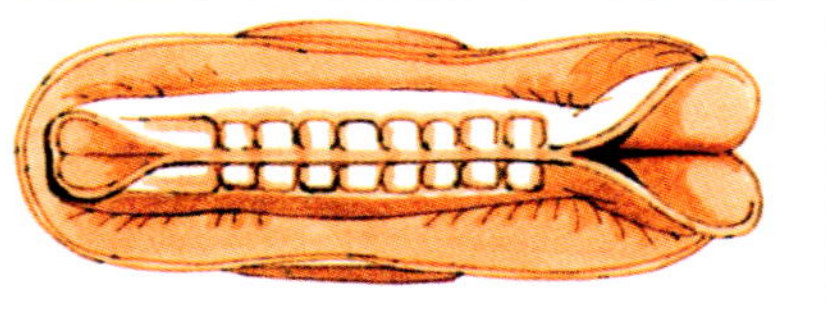

Abb. B 2.03
Primärstreifen und Neuralrohr werden gebildet

Das schwierige Kapitel der Embryologie kann in diesem Rahmen nur stark verkürzt und zum Teil in aufzählender Form wiedergegeben werden. Für ein ausführlicheres Studium dieser Thematik verweisen die Autoren auf die Standardwerke der Fachliteratur.

Bereits durch den Zeitpunkt ihrer Entstehung scheinen sich einige Strukturen in ihrer Wichtigkeit von anderen zu unterscheiden. Ökonomie und Folgerichtigkeit sind in der Embryologie auf das Erstaunlichste wirksam. In der Grundmasse sind also alle Zellen identisch. Eine Spezialisierung erfolgt später. Der genetische Code und die an ihm angehefteten Proteinmoleküle (siehe auch Teil A Kapitel 1.6.) bestimmen dabei Zeitpunkt und Richtung, also das Wann und Wohin. Die Achsenrichtung erfolgt anterior–posterior und cranio–caudal. Diese Grundbewegungsmuster bleiben im Rahmen der Motilität der Strukturen erhalten. Zur Spezialisierung werden die Zellen quasi aus- und auch wiedereingegliedert, was man mit dem Begriff der Invagination beschreibt. Das alles erfolgt um eine Mittellinie herum, die bereits mit dem Primärstreifen beginnt und sich in der Chorda dorsalis fortsetzt. Nach Abschluss der Entwicklung übernimmt die Wirbelsäule diese Mittelachsenfunktion. Wir halten es für möglich, dass es sich bei dieser Achse tatsächlich um eine Reorganisationsachse handelt, wie sie im flüssigen System bewertet wird. Darauf gehen wir im Kapitel „Bewegungssystem“ genauer ein.

Diese Richtungen finden wir interessanterweise auch in der Heringschen Heilungsregel wieder. Im frühen Embryonalstadium bilden sich drei Keimblätter, aus denen dann durch Zelldifferenzierungen ganz bestimmte Organsysteme hervorgehen.

2.1. Die Entstehung der Keimblätter

Die Ausbildung der Keimblätter erfolgt in der Phase der Gastrulation zwischen dem 14. und 21. Tag nach der Befruchtung. An dem Primitivstreifen, der sich als Zellanhäufung in der Phase der Morulation bildet, befindet sich die Eintrittsstelle, an der die Bildung und Einwanderung der Epiblastzellen erfolgt. Dieses Phänomen des Einströmens von Zellen nennt man Gastrulation. Während ihrer Wanderung an der Primitivrinne entlang verlieren diese Zellen den Kontakt untereinander und bilden Scheinfüßchen (Pseudopodien) aus. Es kommt zur Entstehung von so genannten Blastozysten. Aus diesem Keim entehen ein dorsales und ein ventrales Keimblatt, nämlich das Ektoderm aus den Epiblastzellen und das Entoderm aus den Endoblastzellen. Aus dieser zweiblättrigen Keimscheibe bildet sich durch Einströmen weiterer Zellen über den Primitivstreifen das mittlere Keimblatt, das Mesoderm. In dieser Phase durchläuft der Embryo entscheidende Umgestaltungen. Beim Studium dieser verschiedenen Phasen wird die Entwicklung der Keimblätter zwar getrennt betrachtet, aber man darf nicht vergessen, dass diese nicht immer aufeinander folgen, sondern teilweise auch gleichzeitig ablaufen können.

Abb. B 2.04
Die Entstehung der Körperstrukturen aus den Keimblättern

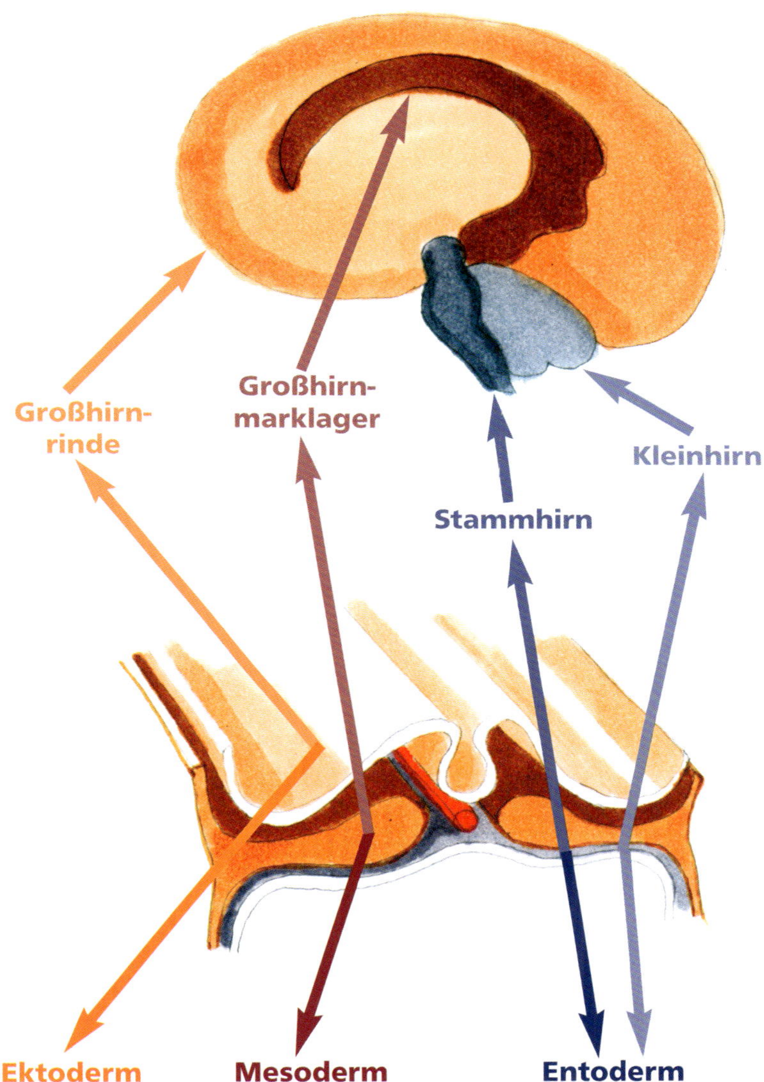

Ektoderm

Nervensystem

Oberhaut

Schleimhaut (Plattenepithel)

Mesoderm

Corium-Haut

Derma (Bindegewebe)

Skelett

Muskeln

Lymphknoten

Blut- und Lymphgefäße

Nieren-Parenchym

Entoderm

Becherzellen des Lungen-, Magen-, Darm-Traktes

Urogenitalien

orale submuköse Schleimhaut

Drüsen-Parenchym (Leber, Pankreas usw.)

2.1.1. Ektoderm: Amnionepithel

Das äußere Keimblatt heißt Ektoderm, wird aber auch als Amnionepithel bezeichnet. Aus ihm bilden sich folgende Strukturen:

Haut mit Epidermis, Haaren, Drüsen

Zentrales Nervensystem (ZNS)

Epitheliale Anteile von Auge, Linse, Ohr, Nase

Kopfmesenchym, Melanozyten

Paraganglien[9]

Als besonders interessant erweist sich die Bildung der ersten Entwicklungsstufe des ZNS, nämlich das Neuralrohr. Seine Entstehung verdankt es dem Einstülpen (Invagination) des Ektoderms an der Rückenseite, auch Neuralplatte genannt, zwischen dem 19. und 28. Tag. Über der so entstehenden länglichen Einsenkung schließt sich das Ektoderm wieder. Aus dem Innenraum des Neuralrohrs bilden sich das Ventrikelsystem des Gehirns und der Zentralkanal des Rückenmarks.

Zeitgleich werden im Endoblasten, aufgrund der Zellwanderung durch den Primitivknoten in kraniale Richtung, zwei Strukturen gebildet: die Prächordialplatte und der Fortsatz der Chorda dorsalis, auch Notochorda genannt. Am 25. Tag schnürt sich die Chordaplatte vom Entoderm (Synonym: Endoderm) ab, der sich danach wieder schließt und einen vollständigen Strang bildet, die Chorda dorsalis. Diese liegt letztendlich inmitten des Mesoderms, also zwischen Ekto- und Entoderm, spielt unter anderem eine Rolle bei der Entstehung der Wirbelkörper und wird später, bei der Bildung der Zwischenwirbelscheiben, zum Nucleus pulposus. An dieser Stelle wird deutlich, wie eng verzahnt die Entwicklung der jeweiligen Strukturen bereits im Keimstadium ist, was sich später auch in der funktionellen Verbindung widerspiegelt.

Infobox

Paraganglien

sind zu den endokrinen Drüsen zählende Nebenorgane des peripheren Nervensystems, die auch Glomus (Knäuel) genannt werden. Man teilt sie in zwei Gruppen ein:

1. Chromaffine *(färbbar mit bestimmten oxidierenden Agenzen) Paraganglien (P.), die aus der Anlage des Sympathikus hervorgehen und Katecholamine bilden (Adrenalin und Noradrenalin). Lokalisation: NNM und Glomus coccygeum*

2. Nicht chromaffine P., *die aus der parasympathischen Anlage und N. Glossopharyngeus hervorgehen und zeitlebens an der Noradrenalinbildung beteiligt sind.* ***Lokalisation:*** *Glomus (P.) caroticum an der Teilungsstelle der A. carotis communis; Glomus aorticum (P. supracardiale) im Bereich der Aorta descendens; P. larygeum in der Taschenfalte des Kehlkopfes; P. jugulare/nodosum und P. tympanicum im Gebiet des Ganglion caudale, Ganglion und Nn. Vagi und im Felsenbein.* ***Funktion:*** *unklar, im Glomus caroticum wahrscheinlich Chemorezeptoren und evt. Beeinflussung depressorischer Nerven durch den Glomus caroticum und aorticum.*

2.1.2. Mesoderm

Aus dem mittleren Keimblatt, Mesoderm genannt, bilden sich folgende Körperstrukturen:

Stützgewebe, wie Bindegewebe, Knorpel, Knochen, Sehnen;

glatte und quer gestreifte Muskulatur;

Herzmuskulatur;

Lymph- und Blutgefäßsystem, Herz (Peri-, Epi- und Endokard), Milz, Knochenmark;

Urogenitalsystem: Nieren, ableitende Harnwege, Keimdrüsen ohne Geschlechtszellen, Nebenhoden, Uterus, Tuba uterina, Ductus deferens, Ductus ejaculatoris;

Nebennierenrinde.

Betrachten wir den Hauptanteil medizinischer Arbeit in der Allgemeinpraxis, so kann man sagen, dass in diesen Bereichen das größte Interesse liegt. Allerdings wäre es sicher lohnend, bereits in diesem Entwicklungsstadium davon auszugehen, dass das Mesoderm sich erst nach den beiden anderen Keimblättern entwickelt und dieses Verhalten das gesamte Leben beibehalten wird, das heißt, auch seine ausdifferenzierten Strukturen ordnen sich den Steuerungsstrukturen der anderen beiden Keimblätter unter. Das reibungslose Funktionieren dieser Organstrukturen ist entscheidend von diesen Steuerungsmechanismen abhängig.

2.1.3. Entoderm: Dottersack, Allantois

Das innere Keimblatt wird Entdoderm oder auch Dottersack oder Allantois genannt. Folgende Strukturen werden aus dem Entoderm gebildet:

Harnwege, Urethra (untere Harnwege);

Epithel und Drüsen der Lunge, Bronchialbaum, Trachea, Larynx;

Branchiogene Organe, also die Organe, die aus den Kiemenbögen hervorgehen: Thyroidea, Parathyroidea, Epithel der Tonsilla palatina, Thymus, Tuba auditiva, das Epithel der Cavitas tympania, hinteres Drittel der Mundhöhle, Oesophagus, Magen-Darm-Kanal einschließlich Leber, Gallenwege und Pankreas.

Wie das Ektoderm ist das Entoderm von Anfang an angelegt. Es beherbergt wichtige Hormondrüsen und vitale Organe für Respiration und Verdauung, die später eigentlich dem Außen zugeordnet werden, während sie jetzt im Innen liegen. Im Zusammenspiel mit den Funktionen der Strukturen des Ektoderms sind in den beiden begrenzenden Keimblättern alle Steuerungsstrukturen vollständig angelegt und in den verschiedenen Stadien auch untereinander verbunden.

2.2. Funktionelle Bedeutung der Keimblätter

Wichtiger als die Frage, aus welchem Keimblatt welche Struktur entsteht, ist die Tatsache, dass Entoderm und Ektoderm zuerst entstehen und das Mesoderm sich später zwischen beide schiebt. Der Zeitpunkt der Entstehung lässt einen Rückschluss auf die Wichtigkeit der jeweiligen Strukturen zu. Da die Anlagen für ZNS, Sinnesorgane, Hormondrüsen und Atmungssystem gebildet werden, bevor sich Urogenitalsystem, Muskeln und Bindegewebe sowie das Herz entwickeln, geben die Autoren den verschiedenen Strukturen bezüglich der Adaptation und Ordnung im menschlichen Körper eine funktionell unterschiedliche Bedeutung. Für die kausale Systemauswertung spielen diese früh festgelegten Verbindungen der Strukturen untereinander infolge des Entspringens aus demselben Keimblatt lebenslang eine Rolle. Das ZNS und die Hormondrüsen werden in den umschließenden Keimblättern gebildet. Von Anfang an wird der Fetus von Transmitterstoffen umspült, deren Basisbausteine in der Regel Peptide sind. Obwohl sie aus dem äußeren bzw. inneren Keimblatt enstehen, sind sie später topografisch zentral angelegt und verteilen sich durch den gesamten Körper. In ihrer frühen Anlage spiegelt sich auch die Wichtigkeit ihrer späteren Funktion bezüglich der Steuerung des Oganismus wider. Interessanterweise liegt das Hauptaugenmerk bei der Erfassung von Symptomen auf den Strukturen des Mesoderms. In späteren Kapiteln wird immer wieder auf die Zusammenhänge zwischen der embryonalen Anlage und der funktionellen Bedeutsamkeit hingewiesen werden.

2.3. Formgebende Kraft akustischer Einflüsse in der Embryonalentwicklung

Lange Zeit vertraute man der Mär vom sicheren, gemütlichen Zustand im Mutterleib als dem Nonplusultra der Behaglichkeit. Spätestens seit den Untersuchungen von Harrer und Revers[10] mit hochempfindlichen Spezialmikrophonen hat sich diese Idee als falsch herausgestellt. Gerade im Mutterleib ist der Fetus dem Einfluss verschiedener Geräuschpegel ausgesetzt, die sich nach herkömmlichem Verständnis gehörschädigend auswirken würden. Die Lautstärke bewegt sich zwischen Flüstern und lautem Brüllen, was einer Belastung von 38 bis 98 Dezibel entspricht. In der Tat ist der Fetus die meiste Zeit seiner Entwicklung den oberen Geräuschpegeln ausgesetzt, also ab 60 Dezibel aufwärts. Im normalen Arbeitsleben würde man auf

---

[10)] **Quelle: Prof. Dr. Decker-Voigt, Hans Helmut:** Mit Musik ins Leben

gehörschützenden Maßnahmen bestehen, nicht so die Natur. Erstaunlicherweise schenkt man diesem Phänomen in der schulmedizinischen Betrachtung wenig Beachtung. Eigentlich gilt es sogar zwei Phänomene zu klären. Erstens: Wenn es im Mutterleib so laut ist, warum kann man dieses Geräusch von außen nicht hören? Die Ursache liegt in dem Schutz, den die flexiblen, weichen Membranen geben. Dieses Prinzip weicher Wände wird auch in der Akustik genutzt, insbesondere, wenn es um das Probieren verschiedener Instrumente in nebeneinander liegenden Räumen geht, die gegenseitig nicht gehört werden dürfen, weil es sonst stören würde. Zweitens: Hat die Natur hier doch einen Fehler gemacht oder, wenn nicht, welchen Sinn kann eine solche „Traumatisierung" haben? Die starke akustische Information verursacht auch kleine Druckwellen, die sich zusätzlich auf das Gewebe auswirken. Es liegt der Verdacht nahe, dass genau diese durch Vibration und Klang entstehenden mechanischen Schwingungen mindestens eine formgebende Funktion haben[11] und damit für die embryonale Entwicklung zwingend notwendig sind. Darüber hinaus wird im Rahmen der Psychoimmunologie über die späteren Auswirkungen dieser ins Leben begleitenden Körpermusik viel diskutiert.

2.4. Geschichtliche Entwicklung der Embryologie – Haeckel versus Blechschmidt

Die Embryologie befindet sich bis heute im Spannungsfeld des Denkens zwischen den Behauptungen des Zoologen Ernst Haeckel und denen des Embryologen Blechschmidt. Haeckel (1834–1919) prägte den Begriff der Phylogenetik[12]. Dabei versuchte er, einen direkten kausalen Zusammenhang zwischen Ontogenese und Phylogenese herzustellen. Sein Denken war stark von den Thesen Darwins beeinflusst. Daraus entstand seine These, wonach sich stammesgeschichtliche Vorgänge in der Ontogenese wiederfinden. Zu seiner Zeit waren allerdings ontogenetische Detailkenntnisse gering und wenn, dann nur für wenige Leute vorhanden. Er überbrückte diese Lücke mit spekulativen Schemazeichnungen. Wiederholt missachtete er die von zeitgenössischen Anatomen gelieferten embryologischen Tatsachen, um seine Sicht der Dinge darstellen zu können. Obwohl er selbst immer behauptete, seine Abbildungen entsprächen seiner eigenen Vorstellung, wurden seine „Fantasien" von einigen Kollegen als Fälschung tituliert.

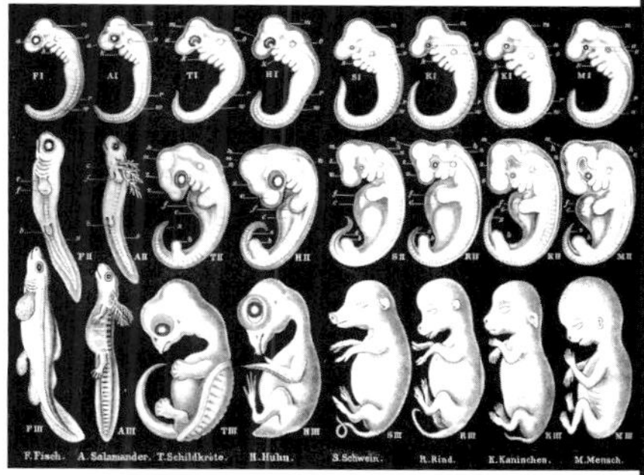

Abb. B 2.05 Haeckels embryonale Fantasien

In der heutigen Embryologie gilt das von Haeckel aufgestellte und vehement propagierte „Biogenetische Grundgesetz" allerdings in seiner ursprünglichen Form als überholt. Dennoch geistern seine Ideen weiterhin im Hintergrund durch die Medizin, obwohl man sich heute mehr denn je den Forschungen Blechschmidts anschließt.

11) **Vergleiche Kymatik,** Hans Jenny

12) **Phylogenetik:** griech. Filon, die Stammesgeschichte betreffend

Erich Blechschmidt, sein großer Gegner, kam nach 25-jährigem Betrachten und Studieren von Feten zu dem Ergebnis, dass sich diese in ihren Entwicklungsschritten niemals irrten oder Fehler machten. Er wollte einen Ausspruch von Albertus Magnus belegen, der folgendermaßen lautet: „Glaube und Wissen können sich niemals widersprechen, weil sie letztlich aus der gleichen Quelle, Gott und seiner Offenbarung, stammen."

Deswegen schließt Blechschmidt folgerichtig die Möglichkeit der Eigenregulation aus. Da die Realität jedoch genau diese Regel ad absurdum führt, stellt sich die Frage nach der Priorität von Wahrheiten. Blechschmidt antwortet darauf mit einem Zitat von Albertus Magnus, bezugnehmend auf dessen Leitlinie über „Die Erhaltung der Individualität": „Die zum Glauben gehörende Wahrheit darf nie der Lehre eines Weltweisen weichen." Erstaunlicherweise versuchte also hier ein Wissenschaftler, nach Gott zu forschen, und fügte die Unzulässigkeit von Zweifeln seinem Modell hinzu. Obwohl er damit angreifbar wird, hat seine enorme Sammlung an Embryonen dennoch dazu geführt, dass man ihm bis heute in der Embryologie noch immer folgt.

Obwohl er selber Zweifel nicht zuließ, griff er Haeckels These auf das Schärfste an, weil dieser unbedingt die Darwinsche Theorie beweisen wollte und deswegen andere Zweifel ausschloss.

Zitat Blechschmidt; 1968, S. 49 (ähnlich 1977 und 1982): „Dieses seither so genannte ‚Bioenergetische Gesetz' war ein katastrophaler Irrtum in der Geschichte der Naturwissenschaften. Es hat die Biologie um ein volles Jahrhundert in theoretischer und praktischer Hinsicht zurückgeworfen. Auf theoretischem Gebiet durch die Annahme, dass mit der vergleichend-anatomischen Feststellung von Ähnlichkeiten bereits eine Patentlösung gefunden sei, um generell Entwicklungsvorgänge zu erklären. Auf praktischem Gebiet, weil man meinte, nunmehr überhaupt die Gestaltungskraft und damit die Psyche des Menschen selbst einfach als eine Wiederholung, d. h. als Reproduktion, auffassen zu dürfen."

Blechschmidt 1982, S. 21: „Die physiologische Deutung von Entwicklungsprozessen beim Menschen ist ein irriger Versuch, mit Kurzschlüssen etwas zu deuten und so auf bequeme Weise abzutun, was in Wahrheit durch intensive Forschungstätigkeit beim Menschen und auch beim Tier als ontogenetische Differenzierung aufgeklärt werden muss. Das Thema in der Entwicklungsbiologie ist nicht die Ähnlichkeit von Strukturen, sondern der Grund dieser Ähnlichkeit. Hier beginnt das naturwissenschaftliche Problem."

Neue Erkenntnisse der molekularen Entwicklungsgenetik[13] weisen aber darauf hin, dass Haeckel mit seiner Phylogenetik eine wichtige Beobachtung gemacht hat, die nicht völlig irrig ist. Sicher hat er seine Entdeckung zu schnell und zu einseitig interpretiert. Wir sehen also, dass nicht alle Phänomene, die wir beobachten können, in der theoretischen Erklärung verstanden sind. Trotzdem spricht die Erfahrung dafür, sich weiterhin mit diesem Thema ausführlich auseinanderzusetzen, um eben mehr Verständnis für diese Vorgänge jenseits eigentlicher Wahrnehmung zu entwickeln.

---

13) **Quelle:** Essay von Jane Oppermann über Blechschmidt

2.5. Übersicht über die embryonale Entwicklung

Das folgende Kapitel dient einer gestrafften Übersicht der embryonalen Entwicklung, beginnend von der Befruchtung bis zum Zeitpunkt der Geburt, und will das genaue Studium dieser Vorgänge nicht ersetzen.

Grundsätzlich unterscheidet man zwei Möglichkeiten der Altersbestimmung:

1. Man orientiert sich am ersten Tag der letzten Menstruation. Dann geht man von insgesamt 40 Schwangerschaftswochen aus oder 280 Tagen.
2. Man rechnet von der Ovulation bzw. der Konzeption an. Das entspricht einer Zeitspanne von 38 Wochen oder 264 bis 268 Tagen. Das Kürzel dafür ist OA, und die folgenden Angaben über embryonale Entwicklung sind danach berechnet.

2.5.1. 1. Woche: Morulation (0.–6.Tag)

Nach der Befruchtung in der Ampulla tubae kommt es zu einer Verschmelzung des männlichen und weiblichen Vorkerns zur Zygote. Etwa eine halbe Stunde nach der Befruchtung dreht sich die Struktur, und der craniosacrale Rhythmus beginnt. Man spricht von Furchungsteilungen, und die Morula (Zellhaufen) wandert in den Uterus.

Die Zona pellucida löst sich auf, und stattdessen bildet sich eine Blastocyste (Bläschen). Durch Verdichtung (Compaction) entsteht eine unterschiedlich gefärbte Zellmasse: der innere helle Embryoblast und der äußere dunkle Trophoblast.

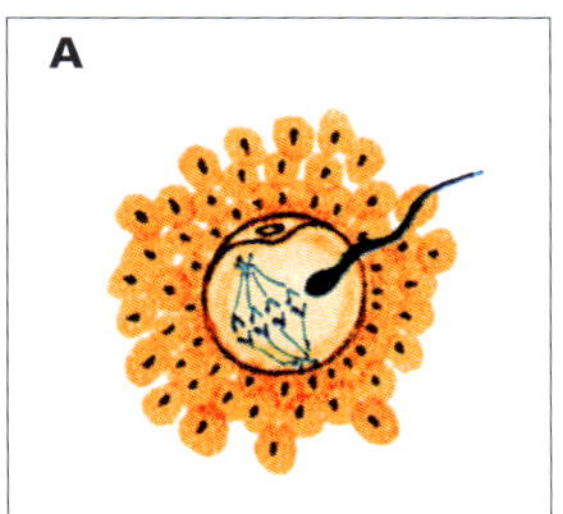

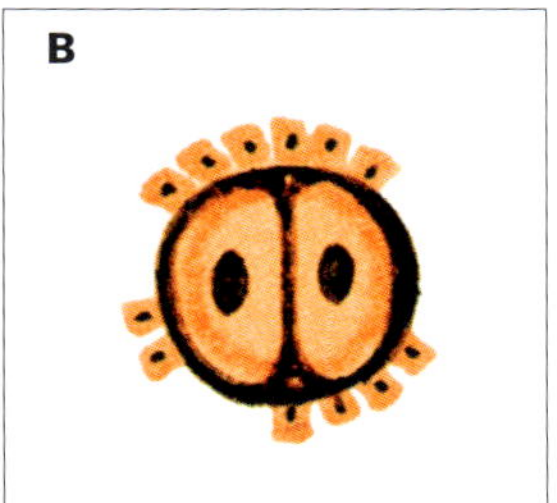

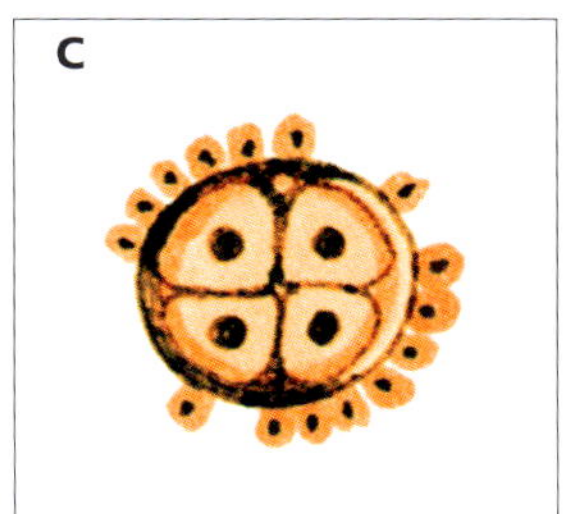

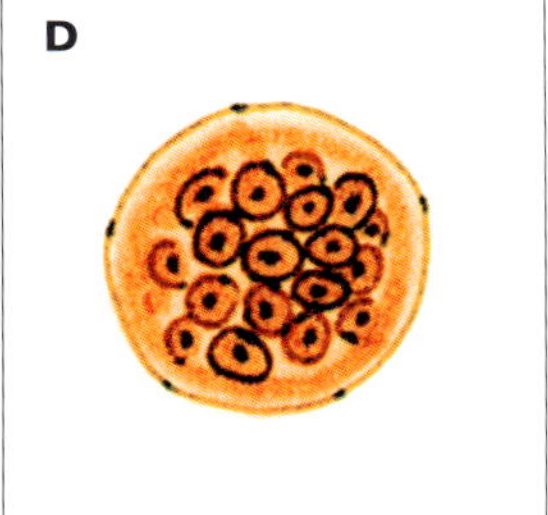

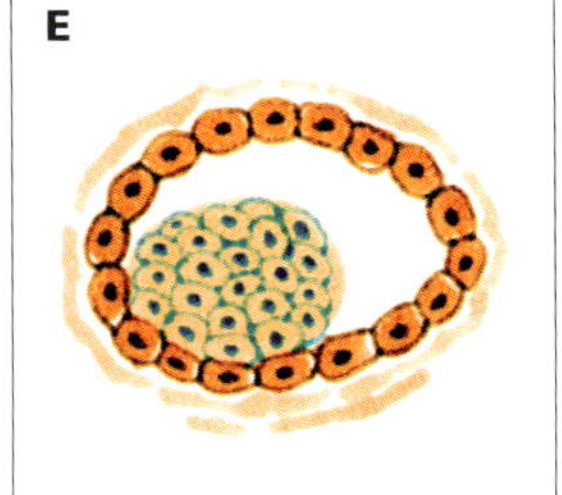

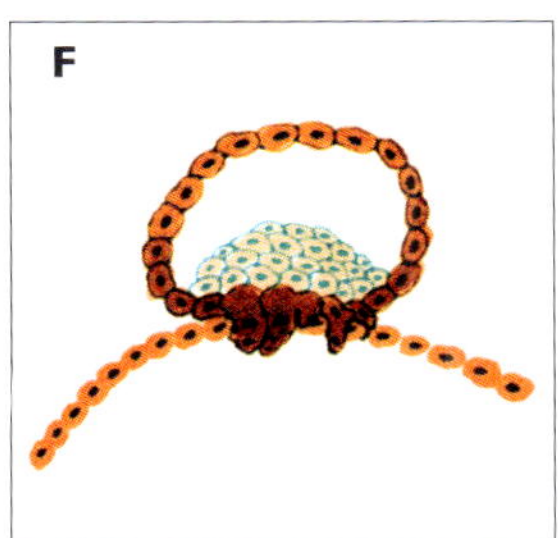

Abb. B 2.06

A: Befruchtung und Verschmelzung zur Zygote

B und C: Teilung der Zygote 1.–3. Tag bis hin zur Entstehung der Morula

D: Morula auf der Wanderung zum Uterus

E und F: Umwandlung der Morula in eine Blastocyste; durch Compaction entsteht innen der Embryoblast, außen der Trophoblast

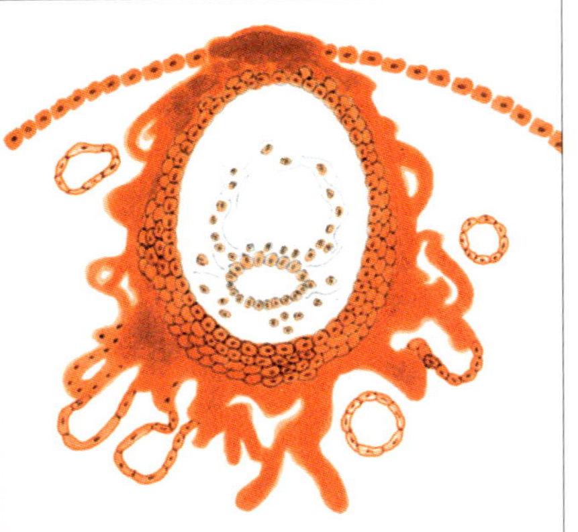

Abb. B 2.07 Nidation der Frucht, Arrodierung (Anfressen) der mütterlichen Blutgefäße und Wanderung zum Uterus

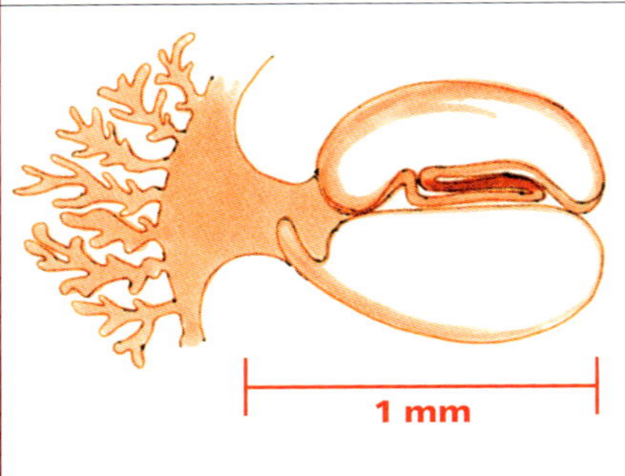

Abb. B 2.08 Um den 20. Tag herum: Gastrulation und Zottenbildung mit Einwachsen von embryonalen Blutgefäßen

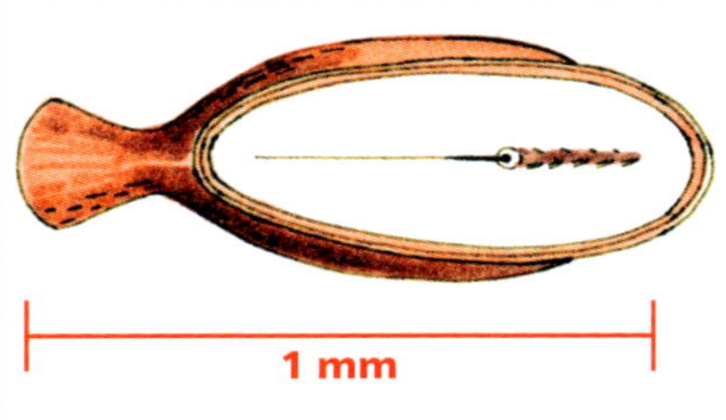

Abb. B 2.09 In dieser Phase Entwicklung des Primärstreifens und des Mesoderms

2.5.2. 2. Woche: Nidation (7.–14. Tag)

Jetzt erfolgt die Einnistung in die Uterusschleimhaut. Es kommt zu einer massiven Wucherung (Proliferation) des Trophoblasten. Dieser teilt sich wieder in zwei Funktionsstrukturen auf:

- den Synzytiotrophoblasten, der sich außen befindet und durch das Synzytium[14] stoffwechselaktiv ist;
- den Zytotrophoblasten, der sich innen befindet, zellulär gegliedert und mitoseaktiv ist.

Es entsteht das Amnion- und Dottersackbläschen im Bereich des Embryoblasten.

Mit Bildung einer zweiblättrigen Keimscheibe, die aus dem Epiblasten am Boden der Amnionhöhle und darunter dem Hypoblasten besteht, bilden sich so genannte Blutlakunen. Sie entstehen durch eine Arrodierung der mütterlichen Blutgefäße. Um den Keim (Conzeptus) herum bilden sich Zotten.

2.5.3. 3. Woche: Gastrulation (14.–21. Tag)

Jetzt erfolgt die Organisation der primären, zunächst rein zellulären Trophoblastozotten durch Einwachsen von Choriomesenchym zu Sekundärzotten. Ende der dritten Woche erfolgt das Einwachsen embryonaler Blutgefäße. Die Chorionzotten vermehren und verzweigen sich und werden durch eine basale Zytotrophoblastoschale[15] im Endometrium verankert. Gleichzeitig entwickelt sich der Primärstreifen im Epiblasten der Keimscheibe. Er fungiert als Einstülpungszone, von der aus Zellen zwischen Epi- und Hypoblasten einwandern. Zwischen dem Epiblasten (Ektoderm) und dem Entoderm (anstelle des Hypoblasten) bildet sich das Mesoderm als drittes Keimblatt.

Am vorderen Ende des Primitivstreifens bilden sich die Primitivknoten (Hensen-Knoten[16]). Es erfolgen die Gastrulation (Einstülpung) des Chordakanals und die Induktion der Neuralrohrbildung (Neurulation) im darüber liegenden Ektoderm.

Das Mesoderm (mittleres Keimblatt) besteht dann aus vier Teilen:

1. Chorda dorsalis (axiales Mesoderm)
2. Somiten (paraaxiales Mesoderm)
3. Somitenstiele (intermediäres Mesoderm)
4. Seitenplatten (Somatopleura und Splanchnopleura)

---

14) **Synzytium:** mehrkerniger Zellverband, der durch Zusammenschmelzen entsteht und keine Zellgrenzen aufweist

15) **Zytotrophoblast:** teilungsaktive Zellschicht des Trophoblasten, bildet am 9. Tag eine innere Zellschicht, die sich mit dem Ektoderm verbindet und bildet die Auskleidung des primären Dottersacks

16) **Hensen-Zellen:** gehören zu den Stützzellen

2.5.4. 4.–8. Woche: Embryogenese (22.–56. Tag)

Durch die Auflösung der Somiten bildet sich intraembryonales Mesenchym und damit der Embryonalkörper. Die elementaren Funktionssysteme wie Darmrohr, Neuralrohr, Herz-Kreislauf-System, erste Anlagen der Gliedmaßen usw. entwickeln sich.

4. Woche:
Ein einheitlicher Herzschlauch bildet sich und beginnt zu pulsieren (22. Tag). Pharyngealbögen und Schlundtaschen entwickeln sich bis zum 26. Tag. Das Neuralrohr ist noch vorne und hinten offen (24. Tag) und bildet seinen Abschluss bis zum 28. Tag zusammen mit der Entwicklung der Hirnbläschen, der Linsenplakode und den Labyrinthbläschen. Der Embryonalkörper ist stark gekrümmt, und es erfolgt eine Abgrenzung des Nabelstranges.

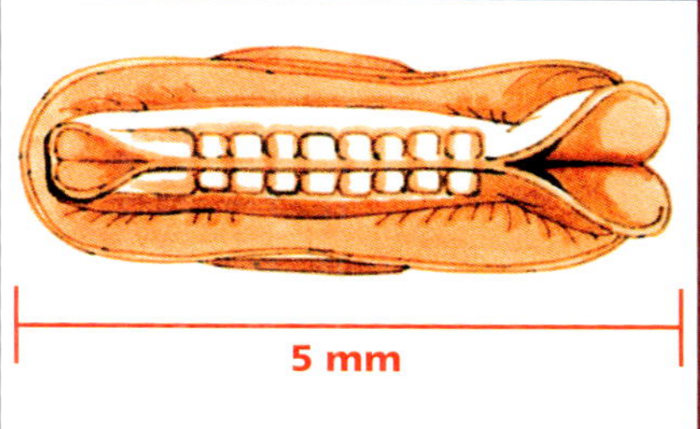

Abb. B 2.10
Bildung des Primitivstreifens mit Neuralrohr, das zu diesem Zeitpunkt noch offen ist

5. Woche:
Gehirn und Sinnesorgane prägen sich aus. Es beginnt die Differenzierung der branchiogenen Organe sowie der Schilddrüse und der Lungenanlagen. Die Extremitätenknospen beginnen sich zu differenzieren. Am 33. Tag treten Fingerstrahlen des Handtellers auf. Rumpf und Extremitäten beginnen mit ersten Spontanbewegungen. Aus der Ureterknospe und dem metanephrogenen Gewebe entsteht die Nachniere. Zusätzlich bilden sich die Pharyngealbogenarterien und die Herzschleife.

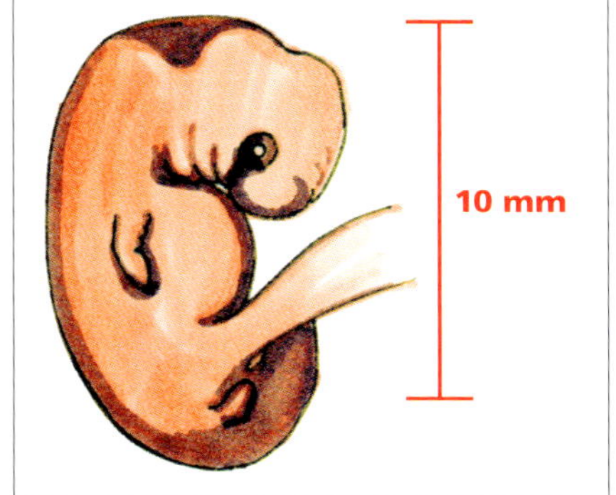

Abb. B 2.11 Fetus nach 5 Wochen

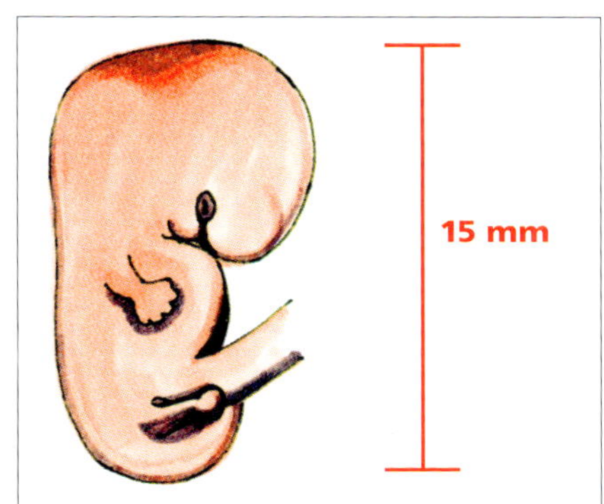

Abb. B 2.12 Fetus nach 6 Wochen

6. Woche:
Drehung der Nabelschleife, Sprossung der Lungenknospen, Trennung der Vorhöfe und Entstehung des Foramen ovale secundum, Beginn der Pigmentierung der Augenanlage, primärer Gaumen und Nasenwülste prägen sich aus, die Anlage von Ohrmuschel und Meatus externus beginnt. Es erfolgen eine starke Krümmung des Kopfes und damit die Nackenbeuge des Gehirns. Das Telencephalon dehnt sich über das Zwischenhirn aus.

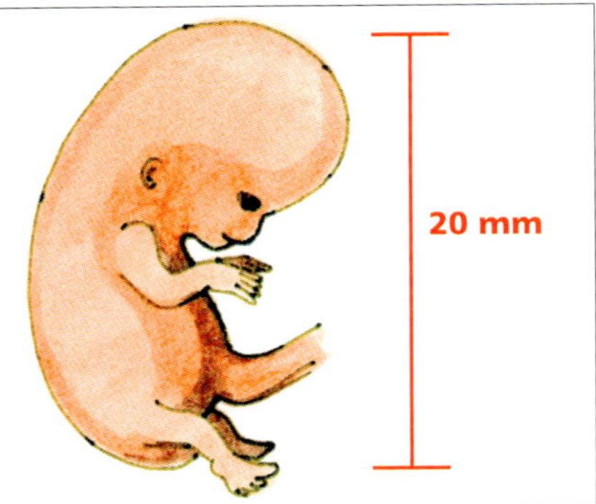

Abb. B 2.13 Fetus nach 7 Wochen

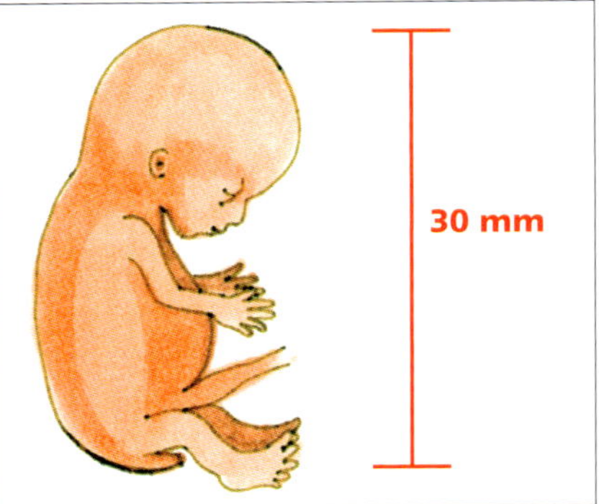

Abb. B 2.14 Fetus nach 8 Wochen

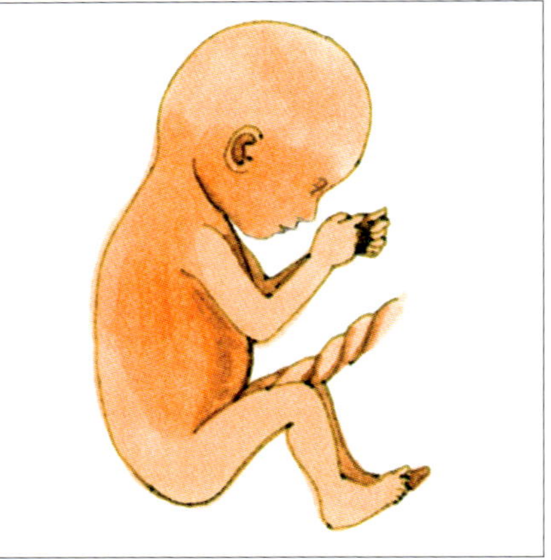
Abb. B 2.15 Fetus 20. Woche

7. Woche:
Zunehmende Rückbildung des Dottersackes, Differenzierung der Bogengänge und der Cochlea. Verlagerung von Darmschlingen in den Nabelstrang (physiologischer Nabelbruch). Inzwischen erfolgt die Abgrenzung einzelner Finger am Handteller.

Es erfolgt der Verschluss des Foramen interventriculare, und damit bilden sich zwei Herzkammern (Ventrikel) aus. Die Herztrennung entsteht durch das Septum aorticopulmonale und das Endocardpolster.

8. Woche:
Hier beschreibt man das Ende der so genannten Embryonalperiode. Das Gesicht bekommt menschliche Züge, Augenlider und Ohrmuscheln bilden sich weiter aus. Die Differenzierung der Genitalien beginnt. Der Embryo reagiert schon auf Berührungsreize, Finger und Zehen werden deutlich sichtbar.

2.5.5. 9.–38. Woche: Fetalperiode

In dieser Phase gestalten sich nahezu alle Organsysteme aus. Lediglich das Immunsystem und die Gliedmaßen vervollständigen sich nicht. Ab der 26. Woche gilt der Fetus als mit ärztlicher Hilfe überlebensfähig.

9.–12. Woche:
Der Kopf macht fast die Hälfte der Körperlänge aus und dominiert mit seiner Entwicklung der Sinnesorgane und des Gehirns. Es beginnt die Ossifikation der Röhrenknochen, die Dünndarmschlingen werden aus dem Nabelstrang retrahiert, und die Leber wird zum wichtigsten Blutbildungsorgan. Die Nachniere sondert Urin in die Amnionhöhle ab, und die geschlechtsspezifische Umgestaltung der äußeren Geschlechtsorgane beginnt.

13.–16. Woche:
Im Röntgenbild kann man bereits Knochenkerne erkennen, in den Ovarien bilden sich Primordialfollikel, die Augen verlagern sich nach ventral und die Ohren nach cranial, der Bronchialbaum der Lunge bildet sich, und erste differenzierte Gliedmaßenbewegungen sind erkennbar. Fingernägel sieht man in der 14. Woche.

17.–20. Woche:
Erst jetzt sind erste Kindsbewegungen wahrnehmbar, Gliedmaßen erhalten ihre definitive Proportion, Entwicklung der Lanugobehaarung und Auftreten der Vernix caseosa (Talgdrüsensekret), im Bereich des Rumpfes und des Nierenlagers bildet sich braunes Fettgewebe. In der 18. Woche bildet sich die Anlage des Uterus. In der 20. Woche beginnen der Descendus testis sowie die kanalikuläre Periode der Lungenentwicklung.

21.–25. Woche:
Der Körper beginnt sich deutlich zu strecken und schwerer zu werden. Die Gliedmaßendifferenzierung schreitet voran. Außerdem beginnt die Alveolenentwicklung in der Lunge.

26.–29. Woche:
Terminale Entwicklungsphase der Lunge. Das ZNS ist so weit gereift, dass Frühgeborene eine Überlebenschance haben. In der 28. Woche endet die Erythropoese in der Milz und erfolgt weiter im Knochenmark. Das subcutane Fettgewebe nimmt zu, und es werden die fetalen Körperportionen weiter ausgebildet.

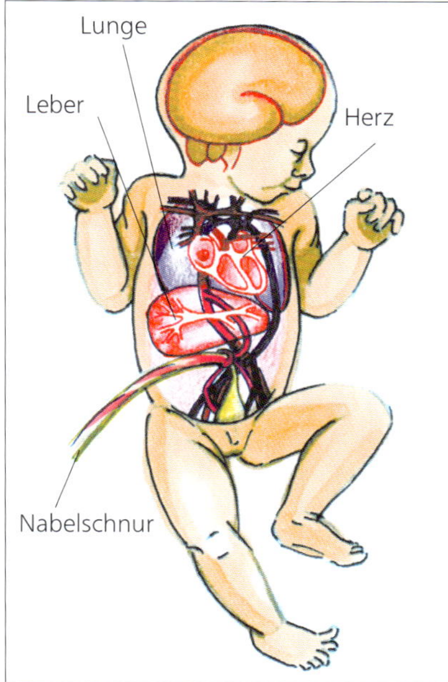

Abb. B 2.16 Ausprägung sämtlicher Organstrukturen; ab der 26. Woche Überlebensfähigkeit des Fetus mit medizinischer Unterstützung

2.5.6. 30.–38. Woche: Geburt

Endphase der Alveolenentwicklung und der zugehörigen Kapillarkörbe in der Lunge. Der Deszensus der Hoden in den Skrotalsack erfolgt zwischen der 28. und der 32. Woche. Das gilt als eines der Reifezeichen. Der Anteil des subcutanen Fettgewebes steigt auf 16 Prozent des Körpergewichtes. Es erfolgt die definitive Differenzierung des ZNS und der Sinnesorgane. Der Greifreflex ist ab der 35. Woche auslösbar.

2.5.7. Nach der Geburt

Umstellung des Fetalkreislaufes auf den Lungenkreislauf. Verschluss des Foramen ovale und des Ductus Botalli (Synonym: Ductus arteriosus), der sich in das Ligamentum arteriosum umwandelt. Die Nabelschnur wandelt sich um in das Ligamentum teres hepatis, das mit dem Ligamentum falciforme hepatis verbunden ist, und die Ligamentae umbilicae mediae und der Ductus Arantii (Synonym: Ductus venosus) wandeln sich sehnig in das Ligamentum venosum um.

Jetzt erfolgen die Entfaltung und Beatmung der Lungenalveolen und damit der Beginn der respiratorischen und zirkulatorischen Kontrolle durch das ZNS.

2.6. Funktionelle Bedeutung der Dynamik in der embryonalen Entwicklung

Wie immer, wenn nicht alle Daten bekannt sind, entsteht eine komplizierte Nomenklatur, die keinesfalls zu größerer Klarheit beiträgt.

Jenseits dieser komplizierten Begrifflichkeiten lässt sich Embryologie vereinfacht darstellen unter den Aspekten von ***Entfaltung, Ausdehnung und Begrenzung***. Jede Phase hat ihren eigenen Bewegungsimpuls. Unabhängig voneinander beschreiben Sutherland und Blechschmidt mit unterschiedlichen Worten das gleiche Phänomen: eine Dynamik, die nicht kontrolliert wird, sondern die ihrerseits gestaltet und damit kontrolliert.

Die ersten zehn Wochen, bestehend aus Morulation, Nidation, Gastrulation und Embryogenese, beeindrucken genau durch die eben beschriebenen Grundmuster.

Bereits im Primärstreifen ist ein fester Rhythmus angelegt, Zeitpunkt und Richtung von Wachstum sind festlegt. Ihrem Rhythmus folgend wissen die Zellen, was aus ihnen werden soll. Wie entsteht dieses Phänomen?

Blechschmidt macht hierfür die Einwirkung von Stoffwechselfeldern verantwortlich. Stoffwechselfelder beschreiben im Wesentlichen die ver-schiedenen Einflüsse, denen Strukturen ausgesetzt sind und durch die sie sich verändern. Er vergleicht sie auch mit den morphogenetischen Feldern Sheldrakes. Bis zum dritten Monat ist bereits sehr viel Ausprägung erfolgt, und es geht nun einerseits um Wachstum, das in atemberaubender Geschwindigkeit erfolgt, andererseits um Differenzierung und Integration, die deutlich verbunden sind mit Richtungen und Grundbewegungen. Das wiederum führt zum Thema Ausdehnung und Begrenzung. Auch im Erwachsenenkörper finden wir diese Grundbewegungen in den Bewegungsqualitäten aller Körperstrukturen wieder. Das Grundschema der systemimmanenten Dynamik von Gestaltung und Kontrolle beschreibt das Bestreben von „Körpern in Entwicklung"; dieser Mechanismus ist auch bei der Adaptation bekannt.

Ein Teil dieser Vorgänge ist gut erforscht. Prinzipiell sind wir von unserer Entstehung an mit Neurotransmittern und Hormonen überschwemmt, was neben dem genetischen Taktgeber Reifeprozesse steuert. Bei der Geburt selbst kommt es unter anderem zu einem „Katecholaminkick"[17], der eine Wirkung auf das Vegetativum hat und mitgestaltet, wie wir später mit physischem Stress umgehen, möglicherweise sogar die Bereitschaft, die Entstehung chronischer Erkrankungen zu begünstigen.

[17] **Katecholamine:** Dopamin, Adrenalin, Noradrenalin; gehören zur Gruppe der Stresshormone, die in der Nebennierenrinde gebildet werden.

Eine besondere Bedeutung sehen wir in der Tatsache, dass der Fetus sich über viele Monate hinweg in flüssiger Umgebung befindet. Auf diese Weise wirken sich die Gesetzmäßigkeiten von Flüssigkeiten auf die Entstehung von Form und Funktion aus. Darm, Cochlea, Gehirn, Muskulatur, Blutgefäße und Herz sind die offensichtlichen Manifestationsbeispiele für diese These. Das bedeutet, dass die formgebende Kraft von Flüssigkeiten in der Entstehungsphase des Körpers einen entscheidenden Einfluss hat, der bereits in Teil B, Kapitel 1.5. ff beschrieben wurde. Das Anerkennen dieser Gesetzmäßigkeiten wirkt sich auch auf die Betrachtung von Systemen und ihrer Verbindung untereinander aus.

2.6.1. Reorganisation durch Rotation

Bereits in der Phase der Embryologie zeichnet sich das Prinzip der Rotation als grundlegendes Organisationsprinzip ab. Bevor Samen und Eizelle verschmelzen, rotieren sie umeinander, bis das Ei sich quasi öffnet und den Samen „hereinbittet". Zwanzig Minuten nach der Empfängnis rotiert das Ei nicht nur, sondern es bildet sich eine Mittelachse, die sich auch später als Reorganisationszentrum darstellt. Nach der Geburt und der Durchtrennung der Nabelschnur rotiert der von ihr verbleibende Rest innen und bewegt damit die Organe an ihren Platz.

Im Mutterleib ist die Spezialisierung von Zellen immer mit einer rotatorischen Fließbewegung verknüpft. Dieses Prinzip lässt sich sowohl in der Entwicklung im Mutterleib als auch darüber hinaus wiederfinden. Gestörte oder zerstörte Strukturen sind nicht mehr vollständig integriert, sondern der Körper beginnt sich um sie herum zu organisieren, was gleichzusetzen ist mit einem Verlassen dieser angelegten Mitte mit allen damit verbundenen Konsequenzen.

Bereits in den alten vedischen Schriften wird die Rotationsfähigkeit als Gradmesser für Gesundheit beschrieben. Dieses Phänomen ist für jeden bei einer einfachen Erkältung nachvollziehbar. Das Erste, was wir wahrnehmen, ist eine Steifigkeit des Körpers mit Rotationseinschränkungen. Die schonende „en bloc"-Bewegung des Körpers erweist sich als typisches äußeres Merkmal für eine Beeinträchtigung der Gesundheit, und zwar sowohl bei akuten als auch bei chronischen Zuständen (siehe Teil B, Kapitel 6.7.1.).

3. Die Lehre der Systeme

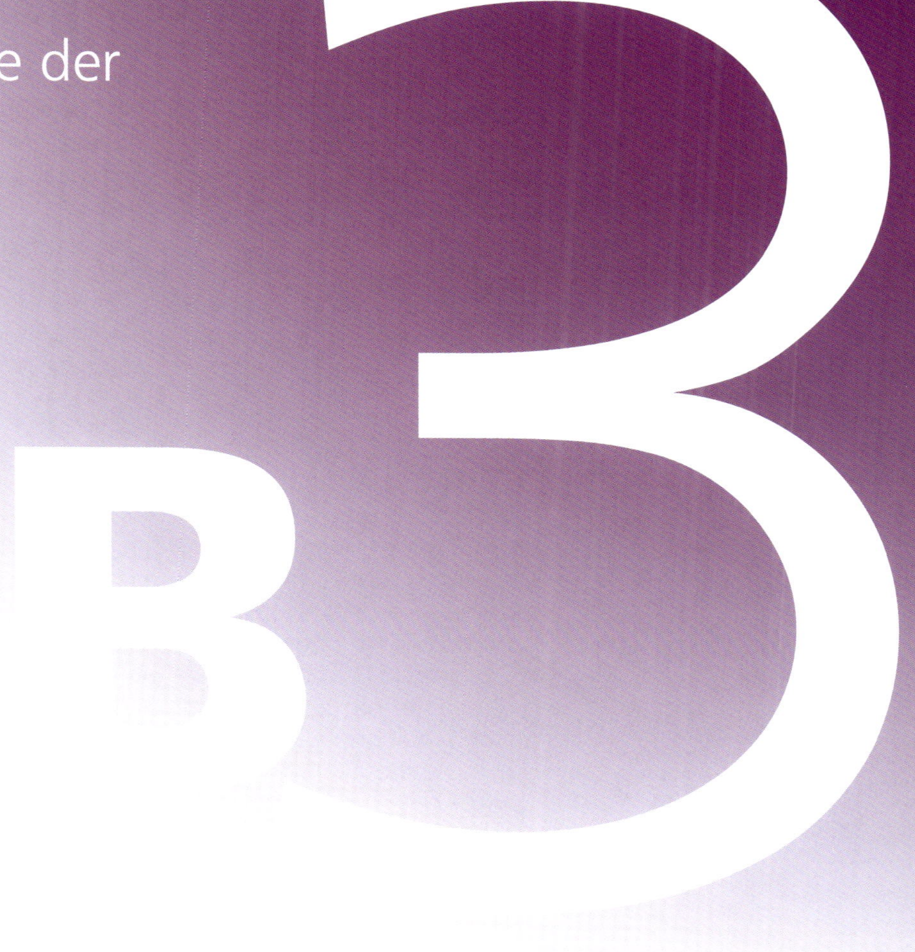

Laut Duden ist ein System eine in sich geschlossene Ordnung oder beschreibt eine hierarchische Struktur. Man unterscheidet offene und geschlossene Systeme. Der menschliche Organismus verfügt über verschiedene offene Systeme, die zwar in sich einer Ordnung folgen, aber dennoch gegenseitig aufeinander einwirken. Die übliche hierarchische Betrachtung ist also nur ein Vehikel zum einfacheren Verständnis und kann nicht die komplexe vernetzte Realität des Körpers wiedergeben. Deshalb wird die gezielte therapeutische Arbeit in einem einzelnen Körpersystem immer auch Auswirkungen auf alle anderen Körpersysteme haben. Für ein ganzheitliches Verständnis müssen wir einerseits neben den primär zugehörigen Organen auch deren Haltestrukturen, deren zugehörige Lymphe, kompensatorische und auch reflektorische Mechanismen bewerten, andererseits die Einwirkung von außen und das Zusammenspiel aller Strukturen miteinander berücksichtigen.

Schließlich läuft es in der funktionell-kausalen Betrachtung darauf hinaus, immer den kleinsten gemeinsamen Nenner zu finden. Dazu ist es unerlässlich, das komplexe Gesamtgeschehen auf „Schaltstellen" zu reduzieren. Unter Schaltstellen verstehen wir in diesem Zusammenhang, dass elektrische und/oder biochemische Informationen weitergeleitet, umgeleitet oder verhindert werden. Diese sind nach Ansicht der Autoren zunächst die Zelle an sich, ferner Thalamus, Hypothalamus, Hypophyse, Limbisches System und damit ZNS, Vegetativum und Endokrinum. Natürlich bilden sich diese Zusammenhänge an unterschiedlichsten Symptomgruppen ab. Allzu häufig werden die Symptome dann zum Mittelpunkt der Behandlung. So kann beispielsweise ein auffälliges Lymphsystem ein Hinweis sowohl auf eine Allergie, eine Toxinbelastung oder Bewegungsmangel als auch auf eine zu geringe Trinkmenge, ein Entzündungszeichen oder auch auf Stress sein. Darauf gehen wir in den folgenden Kapiteln genauer ein.

Zunächst führen wir im Sinne einer besseren Übersichtlichkeit Oberbegriffe ein, die dann wiederum nach verschiedenen Kriterien untersucht werden.

Jedes System hat seine besondere Funktion. Nur die Betrachtung des reibungslosen Ablaufs des primären Organs, der Organe untereinander, deren Halteapparat und der direkte und indirekte Einfluss anderer Systeme erlaubt ein vollständiges Verständnis der einzelnen Körpersysteme. Um hierbei Verwirrung zu vermeiden, ordnen wir einerseits bekannte Systeme, andererseits führen wir neue Modelle der Bewertung hinzu, indem wir alle bekannten Sichtweisen zusammenfügen.

3.1. Die Zelle als Steuerungsorgan – Das archaische Immunsystem

Um die Zelle als Steuerungs- und Schaltorgan zu verstehen, müssen wir uns mit der Sichtweise von Dr. Heinrich Kremer auseinandersetzen. Ihm gebührt das Verdienst, schon sehr früh die Auswirkung der Forschungsergebnisse verschiedenster Richtungen auf die Bewertung der Mitochondrien als ein zusätzliches Steuerungsorgan der Zelle zusammengefügt zu haben.

Auch wenn diese Ergebnisse nicht so bekannt sind wie die Kenntnisse über das Wirken des Immunsystems und damit auch der DNA, so sind sie nicht weniger wichtig. Das Zusammenschmelzen zweier Bakterien, eines aerob, das andere anaerob, bot die Chance, das Überleben in einem viel breiteren Milieuspektrum zu sichern. So wissen wir, dass auch die Mitochondrien eine eigene DNA haben, die über 37 Allele in kreisförmiger Anordnung verfügen.

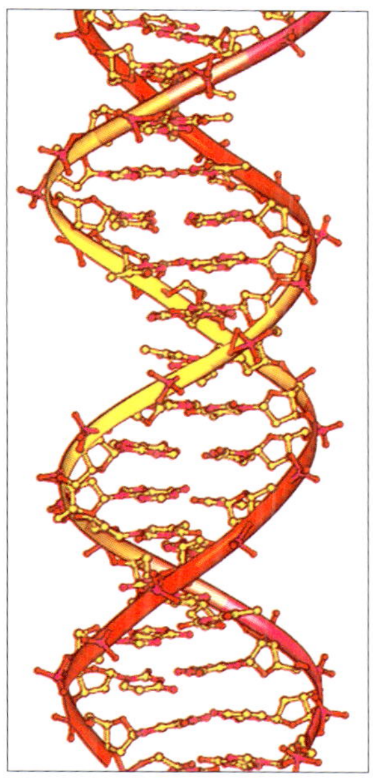

Abb. B 3.01 Doppelhelix der Zell-DNA

Im Gegensatz dazu steht die Doppelhelixstruktur der Zellkern-DNA mit 48 Allelen. Obwohl die Doppelhelixstruktur ausführlicher erforscht ist, sind bis heute Fragen offen geblieben.

Geklärt ist die Bedeutung einiger verschiedener Abfolgen der Basen Adenin, Cytosin, Guanin und Thyrosin. Man gewinnt den Eindruck von Kommunikation, quasi eines Sprachcodes durch Aminosäuren. Beim Vorgang der Mitose erfolgt lediglich Reduplikation der DNA, bei der Meiose auch deren Rekombination. Erstaunlicherweise erlaubt man sich in der genetischen Forschung, über Junk-DNA zu sprechen, d. h. DNA, die vermeintlich keine Funktion hat. Angesichts der Tatsache, dass es sich hierbei um den größten Teil des genetischen Materials handelt, verstößt diese Bewertung gegen das Axiom der Ökonomie. Die Autoren präferieren den Gedanken, dass deren Funktion bisher lediglich ungeklärt ist.

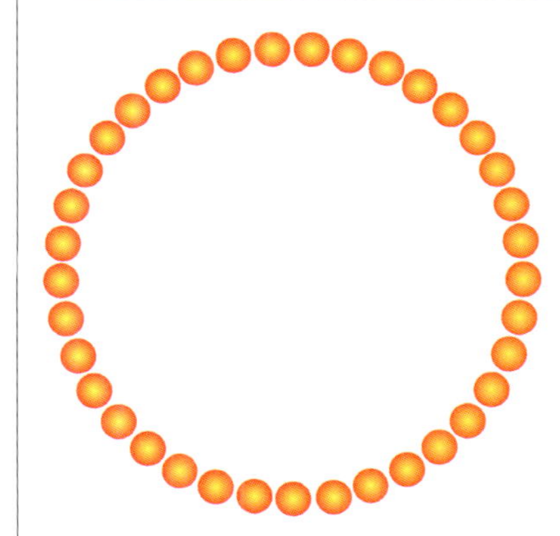

Abb. B 3.02 Das kreisförmige Prinzip der mitochondrialen DNA

Einen interessanten Aspekt stellen die enzymatisch gesteuerten Reparaturmechanismen der DNA dar, die sicher auch eine Rolle bei der Entstehung von Krankheiten spielen. Diese Reparaturmechanismen sind nach Kremer bei der mitochondralen DNA nicht vorhanden. Auch hier sind die Autoren anderer Meinung, nämlich dass dieser Reparaturmechanismus bisher zwar nicht bekannt ist, aber vorhanden sein müsste. Solange wir diesen nicht genau kennen, müssen wir in der Praxis die erste These als gegeben ansehen. Das ist deswegen von größter Bedeutung, weil Antibiotika, Chemotherapeutika und Immunsuppressiva die mitochondrale DNA nach bisherigem Verständnis irreparabel schädigen.

Genaues und kritisches Abwägen über den freimütigen Einsatz der erwähnten Pharmaka ist verpflichtend. Die Auswirkungen von Strahlen und Toxinen auf die mitochondrale DNA sind noch nicht hinreichend untersucht. Als gesichert gilt hingegen, dass sie die chromosomale DNA zumindest nachhaltig beeinträchtigen. Da mitochondrale DNA über die mütterliche DNA vererbt wird, müssen wir davon ausgehen, dass bereits im Fetus Störungen dieser Struktur vorhanden sind und diese sich auf das Immunsystem dauerhaft auswirken.

Es ist sehr wahrscheinlich, dass heutzutage kaum jemand eine vollständig intakte mitochondrale DNA zur Verfügung hat. Damit würden sich die Zunahme chronischer Krankheiten und auch die veränderten Verläufe bekannter oder gar die Entstehung bis dahin unbekannter Krankheiten erklären lassen. Die durch Anpassung an die Noxen erforderlichen Veränderungen in der Zelle brächten quasi eine Übergangsphase zwischen „nicht mehr vollständig gesund", aber auch „noch nicht manifest krank" mit sich. Die Zunahme des Morbiditätsgeschehens in unserer Gesellschaft kann als kollektives Abbild dieser Entwicklung verstanden werden, vergleichbar mit einem evolutionären Schritt mit offenem Ausgang.

Die Bewertung eines Systemverhaltens muss also auch immer unter den Erfordernissen der mitochondralen DNA betrachtet werden, die insbesondere von schwefelhaltigen Aminosäuren abhängig sind. Störungen in diesem Bereich sind so grundlegend, dass sie sich auf das Endokrinum und das Immunsystem in jedem Falle so stark auswirken, dass die biochemische Essenz auf Dauer verändert ist. Insbesondere Ausleitungstherapien oder andere Behandlungen, die die Entgiftungsmechanismen im Körper herausfordern, sind auf diesen Steuerungsmechanismus angewiesen.

Lässt man dieses unbeachtet, dann können sinnvolle Behandlungen plötzlich entweder riskant oder wirkungslos sein, schlimmstenfalls sogar in die Krankheit hineinführen.

3.2. Rhythmus und Dynamik

Unter Dynamik versteht man allgemein die Lehre vom Einfluss der Kräfte auf die Bewegungsvorgänge von Körpern. Dynamis bedeutet das Vermögen oder die Kraft, eine Veränderung herbeizuführen. In unserer Wahrnehmung erscheinen wir stabil und verändern uns wenig – eine Haltung, die sich auch in der etablierten medizinischen Diagnostik widerspiegelt.

Die Wirklichkeit verändert sich jedoch extrem schnell. Aufgrund bestimmter Filterfunktionen im Gehirn entgeht uns dieser schnelle Wechsel und gaukelt uns sogar eine gewisse Unveränderlichkeit vor, die wir als stabil, als beständig erleben. Nur ein Bruchteil peripherer Impulse wird beantwortet. Da sich unser Körper aber in jedem Fall der Realität anpassen muss, ist es nahe liegend, von einer extrem hohen Dynamik auszugehen, mit der unser Körper das Leben meistert, selbst wenn es unmerklich geschieht. Daher definieren wir eine hohe Dynamik als Ausdruck von Gesundheit.

Im Umkehrschluss bedeutet Krankheit eine verringerte Dynamik, die mit dem Eintritt des Todes erlischt. Für diese enorme Anpassungsleistung braucht unser Körper extrem viel Energie und eine Steuerung, die differenziert auf alle Erfordernisse von innen und außen einzugehen vermag.

Um dies zu gewährleisten, ist ein gleichzeitiges, komplexes Zusammenwirken aller Systeme in einer bestimmten Ordnung zwingend. Es ist nahe liegend, in dieser Ordnung Rhythmen zu vermuten, die zusätzliche Organisationsarbeit übernehmen.

Die Idee rhythmischer Abläufe im menschlichen Körper ist scheinbar unüblich. Manch einer würde sie spontan als unseriös beschreiben, dabei gehen wir lediglich nicht selbstverständlich mit dieser Idee um. Selbst in der Schulmedizin gewinnt sie zunehmend an Beachtung. Schon lange bekannt sind die Zirkadianrhythmen, nach denen alle physiologischen Körperabläufe unterteilt sind. Diese beschreiben einen 24-Stunden-Rhythmus. Bekannt sind jedoch sowohl kürzere Rhythmen, wie zum Beispiel der 90-Minuten-Takt für Schlafzyklen, als auch längere Rhythmen, wie zu Beispiel Monatszyklen bei der Frau. Wachstumsprozesse finden in Jahresrhythmen statt, Reifeprozesse sogar in Mehrjahresrhythmen.

In der chinesischen Medizin und der Anthroposophie spricht man von Sieben-Jahres-Rhythmen. So wird die Lunge in der TCM als „Minister der rhythmischen Ordnung" tituliert. Die Kenntnis des Überwiegens einzelner vegetativer Anteile für Tag oder Nacht ist uns völlig geläufig, auch sie folgt einem Taktgeber, der ans Tageslicht gekoppelt ist. In der praktischen Anwendung bedenken wir diese Rhythmen automatisch. Die morgendliche Einnahme von Kortison simuliert die körpereigene Aktivität der Nebennierenrinden, deren Cortisolproduktion dann am höchsten ist. Die Missachtung der natürlichen Rhythmik in Gestalt einer abendlichen höheren Cortisondosis kann bereits nach wenigen Wochen der Therapie in eine totale Suppression der Nebennierenrindenfunktion führen.

Weitere Rhythmen finden wir in Form von Aktions- und Ruhepotenzialen in der Zelle, rhythmischen Kontraktionen der Organe, dem rhythmischen Ausstoß von Hormonen und Neurotransmittern, um ein alltägliches Funktionieren zu gewährleisten. Der geläufigste ist jedoch der Rhythmus des menschlichen Herzens. Aber auch hier gibt es unterschiedliche Betrachtungen. Das heißt, dass die Idee von Rhythmen im menschlichen Körper keinesfalls eine bizarre Idee aus der Ganzheitsmedizin ist. Allerdings trifft es zu, dass man in der Ganzheitsmedizin viel selbstverständlicher Rhythmen beschreibt und benutzt. Wir finden sie in der Osteopathie mit der Betrachtung von langer Tide, flüssiger Tide und CSF[18].

Im biodynamischen Modell der modernen Osteopathie führt man sogar den Begriff des dynamischen Neutrums ein, um diese Mechanismen zu beschreiben. In der chinesischen Medizin gibt es die Pulsdiagnostik, die Organuhr und die fünf Bewegungen, besser bekannt als die Lehre der fünf Elemente. Die Homöopathie versucht in Rhythmen zu denken, wenn es um den Heilungsverlauf oder das Krankheitsgeschehen geht. Gleichzeitig wird die Kraft der Arzneimittel gesteigert, indem man sie verschüttelt, was auch als Dynamisierung bezeichnet wird. Homöopathie verbindet wie selbstverständlich Rhythmus und Dynamik miteinander.

In der Physik gibt es das Prinzip der „Fraktale"[19]. Vergleiche mit der Musik lassen ein einfaches Verstehen dieses Prinzips zu. Körperrhythmen

18) **Rhythmen der cerebrospinalen Flüssigkeit**

19) **siehe dazu auch Kiontke: Physik biologischer Systeme**

erwecken den Eindruck eines gewaltigen Polyrhythmus, den wir ebenso aus Konzertsälen kennen wie aus der Natur. Die viel beschriebenen Heilwirkungen von Vogelkonzerten entstehen möglicherweise aus einer Resonanz[20] der Polyrhythmen. Ein anderes Phänomen ist die Entstehung einer Melodie. Dieser Eindruck entsteht eigentlich erst durch Pausen, nicht durch das Dauerfeuer der Töne. Dieses scheinbar simple Prinzip ist eines der lebenserhaltenden Axiome[21] schlechthin. Illustrieren wir dieses am Beispiel der Herzaktivität. Betrachtet man deren Verlauf, so entsteht rechnerisch folgender Eindruck: Ein Drittel der Zeit dient der Aktivität, ein Drittel der Regeneration und ein weiteres Drittel der Pause. Aus der Trainingslehre kennen wir die Unterscheidung zwischen einer Belastung, einer aktiven Pause und einer lohnenden Pause. Regeneration ist davon entscheidend abhängig. Wir umschreiben all diese Vorgänge mit den Begriffen Rhythmus[22] und Dynamik[23].

3.3. Die drei Funktionsdynamiken

In der ganzheitlichen Betrachtung gehen wir von drei verschiedenen Funktionsdynamiken aus, die das optimale Zusammenspiel aller Körperfunktionen beschreiben.

Mit ihnen beschreiben wir den Körper einerseits topographisch-anatomisch, betonen aber andererseits auch bestimmte Gemeinsamkeiten, die neben aller Spezialisierung in jedem Körpersystem gültig sind. Der Unterschied zur herkömmlichen Betrachtung ist, dass wir dabei stets die Bewegung, eben die Dynamik der Struktur, bewerten. Natürlich ist das ein theoretisches Denkmodell, das zu einem leichteren Verständnis der sonst so extrem komplexen anatomischen Zusammenhänge beitragen soll. Gerade wegen dieser starken Vereinfachung können komplexe Zusammenhänge sehr gut erfasst und verstanden werden.

3.3.1. Funktionsdynamik I

Diese Dynamik entstand zuerst aus dem Versuch heraus, Patienten, also medizinischen Laien, ein einfaches Verständnis für die komplexen Zusammenhänge des Körpers zu vermitteln. Dabei betrachten wir den Körper so, als bestünde er quasi aus drei Schläuchen, die sich umeinander herum und miteinander bewegen. Selbstverständlich sind diese Schläuche nicht als eigene Struktur vorhanden, sondern man versucht, auf diese Weise einzelne Teile des Organismus im Zusammenspiel genauer zu betrachten.

20) **Resonanz:** Verstärkung

21) **Axiom:** gültige Wahrheit, die keines Beweises bedarf

22) **Rhythmus:** Wechsel gleichmäßig gegliederter Zeitabschnitte

23) **Dynamik:** Lehre vom Einfluss der Kräfte auf die Bewegungsvorgänge von Körpern; Dynamis: Kraft eine Veränderung herbeizuführen

Definition der Schläuche:

1. Der innere Schlauch besteht aus dem Duraschlauch (den Hirnhäuten) und umschließt Gehirn, Rückenmark und Liquor.
2. Der mittlere Schlauch umfasst die Eingeweide und deren ligamentäre und kapsuläre Umhüllungen sowie Aufhängungen.
3. Der äußere Schlauch ist die Haut und umfasst Knochen, Gefäße, Nerven, Muskeln, Sehnen und Ligamente.

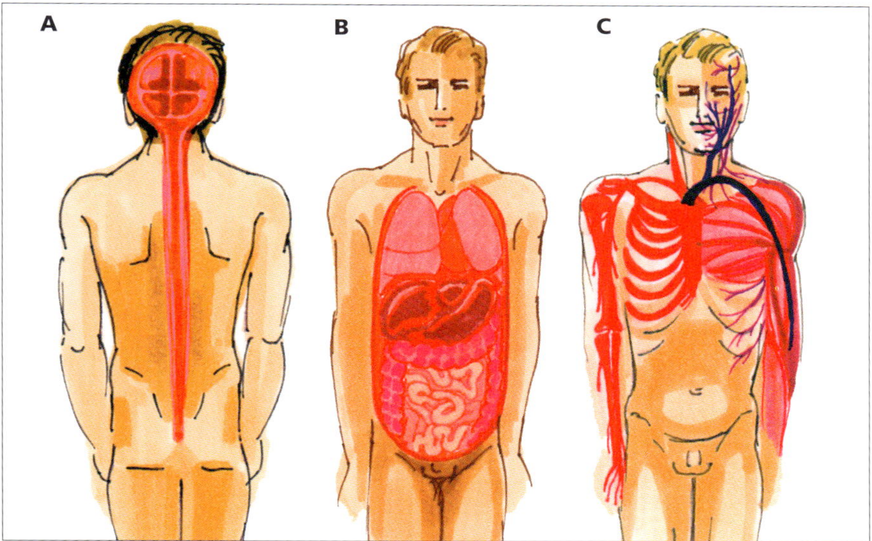

Abb. B 3.03 Funktionsdynamik I im Überblick: A der innere, **B** der mittlere und **C** der äußere Schlauch

Dieses Schichtenmodell ist keinesfalls statisch zu sehen, sondern nur durch das fließende Miteinander der Schläuche effektiv.

In der Praxis stellen sich kausale Zusammenhänge oft innerhalb dieser Schläuche dar und sind nicht durch übliche Systemeinteilungen zu erfassen. Die Funktionsdynamik I ist deswegen geeignet, allein aus der Lokalisation der vom Patienten beschriebenen Symptome im Rahmen einer Anamneseerhebung eine Zuordnung zum nächstgrößeren Zusammenhang herzustellen.

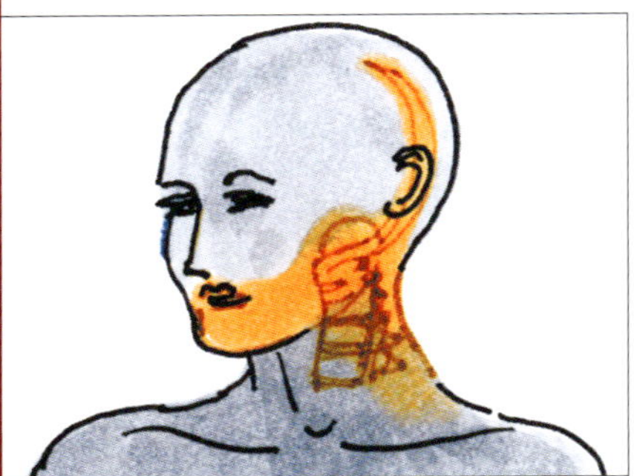

Abb. B 3.04 Fulcrum 1

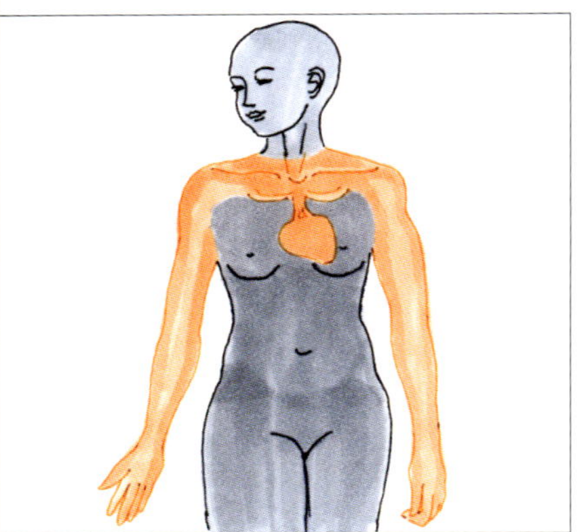

Abb. B 3.05 Fulcrum 2

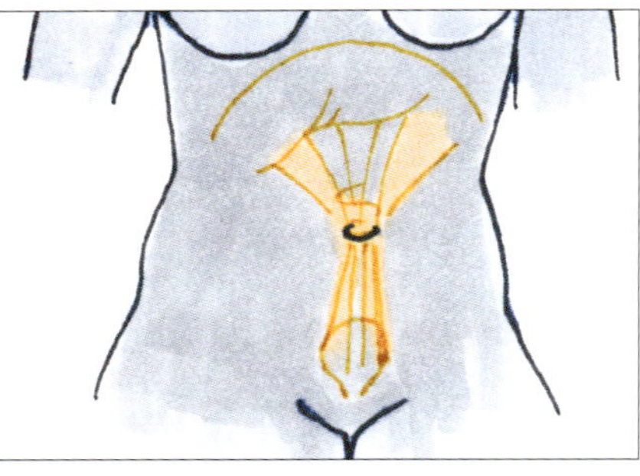

Abb. B 3.06 Fulcrum 3

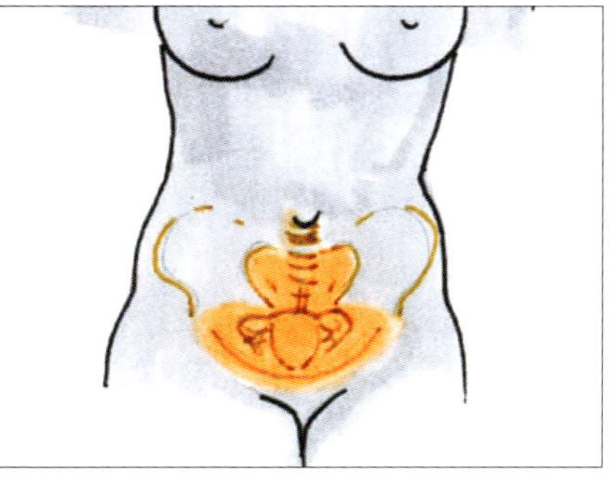

Abb. B 3.07 Fulcrum 4

3.3.2. Funktionsdynamik II

Die Funktionsdynamik II beschreibt den Zustand der Fulcra. Wir benutzen hier die Definition der Fulcra aus dem flüssigen System.

Im Fulcrum ist der Ort der höchsten Energie und damit der höchsten Dynamik. Das Fulcrum mit der aktuell geringsten Dynamik wirkt wie ein Riegel für den gesamten Organismus. Deswegen ist es von entscheidender Bedeutung, dass die Dynamik der Fulcra frei ist und in ihrem Bewegungsausmaß möglichst wenig Abweichung von der Norm zeigt. Das Erkennen des aktuellen Zustandes der Fulcra erlaubt Rückschlüsse auf die primäre Störung und gibt damit Hinweise für therapeutische Ansätze.

Zur besseren Analyse und damit kausalen Diagnostik unterscheiden wir vier Basisfulcra:

1. Das erste Fulcrum umfasst den Sinus rectus, das Tentorium, das Atlantooccipitalgelenk, das Atlantoaxialgelenk, das Wirbelsäulensegment C1/C2, die Kiefer- und Nackenmuskulatur.
2. Das zweite Fulcrum umfasst das Herz, den Schultergürtel, den subclaviculären Raum, die Arme und Hände.
3. Das dritte Fulcrum umfasst den Bauchnabel, die ligamentären Verbindungen zu Leber und Blase (die sich aus der Nabelschnur bilden) sowie zur Radix mesenterii, stellvertretend für den Zustand des Dünndarms und des Diaphragmas.
4. Das vierte Fulcrum besteht aus dem Os coccygis, dem Os sacrum, dem Perineum, dem Uterus beziehungsweise der Prostata.

Viele scheinbar unsinnige Symptombeschreibungen der Patienten erhalten durch diese Betrachtung eine diagnostische Bedeutung. Narbenstörfelder bilden sich ebenso sehr ab wie Trägheitszustände durch Enzym- oder Hormonmangel. Auch die Verbindung zum Vegetativum wird so erfasst.

Fulcra können verschiedene Qualitäten haben. Sie können träge oder gleitend sein. Auch hier finden wir das Prinzip der Dynamik wieder. Sutherland prägte den Begriff „automatic shifting" eines Fulcrums und legt fest, dass es sich hierbei um einen natürlichen und wichtigen Prozess in der Eigenregulation des Körpers handelt. Er geht sogar noch weiter: Er spricht über die „unerring potency", also die Unfehlbarkeit des Systems. Träge und hyperaktive Fulcren sind in jedem Fall mit übergeordneter Priorität in der kausalen Diagnostik für die jeweiligen Systeme zu bewerten.

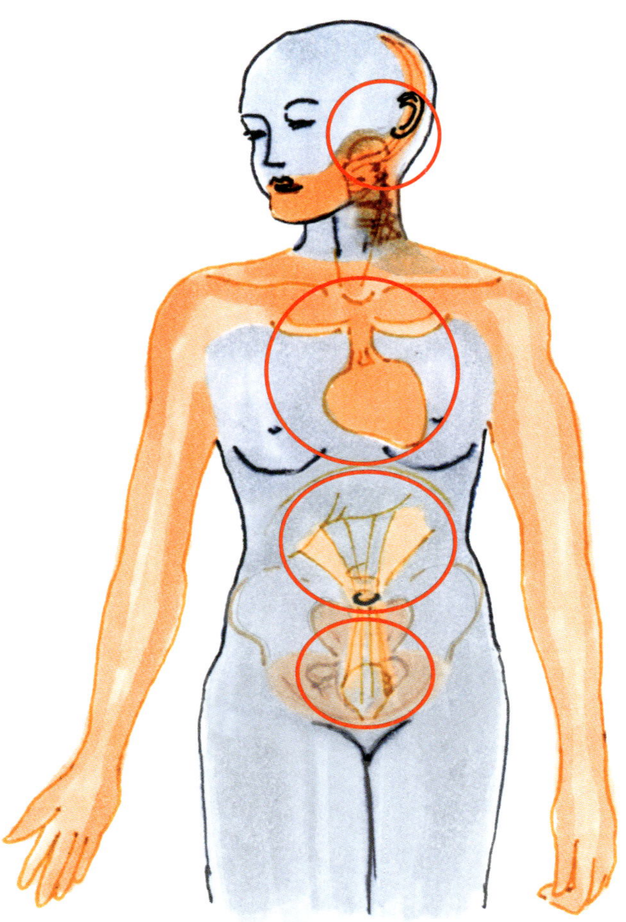

Abb. B 3.08 Funktionsdynamik II im Überblick: Besonders wichtig sind die in der Reorganisationsachse in der Körpermitte befindlichen Körperteile

Therapeutisch relevant sind zu allererst die trägen Fulcra, also solche, die sich nicht einwandfrei mitbewegen. Können wir den vom Patienten beschriebenen Symptomen das Gebiet eines oder mehrerer Fulcra zuordnen, ist einerseits manuelle Behandlung erforderlich und in der Regel andererseits auch die Substitution orthomolekularer Substanzen und weiterer Betriebsstoffe. Auffällige Fulcra sind in ihrer Wirkung ein Dauerstressfaktor, vergleichbar dem Dauerlärm. Dies hat die gleiche Wirkung wie ein sich selbst erzeugender und erhaltender systemimmanenter Störfaktor. Daher ist die Einschränkung der Regulationsfähigkeit in einem solchen Falle erheblich. Es existiert also kein Körpersystem, das nicht durch Fulcra geordnet oder beeinflusst wird. Die Funktionsdynamik II hat also sowohl eine verbindende als auch eine ordnende Funktion, weil es im Körper permanent das Bestreben gibt, sich immer wieder um ein Fulcrum herum zu organisieren.

Die Allgegenwärtigkeit der Funktionsdynamik I erlaubt mehr kausales Verstehen insbesondere bei unklaren Diagnosesituationen.

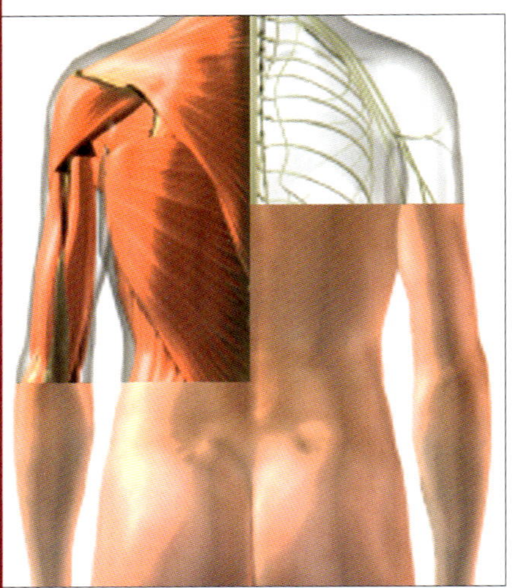

Abb. B 3.09 Funktionsdynamik III im Überblick: Muskeln und Nerven

3.3.3. Funktionsdynamik III

In der Funktionsdynamik III finden sich die geläufigsten therapeutischen Zusammenhänge und Körperstrukturen. Sie beschreibt das Zusammenspiel von Muskeln und Nervensystem. Durch den enormen Anstieg an Schmerzerkrankungen, die das gesamte Bewegungssystem und dessen Steuerungsstrukturen betreffen, sind wir therapeutisch permanent mit ihren Zusammenhängen beschäftigt. Bewegung erfolgt durch ein komplexes Zusammenspiel von Muskeln und ZNS.

Neben dem ZNS hat allerdings auch das VNS einen grundsätzlich entscheidenden Einfluss auf den Ablauf der jeweiligen Bewegungen, weil hier der Muskeltonus primär eingestellt wird. Damit ist das VNS auch ein wichtiger Faktor beim Ablauf chronischer Erkrankungen. Dies geht über eine reine biochemische Energieversorgung mit Glukose weit hinaus. Vereinfacht könnte man die dritte Funktionsdynamik auch als Indikatorsystem bezüglich verschiedener Mangelzustände beschreiben. Uns erscheint sie wie ein großes Orchester, das sich einerseits gut aufeinander einspielen muss (man nennt dies in der Musik auch „aufeinander hören"), andererseits aber auch der Führung eines Dirigenten folgt. Im Zusammenhang mit der Funktionsdynamik II bekommt diese Betrachtung eine neue Qualität der Bewertung und schafft zusätzlich Therapiemöglichkeiten auf kausaler Ebene.

3.3.4. Das Zusammenspiel der Funktionsdynamiken

Um das Zusammenspiel der Funktionsdynamiken plastischer darzustellen, dient ein Beispiel aus der Praxis. Ein 55-jähriger Patient klagt über Kniebeschwerden. Er ist in gutem Ernährungs- und Allgemeinzustand, betreibt regelmäßig leichten Sport und fühlt sich insgesamt gesund. In der röntgenologischen Untersuchung wird eine altersgemäße diskrete Arthrose sichtbar, die aber den Beschwerdegrad kausal nicht hinreichend erklärt.

In der energetischen Messung erscheinen der Sinus rectus und die Wirbelsegmente C1/2 und C3/4, das Diaphragma, die spinale Dura und das Perineum, aber keine Messobjekte, die auf das Kniegelenk verweisen. Es sieht sogar so aus, als sei die Messung falsch. Erschwerend kommt hinzu, dass es scheinbar zwischen diesen Messobjekten keinen funktionellen kausalen Zusammenhang gibt. Diagnostizieren wir unter dem Aspekt der Funktionsdynamik II: Das erste Fulcrum verweist auf den Zusammenhang des Sinus rectus mit den Strukturen des Kiefers. Das dritte Fulcrum, das Diaphragma, verweist auf möglichen vegetativen Stress oder eine mechanisch bedingte Fixierung des Diaphragmas in Inspirationsstellung. Das vierte Fulcrum wird über das Perineum, den Beckenboden, erfasst. Wir sehen also, dass in der zweiten Funktionsdynamik drei von vier Fulcra auffällig sind. Die Notwendigkeit, zunächst mechanische Arbeit im Kiefer zu leisten, ist zwingend, da das stomatognathe System hierarchisch dem Bewegungssystem übergeordnet ist. Nun gilt es zu klären, ob die Zusammenarbeit mit einem Zahnarzt notwendig ist, damit die Korrekturen in den anderen Körperbereichen erfolgen können. Ein ausschließliches Auftrainieren der Muskulatur würde nicht ausreichen, aber sich sicher anschließen müssen. Über die Funktionsdynamik III würde sich das Zusammenspiel der Muskulatur des Kiefers und des Beckens in Verbindung mit der Atmung erschließen. Der Hinweis auf die Dura spinalis, den inneren Schlauch der Funktionsdynamik I, würde die Möglichkeit einer grundsätzlichen, möglicherweise auch alten Verletzung, beispielsweise eines Schleudertraumas, einschließen, die in den Strukturen des inneren Schlauches energetisch gespeichert wäre.

Mithilfe der drei Funktionsdynamiken wird also ein komplexer Mechanismus sichtbar, ohne detailliert jeden einzelnen physiologischen Ablauf kennen zu müssen.

Ein weiteres Beispiel:

Eine 43-jährige Patientin klagt über Hitzewallungen, Oberbauchbeschwerden mit Obstipation und Diarrhoe im Wechsel, diffuse Schmerzen in der BWS sowie wechselnde Gelenkschmerzen in den Händen und Knien.

In der energetischen Messung zeigen der Hypothalamus, der Sinus rectus, das Herz, das Pankreas und der Uterus an. Laut Funktionsdynamik II sind drei Fulcra auffällig, aber das erklärt nicht hinreichend kausal die Symptome der Patientin. Betrachten wir die Funktionsdynamik I, so sehen wir Pankreas und Uterus, also ist der mittlere Schlauch betroffen. Die kausale Verbindung zwischen diesen Organen liegt in der Steuerung durch Hormone und deren stressbedingter Abhängigkeit in den Quantitäten ihrer Ausschüttung (siehe Teil B, Kapitel 4.8. „Endokrines System"). Die Beschwerden in den Händen und Knien lassen sich einerseits aus den Fulcra Herz und Uterus erklären, sind aber auch über deren ligamentäre Aufhängungen und der Verbindung zu den entsprechenden Wirbelsegmenten wirksam. Auch diese Dynamik kann von Hormonen abhängig sein. Durch die Anamnese sollte geklärt werden, ob zusätzlich mechanische Faktoren eine Rolle spielen. Wir sehen also, dass die Funktionsdynamiken im groben Überblick zu diagnostischen Hypothesen führen, die dann durch eine differenzierte weitere Auswertung der Messung bestätigt oder verworfen werden können.

Die Einführung dieser Dynamiken ersetzt natürlich nicht das weitere Studium der einzelnen Körpersysteme, könnte aber die Kommunikation der Fachleute untereinander vereinfachen, wenn interdisziplinäre Arbeit zum Wohle des Patienten erforderlich ist.

4. Steuerungssysteme

Ordnung und Struktur – der Körper ein Zellhaufen?

Üblicherweise betrachtet man das ZNS, das VNS und das Endokrinum als die Steuerungssysteme des menschlichen Körpers. Bei einer ganzheitlichen Betrachtung müssen wir die Wirkung physikalischer Feldgesetze auf biologische Systeme nicht nur hinzufügen, sondern diesen eine besondere Gewichtung geben. Durch die unglaubliche Anzahl gleichzeitig ablaufender verschiedener Prozesse reicht eine rein biochemische und neurophysiologische Betrachtung nicht aus, um diese ungeheure Datenmenge folgerichtig zu ordnen. Schon die erforderliche Geschwindigkeit verweist auf die Notwendigkeit einer ***elektromagnetischen*** Steuerung. Die moderne Physik liefert ständig neue Beweise für die tatsächliche Existenz dieses Steuerungsfeldes. Aufgrund des dort vorhandenen Tempos präsentiert sie sich als die eigentliche Steuerung, der sich alle anderen, wesentlich langsamer arbeitenden Systeme unterordnen. Provokant könnte man formulieren, dass der menschliche Körper ein riesiger Zellhaufen ist, der nur durch verschiedene Ordnungsprinzipien wie ein festgefügter Körper erscheint. Den Autoren erscheint diese Reduktion auf die Vorgänge in der Zelle und um sie herum zwar richtig, aber im medizinischen Alltag nicht praktikabel. Dennoch ist dieser physikalisch-philosophische Ansatz von großer Bedeutung für ein tiefes Verstehen der folgerichtigen Handlungen des menschlichen Körpers auf äußere Einflüsse hin. Die erstaunliche Vernachlässigung der Physik in der Medizin[24] sorgt dabei für erhebliche Lücken in der kausalen Diagnostik.

Dr. Popp[25] definiert Krankheit sogar als Chaos im Feld. Wäre es unter diesem Aspekt nicht wesentlich umsichtiger, sich genau um therapeutische Unterstützung dieses Feldes, das auch Vitalfeld genannt werden könnte, zu bemühen, statt allein auf die biochemischen und mechanischen Vorgänge fixiert zu sein? Betrachten wir im Folgenden die einzelnen Steuerungssysteme etwas genauer.

4.1. Das kohärente elektromagnetische Feld

Unter der Voraussetzung einer übergeordneten Steuerung aller Lebensvorgänge, also der Körperfunktionen, stellt sich die Steuerung durch das ordnende elektromagnetische Feld als die erstaunlichste dar. Nur ein Feld, das kohärent ist, kann für Ordnung sorgen. Unter Kohärenz versteht man in der Quantentheorie einen speziellen Zustand, der klassische

24) **Kiontke:** Physik biologischer Systeme

25) **Zitat Dr. Fritz Albert Popp:** „Man könnte sich Krankheit so vorstellen, dass falsche Schwingungen gespeichert sind ..., die hartnäckig im Organismus bleiben und zu Fehlregulationen führen."

Wellen bestmöglich einander annähert, also ein besonders großes Maß an Ordnung. Das bekannteste Beispiel einer solchen Zustandes ist die von einem Laser erzeugte gebündelte Lichtwelle. Wie kann nun im Körper ein solcher Zustand erzeugt werden, insbesondere, da hier die Umgebungsstrahlung als möglicher Störfaktor eine zusätzliche Rolle spielt? Man kann die Erhaltung von Kohärenz im Körper mit einer gigantischen Kommunikationsleistung vergleichen. Kommunikation bedeutet Übermittlung oder Austausch von Information durch Ausdruck und Wahrnehmung von Zeichen. Kommunikation findet nicht nur zwischen Menschen statt, sondern auch in der Tierwelt ist eine reichhaltige und vielschichtige Verständigung zu beobachten, so beim Tanz der Honigbiene oder bei den Lautsignalen der Delphine und Wale. Durch Kommunikation sind Menschen und Tiere überhaupt erst in der Lage, Gesellschaften zu bilden und Gemeinsamkeit zu stiften.

Übertragen wir dieses Prinzip auf den Körper, so muss es im Körper eine gute Kommunikation geben, um die Gemeinschaft der Zellen zusammenzuhalten. Sie darf keinesfalls unterbrochen werden, damit diese Gemeinschaft nicht gefährdet wird. Man geht davon aus, dass jede Zelle im Körper mehrere 1.000 Botschaften pro Sekunde erhält. Gleichzeitig laufen mehr als 36 Millionen biochemische Reaktionen pro Sekunde im menschlichen Organismus ab. Diese unvorstellbar großen Mengen können nur durch kohärente elektromagnetische Informationen[26] gesteuert werden. In der Größenordnung von Lichtgeschwindigkeit breitet sich die Information durch Biophotonen[27] über den gesamten Organismus aus, reguliert auf diese Weise das System mittels Rückkopplung und strukturiert es auf diesem Wege.

Dabei scheint es zwei grundsätzliche Kräfte zu geben, nach denen der Körper Einflüsse, z. B. auch Nahrung, unterscheidet. Der eine ist der Faktor für Ordnung und der andere der Faktor für biologische Aktivität. Man beobachtet bei der Messung der Biophotonen chronisch Kranker eine Verschiebung in Richtung des Ordnungsfaktors zu Ungunsten der biologischen Aktivität, die primär gewebeaufbauend wirkt. Das könnte den körperlichen Verfall im Verlauf chronischer Erkrankungen zusätzlich beleuchten.

4.2. Das Nervensystem

Mit einer Geschwindigkeit von ca. 100 m/s bei der Übertragung elektrischer Impulse nimmt das Gehirn- und Nervensystem die zweite Position unter den Steuerungsorganen ein. Man geht davon aus, dass Anpassung und Optimierung innerhalb neuronaler Netzwerke noch schnellere Reizübertragung ermöglichen. Überträgersubstanzen sind in diesem System

26) **Literaturhinweis:** Physik biologischer Systeme, Dr. rer. nat. Siegfried Kiontke, Kapitel 7.4.

27) **Biophotonen** sind Lichtteilchen, die spontan und fortwährend durch lebende Zellen ausgesendet werden

Neurotransmitter, die wiederum davon abhängig sind, dass genügend Betriebsstoffe vorhanden sind.

Unter Betriebsstoffen versteht man im Allgemeinen Substanzen wie Antioxidanzien, Aminosäuren, Vitamine, Mineralien und Spurenelemente. Man kann sie mit dem Treibstoff vergleichen, der den Motor am Laufen hält. Auch ein Motor benötigt unterschiedliche Betriebsstoffe, nämlich Öl und Benzin oder Diesel. Mit zu wenig Öl bleibt der Motor nach einiger Zeit genauso stehen wie ohne Benzin. Das heißt, ein relativer Mangel an Treibstoff lässt den Motor zunächst weiter funktionieren. Unter Umständen, wenn der Mangel nämlich längere Zeit fortbesteht, werden Teile des Motors beschädigt, manchmal sogar endgültig. Fährt das Auto nicht mehr, wird man genau prüfen, woran es liegt, und dann die erforderlichen Substanzen oder Teile ersetzen. Der menschliche Körper ist in dieser Hinsicht vergleichbar mit einem Auto, jedoch darüber hinaus mit dem Bestreben versehen, sich eigenständig zu reparieren. Die Fehlermeldung erfolgt unter Umständen sehr spät und zeigt sich dann schon mit einer fortgeschrittenen Problemsituation. In unseren Augen ist es daher entscheidend herauszufinden, wann die Störung ihren Anfang nahm, die dann folgerichtig über die Steuerungssysteme beantwortet wird. Dabei werden Betriebsstoffe in erheblichen Mengen gebraucht und Depots verschlissen, unter Umständen sogar aufgebraucht.

In der Fachwelt wird kontrovers diskutiert, ob die Zufuhr solcher Betriebsstoffe durch Nahrung ausreichend ist oder ob orthomolekulare Nahrungsergänzung obligatorisch erfolgen muss. Darauf gehen wir in Teil B, Kapitel 4.2.13. Betriebsstoffe genauer ein. Spätestens im Zusammenhang mit der Behandlung chronischer Erkrankungen ist der Einsatz orthomolekularer Medizin unserer Ansicht nach nicht nur notwendig, sondern sogar unerlässlich. Betriebsstoffe sind wichtige Basisbausteine, aus denen der Körper erforderliche Stoffe für das Überleben bildet. Dabei spielen sowohl Mikronährstoffe als auch Vitamine, Mineralien, Spurenelemente und Aminosäuren eine entscheidende Rolle. So haben beispielsweise neben den Vitaminen C, B und D Aminosäuren im Hirnstoffwechsel einen hohen Stellenwert. Die essentiellen[28] Aminosäuren Leucin, Isoleucin und Valin sind sowohl für den Muskelstoffwechsel als auch für die Insulinproduktion entscheidend. Gleichzeitig wirken sie sich auf den Serotoninspiegel im Gehirn aus. Serotonin wiederum ist sowohl Gewebshormon als auch Neurotransmitter. Allerdings kann peripher gebildetes Serotonin die Blut-Hirn-Schranke nicht allein passieren. Dazu braucht es die Aminosäure L-Tryptophan, die durch einen aktiven Transportprozess in der Lage ist, die Schranke zu überwinden und das Serotonin auf diesem Weg mitnimmt. Exakter formuliert, ist die Bioverfügbarkeit von L-Tryptophan ausschlaggebend dafür, wie hoch die Serotoninkonzentration im zentralen Nervensystem ist. An diesem Beispiel ist erkennbar, wie wichtig es ist, genügend Betriebsstoffe zur Verfügung zu haben, damit ein reibungsloser biochemischer Ablauf der Körperfunktionen gewährleistet ist. Die elektrische Aktivität der Nervenbahnen stellt einen körpereigenen Informationsweg dar, dessen biochemisches Funktionieren von

---

28) **Essentielle Aminosäuren:** müssen von außen zugeführt werden, da sie nicht selbst gebildet werden können

den Neurotransmittern gestaltet wird. Der Informationsweg läuft über die Nervenbahnen, während sich die Wirkung an den Synapsen und den Erfolgsorganen entfaltet. Viele Neurotransmitter fungieren zudem als Hormone. Je nach Informationsweg und -ort können also gleiche Stoffe eine unterschiedliche Wirkdauer haben. Die Steuerungszentrale ZNS ist jedoch im Gegensatz zum Endokrinum überwiegend auf eine schnelle, kurze Wirkung angewiesen. Auf diese Weise sichert sie die Möglichkeit einer permanenten Anpassung und Feintarierung.

4.2.1. Zentrales Nervensystem (ZNS) und Peripheres Nervensystem (PNS)

Gehirn und Rückenmark entstehen aus dem Ektoderm, dem äußeren Keimblatt. Sie werden also sehr früh angelegt. Dabei ist der Fetus während der gesamten Schwangerschaft von Neurotransmittern und Hormonen förmlich überschwemmt. Bereits zu diesem Zeitpunkt müssen unterschiedlichste Einflüsse verarbeitet werden. Diese Tatsache und der große Energieaufwand, den der Körper von Anfang an auf das ZNS verwendet, unterstreicht die Wichtigkeit dieser Struktur als Steuerungsorgan. Im Wesentlichen obliegt es dem ZNS, über die Sinnesorgane Informationen von außen aufzunehmen, deren Einschätzung zusammen mit dem Vegetativum erfolgt. Da verschiedenste Informationen von außen und innen zusammengefügt werden müssen, ist es schwierig, eine sinnvolle Gliederung dieses komplexen Steuerungssystems vorzunehmen, das natürlich mit allen anderen Steuerungen eng verzahnt arbeitet.

Üblicherweise erfolgt die Einteilung nach morphologischen Gesichtspunkten. Dabei unterscheidet man ZNS, bestehend aus Encephalon (Gehirn) mit Medulla spinalis (Rückenmark), und PNS. Sie gehen nicht nur nahtlos ineinander über, sondern bilden auch funktionell eine Einheit. Das PNS wird von den Nerven gebildet, die aus Gehirn und Rückenmark austreten, also den Hirn- und Spinalnerven. Eine andere Möglichkeit der Einteilung ist die Betrachtung der Richtung des Informationsflusses im Nervensystem. Ankommende Informationen werden als Afferenzen[29], ausführende Informationen werden als Efferenzen[30] bezeichnet, man findet auch die Bezeichnung auf- und absteigend. Zur Vereinfachung entscheiden sich die Autoren für die Begriffe Input (Afferenz) und Output (Efferenz). Um den Informationsfluss genauer zu verstehen, ist es sinnvoll, zunächst den Aufbau und die Funktion von Neuronen zu betrachten.

---

29) **ad fere affere, lat.:** zuführen

30) **ex fere effere, lat.:** heraustragen

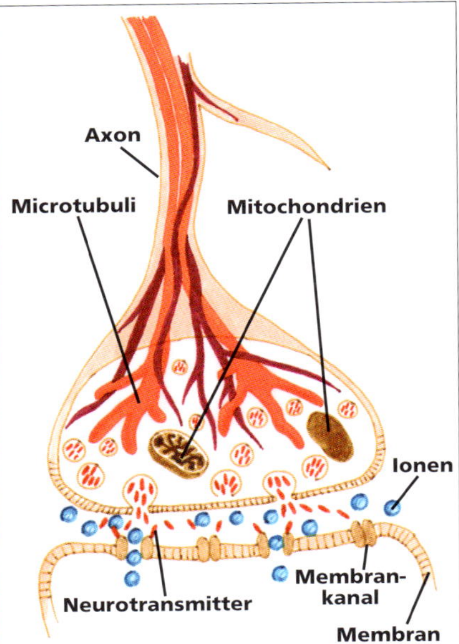

Abb. B 4.01 Schema der Informationsübertragung am synaptischen Spalt

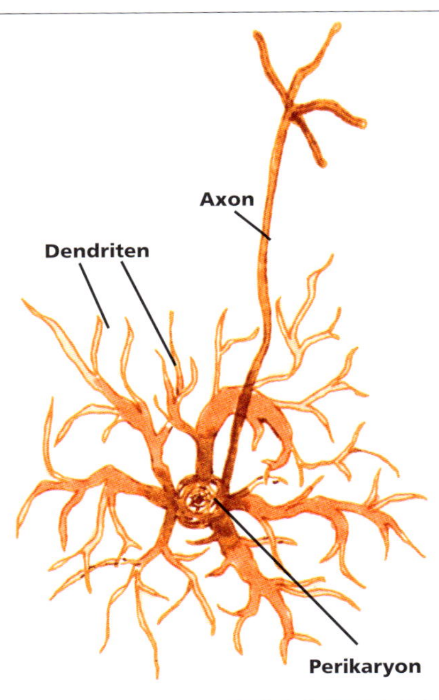

Abb. B 4.02
Jedes Neuron verfügt über mehrere Dendriten, aber in der Regel nur über ein Axon.
Für die generelle Informationsaufnahme gibt es also mehr Empfangsstellen als für die Weiterleitung in den Körper – ein sinnvolles Informationsfiltersystem.

4.2.2. Das Neuron und seine Verschaltung

Das Neuron ist die kleinste funktionelle Einheit des Nervensystems, die im Kleinen wie im Großen wirkt. Es besteht aus dem Perikaryon und zwei verschiedenen Fortsätzen, den Dendriten und den Axonen. Dendriten beschreibt man auch als Rezeptorsegment, denn sie empfangen die Informationen über die Synapsen[31] anderer Neurone. Sie sind nicht myelinisiert[32], d. h. nicht isoliert. Jedes Neuron kann mehrere Dendriten haben, weil so die Qualität des Empfangens Betonung erfährt. An den Synapsen werden hemmende oder aktivierende Neurotransmitter freigesetzt, was entscheidend den In- oder Output gestaltet. Im Gegensatz zu Dendriten verfügt jedes Neuron über nur ein einziges Axon, in dem die Erregung zu anderen Neuronen oder Zellen, z. B. Skelettmuskeln, weitergeleitet wird. Die Axone in ihrer Summe bilden die Substantia alba[33]. Im ZNS ist generell jedes Axon von einer Myelinscheide umgeben, während im PNS die Myelinscheide fehlen kann. Der Zweck einer solchen Umhüllung liegt in der elektrischen Isolierung und damit der Möglichkeit eines höheren Übertragungstempos. In vielen Situationen würde das dadurch erreichte Tempo unter Umständen nicht ausreichen, daher wendet die Natur einen Trick an: Die Myelinscheiden sind in Abständen von einem Millimeter durch Schnürringe unterbrochen. Dadurch erhöht sich das Tempo der Erregungsleitung nochmals erheblich. Mechanisch ist der Vorgang vergleichbar mit Sprüngen, also größeren Strecken, mit denen die Information vorankommt.

Es ist beeindruckend, zu sehen, wie effektiv sich Neuronen miteinander verbinden, um Kommunikation zu ermöglichen. In Feinabstimmung mit dem gesamten Körper wird jede Botschaft (Input) mit einer adäquaten Antwort (Output), versehen. Adäquat heißt in diesem Fall: je nach Erfordernis in unterschiedlich hoher Geschwindigkeit. Diese ausgefeilte Kommunikationsform bereits in der Basiseinheit, dem Neuron, lässt nur ansatzweise erahnen, wie extrem ausgeprägt die Fähigkeit zur Anpassung im Körper angelegt ist. Anders formuliert, kann das Überleben der Gemeinschaft der Zellen bis hin zur größten Spezialisierung nur auf diesem hohen Niveau gesichert werden.

Allerdings bietet unsere Umwelt auch chemische Substanzen, welche die Funktion von Synapsen erheblich stören oder sogar ganz unterbinden können.

Dazu gibt es mehrere Möglichkeiten:

1. Sie binden sich an postsynaptische Rezeptoren an, aktivieren sie oder steigern die Wirkung der Neurotransmitter.
2. Sie blockieren die Deaktivierung der Neurotransmitter durch Verhinderung des Abbaus oder der Wiederaufnahme desselben.
3. Blockade des Neurotransmitters durch Zerstörung synthetisierender Enzyme.

31) **Synapsen:** griech. Verbindung, Umschaltstelle für Erregungsleitung

32) **Myelinisiert:** Myelin ist die Isolationsschicht des Neurons, die aus Lipiden, Protein und Wasser besteht

33) **Substantia alba:** lat. weiße Sustanz

4. Syntheseblockade des Neurotransmitters.
5. Blockade der Freisetzung der Transmitter aus dem präsynaptischen Neuron.
6. Aktivierung der Autorezeptoren und Freisetzung der Transmitter.
7. Sie wirken als Rezeptorenblocker, binden sich selber an die postsynaptischen Rezeptoren an und blockieren sie damit für den Neurotransmitter mit seiner vorgesehenen Wirkung.

Metalle haben beispielsweise eine besonders hohe Bindungsaffinität zu Sulfhydryl- (SH-), aber auch an OH-, NH2- und Cl-Gruppen von Proteinen, Enzymen, Co-Enzymen und Zellmembranen. Die schädigende Wirkung auf das gesamte ZNS auf diesen Wegen ist leicht durchschaubar. Enzyme, die auf die Synapsen wirken, werden in Teil B, Kapitel 4.2.14 erklärt.

4.2.3. Das Gehirn

Aus dem schlauchartigen Neuralrohr bilden sich im Embryonalstadium die einzelnen Hirnabschnitte. Schon in diesem Stadium erkennt man Teile der Funktionsdynamik I, nämlich den inneren Schlauch. Bereits zu diesem Zeitpunkt steht die endgültige Gliederung des Gehirns in sechs einzelne Abschnitte fest:

1. Telencephalon (Großhirn oder Endhirn)
2. Diencephalon (Zwischenhirn)
3. Mesencephalon (Mittelhirn)
4. Cerebellum (Kleinhirn)
5. Pons (Brücke)
6. Medulla oblongata (verlängertes Mark)

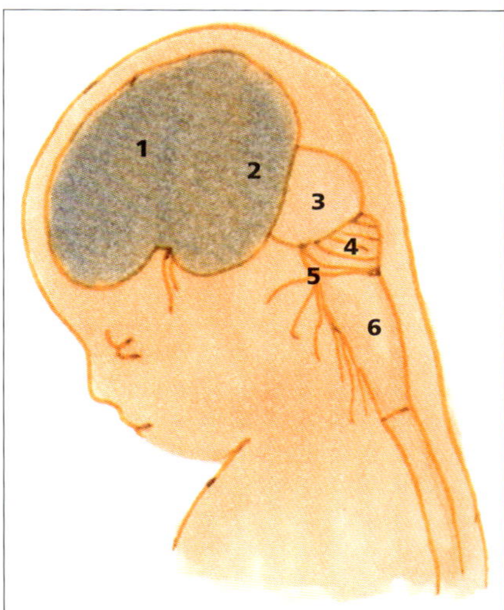

Abb. B 4.03
Das Gehirn mit seinen Abschnitten in der Übersicht

Aus dem Neuralrohr entstehen zunächst Prosencephalon, Mesencephalon und Rhombencephalon. Diese gliedern sich weiter auf. Aus dem Prosencephalon bilden sich Telencephalon und Diencephalon. Die Entwicklung von Cortex, Marklager und Basalkernen erfolgt aus dem Telencephalon, während sich Epithalamus, Thalamus dorsalis, Subthalamus und Hypothalamus aus dem Diencephalon bilden. Das Mesencephalon bleibt erhalten und enthält Tectum, Tegmentum und Crura cerebri. Aus dem Rhombencephalon entwickeln sich der Pons sowie die Medulla oblongata, jeweils mit Faserbahnen und Hirnkernen, ferner das Cerebellum, das Kleinhirnrinde, -kerne und -stiele birgt.

4.2.3.1. Gehirnentstehung und -funktion

Die folgende Tabelle B 4.1 gibt einen gestrafften Überblick über die Entstehung der verschiedenen Hirnstrukturen, beginnend mit den embryonalen Hirnbläschen. Sie soll das Verständnis des anschließenden Textes erleichtern.

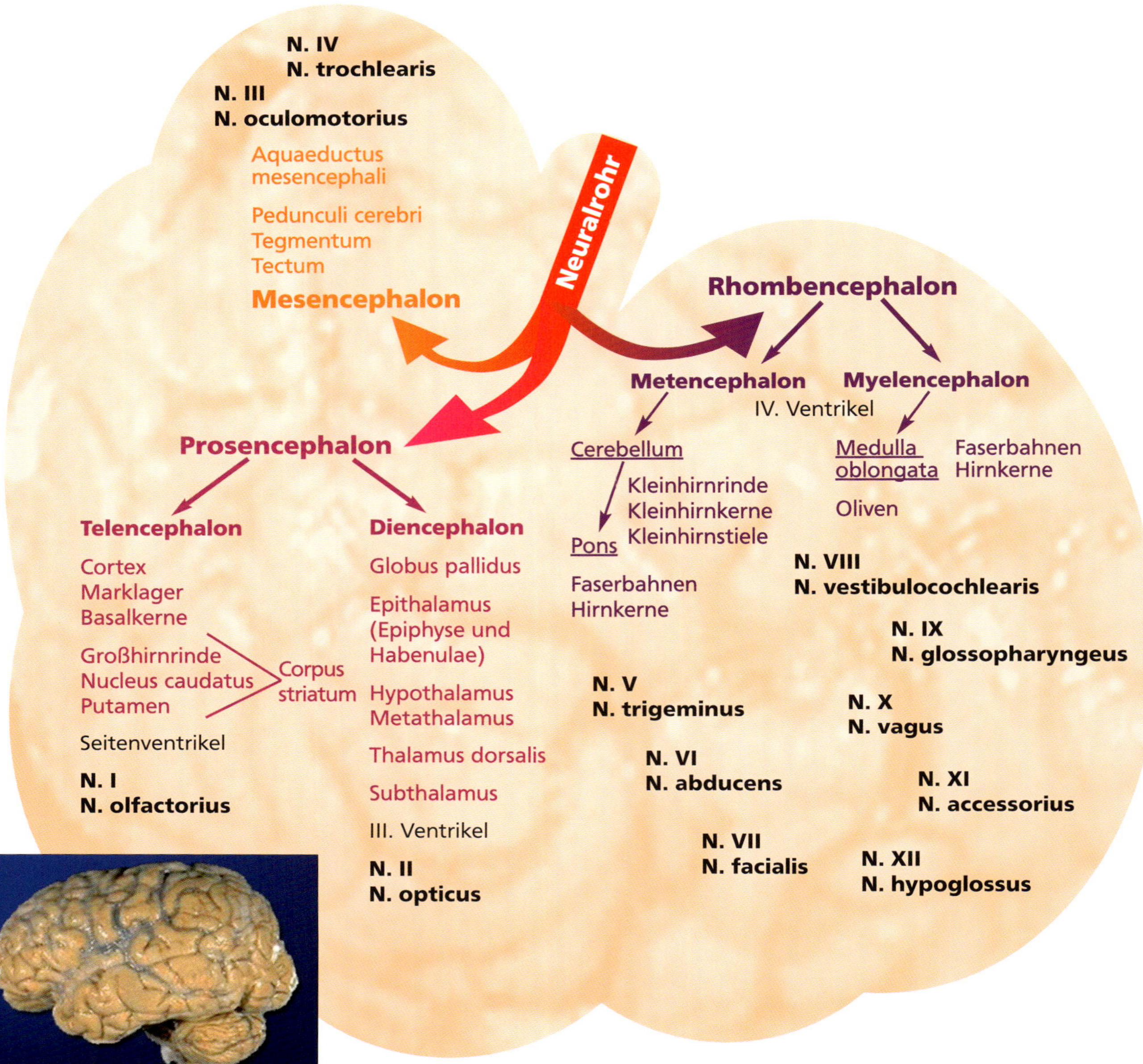

Abb. B 4.04
Die Entwicklung des Gehirns aus dem Neuralrohr

Das Großhirn wird in verschiedene Teile gegliedert, von denen der Lobus frontalis der größte ist. Interessanterweise finden wir eine rotierende Wachstumsbewegung vor, die die einzelnen Hirnlappen in verschiedene Richtungen driften lässt. Die Bewegungsachse verläuft horizontal durch Putamen und Inselregion. Erneut stoßen wir auf die formgebende Kraft von Wasser, wie sie im flüssigen System beschrieben wird. Diese bildet sich auch in der Form der Ventrikel ab. Welche Auswirkungen das funktionell haben kann, ist nicht vollständig geklärt. Aber es scheint doch ein starkes Bestreben zu geben, sich um eine Achse herum zu orientieren. Dieses Prinzip haben wir im Kapitel der Embryologie und beim flüssigen System bereits beschrieben. Eine ständig mögliche Reorganisation, die im Sinne der Eigenregulation wirksam ist, würde dann allen Strukturen

NEURALROHR

Primäre embryonale Hirnbläschen	**Sekundäre embryonale Hirnbläschen**	Hirnabschnitte	Rindengebiete und Kerne	Ventrikel	**Hirnnerven**
Pros-encephalon	**Tel-encephalon**	Endhirn	Großhirnrinde Nucleus, caudatus, Putamen } Corpus striatum	Seitenventrikel	**I.** Fila olfactoria
	Di-encephalon	Zwischenhirn	Globus pallidus, Thalamus, Hypo- und Meta-Thalamus, Sehorgan, Epithalamus (Epiphyse und Habenulae)	III. Ventrikel	**II.** N. opticus
Mes-encephalon	**Mes-encephalon**	Mittelhirn	Tectum (Colliculus sup. et inf.), Tegmentum, Pedunculi cerebri	Aquaeductus mesencephali	**III.** N. oculomotorius **IV.** N. trochlearis
Rhomb-encephalon	**Met-encephalon**	Hinterhirn	Cerebellum, Pons	IV. Ventrikel	**V.** N. trigeminus **VI.** N. abducens **VII.** N. facialis **VIII.** N. vestibulocochlearis **IX.** N. glossopharyngeus **X.** N. vagus **XI.** N. accessorius **XI.** N. hypoglossus
	Myel-encephalon	Nachhirn	Medulla oblongata Oliven		

Tabelle B 4.1
Übersicht der Gehirnentwicklung aus dem Neuralrohr und den embryonalen Hirnbläschen

im menschlichen Körper eine Bedeutung geben, die über die eigentliche Bewegung hinausgeht. Die Autoren halten diesen Gedankengang für erlaubt. Allerdings bekommen damit die erforderlichen Betriebsstoffe einen höheren Stellenwert, als man ihnen üblicherweise zugesteht. Funktionelle und eigenregulatorische Prozesse setzen per se die ununterbrochene Verfügbarkeit von Betriebsstoffen voraus. Die reorganisatorischen Bestrebungen des Organismus rufen erst recht einen erheblichen Betriebsstoffumsatz hervor, und zwar permanent.

In der verwirrenden Begriffsvielfalt stoßen wir auf erhebliche Hindernisse zu Ungunsten eines vollständig funktionellen Verständnisses. Die meisten Betitelungen haben einen ausschließlich topografischen Charakter. Dennoch erlauben auch Lage und Form der jeweiligen Strukturen Rückschlüsse auf deren funktionelle Bedeutung. Besondere Beachtung geben wir beispielsweise der Tatsache, dass im Laufe der Entwicklung das Telencephalon alle anderen Hirnabschnitte überwächst. Ob diese Tatsache auf die Funktion Einfluss hat, ist ungeklärt, aber wahrscheinlich. In der, im wahrsten Sinne des Wortes, übergreifenden Form dieser Struktur bildet sich die Verbindung zu allen anderen nervalen Strukturen ab. Das verleiht dem Telencephalon eine hohe Wichtigkeit. Dennoch scheitert der Versuch einer vollständig hierarchischen Zuordnung spätestens an dieser Stelle. Zwar gibt es in der Biologie Hinweise darauf, dass *sich widersprechende*

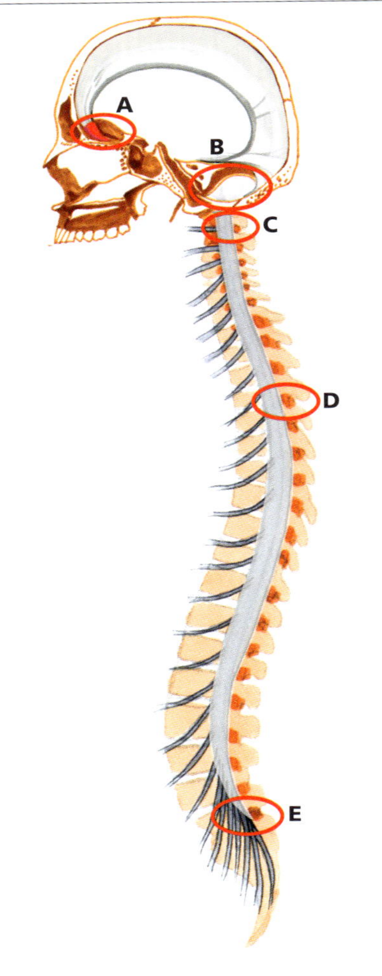

Abb. B 4.05
Der Duraschlauch mit seinem anterioren Ursprung an der Crista galli, von der aus er als Falx beginnt, sich dann als Tentorium cerebelli aufspannt, posterior an der Protuberantia occipitalis, zentral an den Processi clinoidei, lateral am Pars petrosus des Ossae temporaliae und inferior an das Foramen magnum angeheftet ist. In diesem Verlauf spricht man auch von der meningealen Dura. Mit dem Übergang in die Wirbelsäule bezeichnet man den Duraschlauch auch als spinale Dura. (**A**) Ursprung der Falx an der Crista galli von wo aus sie als meningeale Dura bis zum Bereich um das Foramen magnum (**B**) zieht; ab jetzt heißt der Duraschlauch spinale Dura mit seinen Anheftepunkten in Höhe der Wirbelsegemente C1/2 (**C**), Th3/4 (**D**) und S1/2 (**E**).

Impulse zwischen Zentrum und Peripherie immer hierarchisch zugunsten der zentralen Steuerung entschieden werden. Dennoch ist bei dieser zentralen Schaltung immer von gleichzeitig stattfindenden Abstimmungsprozessen auszugehen, was eindeutig für ein ausgefeiltes bidirektionales Kommunikationssystem spricht. ***Nur ein gutes Zusammenspiel, als Ergebnis einer guten Kommunikation, kann das Überleben sichern.*** Für das Nervensystem reduzieren die Autoren die Komplexität aller beteiligten Strukturen auf ein in drei Schritten stattfindendes Prinzip: Informationsinput – Informationsverarbeitung – Informationsoutput. Diese werden in Teil B, Kapitel 4.2.12 über den Informationsfluss beschrieben.

4.2.4. Hirnhäute und Liquorsystem

Während das Gehirn aus dem Ektoderm gebildet wird, entstammen die Hirnhäute dem Mesoderm. Entwicklungsphysiologisch wird also eine Verbindung zwischen Gehirn und muskulo-skelettalen Strukturen durch die Hirnhäute angelegt. Die Autoren gehen davon aus, dass die Verbindung zwischen Strukturen gleichen Ursprungs, also demselben Keimblatt, durchaus erhalten bleibt und sie daher funktionell zusammenwirken. In der chinesischen Medizin werden Niere und Gehirn gemeinsam betrachtet, auch aufgrund der nierenähnlichen Form des Gehirns. Für uns entscheidender ist jedoch die Tatsache, dass die Nebennierenrinde direkt auf die Hirnfunktion einwirkt und umgekehrt. Man könnte also sagen, die Nebennierenrinde ist der verlängerte Arm des Nervensystems. Die Zusammenschaltung erfolgt über die Hypophyse, womit wir wieder dem Prinzip der Bindeglieder begegnen.

Kehren wir zurück zu den Hirnhäuten als Teil der Funktionsdynamik I. Einerseits umgeben und halten sie Gehirn und Rückenmark, andererseits formieren sie den Raum für den Liquor spinalis, der wie ein Flüssigkeitskissen wirkt. Während man früher lediglich die Pufferfunktion beachtete, erkennt man heute auch einen versorgenden Aspekt. Äußerlich unterscheidet man die Dura mater (harte Hirnhaut), die Arachnoidea (Spinnenwebshaut) und die Pia mater (weiche Hirnhaut), die sich in der Wirbelsäule hinter dem Begriff Dura spinalis verbergen. Zusammen beschreibt man sie auch als den Duraschlauch, der, beginnend an der Crista galli des Os ethmoideum, als Falx (Sichel) am Schädelrand weiterzieht, sich in das Tentorium (kleines Zelt) teilt und dann durch das Foramen magnum die gesamte Wirbelsäule entlang bis zum Os sacrum zieht. Dabei hat sie Anheftepunkte im Schädel, zwischen dem ersten und zweiten Halswirbel und dem ersten und zweiten Wirbel des Kreuzbeins. Einige sehr dünne Verbindungsfäden finden sich zwischen drittem und viertem Brustwirbel, denen man funktionell wenig Bedeutung zugesteht. Allerdings spricht die Erfahrung mit Schmerzzuständen im Erwachsenenalter eine andere Sprache. Im Bereich der oberen Brustwirbelsäule sind viele schmerzhafte Veränderungen zu finden, die sicher auch auf eine Beteiligung der Dura verweisen. Schon bei der Geburt sind die Hirnhäute und die umgebenden Knochenstrukturen stärksten Belastungen ausgesetzt. Laut osteopathischen Studien[34] ist zwischen Th3/4 die höchste mechanische Belastung festzustellen und nicht etwa am

[34] **Quelle: Benjamin Shield,** DO

Schädel. Das erklärt sich ganz einfach daraus, dass der Schultergürtel der breiteste Körperteil des Kindes ist und deswegen auf dem Weg durch den engen Geburtskanal aufgrund des hohen Drucks neurophysiologisch extrem informiert wird. Diese mechanischen Informationen sind, wie die gesamte Geburt, zusätzlich mit einem extremen Katecholaminkick verbunden, der nach Meinung der Autoren einen wichtigen stimulierenden Reiz für die weitere Entwicklung des Nervensystems und damit für den gesamten Organismus darstellt. Im Bereich der Thorakalwirbel haben viele Fasern des VNS, insbesondere des Sympathikus, ihre Ursprünge. Es ist also durchaus vertretbar, die viel beschriebene Neugeborenenunruhe[35] als Ergebnis eines stark informierten VNS und eines damit verbundenen Reifeprozesses zu betrachten[36]. Außerdem ist es eine logische Erklärung für den mangelnden Erfolg der darmbezogenen Maßnahmen gegen frühkindliche Blähungen.

Da, wie bereits erwähnt, die Hirnhäute und das Liquorsystem dem Mesoderm entstammen, gestehen wir ihnen eine besondere Verbindung mit dem muskulo-skelettalen System zu, das demselben Keimblatt entspringt. Wenn also die Dura spinalis oder das Ventrikelsystem bei einer energetischen Messung erscheint, muss sofort der Rückschluss an das muskulo-skelettale System erfolgen. Dabei ist die Anlage dieser Gemeinsamkeit durch das Mesoderm initiiert; zusätzlich wird sie einerseits durch mechanische und elektromagnetische Schwingungen und die damit verbundenen Resonanzen, andererseits durch das verbindende Element der Zelle aufrechterhalten. Auch das Zellgedächtnis spielt hierbei eine Rolle. Zusätzlich werden bei Traumata immer Toxine freigesetzt, die sich an die Proteine heften, die an der DNA außen angelagert sind (Epigenetik[37]).

Eine andere Speicherung erfolgt in Form von kristallinen Ablagerungen, die mit Hilfe von PET-Untersuchungen im Lobus frontalis sichtbar gemacht wurden. Interessanterweise sind mit demselben bildgebenden Verfahren auch Behandlungsergebnisse nachvollziehbar. Jede sinnvolle Maßnahme sollte für eine größere Effektivität mit großen Mengen orthomolekularer Unterstützung[38] begleitet werden. In der praktischen Arbeit ist vor allen Dingen entscheidend, dass man versteht, dass die Hirnhäute nicht nur Puffer-, sondern auch Versorgungscharakter haben. Bei Verletzungen jeder Art ist eine optimale Versorgung für die Heilung günstig.

Dieses Puffersystem dient neben der Schadensbegrenzung im Verletzungsfall auch dazu, ein Höchstmaß an Flexibilität und Belastbarkeit im Alltag zu gewährleisten. Im Schadensfall oder bei Überbeanspruchung können sich uncharakteristische, diffuse Beschwerdebilder entwickeln. So können bei energetischen Messungen diese Strukturen Hinweise auf alte Verletzungen, auch Bagatellverletzungen, geben. Still und Sutherland, beide Mediziner und Osteopathen, machten die unbeeinträchtigte Motilität und Mobilität des Duraschlauches sogar zu einer zwingenden Voraussetzung für ein intaktes Immunsystem. Darauf werden wir im Kapitel Immunsystem genauer eingehen.

---

35) **Quelle: Benjamin Shield,** DO

36) **Quelle: Laslo,** Kinderjahre

37) **Epigenetik: Lipton, Bruce,** Intelligente Zellen

38) **Quelle: Dr. Charles Ray**

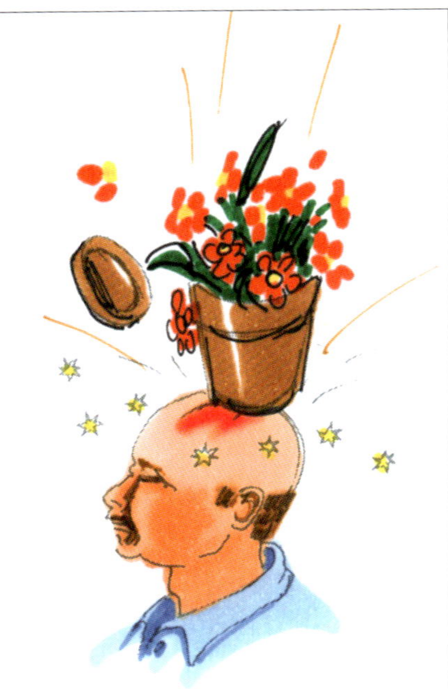

Abb. B 4.06
Der Subarachnoidalraum und der Epiduralraum sind gedachte Räume, die bei Verletzungen durch die Elastizität der umliegenden Strukturen tatsächlich entstehen, indem sie sich mit Blut füllen.

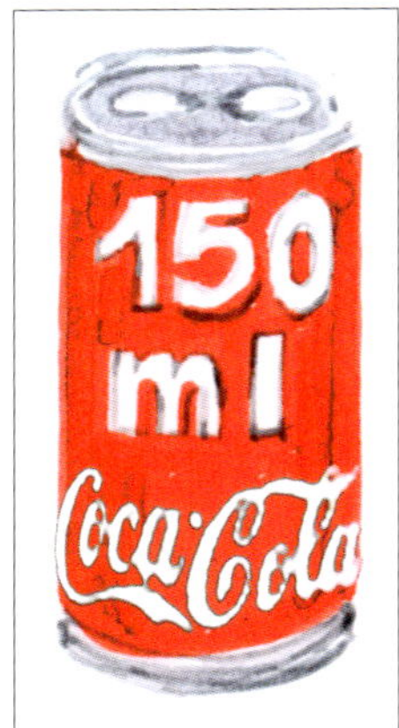

Abb. B 4.07
Die Gesamtmenge des Liquors entspricht einer kleinen Dose Cola.

Die Pufferfunktion von Flüssigkeiten setzen wir als bekannt voraus. Da das Nervensystem von so entscheidender Bedeutung in der Steuerung ist, ist es zwingend, es mit besonderem Schutz auszustatten. Interessanterweise verfügt das Gehirn selbst praktisch über keine Schmerzrezeptoren, im Gegensatz zu den Hirnhäuten, die extrem schmerzempfindlich sind.

Die Dura mater ist der zäheste Teil der Hirnhäute. Sie liegt außen und verfügt über nur zwei Prozent Elastizität; deshalb auch harte Hirnhaut genannt. Das Gegenstück stellt die weiche Hirnhaut dar, die aus Pia mater und Arachnoidea besteht.

Die Dura mater übernimmt Aufhängefunktion, bildet aber auch Hohlräume, die das Blut der Gehirnvenen sammeln. Als zarte Haut legt sich die Arachnoidea der Dura mater inwändig an, liegt dem Gehirn also indirekt auf und resorbiert über ihre so genannten Arachnoidalzotten Liquor.

Unmittelbar auf dem Gehirn befindet sich die Pia mater und kleidet es bis in die kleinsten Furchen hinein aus. So formiert sich quasi der externe Liquorraum, auch Subarachnoidalraum genannt. Weder Subarachnoidalraum noch Epiduralraum sind existent. Vielmehr beschreiben sie einen nicht vorhandenen Raum, der erst dann entsteht, wenn Einblutungen erfolgen. Sehr plastisch wird hier der Spielraum erkennbar, über den Strukturen aufgrund einer gewissen Elastizität verfügen. Die Ausstülpungen der Pia mater bezeichnet man als Liquorzisternen.

Der Hauptanteil des Liquors befindet sich jedoch nicht um das Gehirn herum, sondern in den Ventrikeln. Ventrikel sind Hohlräume, in denen der Liquor produziert wird. Die verfügbare Menge Liquors beträgt 150 ml, davon bewegt sich der weitaus größere Teil im äußeren und nur 30 ml fließen im inneren Liquorraum.[39] Da sich diese Menge zwei bis vier Mal pro Tag erneuert, müssen im Plexus choroideus[40] täglich ungefähr 500 ml Liquor produziert werden. Nur 150 ml Liquor puffern und versorgen also diesen hochwichtigen Bereich. Das entspricht einer kleinen Dose Cola. In Anbetracht der Wichtigkeit verblüfft diese geringe Menge. Für einen flüssigen schmerzfreien Bewegungsablauf wäre das Gehirn ohne Puffer viel zu schwer. Dieses Problem löst der Körper wieder sehr ökonomisch. Allein durch die Auftriebskraft der Flüssigkeit wiegt das Gehirn nur noch 50 g statt 1300 g. Folgerichtig finden wir bei Liquor und Gehirn annähernd dasselbe spezifische Gewicht. In seiner Zusammensetzung unterscheidet sich der Liquor sehr von der des Blutes, auch wenn er dorthin resorbiert werden muss.

4.2.5. Blut-Liquor- und Blut-Hirn-Schranke

Obwohl der Liquor ins Blut resorbiert werden muss, unterscheiden sich Liquor und Blutserum nicht durch ihre Einzelbausteine, sondern vielmehr durch deren Quantitäten. Eiweiß, K^+, Ca^{++}, Bikarbonat und Glukose sind geringer vertreten als im Blut. Nur während der Embryonalphase ist der Fruktosegehalt sehr hoch, um der Nährfunktion gerecht werden zu können. Für die Erregungsleitung ist das Ionenmilieu im Extrazellularraum entscheidend. Den Extrazellularraum bilden im Gehirn die sehr

[39] **Innerer Liquorraum** = Ventrikelsystem; äußerer Liquorraum = Subarachnoidalraum

[40] **Plexus choroideus:** kleidet den Boden der Ventrikel aus und produziert Liquor

engen Interzellularspalten zwischen Axonen und Zellkörpern. Mittlerweile gesteht man dem Liquor eine ähnliche Funktion wie der Lymphe zu. Stoffwechselendprodukte, Proteine sowie andere Substanzen und Zellen werden über den Subarachnoidalraum und die Liquorscheiden der Hirnnerven ins weit entfernte Lymphsystem transportiert. Erst dort lösen sie unter Umständen Immunreaktionen aus. Nur selten gibt es innerhalb des Hirngewebes Immunreaktionen, im restlichen Körper hingegen sind sie normal. Ursache hierfür sind die vielen Makrophagen, die in der Arachnoidea enthalten sind. Bezüglich des Ausbleibens natürlicher Immunreaktionen gibt es wenige außerordentliche Organe: Gehirn, Auge und Plazenta. Damit ist die Liquordrainage, ähnlich wie die Lymphe, maßgeblich am Prozess des Überlebens beteiligt.

Insgesamt wird die Schaltzentrale des Körpers erstaunlich effektiv geschützt. Biochemische Schranken verhindern die Schädigung des Gehirnes durch unerlaubt eindringende Substanzen. Man nennt sie Blut-Hirn- und Blut-Liquor-Schranke. Beider Existenz wurde durch Färbeversuche bewiesen. Färbt man den Liquor[41], so sieht man die Abgrenzung von Gehirn und Rückenmark im Verhältnis zum restlichen Körper. Fügt man dem Blut einen Farbstoff zu, färbt sich der gesamte Körper ein, nicht jedoch das ZNS.[42] Offensichtlich existiert eine Blut-Hirn-Schranke zwischen Körper und ZNS, aber nicht zwischen Liquor und ZNS. Die Blut-Liquor-Schranke ist wichtig für die aktiven Transportvorgänge im Bereich der Plexus choroidei, an den Zonulae occludentes. Diese zusätzlichen effektiven Schutzvorrichtungen sind die so genannten „tight junctions“[43], der Kapillarendothelien. Das bedeutet auch, dass die lebenserhaltenden Substanzen nur mit Hilfe bestimmter Mechanismen in das entsprechende Gebiet vordringen können. So kann z. B. nur mit Hilfe eines insulinabhängigen Transporters Glukose zum Gehirn vordringen oder Serotonin mit Hilfe von Tryptophan die Grenze zum Gehirn passieren. Ein quantitiv ausreichendes Vorkommen von Neurotransmittern allein kann also die Funktion des Gehirns nicht gewährleisten. Ebensowenig kann demnach die therapeutische Beeinflussung eines Einzelparameters den Erfordernissen des gesamten Systems gerecht werden.

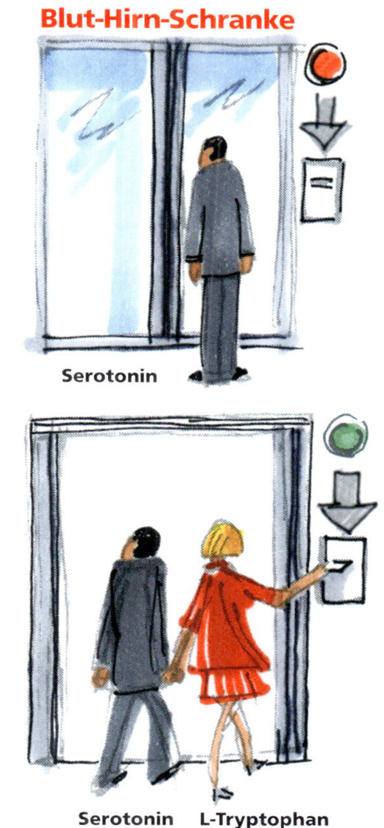

Abb. B 4.08
Die Blut-Hirn-Schranke

4.2.6. Blutgefäße des Gehirns

Natürlich muss ein so aktives System wie das Gehirn ausreichend versorgt sein. Das geschieht überwiegend über die Gefäße. Beginnend vom linken Herzen über die Aorta, strömen vier große Arterien von außerhalb des Schädels zusammen, nämlich die rechte und linke A. carotis interna und die rechte und linke A. vertebralis. Sie sind an der Schädelbasis durch einen großen Anastomosenkreis[44], den Circulus arteriosus cerebri, auch Circulus Willisii genannt, miteinander verbunden. Trotzdem kann man den Gefäßen verschiedene Versorgungsgebiete zuordnen, denn der Circulus Willisii übernimmt im Ernstfall die Funktion der Schadensbegrenzung. Er versucht bei Versorgungsknappheit die Blutzufuhr weitgehend

[41] **2. Goldmann-Versuch**

[42] **1. Goldmann-Versuch**

[43] **Tight junctions:** straff gespannte Verbindungen

[44] **Anastomose:** natürliche Verbindung zwischen z. B. Blutgefäßen oder Blut- und Lymphgefäßen

zu sichern. Anders als bei den inneren Organen gibt es keinen Ort, an dem die Gefäße eintreten (Hilus), sondern alle Venen und Arterien verteilen sich an der Oberfläche des Gehirns in den Furchen, um dann in das innere Kapillarnetz zu münden. Interessanterweise ist der Verlauf von Venen und Arterien völlig unterschiedlich.

Die beiden Aa. vertebrales führen durch das Foramen magnum hindurch und bilden die A. basilaris, aus der dann die Aa. cerebri posteriores entstehen und mit den anderen Gefäßen fusionieren, die auch hier zusammenfließen. Sie versorgen den Hirnstamm und das Kleinhirn. Mangeldurchblutungen in diesen Gebieten entstehen in der Regel durch Verschlüsse in der Peripherie. Meistens entstehen sie an den Verzweigungen der Gefäße und können dann vom Circulus Willisii nicht mehr ausgeglichen werden. Allerdings gibt es auch individuelle physiologische Varianten in der Anlage aller beteiligten Strukturen:

in 40 Prozent der Fälle:
A. basilaris, Aa. cerebri posteriores, A. communicans posterior, A. cerebri media, A. carotis interna, A. communicans anterior, Aa. cerebri anteriores;

in 10 Prozent der Fälle:
beide Aa. cerebri anteriores kommen aus je einer A. carotis interna; einseitig schwache oder beidseitig schwache oder fehlende Anlage der

A. communicans posterior;
A. cerebri posterior entspringt einseitig aus der A. carotis interna;

in 5 Prozent der Fälle:
die A. cerebri posterior entspringt beidseitig aus der A. carotis interna;

in 1 Prozent der Fälle:
völliges Fehlen der A. communicans anterior.

Die **A. basilaris** versorgt den Pons, das Innenohr, Teile des Mesencephalons, des Cerebellums sowie die Unterfläche des Cerebrums.

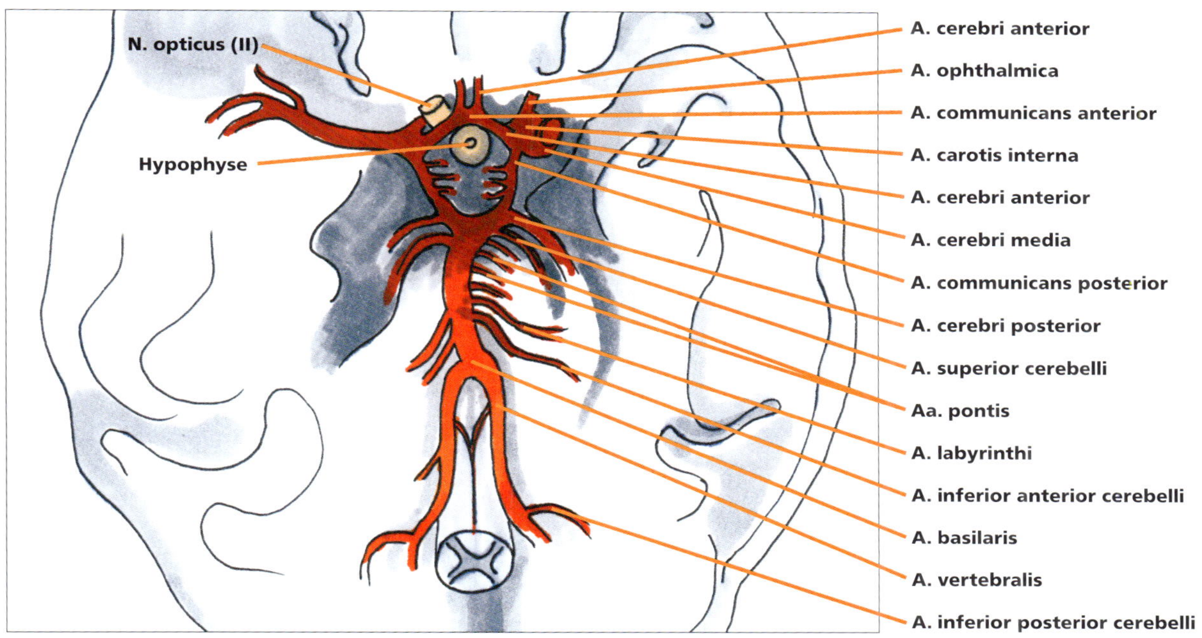

Abb. B 4.09
Der Circulus Willisii – Anastomosenkreis zur Sicherung der Blutversorgung des Gehirnes – deswegen bleibt ein Verschluss klinisch oft unauffällig.

4.2.7. Die A. carotis interna

Ihr Versorgungsgebiet besteht aus dem vollständigen Lobus parietalis und Lobus frontalis, dem größten Teil des Lobus temporalis, dem Diencephalon, den Augen und der Hypophyse.

Ohne einen Ast abzugeben, zieht die A. carotis interna direkt bis in den Sinus cavernosus und verläuft dann lateral der Hypophyse weiter. Mit ihren Abzweigungen ist sie beteiligt an der Versorgung zentraler Bereiche wie den Plexus choroidei der Seitenventrikel, der Capsula interna, den Basalganglien, dem Hippocampus, der Amygdala, dem Thalamus, der Substantia nigra und den Ncl. rubrae. Da diese wichtigen Strukturen auch von anderen Gefäßen versorgt werden, bleibt ein Verschluss klinisch oft unauffällig.

4.2.8. Die A. cerebri media

Die A. cerebri media bildet die Fortsetzung des Carotisstromes.

Als Endast der A. carotis interna ist sie die stärkste der drei Hirnarterien. Sie versorgt das Striatum, das Pallidum, den Thalamus und einen Teil der Capsula interna. Mit ihren kortikalen Endästen versorgt sie den Lobus frontalis, den Lobus parietalis sowie den Lobus temporalis.

4.2.9. Die A. cerebri posterior

Sie versorgt den kaudalen und basalen Bereich des Lobus temporalis mit dem Hippocampus, ferner den Lobus occipitalis mit der primären und sekundären Sehrinde, zudem große Teile des Mesencephalons und des Hypothalamus, den Balken und den Plexus choroideus des dritten Ventrikels. Im klinischen Ausfall treten daher meistens Sehstörungen auf.

4.2.10. Das venöse System des Gehirns

Das gesamte venöse Blut des Gehirns sammelt sich in den Sinus durae matris[45] und wird von dort fast ausschließlich über die V. jugularis interna zur oberen Hohlvene und von dort zum rechten Herzen geleitet. Folgende Venen werden unter dem Oberbegriff Sinus durae matris zusammengefasst:

- Sinus sagittalis superior: Er verläuft unpaarig unter dem Ansatz der Falx cerebri, also der Crista galli, am Schädeldach entlang. Da Toxine sich auch über die Blutgefäße verbreiten, bietet diese anatomische Beziehung unter Umständen eine Erklärung für den gereizten Zustand der Nasenschleimhaut im Falle von Toxinbelastungen.
- Sinus sagittalis inferior: Er liegt am unteren Rand der Falx cerebri und mündet in den Sinus rectus.
- Sinus rectus: Er verläuft an der Vereinigungsstelle von Falx cerebri und Tentorium cerebelli nach hinten.

Beide können die Ursache diffuser Kopfschmerzen sein. Die besondere Funktion des Sinus rectus als Fulcrum verleiht diesen Strukturen sogar Einfluss bis in die unteren Körperabschnitte. Er übt zusätzlich eine starke Wirkung auf den Duraschlauch aus bzw. reagiert seinerseits auf Spannungszustände desselben.

- Sinus occipitalis: Er verläuft von der Crista galli zum Foramen magnum.
- Sinus marginalis: Er umgibt ringförmig das Foramen magnum.

Klinisch können hier Symptome von Druck im unteren Schädelbereich bis hin zu Schmerzen in der oberen HWS auftauchen.

- Confluens sinuum: Wie der Name sagt, fließen hier die Inhalte von Sinus sagittalis superior, Sinus rectus und Sinus occipitalis zusammen, um dann über die Sinus transversi abzufließen.
- Sinus transversus: Er ist paarig angelegt und liegt in der Basis des Tentorium cerebelli.
- Sinus sigmoideus: Er beginnt in Höhe der Pars petrosa und verläuft, wie der Name sagt, s-förmig zum Foramen jugulare.

Das Foramen jugulare ist auch Austrittspunkt diverser Hirnnerven. Aufgrund der räumlichen Enge können Verspannungen des Schulter-Nacken-Bereichs durchaus Irritationen im Versorgungsbereich der Hirnnerven

45) **Sinus durae matris:** Blutleiter der Dura

verursachen. Andererseits können diese Störungen demzufolge auch manuell beeinflusst werden. Schwindel, Übelkeit, Atemfunktionseinschränkungen können kausal durchaus auch aus diesen Bereichen heraus verursacht werden.

Die folgenden Sinus werden im laufenden Text genauer beschrieben:

- Sinus petrosus superior, Sinus petrosus inferior, Sinus sphenoparietalis, Sinus cavernosus

Der Sinus petrosus superior ist die Verbindung zwischen dem Sinus cavernosus und dem Sinus transversus. Sein kleiner Bruder, der Sinus petrosus inferior, nimmt Blut aus dem Sinus cavernosus auf und mündet in die Vena jugularis interna. An der Oberkante der Ala minor des Os sphenoidalis liegt der Sinus sphenoparietalis, der dann in den Sinus cavernosus mündet. Wir sehen ein komplexes Geflecht von Gefäßen, und zwar arteriellen und venösen, die bei Verspannungen des Kiefers und der Wirbelsäule erheblich unter Zug oder Druck geraten können. Funktionell geschieht dies über die Austrittsforamina, die sie sich mit den Fasern der Hirnnerven teilen. Man kann also das Thema des Kopfschmerzes und der Migräne keinesfalls getrennt von dieser sehr flexiblen Stützstruktur trennen.

Zur Vereinfachung benutzen wir wiederum die Topografie dieser Strukturen.

Ihrer Lage nach unterscheidet man obere, mittlere und tiefe Venen. Um das venöse Blut aus dem Subarachnoidalraum, dem Großhirncortex mit den darunter liegenden Marklagern und dem Endhirn zu den Sinus durae matris zu bringen, müssen die entsprechenden Venen als Brückenvenen durch den Spalt zwischen Arachnoidea und Dura hindurch. Während die oberflächlichen Venen ihr Blut direkt in die Sinus durae matris lenken, münden die tiefen Venen in die V. magna cerebri und gelangen dann in den Sinus rectus. Dieser ist in seiner Funktion also einerseits venöses Sammelorgan, gleichzeitig aber auch Fulcrum und damit Steuerungsstruktur in der Eigenorganisation der Körperstrukturen. Sutherland war von dieser Struktur besonders angezogen, bezeichnete sie als das entscheidende Fulcrum, um das herum sich der gesamte Körper ständig reorganisiert. Deswegen kursiert in der Osteopathie auch der Begriff „Sutherland's fulcrum". Die Idee Sutherlands lässt sich anatomisch leicht nachvollziehen. Durch seine Lokalisation am kleinen Tentorium nimmt der Sinus rectus Impulse der Meningen auf, gibt aber selbst auch welche ab. Die Funktion der Hirnhäute bezüglich des Gehirns führt zu deren besonderen Wichtigkeit für den gesamten Körper. Zusätzlich liefern sie weitere Zusammenhänge für die Klinik.

Kausale Diagnostik liefert in diesem Fall wertvolle Ansätze für effektive therapeutische Arbeit.

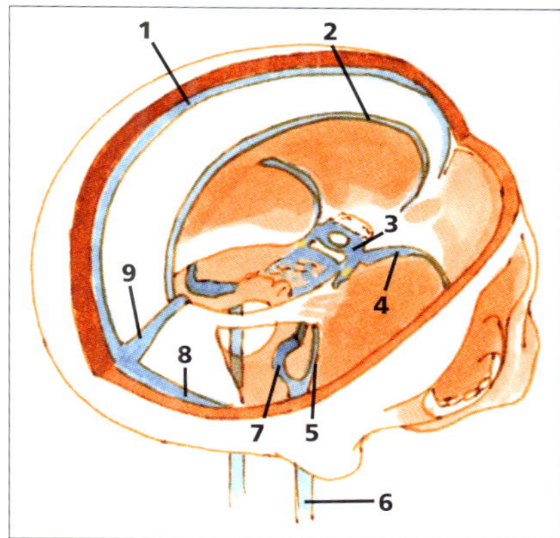

Abb. B 4.10
Sinus durae matris
1 Sinus sagittalis superior
2 Sinus sagittalis inferior
3 Sinus cavernosus
4 Sinus sphenoparietalis
5 Sinus petrosus superior
6 Vena jugularis interna
7 Sinus petrosus inferior
8 Sinus transversus
9 Sinus rectus

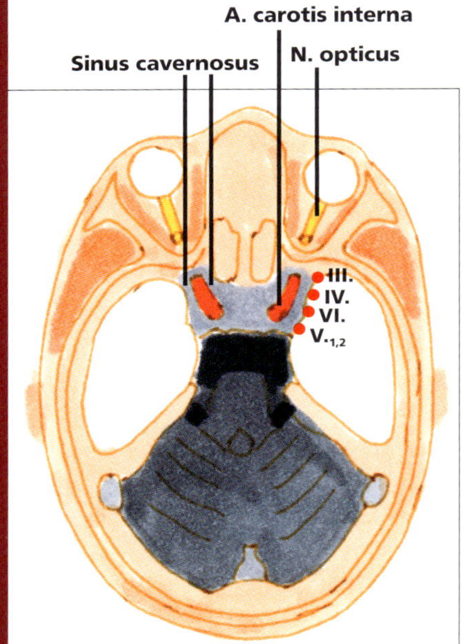

Abb. B 4.11
Sinus cavernosus als „Treffpunkt" verschiedener Hirnnerven
III. N. occulomotorius
IV. N. trochlearis
V. N. trigeminus – Pars ophthalmicus und Pars maxillaris
VI. N. abducens

4.2.11. Der Sinus cavernosus

Dem Sinus cavernosus gebührt besondere klinische Aufmerksamkeit. Die Bedeutung in seiner Funktion als Sammelgefäß wird einerseits dadurch erweitert, dass er die Hypophyse umgibt, andererseits können durch seine Verbindung zum Auge Keime direkt in die Mitte des Gehirns gelangen. Außerdem ziehen die A. carotis interna und der N. abducens durch ihn hindurch.

Folgende Hirnnerven verlaufen an seiner Seitenwand:

N. ophthalmicus, N. occulomotorius, N. trochlearis, N. trigeminus – Pars ophtalmicus und Pars maxillaris.

All diese Strukturen können bei einer Schädigung dieses Bereiches beeinträchtigt sein oder werden. Die Auswirkungen auf die Druckverhältnisse des Schädels ergeben sich in Zusammenhang mit der Drainagefunktion der venösen Gefäße. Betrachtet man dieses hier sehr vereinfachte komplexe Versorgungsschema durch die Gefäße, so werden erneut die Prinzipien der Ökonomie und des Überlebens verdeutlicht.

4.2.12. Der Informationsfluss des Nervensystems

Wie in Teil B, Kapitel 4.2.3. bereits beschrieben, gibt es im Nervensystem nur zwei Richtungen in der Kommunikation, nämlich hinein und hinaus; Input und Output, Afferenz und Efferenz. Dieses einfache Prinzip ermöglicht auch beim komplexesten Vorgang eine gute Übersicht. Es behält seine Gültigkeit auch innerhalb des Gehirns, wenn Kerngebiete miteinander verschaltet werden. In den Kerngebieten treffen alle Informationen zusammen, die von außen und innen auf den Körper einwirken. Betrachten wir die Begriffe in ihrer konkreten Funktion:

Unter dem Input des ZNS versteht man sowohl die zuführenden Informationen der somatosensiblen Fasern von Gelenken, Haut und Skelettmuskulatur als auch die Informationen der viscerosensiblen Fasern von Eingeweiden und Gefäßen.

Der Output erfolgt über die somatomotorischen Fasern zur Skelettmuskulatur und über die visceromotorischen Fasern zu Drüsen, glatter Muskulatur und Herzmuskulatur. Hinter diesem Schema versteckt sich das Neuron. Zusammengefasst heißt das, der Input (Afferenz) betrifft den Dendritenbaum und seine Fortläufer, während der Output (Efferenz) die Axone mit ihren Synapsen angeht. Axonen werden verschiedene Qualitäten zugeordnet, nämlich somatoafferent[46] und somatoefferent[47], genauso wie visceroafferent[48] und visceroefferent[49]. Manche Fachbücher teilen

[46] **Somatoafferent:** vermittelt Impulse aus Haut und Spindeln der quergestreiften Muskulatur

[47] **Somatoefferent:** Fasern innervieren die quergestreifte Muskulatur

[48] **Visceroafferent:** Impulse aus Eingeweiden und Blutgefäßen

[49] **Visceroefferent:** Fasern, bei Hirnnerven ausschließlich parasympathische Fasern, die die glatte Muskulatur der Eingeweide, innere Augenmuskeln, das Herz und die Speicheldrüsen innervieren

weiter ein in beispielsweise spezielle visceroafferente[50] oder sekretomotorische Fasern der Axone und zugehörigen Nerven. Grundsätzlich bedient sich das ZNS verschiedener zentraler und peripherer Strukturen, um die verschiedenen Informationsflüsse zu koordinieren und, darauf abgestimmt, in der Balance zu bleiben. Je genauer man diese verschiedenen Strukturen differenziert, desto unübersichtlicher erscheint das Prinzip, dem das gesamte Nervensystem folgt. Die Realität der Anpassung ist eben extrem komplex. Unter Anwendung des 4. und 5. Axioms reduzieren wir diese Komplexität in prinzipiell drei Schritte, die in beiden Richtungen erfolgen: Informationsinput – Informationsverarbeitung – Informationsoutput. Um den Ablauf dieser drei Vorgänge permanent aufrechterhalten zu können, braucht der Körper einerseits Strukturen, die die Informationen aufnehmen, verarbeiten und bewerten, andererseits braucht er Transport- und Kommunikationswege, die instandgehalten werden müssen. Die Basis dieser Prozesse erfolgt durch die ständige Verarbeitung (Verstoffwechselung) und Neubildung (Synthese) verschiedenster Betriebsstoffe, wie im folgenden Kapitel beschrieben.

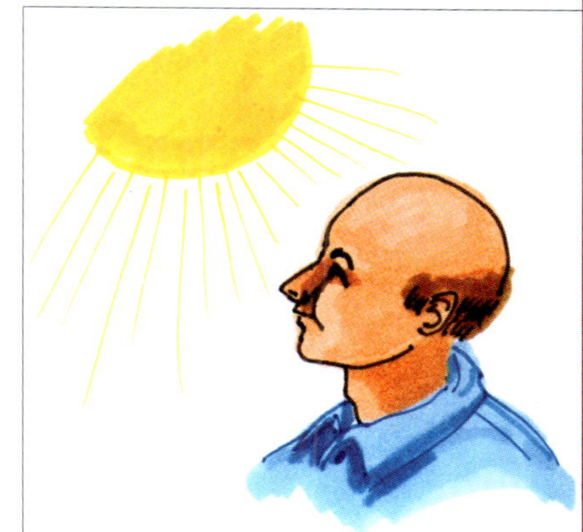

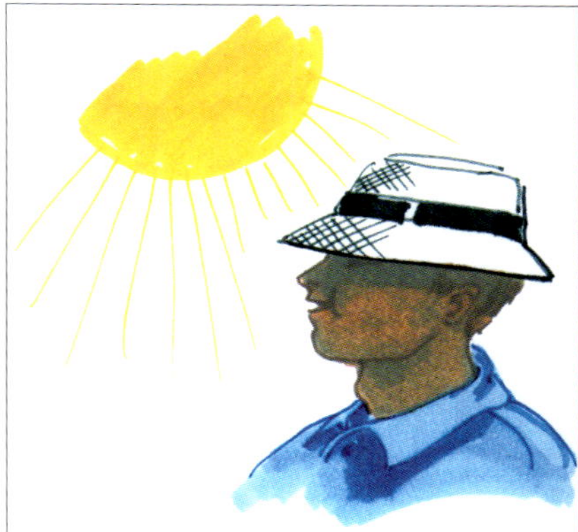

Abb. B 4.12
Dem Informationsinput (Kopf ist heiß) nach der Informationsverarbeitung (Verbrennungsgefahr) erfolgt der Informationsoutput (Hut auf)

4.2.13. Betriebsstoffe

Wir fassen hier den Begriff des Betriebsstoffes ein wenig weiter als allgemein üblich. Herkömmlicherweise versteht man unter dem Begriff des Betriebsstoffes die Substanzgruppen der orthomolekularen Medizin, nämlich die Makronährstoffe und die Mikronährstoffe. Erstere meinen Proteine, Kohlenhydrate, Fette und Wasser. Unter Zweiteren versteht man Vitamine, Mineralstoffe, Spurenelemente, Aminosäuren, mehrfach ungesättigte Fettsäuren, Enzyme und verschiedene pflanzliche Schutzstoffe für den Schutz von Zellen und Bindegeweben. Mindestens 45 orthomolekulare Mikronährstoffe sind für den Menschen lebensnotwendig, und beim Fehlen nur eines ***einzigen*** dieser Mikronährstoffe ist der Organismus vom Tode bedroht. Es handelt sich also um ein sehr komplexes Geschehen.[51] Daher sollte die orthomolekulare Medizin unentbehrlicher Bestandteil jedes (bioenergetischen) Therapiekonzeptes sein. Wenn wir mittels Energie bzw. Information etwas ansprechen und bewegen wollen, muss es zuerst im Körper da sein. Ein weiterer Grund, aufgrund dessen orthomolekulare Medizin unentbehrlicher Bestandteil jedes bioenergetischen Therapiekonzeptes ist, ist der therapiebegleitende Zellschutz. Wir stellen sicher, dass mit den toxischen Substanzen, die durch jede therapeutische Maßnahme freigesetzt werden, im Körper keine neuen Schäden angerichtet werden. Die seit Jahrmillionen bestehenden lebenswichtigen Aufgabenbereiche orthomolekularer Substanzen sind:

---

50) **Speziell somatische Affererenz:** Impulse aus Retina, Gehör und Gleichgewichtsorgan

Speziell viscerale Afferenz: Impulse von Geschmacksknospen der Zunge und der Riechschleimhaut. Speziell viscerale Efferenzen innervieren quergestreifte Muskeln, die von den Kiemenbögen abstammen/branchiogene Efferenzen oder Muskeln

51) **Literatur:** Biochemical pathways, Gerhard Michal

1. Einsatz als Bau- und Brennstoff,
2. Einsatz als biochemische Werkzeuge für den Transport und für den Zusammenbau und das Zerlegen von Stoffen, also für Aufbau, Betrieb, Instandhaltung und Entsorgung des Körpers (Co-Enzym-Funktionen etc.),
3. Schutz des Körpers durch rechtzeitiges Abfangen und Entgiften von Schadstoffen (Radikalen), bevor diese im Körper Schaden an wichtigen biologischen Molekülen anrichten können.

Zugunsten eines besseren Verstehens wird hier jede Art Treibstoff, die den Körper funktionieren lässt und damit in Betrieb hält, als Betriebsstoff beschrieben. Das schließt also Hormone und Neurotransmitter ein.

Jede Maschine braucht Treibstoff, um zu funktionieren. Der menschliche Organismus braucht dazu Energie, also Aminosäuren, Fettsäuren, Kohlenhydrate, Glykonährstoffe, Vitamine, Mineralien, Spurenelemente und Enzyme. Diese wiederum bilden die erste Barrierelinie gegen Angriffe durch Toxine, Mikroorganismen und andere Noxen. Um diese Stoffe aufspalten zu können, müssen sie zunächst oxidiert und dann reduziert werden. Man braucht also Oxidantien und Antioxidantien. Unter diesem Gesichtspunkt dienen die verschiedenen Stufen des Stoffwechsels dem Überleben im Sinne der Neutralisation aller äußeren Einflüsse und bilden damit eine wesentliche Grundlage der Adaptationsfähigkeit des Körpers.

Erst über die Betriebsstoffe wird in einem komplexen Zusammenspiel der störungsfreie Ablauf des gesamten Organismus ermöglicht. Zusammen mit anderen Wirkstoffen können sie auch als Co-Faktoren wirksam sein. Im Zusammenhang mit dem Informationsfluss des Gehirns (Teil B, Kapitel 4.2.12.) bekommen sie bezüglich der Neurotransmitter eine besondere Bedeutung.

4.2.14. Neurotransmitter

Für ein besseres Verständnis dieses Kapitels empfehlen wir, das Kapitel 3.7. aus Teil A vorab zu lesen. Neurotransmitter können nach Stoffklassen verschieden eingruppiert werden. Allgemein unterscheidet man zwischen Aminosäuren, Neuropeptiden, löslichen Gasen und biogenen Aminen. Die Rolle der Aminosäuren, als Bausteine der Proteine und Peptide, verdient besondere Beachtung. Aminosäuren sind organische Säuren, die mindestens eine und gewöhnlich nicht mehr als zwei Aminogruppen besitzen. Sie kommen in freier Form in allen lebenden Zellen und in Körperflüssigkeiten vor (siehe Teil A, Kapitel 1) Im Zusammenhang mit dem genetischen Code spielen sie für die mRNA, also die Reparatur- und Transkriptionsvorgänge in der Zelle, eine wesentliche Rolle. Umwelttoxine können sich biochemisch an Aminosäuren binden. Geschieht dieses beispielsweise im Rahmen der Neurotransmittersynthese, so können verschiedenste, scheinbar unspezifische Krankheitsbilder und -verläufe hervorgerufen werden. Neurotransmitter werden, je nach Bedarf, durch Enzyme auf- oder abgebaut. Für ihr reibungsloses Funktionieren brauchen sie also Zusatzstoffe, die je nach Erfordernis zur Verfügung stehen.

Betrachten wir die Synthesewege verschiedenster Neurotransmitter und deren Abhängigkeiten von Aminosäuren und Enzymen, so wird verständlicher, wie sich der Körper so exakt anpassen kann. Die folgenden drei Enzyme wirken auf die Synapsen. Das schnellste ist die Acetycholinesterase. Sie spaltet den Neurotransmitter Acetylcholin hydrolytisch in Essigsäure und Cholin auf. Ihre Wirkung entfaltet sich im ZNS an den neuromuskulären Synapsen und im gesamten VNS. Die Monaminoxidase baut die Katecholamine in der Körperperipherie und im ZNS ab, verhindert also ein Hängenbleiben in einem bestimmten Erregungszustand. An diesem Effekt ist die Katechol-O-Methyltransferase beteiligt. Sie deaktiviert an den synaptischen Enden der Zielorgane die Katecholamine Adrenalin, Noradrenalin und Dopamin. Durch Methylierung zeichnet sie auch verantwortlich für die Hemmung verschiedener Arzneistoffe, wie zum Beispiel Levodopa[52].

Durch die enzymatische Decarboxylierung von Aminosäuren entstehen primäre Amine. Sie enthalten eines oder mehrere Stickstoffatome und kommen im Allgemeinen als Salze organischer Säuren vor. Zu ihnen gehören die biogenen Amine, die auch als Neurotransmitter fungieren. Sie sind häufig Synthesevorstufen von oder Bausteine für die Synthese von Co-Enzymen, Vitaminen und Hormonen. An ihnen erkennen wir in schillerndster Weise, wie eng alle Vorgänge des Organismus miteinander verzahnt sind und ineinander übergreifen.

Einige freie biogene Amine entfalten selbst physiologische Wirkungen, andere werden durch Geschmacksverstärker, Konservierungs- und Farbstoffe gebildet, sodass durch diese Umwelttoxine wiederum Krankheit entsteht bei folgerichtiger Adaptation des Körpers.

Eine weitere Stoffgruppe sind die Neuropeptide, die erst in der jüngeren Vergangenheit genauer erforscht bzw. entdeckt worden sind. Bekanntester Vertreter ist die Gruppe der Endorphine, die zusammen mit anderen Neuropeptiden einen erheblichen Einfluss auf die Feinabstimmungen des Körpers haben. Das betrifft sowohl den Einklang zwischen Hormon- und Nervenfunktion als auch das Verarbeiten von Stress, Schmerz, Stimmung und Leistung und ebenso die Regelung von Basiseinstellungen (Temperatur, Schlafen, Wachen, Hunger und Sexualität).

Neuropeptide bestehen aus Aminosäureketten (Peptiden). Ihre Bildungsstätten sind zwar die Nervenzellen, aber ihre Wirkstätten erreichen sie oft über die Blutbahn, daher nehmen sie eine Zwischenstellung zwischen Neurotransmittern und Hormonen ein. Heute kennen wir 60 verschiedene Neuropeptide, die auf anderere Neurotransmitter modulierend einwirken, was ihnen den Namen Neuromodulatoren einbrachte. Vergleichen wir wieder mit einem Automobil, so regulieren die Neuromodulatoren über das Gaspedal die Geschwindigkeit des Fahrzeuges, während Neurotransmitter den Motor einfach nur ein- oder ausschalten würden.

---

52) **Levodopa:** Medikament zur Behandlung motorischer Störungen, z. B. Morbus Parkinson, Syndrom der rastlosen Beine

Im Gegensatz zu den kleinmolekularen Transmittern sind Neuropeptide sowohl in der Synthese als auch dem Transport eher langsam und träge. Ihre Herstellung erfolgt hauptsächlich in den Ribosomen der Nervenzelle.

Im Gegensatz dazu werden die kleinmolekularen Transmitter im Axon gebildet. Zudem binden Neuropeptide nicht direkt an Ionenkanäle, verändern also auch nicht die Spannung der postsynaptischen Membran. Vielmehr erfolgt ihr Wirkmechanismus über Rezeptoren auf Zellfunktionen und auf die Zellstruktur der postsynaptischen Zielzelle. Hier sehen wir einen weiteren Aspekt bezüglich der potenziellen Wirkung von Umwelttoxinen im Körper.

Wie bereits erwähnt, sind manche Neurotransmitter auch als Hormone wirksam und umgekehrt. Deswegen sind in der Übersichtsliste Teil B, Kapitel 4.2.15 sowohl die Produktionsstätten als auch die Synthesewege berücksichtigt worden. Besonderes Augenmerk legen wir auf den Neurotransmitter Glutamat. Er ist nicht nur der wichtigste erregende Transmitter im zentralen Nervensystem, sondern auch als Neurotoxin bekannt. Zu Letzterem wird er, wenn seine Modulation und Hemmung nicht erfolgt. Die wichtigsten hemmenden Transmitter sind Gamma-Aminobuttersäure (GABA) im ZNS und Glycin im PNS.

Glutamat reguliert physiologisch die Sekretion der Hypophysenhormone und ist ein wichtiger Transmitter für die Motorik. Indem es Glutamin bildet, bindet es Ammoniak. Außerdem ist es ein Bestandteil von Co-Enzymen. Das heißt: Glutamat regt die Nervenaktivität an, doch ohne Antagonisten wirkt es wie ein Nervengift. Der gleichnamige Geschmacksverstärker ist biochemisch nicht identisch aufgebaut, sodass die Namensgleichheit zu Verwirrung der Begrifflichkeiten führt und dem Glutamat zu trauriger Berühmtheit im Zusammenhang mit dem China-Restaurant-Syndrom verhalf.

Innerhalb des Körpers ist grundsätzlich für ein harmonisches Zusammenspiel gesorgt. Wird aber von außen ein Stoff vermehrt zugeführt, so kommt es zu erheblichen Dysbalancen, die sich auf den gesamten Körper auswirken. Überspitzt formuliert sorgt der Geschmacksverstärker Glutamat dafür, dass sogar Pappe lecker schmeckt. In den fünfziger Jahren hat man nahezu allen Kindern Brühwürfel zu essen gegeben, denn das sollte die Konzentration anregen. Die so zunächst verstärkte Aktivität der Nervenzelle führt zwar zu einer höheren Leistung, aber der unwiderufliche Untergang der Nervenzelle ist programmiert und führt dann zum Gegenteil.

Einen Teil der Unruhe und Konzentrationsstörungen, die heute vielfach in der Schule beklagt werden, können wir sicher auch auf die noch immer großzügige Verwendung von Geschmacksverstärkern zurückführen. Die eingeschränkte Qualität von Fast Food ist hinreichend bekannt und soll an dieser Stelle nicht weiter diskutiert werden. Nur zur Erinnerung: Bereits im Alten Arabien wusste man um die Notwendigkeit hochwertiger frischer Nahrung für einen guten Gesundheitszustand.

Daran hat sich bis in das 21. Jahrhundert hinein nichts geändert. Seitens der Gesetzgeber werden zwar Regelungen vorgenommen, die den Einsatz von Geschmacksverstärkern ordnen, aber es obliegt noch immer dem einzelnen Bürger, eine Auswahl seiner Nahrungsmittel zu treffen. Das genaue Studium der Ähnlichkeiten zwischen Botenstoffen und Toxinen ist eine Goldgrube des Verstehens bezüglich vieler chronischer Erkrankungen.

Andere bekannte Transmitter sind Noradrenalin, Acetylcholin, Dopamin oder Serotonin, die wegen ihrer Mehrfachfunktion in verschiedenen Zusammenhängen beschrieben werden. Eine Übersicht findet sich in Teil B, Kapitel 4.2.15.

Fassen wir also zusammen: Das hochkomplizierte Geflecht biochemischer und elektrischer Impulse umfasst die Tempospanne von Bruchteilen einer Sekunde bis hin zu Monaten. Dabei sind die jeweiligen Substanzen einerseits als Neurotransmitter, andererseits als Hormone aktiv. Dies wird umso interessanter, wenn wir uns mit dem intramuralen System des VNS beschäftigen, wo viele Transmitter zusätzlich gebildet werden. Der gesunde Darm erfährt hier eine pikante Aufwertung, denn nur in einer gesunden Darmwand kann die Bildung der erforderlichen Transmitter stattfinden.

4.2.15. Neurotransmitter und Hormone

In der folgenden Liste sind sowohl Hormone als auch Neurotransmitter nach ihren Produktionsstätten, Synthesewegen und ihrer Wirkungsweise sortiert. Zusätzlich ist ersichtlich, ob ein Stoff sowohl ein Hormon als auch ein Neurotransmitter ist, oder eines von beiden.

Tabelle B 4.2

Name	Hormon	Neurotransmitter	Funktionsweise und Wirkung	Produktionsstätten	Syntheseweg
Aminosäuren					
Arginin	**nein**	**ja**	antiatherogene Eigenschaften; wirkt präventiv gegen Zerebralsklerose; beteiligt an Proteinbiosynthese; Produktion von Harnstoff, Polyaminen, Prolin, Kreatin und Stickoxid; gefäßstabilisierende Funktion; gefäßerweiternde Funktion; Schutz vor Thrombozytenaggregation; Aktivierung Lymphozyten und Makrophagen	Leber	*Biosynthese*: Harnstoffzyklus – aus Carbamylphosphat, L-Ornithin und L-Aspartat *Abbau*: tritt in den Zitratzyklus ein
Aspartat	**nein**	**ja**	exzitatorisch dient als Proteinbaustein		*Biosynthese*: aus Oxalacetat durch Transaminierung *Abbau*: tritt in den Harnsäurezyklus ein
GABA (Gamma-Amino-Buttersäure)	**nein**	**ja**	wirkt inhibitorisch im ZNS durch Synthese von Glutamatdecarboxylase; Beteiligung an motorischer Kontrolle in Basalganglien und Cerebellum; wirkt im Thalamus an Einleitung und Aufrechterhaltung des Schlafs mit; Beteiligung an Reflexverschaltung und Koordination von Bewegungsabläufen in Medulla spinalis		*Biosynthese*: mithilfe der Glutamat-Decarboxylase aus Glutamat *Abbau*: Wiederaufnahme in Präsynapse; Metabolisierung durch GABA-Transaminase; Weiterverarbeitung in Gliazellen im Glutaminzyklus
Glutamat	**nein**	**ja**	exzitatorisch reguliert Sekretion der Hypophysenhormone und ist wichtigster Transmitter für die Motorik bindet Ammoniak unter Bildung von Glutamin fungiert als Bestandteil von Co-Enzymen		*Biosynthese*: aus α-Ketoglutarsäure, Ammoniak und $NADPH_2$ mithilfe von Glutamatdehydrogenase *Abbau*: im Zitratzyklus oder durch Transaminierung
Glycin	**nein**	**ja**	inhibitorisch; beteiligt an Steuerung der Willkürmotorik; Folsäurestoffwechsel; antioxidativ; verbessert neuromuskuläre Kontrolle; Biosynthese von Nukleinsäuren, Gallensäuren, Kreatinphoshat u. a.; Bildung von Häm, Purinen, Glutathion; fördert Ausscheidung von Harnsäure		*Biosynthese*: durch Abspaltung einer Hydroxymethylgruppe *Abbau*: ein spezifischer Abbauweg existiert nicht.
Biogene Amine					
Acetylcholin	**nein**	**ja**	Innervation der Schweißdrüsen; Transmitter der Übertragung vom ersten zum zweiten Neuron des VNS; Beteiligung an kognitiven Prozessen im ZNS; Vermittlung von willkürlicher Kontraktion der Skelettmuskulatur an neuromuskulärer Endplatte	Endknöpfchen bestimmter Axone	*Biosynthese*: durch Cholinacetyltransferase, aus Acetyl-CoA und Cholin zusammengesetzt *Abbau*: wird im synaptischen Spalt durch Acetylcholinesterase in Cholin und Acetat gespalten

Tabelle B 4.2

Name	Hormon	Neurotransmitter	Funktionsweise und Wirkung	Produktionsstätten	Syntheseweg
Histamin	ja	ja	Erhöhung der Gefäßpermeabilität; Vasodilatation, dadurch Senkung des Blutdrucks; Steigerung der Adrenalinbildung; Kontraktion der glatten Bronchialmuskulatur und der großen Blutgefäße; Beteiligung an der Immunabwehr; Beteiligung an Regulation der Magensäureproduktion und gastrointestinalen Motilität; im Herz: positiv inotrope und positiv chronotrope Wirkung; im ZNS und PNS: regulatorischer Einfluss auf noradrenerge, serotoninerge, cholinerge, dopaminerge und glutaminerge Neurone	Mastozyten, Zellen der Epidermis und Tunica mucosa gastrica sowie Nervenzellen	*Biosynthese*: aus Histidin durch Decarboxylierung *Abbau*: wird durch N-Methyltransferase zu N-Methylhistamin metabolisiert; durch Diaminooxidase in Imidazolessigsäure umgewandelt
Serotonin	ja	ja	im ZNS: Einfluss auf Stimmung, Schlaf-Wach-Rhythmus, Nahrungsaufnahme, Schmerzwahrnehmung und Körpertemperatur; im Herz: positiv inotrope und chronotrope Wirkung; bewirkt Kontraktion der glatten Darmmuskulatur und der Blutgefäße; Entzündungsmediator; Wirkung: Arteriolenkonstriktion und Arteriolendilatation; tonisierend und detonisierend an glatter Muskulatur von Magen-Darm-Trakt, Bronchien und Uterus	ZNS, Lunge, Milz, enterochromaffinen Zellen der Darmschleimhaut	*Biosynthese*: aus Tryptophan durch Hydroxylierung und anschließende Decarboxylierung *Abbau*: durch Monoaminoxidase und Aldehydoxidase zu 5-Hydroxy-indolessigsäure, die über den Harn ausgeschieden wird
Katecholamine					
Adrenalin	ja	ja	Steigerung der Herzfrequenz; Erweiterung der Bronchien; schnelle Bereitstellung von Energiereserven durch Lipolyse-Freisetzung und Biosynthese von Glukose	Nebennierenmark, Vorkommen in adrenergen Neuronen des ZNS	*Biosynthese*: durch N-Methylierung von Noradrenalin *Abbau*: zu Metanephrin, Vanillinmandelsäure und MOPEG, die über den Urin ausgeschieden werden
Dopamin	ja	ja	exzitatorisch im Bereich von Striatum und Basalganglien; beeinflusst extrapyramidale Motorik; hemmt in Hypothalamus Ausschüttung von Prolaktin; essentiell für Koordination, Motivation, Konzentration, Motorik, Antrieb, Appetitregulation, kognitive Leistungsbereitschaft; wirkt als Sympathomimetikum; steigert in geringem Maß Konzentration von Durchblutung der Bauch- und Nierengefäße, dadurch Steigerung renaler Perfusion drei dopaminerge Verarbeitungspfade: • Mesostriatales Sytem • Mesolimbisches System • Mesocorticales System	Nebennierenmark, Hypothalamus, Substantia nigra	*Biosynthese*: Nebenprodukt in der Synthese von Adrenalin und Noradrenalin: Thyrosinmolekül wird durch Thyrosinhydroxilase am C3-Atom mit zweiter Hydroxylgruppe ausgestattet, liegt damit als Dihydroxyphenylalanin (DOPA) vor. DOPA-Decarboxylase decarboxyliert das entstandene Molekül zu Dopamin *Abbau*: Wiederaufnahme in Präsynapse; enzymatische Reaktivierung durch Catechol-O-Methyltransferase und Monaminoxidase (Desaminierung zu Vanillinmandelsäure, nachweisbar im Urin)

Tabelle B 4.2

Name	Hormon	Neurotransmitter	Funktionsweise und Wirkung	Produktionsstätten	Syntheseweg
Noradrenalin	ja	ja	Steigerung des Blutdrucks, dadurch Senkung der Pulsfrequenz; kurzfristige Erhöhung der Entzündungsneigung; langfristige Hemmung der Aktivität der Immunzellen; positive Beeinflussung von Aufmerksamkeit, Konzentration, Motivation, Motorik; Kontraktion der Widerstands- und Kapazitätsgefäße; Dilatation der Koronararterien	Nebennierenmark ; Locus coeruleus des Mesencephalons ; noradrenerge Neuronen des Sympathikus	*Biosynthese*: aus Tyrosin oder Phenylalanin entsteht unter Mitwirkung von Vit. C, Vit. B6, Kupfer, Magnesium und Folsäure die Vorstufe Dopamin, die in Adrenalin umgewandelt werden kann *Abbau*: Wiederaufnahme in Präsynapse; durch Catechol-O-Methyltransferase Übertragung einer Methylgruppe von S-Adenosyl-Methionin auf Katecholamine; durch Monaminoxidase Desaminierung zu Vanillinmandelsäure, die im Urin nachgewiesen werden kann
Lösliche Gase					
NO	nein	ja	Regulation des Gefäßtonus; gefäßprotektiv; Beteiligung an Regulation der Hypothalamus-Hypophyse-Nebennierenrinden-Achse; retrograder Messenger im ZNS; kann Oxidation des LDL-Cholesterins entgegenwirken, verbessert kardiale und periphere Durchblutung		*Biosynthese*: aus L-Arginin durch NO-Synthase zu N0 und L-Citrullin
Neuropeptide					
Endorphine	ja	ja	Steuerung vegetativer Funktionen (z. B. Verarbeitung sensorischer Afferenzen, Regulation der Körpertemperatur, Kontrolle der hypophysären Inkretion, Steuerung des Antriebs und des Verhaltens sowie Hemmung der Darmmotilität); Kontrolle von Schmerzempfinden; an Feinabstimmung vieler Nerven- und Hormonfunktionen beteiligt	Hypophyse und Hypothalamus	*Biosynthese*: aus Proopiomelanocortin (α–,β–,γ–,δ-Endorphin (Enkephaline), Neoendorphine), Proenkephalin und Prodynorphin (Dynorphine) *Abbau*: unterliegen, da sie Proteinvorläufer sind, keinem nennenswerten Abbaumechanismus
Somatostatin	ja	nein	inhibitorisch; Hemmung der Hormonsekretion der Hypophyse, des Pankreas, des Gastrointestinaltraktes; Hemmung von Magensäuresekretion, exokriner Pankreassekretion, Peristaltik von Magen und oberen Darmabschnitten; Blutdrucksenkung im Splanchnicusgebiet; beteiligt an endokrinen Wirkungsmechanismen und Homöostase der gastrointestinalen Hormone; natürlicher Anti-Aging-Effekt	δ-Zellen des Pankreas, einzelne Zellen des Hypothalamus und im intramuralen System des Gastrointestinaltrakts	*Biosynthese*: Proteinbiosynthesemechanismus *Abbau*: unterliegt keinem nennenswerten Abbaumechanismus

Tabelle B 4.2

Name	Hormon	Neurotransmitter	Funktionsweise und Wirkung	Produktionsstätten	Syntheseweg
Substanz P	ja	ja	exzitatorisch; bewirkt starke Erweiterung der Blutgefäße und Durchlässigkeit der Gefäßwände, dadurch Steigerung der Empfindlichkeit der Nozirezeptoren; reguliert zielgerichtete Einwanderung von Leukozyten	afferente Neuronen der Spinalnerven, Projektionsbahnen der Medulla spinalis	*Biosynthese*: Proteinbiosynthesemechanismus *Abbau*: unterliegt keinem nennenswerten Abbaumechanismus
Steroide					
Progesteron	ja	ja	Vermehrung der Drüsenalveolen in Glandula mammaria; Regulation des Menstruationszyklus; thermogenetische Wirkung; Förderung der Proliferation der Uterusschleimhaut; Implantation und Weiterentwicklung der Zygote; Hemmung der Follikelneubildung; Förderung der Motilität und Akrosomenagilität der Spermatozoen; wirkt im ZNS und am synaptischen Spalt auf die Erregungsleitung	Granulosazellen des sprungreifen Graaf-Follikels; Granulosaluteinzellen des Corpus luteum; Plazenta (Überschwemmung ab dem 2. Schwangerschaftsmonat); bei Frauen und Männern im Cortex glanulae suprarenalis, Bindegewebe, Uterus	*Biosynthese*: aus Cholesterol über Pregnenolon *Abbau*: durch Biotransformation in Leber und Niere zu hydroxylierten Pregnanen; Pregnandiol-Ausscheidung renal als Glukuronid
Östrogene: Östradiol, Östron, Östriol	ja	ja	**ZNS**: Wirkung auf Hypothalamus und Hypophyse, Steigerung der LH/FSH-Sekretion, Hemmung der Sekretion von GnRH, Bildung von Endorphinen **Vagina**: Vermehrung der Oberflächenzellen, Glykogeneinlagerung, Zunahme des Karyopyknoseindex' **Zervix**: Weitstellung von Muttermund und Zervikalkanal **Endometrium**: Proliferation **Myometrium**: Erhöhung von Kontraktilität und Ansprechbarkeit auf Oxitocin **Tuben**: Erhöhung von Motilität und Sekretion **Ovarien**: Sensibilisierung auf Gonadotropine **Mammae**: Förderung des Wachstums **Stoffwechsel**: allgemein: Steigerung von Durchblutung und Zellpermeabilität; Natrium- und Wasserretention, Stimulation der Proteinsynthese, Senkung der Körpertemperatur **Fette**: Anstieg von Triglyceriden (vermehrter VLDL-Metabolismus), HDL- und LDL-Cholesterol **Blutgerinnung**: Anstieg der Faktoren I und III **Knochen**: Förderung des Epiphysenschlusses, Hemmung der osteoklastären Knochenresorption **Leber**: Bildung von Steroidtransportproteinen, Steigerung der Angiotensinogensynthese	Graaf-Follikel, Corpus luteum, Plazenta, Fettgewebe, Cortex glandulae suprarenalis, Testis	*Biosynthese*: Teil des Testosterons im Fettgewebe wird durch Aromatase in Östrogene umgewandelt *Abbau*: werden als Glukuronide über die Nieren ausgeschieden

Tabelle B 4.2

Name	Hormon	Neurotransmitter	Funktionsweise und Wirkung	Produktionsstätten	Syntheseweg
Cortisol	ja	nein	überlebenswichtiges Stresshormon; Wirkung auf: Kohlenhydrathaushalt (Förderung der Gluconeogenese); Fettstoffwechsel (Förderung der lipolytischen Wirkung von Adrenalin und Noradrenalin); Proteinumsatz (katabol); Produktion und Verteilung von Leukozyten, Erythrozyten, Thrombozyten; wirkt entzündungshemmend und immunsuppressiv; lässt Körpertemperatur steigen; aktiviert Energiestoffwechsel; hemmt nach Ausschüttung weitere Bildung von CRH und ACTH; reguliert Salz- und Wasserhaushalt in der Niere; erhöht Blutzuckerspiegel	Zona fasciculata des Cortex glandulae suprarenalis	*Biosynthese*: Gewinnung aus Chloesterol *Abbau*: in der Leber durch Hydrierung, Glucuronidierung, Sulfatierung; renaler Eliminationsweg
Peptidhormone					
Insulin	Ja	nein	senkt als Gegenspieler von Glukagon den Blutglukosespiegel durch - Förderung der Glukoseaufnahme (GLUT4-Translokation zur Zelloberfläche) - Förderung der Glukose-Speicherung (Glykogen-Synthese) drei Signalwege: PLC/IP$_3$-Weg MAP-Kinasekaskade PI3K-Weg Membraneffekte: • erhöht Permeabilität für Monosaccharide, Aminosäuren und Fettsäuren • beschleunigt Aufnahme von Aminosäuren und Kalium in Muskel- und Fettzellen Metabolische Effekte: • induziert Glykogensynthese und -speicherung in Leber und Muskel • steigert Triglyceridsynthese in Leber und Fettgewebe • steigert Aminosäuren im Muskel • hemmt hepatische Gluconeogenese • hemmt Glycogenolyse • reguliert Zellwachstum und Proliferation durch Aktivierung der Transkription von Genen, die den Zellzyklus kontrollieren • beschleunigt Glycolyse, den Pentosephosphat-Zyklus und Glycogensynthese • fördert Fettsäure- und Proteinbiosynthese	in β-Zellen der Langerhansschen Inseln des Pankreas	*Biosynthese*: Proteinbiosynthese; Freisetzung wird durch steigenden Blutzuckerspiegel, Anwesenheit verschiedener Aminosäuren, freier Fettsäuren sowie einiger Hormone stimuliert *Abbau*: in der Leber und vielen peripheren Geweben mit insulinabbauenden Enzymen

Biogene Amine

Biogene Amine sind in verschiedenen Zusammenhängen im Körper allgegenwärtig. In der folgenden Liste sieht man ihre Funktion und ihren Syntheseweg. Es ist ersichtlich, dass einige Stoffe als Neurotransmitter, Hormone und auch Gewebshormone fungieren. Man bedenke in diesem Zusammenhang, dass viele Toxine und Geschmacksverstärker vermehrt auf die Bildung biogener Amine einwirken.

Dies spielt eine Rolle bei der Entstehung von Allergien und Schmerzerkrankungen. Auf diese Weise entsteht der Eindruck, dass bestimmte Aminosäuren schädliche Auswirkungen auf den Verlauf von Erkrankungen haben können. Auch hier geben wir zu bedenken, dass der Weg zur Gesundheit über die Gesamtkomposition führt.

Tabelle B 4.3

Biogenes Amin bzw. Derivat	Funktion bzw. Vorkommen	Syntheseweg als Decarboxylierungsprodukt der Aminosäure
Agmatin	bakterielles Abbauprodukt	Arginin
Betaalanin	CoA-Baustein	Asparaginsäure
Cadaverin	bakterielles Abbauprodukt	Lysin
Cysteamin	CoA-Baustein	Cystein
Ethanolamin	Phosphatide	Serin
GABA	Neurotransmitter	Glutaminsäure
Histamin	Gewebehormon	Histidin
Propanolamin	Cobalamin	Threonin
Spermidin **Spermin** **Putrescin**	Regulation der DNA-, RNA-Synthese, Zellproliferation	Ornithin
Tryptamin **Serotonin** **Melatonin**	Neurotransmitter, Hormone bzw. Gewebehormone	Tryptophan
Tyramin **Dopamin** **Noradrenalin** **Adrenalin**	Neurotransmitter, Hormone bzw. Gewebshormone	Tyrosin

4.2.16. Die Hirnkerne

Hirnkerne sind nicht einfach fest abgegrenzte Bereiche, sondern stets größere neuronale Gebiete, die nach Arealen sortiert werden. Mit dem Begriff Hirnkern beschreibt man ganze Zonen im Gehirn, denen verschiedene Aufgaben zugeteilt sind, deswegen wird auch synonym der Begriff *Kerngebiete* benutzt. Sie bilden eine wesentliche Schnittstelle zwischen ZNS, PNS und VNS. Vereinfacht kann man sie als Antennen zur Nachjustierung der Signalverarbeitung bewerten. Selbstverständlich ist auch ihr Funktionieren von Betriebsstoffen abhängig. In den Hirnkernen finden wir die Prinzipien des Informationsflusses wieder. Infolge einer toxischen Grundbelastung sind diese Strukturen oft irritiert, ohne vollständig

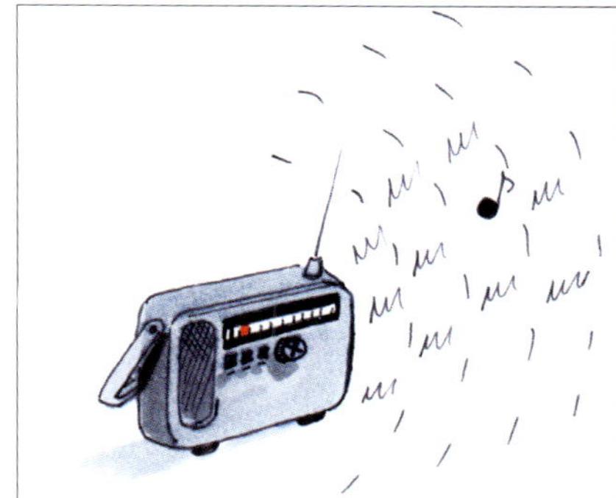

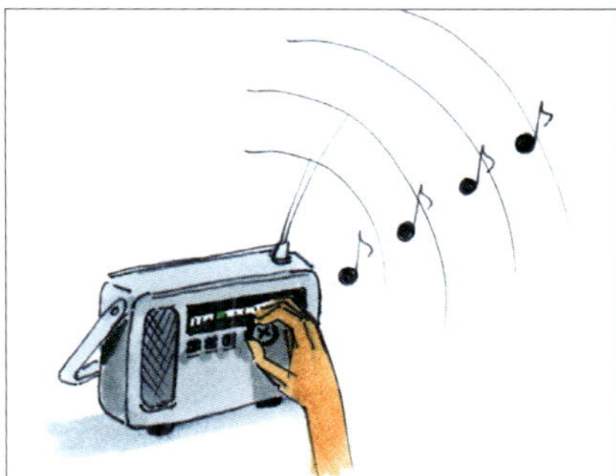

Abb. B 4.13
Hirnkerngebiete sind eine wesentliche Schnittstelle bei der Signalverarbeitung. Sie sind vergleichbar mit der Feinabstimmung für guten Radioempfang.

geschädigt zu sein. Die Patienten beklagen dann scheinbar nicht ursächlich zu klärende unspezifische Symptome. Der dramatische Anstieg an Schmerzerkrankungen findet hierdurch eine zusätzliche Erklärung. Da Toxine in ihrer Molekularstruktur den Neurotransmittern ähneln können, werden sie vom Körper als solche bewertet, was dann zu einer erheblichen Verwirrung im Bereich der Neurotransmitter, Hormone und deren Enzyme führt. Der notwendige Transmitter ist dann nämlich vermeintlich vorhanden, ohne dessen Funktion zu übernehmen. Eine besondere Rolle spielen in diesem Zusammenhang Schwermetalle, die in der Umweltmedizin schon lange als Störfaktoren betrachtet werden. Forschung und Empirik bestätigen diese Zusammenhänge sehr eindrucksvoll. Hirnkerne allein sind schwer verständlich in ihrer Funktion, denn sie sind ausgezeichnete Teamspieler mit anderen zentralen, peripheren, vegetativen und endokrinen Strukturen. Sie bilden einen Teil des so genannten Limbischen Systems.

Tabelle B 4.4

Hirnkerne in der Übersicht mit ihrem Informationsfluss

Basalganglien/ Hirnkerne/ Stammganglien	Lage	Funktion	Afferenzen (A) und Efferenzen (E)
Nucleus ruber	in Formatio reticularis des Tegmentums, reicht bis ans Zwischenhirn, dorsal der Substantia nigra	*graue Substanz;* • wichtigster Schaltkern für efferente Bahnen • dient vorwiegend extrapyramidal-motorischem System • Bedeutung für Muskeltonus und Körperhaltung	**A:** - Cerebellum - Colliculus superior - Gyrus praecentralis - Globus pallidus - Thalamus - Nuclei vestibulares **E:** - Tractus rubrospinalis - Tractus rubroolivaris - Tractus rubrotectalis - Tractus rubrothalami
Substantia nigra	dorsal an die Hirnschenkel angelagert im Mesencephalon	*schwarze Substanz;* • dient extrapyramidal-motorischem System • dient subkortikaler Motorik	**A:** - Fibrae corticonigrales - Fibrae strionigrales **E:** - Striatum sowie den anderen Basalganglien - Thalamus
Corpus amygdaloideum	im Bereich des vorderen Teils des Schläfenlappens an der Spitze des Seitenventrikels	• zentrale Verarbeitungsstation für externe Impulse und deren vegetative Auswirkungen • verantwortlich für die Analyse des Gefährdungspotenzials der auf das Individuum einwirkenden Außenreize	**A:** - Bulbus olfactorius - entorhinaler Cortex - Thalamus **E:** - Hypothalamus - Lobus temporalis - Formatio reticularis - Nucleus motorius von N. trigeminus und N. facialis - Nucleus parabrachialis - Nucleus paraventricularis - Nucleus dorsalis - Locus caeruleus, Nucleus tegmentalis lateralis dorsalis, Area tegmentalis ventralis
Putamen	grenzt lateral an Capsula externa, medial an Globus pallidus im Telencephalon	*graue Substanz* • nimmt wichtige Funktionen in der Steuerung der Willkürmotorik ein • dient extrapyramidalem System	**A:** - Thalamus **E:** - Globus pallidus
Nucleus caudatus	Caput bildet Seitenwand des Vorderhorns des Seitenventrikels, Corpus liegt Thalamus an, Cauda liegt am Unterhorn des Seitenventrikels	• nimmt wichtige Funktionen in der Steuerung der Willkürmotorik ein • dient extrapyramidalem System	

Tabelle B 4.4

Basalganglien/ Hirnkerne/ Stammganglien	Lage	Funktion	Afferenzen (A) und Efferenzen (E)
Nucleus dentatus	lateral im Marklager des Kleinhirns	• motorische Projektion aus Pontocerebellum wird hier umgeschaltet und zum Thalamus geleitet	**A:** - Axone der Purkinje-Zellen **E:** - Thalamus - Nucleus ruber
Capsula externa	zwischen Inselrinde und Claustrum	*weiße Substanz* • Assoziationsfaser	
Corpus mammillare	am Boden des Zwischenhirns zwischen Crura cerebri	• Schaltstelle des Limbischen Systems	**A:** - Subiculum **E:** - vordere Thalamuskerne - Tegmentum mesencephali
Formatio reticularis	erstreckt sich vom Rückenmark über die Medulla oblongata und den Pons bis ins Diencephalon	• Koordination von Reflexen zu Bewegungsabläufen • Verknüpfung motorischer, sensorischer und vegetativer Funktionen • Verstärkung der Erregungen der Sinnesbahnen • direkte Reizübertragung von sensiblen auf somato- und viszeromotorische Kerne der Hirnnerven • indirekte Übertragung durch mehrgliedrige Neuronenketten bis ins Mesencephalon, Diencephalon und in motorische Vorderhornzellen des Rückenmarks	**A:** - Nuclei vestibulares u. Trigeminuskerne (sensible Impulse) - Lemniscus lateralis (akustische Impulse) - Fasciculus tectoreticularis (optische Impulse) **E:** - Medulla spinalis

Die fünf großen elementaren Systeme der Sensomotorik

Unter dem Begriff Sensomotorik versteht man die Verbindung zwischen einem sensorischen Reiz und einer motorischen Reaktion des Organismus'. Hinzu kommt die Kontrolle dieser Vorgänge durch Hirnkerne. Eine Zusammenstelllung dieser elementaren Systeme findet sich in der folgenden Tabelle.

Tabelle B 4.5

Funktionelle Systeme	Übergeordnete Kerngebiete des NS	Rezeptoren	Art der Motorik
1. Basales, spinales Grundsystem	Medulla spinalis (Einzelsegment)	Muskelspindeln, Sehnenspindeln	monosynaptische Eigenreflexe, Extensionsreflexe, Muskellängen- und Spannungskontrolle
2. Spinale, sensomotorische Systeme	Medulla spinalis (mehrere Segmente)	Muskel- und Haut-Sinnesorgane	zweckbezogene Einzelbewegungen, Fremdreflexe, Flexionsreflexe
3. Cerebellum- und Hirnstammsysteme	Nucleus ruber, Formatio reticularis, Oliva inf., Cerebellum	Haut- und Muskelrezeptoren, zusätzl. Labyrinthorgan, Auge, Ohr	Harmonisierung der Willkürmotorik, Gleichgewichts- und Tonusregulation
4. Subkortikale Systeme	Striatum, Pallidum, Nucl. subthalamicus, Thalamus (zus. mit Cortex)	indirekt alle Sinnesorgane	Organisation und Kontrolle der Willkürlichkeit, komplexe, automatisierte und erlernte Bewegungsformen, Haltungskontrolle
5. Kortikale (pyramidale) Systeme	Cortex (primär Gyrus prae- u. postcentralis)	alle Sinnessysteme	Willkürmotorik, Zielmotorik, besonders für Hand und Fuß

4.3. Das Limbische System

Das Limbische System ist topographisch in der Hirnmitte zu finden. Es umschließt den Hirnstamm wie ein Saum, daher hat dieses System seinen Namen. Grundsätzlich schreibt man dem Limbischen System die Eigenschaften der vier „F“ zu, nämlich Fechten, Feiern, Fortpflanzen und Fliehen, aber damit sind die Funktionen längst nicht vollständig beschrieben.

Auch der Hypothalamus ist ein Teil des Limbischen Systems. Die Amygdala, der Hippocampus, die Mammilarkörper, der Nucleus caudatus, der Nucleus ruber und die Substantia nigra sind die Strukturen, die man bisher gut erforscht hat, was nicht zu der Annahme berechtigt, dass sie ausschließlich die bekannten Aufgaben haben. Vielmehr muss man sich im Bereich der Neurophysiologie stets vor Augen halten, dass hier tagtäglich ein enormes Wissenswachstum durch medizinische Forschung stattfindet.

Die Mamillarkörper bilden Serotonin und Endorphin. Sie gestalten biochemisch die Stimmungslage. Neuere Forschungen zeigen allerdings, dass Serotonin zu einem sehr großen Anteil im Dünndarm gebildet wird. Auch durch diesen Transmitter sehen wir Verbindungen zwischen zentralem Nervensystem und enterischem Nervensystem. Letzteres gehört zum VNS und wird in Teil B, Kapitel 4.7. detailliert beschrieben.

Die Amygdala nimmt unter den Hirnkernen deswegen eine besondere Stellung ein, weil sie relativ gut erforscht wurde und man ihre Verbindung in alle anderen Systeme hinein daher gut beschreiben kann. Sie schaltet vegetative und sexuelle Regulation, Affekte wie Flucht und Wut, sie sorgt für eine Erhöhung der Atem- und Pulsfrequenz, aber auch für Entspannung.

Sie hat Verbindung zum präfrontalen Cortex, über den elektrisch und biochemisch bewusstes Erleben, Motivation und Emotion geschaltet werden. Dies erfolgt immer direkt mit einer Verbindung zum Thalamus. Die Amygdala schaltet Umwelteinflüsse über den assoziativen Cortex und auch Gedächtnis über die Hippocampusformation. Zusätzlich nimmt sie Einfluss auf sensomotorische Systeme und damit auf motorische Reaktionen und das Verhalten. Sie wirkt auf vegetative und endokrine Reaktionen über den Hypothalamus und den Hirnstamm. Zusätzlich laufen hier die afferenten Bahnen der Innenwelt des Körpers zusammen.

Das Limbische System ist eng mit dem Erleben und Bewerten von Schmerz verknüpft. Deswegen sind in diesem Zusammenhang insbesondere Amygdala und Hippocampus im Zentrum der Aufmerksamkeit. Im Zusammenhang mit den Informationen, die im Lobus frontalis geschaltet werden, wird hier die Gefahr eines Schmerzes eingeschätzt. Bei Schmerzerkrankungen und dem damit verbundenen Schmerzverhalten und seiner Verarbeitung kann man das Zusammenspiel zwischen Vegetativum, zentralem Nervensystem und Endokrinum besonders deutlich erkennen.

Ist ein Schmerz über einen längeren Zeitraum bekannt, dann kann er subjektiv als viel stärker wahrgenommen werden. Eine andere Möglichkeit der verstärkten Schmerzwahrnehmung erfolgt, wenn der Schmerz erstmalig in einer extrem unangenehmen Situation erlebt wurde. Diese Menschen haben es im Rahmen einer Schmerzerkrankung manchmal schwerer als andere, die solche Erfahrungen nicht gemacht haben.

Ein Nebenprodukt der Alzheimerforschung zeigt, dass durch den Wegfall der Zusammenarbeit des präfrontalen Kortex mit anderen Hirnregionen Schmerzmittel nur noch zu 50 Prozent wirken, weil der Placeboeffekt wegfällt[53], der quasi eine körpereigene Möglichkeit des Umgangs mit Schmerz darstellt.

Andere Studien stellen einzelne Strukturen in einen besonderen Zusammenhang und erforschen daran die Funktionen und möglichen Verbindungen.

In der Forschung über Kindesmissbrauch und seine Auswirkungen auf das menschliche Gehirn stellte man fest, dass es mit der Zeit tatsächlich zu messbaren Schädigungen kommt, die sich bis ins Erwachsenenalter hinein auswirken. Dabei stießen die Forscher auf verschiedene Phänomene. Einerseits scheint ein im Reifeprozess befindliches Kinderhirn besonders stark auf Misshandlungen zu reagieren, andererseits kann in jedem Alter eine Flut molekularer und neurobiologischer Effekte ausgelöst werden, die zum Teil erst im Laufe der Zeit Schädigungen hervorrufen. In der Forschung wird derzeit diskutiert, dass ein Zustand erhöhter elektrischer Erregbarkeit in der Amygdala Phänomene dieser Art erklären würde.[54]

Man fand zu 54 Prozent klinisch auffällige EEG bei Menschen, die im Alter unter 18 Jahren schwere Traumata erlitten, im Gegensatz zu 27 Prozent auffälligen EEG bei Menschen ohne eine solche Erfahrung. In anderen Forschungsprojekten wurde eine Verkleinerung des Hippocampus[55] gefunden, die sich aber in anderen Vergleichsgruppen nicht wiederfinden ließ.[56] Die Erklärung liegt im Zeitfaktor. Bestimmte Phänomene zeigen sich erst nach längerer Zeit. Dies ist auch abhängig vom Alter, in dem der Reiz in einem bestimmten Zeitraum gegeben wird. Zudem zeigten Tierversuche von Bruce S. McEwen von der Rockefeller University und Robert M. Sapolsky von der Stanford University schon früher, wie stark der Hippocampus durch Stress geschädigt werden kann. Er ist nicht nur besonders anfällig, weil er sich langsam entwickelt, sondern auch, weil er zu den Hirnregionen zählt, in denen auch nach der Geburt Neuronen entstehen. Überdies hat der Hippocampus unter allen Hirnregionen die höchste Rezeptorendichte für das Stresshormon Cortisol. Stress-

---

53) **1) Kohnen, N.,** Didaktisches Hirnmodell zu Schmerzbahnen und Schmerzverarbeitung. Problemkreis SAD 2006

2) Albrecht, H., „Die Zeit" – Wissen: Die Apotheke im Kopf. Die Zeit, vom 03.08.2006, 32(2006) http://www.zeit.de/2006/32/M-Hirnchemie

54) **Yutaka Ito, Carol A. Glod, Martin H. Teicher,** Wounds That Time Won't Heal:The Neurobiology of Child Abuse, von Martin H. Teicher in Cerbrum (Dana Press), Bd. 2, S. 50 (2000)

Developmental Traumatology, Part 2: Brain Development. Von M., D. De Bellis et al. in: Biological Psychiatry, Bd. 45, S. 1271 (1999)

55) **Der Hippocampus,** auch das Seepferdchen genannt, verläuft am lateralen Ventrikel

56) **Michael D. De Bellis** an der Universität Pittsburgh 1990

hormone können die Gestalt der größten Neuronen im Hippocampus deutlich verändern und sie sogar abtöten. Stress unterdrückt auch die Bildung kleiner Neuronen, die sich normalerweise nach der Geburt weiterentwickeln. Versuche an Ratten[57] haben ergeben, dass früher Stress die molekulare Organisation dieser Hirnregionen verändert – insbesondere die Struktur der GABA-Rezeptoren. Der dort vorkommende inhibitorische Neurotransmitter GABA mindert die elektrische Erregbarkeit der Neuronen. Wird die Funktion dieses Neurotransmitters gestört, so entsteht übermäßige elektrische Aktivität bis hin zu Krampfanfällen. Diese Entdeckung beweist, welche Auswirkungen ein übererregbares Limbisches System auf das Gesamtsystem haben kann.

Andere Hirnkerne finden wir im Corpus striatum, das durch die dicken Faserzüge der Pyramidenbahn in Höhe der inneren Kapsel in zwei Teile geteilt wird, den Nucleus caudatus und das Putamen. Das Putamen bildet mit dem Globus pallidum den Nucleus lentiformis. Sie gehören nur topografisch zusammen, nicht aber funktionell. Der in der Nähe befindliche Nucleus ruber hingegen hat seinen Namen von seiner Farbe und liegt im Mesencephalon; dort finden wir auch die Substantia nigra. All diese Hirnkerne haben die Abstimmung motorischer Hintergrundkontrolle und reflexartiger Bewegungsabläufe zur Aufgabe. Dabei hemmt die Substantia nigra das Corpus striatum. Gleichzeitig ist das Limbische System eine Schaltstelle zum Cerebellum und von dort über den Nucleus dentatus die Verbindung ins Extrapyramidalsystem.

Im Wechselspiel von Anregung und Hemmung liegt eine verblüffend einfache Beschreibung bezüglich der Anpassungsleistungen der Steuerungssysteme. Jedes Kerngebiet verfügt über einen vollständigen Informationsfluss in beide Richtungen. In der folgenden Liste sind sowohl Lage als auch Funktion und Informationsfluss zusammengestellt. Die Verbindung der Hirnkerne zu den Rückenmarksbahnen wird in der Tabelle unter der Rubrik Funktion erfasst und unter dem Aspekt des Informationsflusses in Afferenzen und Efferenzen unterteilt.

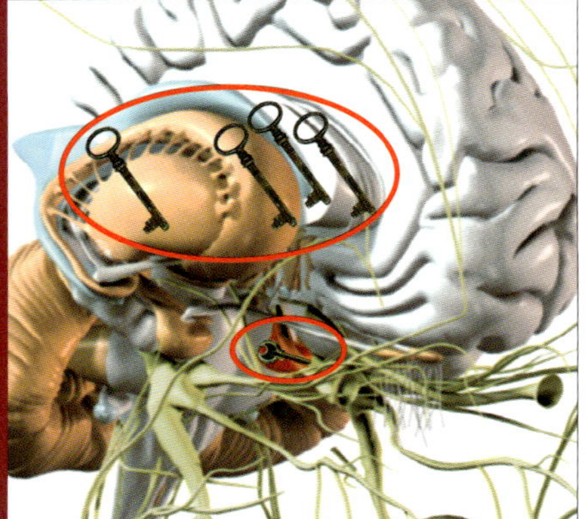

Abb. B 4.14
Die Schlüsselorgane des Gehirns in der Übersicht

4.3.1. Die Schlüsselorgane des Nervensystems: Thalamus, Hypothalamus, Hypophyse, Formatio reticularis und Limbisches System

Grundsätzlich gibt es im Körper besondere Strukturen, die zunächst alle eine eigene Wichtigkeit haben, aber auch zusätzlich in der Bedeutung als Schaltstellen auftreten. Dem Axiom der Ökonomie folgend und zum Zwecke eines besseren Überblicks messen wir diesen Strukturen in der kausalen Diagnostik unterschiedliche Bedeutung bei. Deswegen führen wir den Begriff des Schlüsselorgans ein, um eine deutliche Unterscheidung dieser Strukturen von anderen Schaltstellen kenntlich zu machen.

57) **Christian Caldji und Michael J. Meaney** von der McGill University, Paul M. Plotsky von der Emory University

Topographisch gehören die Schlüsselorgane des Nervensystems zum Dienzephalon, dessen Bezeichnung in der deutschen Nomenklatur schon einen Hinweis auf die Funktion gibt. Das Zwischenhirn fungiert als Schaltstelle zwischen dem Großhirn und dem Hirnstamm.

Aufgrund ihrer vielfältigen Funktionen sind Thalamus, Hypothalamus, Formatio reticularis und Limbisches System am Erfolg aller Steuerungssysteme entscheidend beteiligt. Deswegen benutzen wir sie funktionell als Schlüsselorgane für den gesamten Körper.

Sie sind mit allen Körpervorgängen verschaltet, und nur ihre reibungslose Funktion kann für einen gesunden Gesamtzustand sorgen. Deswegen sind sie in allen Systemen entscheidend und müssen einem ganzheitlichen Verständnis in der Betrachtung und Bewertung der jeweiligen einzelnen Körpersysteme stets hinzugefügt werden.

Der Hypothalamus ist das obere Ende von Rückenmark und Hirnstamm. Er liegt in der Wand des III. Ventrikels und geht in die Neurohypophyse (Hypophysenhinterlappen) über. Durch den indirekten Kontakt des Hypothalamus über die Neurohypophyse mit der Adenohypophyse (Hypophysenvorderlappen) entsteht eine direkte Schnittstelle zwischen dem zentralen Nervensystem und dem Endokrinum.

Man könnte dies mit einem obersten Gerichtshof vergleichen, der entscheidet, ob eine Maßnahme durchgeführt wird oder nicht. Dabei müssen manchmal auch Entscheidungen getroffen werden, die unpopulär sind, weil sie kurzfristige Nachteile einbringen, aber langfristig zu einer Verbesserung des gesamten Systems führen. Die Hypophyse ist dabei in ihrer Doppelfunktion oberstes ausführendes Organ.

In ihr verbinden sich alle ausführenden und steuernden Funktionen, einschließlich denen des Vegetativums. Allerdings lässt sie sich nicht direkt in einen sympathischen und einen parasympathischen Anteil gliedern, sondern die ihr zugehörigen Hirnkerne sind zu überaus differenzierten Aufgaben fähig. Dazu gehört einerseits die Steuerung visceraler Funktionen, andererseits aber auch die Koordination der Blutdruckregulation, der Blutzuckerspiegelerhaltung sowie der Informationen aus dem Bereich des Riechens. Damit ist die Hypophyse entscheidend an der Nahrungsaufnahme und -verarbeitung beteiligt.

Die räumliche Nähe zum Chiasma opticum lässt sie auch auf Lichtreize reagieren und so auf die Regulation des Schlaf-Wach-Rhythmus einwirken. Damit verhilft sie dem gesamten Vegetativum zu einem Zeitgeber. Man kann von einer Synchronisation biologischer Rhythmen durch die Hypophyse sprechen. Durch das Limbische System entsteht eine direkte Einwirkung weitgehend unbewusster Vorgänge auf das Vegetativum.

Die Formatio reticularis ist eine netzartige Nervenverbindung, die sich durch die gesamte Medulla oblongata[58], den Pons und das Mesencephalon zieht. Alle lebenswichtigen Vorgänge finden wir in der Funktion dieser Strukturen wieder.

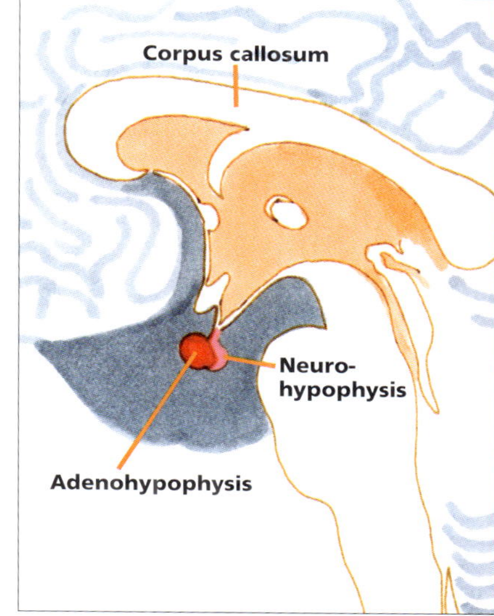

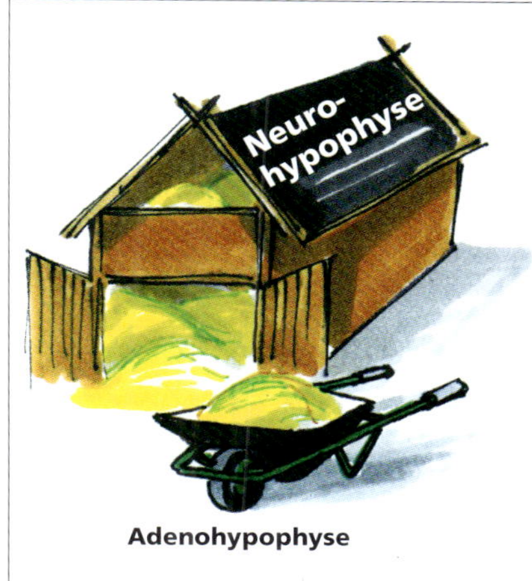

Abb. B 4.15
Die Hypophyse als Speicher- und Verteilungsorgan. Dabei wirkt die Neurohypophyse als Speicher für die Adenohypophyse

58) **Medulla oblongata:** Myelencephalon, Nachhirn, das in Höhe des 1. Zervikalwirbels aus dem Rückenmark hervorgeht und sich bis zum 4. Ventrikel und der Brücke (Pons) fortsetzt; es enthält lebenswichtige Zentren, Hirnnervenkerne, auf- und absteigende Projektionssysteme der Groß- und Kleinhirnrinde

So enthält die Medulla oblongata die Bahnen für Willkürmotorik, die Regelkreise für Herz, Kreislauf, Atmung und die Reflexzentren für Husten, Schlucken, Niesen, Brechen sowie die Kerngebiete des N. vestibulocochlearis (VIII.), N. glossopharyngeus (IV.), N. vagus (X.), N. accessorius (XI), N. hypoglossus (XII.).

Die Kerngebiete des N. trigeminus (V.), N. abducens (VI.), N. facialis (VII.) und N. vestibulocochlearis (VIII.) liegen im Pons. Daher kann man diesen als die verbindende Schaltstelle zwischen Kleinhirn und Großhirn bezeichnen. Seine Aufgabe als Atemregulationszentrum führt er in den Verknüpfungen mit den anderen Hirnkernen, Hirnnerven und deren Kernen durch. Dabei werden über die im Tecten mesencephalicum (Mittelhirndach) enthaltene Vier-Hügel-Platte auf unbewusster Ebene akustische und optische Reize reflektiert. Daher stammt die Bezeichnung akustisches und optisches Reflexzentrum. Der Informationsinput, die Informationsverarbeitung und der Informationsoutput sind bis ins kleinste Detail geregelt und finden auf separaten Bahnen statt. Der genaue Informationsfluss ist in der Tabelle B 4.4. in Teil B, Kapitel 4.2.16. dargestellt.

Schlüsselorgane sind eine gute Möglichkeit, sich im Dschungel der Strukturen orientierend zu ordnen. Dabei muss man aber die übergreifende Funktion für das gesamte Nervensystem und damit auch für den gesamten Körper ständig im Auge behalten.

4.4. Das Periphere Nervensystem (PNS)

Die Unterscheidung in ein zentrales und ein peripheres Nervensystem ist ausschließlich topographischer Natur. Unter Letzterem versteht man die Summe aller Nerven und Ansammlungen von Nervenzellen, die während der Fetalentwicklung aus der Anlage des Nervensystems in die Peripherie auswandern. Das erinnert zumindest an die Bedeutung der embryonalen Werdegänge und die mit ihnen verbundenen Bewegungen. Funktionell gilt das PNS als Rezeptor- und Effektororgan[59] des ZNS.

Grundsätzlich unterscheidet man sieben Nervenfaserarten mit entsprechenden Qualitäten im PNS, allgemein somatische Afferenz und Efferenz, allgemein viscerale Afferenz und Efferenz, speziell somatische Afferenz und speziell viscerale Afferenz und Efferenz, wie in Teil B, Kapitel 4.2.12. bereits beschrieben.

Die meisten dieser Qualitäten sind zwar willkürlich steuerbar, müssen aber nicht notwendigerweise bis ins Bewusstsein vordringen. Ausnahme sind die allgemein visceromotorischen Fasern, die grundsätzlich nicht willkürlich steuerbar sind, sondern den körpereigenen Automatismen

---

59) **Rezeptor- und Effektororgan:** entgegennehmendes und ausführendes Organ

unterliegen. Sie versorgen die glatte Gefäß- und Eingeweidemuskulatur, das Herz und die Drüsen mit sympathischen oder parasympathischen Impulsen.

An dieser Stelle ist die Eingeschränktheit einer isolierten Betrachtung der Nervensysteme erneut greifbar. Der kleine, aber entscheidende Unterschied zwischen ZNS und PNS liegt in einer zusätzlichen Umschaltung. Im Gegensatz zu allen anderen peripheren Nerven werden die visceromotorischen Fasern außerhalb des ZNS nochmals synaptisch von einem ersten auf ein zweites Neuron Bild schematisch umgeschaltet. Unter dem funktionellen Aspekt ist das eine sehr ökonomische Art und Weise, die kontinuierliche Arbeit der entsprechenden Strukturen zu gewährleisten.

Im Sinne der Gemeinschaft aller Zellen in der Auseinandersetzung mit der Umwelt werden hier die Kommunikation und Anpassung mit einem mobilen Stabile versehen, was für das Überleben sinnvoll ist. Ohne dieses Stabile wäre der Zusammenhang folgender: Je größer die Möglichkeit der Anpassung angelegt ist, desto höher wäre die Anfälligkeit des Körpers. Nur das geordnete Zusammenspiel von Stabilität und mobiler Anpassung kann Gesundheit erhalten und damit Krankheit verhindern. Um also eine zu hohe Anfälligkeit zu vermeiden, werden quasi interne Abstimmungsblöcke zum Erhalt einer relativen Kontinuität gebildet, die trotz einer hohen Dynamik für eine relative Stabilität sorgen – daher mobiles Stabile.

In der Praxis vermittelt uns das fälschlicherweise den Eindruck einer fixierten Systemsituation. Betrachten wir unter dieser Kenntnis den tatsächlichen Wert festgelegter Diagnosen, so reduziert sich dieser auf den einer Ordnungs-, Systematisierungs- und Kommunikationshilfe der Fachleute untereinander. Die Grundthematik des Körpers wird zwar erfasst, aber alle Behandlungsmaßnahmen in der Therapie sind auf die Dynamik des Körpers hin zu erweitern oder gar zu überprüfen.

4.4.1. Die Hirnnerven

Hirnnerven sind quasi die Verbindung des ZNS zur Außenwelt, auch indem sie alle Sinnesorgane mit dem Großhirn verbinden. Diese Außenimpulse werden mit Hilfe des Vegetativums und des Limbischen Systems in der Innenwelt des Körpers bewertet und beantwortet, sodass sie indirekt die Innenwelt mitsteuern. Unter dem Gesichtspunkt der Topografie bezeichnet man den Verlauf aller Nervenfaserbündel, die oberhalb des Rückenmarks das ZNS verlassen, als Hirn- und aus dem Rückenmark entspringend als Spinalnerven. Gemeinsam bilden sie das PNS. Hirnnerven sind paarig angelegt. Ihre Nummerierung durch römische Ziffern erfolgt zur Vereinfachung der komplizierten Nomenklatur in der Reihenfolge ihres Austretens aus dem Schädel von oben nach unten. N. I entstammt dem Großhirn, N. II dem Zwischenhirn (Diencephalon), wodurch beide quasi noch zum Gehirn gehören. Die übrigen zehn Hirnnerven entspringen dem Stammhirn. Im Allgemeinen erlaubt ihre Funktion eine Unterscheidung in sensorische Hirnnerven, betrifft N. I, II, VIII; in überwiegend motorische Hirnnerven, nämlich N. III, IV, VI, XI, XII; andere haben gemischte Funktionen, betrifft N. V., VII, IX, X.

Was bedeutet diese Unterscheidung in der Klinik? Genau genommen wenig, denn die meisten Krankheitsbilder beschreiben Mischformen dieser Qualitäten. Um eine kausale Bewertung und damit Diagnostik vornehmen zu können, sucht man entweder nach dem Anfang einer Störung oder nach der nächsten übergeordneten Instanz, die alle Symptome miteinander verbindet. Meistens münden diese Betrachtungen in der Festlegung auf Schlüsselorgane, die die betroffenen auffälligen Strukturen tatsächlich gemeinsam haben. Aus diesem Grunde stellen wir die Hirnnerven vermehrt unter dem Gesichtspunkt funktioneller Besonderheiten vor.

4.4.2. Besonderheiten der Hirnnerven in Verlauf und Klinik

Zur besseren Übersicht benutzen wir die funktionelle Unterteilung in Hirnnerven mit sensorischer, motorischer und gemischter Funktion.

Zunächst die sensorischen Hirnnerven:

N. olfactorius (I.)
Er entspringt den sensorischen Zellen der Nasenschleimhaut im oberen Teil des Septum nasi. Die Nasenscheidewand wird wegen ihrer Verkrümmungen gerne für rezidivierende Sinusitis verantwortlich gemacht. Deswegen wird hier gerne eine operative Begradigung vorgenommen, um den Fehler zu korrigieren. Befragt man Patienten einige Jahre später, so haben sie sehr häufig, trotz des Eingriffs, dieselbe Problematik zu beklagen. Eine andere Ursache für rezidivierende Sinusitis wird in der Verlegung durch Sekretstau am Hilus maxillaris gesehen, da dieser nicht an der tiefsten Stelle des Sinus maxillaris liegt. Daher beantwortet man diese Problematik bei mechanistischer Denkweise folgerichtig mit einer Fensterung. Natürlich führen solche chirurgischen Eingriffe auch zu Entlastungen, aber da sie die Strukturen gleichzeitig traumatisieren, ist unter dem Aspekt der Ganzheitsmedizin genau abzuwägen, ob der Eingriff zwingend notwenig ist und, wenn ja, wie man ihn so vor- und nachbereitet, das dauerhafter Erfolg zu erwarten ist. Eine der meist unbeachteten Folgen jeder Traumatisierung im Bereich des Nervensystems ist die kurzfristige Freisetzung von Toxinen, insbesondere Schwermetallen, die dort gelagert sind. Da der Nerv als Netzwerk durch die Schleimhaut tritt und einerseits jeder seiner Äste eine gewebige Verbindung mit der Pia mater eingeht, andererseits von den subarachnoidalen Strukturen in seinem Ursprung umschlossen wird, wirken hier ganz sicher gewaltige mechanische Kräfte auf ihn ein. Die Funktion der Hirnhäute und ihre Elastizität sind also auch abhängig vom Zustand der Nasenschleimhaut, und umgekehrt ist die Nasenschleimhaut auch abhängig von ihnen. Eine mögliche Ursache bei Sinusitis oder Rhinitis könnte also auch in diesen Bereichen liegen. Noch komplexer sind die Aus- und Einwirkungen dieses Nerven durch seine Verbindung mit dem Gehirn. Sie erfolgt durch seinen Verlauf zum Hippocampus und zum Boden der lateralen Ventrikel.

Diese Verbindungen zur cerebrospinalen Flüssigkeit und zum Gehirn werden bezüglich nasaler Frakturen differentialdiagnostisch genutzt. Bricht die Nase im Bereich der Lamina cribrosa des Os ethmoidale (Siebplatte des Siebbeins), schwappt Liquor in die Nasenhöhle. Gleichzeitig ist aber auch die Dura mater betroffen, denn sie hat ihren Ursprung an der Crista galli des Os ethmoideum und teilt die Lamina cribrosa in zwei Teile. Klugerweise ist die Nase zum Teil knorpelig aufgebaut, was ihre Verletzungsanfälligkeit drastisch reduziert. Anosmie, Allergie, Rhinitis und Sinusitis können also neben entzündlichen auch von diversen toxischen und mechanischen Faktoren abhängig sein.

Die sensorischen Nerven:

N. opticus (II.)

Der Nervus opticus taucht aus den Ganglien der Retina auf. Er verzweigt sich im Auge und ist am Canalis opticus mit der Dura mater verbunden. Das heißt, im Sphenoid sind das Chiasma opticum (Sehnervkreuzung) und der Sella turcica (Türkensattel) mit der darauf reitenden Hypophyse eng benachbart, wodurch sich auch diese Strukturen gegenseitig beeinflussen. Zudem hat er durch seine seitlichen Endäste Berührung mit der A. carotis interna, was ihn natürlich auch schnell auf Änderungen der Durchblutungssituation des gesamten Körpers reagieren lässt. Der weite Weg durch unterschiedliche Strukturen hindurch fordert vom N. opticus eine hohe Flexibilität, denn er muss jeder Bewegung der Augen folgen. Es grenzt an eine Tortur der Struktur, wenn wir allein die Aktivität der Augen bedenken. Da sie funktionell mit den Halsmuskeln zusammenarbeiten, erweitert sich das System, das mit diesem Hirnnerv zusammenwirkt, erheblich. Aufgrund seiner Entstehung ist dieser Nerv als Divertikel des Gehirns zu verstehen, was durch die Tatsache erhärtet wird, dass er vollständig von den Meningen eingehüllt ist. Natürlich lässt die Verbindung mit dem Sinus rectus, dem Sinus sagittalis superior und der Falx cerebri zusätzliche Rückschlüsse zu, die sich aus der Funktion der Gefäße erschließen.

N. vestibulocochlearis (VIII.)

Dieser Nerv wird in Teil B, Kapitel 4.6. behandelt. Topographisch interessant ist seine Verbindung zum Pons, der Faserbahnen und Hirnkerne enthält und damit mit dem Verkehrsknotenpunkt des Gehirns in direktem Kontakt steht. Das gibt ihm neben der sinnlichen Qualität auch eine seismografisch genaue Fähigkeit, Störungen durch Schwindel anzuzeigen. Für die Klinik wäre das eine gute Erklärung bei so genanntem unklaren Schwindel.

Kommen wir zu den motorischen Hirnnerven:

N. occulomotorius (III.)

Er innerviert nahezu alle Bewegungen des Augapfels und umrundet den Aquaeductus cerebri, auch Aquaeductus Sylvii genannt, der den dritten und vierten Ventrikel im Gehirn miteinander verbindet. Er liegt im subarachnoidalen Raum, berührt die Pia mater, verläuft bis zum Tentorium cerebelli, durchbricht die Dura mater und berührt mit einigen Fasern den

Pons. Interessanterweise verfügt er über einen eigenen, völlig unabhängigen Durakanal. Über seine sympathischen Fasern hat er Verbindungen mit dem Sinus cavernosus und die Pars ophthalmicus des N. trigeminus. Da er in die Orbita mündet, wirken äußere Einflüsse auf das Auge ebenso auf den N. occulomotorius wie auch der Zustand der Zerebralgefäße oder Irritationen gelenkartiger Strukturen in Kiefer und Halswirbelsäule. Das heißt auch, dass die mechanischen Belastungen der gesamten Wirbelsäule, insbesondere der Kopfgelenke, einen Effekt auf diesen Hirnnerv haben.

N. trochlearis (IV.)
Er innerviert den M. obliquus superior, also die Augenmuskeln, die der N. occulomotorius nicht übernimmt. Diese Muskeln verhindern das unkontrollierte Rollen der Augäpfel. Diese Funktion ist so wichtig, dass ein Hirnnerv vollständig dafür verantwortlich ist. Auch er durchbricht die Dura mater und berührt den Pons.

Diese beiden Hirnnerven machen deutlich, wie eng jede Funktion mit dem Ablauf des Gesamtsystems verzahnt ist.

N. abducens (VI.)
Auch dieser Nerv ist für die Koordination der Augenbewegungen verantwortlich, indem er den M. rectus lateralis versorgt. Für ihn ist die Verbindung zum Sinus cavernosus wesentlich. Im ganzheitlichen Sinne kann er bei einer energetischen Messung als Indikator für Toxinbelastung auffällig sein oder auf dauerhafte diskrete mechanische Beanspruchung hinweisen.

N. accessorius (XI.)
Dieser Nerv hat zwei Wurzeln, eine craniale und eine spinale. Über die craniale Wurzel gibt es eine direkte Verbindung ins Vegetativum zum N. vagus, weil sie einen gemeinsamen Ursprung in ihren Kernen haben. Die spinale Wurzel ist sowohl sensorisch als auch motorisch und autonom wirksam. Alle drei reichen bis zum fünften/sechsten Zervikalnerv. Die Bedeutung für Wirbelblockaden erschließt sich aus sich selbst in der entsprechenden Etage, aber auch in der Kompensation alter Verletzungen am Steißbein oder an den unteren Wirbelsäulenabschnitten. Das bedeutet, dass auch zahnärztliche Behandlungen hier deutlichen Stress verursachen können. Hieraus erklären sich Vagotonien bei und nach Zahnarztbesuchen, die folglich nicht ausschließlich psychogenen Charakter haben. Der N. accessorius spielt zudem bezüglich seiner Innervation des M. sternocleidomastoideus bei Torticollis eine Rolle. Insbesondere bei der kongenitalen Form sollte man an die mechanischen Zusammenhänge in der Behandlung denken.

N. hypoglossus (XII.)
Er versorgt motorisch die Zunge, die ihrerseits der größte Muskel im oberen Körperbereich ist. Seine Fasern entspringen aus der Substantia grisea über die gesamte Länge der Medulla oblongata. Parallel mit dem N. vagus verläuft er über den Zervicalbereich mit seinen kaudalen Fasern bis hin zur V. jugularis. In seiner Nähe zum N. vagus wagt er sich weit

hinaus und berührt mit seiner anatomischen Besonderheit, einer spiralig verlaufenden Kurve um den N. vagus herum, nicht nur den Vagus, sondern er wird auch zu einem weiteren verbindenden Element mit dem Vegetativum. Die Symptome des mühsamen Sprechens und Schluckens im Rahmen vegetativer Dysfunktionen sind mit der Diagnose Depression zumindest unzureichend erfasst.

Saugprobleme von Säuglingen haben relativ häufig etwas mit einer Komprimierung der entsprechenden knöchernen Strukturen des Schädels bei der Geburt zu tun. Das betrifft insbesondere die lateralen Condylen des Os occipitale, das ja bei der Geburt noch vierteilig und damit frei beweglich ist.

Zu den Hirnnerven mit gemischter Funktion gehört neben dem N. trigeminus (V.), dem N. facialis (VII.) und dem N. vagus (X.), die im Teil B, Kapitel 4.6. und 4.7. näher beschrieben sind, auch der **N. glossopharyngeus (IX.).**

Über ihn werden einige Zungenmuskeln und die Kehlkopfmuskulatur innerviert.

Er durchläuft die Medulla oblongata und verlässt den Schädel durch das Foramen jugulare. Jeder Sänger kennt die Auswirkungen von Nackenverspannungen auf den Kehlkopf. Diese betreffen nicht nur die Motorik, sondern auch den Zustand der mukösen Strukturen dieses Gebietes. In der Behandlung wäre ein Einwirken in diesen Bereich hinein über das Segment C2, das Os hyoideum und den Zungengrund viel sinnvoller, als hilfsweise die Psyche oder entzündliche Ursachen als Erklärung zu bemühen.

Eine vollständige Übersicht zu den Hirnnerven, ihren Kernen und ihren Funktionen findet sich in Tabelle B 4.6.

4.4.3. Übersicht der Hirnnerven und Hirnnervenkerne

Tabelle B 4.6

Lage	Nr. des Hirnnerven	Lateinischer Name	Faserart	Funktion/Besonderheiten	Hirnnervenkern / *(funktionelle Faserqualität)*/ Afferenzen (A) und Efferenzen (E)
Telencephalon	N.I	N. olfactorius	rein sensorisch	• Übermittlung von Geruchsempfindungen; Rezeptoren in Mucosa nasalis→Bulbus olfactorius→ Riechhirn	
Diencephalon	N.II	N. opticus	rein sensorisch	• Übermittlung von Sehempfindungen: beginnt in Retina, kreuzt teilweise im Chiasma opticum; nach Umschaltung: Umleitung der Signale zu Area striata im Telencephalon	
Mesencephalon	N.III	N. oculomotorius	vorwiegend motorisch mit parasympatischen Anteilen	• Versorgung von M. levator palpebrae superioris und den vier äußeren Augenmuskeln	**Ncl. n. oculomotorii** (*somatomotorisch*) **A:** aus horizontalen/vertikalen Blickzentren und Ncl. n. abducentis **E:** N. III zu äußeren Augenmuskeln und M. levator palpebrae superioris **Ncl. accessorius n. oculomotorii** (*allgemein-viszeromotorisch*) **A:** aus Area pretectalis und Colliculi superiores **E:** N. III zu inneren (glatten) Augenmuskeln
Mesencephalon	N.IV	N. trochlearis	motorisch	• Innervation des oberen schrägen Augenmuskels	**Ncl. n. trochlearis** (*somatomotorisch*) **A:** aus horizontalen/vertikalen Blickzentren **E:** N. IV zu M. obliquus sup.
Pons	N.V	N. trigeminus: • Ast V_1: N. ophthalmicus • Ast V_2: N. Maxillaris • Ast V_3: N. mandibularis	je nach Ast: • V_1 sensibel • V_2 sensibel • V_3 sensibel u. motorisch	nach Austritt aus Cavum cranii Teilung in 3 große Äste: • V_1 versorgt Orbita und Regio frontalis • V_2 versorgt Gesichtshaut unterhalb der Orbita, Mucosa nasalis, Labium oris u. Zähne des Oberkiefers • V_3 versorgt Unterkieferbereich (Unterlippe, Zahnfleisch, Zähne) sensibel und Mm. masticatorii motorisch	**Ncl. motorius n. trigemini** (*speziell viszeromotorisch*) **A:** kortikonukleäre Fasern vom Motokortex **E:** N. V3 zu Mm. masticatorii **Ncl. mesencephalicus n. trigemini** (*allgemein-somatosensibel*) **A:** N. V3 (propriozeptive Fasern aus Kauapparat) **E:** Fasern zum Ncl. motorius n. trigemini **Ncl. principalis n. trigemini** (*allgemein-somatosensibel*) **A:** Nn. V1-3 (epikritisch-sensible Fasern aus Caputregion) **E:** Lemniscus trigeminalis zum Thalamus **Ncl. spinalis n. trigemini** (*allgemein-somatosensibel*) **A:** Nn. V1-3, IX, X (protopathisch-sensible Fasern aus Capusregion und Pharynx **E:** zum Thalamus
Pons	N.VI	N. abducens	motorisch	• Versorgung des äußeren geraden Augenmuskels	**Ncl. n. abducentis** (*somatomotorisch*) **A:** aus horizontalen Blickzentren **E:** N. VI zu M. rectus lat.
Pons	N.VII	N. facialis	gemischt	• motorische Fasern versorgen mimische Muskulatur • parasympatische Fasern ziehen zu Glandula lacrimalis, Glandula submandibularis und Glandula sublingualis • sensorische Fasern leiten Geschmacksempfindungen von Rezeptoren (in den vorderen zwei Dritteln) der Lingua zum Truncus cerebri, von dort Übermittlung an Cortex cerebri	**Ncl. n. facialis** (*speziell viszeromotorisch*) **A:** kortikonukleäre Fasern vom Motokortex **E:** N. VII zur mimischen Muskulatur **Ncl. salvatorius superior** (*allgemein-viszeromotorisch)* **A:** Fasciculus longitudinalis post. aus Hypothalamus **E:** N. VII zu Glandula lacrimalis, Glandula salivatoria und mukösen Drüsen **Ncll. tractus solitarii** (*speziell- und allgemein-viszerosensibel)* **A:** Nn. VII, IX, X aus Lingua und Brust-/ Baucheingeweiden **E:** zum Thalamus und zu vegetativen Zellen des Truncus cerebri

Tabelle B 4.6

Lage	Nr. des Hirn-nerven	Lateinischer Name	Faserart	Funktion/Besonderheiten	Hirnnervenkern / *(funktionelle Faserqualität)*/ Afferenzen (A) und Efferenzen (E)
Medulla oblongata	N.VIII	N. vestibulo-cochlearis	rein sensorisch	• Leitung von Erregungen von Vestibularorgan und Cochlea zum Thalamus, von dort Übermittlung an Cortex cerebri u. weitere Hirngebiete	**Ncll. Cochleares** *(speziell-somatosensibel)* **A**: N. VIII aus Cochlea des Innenohrs **E**: zentrale Hörbahn (Corpus trapezoideum, Lemniscus lat.) **Ncll. vestibulares** (*speziell-somatosensibel*) **A**: N. VIII aus statischen Organen des Auris interna **E**: zu Thalamus, Cerebellum, Augenmuskelkernen, Medulla spinalis
Medulla oblongata	N.IX	N. glossopha-ryngeus	gemischt	• parasympathische Fasern ziehen zur Glandula parotidea • motorische Fasern versorgen Pharynxmuskulatur • sensible Fasern innervieren Rachenschleimhaut u. übermitteln Geschmacksempfindungen aus hinterem Linguadrittel	**Ncl. ambiguus** (*speziell-viszeromotorisch*) **A**: kortikonukleäre Fasern vom Motokortex **E**: Nn. IX und X zur Pharynx- und Mm. Laryngis **Ncl. salvatorius inferior** (*allgemein-viszeromotorisch*) **A**: Fasciculus longitudinalis post. aus Hypothalamus **E**: N. IX zur Glandula parotis **Ncll. tractus solitarii** (*speziell- und allgemein-viszerosensibel*) **A**: Nn. VII, IX, X aus Lingua und Brust-/Baucheingeweiden **E**: zum Thalamus und zu vegetativen Zellen des Truncus cerebri **Ncl. spinalis n. trigemini** (*allgemein-somatosensibel*) **A**: Nn. V1-3, IX, X (protopathisch-sensible Fasern aus Capusregion und Pharynx **E**: zum Thalamus
Medulla oblongata	N.X	N. vagus	gemischt: überwiegend parasympatisch, wenige sensible und motorische Fasern	• innerviert Organe des Halses und die Brust- und Baucheingeweide • motorische u. sensible Versorgung des N. laryngeus recurrens • Leitung sensibler Impulse zum ZNS und efferenter Impulse zu inneren Organen; Kontrahent bei Innervation innerer Organe: Sympathicus	**Ncl. ambiguus** (*speziell viszeromotorisch*) **A**: kortikonukleäre Fasern vom Motokortex **E**: Nn. IX und X zur Pharynx- und Mm. laryngis **Ncl. dorsalis n. vagi** (*allgemein-viszeromotorisch*) **A**: aus Ncl. solitarius und Hypothalamus **E**: N. X zu Brust- und Baucheingeweiden **Ncll. tractus solitarii** (*speziell- und allgemein-viszerosensibel*) **A**: Nn. VII, IX, X aus Lingua und Brust-/Baucheingeweiden **E**: zum Thalamus und zu vegetativen Zellen des Truncus cerebri **Ncl. spinalis n. trigemini** (*allgemein-somatosensibel*) **A**: Nn. V1-3, IX, X (protopathisch-sensible Fasern aus Caputregion und Pharynx **E**: zum Thalamus
Medulla oblongata	N.XI	N. accessorius	motorisch	• Innervation der Muskeln des Halses	**Ncl. n. accessorii** (*speziell viszeromotorisch*) **A**: kortikonukleäre Fasern vom Motokortex **E**: N. XI zu Mm. sternocleidomastoideus und trapezius
Medulla oblongata	N.XII	N. hypoglossus	überwiegend motorisch	• Versorgung der Muskulatur der Lingua	**Ncl. n. hypoglossi** (*somatomotorisch*) **A**: kortikonukleäre Fasern vom Motokortex **E**: N. XIII zu Muskulatur der Lingua

4.4.4. Die Spinalnerven

Während die Hirnnerven (zwölf Paare) den Kopf motorisch und sensibel versorgen, übernehmen die Spinalnerven (31 Paare) die Versorgung des restlichen Körpers. Nach ihrem Austritt aus dem Rückenmark unterscheidet man die Spinalnerven nach topografischen Gesichtpunkten in vier Teile:

1. zervikale Spinalnerven, deren Ursprungsgebiet sich von C1 bis C8 verteilt
2. thorakale Spinalnerven; sie entspringen den Wirbelsegmenten TH1 bis TH12
3. lumbale Spinalnerven, deren Ursprungsgebiet von L1 bis L5 reicht
4. sakrale Spinalnerven mit dem Ursprungsgebiet S1 bis S5

Dazu vereinigen sich die motorischen Vorderwurzeln und die sensiblen Hinterwurzeln des Rückenmarks zu Spinalnerven. Diese treten in segmentaler Anordnung durch das entsprechende Foramen intervertebrale aus dem Rückenmark aus und teilen sich unmittelbar danach in einen ventralen (vorderen) und dorsalen (hinteren) Ast. Diese nennt man auch Ramus anterior und posterior. Ausschließlich der Ramus anterior beteiligt sich an der Bildung von Plexus und versorgt damit Hals und Extremitäten.

Ohne Plexusbildung versorgt er über die Nn. intercostales die lateroventrale Rumpfwand. Der Ramus posterior verzweigt sich erneut in einen medialen und einen lateralen Ast und innerviert so die autochthone Rückenmuskulatur. Sie ermöglicht Lateroflexion (Seitneigung), Flexion (Beugung), Extension (Streckung) und Rotation (Drehung) der Wirbelsäule. Sind also Nn. intercostales causal betroffen, kann es müßig sein, allein nach Blockaden als Ursache einer anhaltenden, scheinbar therapieresistenten Bewegungseinschränkung zu suchen.

Allgemein verzweigen sich die Spinalnerven im Brustbereich nicht besonders, während sie im Cervical- und Lumbalbereich nahezu unübersichtliche Plexus (Geflechte) bilden. Das bedeutet, dass mehr periphere Nerven aus einem Plexus austreten, als Spinalnerven eingetreten sind. Den peripheren Nerven schreibt man eigene Versorgungsgebiete zu, die nicht mit den Segmenten identisch sind. Deswegen unterscheidet man diagnostisch zwischen segmentaler und peripherer Innervation.

Anhand eines Beispiels lässt sich dieses Prinzip gut veranschaulichen: Bei einem Sensibilitätsverlust oberhalb des Knies bis in den medialen Bereich des Unterschenkels, bei gleichzeitiger Empfindlichkeit im oberen Bereich des vorderen Oberschenkels, entspricht das einer segmentalen Störung von L4. Das ist so, weil sich die Empfindungsstörung über das Versorgungsgebiet des N. femoralis hinaus erstreckt und andere Teile dieses Nerven (L2 und L3) nicht betroffen sind. Bei einer klassischen peripheren Innervationsstörung des N. femoralis würden der gesamte vordere Oberschenkel und der mediale Unterschenkel betroffen sein.

Das kann man für alle Spinalnerven so auswerten. Die Zusammenfassung dieser Strukturen ist in der Liste 4.4.5. abgebildet.

4.4.5. Die Kennmuskeln

Unter Kennmuskeln versteht man die Muskeln, anhand derer man Läsionen der Spinalnerven diagnostisch differenzieren kann.

Tabelle B 4.7

Kennmuskel	Segment(e)
Kleinfingerballenmuskeln	C8
M. biceps brachii	(C5-) C6
M. brachioradialis	(C5-) C6
M. deltoideus	C5
M. extensor hallucis longus	L5
M. interossei	C8
Mm. vasti medialis et lateralis (M. quadriceps femoris)	(L3-) L4
M. pronator teres	C7
M. tibialis posterior	L5
M. triceps anterior	L4
M. triceps brachii	C7
M. triceps surae	S1(-S2)

4.4.6. Übersicht der Spinalnerven und Plexus

Tabelle B 4.8

Ursprung im Rückenmark	Plexus	Peripherer Nerv	Funktion
C1-C4	Plexus cervicalis	N. phrenicus	• Muskeln und Haut im Hals- und Schulterbereich • Diaphragma
C5-Th1	Plexus brachialis	N. radialis N. ulnaris N. medianus	• Extensoren des Ober- und Unterarms, Haut der Ober- und Unterarmstreckseite sowie der Finger 1-4 und eines Teils des Handrückens • Flexoren des Unterarms, Handmuskeln, Haut des Ring- und Kleinfingers und des Handrückens • Flexoren des Unterarms und Daumens, Hautbezirke der Finger
L1-L4	Plexus lumbalis	N. femoralis	• Muskeln und Haut der unteren Bauchwand und der äußeren Geschlechtsorgane • Haut der Oberschenkelaußen- und Unterschenkelinnenseite • Extensoren des Oberschenkels, Haut der vorderen und medialen Oberschenkelseite
L4-S3	Plexus sacralis	Tibialisanteil und N. tibialis aus dem N. ischiadicus	• Gesäßmuskeln • Haut der Gesäß- und Dammregion und der Oberschenkelrückfläche • Flexoren des Ober- und Unterschenkels, der Füße und der Zehen, Haut der Unterschenkelrückfläche und der Fußsohle • Extensoren des Unterschenkels, Fußrückenmuskeln, Haut der Unterschenkelaußenseite und des Fußrückens
S3-S5	Plexus pudendus		• Beckeneingeweide, Damm, äußere Geschlechtsorgane

Häufig fasst man die lumbalen Spinalnerven mit den sakralen Spinalnerven unter dem Begriff lumbosakrale Spinalnerven zusammen. Die sich den Sakralnerven anschließenden Kokzygealnerven erwähnt man nur der Vollständigkeit halber und gesteht ihnen eigenartigerweise funktionell keine große Bedeutung zu. Die Empirik zeigt gerade in der verbleibenden Nachhaltigkeit von Beschwerden nach abgeheilten Verletzungen in dem entsprechenden Innervationsgebiet, dass die übliche Sicht unzureichend ist. Nimmt man die Berichte der Patienten ernst, liegt auch bei diesen Strukturen die Vermutung nahe, dass dort traumatische Erinnerungen gespeichert werden können. Die funktionelle Betrachtung anhand der topographischen und morphologischen Aspekte ist unzureichend, da sie die Gegebenheiten der Realität des Körpers mit ihren fließenden Übergängen ignoriert. Darauf gehen wir im Kapitel über die funktionelle Mechanik des Körpers genauer ein.

4.5. Die Medulla spinalis – die große Autobahn?

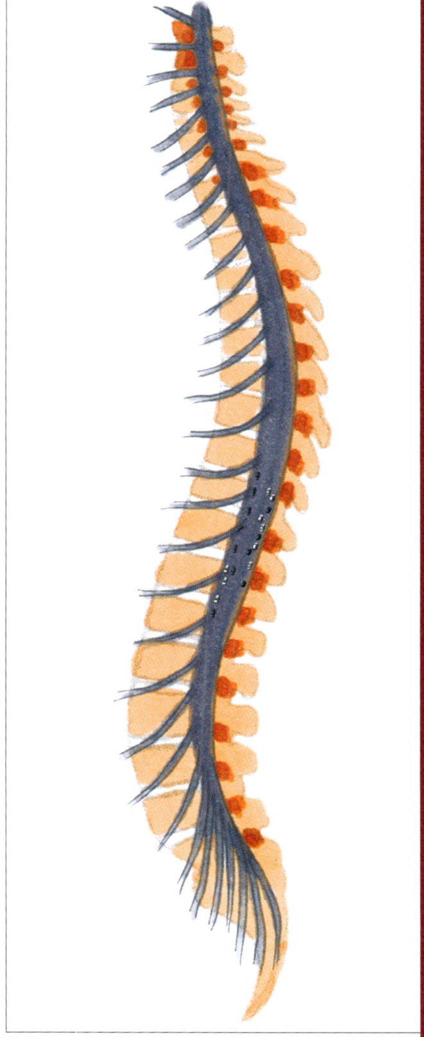

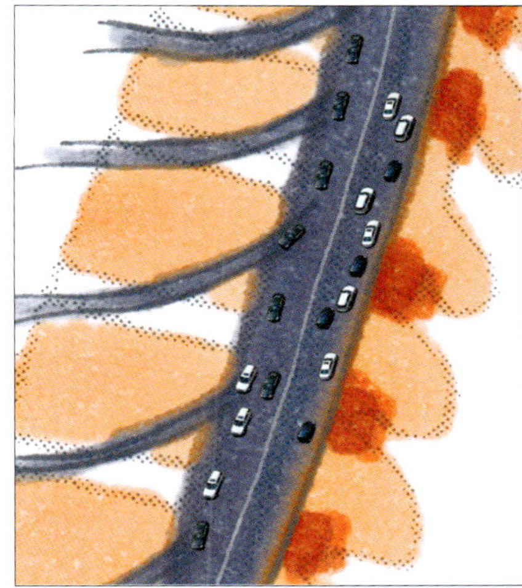

Abb. B 4.16 Medulla spinalis – die große Autobahn

Das Rückenmark ist einerseits ein mächtiger Leitungsstrang, aber andererseits durch seinen inneren Aufbau auch eine entscheidende Schaltstelle. Daher ist es besonders auf Effizienz angewiesen. Über die Substantia grisea (graue Substanz) werden die so genannten Rückenmarksreflexe geschaltet, die einsetzen, sobald sofortige motorische Reaktionen erforderlich sind.

In einer Querschnittdarstellung des Rückenmarks erscheint im Zentrum diese graue Substanz in Form eines Schmetterlings, der Fasersysteme enthält, die Substantia alba (weiße Substanz) heißen. Die weiße Substanz teilt sich in zwei Hälften, die selbst wiederum, bedingt durch den Austritt der Spinalnerven, in drei Funiculi (lat.: Stränge) unterteilt werden. Topografisch unterteilt man sie in Vorder-, Seiten- und Hinterstrang. Jeder Strang enthält nach den Signalrichtungen auf- oder absteigende Bahnen. Alle Bahnen, die zu denselben Orten leiten, werden in Bündeln (lat: Tractus) zusammengefasst.

Die afferenten Bahnen im Rückenmark haben überwiegend eine sensible Funktion. Über sie erhält das Gehirn Informationen über die Rezeptoren von Haut, Muskeln, Sehnen und Gelenken. Die übermittelten Qualitäten sind primär Druck, Schmerz und Temperatur. Über die hintere Wurzel der Spinalnerven gelangen Informationen der Außenwelt zum Rückenmark. Von dort gibt es drei verschiedene Leitungswege:

1. Der Eigenapparat endet mit seinen Fasern in demselben oder im benachbarten Segment. Von hier aus kommt es sofort zu einem Output, indem auf ein weiterführendes motorisches Neuron umgeschaltet wird, ohne die Information zum Gehirn vordringen zu lassen. Diese Kurzschaltung nennt man Reflex.
2. Die Hinterstrangbahnen bestehen aus Axonen von Spinalganglien. Sie ziehen zur Medulla oblongata. Dort kreuzen die Fasern auf die Gegenseite, werden so auf ein zweites sensibles Neuron weitergeschaltet und liefern dann ihre Information an den Thalamus, der sie an verschiedene Hirnzentren sendet. So können an die übergeordneten Hirnzentren Informationen kommuniziert werden.
3. Die Vorderseitenstrangbahn verbindet die Information direkt mit dem Neuron des sensiblen Hinterhorns. Noch auf dieser Ebene kreuzen die zugehörigen Axone zur Gegenseite und steigen dann zum Thalamus auf.

Die absteigenden Rückenmarksbahnen werden in zwei große Systeme unterschieden, den Tractus pyramidalis (Pyramidenbahn) und den Tractus extrapyramidalis (Extrapyramidalbahn). Beide werden auf das motorische Vorderhorn umgeschaltet, dessen Fasern über die Spinalnerven und deren Verästelungen zu den Skelettmuskeln gelangen.

In diesem Bereich werden motorische und sensible Informationen empfangen und beantwortet.

Dabei übernimmt der Tractus pyramidalis die Steuerung der Willkürmotorik. Das erklärt sich aus einem Ursprung im motorischen Cortex. Die Namensgebung erklärt sich aus der pyramidenähnlichen Perikarya. Alle Anteile der Pyramidenbahn ziehen aus dem Telencephalon in Hirnstamm und Medulla spinalis. Im Hirnstamm, bestehend aus Medulla oblongata und Pons, ziehen die Informationen weiter zu den motorischen Hirnnervenkernen.

Per Definition versteht man unter Hirnnervenkernen die primären Projektionsorte der sensiblen Hirnnerven und die Ursprungsorte der motorischen Hirnnerven. Daher sind sie in voller Funktion erst verständlich, wenn sie zusammen mit den Hirnnerven betrachtet werden. Nur wenn der Input der Hirnnerven vollständig verarbeitet und abgestimmt ist, erscheinen Schaltungen in der Pyramiden- und Extrapyramidalbahn folgerichtig in letzter Konsequenz. Das heißt, beide Systeme wirken permanent aufeinander ein. Therapeutisch bedeutet dies, dass eine Toxinbelastung, die sich an den Hirnnerven zeigt, durchaus auf das Pyramidensystem einwirkt.

Ein besonderer Schwerpunkt des Interesses befindet sich in der unteren Medulla oblongata, der Pyramidenbahnkreuzung, in der etwa 80 Prozent der Fasern zur Gegenseite kreuzen. Die restlichen 20 Prozent ziehen ungekreuzt nach caudal weiter in die Medulla spinalis. Im Bereich der Capsula interna lagern sich die Faserzüge des Tractus extrapyramidalis an. Auch die Extrapyramidalbahn wird über die Stammganglien geordnet.

Die größte Anhäufung von Basalganglien finden wir im Corpus striatum. Hier werden vor allem die unbewusst ablaufenden motorischen Abläufe geschaltet. Die Aufteilung der Zuständigkeit zwischen willkürlicher und unwillkürlicher Motorik ist zwar seit langem gültig, aber mit Sicherheit unzureichend. In der Realität werden alle motorischen Prozesse über beide Strukturen ökonomisiert.

Auch wenn wir Bewegungsautomatismen für Gehen, Stehen und Laufen entwickeln, eine volle Tasse hingegen sehr bewusst zum Mund führen, gibt es bei nahezu jeder Bewegung eine Mischung zwischen unwillkürlicher (also automatischer) und willkürlicher (also geplanter) Durchführung.

Das heißt: Pyramidenbahn und Extrapyramidalbahn arbeiten zusammen. Auf diese Weise greift beispielsweise der Tractus extrapyramidalis in die Willkürmotorik ein. Dabei modifiziert er bewusste Motorik, indem er den Muskeltonus zusammen mit dem vegetativen Nervensystem steuert. Die extrapyramidalen Kerngebiete arbeiten hingegen mit der Großhirnrinde, dem Cerebellum, den Augen sowie mit dem Gleichgewichtssinn und der Pyramidenbahn zusammen. Sie kreuzt im unteren Hirnstammbereich, sodass Verletzungen oberhalb der Kreuzung sich auf der gegenüberliegenden Körperseite auswirken.

Die Steuerung über die Hirnkerne schafft zusätzlich Verbindungen zu ZNS und VNS. Um das feine Zusammenspiel aller nervalen Strukturen funktionell zu erfassen, kann man es sich nicht leisten, alle Bereiche getrennt zu betrachten, sondern muss, wie der Körper auch, auf allen Ebenen gleichzeitig beobachten und schalten.

Die nachfolgende Tabelle soll die Verbindung zwischen den Hirnkerngebieten, ihren Rezeptoren und der Art der Motorik veranschaulichen.

4.5.1. Übersicht der Hirnkerngebiete, deren Rezeptoren und Art der Motorik

Tabelle B 4.9

Funktionelle Systeme	Übergeordnete Kerngebiete des NS	Rezeptoren	Art der Motorik
1. Basales, spinales Grundsystem	Rückenmark (Einzelsegment)	Muskelspindeln, Sehnenspindeln	monosynaptische Eigenreflexe, bevorzugt Streckreflexe, Muskellängen- und Spannungskontrolle
2. Spinale, senso-motorische Systeme	Rückenmark (mehrere Segmente)	Muskel- und Haut-sinnesorgane	Zweckbezogene Einzelbewegungen, Fremdreflexe, bevorzugt Beugereflexe
3. Kleinhirn- und Hirnstammsysteme	Nucleus ruber, Formatio reticularis, Oliva inf., Cerebellum	Haut- und Muskel-rezeptoren, zusätzl. Labyrinthorgan, Auge, Ohr	Harmonisierung der Willkürmotorik, Gleichgewichts- und Tonusregulationen
4. Subkortikale Systeme	Striatum, Pallidum, Nucl. subthalamicus, Thalamus (zus. mit Cortex)	indirekt alle Sinnesorgane	Organisation und Kontrolle der Willkürlichkeit, komplexe, automatisierte und erlernte Bewegungsformen, Haltungskontrolle
5. Kortikale (pyramidale) Systeme	Cortex (primär Gyrus prae- u. postcentralis)	alle Sinnessysteme, bes. visuelles und auditives System	bewusste Willkürmotorik, Zielmotorik, bes. für Hand und Fuß

Nur ein funktionierendes Zusammenspiel kann dazu beitragen, dass die Steuerung des Körpers durch das Nervensystem gelingt. Manche neurologischen Krankheitserscheinungen lassen sich anhand der Klinik auch topografisch gut zuordnen. Allerdings müssen wir bedenken, dass sich die entsprechenden Ausfallerscheinungen in der Regel erst im Finalstadium der Störung zeigen.

Das bedeutet in der Ganzheitsmedizin, dass energetische Messungen entsprechender Strukturen durchaus als Warnhinweise interpretiert werden dürfen. Die Erfahrung zeigt, dass nur sehr wenige energetische Messverfahren diese Hinweise erfassen. Das liegt sicherlich auch daran, dass die Betonung der Interpretation auf bekannte Indikationen gelegt wird. Dieses Vorgehen entspricht sicher der Bedürfnislage der Anwender, vernachlässigt aber in der Regel die Realität der Dynamik des Körpers.

In der folgenden Übersicht sind die Bahnen des Rückenmarks mit Funktionen und Besonderheiten zusammengefasst.

4.5.2. Übersicht der auf- und absteigenden Rückenmarksbahnen mit Funktion und Klinik

Tabelle B 4.10

Pyramidenbahn	Funktion/Qualität	Besonderheiten
Tractus spinobulbaris *aufsteigende Bahn im Hinterstrang*	leitet die epikritische Sensibilität	bei Ausfall: Verlust feiner Berührungsempfindungen auf ipsilateraler Seite
Fasciculus gracilis	leitet extero- und propriozeptive Impulse aus unterer Rumpfhälfte und den Beinen zum Gehirn	
Fasciculus cuneatus	leitet extero- und propriozeptive Impulse aus beiden Rumpfhälften und den Armen zum Gehirn	
Tractus spinothalamicus lateralis *aufsteigende Bahn im Seitenstrang*	leitet protopathische Sensibilität aus Haut und Eingeweiden zum Gehirn	bei Ausfall: auf kontralateraler Seite entfallen Schmerz- und Temperaturempfindungen
Tractus spinocerebellaris anterior (ventralis) *aufsteigende Bahn im Seitenstrang*	dient Tiefensensibilität, leitet exterozeptive u. propriozeptive Impulse	
Tractus spinocerebellaris posterior (dorsalis) *aufsteigende Bahn im Seitenstrang*	wie Tractus spinocerebellaris anterior	der Tractus spinocerebellaris posterior kreuzt nicht
Tractus spinothalamicus anterior *aufsteigende Bahn im Vorderstrang*	leitet protopathische Sensibilität für Druck- und grobe Berührungsempfindung	
Tractus spinotectalis *aufsteigende Bahn im Vorderstrang*	leitet Schmerz- und Temperaturempfindung	
Tractus spinoolivaris *aufsteigende Bahn im Vorderstrang*	leitet propriozeptive Impulse zum Nucleus olivaris	
Tractus spinoreticularis *aufsteigende Bahn*	leitet dumpfe und chronische Schmerzempfindungen	

Tabelle B 4.10

Extrapyramidale Bahn	Funktion/Qualität	Besonderheiten
Tractus corticospinalis *absteigende Bahn im Seitenstrang*	leitet nervöse Impulse für willkürliche Muskelbewegung an Rückenmark und motorische Kerne der Hinternerven; dämpft Reflexe	bei Schädigung: Lähmung der kontralateralen Muskulatur (→ spastische Lähmung); Babinski-Reflex ist frühzeitig positiv; bei Poliomyelitis werden motorische Vorderhornzellen zerstört
Tractus reticulospinalis	dient unwillkürlicher Atmung	bei Ausfall: schwere Bewegungsstörungen (Lokomotionsstörungen)
Tractus tectospinalis	leitet optische u. akustische Reize für reflektorische Augen- und Kopfbewegungen	
Tractus vestibulospinalis	erhöht über Motoneurone Tonus der Streckermuskeln	
Tractus rubrospinalis	wirkt auf α- und γ-Motoneurone	

Die obige Liste zeigt bezüglich der Klinik quasi den Extremzustand. Da Krankheit langsam entsteht, erfolgt die endgültige Schadensmeldung der Struktur erst am Ende einer langen Reihe von Korrekturbemühungen des Körpers. Würde man diese Strukturen bei einer energetischen Messung vorfinden und unter Beachtung des funktionellen Hintergrundes betrachten, könnten vermutlich viele Krankheiten bereits im Vorfeld gepuffert werden.

4.6. Die fünf Sinne

Um spezielle Informationen über die Umwelt zu bekommen, benötigt der Körper Informationswege von außen nach innen. Da die Sinnesorgane über die peripheren Hirnnerven geschaltet werden, widmen wir ihnen ein gesondertes Kapitel. Damit nicht permanente Überkorrekturen erfolgen, braucht der Körper eine differenzierte Bewertung der eingehenden Informationen. Das heißt, er braucht eine hohe Empfindsamkeit. Früher unterschied man zwischen Sensorik und Sensibilität, heute wird überwiegend letzterer Begriff benutzt. Auch wenn wir Differenzierungen der Strukturen vornehmen können, arbeiten diese in Natura stets gemeinsam, wodurch auch ihre Funktionen miteinander verschmelzen. Unter Sensibilität versteht man die Fähigkeit, auf Reize zu reagieren und/oder bei einer Reizflut stabil zu bleiben. Wenn ein Mensch „alle Fünfe beieinander hat", dann meint der Volksmund landläufig eine gute Funktion des I., II., V., VII. und VIII. Hirnnerven.

Dabei sorgen der N. olfactorius (I.) für das Riechen, der N. opticus (II.) für das Sehen, der N. trigeminus (V.) und der N. facialis (VII.) für das Schmecken.

N. trigeminus (V.)
Der Trigeminus verfügt über eine gemischt sensibel-motorische Funktion. Neben der Innervation der Kaumuskulatur versorgt er das Gesicht, den vorderen Teil des Kopfes, das Kiefergelenk, die Orbita, die Fossa nasalis, die Mundhöhle, die Zähne, das äußere Ohr, das Trommelfell und Teile der Dura mater. Er wird in drei Teile gegliedert. Mit der Pars ophthalmica erfolgt die Innervation rund um das Auge, zum Os ethmoideum und damit zum Ursprung der Falx bis hin zur Wand des Sinus cavernosus weiter zum Sinus rectus und zur Dura mater. Pars maxillaris und mandibularis innervieren den gesamten Kiefer und umliegende Strukturen bis hin zum Os sphenoidale. Auf diese Art und Weise wird deutlich, warum ein gereizter N. trigeminus so vielfältige Symptome zeigen kann. Jeder Zahnschnmerz ist ein Trigeminusschmerz, ebenso können die Nebenhöhlen mit der Nasenschleimhaut oder die Augen betroffen sein. Der Trigeminus ist also am Funktionieren verschiedener Sinne beteiligt.

N. facialis (VII.)
Der N. facialis hat zwei Wurzeln: eine motorische, die auch als der eigentliche Nerv betrachtet wird, und eine sensible Wurzel, die mit der Funktion ihrer autonomen Fasern die Sekretion aus den Ores lacrimales beeinflusst. Zusätzlich verfügt der VII. Hirnnerv über parasympathische Fasern, sodass zusätzliche Einflüsse auf die Nasenschleimhaut, den weichen Gaumen, den Rachenraum, den N. palatinus, den N. pterygopalatinus, die Glandulae submaxillares und sublinguales. Wir sehen an diesem Beispiel, wie die Tätigkeit der verschiedenen Hirnnerven sich überschneidet und ineinander verzahnt ist, bis in andere Körpersysteme hinein, in diesem Fall in das VNS. Sogar die Anforderungen des stomatognathen Systems werden durch diese Nerven mitbeantwortet. Das ist nicht nur ökonomisch, sondern sorgt auch für eine breit gefächerte Feinabstimmung.

N. vestibulocochlearis (VIII.)

Der Fünfte im Bunde, also der fünfte Sinn, ist der N. vestibulocochlearis (VIII.) oder auch N. statoacusticus, wie man ihn nach der alten Nomenklatur bezeichnete. Vestibulum bedeutet Vorhof und Cochlea Schnecke. Der N. vestibularis ist der eigentliche Gleichgewichtsnerv, während der N. cochlearis der eigentliche Hörnerv ist, den man auch N. acusticus nennt. Anhand der verschiedenen Betitelungen ein und desselben Nerven wird die permanent stattfindende Veränderung der Nomenklatur in der Anatomie deutlich. Nicht jedem Fachmann sind alle Begriffe geläufig, und wir bemühen uns in diesem Buch, darauf hinzuweisen. So benutzt man statt der Einzelnervenbezeichnung Nervus in diesem Fall die Beschreibung Radix (Wurzel). Der N. vestibulocochlearis (VIII.) verfügt also über zwei Wurzeln. Mit seiner Radix cochlearis ist er für das Hören zuständig, in der Radix vestibularis erfolgt die Leitung für den Gleichgewichtssinn.

Grundsätzlich werden die afferenten Informationen, also der Input aus den jeweiligen Rezeptorgebieten, vom Innenohr zum Gehirn geleitet. Von dort gibt es einen Output, eine Efferenz, die im N. vestibulocochlearis für eine Feineinstellung des Hörens sorgt. Funktionell ist hier auch verständlich, warum einerseits Höreinschränkungen so gravierende Auswirkungen auf das Gleichgewicht haben müssen, andererseits aber auch ein Gehörloser in der Lage ist, über seinen Körper akustische Schwingungen wahrzunehmen, quasi zu hören. Allein die lokale Nähe der Nervenwurzeln und ihr Verlauf nehmen Einfluss auf ihre Funktionen und Einwirkungen untereinander. Dieses Prinzip, das hier sehr logisch erscheint, werden wir auch in anderen Körpersystemen betrachten, in denen sich diese Zusammenhänge nicht so selbstverständlich erschließen.

Sensibilität im Allgemeinen besteht aus Oberflächen- und Tiefensensibilität. Früher unterteilte man die Oberflächensensibilität in epikritische und protopathische Qualität. Heute spricht man überwiegend von epikritischer Sensibilität und fasst alle Qualitäten zusammen. Das liegt in den Rezeptoren begründet, die sich zwar morphologisch unterscheiden, aber in ihrer Funktion übergreifend sind. Um dem Wissenswandel Rechnung zu tragen, haben wir in die Übersichtstabelle alte und neue Nomenklaturen eingearbeitet. Die epikritsche Sensibilität erfasst mit ihren Rezeptoren die oberflächlichen Informationen von Berührung, Druck, Schmerz und Temperatur. Die Tiefensensibilität, auch propriozeptive Sensibilität genannt, differenziert das Kraft- und Lageempfinden.

Natürlich ist auch diese Unterteilung nur ein Hilfsmodell. Alle sensorischen Qualitäten gemeinsam liefern mit ihren vollständigen Daten die Möglichkeit, die Umwelt nach dem Prinzip der Sensibilität zu bewerten. Die Gratwanderung zwischen einer grundsätzlichen Reizbarkeit bis hin zur Irritabilität über die Rezeptoren der Haut ist lebensnotwendig. Natürlich werden auch diese Rezeptoren durch Toxinbelastungen unter Umständen in ihrer Aktivität verändert. Zusätzlich ist Sensibilität trainierbar, also eine Frage der Erfahrung. Im Rahmen von Kampfausbildungen, zum Teil auch bei Kampfsportarten, wird sogar extrem auf diese Wahrnehmungsfähigkeit geachtet. Eine Person, die mit ihren Händen arbeitet, wird mit diesen eine gewisse Intelligenz entwickeln, die zwar grundsätzlich angelegt ist, aber durch Training verfeinert wird. Das gilt sowohl für den Manualtherapeuten als auch für den Friseur und den Klavierspieler.

Natürlich ist diese Aufzählung willkürlich, doch sie soll zeigen, wie weit verzweigt diese Intelligenz im Alltag zur Anwendung kommt. Das heißt, die individuelle Wahrnehmung von Berührungs-, Druck- und Schmerzreizen bringt auch in der Therapie so manche Herausforderung mit sich. Denken wir an die Erfahrungen mit Schmerzpatienten und deren völlig subjektiver Beschreibung von Intensitäten. Mit der Anwendung subjektiver Schmerzskalen versucht man, diesem Phänomen zu begegnen. Aber was bedeutet es für die Therapie, wenn ein Schmerz subjektiv hoch oder tief ist, und über welche Ebene im Patienten gibt er Auskunft?

Bekanntermaßen kann man sich an Schmerz nicht gewöhnen, obwohl offensichtlich die Schwelle zum Schmerz nicht objektivierbar ist. Der Zustand der Haut hat hiermit sicherlich auch etwas zu tun. Da die Haut unser größtes Organ ist, wird sie auch in verschiedenen anderen systemischen Zusammenhängen als wichtige Struktur in Erscheinung treten. Allerdings kann die Oberflächensensibilität nur begrenzte Erfahrungen erfassen. Daher gibt es das System der Rezeptoren der Tiefensensibilität.

Sie geben Auskunft über die Körperlage, die Geschwindigkeit der Bewegung, Vibration und Muskelspannung. Die so genannten Propriozeptoren stellen die Endorgane der Tiefensensibilität dar. Eine weitere Besonderheit liegt in der Tatsache, dass Reiz- und Erfolgsort in diesem Fall identisch sind. Die Impulse dieser Rezeptoren werden über die sensiblen Bahnen des Rückenmarks weitergeleitet und bilden die Grundlage einer motorischen Reizantwort, also einer Muskelspannung.

Im Zusammenhang mit Sinneswahrnehmungen spielen die inneren Schleifen (Lemnisci) eine verbindende Rolle. Der mediale Lemniscus, bestehend aus dem Fasciculus gracilis und dem Fasciculus cuneatus, zieht zur Medulla oblongata, wird in der Rautengrube auf die Gegenseite des Körpers umgeschaltet und leitet dann über die Medulla oblongata, den Pons, das Mesencephalon bis zum Thalamus sensible Informationen aus dem gesamten Körper unterhalb des Schädels weiter. Der Lemniscus lateralis, ebenso eine afferente Verbindung, ist ein Teil der Hörbahn. Wie allgemein bekannt, haben Hören und sensible Körperinformationen viel miteinander zu tun. Vereinfacht dargestellt ist die Haut auf diese Weise auch ein Hörorgan.

Die folgende Liste stellt deswegen das Sinnessystem unter Berücksichtigung der verschiedenen beteiligten Strukturen als Gesamtüberblick zusammen.

4.6.1. Einteilung und Gliederung der Sinnessysteme

Tabelle B 4.12

Rezeptoren	Hilfs-apparate	Nerven	zugehörige Hirnabschnitte	Funktion	Bewusst-seinsgrad	Lemnisci – Verbindung
Höhere Sinne						
akustisch (Innenohr)	äußeres Ohr, Mittelohr	N. vestibulo-cochlearis (Pars cochlearis)	Lobus temporalis	Hören/Hörbahn	voll bewusst	Lemniscus lateralis *Trapezkörper/ obere Olive*
photosensorisch (Retina – Auge)	Linse, Lid- und Augenmuskel-apparat	N. opticus	Lobus occipitalis	Sehen, sensible Bahn des Kopfes	voll bewusst	Lemniscus trigeminalis *sensible Trigeminus-kerne mit dem Thalamus*
Chemische Sinne						
olfaktorisch (Regio olfactoria nasi)	Nasenhöhle	N. olfactorius	Allocortex	Riechen	weniger bewusst	
gustatorisch (Zunge, Gaumen)	Mundhöhle	N. glossopharyngeus, N. vagus N. intermedius des N. facialis	Rhombencephalon	Schmecken	weniger bewusst	
Niedere Sinne						
Vestibularapparat	Cupula, Statolithen	N. vestibulocochlearis (Pars vestibularis)	Cerebellum	Gleichgewichtsregulation	unbewusst	
epikritisch (eingekapselte und nicht eingekapselte Endorgane)	neurogene Zellen		Lobus parietalis	epikritische Sensibilität (Oberflächensensibilität: Druck, Berührung, Temperatur)	unbewusst	
protopathisch (freie Nervenenden)			Thalamus	protopathische Sensibilität (Oberflächensensibilität: Schmerz, Temperatur)	unbewusst	Lemniscus spinalis *Tractus spinothalamicus lateralis und anterior mit Thalamus*
propriozeptorisch (Muskel- und Sehnenspindeln)	bindegewebige Kapsel	Spinalnerven der zugehörigen Segmente	Lobus parietalis	propriozeptive Sensibilität (Tiefensensibilität: Kraft, Lage)	Bewusstseinsgrad unterschiedlich	Lemniscus medialis *Rückenmark/ Gehirn*
„Gewebssinne“ (Osmo-, Chemo-, Barorezeptoren)						
enterorezeptorisch (Eingeweide und Körpergewebe)	Hilfszellen	keine differenzierten peripheren Einzelnerven	Hypothalamus	vegetative Regulationen	unbewusst	

4.7. Das Vegetative Nervensystem (VNS)

Bestehend aus Sympathikus und Parasympathikus gilt das Vegetative Nervensystem als autonom, weil es nicht dem Willen unterliegt. Es regelt entscheidend die Innenwelt des Körpers und ist dabei weitgehend unabhängig. Während unsere Sinnesorgane nach außen gerichtet sind und uns die Welt erschließen, müssen die Organtätigkeiten sicher geregelt bleiben, es muss also Kontinuität hergestellt werden. Damit dient das Vegetativum weitgehend dem Erhalt des Lebens.

Dennoch muss ein so genannter innerer Informationswechsel stattfinden. Versorgung und Steuerung der inneren Organe haben eine weitreichende Wirkung für den gesamten Körper mit all seinen Stoffwechselvorgängen. Man spricht auch vom System der Lebensnerven. Indirekt können wir durch bestimmte Vorstellungen darauf Einfluss nehmen. Zum Beispiel erröten wir unter Umständen, wenn wir uns peinliche Situationen vorstellen.

Bei den Zuschauern sportlicher Veranstaltungen kann man eine erhöhte Herzleistung beobachten, obwohl die Betreffenden sich nicht viel bewegen. Da die für körperliche Leistung erforderlichen Hormonmengen bereitgestellt, aber nicht durch Bewegung abgebaut werden, kann das erheblichen Stress bedeuten und ist keinesfalls als Ersatz für Ausdauertraining geeignet.

Ein direkter willkürlicher Einfluss ist nicht bekannt, jedoch ein indirekter, denn das VNS erscheint zwar autark, ist jedoch in Wirklichkeit mit den anderen Systemen eng verbunden und reagiert auf die Einflüsse von außen mit hohem Tempo. Die Verbindung ins Endokrinum gestaltet das VNS über das Nebennierenmark, da dort die Stresshormone produziert werden. Daher sagt man auch, das Nebennierenmark ist der verlängerte Arm des Vegetativums.

Eine andere Verbindung resultiert aus dem Limbischen System, das einerseits das VNS mitsteuert, andererseits auch ein Teil des ZNS ist, da selbst über den Hypothalamus mit dem Thalamus verbunden. Hierbei spielt die Nebennierenrinde mit ihrer Produktion von Steroiden, die zum Teil in den Haushalt der Neurotranmitter eingreifen, eine wichtige Rolle. In der Betrachtung von VNS, PNS, ZNS und Endokrinum wird die Überschneidung der Funktionen überdeutlich. Deswegen müssen alle Steuerungssysteme für ein vollständiges Verständnis in jedem Fall zusammen betrachtet werden. Daher werden wir wiederholt auf diese Zusammenhänge hinweisen.

Funktionell scheinen VNS und Endokrinum besonders eng verbunden zu sein, da beide Systeme die Funktion verschiedener Gewebe in der Peripherie beeinflussen oder gar steuern. Das geschieht durch Hormone oder andere Transmitter. In Wahrheit hat das VNS auch eine solche Verbindung zum ZNS. Sie wird durch die Produktion derselben Stoffe an unterschiedlicher Stelle und deren zentral gesteuerte systemische Beantwortung im gesamten Körper erschaffen. Beispielsweise werden Adrenalin und Noradrenalin nicht nur im Nebennierenmark, sondern auch im Locus caeruleus am Boden des 4. Ventrikels gebildet. So entstanden die Spitznamen des Nebennierenmarks als verlängerter Arm des Vegetativums und der Nebennierenrinde als verlängerter Arm des ZNS. Eine weitere Verbindung zwischen VNS und ZNS entsteht durch die Produktion von Neurotransmittern im intramuralen System. Zusätzlich verfügt das VNS über die Fähigkeit, in der Peripherie an den Berührungsflächen mit den Geweben Transmitter freizusetzen. Die Transmitter Adrenalin und Acetylcholin verändern die spezifischen Zellleistungen. Natürlich haben Hormone und Neurotransmitter je nach Bestimmungsort unterschiedliche Funktion. (Eine Übersicht hierzu enthält Tabelle B 4.17, Teil B, Kapitel 4.9.3.) Nervenzellen können diese Substanzen sogar selbst produzieren und sind dadurch mit Drüsen vergleichbar. Entscheidend ist, dass dabei in der Regel keine direkten synaptischen[60] Verbindungen erfolgen, sondern in der Nähe des Erfolgsorgans ins Interstitium[61] Wirkstoffe abgegeben werden.

Früher sah man das VNS lediglich als rein efferentes System an: Die funktionellen Kenntnisse von heute zeigen, dass auch ein afferentes Geschehen vorliegt, das noch längst nicht vollständig erschlossen ist. Am hilfreichsten ist die Vorstellung eines permanenten zentrifugalen Transmitterstromes vom Zentrum zur Peripherie hin, der die Leistungsbreite der Organe regelt. Eine Erweiterung dieser Vorstellung ist das Prinzip der Autonomie der peripheren Funktionen[62], das in Teil B, Kapitel 4.7.3. dargestellt wird. Betrachten wir jedoch zunächst die bekanntesten Teile des VNS genauer.

4.7.1. Der Sympathikus und der Parasympathikus

Der Sympathikus entspringt von C8 – L3. Von diesen begrenzten Ursprungsgebieten verzweigt er sich jedoch sehr stark in die Peripherie bis hin zu den Beckenorganen, den unteren Extremitäten und zum lumbo-sakralen Teil des Grenzstranges.

Über den Grenzstrang des Halses steigt er mit seinen Fasern bis in den Kopf hinein. Je weiter er sich vom streng definierten Ursprungsgebiet entfernt, desto weniger kann man ihn morphologisch und funktionell von seinem Mitstreiter, dem Parasympathikus, unterscheiden. Er verfügt primär über zwei Ursprungsgebiete.

60) **Eine Synapse** ist eine Umschaltstelle der Erregungsübertragung von einem Neuron (Nervenzelle mit allen Fortsetzungen) auf ein anderes Neuron oder ein anderes Erfolgsorgan

61) **Interstitium:** Zwischenraum

62) **Funktionelle Neuroanatomie,** Rohen, S. 236

Zum einen entspringt er im Bereich des Mesencephalons am Boden des vierten Ventrikels, der Medulla oblongata, zum anderen aber auch in einzelnen Fasern der viszeromotorischen Kerngruppen der Hirnnerven Occulomotorius (III.), Facialis (VII.), Glossopharyngaeus (IX.) und Vagus (X.). Der Name des X. Hirnnerven ist gleichzeitig sein Programm. Er wagt sich weit hinaus, was man durchaus mit Vagabundieren vergleichen kann.

Mit seinen sensomotorischen Aufgaben hat er seine vielfältigen Funktionen bis hin zu den Visceren des Nackens, des Thorax' und des Abdomens ausgedehnt. Seine autonomen Fasern versorgen den unteren Teil des vierten Ventrikels, das Herz, die Atmung, den Verdauungsapparat mit Ausnahme des Mundes, die Fossa nasalis, die linke Seite des Dickdarmes und das Rectum. Seine sensorischen Fasern sind mit dem Rachen, dem Kehlkopf, dem Ösophagus, dem Magen und dem Dünndarm verbunden. In seinem Verlauf steigt er am Nacken abwärts, posterior zur A. carotis interna und der V. jugularis interna.

Der N. vagus ist das Zentrum vitaler Körperfunktionen, die am IV. Ventrikel lokalisiert sind. Er ist also da, wo wir leben. Deswegen sollten alle vegetativen Dysfunktionen auch auf die in seinem Verlauf betroffenen Lokalitäten hin untersucht werden. Dabei gelten entzündlich-allergische Komponenten als genauso bedeutsam wie mechanische Zusammenhänge, um ein Beschwerdebild mit Verspannungen und Schmerzen funktionell zu bewerten.

In der modernen anatomischen Nomenklatur wird der N. vagus als cranio-autonomer Bereich in den Parasympathikus integriert. Weiter unten, im so genannten thorako-lumbalen Bereich, liegen Parasympathikus und Sympathikus direkt nebeneinander. Historisch wurde der Parasympathikus nach dem Sympathikus entdeckt, und seine Namensgebung erfolgte beschreibend. Der dritte Teil des Parasympathikus wird der sakro-autonome Bereich genannt, sein Ursprung verläuft von S1 bis S5.

Im Volksmund nennt man den Sympathikus den Tagnerv, weil er überwiegend Katecholamine (Adrenalin, Noradrenalin) produziert, die anregend sind. Eine Erregung führt zu physiologischem Blutdruckanstieg, Tachykardie und zu einer Herabsetzung der Motilität des Magen-Darm-Traktes und der Sekretion der inneren Drüsen.

Den Parasympathikus hingegen bezeichnet man als Nachtnerv. Diesen Ruf verdankt er seinen physiologischen Funktionen: Förderung der Peristaltik, Aktivierung der sekretorischen Drüsen und Vasodilatation. Diese Sichtweise beweist profundes medizinisches Halbwissen, denn nur in ihrem Zusammenspiel können die vegetativen Strukturen unser Überleben sichern, und sie sind als solche auch immer gemeinsam im Einsatz. Dies wird unter anderem an dem gemeinsamen Transmitter Acetylcholin deutlich, der sowohl an den efferenten Fasern des Parasympathikus als auch an den efferenten Fasern des Sympathikus sowie an den motorischen Endplatten der Muskulatur zu finden ist. Erneut stellen sich die Überlappungen gleicher Transmitterstoffe in unterschiedlichen Systemen als verbindendes Element dar. Daher präsentiert sich die üblicherweise strenge Unterscheidung und Zuordnung einzelner Strukturen zu Organbereichen unzureichend und missverständlich.

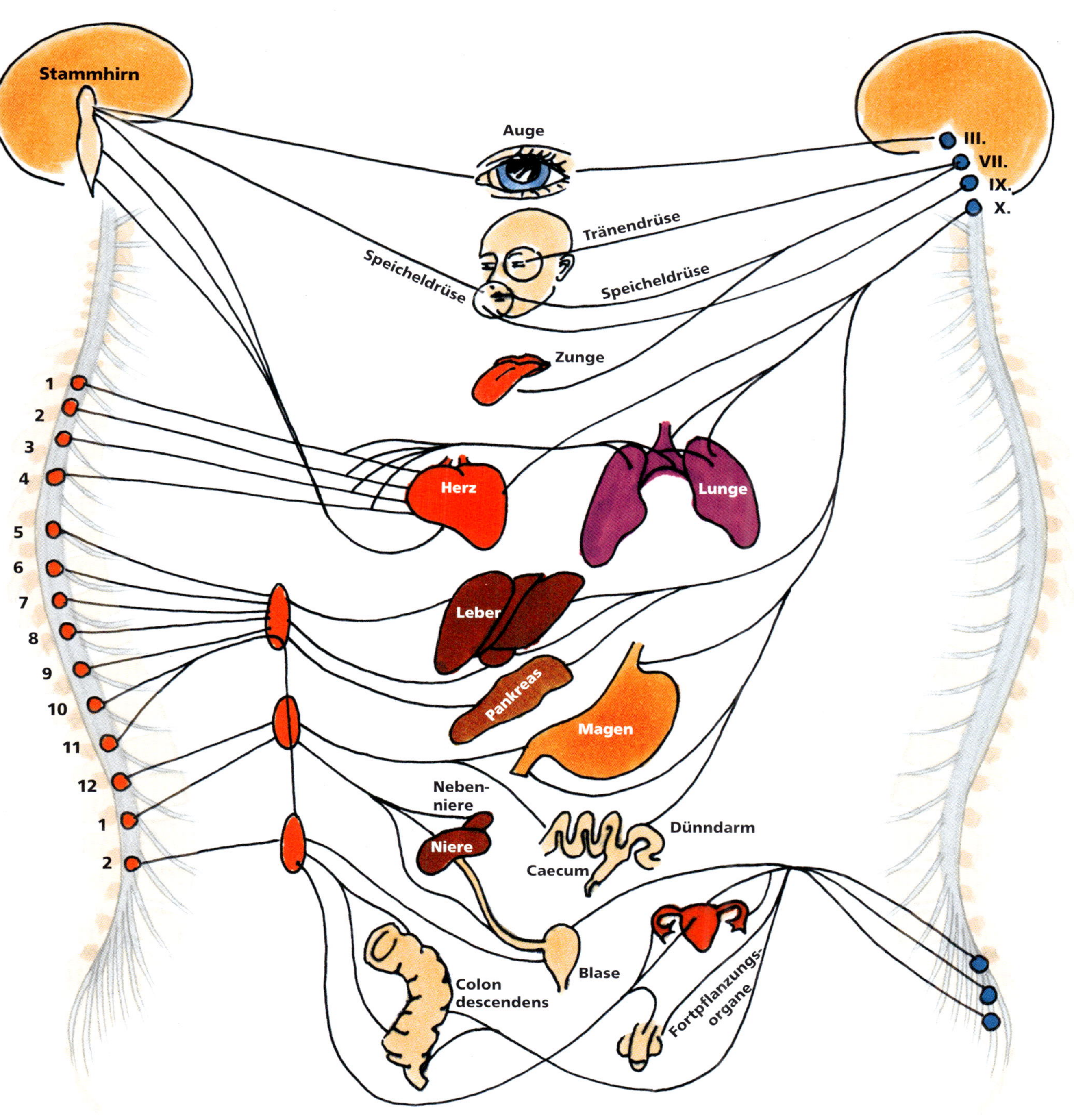

Abb. B 4.17
Die Wirkungen von Sympathikus und Parasympathikus

4.7.2. Wichtige Funktionen von Sympathikus und Parasympathikus

Tabelle B 4.13

Organ	Sympathikus	Parasympathikus
Bronchien	Erweiterung	Verengung
Haut-, Schleimhaut- und Eingeweidegefäße	Verengung	keine Wirkung bekannt
Herzmuskel	Zunahme von Pulsrate und Kontraktionskraft	mäßige Abnahme von Pulsrate und Kontraktionskraft
Hirngefäße	leichte Verengung	keine Wirkung bekannt
Magen-Darm-Trakt	Verminderung von Tonus und Bewegungen, Sphinkteren kontrahiert	Steigerung von Tonus und Bewegungen, Sphinkteren entspannt
Muskelgefäße	Erweiterung (auch Verengung)	keine Wirkung bekannt
Pupille	Erweiterung	Verengung
Speicheldrüsen	Verminderung der Sekretion	Steigerung der Sekretion
Tränendrüse	keine Wirkung bekannt	Steigerung der Sekretion
Verdauungsdrüsen	Verminderung der Sekretion	Steigerung der Sekretion

Bei der Sexualität spielt das VNS insgesamt eine große Rolle, und zusammen mit dem Limbischen System über Hypophyse und Hypothalamus werden vielfältige Auslöser und Verstärker koordiniert. Dazu gehören bei der Frau die Entspannung der glatten Muskulatur, die vaginale Lubrikation, die Vergrößerung von Klitoris und Schamlippen, die Verlängerung der Vagina und die reflektorische Kontraktion der Gebärmutter. Beim Mann kommt es zu einer Erektion des Penis, einer Hodenanhebung und Kontraktion von Prostata und Samenausführungsgängen. All diese Reize gipfeln im Orgasmus, auf den die Reaktionslage des VNS rückkoppelnde Wirkung entfaltet.

4.7.3. Das Prinzip der Autonomie der peripheren Funktion[63]

Um das VNS funktionell verstehen zu können, müssen dem Vegetativum mehr Strukturen zugeordnet werden als nur Sympathikus und Parasympathikus. Um es vollständig zu erfassen, muss man sich der komplexen Zusammenhänge, die sich darum ranken, bewusst werden. Deutlich wird dies durch den Begriff des Systems der Lebensnerven, eine Betitelung, die durch L. R. Müller entstanden ist. Dieses scheinbar autarke System ist in Wirklichkeit mit den anderen Systemen eng verbunden – scheinbar, weil es über ein in sich geschlossenes Adaptationsvermögen verfügt. Dennoch können wir allein durch Vorstellungskraft darauf Einfluss nehmen. Wir kennen das Phänomen, dass wir an eine peinliche Situation denken und ganz plötzlich erröten. Die Vorstellung löst als indirekter Reiz direkte vegetative Reaktionen aus. Aber nicht nur dort gibt es solche Verknüpfungen, sondern auch zum Endokrinum, das dem VNS, wie bereits beschrieben, funktionell besonders nah zu sein scheint. Im Einzelnen geschieht das durch Hormone oder andere Transmitter, die es beiden Systemen ermöglichen, die Funktion verschiedener Gewebe in der Peripherie zu beeinflussen oder gar zu steuern. Das Vegetative Nervensystem hat die Fähigkeit, in der Peripherie an den Berührungsflächen mit den Geweben diffus Transmitter freizusetzen.

Die Transmitter Adrenalin und Acetylcholin verändern die spezifischen Zellleistungen. Nervenzellen produzieren diese Substanzen selbst und sind dadurch mit Drüsen vergleichbar. Entscheidend ist, dass in der Regel keine direkten synaptischen Verbindungen erfolgen, sondern in der Nähe des Erfolgsorgans ins Interstitium Wirkstoffe abgegeben werden. Nach dem Prinzip der Autonomie der peripheren Funktionen ist jede Zelle aufgrund ihrer Ausstattung mit spezifischen Organellen und Enzymen zu elementaren Leistungen fähig, und das auch ohne eine eigene Innervation.

Früher sah man das VNS lediglich als rein efferentes System an: Die funktionellen Kenntnisse von heute zeigen, dass auch ein afferentes Geschehen vorliegt, das noch längst nicht vollständig bekannt ist. Eine hilfreiche Vorstellung ist diejenige eines permanenten zentrifugalen Transmitterstromes zur Peripherie hin, der die Leistungsbreite der Organe regelt.

Das bedeutet, dass das Vegetativum von absoluter Bedeutung für die Erhaltung der Homöostase[64] und der Adaptation an verschiedenste Lebensumstände ist. Die Unterscheidung der Hauptanteile des vegetativen Nervensystems ist morphologisch nur im Rumpfbereich zu differenzieren, in der Peripherie ist keine klare Unterscheidung mehr möglich. Gleichermaßen interessant und auffällig ist die Neigung zur Netzbildung dieser Strukturen.

Mit diesem Trick schafft es die Natur, bei komplexen Vorgängen relativ einfach zu ordnen. Unter ordnenden Strukturen verstehen wir das elektromagnetische Feld, das zentrale Nervensystem, das endokrine System und das vegetative Nervensystem. Letzteres kann als verbindendes Element bewertet werden, das die anderen Steuerungssysteme miteinander verknüpft. Da das vegetative Nervensystem einerseits eine Verbindung zu den Organen hat, andererseits auch zur Erhaltung der Homöostase wichtig ist, reagiert es selbstverständlich auch auf Veränderungen der Ionenströme und der gesamten orthomolekularen Situation sehr sensibel. So erklärt sich auch die im Rahmen einer vegetativen Grundbelastung stets vorhandene starre Situation des Lymphsystems.

Die Versorgung des Magen-Darm-Kanals will man neuerdings vom vegetativen Nervensystem als eigene Einheit abspalten. Daher führte man den Begriff des enterischen Nervensystems ein.

[63] **Funktionelle Neuroanatomie,** Rohen, S. 236

[64] **Homöostase:** griech. homöios: das Gleiche; hier: Konstanterhaltung eines gleichen Milieus

4.7.4. Das enterische Nervensystem

Das enterische Nervensystem gehört zum VNS und umfasst diverse Plexus sowie prä- und postganglionäre Neuronen, die in der Organwand enthalten sind. Daher ist auch die Bezeichnung intramurales[65] Nervensystem üblich.

Hier wird nahezu alles über eigene neuronale Netze gesteuert, die einerseits auf mechanische Reize reagieren, andererseits auf Transmitter. Um die Differenzierung vereinfachen zu können, wurde der Begriff periphere Organisationsstufe eingeführt. Damit beschreibt man so genannte myogene Elementarprozesse[66], die durch das intramurale Nervensystem geordnet werden.

Wird zum Beispiel ein einzelnes Darmstück isoliert gedehnt, so setzt sich der Kontraktionsreiz über eine weite Strecke selbstständig fort. Hier werden keine speziellen Synapsen gebildet, sondern man spricht von diffusen Synapsen. Das heißt: Der entsprechende Transmitter wird direkt ins Gewebe abgegeben, im dort vorhandenen Netz verteilt, und lediglich der Gesamtpegel der jeweiligen Substanzen wird zentral abgestimmt. In letzter Zeit werden immer mehr Substanzen gefunden, die im intramuralen System gebildet werden. Dazu gehören:

Acetylcholin, Calcitonin-gene-related-peptide, Cholecystokinin, Cholinacetyltransferase, Dynorphin (Endorphin), Enkephalin (Endorphin), Gastrin-related-peptide, Noradrenalin, Neuropeptid Y, Somatostatin, Substance P, Vasoactive Intestinal Polypeptide. Nur drei dieser Transmitter sind ausschließlich für den Stoffwechsel zuständig. Die anderen hingegen wirken als Neurotransmitter, die für Stimmung, Schmerz, Anregung etc. zuständig sind. Auf diese Art hat der Darm erstaunlichen Einfluss auf das periphere und zentrale Nervensystem, zusätzlich über die Einwirkung auf motorische Endplatten auch auf das Bewegungssystem. Eine Übersicht gibt Tabelle B 4.14 aus Teil B, Kapitel 4.7.5.

Das ordnende Element des diffusen Synapsensystems heißt spinotegmentaler oder auch mittlerer Organisationsbereich. Er fasst zusammen, was das Wandnervensystem (intramurales System) mit den zentralnervösen Zentren des vegetativen Nervensystems verbindet. Die Funktionen von Parasympathikus und Sympathikus wurden in Teil B, Kapitel 4.7.1. bereits beschrieben.

---

65) **murus:** mauer, wand; innerhalb der Wand eines Hohlorgans gelegen

66) **Myogene Prozesse:** Muskuläre Abläufe

Um ein funktionelles Verständnis zu bekommen, betrachtet man den peripheren und den mittleren Organisationsbereich zusammen mit deren zahlreichen Ganglien, die mit den Spinalnerven verbunden sind und sich über das Rückenmark bis in die Formatio reticularis verteilen. Das heißt: Alle Organisationsstufen müssen sich aufeinander abstimmen und fließen in der prosenzephalen Organisationsstufe zusammen. Diese umfasst den Hypothalamus und das Limbische System, von wo aus dann die Weiterschaltungen zum ZNS erfolgen.

Die übergeordnete Instanz des gesamten Vegetativums ist also der Hypothalamus, der wiederum durch den Thalamus gesteuert wird, und zwar durch die Bildung von Releasinghormonen.[67] Um sich angemessen einstellen zu können, ist eine Bewertung des äußeren Reizes erforderlich. Diese erfolgt durch das Limbische System, indem die durch die Sinnesorgane vermittelten Eindrücke mit den Schaltungen des Großhirns abgestimmt werden. Man könnte das Limbische System mit einem Fenster vergleichen, durch das hindurch der Thalamus die Welt betrachtet. Das Vegetativum ist also einerseits Adaptationssystem und andererseits direkte Verbindungstelle zwischen Endokrinum und ZNS. Die Hypophyse übernimmt dabei eine besondere Rolle als Schaltorgan.

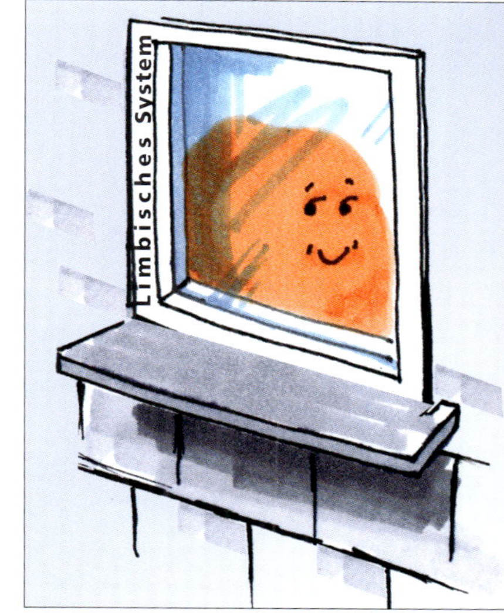

Abb. B 4.18
Das Limbische System ist das Fenster, durch das der Thalamus die Welt betrachtet

67) **Releasinghormon:** Freisetzungshormon

4.7.5. Übersicht über das intramurale System

Das intramurale oder enterische Nervensystem gehört zwar per Definition zum VNS, aber aufgrund seiner Produkte greift es in nahezu alle anderen Körperfunktionen ein. Auf diese Art gewinnt der Gesamtzustand des Darmes für den gesamten Stoffwechsel, die Schmerzleitung und Gewährleistung zentraler Steuerungsimpulse große Bedeutung. Werden hier durch Entzündungen, als folgerichtige Reaktion auf Toxinreize, die Gewebsstrukturen verändert, so hat das unter Umständen verheerende Auswirkungen.

Tabelle B 4.14

Name	Bildungsort	Syntheseweg	Funktion
Acetylcholin	Endknöpfchen bestimmter Axone		• Innervation der Schweißdrüsen • Übertragung von der ersten auf die zweite Nervenzelle des vegetativen Nervensystems • Beteiligung an kognitiven Prozessen im ZNS • Vermittlung von willkürlicher Kontraktion der Skelettmuskulatur an neuromuskulärer Endplatte
Calcitonin-gene-related-Peptide	PNS, ZNS	durch selektives splicing der mRNA	• wirkt stark vasorelaxierend • Entzündungsmediator • positiv inotrope und chronotrope Effekte • mitogene Eigenschaften • Regulation der Körpertemperatur • diuretische Wirkung durch Erhöhung glomerulärer Filtration an der Niere • Beteiligung an Steuerung von Magensäuresekretion und Hormonfreisetzung
Cholecystokinin	Duodenum, Jejunum	entsteht als Spaltprodukt von Präprocholecystokinin	• stimuliert die Sekretion von Pankreasenzymen • bewirkt Kontraktion der Vesica biliaris
Cholinacetyl-transferase			• synthetisiert Acetylcholin aus Cholin und Acetyl-CoA
Dynorphin (Endorphin)	Hypothalamus, Hippocampus, Medulla spinalis		• wirkt als Modulator • Inhibitor der Oxytocinsekretion • Appetitregulation • hohe Affinität zu kappa-Rezeptoren
Enkephalin (Endorphin)	ZNS, Medulla glandulae suprarenalis		• Schmerzregulation • sedative Wirkung • hohe Affinität zu delta-Rezeptoren
Gastrin-releasing-peptide	Neuroendokrine Zellen von Antrum und Duodeum, Pituizyten des ZNS		• stimuliert Freisetzung von Gastrin, Cholecystokinin, Motilin, pankreatischem Polypeptid • kontrahiert glatte Muskulatur von Antrum und Vesica fellea
Gastric-inhibitory-peptide	Mukosa des Duodenums, Jejunum	abgeleitet von 153-Aminosäurepeptid	• fördert Insulinsekretion • stimuliert Lipoproteine • hemmt Magensäuresekretion und -motalität
Noradrenalin	Medulla glandulae suprarenalis, Locus coeruleus des Mesencephalons, noradrenerge Neuronen des Sympathikus	aus Tyrosin oder Phenylalanin unter Mitwirkung von Vitamin C, Vitamin B6, Kupfer, Magnesium und Folat; wird über die Vorstufe Dopamin gebildet und kann in Adrenalin umgewandelt werden	• steigert Blutdruck durch Kontraktion von Blutgefäßen, senkt dabei Pulsfrequenz • erhöht kurzfristig Entzündungsneigung, hemmt aber langfristig die Aktivität der Immunzellen • beeinflusst Aufmerksamkeit, Konzentration, Motivation und Motorik positiv • kontrahiert Wiederstands- und Kapazitätsgefäße und dilatiert die Koronararterien

Name	Bildungsort	Syntheseweg	Funktion
Neuropeptid Y			• Steuerung von Hunger und Angst • präsynaptische Regulation von Neurotransmittern • Kontrolle epileptischer Krämpfe • Kontraktion der Blutgefäße • Insulinfreisetzung • gastrointestinale Motalitätssteuerung
Somatostatin	δ-Zellen des Pankreas, Hypothalamus, Gastrointestinaltrakt		• wirksam in der Neuroendokrinologie • Homöostase der Gastrointestinalhormone • hemmt Ausschüttung von STH, TSH, ACTH, Insulin, Glukagon, Gastrin, Cholecystokinin • hemmt Magensäuresekretion, exokrine Sekretion von Pankreasenzymen, Peristaltik des Magens • senkt Blutdruck im Splanchnicusgebiet • Anti-Aging-Effekt
Substanz P	Neuronen, Leukozyten		• exzitatorisch • Vasodilatation der Blutgefäße, Erhöhung der Gefäßpermeabilität, dadurch Steigerung der Empfindsamkeit des Nozirezeptors • reguliert zielgerichtete Einwanderung von Leukozyten
Vasoaktives Intestinalpeptid	Duodenum		• Vasodilatation • Relaxation der glatten Darmmuskulatur • Hemmung der gastrointestinalen Beweglichkeit • Steigerung der Pankreas- und Gallensekretion • Stimulation der Lipo- und Glykogenolyse • Hemmung von Gastrin • Hemmung der Magensaftsekretion

Tabelle B 4.14

4.7.6. Funktionelle Betrachtung versus Prinzip Agonist – Antagonist

Obwohl noch nicht alle Funktionen des Vegetativen Nervensystems geklärt sind, betrachtet man es dennoch nach dem Agonist-Antagonist-Prinzip. Das ist zumindest aus funktioneller Sicht verwirrend. Auch wenn Hauptfunktionen so betrachtet werden können, ist die Realität des Körpers anders.

Es erfolgt eine permanente Feinstabstimmung aller erforderlichen Bereiche durch ein komplexes Netz des Vegetativen Nervensystems. Besser wäre es, von einer gemeinsamen Arbeit auszugehen, in der jeder für verschiedenste Bereiche zuständig ist und auch einmal die Arbeit macht, die eigentlich dem anderen zugeordnet wird. So setzen zum Beispiel die postganglionären Fasern des Sympathikus im Bereich der Haut und Extremitäten Acetycholin frei statt, wie sonst, Katecholamine. Die Acetylcholinfreigabe wäre sonst Aufgabe des Parasympathikus, der aber hier keine Fasern hat.

Betrachten wir zum besseren Verständnis eine Leistungssituation:

Die Erregung des Sympathikus würde eine Dilatation der Gefäße innerhalb der aktiven Muskulatur und des Herzens sowie eine gleichzeitige Vasokonstriktion der ruhenden Muskeln bewirken. Zusätzlich wären eine Konstrikton der Darmgefäße und eine Blutdrucksteigerung erforderlich.

Der Parasympathikus senkt den Tonus der Gefäße, deren Steuerung allerdings primär durch den Sympathikus erfolgt, steigert aber die Anspannung der glatten Muskulatur des Darmes, er aktiviert die Drüsensekretion, hemmt aber die Glukoseausschüttung der Leber.

Betrachtet man diese Einzelfunktionen, so ist es erstaunlich, dass unser Körper zu Höchstleistungen in der Lage ist.

Insgesamt arbeiten Sympathikus und Parasympathikus gemeinsam daran, dass für alle erforderlichen Vorgänge genügend Energie zur Verfügung steht. Erstaunlicherweise geschieht dies mit großer Präzision und Geschwindigkeit. Etwas überspitzt formuliert ist es dann der Hypothalamus, der die Gesamtsituation im Auge behält. Das heißt, durch den Hypothalamus werden die verschiedenen Agonist-Antagonist-Aktivitäten zu Synergien, die optimal aufeinander abgestimmt sind.

Grundsätzlich dem Leben zugewandt, sind wir auf Leistung eingestellt, die natürlich nur dann erfolgen kann, wenn auch Ruhephasen eingehalten werden, in denen sich die geleerten Energiereservoirs wieder auffüllen. Diese feine Balance zwischen Anspannung und Entspannung ist uns üblicherweise nur für das Bewegungssystem geläufig. In Wahrheit ist es aber als Grundgesetz zu betrachten, das sich in allen Körperfunktionen spiegelt.

Da Neurotransmitter als verbindendes Element aller Nervenstrukturen bewertet werden, müssen wir auch bezüglich des VNS immer an die Verwirrung denken, die durch Toxine im Bereich der Neurotransmitter und Hormone entstehen kann.

Deswegen geben die Autoren dem Vegetativum eine besondere Rolle unter den Steuerungssystemen. Damit wirkt es wie eine Lesebrille, die uns erlaubt, die Herausforderungen des Körpers zu erkennen und zu interpretieren. Das erschließt sich allein schon aus der Bedeutung des VNS für die Erhaltung der Homöostase sowie der weiteren Adaptation an verschiedenste Lebensumstände und die damit verbundenen Rhythmen.

4.7.7. „VNS-Stress" – Antwort und Ursache von Erkrankung

Im Allgemeinen dient Stress als Sammelbegriff für eine Vielzahl unterschiedlicher Einzelphänomene, für die ein Zustand erhöhter Aktivierung des Organismus (verbunden mit einer Steigerung des emotionalen Erregungsniveaus) kennzeichnend ist. Neutral betrachtet, versteht man unter Stress die unspezifische Anpassung des Organismus an jede Anforderung. Damit ist auch das Phänomen Stress als Anpassungsleistung zu verstehen. Unabhängig von Dys- oder Eustress ist es typbedingt, wie ein Mensch subjektiv und auch objektiv auf Stress reagiert. Statistische Untersuchungen zeigen signifikant auftretende Häufigkeiten von Verhaltensmustern bei Erwachsenen mit ähnlichem Geburtsverlauf bezüglich ihrer Compliance. So sind die mit Sectio geborenen Menschen in der

Regel Helfern sehr zugewandt, während mit Hilfe von Zange oder Vakuumglocke Geborene Helfern gegenüber sehr skeptisch sind. Sie gehen häufig zu spät oder gar nicht zur Behandlung.[68] Gemäß diesem Geburtsmuster hat sich ein bestimmtes vegetatives Grundmuster eingestellt, dem sie zunächst unbewusst folgen. Aber auch im normalen Leben kann so ein Muster sich auswirken.

Betrachten wir als Beispiel eine Überfallsituation:

Ein maskierter Täter bedroht Sie mit einer Pistole und fordert Ihre Geldbörse.

Als primär parasympathisch geschalteter Körper würden sie sich auf den Boden werfen und tot stellen, der primär sympathikoton geschaltete Körper ist stets fluchtbereit und rennt davon. Ein freies Vegetativum würde in der gleichen Situation die Möglichkeit eröffnen, den Täter zu fragen, ob ihm bewusst ist, dass an der nächsten Ecke eine Polizeistation ist.

Übertragen wir dieses Muster auf die Entstehung oder zumindest Beteiligung an krankhaften Zuständen:

Ein Krankheitsbild, das mit dem VNS vergesellschaftet auftritt, ist die Hypertonie, bei der Dauerstress die Grundlage bilden kann. Andere Faktoren stellen Ernährung, genetische Disposition, Atherosklerose und auch medikamentenbedingtes Auftreten dar. Man kann also von einer multikausalen Entstehung ausgehen.

Eine typisch sympathikotone Erkrankung hingegen stellt das Glaukom dar. Bekanntermaßen wird deswegen mit Medikamenten gearbeitet, die den Parasympathikus initiieren oder den Sympathikus hemmen. Beides ist keine kausale Behandlung, denn auch diese Verschiebung im VNS ist das Ergebnis multifaktorieller Einflüsse. So müssen beispielsweise auch der Tonus der Hals- und Kiefermuskulatur, eventuell zudem die Situation der Temporomandibulargelenke und der Halswirbelsäule, berücksichtigt werden, denn sie sind in synergistischer Zusammenarbeit mit den Augen mechanisch verbunden. Zudem wirken diese Faktoren auch verschiedene Hirnnerven, die mit der Aufnahme der Informationen der Außenwelt mitbeteiligt sind an diesen Vorgängen der Innenwelt. Diese Strukturen mit zu behandeln könnte die Situation deutlich entspannen.

Alle Verspannungen des Körpers werden infolge des Kausalitätsbedürfnisses bei Patient und/oder Therapeut auf Schädigungen der Wirbelsäule zurückgeführt. Meist jedoch rechtfertigt der sichtbare Schaden keinesfalls die geäußerten Schmerzen. Das VNS als Regulationszentrale verschiedenster Einflüsse bietet hierfür zusätzliche Erklärungsmuster. Die Ursprünge der Strukturen der mittleren Organisationsebene sind dabei nur ein wesentlicher anatomischer Zusammenhang. So könnte das Konzept einer grundsätzlichen Sympathikotonie ein wichtiger Baustein dieser Sichtweise sein.

---

68) **Grof, St.**

Das gilt auch für andere chronische Erkrankungen, z. B. Asthma bronchiale. Zunächst beginnt Asthma häufig als Sympathikotonie. Bekanntermaßen gibt es Stressauslöser für den Anfall. Als Antidot des Körpers schlägt die Sympathikotonie mit der Zeit in ihr Gegenteil um, nämlich in die Entwicklung einer grundsätzlichen Parasympathikotonie. Diese hingegen scheint eine entscheidende Komponente bei Asthma bronchiale zu sein, dessen Behandlung zunehmend ausschließlich unter entzündlichen Gesichtspunkten betrieben wird, wodurch wertvolle Behandlungshilfen ungenutzt bleiben. Wir können nicht effektiv klären, welche Komponente es in jedem Fall ist, die kausal das Asthma verursacht, aber in guten energetischen Messverfahren sieht man die Atemzentren, den Pons, den IV. Ventrikel, Hirnkerne, Teile des VNS als deutlich unterstützungsbedürftige Strukturen.

Erst in zweiter Linie sehen wir bei solchen Messungen den Zustand der Schleimhäute des respiratorischen Systems. Die Schleimhäute des Magen-Darm-Traktes verweisen auf eine grundsätzliche Entzündungsbereitschaft. Sie ist die folgerichtige Antwort auf den Toxinreiz von außen, aber auch der Hinweis auf mögliche Enzymschwächen. Eng damit verbunden ist eine verminderte Verwertungsfähigkeit von Nahrungsmitteln, wodurch die Frontlinie der Abwehr zusätzlich geschwächt wird. Neben weiteren allergischen Aspekten spielt auch die Haltung des Körpers eine Rolle.

Tonusregulation ist eine wichtige Aufgabe des VNS, und auch die Position des Diaphragmas, des Hauptatemmuskels, wird vom vegetativen Zustand entscheidend beeinflusst und umgekehrt. Deswegen ist auch bei Ulcera des Magen-Darm-Traktes von einer grundsätzlichen vegetativen Verursachung auszugehen. Die Spannung der Abdominalmuskulatur spricht dabei eine zusätzliche Sprache. Wir sehen also auch in der praktischen Anwendung, wie sinnvoll es sein kann, die verschiedenen anatomischen Strukturen in ihrer Funktion zusammenzufügen und als Gesamtheit zu erkennen. Da sowohl die biologische, die physikalische und die energetische als auch die politische, die kulturelle, die soziale, die familiäre und die personale Umwelt auf ein Individuum mit Geschichte, Erfahrung und Verhalten einwirken, müssen wir den menschlichen Körper als Gesamtorganismus mit Vegetativum, ZNS, PNS, Organsystemen, deren Organen, Zellen, Molekülen, Atomen, subatomaren Partikeln und dem steten Energiefluss bewerten.

Wir fügen also dem Betrachten chronischer Erkrankungen folgende Trias hinzu:

1. **Gesundheit**
2. **Entzündliche Erkrankungen**
3. **Chronische Erkrankungen**

Sie beruht auf dem Grundprinzip, dass jede Erkrankung zunächst eine **parasympathische erste Phase** als Alarmstufe zeigt, die gekennzeichnet ist mit den Symptomen von:

1. Hypokoagulität, 2. Steigerung der Fibrinolyse, 3. Temperaturabfall, 4. Leukozytenabfall,

Ihr folgt die **Phase II, das sympathikotone Widerstandsstadium,** mit den Symptomen:

1. Hyperkoagulität, 2. Hemmung (oder Steigerung) der Fibrinolyse, 3. Fieberanstieg, Fieberhöhe, 4. Leukozytenanstieg, 5. Abfall der Eosinophilen, 6. Abfall der Lymphozyten, 7. Retikulozytenanstieg, 8. Thrombozytenanstieg

Die finale Stufe der Phase II, **damit Phase III,** ist das parasympathische Aufgeben mit den Symptomen:

1. Parasympathikotonie, 2. Normalisierung der Gerinnung, 3. Normalisierung der Fibrinolyse, 4. Fieberabfall, 5. Leukozytenabfall, 6. Anstieg der Eosinophilen, 7. Anstieg der Lymphozyten, 8. Retikulozytenabfall, 9. Thrombozytenabfall

Typische Beispiele solcher dann vegetativ bedingten Erkrankungen können dann hochdruckbedingte Herz-Kreislauf-Erkrankungen, Diabetes mellitus oder gar Krebs sein.

Hinter jeder chronischen Erkrankung verbirgt sich also eine dauerhaft eingestellte Einseitigkeit des VNS, die dann als Dysregulation erscheint, selbst wenn sie folgerichtig ist.

Phase I	Phase II	Phase III
1. Hypokoagulität,	1. Hyperkoagulität,	1. Parasympathikotonie,
2. Steigerung der Fibrinolyse,	2. Hemmung (oder Steigerung) der Fibrinolyse,	2. Normalisierung der Gerinnung,
3. Temperaturabfall,	3. Fieberanstieg, Fieberhöhe,	3. Normalisierung der Fibrinolyse,
4. Leukozytenabfall	4. Leukozytenanstieg,	4. Fieberabfall,
	5. Abfall der Eosinophilen,	5. Leukozytenabfall,
	6. Abfall der Lymphozyten,	6. Anstieg der Eosinophilen,
	7. Retikulozytenanstieg,	7. Anstieg der Lymphozyten,
	8. Thrombozytenanstieg	8. Retikulozytenabfall,
		9. Thrombozytenabfall
Alarm	**Widerstand**	**Aufgeben**

Die Betrachtung der vegetativen Phasen bei der Entstehung einer Erkrankung
1. Gesundheit
2. Entzündliche Erkrankungen
3. Chronische Erkrankung

4.8. Endokrines System

In den folgenden Kapiteln über das Hormonsystem formulieren die Autoren hochaktuelle Sichtweisen, die zum Teil der herkömmlichen Betrachtungsweise widersprechen oder zu widersprechen scheinen.

Das Hormonsystem gilt mit einer Übertragungsgeschwindigkeit von bis zu 0,5 m/s als langsames System zur Informationsübertragung. Verstärkt wird dieser Eindruck zusätzlich durch die lang anhaltende Wirkdauer. Offensichtlich ist es das bedächtigste der Steuerungssysteme, was nicht gleichzusetzen ist mit einer geringeren Wichtigkeit. Wenn das Endokrinum gut funktioniert, sorgt es für eine nahezu unerschütterliche Stabilität der Körperfunktionen in der vom Leben geforderten Dynamik. Der Informationsweg ist die Blutbahn, die Empfängerstationen sind die Zielzellen mit speziellen Rezeptoren, die nach dem Schlüssel-Schloss-Prinzip arbeiten. Als Steuerungszentrale arbeiten Epiphyse und Hypothalamus mit dem Ausführungsorgan Hypophyse zusammen. Zu dieser Ebene wird von allen anderen Drüsen Rückmeldung gegeben und weitere Meldung veranlasst. Die Hypophyse verknüpft also ZNS und VNS miteinander, indem sie sich in zwei Teile gliedert, nämlich in Neuro- und Adenohypophyse.

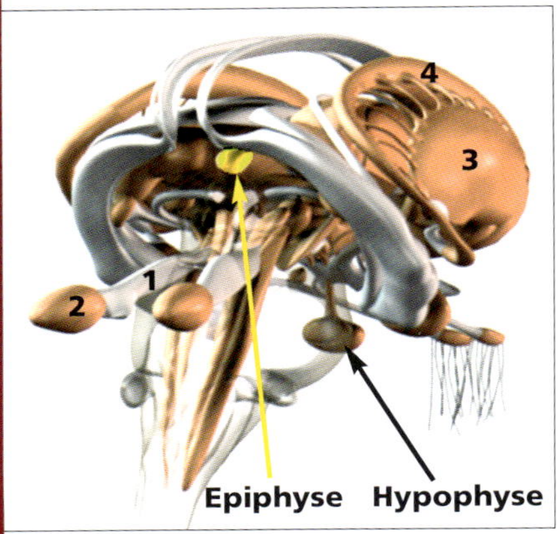

4.8.1. Adenohypophyse und Epiphyse

Bereits im Teil B, Kapitel 4.3.1. wurde die Schlüsselfunktion der Hypophyse insgesamt dargestellt. In diesem Kapitel gehen wir vermehrt auf die Adenohypophyse ein. Topographisch liegt die Hypophyse seitlich des Sinus cavernosus und des Chiasma opticum. Eine funktionelle Interpretation der Hypophyse kann in ihrer Vollständigkeit nur dann erfolgen, wenn zusätzlich auch alle Umgebungsstrukturen des Sinus cavernosus ins Kalkül gezogen werden. Eine andere Erklärung ihrer unterschiedlichen Funktionen findet sich in ihrer embryonalen Entstehung. Während sich die Neurohypophyse, also der Hypophysenhinterlappen, aus einer Aussackung des Zwischenhirns entwickelt, stammt die Adenohypophyse, also der Hypophysenvorderlappen, aus einer Einschnürung, der Rathke-Tasche, auch Saccus hypophysalis genannt, deren Bildung am 24. Tag der embryonalen Entwicklung erfolgt. Sie stellt ungefähr drei Viertel der Hypophysenstruktur dar. Dabei produziert sie sowohl Effektor- als auch Steuerungshormone.[69] Im Aufbau entspricht sie einer typischen endokrinen Drüse. Das bedeutet, dass sie durchsetzt ist von einem Kapillarnetz, durch das sie ihr Sekret direkt in die Blut- oder Lymphbahn abgibt.

Hormone lassen sich ganz allgemein nach Stoffklassen in Peptide, Amine, Steroide und Proteine einteilen. Die Steuerungshormone des Hypothalamus sind beispielsweise Peptide. Grundsätzlich können einige endokrine Drüsen eines oder mehrere Hormone bilden. Die aktuelle Bildungs-

Abb. B 4.19 Rhythmische Körperabläufe werden durch die Abstimmung zwischen Hypophyse und Epiphyse gesteuert.
1 Tractus opticus
2 Corpus geniculatum
3 Putamen
4 Nucleus caudatus

[69] **Effektorhormon:** Hormon mit peripherer Wirkung am Endorgan; Steuerungshormon: Hormon mit regulierenden Eigenschaften auf dem Wege der Produktion von Effektorsubstanzen

und Sekretionsrate wird dabei stets vom Gesamthormonpegel des Körpers gestaltet. Ausgefeilte Regelkreisläufe, die wiederum über Rückkoppelungseffekte gehemmt werden können, sorgen für ein flexibles Optimum. Natürlich müssen alle anderen Körpersysteme über die Steuerungssysteme aufeinander abgestimmt werden; dadurch gestaltet sich ein Teil unserer Körperabläufe. Zu diesen gehören auch Körperrhythmen von Wachen und Schlafen, genauso wie Wachstum, Abwehr und Fortpflanzung.

Wie bereits beschrieben, haben einige Hormone eine Doppelfunktion als Neurotransmitter, weswegen in manchen Lehrbüchern auch der Begriff Neurohormon verwendet wird. Interessanterweise übernimmt die Neurohypophyse, als Teil des Gehirns, eine Art Speicherfunktion für die im Hypothalamus gebildeten Hormone Vasopressin (ADH) und Oxytocin.

Über den Tractus hypothalamohypophysalis gelangen sie zur Neurohypophyse. In der Adenohypophyse, die nicht zum Gehirn, sondern zum Endokrinum zählt, werden die Hormone STH, LTH, FSH, LH, TSH, ACTH und MSH[70] gebildet.

Die Hormone der Hypophyse können die Blut-Hirn-Schranke passieren. Über genau diesen Mechanismus können auch bestimmte Toxine direkt in das Gehirn gelangen und so auf das Zusammenspiel der Hormone im gesamten Organismus einwirken. Damit bekommt der natürliche Prozess der permanenten internen Abstimmung eine tragische Komponente.

Man könnte das Spiel der Toxine mit Undercover-Agenten vergleichen, die sich getarnt einschleichen und versuchen, von innen her eine Gruppe zu zerschlagen. Der Unterschied besteht darin, dass es sich nicht um eine Gruppe, sondern um einen komplexen Organismus handelt und Toxine nicht gezielt vorgehen.

Aus Gründen der Ökonomie werden Substanzen nach ihrer Ähnlichkeit gelagert. Dramatischerweise entsteht an den Rezeptoren dadurch der Eindruck, es sei genug von der erforderlichen Substanz vorhanden; es wird also nicht nachproduziert, obwohl die Toxine selbstverständlich nicht die Funktion des jeweiligen Transmitters übernehmen. In einem solchen Fall bezeichnet man die entsprechenden Toxine auch als Mimic.[71] Ein solcher Vorgang wirkt sich sowohl auf Hormone als auch auf Neurotransmitter sowie auf die Vorgänge an den Zellmembranen aus und darüber letztlich auf alle Körperfunktionen.

Der überlebenswichtige Mechanismus der Anpassung erlaubt also das Eindringen von Toxinen an höchster Stelle und leitet gleichzeitig eine Auseinandersetzung mit den Informationen der Außenwelt ein. Dieses Vorgehen beinhaltet die Chance ständiger Anpassung, aber auch die Möglichkeit des Scheiterns. Um die finale Katastrophe möglichst abzuwenden, steht als natürliches Antidot[72] die ausgleichende Wirkung der Mineralien und Spurenelemente auf toxische Belastungen zur Verfügung.

---

70) **siehe Teil B Kapitel 4.2.15** Tabelle 4.2. und **Teil B Kapitel 4.9.3** Tabelle 4.17.

71) **Mimics:** Stoffe, die auf Grund ihrer biochemischen Ähnlichkeit Transmitterstoffe imitieren

72) **Antidot:** Gegenmittel, Gegengift; Referenz Ohlenschläger, Gröber

An diesem komplexen Ablauf wirkt auch die Epiphyse mit. Mit ihr verbindet sich eine anatomische Besonderheit: Funktionell ist sie zwar eine endokrine Drüse, topografisch gehört sie jedoch zum Gehirn, nämlich dem Zwischenhirn. Mit dem Hormon Melatonin beeinflusst sie Schlaf- und Wachrhythmen, möglicherweise sogar die sexuelle Reife, denn sie wirkt auf die Produktion von LH und FSH. Melatonin wird heutzutage gerne im Zusammenhang mit Jetlag-Phänomenen eingesetzt, weil es diese mindert. Mit dem therapeutischen Einsatz dieses Transmitters wird die Natur also nachgeahmt. Man beobachtete bei Menschen, die Zeitverschiebungen ausgesetzt waren, einen natürlich erhöhten Melatoninpegel. Daraus schloss man, dass es sich lohnt, dem Körper Unterstützung durch die Zufuhr von Melatonin bei Jetlag zu geben, was auch unbestritten einen positiven Effekt hat. Diesen erreicht man ebenso mit der Zufuhr großer Mengen von Antioxidanzien, Mineralien und Spurenelementen. Der Körper bildet dann aus den verfügbaren Betriebsstoffen den notwendigen Transmitter selbst, und zwar ohne jene Nebeneffekte, die man bei synthetischem Melatonin nicht ausschließen kann.

In der Zusammenfassung bedeutet das: Der Hypothalamus – der Komponist – bringt die Hypophyse – den Dirigenten – in Abstimmung mit der Epiphyse, dazu, dass die Glandula thyroidea – die Erste Geige – in Aktion tritt, die sich wiederum mit allen anderen Ensemble-Mitgliedern zusammen am Dirigenten orientiert.

Dies ist also vergleichbar mit dem Zusammenspiel eines großen Orchesters, bei dem die gute Arbeit des einzelnen Ensemble-Mitgliedes entscheidend zum Gelingen des gesamten Klangwerks beiträgt. Während die Hypophyse dem Ektoderm entstammt, werden Thyroidea, Parathyroidea und Pankreas aus dem Entoderm gebildet. Die Verbindung entsteht einerseits aus den gemeinsamen Peptiden, die die Transmitterstoffe bilden und sowohl das ZNS als auch das Endokrinum entscheidend gestalten. Andererseits nimmt die Hypophyse auch auf dieser Ebene die Position des verbindenden Elements zwischen innen und außen ein.

4.8.2. Thyroidea und Parathyroidea

Die Schilddrüse ist ein 18 bis 25 g schweres Organ und hat die Form eines Schmetterlings. Sie bildet Trijodthyronin (T3) und Thyroxin (T4), die aus der Aminosäure Tyrosin gebildet werden, indem Jod angelagert wird. Das benötigte Jod holt sich die Drüse aus dem Blut. Im Rahmen des Hormonabbaus wird Jod durch den Darm, vor allem aber durch die Nieren ausgeschieden, weswegen eine ausgeglichene Ernährung mit Jodlieferanten nicht nur sinnvoll, sondern auch notwendig ist. In der heutigen Zeit gibt es zum Thema der Jodlieferanten zwiegespaltene Ansichten. Einerseits gilt Meeresfisch als optimale Jodquelle, aber im Rahmen der Schwermetallbelastung der Gewässer liefert er zusammen mit dem Jod auch eine erhebliche Menge an unerwünschten Schwermetallen.

Allgemein wird die Verwendung von Jodsalz empfohlen, was aber in praxi nicht unproblematisch ist. Besser wäre die Verwendung von Steinsalz oder unbehandeltem Meersalz, denn dort kommt natürliches Jod in ausreichender Menge, harmonisch abgestimmt mit anderen Elementen und biologisch verwertbar vor. Diese natürliche Zusammensetzung reduziert den für den industriellen Einsatz notwendigen Neutralisationseffekt, über den reines Natriumchlorid verfügt; deswegen spricht man von chemischer Verunreinigung des naturbelassenen Salzes. Dabei muss man bedenken, dass der größte Teil des NaCl für industrielle Zwecke hergestellt wird. Tieren würde man niemals unser Speisesalz als Leckstein zur Verfügung stellen, sondern immer das naturbelassene Steinsalz. In der chinesischen Medizin und der Erfahrungsmedizin stellt man fest, dass gerade das Weglassen jodierten Speisesalzes zu einer deutlichen Verbesserung bei Hyperthyreose führt. Da die Leber auf natürliche Weise nach der Hormoninaktivierung Jod zurückgewinnt, wäre es sinnvoll, diesen Prozess nicht zu stören, sondern auf eine hohe Qualität der Grundsubstanzen zu achten. Doch zurück zur physiologischen Basis der Schilddrüsenhormone:

Interessanterweise ist die Konzentration von Thyroxin im Blut zehn Mal höher als die von Trijodthyronin. Das liegt einerseits daran, dass T3 aus T4 gebildet wird, andererseits bildet sich hier eine Gesetzmäßigkeit der Hormonmengenverhältnisse im menschlichen Körper ab. In der Regel wird die biologisch weniger effektiv wirkende Substanz in sehr großen, die biologisch effektivere Substanz hingegen nur in kleinen Mengen im Körper gebildet. Gemäß den Axiomen von Rhythmus, Dynamik und Ökonomie ist das sinnvoll: Sie ermöglichen die Erhaltung einer kontinuierlich dynamischen Stabilität und eine optimale Anpassung durch gezielte konzentrierte Impulse mit geringem Aufwand.

Die Thyroidea hat Einfluss auf alle anderen endokrinen Drüsen: den Thymus, das Pankreas, die Hoden, die Ovarien und den Gewebsstoffwechsel einschließlich der Hypophyse. Damit wirkt sie auf den gesamten Organismus. Plastischer ist der Vergleich mit einem Kutscher, der – mit oder ohne Peitsche – die Kutsche lenkt, indem er die Pferde – gleichzusetzen mit den ausführenden Organen – antreibt oder nicht.

Mit diesem Bild wird auch die Gestaltung des Stoffwechsels aus der Bedürfnislage heraus deutlich: Mit Hilfe von T3 und T4 sorgt der Körper für eine ausgeglichene Energiebilanz. In Abstimmung mit dem Hypothalamus und der Hypophyse wird die Aktivität der Schilddrüsenhormone geordnet. Zusätzlich bildet die Thyroidea mit den außerhalb der Schilddrüsenfollikel gelagerten C-Zellen Calcitonin, das auch Thyreocalcitonin genannt wird. Die Thyroidea bildet dabei nach Bedarf aus der Vorstufe Procalcitonin das eigentliche Peptidhormon Calcitonin, das gemeinsam mit dem Parathormon den Calcium-Phosphatstoffwechsel gestaltet.

Betrachtet man diesen Prozess aus genetischer Sicht, so ist nur die mRNA für Procalcitonin in der Schilddrüse verankert. Mithilfe desselben Gens in anderen Nervenzellen wird eine andere mRNA gelesen, nämlich das Calcitonin-gene-related-peptide (CGRP), das ebenfalls hormonell wirksam und in diesem Zusammenhang schmerzlindernd und salzsäuresekretionhemmend im Magen wirkt. Wieder zeigt sich das konsequent ökonomische Vorgehen des Körpers im Zusammenwirken aller Strukturen.

Die Parathyroidea besteht aus vier Epithelkörpern in Linsengröße, die an der Rückseite der Schilddrüse angelagert sind. Sie gehören zu den innersekretorischen Drüsen und produzieren Parathormon (PTH). Es fungiert als Gegenspieler zum Calcitonin und ist damit an der Regulation des Calciumstoffwechsels beteiligt.

Chemisch sind beide Hormone Polypeptide, die sich lediglich in der Anzahl der Aminosäuren unterscheiden, nämlich 84 (PTH) und 32 (Calcitonin). Deren Ausschüttung oder Hemmung erfolgt über die Kontrolle des Calciumspiegels im Blut; somit werden Auf- und Umbau des Knochengerüstes mitgestaltet. Klinisch relevant sind diese Vorgänge im Zusammenhang mit einer relativen Übersäuerung[73] und dem damit verbundenen Auftreten von Osteoporose. Der Körper benutzt das im Knochen vorhandene Calciumphosphat zur Neutralisation vorhandener Säuren und baut es aus dem Knochen ab. Sicher ist die Osteoporose noch von anderen Faktoren abhängig, dennoch ist es unbestritten, dass dieser Vorgang einen wichtigen Faktor darstellt. Da sowohl die Schilddrüse als auch alle anderen Hormone in Abhängigkeit vom Progesteron oder von dessen Vorstufen stehen, ist eine Bewertung dieser Erkrankung unter dem bisher üblichen Gesichtspunkt des Östrogenmangels sicher ungenügend.

Auch die Tätigkeit der Skelett- und Herzmuskulatur ist an das Hormon Progesteron gebunden, denn so wird die normale Erregbarkeit peripherer Nerven gestaltet. Selbst die Blutgerinnung ist mit diesem Mechanismus verzahnt. Plasmafaktoren und Calcium aktivieren Prothrombin, aus dem dann Thrombin wird. Wir sehen also, dass Thyroidea und Parathyroidea mit allen anderen erforderlichen Adaptationsvorgängen genauso verbunden sind wie alle anderen Schlüsselorgane.

4.8.3. Der Thymus

Die Bries (Thymus) befindet sich im Mediastinum oberhalb des Perikards, also direkt hinter dem Sternum. Das Thymusgewebe ist lymphatischer Natur, und deshalb wird kontrovers diskutiert, ob es eine innersekretorische Drüse ist oder nicht. Einigkeit besteht darin, dass der Thymus im Kindes- und Jugendlichenalter besonders wichtig ist für die Gehirn- und Geschlechtsreife. Außerdem hat er Einfluss auf das Körperwachstum, indem er den Knochenstoffwechsel reguliert. Mit dem Zeitpunkt seiner Involution (Rückbildung), bei der er sich überwiegend in Fettgewebe umwandelt, in das kleine hormonaktive Inseln eingestreut sind, verliert er an primärem Einfluss im Endokrinum und übernimmt vermehrt die Hintergrundgestaltung des Immunsystems. Er produziert Thymosin, das

[73] **Relative Übersäuerung:** Übersäuerung ist aus schulmedizinischer Sicht nicht möglich, dennoch kommt es zu lokalen Säureanhäufungen im Gewebe, siehe Glossar „Übersäuerung"

auch Thymopoetin genant wird. Dieses Hormon nimmt Einfluss auf die Differenzierung der T-Lymphozyten.

Auf diese Weise qualifiziert sich der Thymus als wichtiger Bestandteil der zellulären Immunabwehr und des immunologischen Gedächtnisses. Deswegen ist er auch ein Bestandteil der Abstoßungsreaktionen bei Organtransplantationen. Ein anderer Aspekt ist der mögliche frühzeitige Thymustod bei Narkosen, der dann sowohl Endkrinum als auch Immunsystem schwächen würde. Ganzheitlich gilt der Thymus als Stressregulator und strahlenempfindliches Organ. Der erfolgreiche Einsatz von Thymuspräparaten bei chronischen Erkrankungen spricht für sich.

Das Spektrum der Behandlung reicht von der sekundären Immunschwäche über Stress, Erschöpfung, Krebs und Asthma bronchiale bis hin zu Hauterkrankungen. Interessanterweise ist der Thymus das Organ, das am schnellsten auf Einflüsse von außen reagiert.[74] Wie er das macht, ist leider ungeklärt. Wir wissen, dass Proteine eine entscheidende Rolle für die Adaptation übernehmen. Daher ist es unwahrscheinlich, dass T-Zellen körpereigenes Gewebe angreifen. Da alle möglichen Proteine im Thymus gebildet werden und somit die T-Zellen diese zu sehen bekommen, würden sie, wenn sie an diese binden, selbst sterben.[75]

4.8.4. Das Pankreas

Die Bauchspeicheldrüse liegt im oberen Abschnitt der Bauchhöhle vor der Wirbelsäule und passt sich hinter dem Magen zwischen Dünndarm und Milz ein. Salopp ausgedrückt kitzelt die Milz das Pankreas quasi an den Füßen.

Die Bauchspeicheldrüse hat einen exokrinen und einen endrokrinen Teil. Mit Ersterem bildet es die für die Verdauung notwendigen Enzyme, sein Ausführungsgang, der Ductus pancreaticus, mündet in der Papilla Vateri zusammen mit dem Ductus choledochus in das Duodenum ein.

In das exokrine Gewebe sind inselartig endokrine Zellhaufen eingelagert, daher der Name Inselorgan oder, nach dem Entdecker, Langerhans-Inseln. Hier werden die für den Kohlenhydratstoffwechsel unentbehrlichen Enzyme und Hormone gebildet. Die so genannten A-Zellen bilden das Insulin, die B-Zellen das Glukagon. Chemisch besteht Insulin aus zwei Peptidketten, die an zwei Stellen mit Schwefelatomen verbunden sind. Damit ist das Pankreas auch vom Thiolpool abhängig, genauso wie große Teile des Immunsystems und der Zelle.

Interessanterweise wird auch im Pankreas automatisch nur die Vorstufe der erforderlichen Stoffe gebildet, eine dritte Peptidkette wird nach Bedarf aktiviert. Sie muss jedoch vor ihrem Eintritt in die Blutbahn enzymatisch abgespalten werden. Im Blut finden wir auch kleine Anteile des Pro-Insulins vor, die aber für biologisch inaktiv gehalten werden. Dennoch muss diese Reserve eine Bedeutung haben, die über eine biologische Verfügbarkeit hinausgeht. In diesem Zusammenhang lohnt sich die

[74] **Aussage der Psychoimmunologie**, eines jungen Wissenschaftszweigs, in dem NS, Endokrinum und Immunsystem unter dem Aspekt der Psyche zusammengefasst sind

[75] **Dissertation von Antje Schulte.org**

Beachtung der Wirkungsspektren von Gewebshormonen, denen wir uns im Teil B, Kapitel 4.9.4. widmen. Zunächst beziehen wir die bekannten Daten in unsere Bewertungen ein.

Wir wissen, dass ein abrupt und stark schwankender Amplitudenverlauf des Insulinspiegels die Entstehung von Krebserkrankungen begünstigt und im Umkehrschluss ein gleichmäßig stabiler Insulinpegel eine Voraussetzung für Gesundheit ist. Die Produktion von Glukagon, Wachstumshormonen, Schilddrüsen- und Nebennierenrindenhormonen haben ebenfalls Einfluss auf den Insulinspiegel. Auch hier sehen wir wieder die enorme Verzahnung. Eine andere wichtige Bedeutung hat das Pankreas für den Fettstoffwechsel. Zudem verlangt auch der Anstieg der Eiweißkonzentration im Blut nach einer erhöhten Insulinfreisetzung.

Die physiologische Funktion des Insulins sieht also wie folgt aus: Es senkt den Blutzuckerspiegel, baut Glykogen auf, wirkt im Muskelgewebe eher glykolytisch, senkt den Aminosäurespiegel, fördert die Lipogenese und hemmt die Lipolyse.

Bekanntermaßen ist das Pankreas stressanfällig – so kann beispielsweise nach einem Unfall ein Diabetes mellitus entstehen. Bei Stress nimmt die Glukokortikoidsekretion der Nebennierenrinde unter Umständen dramatisch zu, wodurch der Blutzuckerspiegel als schnell verfügbarer Energielieferant angehoben wird.

Die Zellarten des endokrinen Pankreas

Die Glukagonzellen, auch A-Zellen genannt, machen ungefähr 20 Prozent der Zellmasse des Pankreas aus. In der Peripherie der Inseln sezernieren sie Glukagon und Pankreastatin. Glukagon stimuliert die Freisetzung von Glukose aus Glykogen und Aminosäuren in der Leber. Die Insulinzellen, auch B-Zellen genannt, machen nahezu die restlichen 80 Prozent der Zellen aus. Neben Insulin, das die Aufnahme von Glukose in zahlreichen Geweben ermöglicht, produzieren sie auch Chromostatin und GABA, das die Sekretion von Glukagon hemmt.

Weniger als fünf Prozent der Zellen sind Somatostatinzellen, auch D-Zellen genannt. Durch die Produktion von Somatostatin wird die Ausschüttung von Insulin und Glukagon gehemmt. Interessanterweise wird Somatostatin selbst durch Glukagon stimuliert und durch Insulin gehemmt. Die Bezeichnung des Somatostatins als Anti-Aging-Hormon ist treffend, weil gerade das Insulintief nach Mitternacht STH lockt und so vom Körper zur Regeneration genutzt wird. Die vielfach propagierte Maßnahme des Dinner cancelling[76] ist auf diese Weise tatsächlich ein erfolgreiches Verjüngungsmittel. In geringeren Mengen wird STH auch im Magen und Dünndarm produziert. Derselbe Transmitter wird also in unterschiedlichen Bereichen aktiv, um so einen reibungslosen Stoffwechselablauf zu gewährleisten.

Ein wichtiger Bestandteil hormoneller Abläufe ist die Notwendigkeit, neben der Aktivierung von Stoffen auch für deren Hemmung zu sorgen. Die endokrinen PP-Zellen, auch F-Zellen genannt, übernehmen so bei-

[76] **Dinner cancelling:** Bewusster Verzicht aufs Abendessen; späteste Mahlzeit des Tages allenfalls um 17 Uhr

spielsweise für die Sekretion des exokrinen Pankreas durch die Produktion des pankreatischen Polypeptids eben diese Funktion.

Die Enzyme des Pankreas, Stress und Toxine

Enzyme, früher als Fermente bezeichnet, sind in der lebenden Zelle gebildete Proteine, die als Biokatalysatoren die chemischen Reaktionen des Stoffwechsels beschleunigen und in zunehmendem Maße auch pharmazeutisch zur Biotransformation[77] außerhalb des Zellbereiches eingesetzt werden. Die Reaktionsbeschleunigung gegenüber der unkatalysierten Reaktion liegt beim 103- bis 106fachen. Die Anzahl der je Enzymmolekül umgesetzten Substratmoleküle kann bis zu 105 pro Sekunde betragen. Das thermodynamische Gleichgewicht der Reaktion bleibt unverändert erhalten, der Reaktionsablauf hingegen wird beschleunigt. Die Enzyme erscheinen am Ende der Reaktion in ihrer ursprünglichen Form, das heißt, ihre Substanz wird nicht in die Reaktionsprodukte eingebaut und damit nicht verzehrt.

Alle Enzyme zeichnen sich durch eine hohe Substrat- und Wirkungsspezifität aus. Enzyme, die im Körper vorkommen, haben außerhalb des Körpers andere Temperaturoptima als innerhalb. So liegt das Temperaturoptimum der enzymatisch katalysierten Reaktion bei etwa 50° C. Oberhalb dieser Temperatur kommt es zur Hitzedenaturierung der Proteinkomponente. Auf diese Weise erklärt sich die Diskussion um die Verwendung hocherhitzter Öle zu Speisezwecken. Eine Ausnahme bilden die thermophilen Enzyme bestimmter Mikroorganismen, die bis zu 110° C katalytisch wirksam bleiben. Erstaunlicherweise gelingt es dem Körper auch bei nur 37° C, dieser Mikroorganismen Herr zu werden. Die Wirkung der Enzyme ist vom pH-Wert des Mediums, von der Anwesenheit spezifischer Effektoren sowie von der Substratkonzentration abhängig.

Ein Enzym besteht grundsätzlich aus einer Aminosäurensequenz. Eine Kette von Aminosäuren ergibt also ein Riesenmolekül, eine so genannte Polypeptidkette. Die Aktivität dieses Proteins hängt in kritischer Weise von seiner dreidimensionalen Anordnung ab. Diese so genannte Faltung findet im Organismus spontan statt; erfolgt sie nicht in der vorgesehenen Form, bleibt die biochemisch korrekt gebildete Polypeptidkette enzymatisch wirkungslos. Obwohl die an der Bildung des aktiven Zentrums der Enzyme beteiligten Aminosäuren in ihrer Primärstruktur oftmals sehr weit voneinander entfernt sind, kommt es durch die räumliche Faltung der Polypeptidkette zu einer unmittelbaren Nachbarschaft. Wie sie entsteht und wie sie sich stabilisiert, gilt als weitgehend unbekannt. Die Aktivierung oder Hemmung bestimmter Transmitterstoffe ist direkt von Enzymen abhängig. Häufig werden diese Enzyme in Form inaktiver Vorstufen gebildet und erst am Ort ihrer Wirkung freigesetzt. Mehrkettenenzyme gehören zu den Zellenzymen, die nur intrazellulär wirksam werden und vielfach an spezifische Zellstrukturen, z. B. an Membranen, gebunden sind.

Die Klassifizierung erfolgt nach ihrem Vorkommen in der Natur (tierisch,

---

77) **Biotransformation:** selektive Stoffumwandlung unter Nutzung biologischer Prinzipien

pflanzlich, mikrobiell), nach ihrer Stellung im Stoffwechsel (Verdauung, Atmung, Blutgerinnung), nach funktionellen Gruppen (Serin, SH-Enzyme) und nach ihren physikalischen oder anderen Eigenschaften. Obwohl wir eine Einteilung der Enzyme nach verschiedensten Gesichtspunkten vornehmen können, hat sich das auf Wirkungsspezifität beruhende internationale Einteilungssystem (EC-Nomenklatur) durchgesetzt.

Bezüglich des strukturellen Aufbaus ist die Unterscheidung zwischen monomeren und oligomeren Enzymketten interessant. Die monomeren Einkettenenzyme sind vor allem im Blut und im Verdauungstrakt zu finden. So genannte allosterische Enzyme sind mehrkettig und enthalten Bindungsstellen sowohl für das Substrat als auch für ein Effektor- oder Modulatormolekül. Sie sind meistens das Endprodukt einer Biosynthesekette. Ihre Funktion besteht im Wesentlichen in der Regulation der Enzymkette.

Ungefähr 50 Prozent aller Enzyme benötigen zusätzlich zur Proteinkomponente noch Co-Enzyme und Metallionen als Co-Faktoren. Diese sind entweder fester Bestandteil des Enzyms oder werden reversibel gebunden. Man spricht in diesem Zusammenhang auch von einem inaktiven Alloenzym, das mittels des Co-Enzyms zu einem aktiven Holo-Enzym wird. Neben den Metallionen sind auch Vitamine als Co-Enzyme tätig. Hier sehen wir erneut die Abhängigkeit von Vitaminen, Mineralien und Spurenelementen als Betriebsstoffe eines reibungslosen Ablaufes im Organismus. Nur im harmonischen Zusammenwirken sämtlicher Faktoren entsteht das gewünschte Ergebnis (siehe auch Teil A, Kapitel 2.3.2.).

Bei unterschiedlichen Enzymen zeigt deren aktives Zentrum, wenn sie zur gleichen Gruppe gehören, eine auffallende Übereinstimmung. Beispielsweise haben tierische Serinproteasen wie Trypsin, Chymotrypsin, Elastase, Thrombin und Plasmin einen reaktiven Serinrest im aktiven Zentrum, der von Asparaginsäure und Histidinresten umgeben ist. Derzeit geht man von einem gemeinsamen Urenzym aus.

Aufgrund ihrer chemischen Eigenschaften sind Enzyme einerseits entscheidend an der Adaptationsfähigkeit des Körpers beteiligt, andererseits aber auch für die Koordination aller physiologischen Abläufe zuständig. Man unterscheidet zwischen konstitutionellen Enzymen, die ständig synthetisiert werden müssen, und adaptogenen Enzymen, die nur im Bedarfsfall gebildet werden. Dieser Bedarf kann durch Umwelttoxine maßgeblich beeinflusst werden. Fügt sich ein enzymaktives Toxin, wie z. B. ein Geschmacksverstärker, in den chemischen Zyklus ein, so kann das verheerende Auswirkungen haben. Doch zurück zu den Wirkungsmechanismen der Enzyme des Pankreas, den Amylasen und Lipasen. Amylasen spalten Polysaccharide. Ptyalin (Amylase, Speichelamylase) spaltet Amylum in Disaccharide. Wird Ptyalin behindert, z. B. durch Fruchtsäure, kann es zu Gärvorgängen von Amylum und damit zu Flatulenz kommen. Maltase spaltet Disaccharide im Intestinum in Monosaccharide; daher werden Maltasehemmer pharmazeutisch als Antidiabetikum eingesetzt.

Unter vollständiger Sachkenntnis liegt der Schluss nahe, dass die Gabe ausreichender Mineralstoffe die Maltasehemmung auf natürlichem Wege wiederherstellen können müsste. Studien zur wirksamen Beeinflussung des Diabetes mellitus durch Kräuter zeigen übereinstimmend, dass die Kräuter neben den insulinähnlichen Substanzen auch einen extrem hohen Mineralstoff- und Aminosäurengehalt haben.

Pankreaslipase spaltet die Lipide im Intestinum katalytisch in Glycerin und Fettsäuren, daher müssen sie bei Pankreasinsuffizienz substitutiert werden.

Um nicht permanent vom Stress gebeutelt zu werden und Insuffizienzen weitgehend zu vermeiden, schützt sich das Pankreas mittels dicht bestückter GABA-Rezeptoren, die zwar über den gesamten Körper verteilt sind, aber am Pankreas den dichtesten Besatz aufweisen. Das Katecholamin Dopamin, ein Monamid, das als Zwischenprodukt der Synthese von Adrenalin und Noradrenalin entsteht, wirkt allgemein auf die Durchblutung der inneren Organe. In der Forschung untersucht man die positive Wirkung von Low-dose-Gaben[78] von Dopamin bei akuter Pankreatitis. Das heißt: Auch das Pankreas arbeitet nicht autonom, sondern es befindet sich in permanenter Abstimmung mit den anderen Hormondrüsen und dem VNS. Diabetes mellitus ist die Stoffwechselerkrankung Nummer eins in Deutschland. Neben erblichen und pathogenetischen Faktoren rückt zunehmend auch dessen Rolle als Toxinfänger in den Fokus der Aufmerksamkeit. Da das Pankreas an verschiedensten Stoffwechselprozessen beteiligt ist, werden natürlich auch Toxine in die entsprechenden Hormone und Enzyme eingewoben, wodurch es zu Verwirrung in der Gesamtfunktion kommen kann. Auf diese Weise sind plötzliche Manifestationen einer diabetischen Stoffwechsellage auch bei fehlendem genetischen Risikoprofil oder diabetesfördernden Lebensgewohnheiten erklärbar. Gleichzeitig ist das Pankreas aber auch von der Thyroidea abhängig, die zusammen mit den Nebennierenrinden den Energiebedarf des Körpers regelt. Oftmals geht einem Diabetes eine lang anhaltende – entweder therapieresistente oder eine unentdeckte – Hyperthyreose voraus. In energetischen Messungen kann man dann die Ursache an der Schwäche der Thyroidea oft noch erkennen, auch wenn das Pankreas gut eingestellt ist.

---

78) **Low dose Dopamin** bedeutet 2 bis 3 µg pro Kilogramm Körpergewicht/Minute

Übersichtstabelle der Enzyme

Tabelle B 4.15

Name	Bildungsort	Funktion
Hydrolasen		katalysieren hydrolytische Spaltung
Lipase	Exokrine Drüsenzellen des Pankreas	• wandelt Lipide (durch katalytische Spaltung der Esterbindung zwischen Lipid und Fettsäure) zu freien Fettsäuren um
α-Amylase	Glandula salivatoria der Mundhöhle	• spaltet die α(1-4)Glykosidbindung der Amylose • Dextrine entstehen und daraus Maltose, Glucose und andere Oligosaccharide
Leucin-Aminopeptidase	Darm, Niere, Galle, Magensaft, Speichel, Plasma	• hydrolysiert L-Peptide, Aminosäureamide und -arylamide
Urease	Bakterien	• Harnstoff→Kohlendioxid + Ammoniak
Glutaminase	Gewebe (einschließlich Gehirn)	• Glutamin→Glutaminsäure + Ammoniak
Glykosidase	Pankreas, Magen, Leber	• Gruppe von Hydrolasen, die sich nur in der Bindungsart unterscheiden, greifen die glykosidischen Verbindungen in Kohlenhydraten, Glykoproteinen, Glykolipiden an
Lyasen/ Synthasen		katalysieren Eliminierungsreaktionen unter Bildung von Doppelbindungen katalysieren Additionen an Doppelbindungen
Pyruvat-Decarboxylase	Pankreas, Dünndarm	• katalysiert Pyruvat zu Acetaldehyd • Kohlehydratstoffwechsel
Carboanhydrase (Glykosidase)	Pankreas, Magen, Leber	• beteiligt am Kohlendioxid-Transport • Regulation des Säure-Base-Haushalts durch die Niere • in der Magenschleimhaut an Salzsäureproduktion beteiligt • im Pankreas an Bikarbonat-Sekretion beteiligt • im Ziliarkörper des Auges an Produktion des Kammerwassers beteiligt
Aspartase		• katalysiert reversible Reaktion Asparaginsäure ↔ Fumarsäure + Ammoniak
Isomerasen		beschleunigen die intramolekulare Umwandlung von chemischen Isomeren
Alanin-Racemase		• essentiell für Synthese bakterieller Zellwände
Alanin-Racemase		• essentiell für Synthese bakterieller Zellwände
Retinal-Isomerase	Auge	• katalysiert Umwandlung einer Verbindung in eine isomere Struktur • Umwandlung des Retinals in die 11-cis-Form
Triosephosphat-Isomerase	Pankreas, Dünndarm	• Gleichgewichtsherstellung zwischen Dihydroxyacetonphosphat und Glycerinaldehyd-3-Phosphat • Kohlehydratstoffwechsel: Glukoseneubildung und photosyntetische CO_2-Fixierung
Phosphoglucomutase	Pankreas, Dünndarm	• katalysiert Glukose-1-Phosphat in Glukose-6-Phosphat (Kohlehydratstoffwechsel)
Ligasen/Synthetasen		katalysieren die Verknüpfung zweier Moleküle unter ATP-Verbrauch
Acetyl-CoA-Synthetase	Zelle	• Fettsäurebiosynthese • Fettsäureabbau • Synthese einiger Alkaloide • Bildung energiereicher Thioestherbindungen
NAD-Synthetase	Mitochondrien	• Coenzym-1: NADH (reduzierte Form) und NAD^+ (oxidierte Form)
Pyruvat-Carboxylase	Leber, Nieren	• katalysiert irreversible Addition von CO_2 an Pyruvat • Glukoneogenese
Glutamin-Synthetase	Gewebe (einschließlich Gehirn)	• Ammoniak + Glutamat→Glutamin

4.8.5. Die Nebennieren

Die Nebennieren gehören zu den endokrinen Drüsen; sie liegen am oberen Nierenpol. In ihrem Mark (NNM) werden die Katecholamine Adrenalin und Noradrenalin gebildet, die auch biogene Amine genannt werden. Ein anderes biogenes Amin ist das Dopamin, das im Gehirn und in den sympathischen Nervenendigungen gebildet wird und damit ein wichtiger Transmitter im Nervensystem ist. Gleichzeitig ist es die Vorstufe von Noradrenalin und Adrenalin (siehe Teil B, Kapitel 4.2.15.).

Im Zusammenspiel mit anderen biogenen Aminen ist Dopamin exzitatorisch wirksam. Es ist essentiell für Koordination, Motorik, Konzentration, Antrieb, Motivation, Appetitregulation und kognitive Leistungsbereitschaft. Seine enge Wechselwirkung mit dem eher dämpfend wirkenden Serotonin ist dabei folgerichtig. Die Autoren betrachten es als erforderlich, in diesem Zusammenhang nicht nur ausschließlich von einem Antagonismus zu sprechen, sondern hinsichtlich des funktionellen Ergebnisses von einer Synergie auszugehen.

Während anhaltender Dopaminmangel zu Bewegungsstörungen, Tagesmüdigkeit, Antriebsstörungen, Motivationsverlust, kognitiven Einbußen, Depressionen und psychovegetativen Störungen führt, ist ein chronischer Dopaminexzess für Erschöpfung und Müdigkeit (zentrale Fatigue) verantwortlich. Zudem erhöht Dopamin dann den oxidativen Stress und schädigt potenziell Nervenzellen. Als Ursachen solcher Phänomene kommen nachlassende Syntheseaktivität bzw. -blockade, Substratmangel, anhaltend hoher Verbrauch oder eine dauerhafte adrenerge Überstimulation in Frage. Im Alter geht die Dopaminsynthese im Zentralnervensystem zurück, parallel dazu sinkt auch die Verteilungsdichte der Dopaminrezeptoren.

Katecholamine sind bekanntermaßen nicht nur Hormone, sondern auch wichtige Neurotransmitter. Also haben sie folgerichtig Mehrfachfunktionen über das gesamte Leben hinweg, beginnend mit der embryonalen Entwicklungsphase bis hin zum Lebensende. Durch ihr Wirken im Endokrinum und im VNS haben sie eine immense Wirkung bezüglich chronischer Erkrankungen und deren Verlauf. Die angelegten Gegenmaßnahmen des Körpers dämpfen folgerichtig entstehende Entzündungen, dazu benötigen sie Kortikosteroide.

Diese werden in der Nebennierenrinde (NNR) gebildet und lassen sich strukturchemisch vom Steranringgerüst des Cholesterols ableiten.

Nach ihrer Funktion und dem Bildungsort lassen sich Nebennierenrindenhormone in folgende Gruppen unterteilen:

1. Die Zona reticularis (innere Schicht) produziert DHEA, Progesteron, Testosteron und Östrogen.

2. Die Zona fasciculata (mittlere Schicht) produziert die Glucocorticoide Cortisol (Hydrocortison), Cortison und Corticosteron; sie beeinflussen den Kohlenhydrat-, Fett- und Eiweißstoffwechsel. Unter Stress werden sie massiv ausgeschüttet und verursachen damit einen vermehrten Blutzuckerspiegelanstieg, um so eine schnelle Energieversorgung zu gewährleisten. Außerdem sind sie die körpereigene Antwort auf Entzündungen.

3. Die Zona glomerulosa (die äußere Schicht) produziert die Mineralocorticoide Aldosteron und Desoxycorticosteron, die auf die Elektrolytkonzentration und -zusammensetzung in den Körperflüssigkeiten wirken.

Mit ihren drei Schichten ist die NNR Lieferantin wesentlicher Hormone für Wohlbefinden und vitales Lebensgefühl.

Dauerhafter Stress kann sie erschöpfen und lässt damit die im VNS notwendige Rhythmik zugunsten der sympathikotonen Seite einfrieren. Damit sind Tür und Tor geöffnet für verschiedenste chronische Erkrankungen, die einen schwer entzündlichen Verlauf nehmen können, sofern nicht mehr genügend körpereigenes Cortisol gebildet wird. Die NNR ist in ihrer Wirkung eng mit dem ZNS verzahnt; das NNM hingegen gilt als der verlängerte Arm des VNS. Betrachten wir die möglichen Ursachen einer Störung der Nebenniere:

Die Nebennieren stehen im Zusammenhang mit Stress und der damit erforderlichen Hormonproduktion. Daher ist es folgerichtig, Dauerstress als einen wesentlichen Faktor zur Schwächung der Nebennieren zu bezeichnen. Unter Dauerstress dominieren die Glukokortikoide als physiologische Stressantwort, und alle physiologischen Aspekte des Körpers sind dauerhaft auf erhöhte Leistung eingestellt. Das sorgt für das Auftreten folgender Symptome:

- negative Beeinflussung des Schlafverhaltens;
- reduzierte Lern- und Konzentrationsfähigkeit zugunsten schematischer Denkabläufe;
- vermehrtes Auftreten von Spannungskopfschmerzen, die sich aus der Mitreaktion des stomatognathen Systems[79] bei Stress erklären;
- Schwächung des Immunsystems mit der Folge gesteigerter Infektionsanfälligkeit und verlängerter Rekonvaleszenz.

Diese Effekte erklären sich aus der physiologischen Funktion der jeweiligen Hormone und dem Zustand der dauerhaften Sympathikotonie im VNS. Selbstverständlich gibt es eine Rückkoppelung über die Adenohy-

[79] **Stomatognathes System,** beschreibt das funktionelle Kiefergelenk bis hin zum 3. Brustwirbel; Stoma: Öffnung; Gnathologie: Lehre von der Funktion des Kiefers und seinen umliegenden Strukturen

pophyse zum Hypothalamus, wodurch sich dann das gesamte Körpersystem anpasst. Das beeinflusst folgerichtig die Funktion aller Organe, denn sie müssen sich sämtlich dem jeweiligen Rhythmus anpassen.

4.8.6. Die Hormone der Nieren

Neben ihrer Ausscheidungsfunktion wirkt die Niere (Ren) auch als Hormondrüse. Sie bildet die beiden renalen Hormone Renin und Erythropoetin.

Renin wird in den Zellen des juxtaglomerulären Apparates gebildet. Es ist entweder die Reaktion auf eine Minderdurchblutung der Niere, auf eine Hypovolämie[80] im Körper oder auf einen Natriummangel im Blutserum.

Renin ist Bestandteil des Renin-Angiotensin-Aldosteron-Systems (RAA-System). Seine Hauptaufgabe besteht darin, den Blutdruck und das Flüssigkeitsvolumen im Kreislauf sowie den Natrium- und Kaliumhaushalt auf konstantem Niveau zu halten. Das in der Leber produzierte Angiotensinogen wird durch das in der Niere gebildete Renin in Angiotensin I umgewandelt, das von dem in der Lunge hergestellten Enzym ACE in Angiotensin II verwandelt wird. Letzteres bewirkt eine Verengung der Blutgefäße. Damit wirkt Renin indirekt blutdrucksteigernd. Eine Angiotensin-II-Ausschüttung führt darüber hinaus zur Aktivierung von Aldosteron einerseits und ADH andererseits. Durch Natriumrückresorption kommt es zu einer Wasserbindung auf Kosten einer vermehrten Kaliumausscheidung. Insgesamt verfügt der Körper also über einen ausgeprägten Mechanismus, den Wasserhaushalt konstant zu halten. In diesem RAAS sehen wir wieder ein faszinierendes Beispiel für das Zusammenspiel vitaler Strukturen.

Erythropoetin ist ein Peptidhormon, das die Reifung und Bildung der Erythrozyten im Knochenmark, abhängig vom Sauerstoffpartialdruck des Blutes, anregt. Dieser Mechanismus ist bezüglich der Anpassung an sauerstoffarme Hochgebirgsluft bekannt. Ein kleiner Teil des Erythropoetins wird auch in der Leber gebildet.

4.8.7. Das Herz

Ein weiteres Hormon, das erheblich an der Regulation von Blutdruck und Blutvolumen sowie der Ausscheidung von Wasser, Natrium und Kalium beteiligt ist, heißt Atriopeptin[81]. Dieses Peptidhormon wird in den Herzvorhöfen gebildet, und damit dient das Herz nicht nur dem Bluttransport, sondern ist auch als endokrine Drüse aktiv. Atriopeptin wirkt auf die Blutgefäße, indem es die glatten Muskelzellen der Gefäßwände erschlaffen lässt, auf die Nieren über die Steigerung der Ausscheidung von Natrium und Wasser und auf die Nebennieren durch Hemmung der Aldosteronsekretion; außerdem wirkt es auf die Regulationszentren[82] des Gehirns.

---

80) **Hypovolämie:** Flüssigkeitsmangel im Körper

81) **Synonyma:** Atriales Natriuretisches Polypeptid (ANP) oder Atrionatriuretischer Faktor (ANF)

82) **Regulationszentren:** vom Hirnstamm über das Zwischenhirn bis hin zum Limbischen System

Unlängst gelang es Forschern, ein Hormon im Herzen und in den Blutgefäßen nachzuweisen, das als natürlicher Schutzmechanismus des Herzmuskels wirkt.[83] Gemeint ist das Polypeptid Relaxin, das seit langem als Schwangerschaftshormon bei der Frau bekannt ist. Während der Schwangerschaft in den Ovarien gebildet, sorgt es für die Elastizität der Haut und die Kollagenproduktion, zusätzlich lockert es das Gewebe im Geburtskanal und bereitet die Brustdrüse auf den Stillvorgang vor. Der menschliche Köper bildet auch außerhalb der Schwangerschaft in geringeren Mengen Relaxin, so im Uterus, in den Hoden und in der Prostata. Die Peptidhormone Relaxin und Relaxin-like Faktor (RLF) sind Mitglieder der insulinartigen Superfamilie. Mit dem Alter nimmt die Konzentration bei Männern und Frauen deutlich ab. Angeblich wird es nach den Wechseljahren gar nicht mehr gebildet. Unter dem Aspekt von Vitamin C als Co-Faktor und seiner Wirkung auf das Gewebe ist diese Aussage nach Meinung der Autoren kritisch zu bewerten. Auch die Kenntnisse der Wirkung von Antioxidantien haben hier einen Einfluss. Es wäre sicher interessant, Vergleichsstudien zu diesem Thema vorzunehmen. Relaxin wird durch die Herzvenen in den Körperkreislauf abgegeben, wo es auch quantitativ gemessen werden kann. Bei einer Herzinsuffizienz ist die Überdehnung der Herzwand das Signal zur Ausschüttung von Relaxin. Je stärker die Herzwandschwäche ausgeprägt ist, desto mehr Relaxin wird freigesetzt. Seine Funktion ist die Hemmung der mit der Drucksteigerung verbundenen Vermehrung von Bindegewebszellen im Herzmuskelgewebe.

Zusätzlich schwächt sich unter dem Einfluss des Hormons die Wirkung von Katecholaminen, Angiotensin II und Endothelin1 ab, die zu der gefürchteten Engstellung der Gefäße bei Herzinsuffizienz führen. Die durch Relaxin erzielte Gefäßerweiterung wirkt sich auch günstig auf die Funktion der Niere aus, die dadurch Salz und Wasser besser ausscheiden kann. Da der Körper Relaxin nur in bestimmten Zusammenhängen produziert und wir seine Funktion noch nicht vollständig erfassen, ist der Wert dieses Hormons in der Anti-Aging-Medizin nach Ansicht der Autoren zumindest nicht als völlig unbedenklich einzustufen.

---

83) **Einen Forschungspreis** erhielt Dr. Thomas Dschietzig aus der Arbeitsgruppe von Professor Dr. Karl Stangl an der „Medizinischen Klinik mit Schwerpunkt Kardiologie, Angiologie und Pulmologie" der Charité Berlin

4.8.8. Die Gonaden[84] – das reproduzierende System

Die Gonaden sind drüsenähnlich aufgebaute Organe, in denen sich die Keimzellen und die Geschlechtshormone bilden. Man unterscheidet äußere und innere Geschlechtsorgane. Die äußeren Geschlechtsorgane des Mannes umfassen Penis und Skrotum, die der Frau die Labiae majores und minores, die Klitoris und die Bartholin-Drüsen. Zu den inneren Geschlechtsorganen gehören beim Mann die Testes, die Epididymes, der Ductus deferens, der in den Funiculus spermaticus eingebettet ist, die Vesiculae seminales und die Prostata, bei der Frau die Ovarien, die Tuben, der Uterus und die Vagina. Die Genitalorgane, die unmittelbar der geschlechtlichen Fortpflanzung dienen, stellen gleichzeitig die primären Geschlechtsmerkmale dar.

Um die Bedeutung eines reproduzierenden Systems, als Untereinheit des Endokrinums, bedeutungsvoller zu erfassen, machen wir einen Exkurs zum Begriff Reproduktion.

Im Allgemeinen beschreibt Reproduktion einen Vorgang, bei dem etwas kopiert wird, oder die entstandene Kopie selbst. Im menschlichen Körper bedeutet es die durch Transkription hergestellte, bis in den kleinsten Baustein hineinreichende Kopie der Zelle. Kann ein System mehr als eine Kopie seiner selbst erzeugen, spricht man von Vermehrung. Wir finden im Körper also einerseits permanente Zellerneuerung vor, andererseits auch die Möglichkeit der Reproduktion durch Fortpflanzung.

Wir sehen hier zwei Varianten desselben Themas: Sicherung des Überlebens.

Lange Zeit ging man davon aus, dass bei den Spermien die beste oder stärkste Samenzelle das Rennen gewinnt, gleichbedeutend mit dem besten Erbmaterial. Neuere Forschungen zeigen, dass es in Wahrheit ein Zusammenspiel aller Samenzellen ist, das eine Befruchtung erfolgreich macht. Mit anderen Worten: Alle arbeiten zusammen, damit einer durchkommt. Man könnte das mit dem Motto der Musketiere vergleichen: ***„Einer für alle und alle für einen“.***

Neben den rein biologischen Vorgängen hat dieser Bereich auch eine übergeordnete Bedeutung. Reproduktion hat sehr viel mit Ausdruck und Kreativität zu tun. In der chinesischen Medizin wird dieser Bereich dem Funktionskreis Niere/Blase zugeordnet, den man auch als Basis der genetisch verankerten Vitalität (Sitz der Essenz) beschreibt.

Sicher ist es richtig, dass Sexualität nur in einem ausgeglichenen Zustand erfolgreich gelebt werden kann, und zwar in doppelter Hinsicht, nämlich der Zeugung und Austragung einerseits und der Erfüllung andererseits. Künstler beschreiben bei ihrer Tätigkeit orgiastische Zustände, die über die primitive Auslebung von Trieben hinausgeht. Wie in der Beschreibung des VNS bereits dargestellt, kann die Wirkung sexueller Aktivitäten auch für die Steuerungszentren entscheidend sein.

---

84) **Gonaden:** griechisch gone „Erzeugung“, „Samen“, Geschlechtsdrüsen

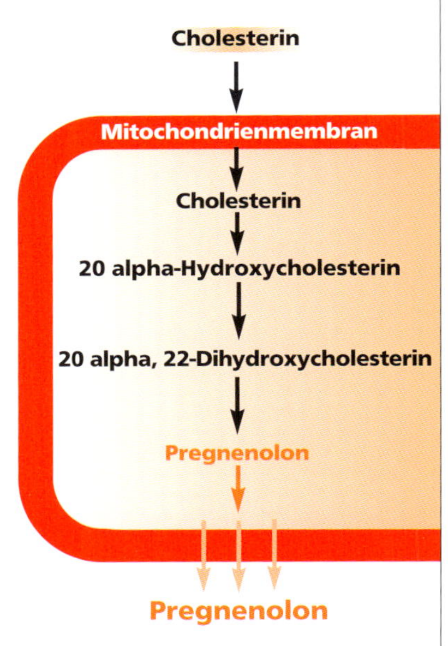

Abb. B 4.21
Herstellung von Hormonen an der Zellmembran – Beispiel:
Biosynthese von Pregnenolon

Die rein anatomische Verbindung der Geschlechtsorgane mit den ableitenden Harnwegen, auch Urogenitalsystem genannt, ist sicher auch im biochemischen Sinne als lebenserhaltend nachvollziehbar. Um das Zusammenspiel der Systeme vollständig zu verstehen, ist die Betrachtung der einzelnen Organe mit ihren jeweiligen Funktions- und Produktionsmechanismen obligatorisch; für die Hormonproduktion an sich ist es jedoch unerlässlich, die Vorgänge an der Zellmembran mit einzubeziehen.

Zusammen mit den Geschlechtsorganen bilden Endokrinum, VNS und ZNS eine Gesamtheit, die als reproduzierendes System beschrieben werden kann. Um das Durcheinander in den sich teilweise widersprechenden Thesen über die Hormone und deren Wirkungen besser nachvollziehen zu können, lohnt sich ein kleiner Streifzug durch deren Geschichte.

4.9. Geschichte der Hormone

Die Geschichte der Hormone ist eine lange Reihe von Irrtümern, die bis heute tragische Auswirkungen haben. Obwohl sich die Aussagen über Hormone wandeln, bleibt ein gewisses Mysteriendenken in den Köpfen erhalten. Schon seit Urzeiten ist Werden und Vergehen eine Geschichte der Frauen.

Zu Urzeiten versuchte man, besonders erfolgreich in der Ziegenzucht zu sein, indem man sich rein weibliche Tierherden hielt. Da diese sich nicht vermehrten, galten sie als verdorben, und man flehte die Götter um Rat an. Seitdem gibt es nun in jeder Herde einen Ziegenbock. Unfruchtbarkeit bei Mensch und Tier war eine Strafe für Sünde jeder Art. Nur den Priesterinnen war es erlaubt, kinderlos zu sein, als Zeichen, dass sie der Göttin dienten. Dass für eine erfolgreiche Fortpflanzung ein männliches Pendant erforderlich war, galt als Blasphemie und war inakzeptabel. Wurde die Verbindung eines Paares offiziell anerkannt, galt es als positive Antwort der Götter, wenn sich Nachwuchs einstellte. Erst dann wurde der höhere Segen sichtbar. Blieb der Nachwuchs aus, lag es an der Frau oder an bösen Geistern, Flüchen, Verwünschungen oder ganz einfach daran, dass die Beziehung nicht gewünscht war.

Bis in das letzte Jahrhundert hinein hielt sich die hartnäckige Vorstellung, dass Fruchtbarkeit einzig von der Frau abhänge. Selbst in der heutigen Zeit finden Frauen den Weg zum Arzt schneller als Männer, wenn es um die Frage des unerfüllten Kinderwunsches geht. Den Männern ist es auch im 21. Jahrhundert noch immer nicht selbstverständlich, das Problem etwa auch bei sich zu suchen. Es scheint, als seien wir in der Vorstellung noch immer sehr nah mit unseren Vorfahren verbunden.

In den Jahrhunderten bis zur Inquisition entwickelte sich ein immenses Wissen über Fortpflanzung, natürliche Rhythmen und Altern, also über die menschlichen Hormone. Natürlich benutzte man andere Worte dafür, was uns heute manchmal veranlasst, über das Wissen aus dieser Zeit zu lächeln.

Für die meisten Frauenleiden gab es ein Heilkraut, ebenso für viele andere Erkrankungen. Das allgemeine Wissen darüber war zwar im Volk verbreitet, aber das Spezialwissen war den Heilkundigen vorbehalten. Die meisten Hexen und Hexenmeister waren Wissenschaftler, Alchemisten, Heiler und keineswegs zwingend dem Okkultismus verfallen. Das Wort Hexe stammt von der Beschreibung „die auf der Hägse sitzt". Hägse ist das althochdeutsche Wort für Hecke. Es beschreibt den Zustand dieser Personen, mit einem Bein in der Stadt und dem anderen in der Natur zu stehen. Sie befanden sich außerhalb der Gemeinschaft, was zum Zwecke der objektiven Beobachtung natürlicher Zusammenhänge sehr nützlich war.

Traditionell wurden die Daten mündlich überliefert. Aufgeschrieben wurden nur Teile, die entscheidende Zutat blieb geheim und war nur den Eingeweihten bekannt. Andere Quellen fügten den Rezepten Anteile bei, die die Mischung quasi unbrauchbar machten oder sie chemisch neutralisierten. Manche gebrauchten sehr eigenartige Varianten, z. B. Kinderblut oder das Blut einer Jungfrau, zur Abschreckung.

Glaubt man den Historikern, so gab es bis zur Inquisition keine unerwünschten Kinder. Das Leid damit begann erst, als der größte Teil dieser Heilkunst mit ihren Vertretern verbrannt worden war.

Bei den indianischen Nomaden hing von der Kenntnis hormoneller Zyklen das Überleben des Stammes ab. Sie mussten als Population stabil bleiben, sonst würde die gesamte Gruppe in Gefahr geraten. Bis heute ist die indianische Medizin eine wertvolle Quelle für dieses alte Wissen.

Leider ging in der Zeit der Pionierärzte viel davon verloren, weil sich niemand vorstellen konnte, dass die Wilden etwas konnten, was der zivilisierte Weiße nicht konnte. Die ständige Entfremdung von den natürlichen Rhythmen war und ist die zwingende Folge.

Bis heute gibt es die unnütze Feindschaft zwischen den verschiedenen Formen der Medizin. Eine komplementäre Betrachtung scheint zu nahe liegend, als dass sie ernsthaft in Betracht gezogen würde.

Die unmittelbare Abgabe von Stoffen in das Blut wird seit Claude Bernard (1813–1878) als innere Sekretion bezeichnet. Der Begriff wurde zunächst unspezifisch benutzt. Inzwischen differenziert man genauer zwischen Hormonen, die ständig abgegeben, und solchen, die nur zu bestimmten Zeiten freigesetzt werden.

Die Erforschung des weiblichen Zyklus steht noch immer im Mittelpunkt des Geschehens, natürlich auch um geeignete Verhütungsmittel zu entwickeln.

In den dreißiger Jahren begann Dr. Serge Voronoff mit seinen Studien. Er verpflanzte Nebenhoden junger Affen in alte Männer- und später Ovarien junger Affen in alte Frauenkörper; beides mit mäßigem Erfolg. Seine These war zunächst, dass es entscheidend am Alter der Geschlechtsorgane und deren Testosteron- bzw. Östrogenproduktion lag, wie sich Fruchtbarkeit gestaltete. Nach mehreren Todesfällen bei Affen und Menschen stellte er diese Versuche ein und erforschte ausschließlich die Wirkung synthetischer Hormone. Mit dem Ausbruch des Zweiten Weltkrieges endeten diese Studien.

1966 schrieb Dr. Robert Wilson seinen Bestseller „Feminine Forever" mit der Botschaft, dass sich die Tragödie der Menopause, die sowohl den Charakter als auch die Gesundheit der Frau zerstört, durch synthetischen Östrogenersatz vermeiden lasse. Erstaunlicherweise ließen sich die Frauen gerne auf ihre Fruchtbarkeit reduzieren. Eine Definition der Weiblichkeit, unabhängig von Mütterlichkeit, ist bis heute eher die Ausnahme. Damit ist die Angst der Frauen vor dem Alter verbunden mit der Frage einer Existenzberechtigung ohne Fruchtbarkeit. Allzu viele waren und sind bereit, sich auf diese Therapie einzulassen. Die Hormonersatztherapie (HET) war geboren, und deren Protagonisten leben bis heute davon sehr gut.

Etwa zeitgleich gelang es der Pharmazie, der Natur durch die Entwicklung der Antibabypille ein Schnippchen zu schlagen. Ein neues, selbst bestimmtes Zeitalter der Geschlechter brach an. „Sex ohne Risiko" – ein Motto, das sich als falsch herausgestellt hat. Das Risiko wurde verschoben und ist inzwischen durchaus als potenziell lebensbedrohlich einzustufen. Die Pille für den Mann wurde aus ethischen Gründen abgelehnt.

Mit den ersten unerklärlichen Todesfällen junger Pillenbenutzerinnen ging man dazu über, die Pillen dem natürlichen Zyklus anzupassen, bis hin zur Entwicklung der Minipille, die, als reines Gestagen, für unbedenklich erklärt wurde. Die Entzugsblutung darf keinesfalls mit einer natürlichen Menstruation gleichgesetzt werden.

Heutzutage ist die Verwendung von Hormonspiralen modern. Sie verschaffen eine bis zu fünfjährige Pause von der „lästigen" Menstruation. Da diese Hormone nur in der Peripherie wirken, gelten sie als unbedenklich. Mit wenig eigenem Überlegungsaufwand stellen sich daran Zweifel ein. In den siebziger Jahren begann Dr. John Lee, seine Arbeit mit Patientinnen in der Menopause zu überprüfen. Die Ergebnisse seiner mehr als zwanzigjährigen Feldstudie stellte er zu Beginn der neunziger Jahre vor. Im Zentrum seiner Forschung stehen das Progesteron und seine Auswirkungen auf den menschlichen Körper. Seine Folgerungen revolutionieren die tradierte Sichtweise auf weibliche und männliche Hormone.

4.9.1. Hormone und ihre Wirkweisen – Kommunikation und Synergie versus ausschließliche Hierarchie

Um die Behandlung endokriner Probleme in der heutigen Zeit zu verstehen, ist es sinnvoll, einerseits historische Reihenfolgen der Bewertung vorzunehmen und andererseits die Einflüsse der modernen Welt kritisch unter die Lupe zu nehmen.

Das Wort Hormon stammt vom griechischen Wort hormao und bedeutet so viel wie „Ich treibe an". Interessant ist die Doppelfunktion der meisten Hormone, zum einen als humorale Steuerung verschiedenster Funktionskreise, zum anderen als Neurotransmitter.

Bisher war Östrogen die Antwort auf viele Fragen. Es zeigt sich allerdings, dass Progesteron die bessere Antwort ist, und zwar in Bezug auf Frauen und Männer.

Für die größte Verwirrung sorgt der Mythos vom Unterschied zwischen männlichen und weiblichen Hormonen. Die Idee, es könnte eine gemeinsame Hormonkette im menschlichen Körper geben, ist noch immer revolutionär.

Die Differenzierung der Geschlechter ist genetisch festgelegt. So beginnen bereits im männlichen Fetus die Hoden Testosteron zu sezernieren und dadurch die Entwicklung männlicher Geschlechtsorgane zu aktivieren. Die zentralen Steuerungen der Sexualorgane durch Hypothalamus und Hypophyse sind bei Männern und Frauen identisch. Erst auf der Ebene der effektorischen Hormone sieht man Unterschiede.

Da auch Wissenschaftler Kinder ihrer Zeit sind, werden aus Annahmen Wahrheiten, und zwar so lange, bis sie widerlegt sind. So dachte man bis vor wenigen Jahren, das luteinisierende Hormon (LH) sei ein spezifisch weibliches Hormon und das männliche Pendant dazu das Interstitial cell stimulating hormone (ICSH). Über das Gonadoliberin (GnRH) aus dem Hypothalamus wird die Bildung der gonadotropen Hormone des Hypophysenvorderlappens gefördert, nämlich das luteinisierende Hormon (LH) und das follikelstimulierende Hormon (FSH). In Wahrheit haben beide Geschlechter LH zur Verfügung.

Nun beginnt die Ebene der geschlechtsspezifischen Reaktionen. Bei der Frau fördert FSH die Reifung der Follikel, beim Mann die Reifung von Spermien. LH stimuliert den Follikelsprung und die Bildung des Corpus luteum (Gelbkörper), beim Mann hingegen fördert es die Testosteronproduktion. Das heißt, der geschlechtsspezifische Unterschied liegt in der Art der Zielzellen sowie in der Menge und Häufigkeit der Hormonausschüttung. Interessant ist in diesem Zusammenhang die periodische Tätigkeit der hypothalamischen Zentren.

Die Natur bewegt sich auch hier in zyklischen Rhythmen, die sich ständig wiederholen. So erfolgen bei der Frau in der ersten Zyklushälfte die Hormonausschüttungen alle eineinhalb Stunden, in der zweiten Zyklushälfte hingegen alle drei bis vier Stunden. Letzteres entspricht dem hormonellen Rhythmus des männlichen Körpers. Die Tatsache, dass es bei der Frau nach dem Eisprung entweder zu einer Schwangerschaft oder zur Menstruationsblutung kommt, brachte es mit sich, dass man Hormone hauptsächlich unter dieser Perspektive bewertete. Männer lieferten keine eindeutigen Hinweise auf Hormonschwankungen. Es entstand der Eindruck, dass nur Frauen einen Rhythmus haben. Das entspricht sicher nicht der Realität. Man hat sich mit dem männlichen Zyklus einfach noch nicht ausgiebig genug befasst.

Ein anderer wesentlicher Faktor ist die Tatsache, dass man auch die Interaktionen der hormonbildenden Organe zu den regulierenden Zentren noch nicht vollständig kennt. Leider hindert uns das nicht daran, mittels Hormontherapie nicht nur bei absoluten Indikationen, sondern insgesamt freimütig in hochkomplexe Abläufe einzugreifen. Grundsätzlich gelten Hormone als hierarchisch strukturiert. Tatsächlich geschehen jedoch alle Prozesse gleichzeitig, was eine Hierarchie im eigentlichen Sinne ausschließt. In Wahrheit ist das Hormonsystem ein hochsensibles, ausgefeiltes Kommunikationssystem des Körpers.

Die Ökonomie, die der Natur innewohnt, stellt uns immer wieder vor die Herausforderung zu überprüfen, was genau hier bezweckt wird. Dr. med. Heinrich Kremer stellt das in seinen Forschungen über die mitochondrale Steuerung der DNA und der ATP-Produktion im Rahmen der Atmungskette der Mitochondrien eindrücklich unter Beweis. In der Naturheilkunde finden sich Möglichkeiten, den natürlichen Zyklus zu unterstützen, ohne dabei zu stören. Ähnliche Gedanken dazu finden wir in der Theorie des Dr. Samuel Hahnemann bei der Entwicklung der klassischen Homöopathie oder auch bei Nostradamus, der den Satz formulierte: „Der Körper ist der beste Medicus selbst, und der gute Arzt stört ihn möglichst wenig in seiner Arbeit."

So einfach das klingt, so kompliziert erweist sich dieser Ansatz in der Praxis. Er bedeutet, dass es kaum funktionierende Standards gibt, und erklärt im selben Zuge, warum ein und dieselbe Medikation manchmal funktioniert und manchmal nicht. Der Schulmediziner John Lee arbeitete zunächst mit aus Yamswurzel aufbereitetem Progesteron und hatte damit beeindruckende Erfolge. Die mexikanische Yamswurzel mit ihrem erheblichen Diosgeninanteil ist bis heute der Rohstofflieferant synthetischer Hormone. Folgerichtig für die Pharmazie gibt es die Äußerungen, dass der Körper Progesteron aus seiner Vorstufe Diosgenin nicht bilden kann, sondern die dafür erforderlichen Enzyme nur im Labor vorlägen.

Die Empirik liefert den Gegenbeweis, den Vorgang an sich kennen wir nicht genau. Dennoch sollte man nicht den Fehler machen, die Wirkung der ganzen Pflanze zugunsten eines so genannten Phytohormons zu reduzieren. Alle so genannten hormonaktiven Pflanzen haben zwar Inhaltsstoffe, die in der Strukturformel den Hormonen ähneln, aber viel mehr bestechen sie durch ein Höchstmaß an Mineralien, Spurenelementen, Antioxidantien und sekundären Pflanzenstoffen. Diese bilden die Basis für das erforderliche Korrektiv im Sinne von Betriebsstoffen. Gleichzeitig beobachtet man, dass die Pflanzen stets beide Rezeptoren aktivieren, also beispielsweise mit östrogenähnlichen Pflanzenstoffen gleichzeitig auch die Progesteronrezeptoren stimuliert werden. Damit finden wir in der Pflanze einen Mechanismus, den der Körper selbst auch verwendet, indem er zusammen mit einem Transmitterstoff gleichzeitig ein Enzym transportiert, das den Antagonisten stimuliert. Damit ist normalerweise die Kontrollschleife immer gesichert.

Eine massive Störung dieses Vorganges erfolgt durch die mittels Toxine veränderten Enzyme, die dann ihre vorgesehene Funktion nicht mehr übernehmen können. Da nur zwei Prozent der bekannten Heilpflanzen auf ihre Heilwirkung hin untersucht wurden und man zudem nach Einzelwirkstoffen suchte statt nach Kompositionen, die den Synthesewegen des Körpers entsprechen könnten, herrscht noch immer extreme Unklarheit über Pflanzen und deren Hormonwirkungen. In Amerika ist die Diskussion über die Gefahr der Hormonersatztherapie (HET) sehr groß, in Deutschland beginnt sie gerade erst. Der hemmungslose Einsatz synthetischer Hormone schon bei jungen Mädchen hat nicht nur Konsequenzen für den Einzelnen, sondern auch für die gesamte Gruppe.

Eine gewisse Grundbelastung ist in der heutigen Zeit unausweichlich. Jeder nimmt geringe Hormonmengen durch Nahrung, Wasser und Mimics zu sich. Mimics sind Stoffe, die auf Grund ihrer biochemischen Ähnlichkeit Transmitterstoffe imitieren. Petrochemische Substanzen, Tenside, Pestizide, Herbizide und Insektizide zusammen mit Geschmacksverstärkern, Konservierungs- und Farbstoffen wirken entweder, indem sie sich als Hormone ausgeben oder Enzyme und antagonistisch wirkende Transmitter blockieren. Tragisch ist die Veränderung der durch Aminosäuren gesicherten Erbinformationen, indem Synthesewege verändert werden. Das hat Auswirkungen auf den Körper, die wir noch nicht in voller Gänze überschauen.

So kann man sagen, dass die Pille und die Hormonspirale den altersbedingten Problemen langsam den Rang ablaufen. Die größte Herausforderung für den ganzheitlichen Therapeuten besteht darin, sowohl mit den Verzögerungen umzugehen, die synthetische Hormone im gesamten System verursachen, als auch bei möglichen Umstellungen keinen kalten Entzug zu provozieren.

Verhütung
Bezüglich Verhütungsmethoden gaukelt man der Gesellschaft mittels des Pearlindex eine Abstufung über die Verlässlichkeit von Verhütungsmethoden vor, die maximale Sicherheit nur über die Pilleneinnahme gewährleistet. Der Pearlindex wird folgendermaßen berechnet:

Man legt 100 mögliche Schwangerschaftsjahre pro Frauenleben zugrunde und berechnet dann die Möglichkeit unerwünschter Schwangerschaften.

Bei 100 möglichen Schwangerschaftsjahren pro Frauenleben sind die berechneten Unterschiede unerheblich. Aussagekräftig wäre hingegen eine Darstellung möglicher Fehlerquellen der einzelnen Verhütungsmethoden, die in der Tat erheblich sind. Allerdings geben die Autoren zu bedenken, dass ein derart massiver Eingriff in den Hormonhaushalt durch Pille oder Spirale nicht bagatellisiert werden sollte. Auch bei angeblich ausschließlich peripherer Wirkung der Hormonspirale haben viele Frauen ihre Menstruationsblutung für mehrere Jahre nicht. Gemäß den natürlich vorgesehenen Rhythmen folgt aus der Unterdrückung der Menstruation zwangsläufig eine zentrale Veränderung des gesamten hormonellen Körperrhythmus.

Das Einsetzen der Menstruationsblutung ist lediglich abhängig von einem massiven Progesteronabfall, nämlich dann, wenn sich kein Ei eingenistet hat. Diesen Vorgang machten sich unbewusst bereits die Kelten zunutze, indem sie über Mistelgetränke den Progesteronspiegel nach oben verschoben, um dann durch Absetzen des Getränkes eine Regelblutung herbeizuführen. Die Mistel ist als Extrakt überwiegend in der adjuvanten Krebstherapie bis heute im Einsatz. Unter Sachkenntnis der Forschungen von Dr. John Lee (Natural Progesteron) erhält der immunstimulierende Effekt der Mistel eine erweiternde hormonelle Komponente in Gestalt ihrer Wirkung auf das Progesteron und dessen positive Auswirkungen auf karzinogene Dynamiken, die jedoch weiterhin nahezu unbeachtet bleibt.

Übersicht über die Hormonproduktion

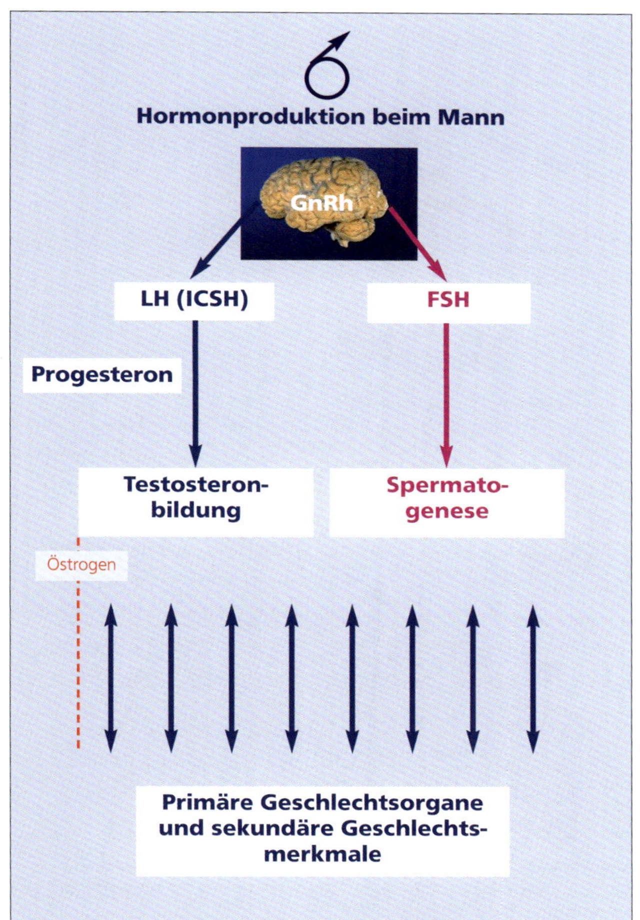

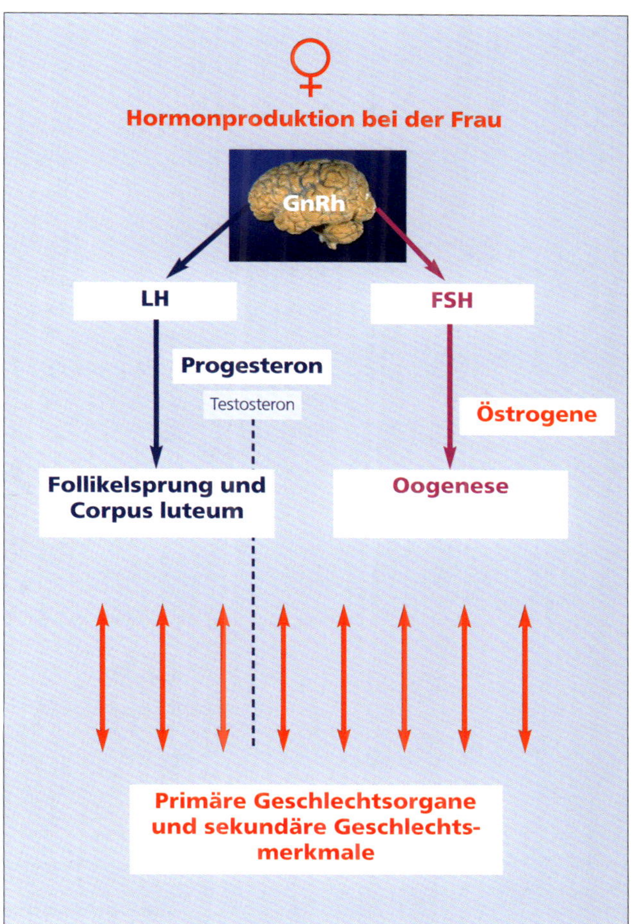

Abb. B 4.22
Die Hormone in der zentralen Steuerungsebene sind bei Männern und Frauen identisch – erst am Zielorgan beginnen sie sich zu unterscheiden, und zwar in der Quantität und der Häufigkeit der Ausschüttung. Progesteron ist die Mutter aller Hormone – aus Progesteron entsteht Testosteron, dann nach Bedarf Östrogen.

Abb. B 4.23
Das Signal für das Einsetzen der Menstruation ist ein deutlicher Progesteronabfall

Übersicht über den Menstruationszyklus

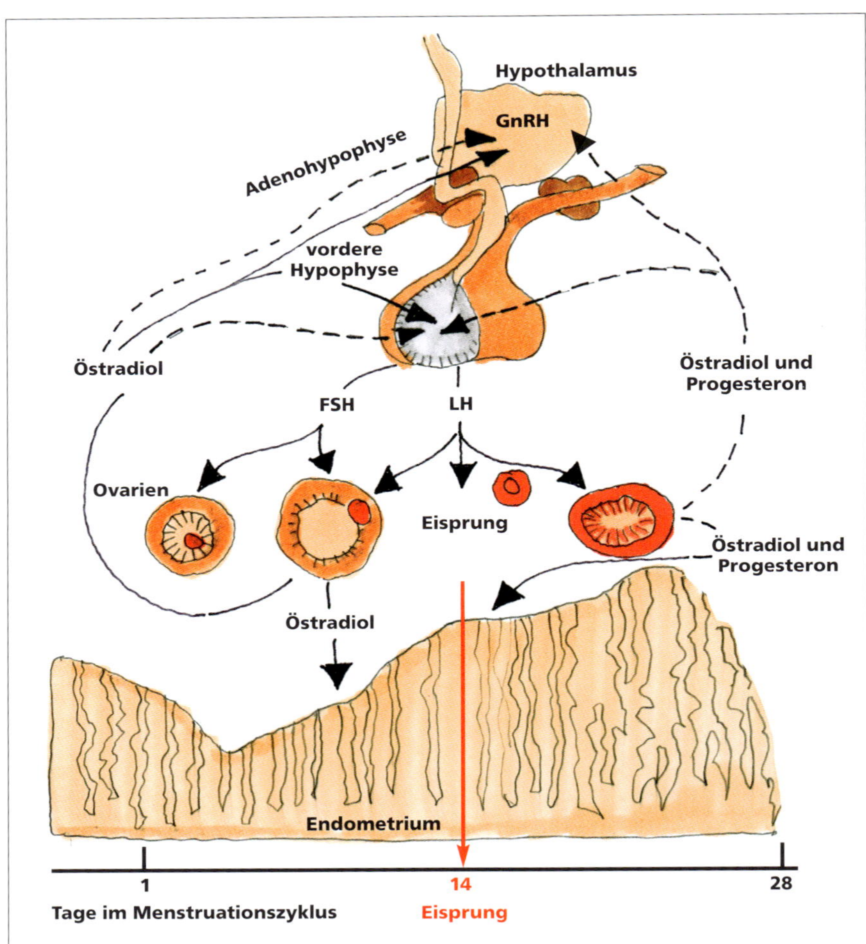

4.9.2. Progesteron, die Mutter aller Hormone

Nach den grundlegenden Erfahrungsstudien von Lee nimmt Progesteron einen wesentlich höheren Stellenwert ein als Östrogen[85]. Aus Pregnenolon entsteht Progesteron, aus Progesteron Testosteron und aus Testosteron nach Bedarf Östrogen. Bereits seit Anfang der 1990er-Jahre liegen Lees Ergebnisse seiner 20-jährigen Feldstudie auf dem Tisch. Die Ergebnisse sind nicht nur verblüffend, sondern sie stellen auch einige Dogmen in Frage, die noch immer als mehr oder weniger unantastbar gelten. Besonders betroffen sind die Darstellung von Östrogenmangel als Ursache aller Symptome der Wechseljahre sowie der so genannte hormonsensitive Krebs.

Die meisten Menschen leben in einem Zustand permanenten Stresses. Auf diese Art wird Progesteron vermehrt an verschiedensten Rezeptoren ver-

[85] **Östrogene, Östriol, Östradiol, Östrol:** Synonyma Estrogene, Estriol, Estradiol, Estrol

braucht, beispielsweise im Gehirn und an den Schwann'schen Scheiden. Dadurch erhält es die Funktion eines Antioxidanz, das zusätzlich durch die bereits beschriebenen Hormondysbalancen schon in frühem Lebensalter aufgezehrt wird. Die schlechte Ernährung, ironischerweise in einer Zeit des Überflusses, lässt Vitamine, Mineralien, Spurenelemente und Aminosäuren zur Mangelware werden. So fehlen dem Körper Betriebsstoffe, die er für die Eigenregulation zwingend braucht. Toxine führen schon in jungen Jahren zu einem durch relativen Progesteronmangel charakterisierten Zustand der Östrogendominanz. Die Dysbalancen entstehen also schon vor der eigentlichen Menopause und haben verheerende Auswirkungen. Dieser Vorgang scheint auch für die Entstehung der Osteoporose wesentlich zu sein. Wir wissen, dass die Osteoklasten, die den Knochen abbauen, Östrogenrezeptoren haben, die durch das synthetische Substitut kurzfristig gehemmt werden. Allerdings verlieren Menschen auf der ganzen Welt im Alter ungefähr zehn Prozent ihrer Knochendichte, was medizinisch keinesfalls relevant sein kann. Die Gabe von Calcium als Gegenmaßnahme ist aus zwei Gründen unzureichend:

1. Ohne Progesteron kann Calcium am Knochen nicht vollständig eingebaut werden.

2. Calcium wirkt katabol und braucht das anabol wirkende Magnesium im Verhältnis von 2:1 für einen optimalen Calcium- Magnesium Haushalt.[86]

Die Osteoblasten hingegen sind dicht bestückt mit Progesteronrezeptoren, ebenso wie das Gehirn und die Synapsen der Myelinscheiden. Die Doppelfunktion des Progesterons als Neurotransmitter und Hormon macht viele so genannte Wechseljahresbeschwerden durch Östrogenmangel verständlich. In den Wechseljahren reduziert sich die Östrogenmenge der Frauen um 40 Prozent. Das ist genau die Menge, die wir zur Fortpflanzung benötigen, was gemäß der biologischen Uhr in dieser Lebensphase nicht mehr gemäß ist. Die verbleibenden 60 Prozent sind als Betriebsstoffe völlig ausreichend. Sie werden aus dem Uterus und im Fettgewebe gebildet, was den typischen Umbau des weiblichen Körpers in den Wechseljahren sinnvoll erscheinen lässt, ohne damit Übergewicht als physiologische Komponente zu bewerten. Die Östrogendominanz bereits in jungen Jahren führt in der Regel zu einem relativen Progesteronmangel, der durchaus zu einem absoluten mit den beginnenden Wechseljahren werden kann. Viele der so genannten östrogenmangelbedingten Wechseljahresbeschwerden beruhen also in Wahrheit auf einem ausgeprägten Progesteronmangel.

In der ganzheitlichen Arbeit wissen wir um den hormonellen Zusammenhang bei der Entstehung von Allergien, Multipler Sklerose, Morbus Alzheimer und Krebs. In energetischen Messungen finden wir bei allen MS-Patienten völlig unabhängig vom Schweregrad, Symptomausprägung oder Dauer der Erkrankung immer deutliche Hinweise auf ein unterstützungsbedürftiges Endokrinum. In der Umweltmedizin ist der Zusammenhang mit Umwelttoxinen bei der Entstehung dieser Krankheiten unstrittig, wenngleich es sicher nicht die alleinige Erklärung ist.

---

[86] **Lit.: Gröber und Ohlenschläger:** Orthomolekulare Medizin

In der heutigen Zeit ist es üblich, in Hemmung oder Substitution eines bestimmten Stoffes zu denken und hierbei pharmazeutisch einzugreifen. So ist es üblich, bei hormonabhängigen Karzinomen mit Aromatasehemmern zu arbeiten. Aromatase ist ein physiologischer biochemischer Vorgang der Verwandlung von Steroidhormonen, wobei vorwiegend männliche Geschlechtshormone in weibliche umgewandelt werden. Das für diese Umwandlung verantwortliche Enzym wird Aromatase genannt.

Aus der Beobachtung, dass mit zunehmender Alterung in der Regel die Muskelmasse schwindet und die Fettmasse zunimmt und zudem dort die Aromataseaktivität besonders hoch ist, schloss man, dass immer größere Anteile des Testosterons in Östrogen verwandelt werden. Allerdings sind von den Mammakarzinomen zu 20 Prozent auch Männer betroffen, die dann ebenso mit Aromatasehemmern behandelt werden, mit schweren Folgen für den gesamten Organismus.

Alternative Behandlungsmethoden zeigen, dass die Maßnahme der Aromatasehemmung anbetracht ihrer Nebeneffekte nicht als alleinige Lösung betrachtet werden sollte. Da Hormone in Aminosäureabkömmlinge, Biogene Amine, Peptidhormone und Steroidhormone unterteilt werden, finden wir hier dieselben chemischen Prinzipien wie bei Neurotransmittern vor. Das bedeutet, dass die Einwirkungen der Außenwelt in gleicher Weise ankommen, aber aufgrund der ungleichen Effektororgane unterschiedliche Auswirkungen haben. Es lohnt sich also auch bei den Hormonen, die Synthesewege, zugehörige Enzyme und die möglichen Auswirkungen toxischer Belastungen zu betrachten. Eine Therapie, die auf diese Zusammenhänge abzielt, erlaubt zusätzliche Unterstützung unter besonderer Berücksichtigung der körpereigenen Korrektive.

Eine andere Gleichartigkeit finden wir zwischen VNS und Endokrinum, nämlich das Prinzip der Autonomie der peripheren Funktion. Jede Zelle kann Hormone produzieren. Die Hormonproduktion der Zelle erfolgt, wenn sie den Befehl dazu erhält oder der Antagonist fehlt, der eine Hemmung dieses Vorgangs herbeiführen würde. Auf diese Weise haben Kosmetika die Möglichkeit, im Gewebe die Hormonproduktion zu aktivieren. Erstaunlicherweise sind die Wirkungen dieser Zusätze bekannt, und dennoch ist deren Anwendung weiterhin erlaubt. Dr. med. Samuel Epstein, Träger des Alternativen Nobelpreises, wagt in seinen Vorträgen sogar die Aussage, dass 60 Prozent der Krebserkrankungen nicht entstehen würden, wenn man die Risiken gesundheitsschädlicher Inhaltsstoffe beispielsweise in Kosmetika oder Putzmitteln beseitigen würde.

Damit kommen wir zu einem anderen Thema der heutigen Zeit: Infertilität. Auch sie ist ein Ergebnis der durch Toxine hervorgerufenen Östrogendominanz, und sie spielt bei Männern und Frauen gleichermaßen eine Rolle. Ironischerweise wird sie erneut mittels synthetischer Hormone behandelt.

Um diese Vorgänge besser zu verstehen, müssen wir einen kleinen Umweg über die allgemeinen Wirkprinzipien der Hormone machen.

Progesteron ist keinesfalls mit Gestagenen gleichzusetzen, wie man uns allgemein glauben machen will, denn Gestagene kommen in der Natur nicht vor.

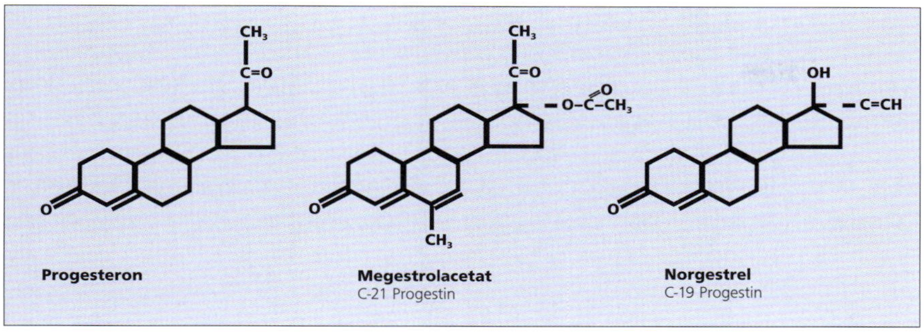

Abb. B 4.24
Progesteron ist nicht identisch mit den beiden nebenstehenden beispielhaft ausgewählten Gestagenen. Allein die übereinstimmenden Moleküle am Anfang der Strukturformel sorgen dafür, dass der Körper ähnliche Stoffe als Progesteron anerkennt.

Vergleicht man die Strukturformeln, so ist der Unterschied sehr deutlich. Auch wird fälschlicherweise der Eindruck erweckt, es gebe verschiedene Progesterone bzw. Gestagene. Beim Progesteron sind der Vor- und der Familienname identisch. Es gibt nur ein Progesteron, und zwar dasjenige, das der Körper selbst herstellt. Anders bei den Estrogenen: Hier gibt es einen Familiennamen und drei Vornamen, nämlich Estriol, Estron und Estradiol.

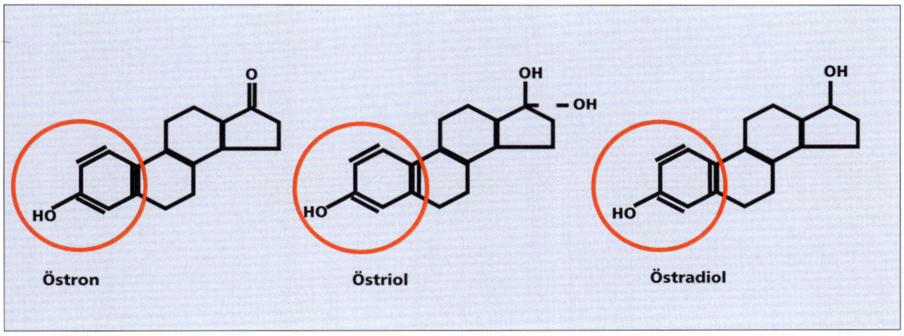

Abb. B 4.25
Die drei Mitglieder der Östrogenfamilie – allein der phenolierte A-Ring macht den entscheidenden Unterschied zu anderen Hormonen wie Progesteron, Testosteron und Cortisol aus. Aller Wahrscheinlichkeit nach ist er eine spezifische Rezeptoreigenschaft. Man findet ihn auch bei Pflanzenstoffen, was sich in der Regel positiv auf den Körper auswirkt; leider allerdings auch bei vielen petrochemischen Stoffen, Pflanzenschutzmitteln und Parabenen, was zu schweren gesundheitlichen Problemen führen kann.

Estriol wird auch das „gute" Östrogen genannt, das schwach wirkt, aber in großen Mengen vorhanden ist. Man schreibt ihm eine allgemeine Schutzwirkung zu. Es scheint auch eine Wirkung auf die Blase zu haben, indem es auf den M. detrusor vesicae tonussteigernd und auf den Sphincter hemmend wirkt[87]. Die entgegensetzte Wirkung auf die Blase haben Androgene: Sie senken den Blasentonus und steigern den Sphinctertonus. Hier sehen wir einen Mechanismus, der sowohl für Männer als auch für Frauen relevant sein müsste. Leider ist das Wirkungsspektrum von Estriol noch nicht vollständig erforscht.

Der Zweite im Bunde ist das Estradiol. Von ihm kommen im Körper nur sehr geringe Mengen vor, gleichwohl ist es das wirkungsstärkste Östrogen. Deswegen wird es in der pharmazeutischen Versorgung besonders gerne eingesetzt, unter anderem auch bei Scheidencremes gegen die Trockenheit in der Vagina im Rahmen der Menopause. Estradiol kann durch Oxidation der OH-Gruppen an 17 verschiedenen Positionen in Estron überführt werden.

[87] **Wilhelm Brosig und Erich Voit**, Untersuchung der Wirkung von Östrogenen und Androgenen auf die Blasenmuskulatur, Aus der Chirurgischen Universitätsklinik Frankfurt a. M.

Letzteres ist das dritte Östrogen im Bunde. Vor Eintritt der Wechseljahre stammt Estron zu 45 Prozent aus den Ovarien, zu fünf Prozent aus den Nebennieren und zu 50 Prozent aus extraglandulären Quellen, vor allem dem Unterhautfettgewebe. Es hat keine große Wirkung auf den Zyklus, vermutlich weil es dort aus Androstendion, einem Androgen, umgewandelt wird, also anders gekoppelt ist als die anderen Estrogene. Bei hohen Estronwerten findet sich eine negative Rückwirkung auf die Hypophyse durch Hemmung der LH- und FSH-Ausschüttung. In den frühen Wechseljahren finden sich trotz niedriger Estradiolspiegel oft erhöhte Estronspiegel. Frauen nach den Wechseljahren bilden Estron zu großen Teilen aus dem DHEA der Nebennierenrinde. Daher sind die Estronwerte bei Männern physiologisch höher als bei Frauen, da sie die doppelte Menge DHEA produzieren. Sekundäre Effekte können bei Männern Potenzstörungen, Brustvergrößerung und viszerale Fettdeposition sein. Generell findet man besonders hohe Estronwerte bei Menschen mit hohem Alkoholkonsum, Übergewicht und Leberverfettung.

Betrachtet man Estriol, Estron und Estradiol, so lässt deren biologische Halbwertszeit in dieser Reihenfolge jeweils um den Faktor drei nach. Die Halbwertszeit natürlicher Östrogene beträgt ungefähr 60 bis 90 Minuten, die des Progesterons nur 20 Minuten. Die Namensgebung ist ein beredter Ausdruck für die Einseitigkeit bei der Erfassung hormoneller Wirkweisen.[88] Die erforderlichen Hormonmengen im Körper werden in Pikogramm gemessen, während bei externer Therapie die Messung der verwendeten synthetischen Hormongaben im Milligrammbereich erfolgt, was die gesamte Verschiebung des Hormonhaushaltes in einem solchen Falle verdeutlicht. Hier wird wieder das Missverständnis wirksam, auf das wir bereits wiederholt hingewiesen haben: Stoffe mit hohem Wirkstoffpotenzial sind die wichtigsten. Die Tatsache, dass der am stärksten wirksame Stoff natürlicherweise nur in kleinsten Mengen vorkommt, hat eine immense Bedeutung. Man könnte es mit dem Kochen einer Suppe vergleichen: Die Basis ist in der Regel eine einfache Brühe, die mit kleinen Mengen starker Gewürze schmackhaft wird; vergleichbar mit dem Kontinuum, das der Körper herstellt, um jederzeit sachgemäß reagieren zu können, ohne sich selber zu schaden. Die Anwendung natürlicher Vorstufen erlaubt es dem Körper selbst, seine empfindsame Balance zu halten oder wiederherzustellen. Die Tatsache, dass Hormonmengen vom Körper ***relativ*** und ***nicht absolut*** gehandhabt werden, erschwert die Dosierung zusätzlich.

Dieses Prinzip wird in der herkömmlichen Behandlung vollkommen ignoriert. Man setzt die stärkste Substanz unbedenklich ein, und sie wirkt im gesamten Organismus, indem sie das Gleichgewicht entsprechend verschiebt. Leider kann der Körper Hormone nicht einfach unbenutzt ausscheiden, sondern er muss sie abarbeiten. Das ist insofern ein zusätzliches Problem, als synthetische Hormone den natürlichen in der Strukturformel nicht vollständig entsprechen, also auch länger im Körper verweilen. Die damit verbundene Permanenz in der Wirkung ist ein Grund, warum die HET so überzeugend auf den Anwender wirkt.

---

[88] **Östr-ogen:** Stachel, Brunst, Leidenschaft
Pro-gesteron: für die Schwangerschaft

Betrachten wir nun die Transportwege der Hormone durch den Körper. Im Blut sind Hormone, sobald sie ausgeschüttet sind, meist an Trägerproteine gebunden, um ihre Zerstörung oder ihre Ausscheidung über die Nieren zu verhindern oder bei hydrophober[89] Struktur die Wasserlöslichkeit zu gewährleisten. Die überwiegend in der Anwendung befindlichen Testverfahren beziehen sich auf den Hormonspiegel im Blutserum, ignorieren also die Bindung an die Polyglobuline, die bekanntermaßen im Serum kaum noch vorhanden sind. Speicheltests tragen diesem Problem Rechnung. Obwohl sie genauer sind, werden sie in Deutschland kaum eingesetzt.

Die Halbwertszeit bei Peptidhormonen beträgt einige Minuten, die der Steroidhormone einige Stunden. Das hat erhebliche Bedeutung für den reibungslosen Ablauf hormonell gesteuerter Prozesse im Organismus. So differenziert der Organismus nämlich zwischen den verschiedenen Erfordernissen hinsichtlich der Dynamik der Reaktionsabläufe. Grundsätzlich sind Hormone stofflich uneinheitlich in zwei Gruppen unterteilt:

1. **Hormone die durch die Plasmamembran diffundieren[90] können** (etwa 15 Prozent).

   Diese Klasse umfasst Moleküle, die relativ klein, lipophil[91] und hydrophob sind.

   Dazu gehören Steroid- und Thyroidhormone, die aus Cholesterinderivaten[92] gebildet werden. Die weithin negative Meinung über Cholesterin führt oft zu einer Cholesterinmangelernährung. Dies kann fatale Folgen für den Gesamtstoffwechsel haben, wenn die körpereigenen Cholesterinmengen nicht ausreichend durch die Nahrung ergänzt werden.

2. **Hormone, die nicht durch die Plasmamembran diffundieren können** (etwa 85 Prozent). Diese Klasse umfasst Moleküle, die relativ groß, lipophob[93] und hydrophil[94] sind. Dazu gehören z. B. Katecholamin-, Polypeptid- und Glycoproteinhormone.

Man unterscheidet zwei Rezeptortypen, die beide Proteine sind, nämlich Membranrezeptoren, die Katecholamin-, Polypeptid- und Glycoproteinhormone erkennen, und intrazelluläre Rezeptoren, die Steroid- und Thyroidhormone erkennen.

Die hydrophilen Hormone können die Zellmembran nicht passieren. Sie können nur über einen Membranrezeptor mit der Zelle Kontakt aufnehmen. Dazu benötigen sie einen zweiten Botenstoff in der Zelle, um Reaktionen zu bewirken. Das betrifft den größten Teil der Hormongesamtmenge des Körpers.

Die lipophilen Hormone diffundieren problemlos durch die Zellmembran und nehmen mit einem intrazellulären Rezeptorprotein im Kern Kontakt auf.

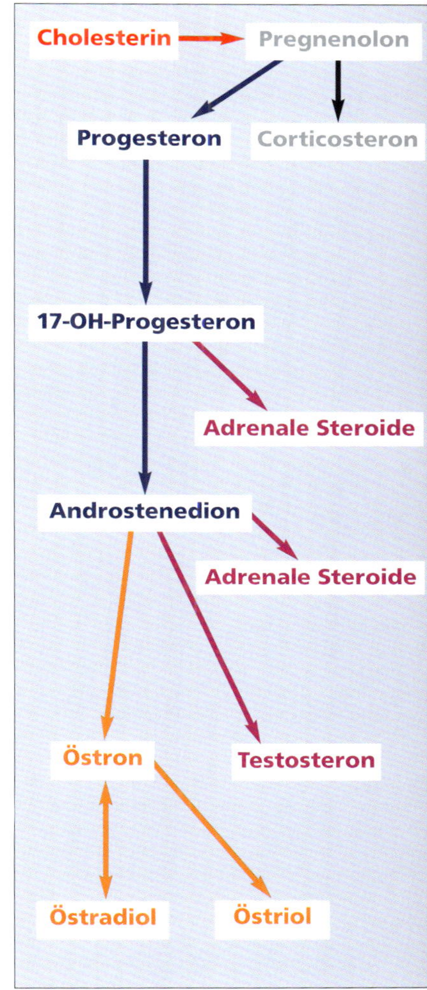

Abb. B 4.26
Die biosynthetische Entwicklung von Geschlechtshormonen und Nebennierenhormonen

89) **Hydrophop:** Wasser abweisend, schlecht wasserlöslich

90) **Diffusion:** ohne äußere Einwirkung eintretender Ausgleich von Konzentrationsunterschieden

91) **Lipohil:** Fett anziehend, gut fettlöslich

92) **Derivat:** chemische Verbindung, die aus einer anderen entstanden ist

93) **Lipophob:** Fett abweisend, schlecht fettlöslich

94) **Hydrophil:** Wasser anziehend, gut wasserlöslich

Das vermehrte Vorkommen synthetischer Hormone in der Umwelt führt per se schon zu einer Dysbalance, die wir möglicherweise sogar noch kompensieren könnten. Beispiele aus der Natur zur Östrogendominanz sprechen eine andere Sprache: vermehrtes Auftreten untypischer Zwillingsschwangerschaften (Bären), doppelt angelegte Geschlechtsorgane (Fische) und dadurch bedingte Infertilität und vieles mehr.

Es sind also die Mimics, die therapeutisch das größere Problem darstellen als die Dysbalancen körpereigener Hormone. Hormonabhängiger Krebs ist unter diesem Aspekt wiederum nicht als Entgleisung zu bewerten, sondern als folgerichtige Antwort auf einen äußeren Reiz. Aufgrund der vielfältigen Störungen der mitochondrialen DNA ist natürlich auch die Hormonproduktion an der Zellwand beeinträchtigt. Zur Erinnerung: Mimics sind Stoffe, die in der Strukturformel den Hormonen ähneln und sich aus diesem Grund mit den entsprechenden Rezeptoren verbinden. Sie vermitteln im Hypothalamus den Eindruck, dass genügend Hormone vorhanden sind, aber gleichzeitig übernehmen sie nicht die Wirkung des körpereigenen Hormons. Hier können unsere Steuerungssysteme nicht mehr vollständig ausgleichen. Die Dekompensation[95] ist vorprogrammiert.

Hormonmimics sind in der Umwelt und der Nahrungskette genauso selbstverständlich vorhanden wie in Körperpflege- und Waschmitteln. Man kann ihnen nicht vollständig ausweichen. Da die meisten Hormone auch als Neurotransmitter[96] fungieren, müssen z. B. Schmerzerkrankungen zusätzlich unter diesem Aspekt betrachtet werden. Lee[97] beschrieb in seinen Studien zur Östrogendominanz die drastischen Auswirkungen eines frühen, zumindest relativen, Progesteronmangels bei Männern und Frauen bezüglich chronischer Erkrankungen und Allergien genauso wie bei Infertilität. Damit beschränkt sich die Diskussion um die HET längst nicht mehr ausschließlich auf die Problematik der Wechseljahre. Vielmehr sind auch Hormone, genau wie Betriebsstoffe, für den störungsfreien Ablauf im gesamten Körper zuständig.

Relativer Progesteronmangel respektive Östrogendominanz und deren Folgen

Während Östrogen überwiegend in den Graaf-Follikeln, dem Corpus luteum, der Plazenta, dem Fettgewebe, den Cortices glandulae suprarenales und den Testes hergestellt wird, bildet sich Progesteron in Plazenta und Nebennierenrinde. Wir finden es aber auch im Gehirn, in den Schwannschen Scheiden, den Gonaden der Frau und des Mannes sowie an den Rezeptoren der Osteoblasten.

Ähnlich wie beim Gesetz der peripheren Autonomie im VNS kann jede Zelle Hormone bilden, und zwar entweder, wenn sie den Befehl dazu erhält, oder wenn der Antagonist fehlt. Auf diese Weise bekommen Toxine einen großen Einfluss auf den Hormonspiegel.[98] Interessanterweise sind die Symptome des so genannten Östrogenmangels identisch mit dem der Östrogendominanz und des Progesteronmangels.

95) **Dekompensation:** das Offenbarwerden einer versteckten Organstörung durch Wegfall einer Ausgleichsfunktion

96) **Neurotransmitter:** Überträgerstoffe der Neuronen

97) **John Lee:** Natürliches Progesteron

98) **Quelle:** J. Lee, Epstein, Woollams s. Quellenregister

Symptome bei **Östrogenmangel**	Symptome bei **Östrogendominanz**	Symptome bei **Progesteronmangel**
– Hitzewallungen	– Hitzewallungen	– Hitzewallungen
– Gewichtszunahme	– Gewichtszunahme	– Gewichtszunahme
– Depressionen	– Depressionen	– Depressionen
– Bluthochdruck	– Bluthochdruck	– Bluthochdruck
– Müdigkeit	– Müdigkeit	– Müdigkeit
– Sterilität	– Sterilität	– Sterilität
– Migräne, Kopfschmerzen	– Migräne, Kopfschmerzen	– Migräne, Kopfschmerzen
– Allergien	– Allergien	– Allergien
– Konzentrations- und Denkstörungen	– Konzentrations- und Denkstörungen	– Konzentrations- und Denkstörungen
– Trockene Scheide	– Trockene Scheide	– Trockene Scheide
– Trockene Haut	– Trockene Haut	– Trockene Haut
– Osteoporose	– Osteoporose	– Osteoporose
– Verlust der Libido/Impotenz	– Verlust der Libido/Impotenz	– Verlust der Libido/Impotenz
– Chronische Erkrankungen/ Autoimmunerkrankungen	– Chronische Erkrankungen/ Autoimmunerkrankungen	– Chronische Erkrankungen/ Autoimmunerkrankungen
– Bluthochdruck	– Bluthochdruck	– Bluthochdruck
– Krebs	– Krebs	– Krebs

Auswirkungen von
Östrogendominanz speziell beim Mann:

- Gewichtszunahme
- Depressionen
- Sterilität in jungen Jahren
- Gedächtnisschwächen
- Kleine Hoden
- Prostataprobleme
- Bildung von Brüsten
- Unzureichende Spermatogenese
- Krebs

Offensichtlich stellt das Progesteron einen unterschätzten Faktor dar. Die vorliegende Östrogendominanz wird nicht nur unterschätzt, sondern sie wird sogar durch die Behandlung verstärkt. Auf diese Weise sind die üblichen Aussagen über Östrogen nicht nur irreführend, sondern sogar falsch und in ihren Konsequenzen gesundheitsschädlich.

Zusammengefasst bedeutet das Spielen mit Hormonen gleichermaßen ein Spiel mit den eigenen Kräften. Im Ergebnis sehen wir die Begünstigung verschiedener Krankheiten, die in der heutigen Zeit als normal oder gar altersbedingt gelten. Der physiologische Rückgang der Östrogene in den Wechseljahren um 40 Prozent führt lediglich dazu, dass die Fähigkeit zur Vermehrung erlischt. Fortpflanzungsfähigkeit an sich kann jedoch keinesfalls als einziges Kriterium zur Definition von Vitalität gelten, denn die verbleibenden 60 Prozent reichen als Betriebsstoffe zur Erhaltung der Körperfunktionen völlig aus.

Östrogendominanz begegnet uns in mehreren Varianten der äußeren Erscheinungen und des Entstehens verschiedenster Krankheitsbilder. Leider können wir diesem Einfluss nicht vollständig entrinnen, da er sich aus unserer Lebensform zwingend ergibt, indem er sich mit Beginn des Chemiezeitalters in den Stoffkreislauf der Natur und schon in jungen Jahren in den Stoffwechsel der Lebewesen eingenistet hat:

Durch das Grundwasser nimmt jeder Mensch regelmäßig kleine Hormonmengen zu sich, diese summieren sich mit der Zeit zu großen.

Umwelttoxine, z. B. Pestizide, Herbizide, Parabene oder petrochemische Stoffe, werden vom Körper als Östrogene verstanden und blockieren zusammen mit den synthetischen Hormonen die dafür vorgesehenen Rezeptoren, ohne deren vollständige Funktion zu übernehmen.

Toxine, die landläufig in Kosmetika und Putzmitteln benutzt werden, werden als Östrogen verstanden. Erschwert wird diese Wirkung in Verbindung mit Aluminium, das in den meisten Deodorants vorkommt, das ebenso in den Hirnstoffwechsel eingreift wie in die Hormone und damit auch Krebsentstehung begünstigt. Damit erscheint die Altersdemenz in neuem Licht, analog dem Entstehen der aluminiumbedingten Demenz bei Dialysepatienten vor Einführung der Umkehrosmose in der Dialysataufbereitung.

Aufgrund der Kenntnisse des Östrogenrückgangs um ca. 40 Prozent in den Wechseljahren ersetzt man Östrogen durch synthetische Derivate.

Synthetische Derivate sind den natürlichen Grundstoffen ähnlich, aber nicht identisch mit ihnen. Damit wird der gesamte Körper blockiert, dieser Effekt wird durch die höhere – und damit angeblich bessere – Dosierung und Substitution des vermeintlichen Defizits verstärkt.

Trigger für die Manifestierung von Hormondysbalancen

Natürlich ist es nicht so, dass jeder, der mit Hormonmimics in Berührung kommt, zwingend krank wird. Aber das dramatische Ansteigen chronischer Erkrankungen und deren Verlauf hängen sicher mit ihnen zusammen. Die Möglichkeit, dass aus einer Belastung eine Krise wird, also ob eine chronische Erkrankung entsteht oder nicht, hängt von verschiedenen Faktoren ab. Dazu gehören der Zustand der Zelle, intra- und extrazelluläre Belastungen, die Fähigkeit zur Regeneration und Kommunikation. Sie sind einerseits anlagebedingt, andererseits aber auch erworben. Die so genannten Trigger, also Auslöser, für die Entstehung einer hormonbedingten chronischen Erkrankung reichen von der sozialen Hintergrundbelastung über aggressiven Dauerstress bis hin zur Ernährung. Der übermäßige Konsum von Zucker, Kaffee, Milch, Schokolade, würzigem Essen, Alkohol, Drogen und vielem mehr kann das entscheidende Quentchen zu viel sein. Leider funktioniert der Umkehreffekt nicht, man mindert lediglich das Risiko. Zudem sind neben den im Vordergrund befindlichen Wechseljahresbeschwerden der Frau unter anderem folgende Parallelerkrankungen mit dem Einfluss der Hormonmimics vergesellschaftet:

Indikation, Symptom	Wirkmechanismus	Behandlungsformen, Besonderheiten
Hitzewallungen **Veränderte Schlafgewohnheiten, Metabolismus, Stimmung/Depression, Stress**	Erhöhter LH- und FSH-Level bei Östrogenmangel verursacht eine Veränderung am Hypothalamus. Je mehr FSH und LH, desto mehr erweiterte Blutgefäße, Anstieg der Temperatur und Röte der Haut.	
Bluthochdruck	Östrogene und synthetische Progestine erhöhen den Natriumspiegel und erhöhen die Aldosteronproduktion. Menge an Wasseransammlung in den Zellmembranen erhöht sich. Daraus entstehen ein intrazelluläres Ödem und damit die Hypertonie.	Nach Dr. Lee sind 90 % der Bluthochdruckprobleme durch Hormondysbalance bedingt.
Ovarialzysten, Ovarialkarzinom	Progesteron unterbricht die Produktion von fibroidalen Fasern. • Anovulatorische Zyklen sorgen für einen dauerhaften Beschuss durch Östrogen mit all seinen Nachteilen.	
Endometriose	Östrogen steigert die Zellproliferation.	Progesteron könnte sie stoppen. Herkömmliche Behandlung: Operation oder künstliche Herbeiführung der Wechseljahre, weil diese sich erfahrungsgemäß positiv auf Endometriose auswirken.
Haarausfall und vermehrte Gesichtsbehaarung	Progesteronmangel initiiert in der Nebennierenrinde die vermehrte Produktion von Androstendion = Steroidhormon.	
Fibromyalgie	Progesteronrezeptoren in den Schwann'schen Zellen erlauben die Funktionserhaltung der Myelinscheiden. Wird sie gestört, kommt es zu entzündlichen, schmerzhaften Prozessen.	
Allergien	Progesteron ist nicht nur ein Precursor für Östrogen und Testosteron, sondern auch für Corticosteroide, die in den NNR gebildet werden. • Cortison blockiert die Histaminbildung (Immunantwort auf das Allergen). • Sind die NNR erschöpft durch Stress, Progesteron- und Vitamin-C-Mangel, steigt das Allergierisiko.	Histaminblocker, Kortison, Desensibilisierung.
Arthritis	Weil zu wenig Progesteron vorhanden ist, wird nicht genügend Kortison gebildet, und die körpereigene physiologische Antwort auf Entzündung bleibt aus.	Natürliches Progesteron wirkt gegen Entzündungen, synthetisches interessanterweise nicht!
Autoimmunerkrankungen, wie z. B. Lupus erythematodis oder Hashimoto thyroiditis	Thymus ist der Hauptregulator im Immunsystem, Östrogen bringt ihn zum Schrumpfen, Progesteron schützt ihn.	Sind häufiger, wenn HET gemacht wird.
Pilzerkrankungen	Östrogene steigern den Glukosespiegel.	Vaginalzellen enthalten vermehrt Glukose. • Candidabelastung steigt durch vermehrte Metallbelastung.

Tabelle B 4.16

Indikation, Symptom	Wirkmechanismus	Behandlungsformen, Besonderheiten
Hypothyreose • **Schilddrüse regelt den Metabolismus.** • **Bei Unterfunktion entstehen niedriger Energielevel, Depressionen, Kälteintoleranz, Gewichtszunahme.**	Östrogen und Progesteron haben eine direkte Auswirkung auf den Hormonspiegel der Schilddrüse. • Schilddrüsenhormone sind die Antagonisten zu Östrogenen. • Östrogene sind dafür verantwortlich, dass Kalorien zu Fett umgewandelt und gelagert werden. • Schilddrüsenhormone sorgen dafür, dass Kalorien zu verfügbarer Energie umgewandelt werde n.	Bei Progesteronmangel handelt es sich also nicht um eine echte Unterfunktion der Schilddrüse; vielmehr führt der relative Mangel an Progesteron zu ähnlichen Symptomen, die auf die übliche Behandlung nicht reagieren.
Osteoporose	Die an den Osteoklasten befindlichen Östrogenrezeptoren werden durch Östrogen nur kurzfristig gehemmt. • Progesteronrezeptoren befinden sich an den Osteoblasten, den Zellen, die den Knochen aufbauen.	Die zellaufbauende Wirkung des Östrogens verleitete zu der Annahme, dass das auch für den Knochen gelten würde. Die wechseljahresbedingte Osteoporose dauert nur ein halbes Jahr und wird von einem gesunden Organismus problemlos vertragen. Sie kostet normalerweise maximal 10% der vorhandenen Knochenmasse. • Die gefürchtete Form der Osteoporose beginnt schon im dritten Lebensjahrzehnt und hat mit der Östrogendominanz und den dadurch anovulatorischen Zyklen zu tun. • Dr. Lee konnte nachweisen, dass die Frauen mit natürlichen Progesteronen im ersten Jahr der Anwendung 8% und im zweiten Jahr nochmals 16% der verlorenen Knochenmasse zurückgewinnen konnten

Tabelle B 4.16

Testosteron

Testosteron ist ein Androgen und wird als männliches Hormon bezeichnet. Es kommt bei beiden Geschlechtern vor, allerdings in unterschiedlicher Konzentration. Testosteron ist ein Kunstwort, das von Testis und Steroid abgeleitet wurde. Es wurde von Ernst Laqueur[99] erschaffen, der es erstmals aus Stierhoden isolierte. Bei Frauen entsteht es in den Ovarien und in der Nebennierenrinde zusammen mit anderen Androgenen. Bei Männern hingegen wird es in den Leydigzellen des Hodens produziert, nicht in der Nebennierenrinde. Seine Biosynthese erfolgt aus Cholesterol. Testosteron wird durch Enzyme ab- und umgebaut. Dabei entstehen unter anderem Androstendion, Androsteron, Androstandion und Dihydrotestosteron. Die Ausschüttung bei Männern und Frauen wird über das Hypophysenhormon LH gesteuert. Bei beiden Geschlechtern bewirkt es die Förderung des Knochenwachstums im Wachstumsalter, die Vermehrung der Muskelmasse, die Steigerung des Eiweißaufbaus, die Libido, eine Förderung des Haarwuchses mit Ausnahme der Kopfbehaarung, Förderung der Aggressivität und die Senkung des Cholesterinspiegels.

Beim Mann bewirkt Testosteron die Entwicklung von Hoden, Prostata und Penis, die Spermatogenese, die Ausprägung der typisch männlichen Geschlechtsmerkmale und den Habitus. Bei der Frau bewirkt es im Übermaß eine Virilisierung.

Die Negativwirkungen vor allem bei künstlicher Zufuhr sind Tumorbildung in Leber und Nieren, eine Schädigung des Herzmuskels, Herzrhythmusstörungen, Störungen im kardiovaskulären System, Ablagerungen an den Gefäßwänden, Störungen im Fettstoffwechsel, Thrombosegefahr, erhöhtes Apoplexrisiko, Zunahme der Aromatisation, Gynäkomastie, Steroidakne, Veränderung der Schilddrüsenfunktion und Depressionen.

Anhand dieser Negativliste, die keinen Anspruch auf Vollständigkeit erhebt, werden die Folgen starker Veränderungen der Balance des Endokrinums verdeutlicht.

[99] **Ernst Laqueur (1880–1947):** Begründer und für 25 Jahre Leiter des Pharmakotherapeutischen Instituts der Universität Amsterdam

4.9.3. Übersicht über die Hormone

Die folgende Liste stellt die Hormone, unterteilt nach Hormonklassen, dar.

Hormon	Hauptbildungsort	Wirkung
Aminosäureabkömmlinge		
Thyroxin und Triiodthyronin	Glandula thyroidea	• Steigerung des Stoffwechsels in vielen Geweben **Wirkung auf andere endokrine Drüsen:** • Förderung der STH-Sekretion der Hypophyse • Steigerung der Insulinfreisetzung des Pankreas (Glukosestoffwechsel) • Anregung der Glandula suprarenalis • Wechselwirkung mit den Sexualhormonen
Adrenalin und Noradrenalin (Katecholamine)	Medullae suprarenales	• Steigerung der Herzfrequenz • Anstieg des Blutdrucks • Senkung der Pulsfrequenz • Erweiterung der Bronchien • Schnelle Bereitstellung von Energiereserven durch Fettabbau • Freisetzung und Biosynthese von Glukose • Langfristige Inhibition der Aktivität der Immunzellen • Kontraktion von Widerstands- und Kapazitätsgefäßen • Dilatation der Koronararterien
Biogene Amine		
Melatonin	Zirbeldrüse/Epiphyse/ Glandula pinealis/Corpus pineale	• Antagonist des MSH • Steuerung des zirkadianen Rhythmus • Steuerung des Tag/Nacht-Rhythmus • Metabolit des Tryptophanstoffwechsels • Hemmt Entwicklung der Gonadenfunktion
Peptidhormone		
Oxytocin	Hypothalamus	**Oxytocin** • Kontraktion der glatten Muskulatur von Uterus und Glandula mammaria
Adiuretin	Hypothalamus	**Adiuretin** • Wasserretention und Harnkonzentrierung an distalen Tubuli und Sammelrohren der Niere • Vasokonstriktion und Förderung der Hämostase
Releasing-Hormone (RH), Inhibiting-Hormone (IH)	Hypothalamus	**Releasing-Hormone (RH), Inhibiting-Hormone (IH)** • Knochenwachstum • Mobilisierung der Fett- und Glykogenreserven • Ausbreitung der Melanozyten • Bildung von Melanin • Milchbildung • Bildung der Sexualhormone in Ovarien und Testes • Entwicklung und Reifung der Geschlechtszellen • Bildung von Hormonen der Glandula thyroidea • Bildung von Hormonen des Cortex glandulae suprarenalis
STH	Adenohypophyse	**STH** • Steigerung der DNA-Synthese über GIF-I • Anregung der Proteinbiosynthese • Hemmung der Lipidsynthese • Ausschüttung von Glukagon • Erhöhung der Blutzuckerkonzentration • Steigerung der Glukoneogenese

Tabelle B 4.17

Hormon	Hauptbildungsort	Wirkung
LTH (Prolaktin)	Adenohypophyse	**LTH** • Förderung von Wachstum und Stoffwechsel • Beeinflussung der Osmoregulation • Unterdrückung des Wiedereinsetzens des Menstruationszyklus
TSH	Adenohypophyse	**TSH** • Erhöhung der Aufnahme von I^{131} in Schilddrüsenkarzinomgewebe
LH	Adenohypophyse	**LH** Bei der Frau: • Auslösung von Follikelreifung u. Ovulation • Bewirkung der Entwicklung und Funktion des Corpus lutheum Beim Mann: • Anregung des Wachstums der Leydig-Zwischenzellen des Hodens • Anregung der Androgensynthese
FSH	Adenohypophyse	**FSH** • Stimulation der Gonadenentwicklung und -funktion Bei der Frau: • Regulation des Menstruationszyklus • Förderung von Granulosazellwachstum, Gykolyse und Proteinbiosynthese (zyklische Ausschüttung) Beim Mann: • Förderung der Spermiogenese • Vergrößerung der Samenkanälchen • Bewirkung der Biosynthese von Androgenbindungsprotein in Sertoli-Zellen
ACTH	Adenohypophyse	**ACTH** • Förderung der Glukokortikoidsynthese • Steigerung der Lipolyse • Ausschüttung von Insulin (indirekt)
Calcitonin	Glandula thyroidea	• Senkung der Calcium- und Phosphatkonzentration • Analgetischer Effekt Im Wachstum: • Hemmung der Osteoklastenaktivität Im Erwachsenenalter: • Förderung des Ca^{2+}-Einbaus ins Osteotid • Wirkung auf Nieren und Darm
Parathormon (PTH)	Glandula parathyroidea	• **Knochen**: Aktivierung von membrangebundener Adenylatcyclase • **Skelett**: Steigerung des Knochenabbaus • **Niere**: Steigerung der Phosphatsekretion im distalen und Hemmung der Phosphatresorption im proximalen Tubulus, Erhöhung der Calciumrückresorption, Begünstigung der Umsetzung von 25-Hydroxycolecalciferol zu Calcitriol
Insulin	Pankreas	• senkt Blutglukosespiegel durch Autophosphorylierung von Tyrosin-Resten Membraneffekte: • Erhöhung der Permeabilität für Monosaccharide, Aminosäuren und Fettsäuren • Beschleunigung der Aufnahme von Aminosäuren und Kalium in Muskel- und Fettzellen Metabolische Effekte: • Induktion der Glykogensynthese und -speicherung in Leber und Muskel • Steigerung der Triglyceridsynthese in Leber und Fettgewebe • Speicherung von Aminosäuren im Muskel • Hemmung der hepatischen Gluconeogenese • Hemmung der Glycogenolyse • Regulation des Zellwachstums • Beschleunigung der Glycolyse, Pentosephosphat-Zyklus und Glycogensynthese • Förderung der Fettsäure- und Proteinbiosynthese

Tabelle B 4.17

Hormon	Hauptbildungsort	Wirkung
Glukagon	Pankreas	• Steigert Blutzuckerspiegel • Reguliert Transkriptionsverfahren und Signaltransduktionsprozesse • Antagonist von Insulin, Somatostatin und GLP-1 • Stimuliert Glykogenolyse und Glukosesynthese
Somatostatin	Pankreas	• Wirkt bei Neuroendokrinologie und • Homöostase der Gastrointestinalhormone • Hemmt Ausschüttung von STH, TSH, ACTH, Insulin, Glukagon, Gastrin, Cholecystokinin • Hemmt Magensäuresekretion, exokrine Sekretion von Pankreasenzymen, Peristaltik des Magens • Senkt Blutdruck im Splanchnicusgebiet
Thymosin (Synonym: Thymopoetin)	Thymus	• Stimuliert Differenzierung von Thymozyten zu T-Lymphozyten • Immunmodulator • Antagonist des Profilins • Transkriptionsfaktor im Zellkern • Hemmt die Immunreaktion
Steroidhormone		
Aldosteron	Cortex glandulae suprarenalis	**Aldosteron** • Regulierung des Elektrolyt- und Wasserhaushalt im Renin-Aldosteron-System • Erhöhung der Na^+-Rückresorption in distalen Nierentubuli • Förderung der K^+-Ausscheidung
Cortisol	Cortex glandulae suprarenalis	**Cortisol** • Erhöhung des Blutzuckerspiegels • Beeinflussung des Kohlenhydrathaushalts, Fettstoffwechsels und Proteinumsatzes • Beeinflussung von Produktion und Verteilung von Leukozyten, Erythrozyten, Thrombozyten • Stresshormon • Wirkt entzündungshemmend und immunsupressiv
Testosteron	Testes	• **Stoffwechsel**: anabole Wirkung (durch vermehrte Nukleinsäure- und Proteinsynthese) • **Männliches Genital**: Förderung bestimmter Stadien der Spermatogenese • **Haut, Haare**: Beeinflussung von Acne vulgaris und Hauterkrankungen, Ausbildung des virilen Behaarungstyps • **Skelett**: Förderung des Längenwachstums, Proliferation des epiphysären Knorpels, Schluss der Epiphysenfugen und Kalzifizierung • **ZNS**: Rückkopplung auf die hypophysäre Gonadotropinsekretion • **Enzyme**: Expression geschlechtsspezifischer Enzymmuster in verschiedenen Organen und Beeinflussung der Differenzierung des Sexualzentrums in der Embryonalperiode und postnatal

Tabelle B 4.17

Hormon	Hauptbildungsort	Wirkung
Östrogene	Graaf-Follikel, Corpus lutheum, Plazenta, Fettgewebe, Cortex glandulae suprarenalis, Testes	**Östrogene** • **ZNS**: Wirkung auf Hypothalamus und Hypophyse, Steigerung der LH/FSH-Sekretion, Hemmung der Sekretion von GnRH, Bildung von Endorphinen • **Vagina**: Vermehrung der Oberflächenzellen, Glykogeneinlagerung, Zunahme des Karyopyknoseindex • **Zervix**: Weitstellung von Muttermund und Zervikalkanal • **Endometrium**: Proliferation • **Myometrium**: Erhöhung von Kontraktilität und Ansprechbarkeit auf Oxytocin • **Tuben**: Erhöhung von Motilität und Sekretion • **Ovarien**: Sensibilisierung auf Gonadotropine • **Mammae**: Förderung des Wachstums • **Stoffwechsel**: allgemein: Steigerung von Durchblutung und Zellpermeabilität; Natrium- und Wasserretention, Stimulation der Proteinsynthese, Senkung der Körpertemperatur • **Fette**: Anstieg von Triglyceriden (vermehrter VLDL-Metabolismus), Cholesterol, HDL und LDL • **Blutgerinnung**: Anstieg der Faktoren I und III • **Knochen**: Förderung des Epiphysenschlusses, Hemmung der osteoklastären Knochenresorption • **Leber**: Bildung von Steroidtransportproteinen, Steigerung der Angiotensinogensynthese
Progesteron	Corpus luteum, Plazenta, Cortex glandulae suprarenalis	**Progesteron** • Antagonist der Östrogene und des Aldosterons • Vermehrung der Drüsenalveolen in der Glandula mammaria • Reguliert Menstruationszyklus • Wirkt thermogenetisch • Fördert die Proliferation der Uterusschleimhaut • Fördert von Implantation und Weiterentwicklung der Zygote • Hemmt der Bildung neuer Follikel • Fördert der Motilität und Akrosomenreaktion der Spermatozoen

Tabelle B 4.17

4.9.4. Die Gewebshormone

Unter Gewebshormonen versteht man Transmitter, die direkt ins Gewebe abgegeben werden. Die bekanntesten sind Noradrenalin, Dopamin und Serotonin, die bekanntermaßen neben ihrer Wirkung im Endokrinum als Neurotransmitter auch im ZNS und VNS wichtige Funktionen übernehmen. Das Prinzip der peripheren Autonomie (siehe Teil B, Kapitel 4.7.3.) und seine Rückwirkung zu den zentralen Schaltstellen bekommt aus diesem Blickwinkel eine erhebliche Aufwertung. Insbesondere Umwelttoxine, die sich über die Gewebsstrukturen im Körper verbreiten, zum Beispiel Kosmetika, Hautpflegeprodukte und Waschmittel, greifen verstärkt in die Funktion der zentralen Steuerungsstrukturen ein. In der folgenden Tabelle werden die Gewebshormone in einer Übersicht dargestellt. Für ein vollständiges Verständnis der Zusammenhänge lohnt es sich, die Zusammenstellungen der vorherigen Kapitel über Neurotransmitter und Hormone in ihrer Funktion genau zu studieren.

Tabelle B 4.18

Gewebshormon	Lokalisation	Wirkung
Biogene Amine		
Histamin *(Neurotransmitter)*	in Haut, Lunge, Darm	- Erhöhung der Gefäßpermeabilität - Vasodilatation - Kontraktion der glatten Bronchialmuskulatur - Beteiligung an der Immunabwehr - Regulation der Magensäureproduktion und gastrointestinalen Motilität - Positiv inotrope und positiv chronotrope Wirkung - Regulatorischer Einfluss auf noradrenerge, serotoninerge, cholinerge, dopaminerge und glutaminerge Neurone
Sekretin *(Antagonist zu Gastrin)*	in S-Zellen des Duodenums	- Stimuliert die Bildung von bicarbonatreichem Pankreassaft sowie bicarbonatreicher Galle - Hemmt HCl-Produktion des Magens
Serotonin *(Neurotransmitter)*	in ZNS, Lunge, Milz, enterochromaffinen Zellen der Darmschleimhaut	- Einfluss auf Stimmung, Schlaf-Wach-Rhythmus, Nahrungsaufnahme, Schmerzwahrnehmung, Körpertemperatur - Positiv inotrope und chronotrope Wirkung - Bewirkt Kontraktion der glatten Darmmuskulatur und der Blutgefäße - Entzündungsmediator - Wirkung auf Arteriolenkonstriktion und Arteriolendilatation - Wirkt tonisierend und detonisierend an glatter Muskulatur von Gastrointestinaltrakt, Bronchien, Uterus
Gastrointestinale Hormone		
VIP *(vasoaktives intestinales Polypeptid)*	in Dünndarm und exokrinem Pankreas	- Vasodilatation - Relaxation der glatten Darmwandmuskulatur - Steigerung der Pankreas- und Gallensekretion - Stimulation der Lipo- und Glykogenolyse - Gastrinhemmung - Hemmung der Magensaftsekretion
Substanz P *(Neurotransmitter)*	in afferenten Neuronen der Spinalnerven, Projektionsbahnen der Medulla spinalis	- Exzitatorisch - Stimulation der Speicheldrüsen - Erweiterung der Blutgefäße und Gefäßpermeabilität - Regulation der zielgerichteten Einwanderung von Leukozyten

Tabelle B 4.18

Gewebshormon	Lokalisation	Wirkung
Cholezystokinin *(Neurotransmitter)*	in I- bzw. E-Zellen des Intestinums und des mittleren Duodenums	- Stimulation der Sekretion von Pankreasenzymen - Gallenblasenkontraktion - Förderung der Darmperistaltik - Beschleunigung der Schrittmacherfrequenz des distalen Magens
Katecholamine		
Dopamin *(Neurotransmitter)*	in chromaffinen Zellen des Nebennierenmarks, Hypothalamus, Substantia nigra	- Hemmt Prolactinausschüttung - Reguliert Durchblutung der Bauchorgane - Beeinflusst extrapyramidale Motorik - Wirkt disinhibierend auf Striatum und Basalganglien
Kinine		
Bradykinin	im Blutplasma	- Schmerzregulierung - Allergische und anaphylaktische Reaktionen - Mediator von Angioödemen und Entzündungen - Gefäßerweiterung - Kontraktion der Bronchial-, Darm- und Uterusmuskulatur - Steigerung der Gefäßpermeabilität - Chemotaktische Wirkung auf Leukozyten
lösliche Gase		
NO *(Neurotransmitter)*		- Regulation des Gefäßtonus - Gefäßprotektiv - Regulation der Hypothalamus-Hypophyse-Nebennierenrinde-Achse - Retrograder Messenger im ZNS - Kann Oxidation des LDL-Cholesterins entgegenwirken - Verbessert kardiale und periphere Durchblutung
Neuropeptide		
Somatostatin *(Neurotransmitter)*	in δ-Zellen des Pankreas, einzelnen Zellen des Hypothalamus und des Gastrointestinaltrakts	- Hemmt Hormonsekretion der Hypophyse, des Pankreas, des Gastrointestinaltraktes - Hemmt Magensäuresekretion - Hemmt exokrine Sekretion von Pankreasenzymen - Hemmt Peristaltik von Magen und oberen Darmabschnitten - Senkt Blutdruck im Splanchnicusgebiet - an endokrinen Wirkungsmechanismen und Homöostase der gastrointestinalen Hormone beteiligt
Peptidhormone		
Gastrin	in G-Zellen des Gastrointestinal-traktes, Antrum des Magens, Doudenum	- Stimuliert Salzsäureproduktion - Erhöht oesophagealen Druck - Fördert distale Peristaltik des Magens - Bewirkt wahrscheinlich gastro-colischen Reflex (mit CCK) - Senkung des pH-Wertes im Magen - Zunahme der Motilität von Intestinum und Vesica biliaris

Tabelle B 4.18

Gewebshormon	Lokalisation	Wirkung
Eikosanoide		
Prostaglandin	in verschiedenen Körpergeweben	- Erhöht Gefäßtonus - Reguliert Nierendurchblutung - Reguliert Natriumausscheidung - Senkt Thrombozytenaggregation - Reguliert Bronchialtonus - Erhöht Uteruskontraktion - Erhöht Gefäßpermeabilität
Prostacyclin	in Endothelzellen	- Vasodilatation - Hemmt Thrombozytenaggregation
Thromboxan	in Thrombozyten	- Fördert Thrombozytenaggregation - Wirkt vasokonstriktorisch - Bewirkt irreversible Thrombozytenaggregation und Strukturauflösung weiterer Blutplättchen (Thromboxan A2) - Fördert artherosklerotische Prozesse
Leukotrien	in neutro- und eosinophilen Granulozyten, Gewebe-makrophagen und Mastzellen	- Mediator bei Entzündungsreaktionen - Steigert Capillarenpermeabilität - Lockt durch Chemotaxis Leukozyten an - Wirkt bei anaphylaktischen Reaktionen - Wirkt auf Kontraktion der Bronchialmuskulatur (wahrscheinlich bei Asthma bronchiale beteiligt)
Enteroglukagon	A-Zellen des Pankreas	- Hemmt Magen- und Pankreassekretion - Stimuliert hepatischen Gallenfluss
Pankreatisches Polypeptid		- Hemmt Sekretion des Pankreas und der Galle
Urogeston		- Hemmt Magensekretion
GIP (gastrisches Inhibitor-Polypeptid)		- Fördert Insulinfreisetzung - Hemmt Magentätigkeit
Apoerythein	in Belegzellen der Magenschleimhaut	- Fördert Resorption von Vitamin B12
Motilin		- Fördert Dünndarmmotilität - Fördert Pepsinogensekretion
Enkephaline und Endorphine		- Hemmen Kontraktion der glatten Muskulatur

4.10. Die Rhythmusgeber der Steuerungssysteme

Die komplexen Abläufe des Endokrinums sind in den bekannten Regelkreisen durch das Spiel von Hemmung und Anregung geordnet. Aber es gibt auch so etwas wie ein rhythmisches Spiel, das wie eine individuelle Melodie auf den Körper Einfluss nimmt. Das heißt: Wir haben eine eigene Zeitstruktur, eine individuelle Folge von Rhythmus und Pause zur Verfügung. Die Darstellung der körperlichen Abläufe entspricht einer Schichtung unterschiedlicher Rhythmen von gleicher Gesamtdauer, was eine Betrachtung komplexer Zeitstrukturen innerhalb der Körperprozesse vom Beginn des Lebens bis zum Tod ermöglicht, vergleichbar einem Polyrhythmus. Der bekannteste natürliche Polyrhythmus ist der Gesang der Vögel, dem man eine stark energetisierende Wirkung nachsagt. Unter dem Aspekt von Resonanz wäre das physikalisch nachvollziehbar.

Der früheste Rhythmusgeber ist der Thymus, der schon sehr früh für Reife- und Entwicklungsprozesse zuständig ist. Er hat besonders in der Jugend das Sagen. Ist seine Arbeit getan, wirkt er im Hintergrund, und die vordergründige Arbeit wird von Epiphyse und Hypophyse übernommen.

Dabei gibt die Epiphyse einen breiten Takt an, der uns einen lebenslänglichen Countercheck garantiert. In Abstimmung mit der Hypophyse erarbeitet sie einen schmalen Leitrhythmus, der durch die Rhythmusinspektorin Hypophyse überwacht wird. Musikalisch gesehen wären der Hypothalamus der Komponist, die Epiphyse der Taktgeber und die Hypophyse der Dirigent.

Der Thyroidea gebührt die Ausführung der aktuell erforderlichen kurzen Rhythmen: In unserem musikalischen Beispiel ist sie für die jeweiligen Fillings[100] innerhalb der breiten und schmalen Rhythmen zuständig.

Auf diese Weise sind alle zentralen Funktionen der Steuerungssysteme inklusive des Immunsystems in die jeweiligen Rhythmen des Hormonsystems eingebunden. Insbesondere bei energetischen Messungen erlaubt die genaue Erfassung dieser Rhythmusgeber bereits vor der somatischen Manifestation Rückschlüsse auf den Zustand der Steuerungssysteme und damit auch eine kausale Diagnostik.

100) **Filling:** musikalisch die Füllung eines Taktes mit unterschiedlichen Notenwerten

4.11. Zusammenfassung der Steuerungssysteme

Die allgemeine Zusammenarbeit der drei großen Kontrollsysteme lässt sich in der Praxis stark vereinfachen.

Betrachtet man die Verbindungen der Steuerungssysteme untereinander, so entsteht der Eindruck eines gut gesicherten Systems, das zur erforderlichen Anpassung an die Herausforderungen des Alltags in der Lage ist, selbst sowohl Anregung als auch Korrektur zu sein. Normalerweise haben wir die Vorstellung von Stabilität, wenn wir den menschlichen Körper bewerten. In Wahrheit ist es jedoch eine extreme Dynamik, die die Realität gestaltet.

Um eine echte Adaptationsleistung[101] zu ermöglichen, muss der Körper auf jede kleine Nuance reagieren. Auf diese Weise erweckt eine extrem schnell ablaufende Dynamik den Eindruck von Stabilität. Im Wesentlichen handelt es sich um Kommunikation in verschiedenen Versionen. Dabei sind die Steuerungssysteme abhängig von verschiedenen Betriebsstoffen, z. B. Aminosäuren, die die Bildung verschiedener Hormone und Neurotransmitter begünstigen und auf diesem Wege sehr empfindlich und konsequent auf Mangel reagieren.

Besonders wichtige Aminosäuren sind Valin, Leucin und Iso-Leucin sowie mittelbar Taurin. Die B-Vitamine und das Vitamin C sind intermediär entweder als Primär- oder als Co-Faktoren in nahezu alle diese Vorgänge eingebunden.[102] Die alleinige Beachtung dieser hervorgehobenen Stoffe ist in der praktischen Anwendung nicht sinnvoll, sondern es muss immer das komplexe Zusammenspiel aller Betriebsstoffe beachtet werden. Die Grundqualitäten, mit denen der gesamte Körper bis in die kleinste Einheit hinein agiert, heißen: ***Übereinstimmung, Zugehörigkeit und Kommunikation.***

---

101) **Adaptation:** Anpassung an Gegebenheiten, Umwelt, Umstände

102) **Lit.: Kiontke,** S.: Physik biologischer Systeme; **Ohlenschläger und Gröber:** Orthomolekulare Medizin

5. Vernetzende Systeme

Netzwerk Körper

Vernetzung ist ein Begriff aus der Systemtheorie, bei dem die zu dem System gehörigen Einzelteile sowohl nach dem Prinzip von Ursache und Wirkung als auch durch allgemeine und besondere Systemeigenschaften in einem Beziehungsgeflecht miteinander verbunden sind. Der Begriff ist sehr aktuell und wird in verschiedenen Zusammenhängen benutzt. Der Vernetzungsgrad wird gemessen, indem die Zahl der Kommunikationspartner mit den überhaupt möglichen Interaktionen zu den tatsächlichen ins Verhältnis gesetzt wird. Dabei werden auch Wissensfragmente zu neuen Ideen verknüpft.

Im Rahmen der Adaptationsfähigkeit muss man beim Gesamtorganismus von einem Höchstmaß an Vernetzung ausgehen. Der Gedanke an Netzwerke ist in der Neuroanatomie schon relativ geläufig, in der funktionellen Medizin hingegen noch nicht. Er wird aber von den Autoren als hilfreich empfunden und deswegen hier eingeführt. Es gibt Systeme, die in der Lage sind, andere Strukturen und/oder Systeme zu vernetzen. Diese sogenannten vernetzenden Systeme beinhalten, dass wir den Schwerpunkt der Bewertung nicht nur auf die Schlüsselorgane legen, wie es bei den Steuerungssystemen hilfreich ist, sondern dass wir vielmehr das gesamte System als einen Pool mit Informationen verschiedenster Art darstellen.

Diese Informationen sind zwar jeweils mit den Steuerungssystemen direkt verknüpft, haben aber eine Mehrfachfunktion, indem sie im Lymph- und Immunsystem zu gemeinsamen Aktionen fähig sind. Entweder durchziehen diese beiden Systeme wie ein Netz alle anderen Körpersysteme, oder sie sind mit allen anderen Körpersystemen verbunden, oder sie verbinden diese. Zusätzlich werden das Lymph- und Immunsystem aber auch als eigene Funktionskreise bewertet.

Hier präsentiert sich ein Dilemma in der Medizin: **Um das Geheimnis eines Netzwerkes zu lüften, muss man es in vollständig gesundem Zustand betrachten**, den wir beim menschlichen Körper nicht kennen.

Unsere Kenntnisse und Betrachtungen basieren auf der Bewertung unvollständiger Systemdaten und nicht vollständig gesunder Systeme. Das Denken in Vernetzung schließt alle bekannten Daten ausdrücklich ein, bewertet sie aber aus der Gesamtheit heraus möglicherweise anders als tradiert.

5.1. Das Lymphsystem

Embryologisch entstammt das Lymphsystem dem Mesoderm. Wie schon in anderen Kapiteln erwähnt, haben die Strukturen des mittleren Keimblattes größtenteils vernetzenden Charakter. Das Lymphsystem selbst besteht aus einem Gefäßnetz, einem Gefäßring und einigen zugehörigen Organen, die auch in anderen Funktionen wichtig sind.

Im Wesentlichen verläuft das Gefäßnetz des Lymphsystems parallel zum venösen System. Venöses Blut wird aus den Kapillaren, also den kleinsten arteriellen Blutgefäßen, übernommen und dem rechten Herzen zugeführt. Im Unterschied dazu beginnen überall im Gewebe blind Lymphkapillaren, die Lymphflüssigkeit aufsammeln und weitertransportieren. Nachdem sie die Lymphknoten passiert hat, sammelt sich die Lymphe in den großen Lymphbahnen.

Dazu gehören die Trunci lumbales dexter und sinister, in denen sich die Lymphe aus den unteren Extremitäten, dem Becken, Teilen der Bauchwand, dem Urogenitaltrakt und den paarigen Bauchorganen sammelt. In den Trunci instinales hingegen fließt die Lymphe der unpaarigen Bauchorgane zusammen. Die Trunci lumbales und intestinales wiederum vereinigen sich in Höhe des zweiten Lendenwirbels in der Cisterna chyli. Hier entspringt der Ductus thoracicus, den man als das Hauptlymphgefäß betrachtet. Sein Weg führt also vom Bauchraum durch das Diaphragma hindurch in das hintere Mediastinum dorsal des Oesophagus zwischen der Aorta thoracica und der Wirbelsäule weiter zum Angulus venosus sinister, der von der Vena subclavia sinister und der Vena jugularis interna gebildet wird, zurück in den Blutkreislauf. Durch diese werden zehn Prozent des peripheren Flüssigkeitsrückstroms verwaltet. Um einen Durchfluss des Ductus thoracicus mit Blut zu verhindern, wird die Einmündungsstelle durch eine Klappe verschlossen. In den Angulus venosus dexter, der aus der Vena subclavia dexter und der Vena jugularis interna gebildet wird, mündet der Ductus lymphaticus dexter. Er vereinigt in sich lediglich die Lymphe aus dem rechten Teil des Oberkörpers, was ein wesentlich kleineres Zuflussgebiet darstellt.

Aus dem rechten und linken Venenwinkel mündet das Blut, angereichert mit der lymphatischen Flüssigkeit, direkt in die Vena cava superior. Bei energetischen Messungen sieht man sie unter dem Aspekt der Belastung des Lymphsystems relativ häufig als unterstützungsbedürftige Struktur.

Die großen Lymphbahnen sind also über den ganzen Körper verteilt und übernehmen verschiedene Ver- bzw. Entsorgungsgebiete, die sich dann dem großen Blutkreislauf wieder anschließen. Genau wie Arterien und Venen verfügen die großen Lymphgefäße über drei Wandschichten:

1. die mit Endothelialzellen ausgekleidete Tunica intima, deren Aufgabe durch eine elastische Zwischenschicht, der Lamina elastica, verbessert wird;
2. die Tunica media, die mit glatter Muskulatur ausgekleidet ist;
3. die bindegewebige Adventiva.

Da die Lymphe nur in eine Richtung fließen soll, sind die Lymphgefäße, ähnlich wie die Venen, mit Klappen ausgestattet, die einen Rückstrom verhindern. Über eine sogenannte Lymphpumpe wird in den Lymphkapillaren und in den Lymphbahnen der Skelettmuskulatur der Lymphstrom zusätzlich unterstützt. Dies erfolgt durch die Pulsation der umliegenden Arterien, die Atembewegungen und die muskuläre Aktivität. Drucksteigerung in der Umgebung aktiviert den Lymphstrom deutlich; so kann Muskelarbeit die Fließgeschwindigkeit der Lymphe um das Zehn- bis 15fache steigern.

Neben den beschriebenen Lymphgefäßen zählt man auch den lymphatischen Rachenring[103] zum Lymphsystem dazu. Er besteht aus der Tonsilla palatina (Rachenmandel), den paarigen Tonsillae pharyngeae (Gaumenmandeln), den Tonsillae tubariae (Lymphfollikel im Bereich der Tuben) und den Tonsillae lingualis (Lymphfollikel am Zungengrund).

Der Begriff Ring ist allerdings eher im übertragenen Sinn zu verstehen, denn die genannten Strukturen bilden kleine Gewebsinseln, die im Volksmund als Mandeln bezeichnet werden. Durch die feinen Lymphnetze und Schleimhäute entsteht natürlich auch eine tatsächliche Verbindung zwischen diesen Inseln, deren Funktion im Wesentlichen als Abwehrbarriere beschrieben wird.

Das gesamte Lymphsystem wird aber auch durch Organe gestützt, deren Funktion häufig in anderen Zusammenhängen viel geläufiger ist:

1. Der Thymus tut sich auch im Endokrinum und Immunsystem hervor, weil hier auch die Bildung der Lymphozyten und Ausprägung der T-Lymphozyten erfolgen.

2. Die Milz, die als einziges lymphatisches Organ in den Blutkreislauf eingebunden ist, übernimmt vorgeburtlich die Hämatopoese. Der Beiname „Friedhof der Blutkörpchen" bezieht sich auf die Blutmauserung, also das Erkennen und Abbauen überalterter oder abnormer Blutzellen. Positiv könnte man die Milz als **Hämrecyclingstation** betiteln. Damit ist sie eng mit der mitochondralen Atmungskette verbunden, denn Häm spielt bei deren erstem und letztem Schritt eine wichtige Rolle. Häm ist bei der Verarbeitung von Sauerstoff im Organismus ein zentrales Molekül vieler Prozesse.

   Damit ist es wichtig für den Elektronentransport bei der oxidativen Phosphorylierung, für die Aktivierung molekularen Sauerstoffs, für die Inaktivierung von Peroxiden, für die Katalyse verschiedener Oxidationsschritte und für den Sauerstofftransport. Der Abbau von Häm erfolgt zusätzlich in Knochenmark und Leber durch die Hämoxigenase. Sie öffnet die Alpha-Methinbrücke zwischen den Pyrrol-Ringen I und IV des Häms unter Freisetzung je eines Moleküls Eisen und CO.

   Dieser Schritt ist bei Nichtrauchern die einzige endogene CO-Quelle. Über Alpha-Hydroxihämin bildet die Häm-Oxigenase Biliverdin. In den vergangenen Jahren konnte gezeigt werden, dass eines der Isoenzyme

[103] **Lymphatischer Rachenring:** Gelegentlich findet sich auch der Begriff Waldeyerscher Rachenring, weil der deutsche Anatom Heinrich Wilhelm Waldeyer (1836–1921) ihn als Erster beschrieb.

der Häm-Oxigenase ein stress- induzierbares Protein ist. Die Hämoxygenase ist durch Fasten induzierbar; ihre beiden Produkte sind wichtige Regulatoren, nämlich Biliverdin/Bilirubin als Anti-Oxidantien und CO – wie NO – als ein wichtiger Regulator des Gefäßtonus. Die funktionelle Betrachtung der Milz geht also in ihren Zusammenhängen weit über die ursprüngliche Organfunktion hinaus.

Die Funktion der Milz als Blutspeicher ist nicht sehr ausgeprägt, aber immerhin werden hier 30 Prozent der durch Adrenalin mobilisierbaren Thrombozyten aufbewahrt. Im Falle einer Verletzung können so im Körper sehr schnell die erforderlichen Maßnahmen zur Blutstillung eingeleitet werden. Zusätzlich erfolgt über die Milz der Abbau von Gerinnungsprodukten, was auch kleine Blutgerinnsel betreffen kann.

Mit den Funktionen der Phagozytose, der Produktion von Lymphozyten und Antikörpern, wird sie gleichzeitig zu einem wichtigen Organ des Immunsystems. Obwohl die Milz nicht als lebenswichtiges Organ des erwachsenen Menschen bewertet wird, erhält sie 3 bis 5 Prozent der Gesamtdurchblutung, und das bei einem Anteil von nur 0,3 Prozent am Gesamtkörpergewicht.

Die klassische Medizin kennt durchaus das Krankheitsbild des Postsplenektomiesyndroms. In der traditionellen chinesischen Medizin ist das Milzfeuer entscheidend bei der Bewertung von Allergien und anderen Schleim bildenden Erkrankungen. Das lässt zumindest den Rückschluss zu, dass man die Wichtigkeit der Milz noch nicht vollständig erfasst hat.

3. Die Darmschleimhaut und die Appendix sind durch lymphatisches Gewebe in das Lymphsystem eingebunden. Lymphatisches Gewebe ist eine Sammelbezeichnung für Zellgewebe, das man auch in Lymphknoten, Milz, Thymus und bestimmten Schleimhautbezirken findet. Das Grundgerüst des lymphatischen Gewebes besteht aus sternförmig verzweigten Zellen, die sich zu einem Netzwerk verbinden und gitterartige Fasern bilden.

   Jeder Resorptionsvorgang, insbesondere fortlaufende fettreiche Ernährung, führt zu einer Vermehrung lymphatischen Gewebes im Darm. Dies geschieht durch eine vermehrte Lymphozytenbildung, was diesen Vorgang physiologisch macht. Das im Darm befindliche diffuse und knötchenförmige lymphatische Gewebe zeigt die gleichen funktionellen Eigentümlichkeiten wie das Lymphgewebe des gesamten Körpers. Eine gewisse Sonderstellung kommt ihm nur insofern zu, als es auf Grund seiner Lage laufend sich täglich wiederholenden und ändernden Einflüssen unterworfen ist. Auch dieser Teil des Lymphsystems stellt damit einen wichtigen Teil des Immunsystems dar.

4. Die Peyerschen Plaques sind lymphatische Aggregate des Dünndarms. Ihre Anzahl ist bei Teenagern am höchsten und nimmt mit dem Alter ab. In den Plaques befinden sich spezialisierte Zellen, die Bakterien und Viren aus dem Darmlumen aufnehmen und dem Immunsystem präsentieren.

5. Das Knochenmark bildet neben Blutzellen auch Lymphzellen aus.

In den Lehrbüchern unterscheidet man primäre und sekundäre Lymphorgane. Die primären Lymphorgane sind Thymus und Knochenmark. Ihre Aufgabe besteht in der Produktion und Ausbildung spezifischer Abwehrzellen. Als sekundäre Lymphorgane fasst man Milz, Lymphknoten, Tonsillen, Appendix und lymphatisches Gewebe zusammen. Sie sind die Gewebe, in denen die Immunzellen schließlich aktiv werden. Auch diese Einteilung ist nur bedingt hilfreich, denn sie beachtet ausschließlich den Aspekt der immunologischen Bedeutung des Lymphsystems. Allerdings ist die Charakteristik des Lymphsystems als zusätzliches Abflusssystem zwar offensichtlich, aber genauso einseitig. Einen weiteren Aspekt bildet die Reinigungsfunktion. Sie erfolgt im Wesentlichen in den Lymphknoten. Auf diesem Wege wird die gesamte interstitielle Flüssigkeit gereinigt. Ein wesentlicher Teil der Säuberung findet in den Lymphknoten statt; damit haben diese sowohl Filter- als auch Abwehrfunktion.

5.1.1. Lokalisation und Sammelgebiete wichtiger Lymphknotenregionen

Betrachtet man die Zuflussregionen verschiedener Lymphknotengruppen, also deren Sammelgebiete, so bekommen viele Symptome auch mögliche lymphatische Kausalqualitäten. Neben den allgemeinen Infektionen sind Verspannungen, also mangelnde und/oder einseitige Bewegungen, Ursache kleiner Staus, die sich dann durch Tinnitus, Kopfschmerz oder Bauchbeschwerden genauso bemerkbar machen können wie die offensichtlichen Schwellungen der Extremitäten, die gemeinhin mit dem Lymphsystem verbunden werden. Auch Allergien sind lymphbedingt und können zum Teil, je nach Lokalisation, Rückschlüsse auf mögliche Toxinbelastungen geben. In diesem Zusammenhang sind die Lymphstauungen abklingender Entzündungen zu erwähnen, genauso wie die Lymphe der Organe. In energetischen Messungen sieht man diese in der Regel bei beginnenden oder abklingenden Beschwerden des jeweiligen Organs.

Lymphatische Stauungen in Gelenksnähe können die wahre Ursache unklarer, diffuser Beschwerden des Gelenkes sein – ein Aspekt, der bei Triggerbehandlungen zu Verschlechterungen führt statt zu den gewünschten Verbesserungen. Umgekehrt sieht man in energetischen Messungen die häufig folgerichtigen Konsequenzen der Behandlung im Abtransport freigesetzter Schlackenstoffe in der jeweiligen Lymphregion, was dann keinesfalls als Verschlechterung zu bewerten ist, sondern als physiologisch richtige Belastung. Da das Lymphsystem ein wesentliches vernetzendes System ist, verdient es vermehrte Beachtung. Das gesamte Lymphgefäßsystem kann im Bedarfsfall ein Rücktransportvolumen von mehr als 100 l/Tag bewältigen, was eine gewaltige Menge ist.

Die Lymphmenge pro Zeiteinheit ist ein erneuter Beweis für die enorme Anpassungsfähigkeit unseres Körpers. Das Ruhelymphzeitvolumen (RLZV) im Ductus thoracicus beträgt 1 bis 2 l/Tag, kann aber auch ein Ausmaß bis 20 l/Tag betragen. Bei schweren internistischen Erkrankungen erreicht es sogar bis zu 50 l/Tag. Als besonders starkes Recyclingsystem ist das Lymphsystem bei jedem extrazellulären Ödem gefordert. Es verfügt über eine beeindruckende funktionelle Reserve, deren Kompensationsleistung zum Beispiel bei langem Stehen oder Sitzen, wenn die Aktivierung der Muskelpumpe beeinträchtigt ist, ein venös bedingtes Ödem verhindern kann.

Eine interessante Verbindung findet sich hier zur Steuerung durch das VNS. Die Druckrezeptoren in den Wänden der Lymphgefäße registrieren jeweils den lokalen intravasalen Druck und steuern die zur Bewältigung der Flüssigkeitsmenge nötigen Kontraktionen bis zur maximal möglichen Grenze. Mit Hilfe der vegetativen Steuerung sorgen, neben der bereits erwähnten Muskel- und Gelenkpumpe, die Atmung, die Pulswelle der arteriellen Gefäße und die Motilität der inneren Bauchorgane für einen beschleunigten Lymphabfluss. Ein gesundes Lymphgefäßsystem ist allerdings von diesen funktionellen Hilfen unabhängig. Bevor Lymphe ins Blut gelangt, durchfließt sie mindestens einen regionalen Lymphknoten oder eine Lymphknotengruppe, die als biologische Filterstationen fungieren.

Besondere klinische Beachtung verdienen die Nodi supraclaviculares. Sie sind der Bereich, der bei einem verlangsamten Lymphstrom vermehrt für Probleme im Schultergürtelbereich sorgt. Aufgrund der lokalen Nähe zu den Venenwinkeln ist die manuelle Behandlung im subclaviculären Bereich besonders effektiv, selbst im Zusammenhang mit rezidivierender Otitis media. Die Entlastung dieses Bereiches kann einfach auch als Anleitung zur Eigenübung für den Patienten verwendet werden.

Die Nodi axillares und inguinales sind in der Gesamtbewertung die Lymphknoten, an denen man eine hohe Belastung des Lymphsystems ablesen kann. Energetische Messungen zeigen diese Lymphgebiete besonders dann an, wenn die Speicherkapazitäten für Toxine im Körper grenzwertig ausgeschöpft sind. Im Rahmen von Ausleitungstherapien geben sie den Hinweis darauf, dass die ungebundene Toxinmenge angestiegen ist, was grundsätzlich physiologisch ist.

Dennoch sollte die Therapiegeschwindigkeit in solchen Fällen nicht weiter gesteigert werden, weil sonst die Nebeneffekte die Vorteile einer solchen Toxinausleitung überlagern würden. Der diagnostische Rückschluss bei den Axillarknoten sollte die Umwelttoxine einschließen, die durch Körperpflegeprodukte, insbesondere Deodorants, in den Körper gelangen. Besonders wichtig sind in diesem Zusammenhang Aluminium, welches das Nervensystem belasten und Krebs erzeugen kann, und Propylenglykol, dessen ungünstiger Einfluss auf die Leber diskutiert wird (Epstein). Auf diese Weise kann es zusätzlich zu Reaktionen im Endokrinum kommen, denn auch Toxine wirken sich hier aus.

Abb. B 5.01
Das lymphatische Netz verteilt sich über den gesamten Körper und ist ein wesentliches Element zur Vernetzung aller Strukturen untereinander

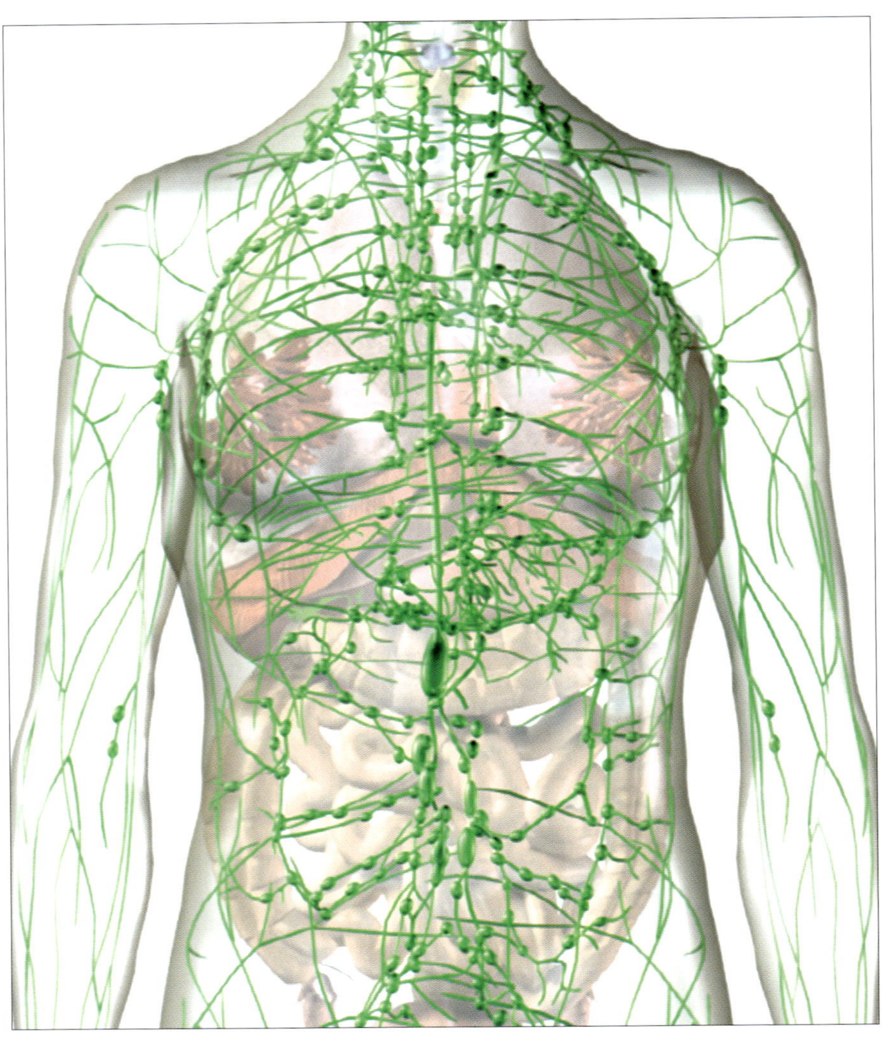

Die folgende Liste stellt die Lymphknotengruppen in der Übersicht dar.

Tabelle B 5.01

Wichtige Lymphknotengruppen	Sammelgebiete
Nodi lymphatici preauriculares (vor den Ohren)	Stirn und Schläfe, Nasenwurzel, Oberlid, Vorderfläche der Ohrmuschel, äußerer Gehörgang
Nodi lymphatici retrauriculares (hinter den Ohren)	hintere Schläfe, Hinterfläche der Ohrmuschel
Nodi lymphatici occipitales (am Hinterhaupt)	Hinterkopf und Nacken
Nodi lymphatici submandibulares (zwischen Unterkiefer und Unterzungendrüse)	mittlere Lidabschnitte, äußere Nase, Lippen, Zahnfleisch, Zähne, Zunge, Mundboden, Wangenschleimhaut
Nodi lymphatici submentales (unter dem Kinn)	Kinn, vorderer Teil der Wangen, mittlerer Teil der Lippen, Zahnfleisch im Bereich der unteren Schneidezähne, Zungenspitze
Nodi lymphatici cervicales superficiales (Umgebung der hinteren Drosselvene)	Ohr, Parotis, Tympanon, Umgebung des Kieferwinkels, Zahnfleisch, oberflächliche Teile des Halses
Nodi lymphatici supraclaviculares (in der großen Schlüsselbeingrube)	tiefer seitlicher Halsbereich, Brustwand, Virchow-Drüse
Nodi lymphatici axillares (Achselhöhle)	Haut, Muskulatur und Gelenke des Arms und des Schultergürtels, Haut und Brustmuskel der oberen Rumpfquadranten, seitliche Hälfte der Brustdrüse
Nodi lymphatici cubitales (proximal des Oberarmknochens, in der Grube zwischen Bizeps- und Triceps-muskel)	Ulnarseite von Unterarm und Hand
Nodi lymphatici inguinales profundi (tief in der Leistengegend an der Vena femoralis)	Muskeln, Gelenke, Knochen des Beins, Penis, Klitoris
Nodi lymphatici inguinales superficiales (oberflächlich in der Leistengegend)	Bauchwand unterhalb des Nabels, Gesäß, Damm, äußere Geschlechtsorgane, unterer Bereich der Vagina, Anus, Harnröhre, Bein
Nodi lymphatici poplitei (in der Kniekehle)	Fuß, Unterschenkel, Knie

Die besondere Funktion der Lymphknoten besteht neben der Filterfunktion darin, dass hier auch die spezifischen Abwehrreaktionen in Gang gesetzt werden, denn hier reifen die B-Lymphozyten heran. Erst nach der Passage der Lymphknoten sammelt sich die Lymphe in den großen Lymphgefäßen. Auf diese Weise sehen wir, wie jeder Reinigungsschritt gleichzeitig mit anderen lebenserhaltenden Schritten verbunden ist.

5.1.2. Die Lymphe

Lymphe nennt man die üblicherweise wasserklare Flüssigkeit aus dem Interstitium. Eine Ausnahme bildet der sogenannte weiße Chylus, der nach dem Genuss einer fettreichen Mahlzeit entsteht.

Man unterscheidet verschiedene lymphpflichtige Lasten:

1. Die Eiweißlast beschreibt die für die Ver- und Entsorgung der Gewebe wichtigen Proteine (Albumine/Globuline). Sie treten physiologischerweise neben Wasser und den darin gelösten Stoffen zur Versorgung des Gewebes mittels Diffusion und Ultrafiltration im Rahmen der Mikrozirkulation in das Interstitium aus. Das venöse System kann den Rücktransport nicht übernehmen. Deswegen ist das Lymphsystem vergleichbar mit einem Zubringerdienst, der die Eiweißlast ins venöse System zurücktransportiert.

Innerhalb von 48 Stunden nehmen alle Albumin- und Globulinpassagiere diesen für das Leben unverzichtbaren Zubringerdienst in Anspruch.

2. Die Wasserlast beschreibt etwa 10 Prozent der aus den Blutgefäßen ausgetretenen Flüssigkeit, die ins Interstitium gelangt. So wird die Flüssigkeitsfiltration der Gefäße erhöht, und gleichzeitig werden die filtrierten Proteine aus dem Interstitium herausgewaschen. Dieser Prozess erinnert an das Herauswaschen von Gold aus Schlammwasser.

3. Die Zelllast besteht sowohl aus allen weißen Blutzellen, besonders Lymphozyten, die durch das Zerreißen von Blutkapillaren ins Interstitium gelangt sind, als auch aus Krankheitserregern, Fremdkörpern wie Ruß oder Staub, Zellen und anderen Stoffen, wie Hormonen, Glukose oder anderen Stoffwechselprodukten. Auch sie werden herausgewaschen und abtransportiert.

4. Die Fettlast entsteht, wenn Nahrungsfette aus dem Darm durch Galle emulgiert[104] in das lymphatische Gewebe des Dünndarms aufgenommen werden. Dort erscheint die Lymphe milchig. Sie sammelt sich in der Cisterna chyli, wo sie sich dann mit der klaren Flüssigkeit aus dem restlichen Körper vermischt. Fette werden also auf dem Lymphweg transportiert und gelangen zunächst über den Ductus thoracicus ins Blut, erst dann erreichen sie die Leber. Im Gegensatz zu Kohlenhydraten und Proteinen, die auf direktem Wege über das Blut reisen können, werden nur 10 Prozent der kurzkettigen Fettsäuren über die Vena portae direkt resorbiert.

Lymphe hat große Ähnlichkeit mit dem Blutplasma, ist aber eiweißärmer.

Sie hat einen Eiweißgehalt von durchschnittlich 20 g/l gegenüber dem Blutplasma, das 70 bis 80 g/l aufweist. Die Werte der Eiweißkonzentration schwanken je nach Lymphabschnitt und Körperregion. Während in der Leberlymphe sogar 6 Prozent, was 60 g/l entspricht, vorkommen, finden wir in den Eingeweiden 4 Prozent, entsprechend 40 g/l, und in den Gliedmaßen 1 bis 2 Prozent, also 10 bis 20 g/l.

---

104) **emulgieren:** das Mischen zweier schwer vermischbarer Flüssigkeiten

Mit ihrer Produktionsleistung von 2 bis 4 Litern innerhalb von 24 Stunden übernimmt die Lymphe also wichtige Aufgaben für den Stoffwechsel und das Immunsystem.

5.1.3. Das cardio-vaskuläre System unter dem vernetzenden Aspekt

Das Herz-Kreislauf-System ist im weitesten Sinne an der Vernetzung der Körpersysteme beteiligt, wenn auch nicht so deutlich wie das Lymph- und Immunsystem. Arterien und Venen bilden selbstverständlich genauso ein Ver- und Entsorgungssystem wie das Lymphsystem. Die Gefäße sind nicht nur am Transport von Nährstoffen und Sauerstoff, sondern auch am Abtransport von Abfallstoffen und CO_2 beteiligt. Der Rhythmus des Herzens beeinflusst nicht nur den Blut-, sondern auch indirekt den Lymphfluss mit.

Die Versorgung mit Sauerstoff ist unzweifelhaft lebensnotwendig. Die meisten Stoffwechselvorgänge brauchen ihn zwingend. Damit ist der Zustand der Gefäße maßgeblich für den gesamten Körperzustand, denn wenn sie unelastisch werden, hat das weiter reichende Folgen als nur die Gefahr des Infarktes. Gemäß dem Motto „Einer trage des anderen Last" finden wir hier im Körper eine Art Ehe vor, die – im wahrsten Sinne des Wortes – genau ***das*** tun muss, und zwar tatsächlich so lange, bis der Tod sie scheidet. Letztendlich übernimmt das Herz auch einen Teil der Last, die vom Lymphsystem nicht optimal getragen werden kann. Auch hier finden sich die Prinzipien von ***Zugehörigkeit, Übereinstimmung und Kommunikation*** in bildlicher Weise wieder.

5.1.4. Funktion der festen Bestandteile im Lymph- und Gefäßsystem

Die festen Bestandteile der Körperflüssigkeiten Lymphe und Blut sind unter dem Prinzip der Vernetzung insbesondere für das Lymph- und Immunsystem wichtig, teilweise auch für das cardio-vaskuläre System.

Erinnern wir uns an die allgemeinen Aufgaben des Blutes. Neben der bereits beschriebenen Transportarbeit übernimmt das Blut auch Abwehr-, Wärmeregulations- und Pufferfunktionen. In den Gefäßen hat es sogar die Fähigkeit, kleine Wanddefekte durch Gerinnung abzudichten. Dabei greifen drei Abläufe ineinander: erstens Vasokonstriktion als Reaktion auf die Verletzung der Gefäßwand, zweitens eine durch das Eingreifen der zentralen Steuerungssysteme bewirkte Minderdurchblutung des Verletzungsbereiches, um Blutverluste zu minimieren, und drittens zusätzlich zum Prozess des Einrollens der Endothelzellen das Verkleben des Defektes durch den Gerinnungsprozess. Im Blutfluss befindet sich kein vernetztes Fibrin, da sonst lebenswichtige Gefäße verschlossen würden; erst im Ernstfall läuft die Gerinnungskaskade ab. So wird im Blut also lediglich die gelöste Vorstufe Fibrinogen befördert und ist fortwährend verfügbar.

Fibrinogen befindet sich auch in der Lymphe, die übrigens biochemisch identisch zusammengesetzt ist wie die Gewebsflüssigkeit, sich aber quantitativ und qualitativ trotzdem von ihr unterscheidet. Wie im Blut finden wir auch in der Lymphe unter anderem Harnstoff, Kreatinin und Glukose sowie Kalium-, Natrium-, Phosphat- und Kalziumionen. Selbst die wichtigen Enzyme Diastase, Katalase, Dipeptidase und Lipase sind in beiden Flüssigkeiten zu finden (siehe Teil B, Kapitel 4.8.4, Tabelle B 4.15.). Hier sehen wir erneut das Prinzip der Vernetzung durch gleiche Inhaltsstoffe. Das Vorkommen von Fibrinogen und seinen Vorläufern ist für die Gerinnung länger stehender Lymphe verantwortlich, die klinisch die charakteristische Konsistenz eines Lymphödems und die damit verbundene Herausforderung hinsichtlich einer effektiven Behandlung bedingt. Dabei werden die Lymphozyten eingeschlossen, und die überstehende Flüssigkeit wird Lymphserum genannt. Unter dem Blutserum hingegen versteht man das Blut ohne seine festen Bestandteile – ein Zustand, der durch Zentrifugation künstlich herbeigeführt wird und physiologisch nicht vorkommt.

5.1.5. Zusammenfassung

Vergleichen wir das Lymphsystem mit einem Bankkonto. Anhand der Kontoauszüge sehen wir die Kontobewegungen, die Auskunft über physiologische Aus- und Eingänge geben. Ein dauerhaftes Minus kann zu einer Katastrophe führen, weil andere Systeme mit betroffen sind. Die vernetzte Wirkung erklärt sich dadurch, dass Lymphe wirklich überall vorkommt und damit das Lymphsystem Versorgungs- und Entlastungssystem zugleich ist und im wahrsten Sinne des Wortes ein Netz bildet. Alle Einwirkungen von innen und außen bilden sich hier ab.

Die Steuerung erfolgt primär über das vegetative Nervensystem, womit das Zitat Dr. med. James Hawyers[105] aus alten Lehrbüchern des 18. Jahrhunderts eine physiologische Übersetzung erfährt. Es lautet: „Jede Erkrankung beginnt mit einem schlechten Gedanken." Hawyers praktische Erfahrung bestätigt, dass sinnvolle lymphtherapeutische Maßnahmen erfolglos sein können, wenn psychische Belastungssituationen unverändert erhalten bleiben. Diese Erfahrung machen die meisten Therapeuten in der Ganzheitsmedizin, deswegen ist diese simple Wahrheit in der Regel bekannt. Interessanterweise stört nicht der geistige Hintergrund direkt das Lymphsystem, vielmehr wird die aus der inneren Haltung heraus resultierende biochemische Dauerbelastung von ZNS, Endokrinum und Vegetativum so beantwortet.

Die erforderlichen Betriebsstoffe oder deren Abfallprodukte werden über das Lymphsystem in die eine oder andere Richtung bewegt. Jeder Stresszustand hat also eine biochemische Entsprechung, die nur bei optimaler Versorgung mit Betriebsstoffen vom Körper gut verwaltet werden kann. Dauerstress[106] lässt den Hypothalamus unter anderem große Mengen an Aminosäuren verschleißen, wodurch zumindest ein relativer Mangel entstehen kann, wenn es zu keiner Unterbrechung des Dauerfeuers kommt. In diesem Fall ist es lediglich eine Frage der Zeit, wann aus dem

[105] **Dr. James Hawyer** zeitgenössischer Arzt in Bremen, USA, Ausbilder in Kinesiologie und EAV

[106] **Dauerstress:** Ängste, Mobbing, Schlafmangel, Schichtdienst, Stress mit Partnern oder Vorgesetzten, ...

relativen ein absoluter Mangel wird. Auf diese Weise behält der zunächst eigenartig anmutende Satz aus dem 18. Jahrhundert durchaus Aktualität. Eine andere wichtige Rolle im Lymphsystem spielt die Trinkmenge, insbesondere die Wassermenge. Vergleicht man die Zufuhr von Wasser mit einem Waschvorgang, so würde wohl niemand weiße Wäsche mit Tee, Kaffee, Bier oder Rotwein spülen; das Waschergebnis wäre mit Sicherheit unbefriedigend. Nichtsdestotrotz erwarten wir von unseren Nieren, dass sie genau das tun. Der Zustand unseres Interstitiums[107] und der Zustand der Lymphe stehen in engstem Zusammenhang. Um der tieferen Bedeutung der Lymphe auf die Spur zu kommen, überlassen wir dem großen Schriftsteller Thomas Mann das Wort, der eine besondere Ode an die Lymphe in seinem Roman „Der Zauberberg" verfasste und deren mangelnde Beachtung beklagte. Er beschreibt sie als das Allerfeinste, das Intimste und Zarteste des ganzen Körperbetriebes.

> ***„Man spricht immer vom Blut und seinen Mysterien und nennt es einen besonderen Saft ... Aber die Lymphe, das ist ja erst der Saft des Saftes, die Essenz, wissen Sie, Blutmilch, eine ganz deliziöse Tropfbarkeit – nach Festnahrung sieht sie übrigens aus wie Milch ... wie das Blut, diese theatermantelrote, durch Atmung und Verdauung bereitete, mit Gasen gesättigte, mit Mauserschlacke beladene Fett-, Eiweiß-, Eisen-, Zucker- und Salzbrühe, die achtunddreißig Grad heiß von der Herzpumpe durch die Gefäße gedrückt werde und überall im Körper den Stoffwechsel, die tierische Wärme, mit einem Wort das liebe Leben in Gang halte – wie also das Blut nicht an die Zellen herankomme, sondern wie der Druck, unter dem es stehe, einen Extrakt davon durch die Gefäßwände schwitzen lasse und ihn in die Gewebe presse, sodass es überall hindringe, als Gewebsflüssigkeit, jedes Spältchen fülle und das elastische Zellgewebe dehne und spanne."***
>
> *Thomas Mann*

Vollständiger und richtiger kann man Lymphe im Zusammenhang mit dem Gesamtsystem Körper in den Augen der Autoren kaum beschreiben.

107) **Interstitium:** Zwischenraum, in diesem Fall Zwischengewebe

5.2. Das Immunsystem

In der Schulmedizin versteht man unter den Bestandteilen des Immunsystems mechanische Barrieren und zelluläre Bestandteile. Man unterscheidet zwischen angeborener, also unspezifischer Immunabwehr und erworbener, also spezifischer Immunabwehr. Gelegentlich wird statt des Wortes erworben inzwischen auch das Wort adaptiv verwendet. Leider ist die Wortbenutzung nicht völlig identisch mit der, die die Autoren verwenden, und auch die daraus gezogene Konsequenz ist nicht dieselbe. Eine andere Herausforderung stellt die Grundwahrheit dar, dass das Verständnis leidet, wenn ganze Systeme in ihrer Funktion vermehrt auf Einzelteile reduziert werden. Das lenkt von der Tatsache ab, dass nur das harmonische Zusammenwirken aller Einzelbestandteile und damit aller Körpersysteme zu einem funktionierenden Netzwerk führen. Geht es dem Einzelnen gut und den anderen auch gut, dann geht es allen gut. Wir formulieren hier eine einfache, unbestrittene medizinische Wahrheit:

Ein Körper ist nur so gesund wie die Gesamtheit seiner Teile.
Für das Immunsystem bedeutet das:
Funktionell besteht das Immunsystem aus mehreren Systemen, die miteinander vernetzt sind und deswegen ineinandergreifen und zusammenarbeiten. Damit ist auch das Immunsystem nur so gesund wie die Gesamtheit seiner Teile. Deswegen werden wir die Verbindungen der einzelnen Systeme untereinander vermehrt herausheben. Für detaillierte Sachinformationen verweisen die Autoren auf das reichhaltige Angebot in der Fachliteratur.

Generell ist das Immunsystem abhängig von Alter, genetischer Disposition, Umweltbelastung, Ernährung und Bewegung. Ein besonderer Aspekt liegt in seinem Reifemechanismus. Einerseits lernt der Organismus einige Basisdaten schon im Mutterleib, andererseits vermag er erst in der Auseinandersetzung mit der Umwelt spezifische und unspezifische Reaktionen zu entwickeln. Kurz nach der Geburt sind wir noch nicht in der Lage, effektiv Krankheitserreger zu bekämpfen. Zu diesem Zeitpunkt übernimmt der sogenannte Nestschutz diese Aufgabe, den der Fetus im Mutterleib durch die Plazenta bzw. als Säugling über die Muttermilch erhält. Über das Stillen erhält das Kind unspezifische IgA, die sich an den Schleimhäuten anlagern. Dadurch schützen sie vor Infektionen der oberen Atemwege und ***pathologischer*** Keimbesiedelung im Verdauungstrakt; die ***physiologische*** Keimbesiedelung des Verdauungssystems ist hingegen zwingend.

Bei der Geburt ist der Darm steril, und erst die Ansiedlung von bis zu 400 verschiedenen Bakterienarten, die zu 99 Prozent Anaerobier sind, erlauben den Prozess der Verdauung, indem sie ihre Zellmembran dafür zur Verfügung stellen. So ist der erste Kontakt mit der Fäkalflora der Mutter während der Geburt keinesfalls ohne Bedeutung. Vielmehr ist sie einer der ersten und wesentlichen Stimuli des Immunsystems, den per Sectio Geborene auslassen. Folgerichtig haben sie in der Regel ein schwächeres Immunsystem als sogenannte Normalgeborene. Bakterien leben also in diesem Zusammenhang in Symbiose mit dem Menschen.

Ein anderer, wesentlicher schwächender Einfluss auf das Immunsystem ist die Störung eines Organs, während dieses sich noch in der Reifephase befindet. Beispielhaft führen wir hier die Leber an, deren vollständige Reife erst mit dem dritten Lebensjahr erreicht wird. Ausleitungsmaßnahmen in diesen ersten drei Jahren schwächen nicht nur unnötig das Organ, sondern auch dauerhaft das Gefüge des Immunsystems. Konstitutionelle Unterstützung jedoch aktiviert die Selbstregulation[108] und damit auch dauerhaft das Immunsystem. Ist es notwendig, bereits Säuglinge mit Antibiotika zu behandeln, beispielsweise im Rahmen einer schweren Pneumonie, so müssen die Folgen im Rahmen der funktionellen Diagnostik beachtet werden. Wiederholte Antibiotikagaben führen nicht nur zu einem lebenslänglichen NO-Problem, sondern auch zu einer Störung der ***mitochondralen DNA*** (siehe Teil A, Kapitel 1.4.3) und damit zu einer Störung der Zellsymbiose. ***Zellsymbiose jedoch ist der Schlüssel zu einer gesunden Immunabwehr.***

Zum Immunsystem gehören also neben dem Lymphsystem[109], das mit dem Zustand aller Körpersysteme auf das Engste verknüpft ist, das cardio-vaskuläre System, das respiratorische System, das Verdauungssystem und das Urogenitalsystem. An dieser Stelle betonen wir die Wichtigkeit der Zelle und ihrer Stoffwechselvorgänge (siehe Teil A, Kapitel 1) für das Prinzip der Vernetzung.

5.2.1. Das respiratorische System

Das respiratorische System sorgt über den Atemvorgang primär für die ausreichende Versorgung mit Sauerstoff und die Entsorgung des beim Stoffwechsel in den Zellen produzierten CO_2. Sekundär ist es für die Erhaltung der Dynamik des Thorax und der darin befindlichen Organe wichtig. Dabei wird über die Atembewegung die Elastizität des Gewebes herausgefordert und geübt, gleichzeitig erfolgt eine Aktivierung der Energien der Organe im Thoraxbereich, ähnlich dem Effekt beim Trampolinspringen.

Zusätzlich findet hier der erste Kontakt mit den in der Luft befindlichen Umweltgiften statt, die sowohl mit Schleimabsonderungen als auch mit zunächst oberflächlichen physiologischen Entzündungen beantwortet werden. Damit ist das respiratorische System offensichtlich entscheidend verantwortlich für unseren Vitalzustand. Im Immunsystem übernimmt es gleichzeitig die Rolle einer äußeren und einer inneren Barriere. Mit den Schleimhäuten in Nase, Mund und Bronchien erwärmt es die Luft, reinigt sie vor und feuchtet sie an. Dieser physiologische Prozess wird in der heutigen Zeit durch Klimaanlagen extremer Belastung ausgesetzt.

Die Luft einer Klimaanlage ist wesentlich trockener als die normale Außenluft, und obwohl einerseits zum Teil Allergene herausgefiltert werden, sind andererseits vermehrte Keimbelastungen durch den Versuch der technischen Befeuchtung zu beobachten. Angeblich reduziert allein die vermehrte Trockenheit der Klimaanlagenluft die Fähigkeit der

108) **Selbstregulation** beschreibt die Fähigkeit des Körpers zur Erhaltung und Heilung aus sich selbst heraus

109) **Siehe Teil B, Kapitel 5.1.**

Schleimhäute, feucht genug zu bleiben, um ihrer Abwehrfunktion gerecht zu werden. Das ist verwunderlich, denn eigentlich müssten sich die Schleimhäute anpassen, wirkt doch auch hier natürlicherweise das Wolff'sche Gesetz.[110] So haben die Menschen in Alaska die größten Sinus; die Tatsache, dass die Luftfeuchtigkeit bei Kälte sehr niedrig ist, macht eine ausführliche Anfeuchtung und Erwärmung der Luft überlebensnotwendig.

Bei isolierter Betrachtung wäre im Zusammenhang mit Klimaanlagen und deren ebenfalls geringer Luftfeuchtigkeit eine Lücke in der folgerichtigen Anpassung des Organismus gefunden. Unabhängig davon funktioniert der Adaptationsvorgang an sich völlig problemlos. Die scheinbar logische Begründung fällt in sich zusammen, denn viele Menschen, die sich in Räumen mit Klimaanlagen aufhalten, haben das Problem vermehrter Infektanfälligkeit nicht. Daher ist es entscheidender, dass der Organismus über ein intaktes Immunsystem verfügt, als technisch den Zustand der Luft zu verändern. Es gibt also unterschiedliche wesentliche Faktoren, die den Zustand der Schleimhäute beeinflussen.

Jeder Mensch verfügt, gemäß seiner Biografie, über einen individuellen Zustand seiner Zellen und damit auch über einen eigenen Status seines Immunsystems. So kann für den einen der erfolgte Reiz krankheitsauslösend sein, und der andere kann sich gegen den Reiz erfolgreich wehren und sogar gestärkt und ohne Krankheit daraus hervorgehen. Mit jedem Atemzug nehmen wir neben dem gewünschten Sauerstoff auch Toxine auf. Dazu gehören die Metalle, die unter anderem über Autoabgase verbreitet werden, genauso wie die Ausdünstungen der Felder in ländlichen Gegenden. Die Verquickung von Metallen, Herbiziden, Pestiziden und Insektiziden mit den Transmittern des ZNS, VNS und des Endokrinum wurden bereits beschrieben, und natürlich haben auch sie unter Umständen verheerende Auswirkungen auf die Immunantwort der Zelle, indem sie die Aktionen an der Zellmembran beeinflussen.

Eine Sonderrolle nehmen die Zahnmaterialien und Klebstoffe ein, die in der täglichen Routine der zahnärztlichen Praxis verwendet werden. Kein Organ würde so viele verschiedene Fremdmaterialien ohne Abstoßungsreaktion tolerieren, wie es im Mund über die Mundschleimhaut geschieht. Wir sehen, dass an dieser Stelle ein großer Spielraum zur Anpassung existiert und auch vorgesehen ist.

Für den Gasaustausch spielt auch die Haut eine gewisse Rolle. Rein rechnerisch ist es aber nur 1 Prozent der Atmung, die über die Haut erfolgt. Hierzu passt die viel zitierte Geschichte eines Theaterspiels zu Ehren von Julius Cäsar, der sich güldene Jünglinge auf der Bühne wünschte. Diese wurden vollständig mit goldener Farbe bestrichen, und ihr Ableben beeinträchtigte das Bühnenspiel nach etwa einer halben Stunde erheblich.

Dieser Vorgang soll nun genauer untersucht werden. Es ist höchst unwahrscheinlich, dass die Jünglinge wirklich erstickten, wie es noch immer allgemein dargestellt wird. Möglicherweise enthielt die Farbe toxische Inhaltsstoffe, die über das Gewebe langsam in den Körper

[110] **Wolffsches Gesetz:**
„Die Form folgt der Funktion."

eindrangen und so möglicherweise zu einer Vergiftung führten. Wesentlich glaubhafter ist jedoch, dass die Farbe die Haut isolierte und damit der Wärmehaushalt nicht mehr ausgleichend reguliert werden konnte. In diesem Fall wären die Jünglinge an einem Hitzschlag gestorben. Da wir nicht alle Materialien der damaligen Zeit rekonstruieren und prüfen können, besteht die einzig sichere Aussage bezüglich dieser Geschichte darin, dass die Haut auf das Überleben und auch auf die Lebensqualität wesentlichen Einfluss nimmt.

Was das respiratorische System betrifft, ist die Speicherfähigkeit der Haut wesentlich. Je größer die Toxinbelastung bereits ist, desto stärker wirken die durch die Atmung zusätzlich aufgenommenen Toxine. Einige davon sind vermeidbar, andere nicht. Die Belastung für Raucher und Nichtraucher, die dem Rauch lediglich passiv ausgesetzt sind, durch Nitrosamine, Ruß- und Teerstoffe ist hinreichend bekannt. (siehe Teil A, Kapitel 4.3.1) Diese finden sich nicht nur in Bronchien, Lungen und Haut wieder, sondern auch in der Mundschleimhaut.

Neben der Toxinbelastung spielen auch atemmechanische Aspekte eine wesentliche Rolle, zum Beispiel die Position und Aufhängung des Diaphragmas, des Hauptatemmuskels. Unter Stress finden wir genauso eine dauerhafte Inspirationsstellung dieses Muskels vor wie bei großen Belastungen des Kolon. Deswegen ist das VNS auch für das respiratorische System von entscheidender Bedeutung. Über den Mechanismus des VNS, aber auch ganz mechanisch betrachtet, wirken sich der Zustand der Oberbauchorgane und deren Elastizität untereinander auf das respiratorische System aus. Natürlich gilt diese Auswirkung auch im umgekehrten Sinne, das heißt: Ist die Elastizität der Atmungsorgane eingeschränkt, dann wird auch die Funktion der Oberbauchorgane in Mitleidenschaft gezogen.

Eine andere mechanische Rolle beanspruchen die Wirbelkörper, insbesondere die der Brustwirbelsäule, die bei einer eingeschränkten Funktion auch nachteilige Wirkung auf das Atemsystem haben können, obwohl die dem System eigentlich zugehörigen Organe völlig intakt sind. Das Segment C4 sorgt über den Austritt des N. phrenicus für die Innervation des Diaphragmas, wodurch Blockaden oder Mobilitätseinschränkungen dieses Segmentes sich in der Situation des respiratorischen Systems funktionell spiegeln.

Die untere Brustwirbelsäule und die obere Lendenwirbelsäule wiederum geben Hinweise auf mögliche Ursachen durch den Magen-Darm-Trakt. Bei energetischen Messungen finden sich diese Hinweise durch die entsprechenden Messobjekte. So kann ein Patient durchaus wegen Reizhusten und allergischen Symptomen in der Praxis erscheinen, aber das respiratorische System muss nicht das virulenteste laut Messung sein. Eine Behandlung der Symptome hätte dann natürlich weniger Erfolg als eine kausale Behandlung der entsprechenden anderen Strukturen.

Da es sich beim respiratorischen System um eines der wesentlichen vitalen Systeme handelt, von dem sich wiederum alle anderen in vernetzter Abhängigkeit befinden, lohnt es sich, auf das Entstehen aus dem Entoderm hinzuweisen. Zusammen mit den endokrinen Drüsen erfolgt auch die Regulation des respiratorischen Systems, wie sie bereits dort aus der gemeinsamen Geschichte angelegt zu sein scheint. Man könnte sich Linien vorstellen, die die einzelnen Strukturen miteinander verbinden. Im Ergebnis würde das einem Spinnennetz ähneln. Direkt verbunden ist das respiratorische System mit dem cardio-vaskulären System, weil der Grad der Elastizität von Bronchial- und Lungengewebe für den Zustand des Herzens maßgeblich ist.

5.2.2. Das cardio-vaskuläre System

Betrachten wir die Folgen eingeschränkter Elastizität der Bronchien und Lungen auf Herz und Immunsystem. Die aktive Bewegung des Thorax durch die Atmung übt auf das Herz einen energetisierenden Effekt aus.

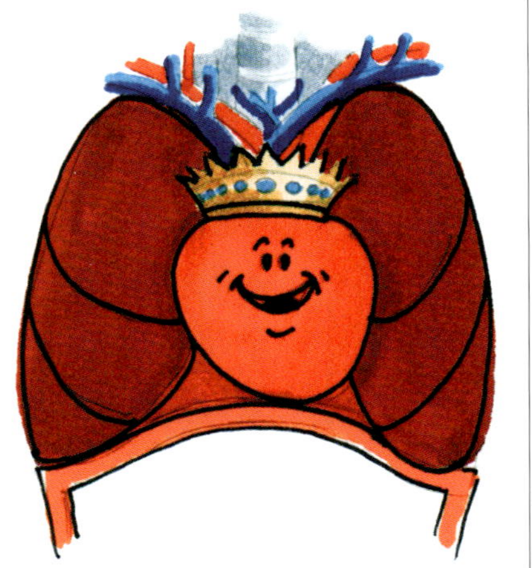

Abb. B 5.02
Das Herz thront auf dem Diaphragma, umrahmt von Lungen und Bronchien. Die Thoraxbewegungen üben einen energetisierenden Effekt auf das Herz aus.

Bildlich dargestellt, thront das Herz wie ein kindlicher König auf dem Diaphragma, gerahmt von den Thronlehnen Lunge und Bronchien, und gleichzeitig würde die Bewegung viel Energie erzeugen, die die Aktivität des Herzens positiv mitgestaltet. Unter diesem funktionellen Aspekt sind Elastizitätseinschränkungen nicht nur Spaßdämpfer, sondern primär ein zusätzlicher Risikofaktor bei der Entstehung chronischer Erkrankungen. Würde das Herz sich nicht mehr frei bewegen können, würden sich alle Funktionen dieser niedrigen Energie anpassen müssen und zusätzliche Schwächen verursachen.

Bedenken wir die Regelung des Wasserhaushaltes durch das Herz, seine Zuflüsse aus dem Gefäßsystem und die darin enthaltenen möglichen zusätzlichen Lasten, so sind mechanische, vernetzende und steuernde Einflüsse für die Gesamtbewertung der kausalen Zusammenhänge einleuchtend. Damit bekommt das Herz neben seiner Funktion als Fulcrum ein viel ausgedehnteres Bewertungsspektrum als für gewöhnlich.

Embryologisch stammt das Herz aus dem Mesoderm und beginnt sich schon in der dritten Woche nach der Befruchtung zu bilden. Vor und seitlich der Prächordalplatte lagern sich Angioblasten[111] an und beginnen mit der Bildung von Gefäßen (Vaskulogenese). Sie bilden zunächst kleine Sinus und verschmelzen dann zu einem Herzschlauch, der hufeisenförmig aussieht. Um diesen Schlauch herum lagert sich Mesenchym an und bildet das Myokard, während anlagernde Mesothelzellen das Epicard bilden. Das Endokard wird aus Endothelzellen gebildet, die auch der kardiogenen Platte entstammen, aus der Epi-, Myo- und Endokard gebildet werden.

Durch die Flexionshaltung des Embryos gelangt das Gewebe dieser Platte, das von der Perikardhöhle umschlossen wird, in eine ventrale Lage. Hier sehen wir schon sehr früh die Anwendung der Gesetzmäßigkeit: Die Form folgt der Funktion. Zwischen Myo- und Endokard bildet sich eine gallertartige Masse, die Herzgallerte, die für die Schlaufenbildung von Bedeutung ist. Unter Schlaufenbildung versteht man die Ein- und Ausflusswege des Blutes im embryonalen Herzen.

Betrachtet man bildliche Darstellungen des embryonalen Herzens, so taucht die Frage auf, ob das Herz wirklich primär eine Pumpe ist oder eher in seiner Form durch die Strömung der embryonalen Körperflüssig-

111) **Angioblasten:** Zelluläre Sprosse, Triebe für Blutgefäße

keiten entstanden ist. Dabei werden die festen Partikel durch die Strömung an die Seite gedrückt (siehe Mäander), und die Organform entsteht. Die inneren Anteile des Herzens sind unter dem Aspekt dieser formgebenden Strömung funktionell genauer einzuordnen.

Die eigentliche Pumpleistung reicht für die Versorgung eines Erwachsenenkörpers rein physikalisch nicht aus, aber die durch das Herz erfolgende Anregung (Impuls) sorgt dafür, dass die Strömung den gesamten Versorgungsweg bewerkstelligt. Auch die Septen des Herzens sind eher vergleichbar mit typischen Formen, die durch Strömungen gebildet werden. Die Kontraktionen des Herzens beginnen mit dem 23./24. Tag der Schwangerschaft, und während seiner Wanderung vom cranialen Ende des Primitivstreifen herunter nimmt das Herz mittels seines Pulsschlages Einfluss auf die Differenzierung von Zellgeweben. Die Zellen, die komprimiert werden, bilden sich später zu Knorpel aus, aus den gedehnten Zellen entstehen die Membranen. Erneut folgt hier die Form der Funktion.

Im Rahmen der Entwicklung ist diese Unterscheidung in verschiedene Strukturen entscheidend für die weitere Differenzierung der jeweiligen Funktionen, denn durch die Bildung des membranösen und muskulären Systems entsteht die Ausprägung der rechten und linken Herzkammer, die Ventriculi primitivi. Mit dem Auswachsen des Endokardkissens bilden sich ein rechter und ein linker Vorhof des Herzens, Artrium primitivum genannt, sowie die Segelklappen; die Bildung der Taschenklappen hingegen erfolgt durch die Ausprägung von Endothelwülsten. Obwohl die Trennung zwischen den Herzhälften beim Ungeborenen noch nicht vollständig ist, verfügt das Herz zu diesem Zeitpunkt in der Anlage bereits über zwei getrennte Kreisläufe, nämlich einen Körperkreislauf und einen Lungenkreislauf.

Mit der Geburt fällt der Niederdruck der Plazenta weg, über die beginnende Atmung sinkt der Druck im Lungenkreislauf, auch kleiner Kreislauf genannt. Auf diese Weise steigt der Druck im linken Herzen, während er im rechten Herzen sinkt, wodurch sich das Foramen ovale zwischen rechtem und linkem Artrium verschließt, zusammen mit dem Ductus arteriosus, auch Ductus Botalli genannt. Erst jetzt sind großer und kleiner Kreislauf vollständig voneinander getrennt und hintereinandergeschaltet.

Dieser Ablauf verstärkt den Eindruck eines Strömungssystems, das sich auch über verschiedene Klappenfunktionen zusätzlich absichert. Jede Herzkammer verfügt über einen Ein- und einen Ausgang. Während die Eingänge von den Vorhöfen in die Kammer führen, strömt das Blut über die Ausgänge in die großen Schlagadern des Körpers. Diese Ausgänge heißen ihrer Gestalt wegen Taschenklappen, denn sie werden über das zurückströmende Blut wie Taschen gebläht und aufgefüllt. Man unterscheidet die Pulmonalklappe als Verbindung vom rechten Ventrikel zum Truncus pulmonalis von der Aortenklappe als Verbindung zwischen dem linken Ventrikel zum Körperkreislauf. Die Segelklappen befinden sich zwischen den Vorhöfen und den Kammern. Sie bestehen aus dünnem weißem Bindegewebe, das an ein Segel erinnert. Aufgrund ihrer Lage nennt man sie auch Artrio-Ventrikular-Klappen, kurz AV-Klappen. Das andere Synonym für die linke Herzklappe ist Mitralklappe, da sie geöffnet

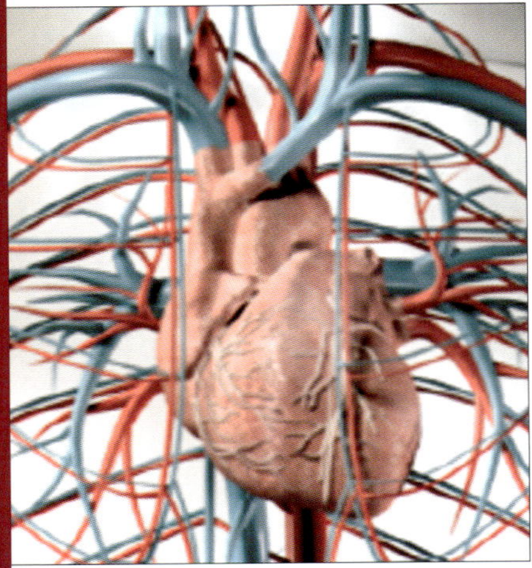

Abb. B 5.03
Das elektromagnetische Feld des Herzens ist größer als das des Gehirns, was sich auch durch die Tatsache erklärt, das hier permanente Muskelaktivität stattfindet

einer Mitra, einer Bischofsmütze, ähnelt. Für die rechte Klappe gibt es zusätzlich die Bezeichnung Trikuspidalklappe, da sie über drei Segel mit drei Zipfeln verfügt.[112] Beider Verschluss erfolgt passiv durch den Kammerdruck. Alle Herzklappen sind an einem bindegewebigen Ring aufgehängt und liegen in den Grenzgebieten der jeweiligen Durchgänge, wodurch sie eine hohe Elastizität benötigen, um ihrer Ventilfunktion dauerhaft gerecht werden zu können. In energetischen Messungen erinnern sie oft an das Erfordernis, Vitamin C und Lysin in ausreichendem Maße zur Verfügung zu haben, wie es für alle kollagenösen Strukturen der Fall ist. Sind die Herzklappen defekt oder gar ersetzt, kann ein positives Anzeigen dieser Strukturen sowohl auf eine Insuffizienz als auch auf mangelnde Elastizität oder eine Narbenstörung verweisen. In zweiter Linie bedeutet es möglicherweise eine Streptokokkenbelastung. Da das Herz für die Funktion des Gesamtorganismus entscheidende Bedeutung hat, ist die autarke Reizleitung zwingend, um stets einen koordinierten Ablauf der Herzkontraktion zu gewährleisten. Grundsätzlich benötigt jeder Muskel zur Erregungsbildung einen elektrischen Reiz. Während die Skelettmuskulatur einen Nervenimpuls dafür benötigt, vermag das Herz sich selbst zu erregen. Dies erfolgt über eine Anordnung spezialisierter Muskelzellen, die auch als Herzreizleitungssystem bezeichnet werden.

Im Embryonalstadium ist der zugehörige Sinusknoten schon relativ früh abgrenzbar, dem dann AV-Knoten und Hiss'sches Bündel folgen. Zusammen sorgen sie für den Takt des Herzens. Als den eigentlichen Schrittmacher bezeichnet man den Sinusknoten. Interessanterweise ist das elektromagnetische Feld des Herzens stärker als das des Gehirns.[113] Es reagiert auf E-Smog, insbesondere wenn die Gesamtmetallbelastung des Körpers erhöht ist. Erfahrungsgemäß ist die Empfindlichkeit gegenüber E-Smog sehr viel größer, wenn eine Metallbelastung und ein damit verbundener Mineralstoffmangel vorliegen.

Im Rahmen energetischer Messungen muss also ein auffälliger Sinus- und/oder AV-Knoten als Bestandteil des Reizleitungssystems nicht zwingend auf eine organische Störung verweisen, sondern kann ein Indikator sein für eine permanente Belastung durch ein Handy, das in der Brusttasche getragen wird. Auch wenn zentrale Informationen des Steuerungssystems auf das Herz wirken, so haben sie alle keinen direkten Einfluss auf die Metrik. Generell unterscheidet man bei der Herzinnervation sympathische, sensorische und parasympathische Anteile. Die Bedeutung des Herzens im Immunsystem erschließt sich ferner aus der hinreichenden Verfügbarkeit von Betriebsstoffen. Das Prinzip der Co-Enzyme spielt auch hier wieder eine verbindende Rolle (siehe Teil A, Kapitel 2.3.2). Beispielsweise sind die Vitamine B12, B6 und Folsäure wesentliche Faktoren, um den Homocysteinspiegel in Schach zu halten, den man für ein erhöhtes Herzinfarktrisiko mit verantwortlich macht.

Herzwand und Herzbeutel

Wie jedes Hohlorgan besteht auch die Herzwand aus drei verschiedenen Schichten, die, von innen nach außen gereiht, Endokard, Myokard und Epikard heißen. Das Endokard bildet die glatte, beide Vorhöfe und Kam-

112) **Lat.: tri: drei und cuspis**: Zipfel

113) **Quelle: Hugh Milne:** Aus der Mitte des Herzens lauschen

mern auskleidende Innenhaut, die aus den gleichen Epithelzellen besteht wie die Innenwand der Gefäße. Das Myokard, aus Muskelgewebe bestehend, übernimmt die eigentliche Kontraktionsarbeit. Die in dieser Schicht befindliche Muskulatur ist einerseits spontanaktiv, andererseits aber auch zu kurzfristiger Höchstleistung wie Skelettmuskulatur in der Lage. Die Außenschicht formt das Epikard, das zusammen mit dem Perikard den Herzbeutel bildet.

Zusammen erschaffen sie ein Gleitlager für das Myokard. Dabei liegt das Epikard dem Myokard mit seinem sehr glatten Epithelgewebe direkt auf, während das Perikard, bestehend aus einer reißfesten Bindegewebsschicht, das gesamte Herz umschließt. Auf diese Weise entsteht ein reibungsarmes Gleitlager, also eine optimale Lagerungsvorrichtung für Bewegungen des Herzens in jede Richtung. Wie bereits beschrieben, ist diese zur Erhaltung der Vitalität entscheidend, aber auch für die ligamentären Verbindungen des Herzens, die trotz hoher Flexibilität das Organ im Mediastinum fixieren. Diese Funktion übernimmt das Perikard, indem es nach oben über das Ligamentum vertebropericardiacum an den Wirbelsegmenten TH1 und TH2, unten mit dem Diaphragma und seitlich mit der Pleura verbunden ist. Um diesen verschiedenen mechanischen Anforderungen gerecht werden zu können, bildet das Epikard die Herzbeutelflüssigkeit, die den Spalt zwischen Epi- und Perikard ausfüllt. Zeigen also in energetischen Messungen Strukturen dieses Bereiches an, so kann das ein wichtiger Hinweis auf Betriebsstoffmangel, beispielsweise Vitamin B6, B12, Folsäure, C, E, Q10 oder Omega3-Fettsäuren, sein, aber auch auf eine mechanische Belastung hinweisen.

So beobachtet man nicht selten, dass blockierte Rippen, Wirbelsegmente oder Veränderungen der gesamten Brustwirbelsäule zu Herzbeschwerden führen können. Klassischerweise gibt es dann schulmedizinisch keinen relevanten Befund, allerdings bestätigt auch hier die Ausnahme die Regel, wenn beispielsweise paroxysmale Tachycardien nach der Mobilisation der entsprechenden costovertebralen Gelenke verschwinden. Im Sinne der Funktionsdynamik I wäre das ein Hinweis auf eine Störung zwischen dem mittleren und äußeren Schlauch, der Aspekt der Funktionsdynamik II würde ausdrücklich alle Strukturen des Oberkörpers bis hin zu den Händen dem Fulcrum Herz zuordnen. Wir sehen hier eine Verbindung zwischen dem Immunsystem und Beschwerden des Bewegungssystems, die nicht selten im Rahmen chronischer Erkrankungen auftritt.

Die Rolle des Gefäßsystems im Immunsystem

Eine andere wesentliche Rolle im Immunsystem spielt der grundsätzliche Zustand der Gefäße. Bis vor wenigen Jahren noch hätte man die Entstehung eines Herzinfarktes oder eines Apoplexes durch Arteriosklerose mit einem verkalkten Wasserrohr verglichen: Zellen lagern sich an den Innenwänden der Gefäße an, verkalken und engen dann schließlich den Blutstrom so lange ein, bis Gewebe nicht mehr versorgt werden kann und damit von der Blutzufuhr abgeschnitten wird. So weit die althergebrachte Theorie.

In den vergangenen 20 Jahren bewies die Forschung, dass Gefäße nur sehr wenig mit starren Rohren gemeinsam haben, da sie aus lebendigen, miteinander kommunizierenden Zellen bestehen. Diese wirken an der Entstehung einer Ablagerung (Plaque) mit. In der Regel werden Plaques

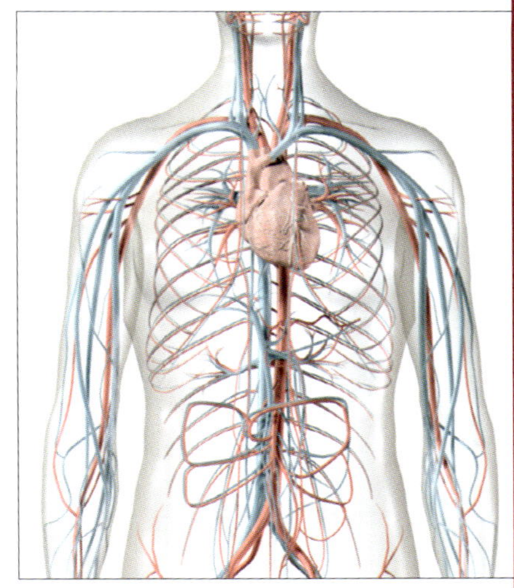

Abb. B 5.04
Gefäße haben sehr wenig/nichts mit starren Rohren gemeinsam

nicht so groß, dass sie tatsächlich eine mechanische Verengung verursachen; vielmehr führt die Entzündung an diesen Stellen dazu, dass eine Plaque aufplatzt und sich dann ein Thrombus bildet. Erinnern wir uns wieder an die in Teil B, Kapitel 1 beschriebenen Axiome.

Die Entzündung ist die folgerichtige Reaktion des Körpers, um die Ablagerung zu beseitigen. Allerdings fordert dieser Kampf große Opfer, wenn er nicht durch ausreichend Betriebsstoffe unterstützt und gepuffert wird. Normalerweise sorgen Kollagenfasern, die von glatten Muskeln hergestellt werden, für eine hohe Festigkeit der Deckschichten.

Bei der Entzündung einer noch festen Plaque kommt es zur Abgabe von Kollagen abbauenden Enzymen, die gleichzeitig die Reparatur der Fibrinschicht um die Plaque herum reduziert. Sickert Blut durch diese Kappe hindurch, so wird die Gerinnungskaskade aktiviert. Zwar setzt der Körper gleichzeitig Stoffe frei, die die Gerinnung wieder stoppen oder einen Thrombus auflösen würden, doch die Entzündung in den Plaques sorgt für eine permanente Aufrechterhaltung dieses Karussells. Zum Sündenbock macht man ein Übermaß an LDL-Cholesterol, auch das schlechte Cholesterin genannt. In Wahrheit ist es vielmehr der Mangel an Antioxidanzien und anderen Betriebsstoffen, der dieses Bild erzeugt. Unbestritten ist der unkontrollierte Genuss von Fett in keiner Weise zu befürworten. Dennoch stellt sich die Frage, ob man alle Auswirkungen minderwertiger Ernährung allein auf LDL-Cholesterol reduzieren sollte.

So gibt es bisher keine Studie darüber, dass das argwöhnisch beäugte Hühnerei tatsächlich den Cholesterinspiegel im Blut erhöht oder gar ein Herzinfarktrisiko darstellt. Dagegen zeigen aktuelle Studien, dass das Lecithin, HDL-Cholesterol und Antioxidantien im Eidotter den Cholesterinspiegel sogar senken.[114] Richtige Ernährung ist gerade für das Herz und die Gefäße die beste Medizin. Trotz aller Streitfragen kann man gesichert davon ausgehen, dass man langfristig seiner Gesundheit nützt, wenn man so hochwertig wie möglich isst.

Eine besondere Rolle spielen in diesem Zusammenhang Öle. So gilt Olivenöl als besonders herzgesund, was aber nicht stimmt, denn im Gegensatz zu Raps-, Lein- oder Nussöl ist es praktisch frei von Omega-3-Fettsäuren, deren gesundheitsförderndes Potenzial unbestritten ist. Die Tatsache, dass der Cholesterinspiegel eher träge auf jede Art der Lipidsenkung reagiert – sowohl natürliche als auch künstliche –, legt den Verdacht nahe, dass ein stabiler Cholesterinspiegel eine wesentliche physiologische Funktion hat.

Ein anderes Faktum liegt in der Tatsache, dass HDL-Cholesterin die Gefäße sogar schützt. Bei einer Ernährungsumstellung kann man sehen, dass die HDL-Fraktion stabil bleibt, während die LDL-Fraktion sinkt – ein Wirkungsmechanismus, den man bei synthetischen Lipidsenkern im Einzelfall nicht garantieren kann. Bisher gibt es keine Studie, die den primären kausalen Zusammenhang von Infarkten mit erhöhten Fettwerten beweist. Wenn dem so wäre, müsste es eine ***zeitliche Staffelung*** der Belastung geben. Es werden lediglich die Zusammenhänge zwischen

114) **Studie:** Egg Phosphatidylcholine Decrease the Lymphatic Absorption of Cholesterol in Rats, Yongzhi Jiang, Sang K. Noh and Sung I. Koo, Department of Human Nutrition, Kansas State Univ., Manhattan, KS 66506

Fettsenkung und Infarktrisikosenkung untersucht, wobei man bisher den Nachweis schuldig bleibt, ob Fette überhaupt Infarkte kausal verursachen. Man kann bisher bestenfalls von einer ***assoziierten Wirkung*** ausgehen, was bedeutet, dass eine Senkung der Fettwerte umso uneffektiver ist, je komplexer das Gesamtrisiko sich darstellt.[115]

Interessanterweise hat man in Studien eine reproduzierbare Senkung der Blutfette durch Kakao nachgewiesen.[116] Wir sehen also, dass insbesondere oxidiertes LDL-Cholesterol eine Negativwirkung hat, und damit stoßen wir auf eine alte Weisheit, nämlich die, dass ***prooxidativer Stress der sichere Weg in die Entzündung ist*** (siehe Teil A, Kapitel 3). Zusammenfassend kann man sagen, dass der Zustand der Gefäße für den gesamten Körper in der Versorgung und Entlastung sowie in der Elastizität und Vitalität von großer Bedeutung ist, was sich auch über die entsprechenden Messobjekte energetischer Messungen darstellt.

5.2.3. Die Funktion der Blutkörperchen im Immunsystem

Im Gegensatz zu den flüssigen Bestandteilen des Blutes, die auch Blutplasma genannt werden und zu 93 Prozent aus Wasser und zu 7 Prozent aus gelösten Stoffen bestehen, nämlich Magnesium, Kalium, Calcium, Natrium, Chlorid, Bikarbonat, Phosphat, Sulfat, Albumine, Globuline, Lipide, Fibrinogen, Glukose und Aminosäuren, versteht man unter den festen Bestandteilen des Blutes Erythrozyten, Leukozyten und Thrombozyten.

Erythrozyten machen ca. 90 Prozent der festen Bestandteile des Blutes aus. Ihre Funktion besteht im Transport von Sauerstoff mit Hilfe von Hämoglobin von der Lunge ausgehend durch den gesamten Körper, wobei auf dem Rückweg Kohlendioxid mitgenommen und dann über die Lunge ausgeatmet wird. Die normale Lebensdauer eines Erythrozyten beträgt 120 Tage, danach geht er durch Alterung zugrunde. Normalerweise halten sich die Prozesse des Absterbens und der Neubildung die Waage. Beim Fetus entstehen die Erythrozyten in Leber und Milz, beim Erwachsenen aus den kernhaltigen Vorstufen des Knochenmarks. Die Steuerung dieses Vorgangs erfolgt hormonell durch das in der Niere gebildete Erythropoetin, das abhängig vom Sauerstoffgehalt ansteigt oder abfällt.

Anders als seine Vorstufe enthält das fertige rote Blutkörperchen keinen Zellkern, ist aber an der ATP-Verwertung und der wichtigen Glutathionsynthese und -reduktion beteiligt. Damit hat der Zustand der Erythrozyten einen entscheidenden Einfluss auf das Immunsystem. Abgestorbene Erythrozyten werden in der sogenannten Blutmauserung von der Milz beseitigt.

Die Leukozyten dienen in erster Linie der Abwehr von Krankheitserregern und Fremdstoffen. Sie werden in Granulozyten und Lymphozyten unterschieden. Bei der Immunabwehr sind sie in der Lage, die Kapillarwände zu durchdringen, also aus der Blutbahn auszutreten, um so Erreger zu

---

115) http://www.medizin-2000.de/streitpunkt/texte/bayer_cholesterin.html

116) Studie von Hollenberg et al.

vernichten. Die erste Linie der Abwehr bilden hierbei die Monozyten, als Vorläufer der Makrophagen.

Thrombozyten sind ein wesentlicher Bestandteil der Blutgerinnung, die einen wichtigen Verletzungsschutz des Körpers bildet. Interessanterweise enthalten die Thrombozyten Serotonin, was ihren Effekt auf viele Körperabläufe verdeutlicht. Eine Studie[117] verweist auf einen Zusammenhang des Serotoningehaltes in den Thrombozyten mit der Heilung und Regeneration der Leber. Die enge Verzahnung mit der Hormonbildung und den entsprechenden Synthesewegen drängt sich aufs Neue in den Vordergrund. Die folgende Liste beschreibt die Funktionen der wichtigsten Abwehrzellen im Überblick.

Liste zu 5.2.3 Die Funktionen der wichtigsten Abwehrzellen

Tabelle 5.02

Name	Funktion
Monozyten	Vorläufer der Makrophagen im Blut
Makrophagen	phagozytieren in allen Geweben und in der Lymphflüssigkeit
Antigenpräsentierende Zellen (APZ)*	z.B. Makrophagen, B-Zellen und Langerhans-Zellen der Haut, präsentieren den T-Zellen Antigene (Reaktionskette der Immunantwort)
Granulozyten	
Neutrophile Granulozyten	phagozytieren Bakterien, Viren und Pilze im Blut, häufigste Immunzelle im Blut
Eosinophile Granulozyten	Abwehr von Parasiten, Beteiligung an allergischen Reaktionen
Basophile Granulozyten	Abwehr von Parasiten, Beteiligung an allergischen Reaktionen; Histaminausschüttung mit der Folge von Juckreiz, Ödemen usw.
B-Zellen	
B-Lymphozyten	Vorläufer der Plasmazellen
Plasmazellen	auf Antikörperproduktion spezialisierte Zellen
B-Gedächtniszellen	langlebige B-Zellen mit „Antigengedächtnis"
T-Zellen	
T-Helferzellen	aktivieren B-Lymphozyten zur Differenzierung zu Plasmazellen und zytotoxischen T-Zellen; erkennen Antigene
T-Suppressorzellen	bremsen die Immunantwort; hemmen die Funktion von B-Zellen und anderen T-Zellen
T-Gedächtniszellen	langlebige T-Zellen mit „Antigengedächtnis"
Zytotoxische T-Zellen	erkennen und zerstören von Viren befallene Körperzellen und Tumorzellen; reagieren auf bestimmte Antigene der Zielzellen
Natürliche Killerzellen	greifen unspezifisch virusinfizierte Zellen und Tumorzellen an

* Die „Gruppe" der antigenpräsentierenden Zellen ist nur funktionell eine Zellgruppe – die Antigenpräsentation wird auch von Zellen der übrigen Zellgruppen ausgeführt.

117) **Studie des Max-Planck-Instituts** für molekulare Genetik und des Max-Delbrück-Centrums für Molekulare Medizin in Berlin zusammen mit einem internationalen Wissenschaftlerteam aus Zürich und Straßburg

5.2.4. Die Sinnesorgane im Immunsystem

Die Funktion der Sinnesorgane als unsere Verbindung zur Außenwelt haben wir in Teil B, Kapitel 4.4.1 und 4.6. bereits untersucht. Auch im Immunsystem spielen die Sinnesorgane eine wesentliche Rolle. Die zunehmende Belastung durch die Umwelt wirkt sich auch in diesen Körperbereichen aus. So sind Auge, Nase, Mund, Haut und Ohr häufig Indikatoren für vorhandene Unverträglichkeiten oder gar Allergien. Ursächlich tauchen hier nur wenige Impulse auf. Da die allgemeinen Toxinbelastungen an diesen Außenstellen zum Teil gespeichert werden oder sich symptomatisch dort abbilden, müssen diese Strukturen unter dem Aspekt des Gesamtzustandes des Immunsystems bewertet werden. Man kann im Allgemeinen davon ausgehen, dass, wenn das Immunsystem intakt ist, in diesen Bereichen wenig Pathologie zu finden ist. Es ist vielmehr so, dass Symptome in diesen Bereichen als Indikatoren häufig die verborgenen Defekte des Immunsystems anzeigen.

Die Haut

Flächenmäßig ist sie unser größtes Organ, je nach Körperumfang hat sie eine Größe von 1,5 bis 2 m^2, was einem Gewicht von bis zu 10 kg entspricht, womit sie sicher das schwerste Organ des menschlichen Körpers ist.

Funktionell betrachtet ist die Haut unser mannigfaltigstes Organ. Zum Teil ist sie unser Grenzorgan, in anderer Hinsicht übernimmt sie Funktionen für den Stoffwechsel und das Immunsystem. Per se ist die Haut der Anpassungskünstler des Körpers schlechthin.

Sie dient dem Schutz vor Umwelteinflüssen, grenzt damit sowohl nach innen als auch nach außen ab und wahrt die Homöostase durch die Mitbeteiligung an der Wärmeregulation des Körpers. Die Thermoregulation erfolgt in engen Grenzen um die Kerntemperatur herum. Diese hat ihren Sollwert bei 37° C, weil in diesem Bereich die meisten Organe optimal funktionieren. Zusätzlich hilft die Haut bei der Ausscheidung von Stoffwechselendprodukten durch die Absonderung von Schweiß. Dieser sorgt auch dafür, dass der natürliche pH-Wert der Haut entsteht.

Die Hautsekretion steuert der Sympathikus, der seine Informationen aus dem Hirnstamm erhält und sie über die vegetativen Fasern in die Peripherie weiterleitet. Schon bei geringen Abweichungen vollzieht der Körper über das Gefäßsystem eine Regulation der Temperatur. Das Stammhirn bis zur Formatio reticularis ist in diese Schaltungen involviert. Sowohl bei Fieber als auch bei körperlicher Aktivität wird der Kühlungsmechanismus durch Schweiß genutzt.

Der Stoffwechsel der Haut ist genauso wie der übrige Zellstoffwechsel auch von Calcium und Natrium abhängig. Natrium bindet Wasser, während Calcium eher beruhigend auf die Haut einwirkt. Damit erklärt sich die Erfahrung bei atopischer Dermatitis, dass der durch Hautschuppen entstehende Juckreiz durch das Baden in Meersalzwasser verringert werden kann. Die Haut ist eine wichtige äußere Barriere gegenüber Fremdsubstanzen, mechanischen Verletzungen, Pilzen, Viren und Bakterien. Deswegen ist sie für das Immunsystem außerordentlich wichtig. Zudem schützt sie den Körper vor Flüssigkeits-, Protein- und Elektrolytverlusten. Insbesondere bei Verbrennungen ist diese Funktion entscheidend. Bereits wenn 20 Prozent der Körperoberfläche durch Verbrennung oder Entzündung außer Funktion sind, gilt dies als lebensgefährlich.

Außerdem sind die Haut und ihre Anhangsorgane Ort des Geschehens für einen intensiven Androgenstoffwechsel. Sowohl bei einem Übermaß als auch bei einem Mangel an Androgenen können Hauterkrankungen auftreten. Dazu gehören Akne, Ichthiose und vieles mehr. Generell führt ein Anstieg der Menge der T-Zellen (die immer dann ansteigt, wenn Keime einzudringen versuchen) dazu, dass einerseits die Zahl der Hautgefäße zunimmt und andererseits vermehrt Zytokine gebildet werden. Unter Zytokinen versteht man lösliche Proteine und Glycoproteine (Polypeptide), die Wachstum und Differenzierung von Körperzellen regulieren, die als Botenstoffe zwischen den Zellen und als Kommunikatoren zwischen den Immunzellen wirken. Bei der Schuppenflechte haben sie noch eine zusätzliche Funktion: Die Hautzellen wandern vermehrt nach oben, lagern sich schneller ab und bilden Plaques. Diese entzünden sich dann folgerichtig, und der Patient erhält die rosa bis feuerrote Verfärbung an den betroffenen Hautstellen. Ganz allgemein gebührt der Haut eine zentrale Stellung bezüglich ihrer Immunkompetenz. Gleichzeitig ist sie aber auch eine der Produktionsstätten und zudem eines der Zielorgane von Zytokinen.

Zwar bildet sie nur kleine Zytokinmengen, aber durch den hohen Stellenwert der Zytokine im Immunsystem gewinnt die Haut enorm an Bedeutung. Werden zum Beispiel Keratinozyten, Langerhans-Zellen, Melanozyten, Fibroblasten und Endothelzellen entsprechend stimuliert, so sind sie in der Lage, entsprechend Zytokine zu produzieren und/oder die entsprechenden Rezeptoren herzustellen. Dazu gehören unter anderem IL 1, 2, 4, 5, 6, 8, 16, 18, 22 und 24.

Über jedes dieser Interleukine gibt es hinreichend Untersuchungen und auch Versuche, pharmazeutisch auf sie einzuwirken. Gehen wir dem Gedanken der Folgerichtigkeit nach, wäre es viel wichtiger, sich mit den Auslösefaktoren der Zytokinproduktion zu beschäftigen und dann diesbezüglich die entsprechenden Maßnahmen einzuleiten. Das enge Netz immunkompetenter Zellen ist sowohl im gesamten Immunsystem als auch in der Haut wirksam. Dieses Faktum spiegelt sich im therapeutischen Ansatz der Phototherapie mit ultraviolettem Licht als immunmodulierendem Effekt wider.

Die Multifunktionsfähigkeit der Haut zeigt sich zusätzlich darin, dass wir über die entsprechenden Rezeptoren nicht nur unser Hörerlebnis verstärken, sondern mit Hilfe der Rezeptoren der Tiefensensibilität[118] auch Balance halten. Die Haut ist also ein Kommunikationsorgan innerhalb des Körpers und auch nach außen hin. Dem zeitgemäßen Lebensstil frönend, setzen wir sie mutig verschiedensten Reizen aus und erwarten, dass sie nicht reagiert. Bedenken wir allein die Einwirkung der Toxine, die über Körperpflege und Kosmetika die Haut schon im Vorfeld extrem belasten können. Zudem ist Haut auch ein ***Repräsentationsorgan***, was in doppeltem Sinne richtig ist: Einerseits repräsentiert sie durch ihr Erscheinungs-

118) **Siehe Teil B, Kapitel 4.6. ff**

bild den inneren Gesundheitszustand, andererseits repräsentieren wir uns vorteilhaft mit einem schönen Hautbild.

Neben allen physiologischen Funktionen fungiert die Haut ebenso als Speicherorgan verschiedenster Toxine. Um also Schadensbegrenzung zu betreiben, ist es von immenser Bedeutung, dass die Haut die Toxine nicht weiter in den Körper eindringen lässt. Da die Toxine sich auch auf die Kommunikation der Steuerungssysteme auswirken, entsteht dieser Effekt unter Umständen auch dann schon, wenn die Toxine sich nur im Bereich der Haut ansammeln.

Die Funktion der Zytokine

Zytokine werden von vielen Zellen, unter anderem von Leukozyten, hergestellt. Generell agieren sie, wie schon besprochen, als Botenstoffe zwischen den Zellen und dienen den Immunzellen als Kommunikatoren. Damit steuern und koordinieren sie die Abwehr von Krankheitserregern und sind mitverantwortlich für den erfolgreichen Ablauf einer Immunreaktion. Meistens geschieht dies auf der Ebene des hämatopoietischen (blutbildenden) Systems.

So wird Erythropoetin zwar in der Niere produziert, wirkt aber auf die hämatopoietischen Zellen, und der zugehörige Rezeptor ist vom Typ her ein Zytokinrezeptor. Hingegen produziert die Hypophyse das Wachstumshormon STH, verbreitert seinen Wirkradius aber mit Hilfe der Zytokine auf viele Zelltypen, interessanterweise mit Ausnahme der hämatopoietischen Zellen. Das grundsätzliche wiederkehrende Muster für Zytokine besteht aus den Strukturen von Ligand und Rezeptor. Sowohl in der Produktion als auch im Verhalten von Zytokinen sind systemübergreifende Vernetzungsphänomene enthalten.

Neben all den schon beschriebenen Funktionen handelt es sich bei Zytokinen also um Polypeptide, die auch an der Proliferation und Differenzierung der Zielzellen wirken; dann bezeichnet man sie als Wachstumsfaktoren. Wenn sie für wichtige immunologische Reaktionen eine Rolle spielen, nennt man sie Mediatoren. Ihre Bedeutung nimmt insgesamt stetig zu. Man unterscheidet im Wesentlichen fünf Hauptgruppen: Chemokine, Colony Stimulating Factors (CSF), Interferone, Interleukine und Tumornekrosefaktoren (TNF).

Die Zytokine sind nicht alle untereinander verwandt. Damit gehören sie zu unterschiedlichen Strukturfamilien; innerhalb dieser Strukturfamilien allerdings sind die Proteine homolog. Noch immer wirken die Definitionen der Zytokine teilweise willkürlich, dennoch gibt es einige Fakten, die gesichert sind. So versteht man unter Homologie auch, dass die Intron/Exon-Grenzen in den Genen einander ähneln. Dieses Phänomen findet man beispielsweise bei den Hämatopoietinen. Strukturell homologe Zytokine verwenden häufig, aber nicht immer, denselben Rezeptortyp (siehe auch Teil A, Kapitel 4.2.2).

Chemokine

Chemokine sind sogenannte Chemoattraktoren. Attraktoren sind bezüglich spezifischer Zustände wirksam, auf die ein System zustrebt. Ein typisches Beispiel für die Funktion eines Chemoattraktors ist das Leukotrien. Wie alle Zytokine sind auch Chemokine strukturell homolog. Ihre Rezeptoren sind an G-Proteine[119] gekoppelt. Sie haben eine Schlüsselposition in der Signalweiterleitung zwischen Rezeptor und Sekundärsignalsystemen (Second-Messenger-Systemen).

Unter einem Second-Messenger versteht man eine intrazelluläre chemische Substanz, deren Konzentration sich durch das Eintreffen des Primärsignals (First-Messenger) ändert. Dabei steht der Second-Messenger oft nur am Beginn einer längeren intrazellulären Signalkette. Zunächst wurden Second-Messenger nur für die Weiterleitung hydrophiler Hormone wie Insulin, Glukagon, Adrenalin oder für den Neurotransmitter Glutamat beschrieben. Um einem Signal von außen, das die Zellmembran nicht passieren kann, den Weg in die Zelle zu ermöglichen, braucht die Zelle diese Signalweiterleitung, nämlich durch die Second-Messengers. Interessanterweise ist auch Ca^{++} als Second-Messenger klassifiziert. Da nun die Chemokine ihre Rezeptoren sowohl redundant als auch promiskuitiv einsetzen, ist deren Analyse erschwert.

Infobox

Interleukine

Speziell von Leukozyten gebildete Zytokine, bedeutsam als Mediatoren im Immunsystem. Gentechnisch erzeugte Interleukine können auch therapeutisch eingesetzt werden, so das IL 2 in der Behandlung bestimmter Karzinome oder das IL 10 bei schwergradiger Psoriasis. Insgesamt sind derzeit weit mehr als 20 Interleukine bekannt, weitere harren ihrer Entdeckung.
Als Beispiele seien die Interleukine 1 bis 10 hier beschrieben:

IL 1: *Gebildet von Makrophagen, Endothelzellen, Keratinozyten und Korneaepithelzellen, führt es zur Akute-Phase-Antwort auf bakterielle Infektionen oder Gewebszerstörung hin, stimuliert es Knochenmark (Freisetzung von Neutrophilen), B- und T-Lymphozyten, Fibroblasten (Kollagensynthese) und Neutrophile und regt es die Sekretion von ACTH und Cortisol an.*

IL 2: *Wird von T-Lymphozyten gebildet, stimulierbar durch IL 1.*

IL 3: *Gebildet von T-Lymphozyten, fungiert als hämatopoetischer Wachstumsfaktor (stimuliert Bildung neutrophiler granulozyten im Knochenmark)*

IL 4: *Gebildet von T-Helferzellen, stimuliert es die B-Lymphozyten.*

IL 5: *Gebildet von T-Helferzellen, stimuliert es die B-Lymphozyten und die Antikörperbildung.*

IL 6: *Gebildet von T-Lymphozyten, Makrophagen, Endothelzellen und Fibroblasten, stimuliert es Zellwachstum und Blutbildung sowie die Produktion von Akute-Phase-Proteinen in der Leber.*

IL 7: *Wachstumsfaktor der Lymphopoese, gebildet von Endothelzellen und Fibroblasten.*

IL 8: *Chemotaktischer Faktor, der von vielen Zelltypen gebildet werden kann.*

IL 9: *T-Lymphozyten entstammender Wachstumsfaktor für Helferzellen.*

IL10: *Wirkt hemmend auf die Zytokinsynthesevorgänge und auf Gamma-Interferon.*

[119] **G-Proteine:** Die Bezeichnung G-Protein steht vereinfacht für Guaninnucleotide-bindendes Protein oder GTP-bindendes Protein. G-Proteine besetzen eine Schlüsselposition in der Signalweiterleitung (Signaltransduktion) zwischen Rezeptor und Second-Messenger-Systemen. Man unterscheidet zwischen membranständigen heterotrimeren G-Proteinen und cytosolischen sogenannten kleinen G-Proteinen.

Sie sind sowohl an der Aktivierung von Leukozyten und Endothelzellen beteiligt als auch an der Aktivierung der Effektorzellen wie Granulozyten und Makrophagen. Diese folgen dem Konzentrationsgradienten der Interleukine und wandern in das Gewebe ein.

Interferone

Eine andere Funktion der Zytokine besteht darin, Zellen anzuweisen, Proteine zu bilden, um ihre Widerstandskraft gegen Viren zu erhöhen. Diese Aufgabe übernehmen die Interferone. Sie werden in Untergruppen von Leukozyten, insbesondere von T-Lymphozyten, und Fibroblasten gebildet, womit sie auch Einfluss auf die allgemeine Immunstimulation haben. In diesem Zusammenhang beobachtet man auch eine antitumorale Wirkung, die man mittels synthetisch hergestellter Interferone nachzuahmen versucht. Erwartungsgemäß haben diese Pharmaka deutliche Nebenwirkungen. Die häufigste dieser Nebenwirkungen sind heftige Grippesymptome, die dann mit anderen Medikamenten unterdrückt werden.

Interleukine und Colony Stimulating Factor (CSF)

Interleukine sind Transmitter der Zelle, die zu den Peptidhormonen gehören. Bis heute kennt man mindestens 32[120] verschiedene Interleukine, die in der Reihenfolge ihrer Entdeckung nummeriert sind. Ihre Wirkungen sind vielfältig. So gibt es Interleukine, die die Abwehrreaktion anregen, und solche, die sie hemmen. Grundsätzlich übernehmen sie die Kommunikation der Immunzellen untereinander. Auf diese Weise koordinieren sie die Abwehrreaktionen des Immunsystems gegen Erreger. Sie wirken insbesondere auf die Leukozyten.

Da Interleukine in allen Abwehrprozessen eine Rolle spielen, verweisen wir auf die Fachliteratur, um spezifische Wirkungen besser zu erfassen. Auch die synthetischen Interleukine werden in der Therapie bereits eingesetzt. Allerdings muss man bei kritischer Betrachtung bedenken, dass der Einsatz von Interleukinen pharmakologisch starke Nebenwirkungen hat, wie Fieber, Müdigkeit, Hautausschläge, Herzrasen, Ödeme und mehr. Die Herausforderung besteht darin, die Entstehung einer Erkrankung zu verstehen, statt auf ihre Symptome anregend oder hemmend einzuwirken.

Der CFS ist, wie der Name sagt, im Wesentlichen ein Wachstumsstimulator für Erythrozyten, Thrombozyten und Leukozyten (siehe auch Teil B, Kapitel 5.2.3.). Die Blutzellen bilden sich über verschiedene Stammzellen aus dem Knochenmark. Ihre volle Ausprägung und Differenzierung wird über verschiedene Peptidhormone gesteuert, die man auch myeloische Wachstumshormone nennt oder unter dem Begriff „Colony Stimulating Factors" zusammenfasst. Die sogenannten G-CSF (Granulocyte Colony Stimulating Factors) und GM-CSF (Granulocyte-Macrophage Colony Stimulating Factors) werden vor allem in der Tumorbehandlung erprobt, da sie Ausmaß und Dauer der Leukopenien reduzieren, indem sie das Wachstum der entsprechenden Zellen stimulieren.

---

120) **Stand Oktober 2005**
Quellen: Horn et al.: Biochemie des Menschen;
Robbins: Pathologic Basis of Disease

Die Beeinflussung der Zellsymbioselenkung durch Zuführung schwefelhaltiger Aminosäuren, Mineralien und Antioxidantien stellt eine effektive Alternative zur Behandlung mit synthetisch hergestellten Zytokinen dar. (siehe Teil A, Kapitel 5.2.1.)

Hier erfolgt ein kurzer zusammenfassender Überblick über die vier Teilsysteme der Immunabwehr:

Tabelle 5.03

Abwehrsystem	zellulär	humoral
Unspezifisches Abwehrsystem	• natürliche Killerzellen • Makrophagen • neutrophile Granylozyten	• Komplement • Zytokine • Lysozym
Spezifisches Abwehrsystem	**T-Zellen:** • T-Helferzellen • T-Suppressorzellen • zytotoxische T-Zellen • T-Gedächtniszellen	Antikörper (produziert von B-Zellen und T-Gedächtniszellen)

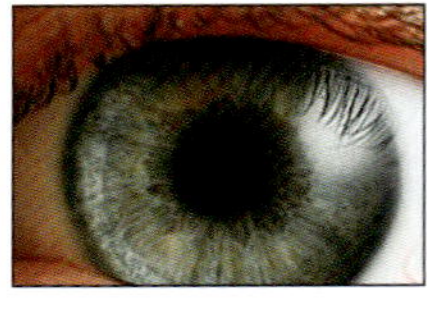
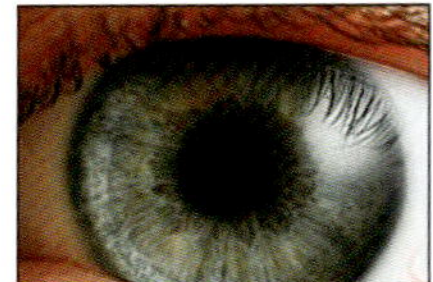

Das Auge

Mit einer Größe von etwa 24 mm Durchmesser ist das Auge, gemessen an seiner Wichtigkeit, nicht besonders groß. Der Augapfel (Bulbus) wird von innen nach außen in drei Schichten ausgekleidet, der Retina, dem Choroid und der Sklera. Mithilfe der glasklaren Cornea wird die vorne liegende Pupille verschlossen. Hier tritt das Licht ein und wird mittels der dahinterliegenden Linse als Bild auf die Retina geworfen. Dabei regelt die Iris die Menge des einfallenden Lichtes. Eigentlich ist das Auge ein Hohlraum, dessen Zusammenfallen durch den gallertartigen Glaskörper verhindert wird. So wird teils die für den Strahlengang notwendige Entfernung zwischen Linse und Retina erhalten, teils auch die Austrocknung verhindert, die bei einer Füllung des Hohlraumes mit Luft möglich wäre.

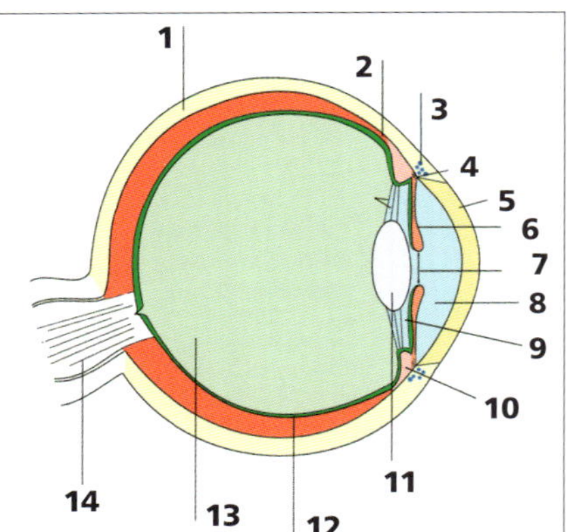

Abb. B 5.05 Gemessen an seiner Wichtigkeit ist das Auge nicht sehr groß. Drei Hirnnerven sind ausschließlich zuständig für die Koordination dieses Sinnes, weitere Hirnnerven wirken auf die Funktion des Auges ein. In der Regel sind 90 % der Wahrnehmung visuell geprägt.

1 Sklera/Lederhaut
2 Choroidea/Aderhaut
3 Schlemmkanal
4 Irisfortsätze
5 Cornea/Hornhaut
6 Iris
7 Pupille
8/9 Vordere/hintere Augenkammer
10 Zilliarkörper
11 Lens/Linse
12 Retina/Netzhaut
13 Corpus vitreum/Glaskörper
14 Nervus opticus

Zusätzlich spielt der Glaskörper durch sein Eigengewicht eine Rolle bei den Augenbewegungen, die im Wesentlichen durch sechs Augenmuskeln erhalten wird. Diese drei Muskelpaare sind so am Augapfel befestigt, dass er in drei Dimensionen anpassungsfähig ist. In der embryonalen Entwicklung wird das Auge aus dem Ektoderm gebildet, indem es bei der Invagination des Neuralrohres sogenannte inverse Augen bildet. Aus diesen bilden sich dann sogenannte optische Ventrikel, die durch chemische Induktion eine Linse bilden. Im frühen Entwicklungsstadium ist die Linse eine aus Ektodermzellen bestehende Hohlkugel, an deren posteriorem Ende sich dann ein Longitudinalwachstum entwickelt. Die verschiedenen Zellen sind über „gap junctions" in Verbindung.

Als wichtiges und empfindliches Organ ist das Auge durch verschiedene Mechanismen geschützt. Dies geschieht einerseits biochemisch durch die verwendeten Proteine, andererseits mechanisch durch das Augenlid. Es reagiert mittels Berührung der Wimpern mit einem reflexartigen Lidschlag und schützt so die Cornea vor mechanischer Beschädigung von außen. Ferner wird hier die Tränenflüssigkeit gebildet, die das Austrocknen verhindert und die Reinigung ermöglicht.

Die aus den Lidern stammende Tränenflüssigkeit macht nur einen kleinen Teil der Augenflüssigkeit aus, der größere Teil wird über die außen befindlichen Tränendrüsen abgesondert und fließt über die Poren und Kanälchen über die Nase (lacrimales System) ab. Das reflexartige Tränen kann durch verschiedene Reize ausgelöst werden, beispielsweise durch scharfes Essen oder einen Fremdkörper. Die dabei hauptsächlich steuernden Hirnnerven sind der N. trigeminus und der N. facialis. Interessanterweise kann auch nach Durchtrennung des N. trigeminus noch emotional geweint werden, nicht aber reflexartig. Das lässt darauf schließen, dass der Trigeminus für diese Reaktion nicht initiierend wirksam ist. Aber auch im Auge selbst zirkuliert eine wässrige Flüssigkeit, die über die Schlemmschen Kanäle abfließt. Proteine können diese Kanäle mechanisch verstopfen, und sowohl Toxine als auch Allergene haben auf das Auge unter Umständen eine verheerende Wirkung.

Als Ausstülpungen des Ventrikelsystems sind die Augen im Prinzip direkt mit dem Gehirn verbunden. Genauso wie das Gehirn verfügt das Auge grundsätzlich über einen sogenannten immunpriviligierten Status insbesondere an der neuronalen Retina. Das heißt, die Augen sind vom peripheren Immunsystem getrennt. Dieser Status wird in der Regel nur dann beeinträchtigt, wenn es zu Verletzungen der Blut-Retinaschranke, gleichzusetzen mit der Blut-Hirnschranke, kommt.

Neben mechanischen Verletzungen können genetische, epigenetische und degenerative Einflüsse zu einer Veränderung im selektiven Stoffaustausch über diese Schranke bis hin zu einem Zusammenbruch ihrer Barrierefunktion führen. Damit wird dann die Schranke zum peripheren Immunsystem hin geöffnet, und die Degeneration wird beschleunigt.

Das Ohr, die Nase und der Mund

Ohr und Nase bilden sich embryologisch aus dem Ektoderm, die Mundhöhle hingegen aus dem Entoderm, also beide aus den frühen Keimblattanlagen. Auch das Ohr ist, wie Auge und Mund, eng mit dem Gehirn verbunden, was sich auch durch die extrem gute Versorgung kleinster Körperareale mit Hirnnerven ausdrückt. Damit haben diese Sinnesorgane einen entscheidenden Einfluss auf den Gesamtzustand des Immunsystems, sind aber auch von dessen Situation abhängig.

Betrachten wir zunächst das Ohr, das einerseits als Hörorgan und andererseits als Gleichgewichtsorgan fungiert. Anatomisch teilt man es in drei Bereiche ein, nämlich das äußere Ohr, das Mittelohr und das Innenohr. Das äußere Ohr besteht aus der Ohrmuschel, auch Auricula auris oder Pinna genannt, und dem äußeren Gehörgang (Meatus acusticus externus). Die Pinna besteht aus Knorpelgewebe und ist mit dem Schädelperiost verbunden; hauptsächlich wirkt sie als Schalltrichter, aber zusammen mit dem Meatus auch als äußere Barriere zum Schutz gegenüber mechanischen, viralen, bakteriellen oder Pilzbelastungen.

Das äußere Ohr wird sensibel sowohl aus dem Plexus cervicalis als auch aus dem N. trigeminus und aus dem N. vagus sowie aus dem N. facialis innerviert. Letzterer innerviert motorisch die Ohrmuskeln, die zu den mimischen Muskeln gehören. Auf diese Weise erklären sich Irritationen des äußeren Ohres funktionell durchaus mit Läsionen im

Schulter-Nacken-Bereich oder aus einer möglicherweise bestehenden Okklusionsproblematik.[121] Deswegen sind bei energetischen Messungen die erwähnten Strukturen des Ohres ein möglicher Hinweis auf ursächliche Zusammenhänge aus der Kiefer- und der Schulter-Nacken-Region.

Die Sinnesorgane sind deswegen immer in Zusammenhang mit dem Gehirn und Nervensystem zu bewerten, weil Toxinbelastungen sich über die Nervenstrukturen dann mittels der Sinnesorgane zeigen können. Ein anderer möglicher Störfaktor können durch Insektenstiche, Piercings etc. verursachte Entzündungen der Pinna sein. Diese wirken sich unter Umständen auf die Muskelspannung im umliegenden Gebiet, aber auch auf die Elastizität der Ohrmuschel aus. In seiner Funktion bezüglich des Schalls ist die Fältelung der Pinna ein natürliches Filtersystem für eintreffenden Schall. Auf diese Weise wird die Ortung der Schallquellen von vorne, hinten, oben oder unten ermöglicht. Diesen Vorgang nennt man auch Richtungshören.

Natürlich findet das Hören nicht außen statt, sondern die Information des Hörens wird über einen differenzierten Mechanismus weitergeleitet. Der Meatus externus, dessen knöcherner Anteil durch die Pars tympanica vom Os temporale gebildet wird, reicht bis zum Trommelfell (Membrana tympani). Hier beginnt das Mittelohr, zu dem man zusätzlich zur Membrana tympani den Hammer (Malleus), den Amboss (Incus) und den Steigbügel (Stapes) zählt. Nur der Handgriff des Malleus ist mit dem Trommelfell verwachsen.

Ventral des Gehörgangs liegt das Kiefergelenk. Führt man den Finger in das Ohr hinein, so kann man den Mandibulakopf fühlen. Dorsal des Gehörgangs liegen der Processus mastoideus und kaudal die Glandula parotis (Ohrspeicheldrüse). Wir sehen wieder, wie eng diese Strukturen verbunden sind und sich gegenseitig in ihrer Funktion beeinflussen. Die Tubae auditivae (Ohrtrompeten) verbinden das Mittelohr mit dem Nasenrachenraum, womit sich der immunologische Funktionskreis vergrößert.

Im Innenohr finden sich die Cochlea, in der Schall in Nervenimpulse umgesetzt wird, und das Labyrinth, das als Gleichgewichtsorgan dient. Cochlea und Labyrinth sind ähnlich aufgebaut, beide sind mit Flüssigkeit gefüllt, in die die feinen Härchen der Haarzellen hineinreichen und durch diese Flüssigkeit bewegt werden. So werden die Härchen gebogen und lösen Nervenimpulse aus, die im Gehirn bewertet und geschaltet werden. Ist die Hörfunktion beeinträchtigt, wirkt sich das auch auf das Gleichgewicht aus. Durch die Verbindung zum VNS über den N. vagus sind durchaus vagotone Zustände wie Übelkeit, Schwindel und Erbrechen möglich, was manchmal bei Untersuchungen dieser Regionen passiert, aber auch bei sehr empfindlichen Menschen durch Ohrstöpsel hervorgerufen werden kann.

Heutzutage sind die Menschen einem erstaunlichen Geräuschpegel ausgesetzt, an den sie sich scheinbar sogar gewöhnen. Der physiologische Hörbereich des Ohres reicht von etwa 16 Hertz bis 20.000 Hertz. Diese große Spanne verschiedener Frequenzen belegt die Wichtigkeit

[121] **Okklusionsproblematik:** Bissproblematik

dieses Sinnes. Vergleicht man sie mit den Spektren vieler Tiere, schneidet das menschliche Ohr relativ schlecht ab. Da unsere Wahrnehmung zu etwa 90 Prozent aus visuellen Reizen besteht, ist das nicht weiter verwunderlich. Weil jeder Sinn auch trainingsabhängig ist, kann man darauf aber Einfluss nehmen.

Studien[122] belegen, dass Lärm das Immun- und Kreislaufsystem ernorm schwächen kann. Der Effekt tritt schleichend, nach ungefähr fünf Jahren, ein. Der belastende Effekt entsteht durch den Schutzmechanismus, dass Lärm als eine Vorbereitung auf bevorstehende außergewöhnliche Leistungen gesehen und dazu Energie zur Verfügung gestellt wird. Der Körper kommt aus dem Rhythmus und kann seine Regenerationsphasen nicht mehr einhalten. Das äußert sich unter Umständen als Hypertonie, Immunschwäche bis hin zu Allergien. Besonders schwer wiegend ist Lärm, wenn er eigentlich während der Ruhephasen, also des Schlafens, vorhanden ist. Ist das Immunsystem erst einmal geschwächt, können Entzündungen und Reizungen nicht mehr vollständig ausgeglichen werden, und es kommt zur Otitis, die im schlimmsten Fall bis auf die knöchernen Strukturen übergreifen kann.

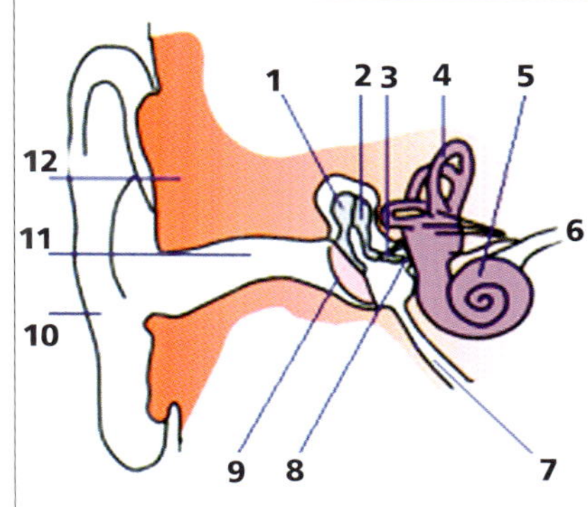

Abb. B 5.06
Lärm belastet das Immunsystem enorm. Damit wird das Ohr zu einem wichtigen Teil des Immunsystems. Zwei Hirnnerven versorgen das Ohr direkt.

1 Malleus/Hammer
2 Incus/Amboss
3 Stapes/Steigbügel
4 Labyrinthus/Labyrinth
5 Cochlea/Schnecke
6 N. vestibulocochlearis
7 Tuba auditiva/Eustachi Röhre
8 Fenestra vestibuli/ovales Fenster
9 Membrana tympani/Trommelfell
10 Pinna/Ohrmuschel
11 Meatus externus/äusserer Gehörgang
12 Pars petrosa des Os temporale, Tegmen tympani/Paukenhöhlendach, Teil des Felsenbeins

Die extrem schmerzhafte Otitis media erzeugt oft einen Überdruck im Mittelohr, durch den die Membrana tympani gedehnt wird, was den Schmerz auslöst. Der Abfluss wird normalerweise durch die Tubae auditivae gewährleistet, der bei anhaltender Schwellung der Mucosa nasalis nicht optimal funktioniert. Bedingt durch die Schädelform sind Kleinkinder bis zum fünften Lebensjahr besonders gefährdet, denn bei ihnen verlaufen die Ohrtrompeten nicht schräg nach unten, sondern nahezu waagerecht. Zusätzlich sind die Nebenhöhlen auch noch nicht vollständig ausgebildet. In diesem Fall ist es häufig hilfreich, die entsprechenden Lymphstrukturen und den subclaviculären Bereich manuell zu drainieren, um hier Abhilfe zu schaffen, bevor es zu einer antibiotikapflichtigen Situation kommt.

Eine weitere Störung des Innenohres sind Knalltraumata und Belastungen durch die exzessive Verwendung von Kopfhörern. Manchmal ist der Tinnitus tatsächlich ein Ergebnis einer solchen Lärmbelästigung, damit aber dann nur ein Symptom, genauso wie eine ausgeprägte Hypertonie einen Tinnitus als Symptom haben kann. Die enge Verzahnung zwischen Nase und Ohr ist hinreichend bekannt. Jeder Mensch, der schon einmal eine Erkältung hatte, kennt diese Erfahrung, ebenso Allergiker.

Geruch und Geschmack sind stark miteinander verbunden. In manchen Mundarten spricht man als Synonym für Geruch auch vom Geschmack. Letztendlich ist Geruch eine Interpretation der Erregungen, die von den Chemorezeptoren an das Gehirn weitergeleitet wurden. Dabei spielt der N. olfactorius eine wichtige Rolle, die bereits beschrieben wurde. Das Tectum mesencephalicum realisiert die Geruchserinnerung. Wir sehen also, wie auch die Immunreaktionen des Köpers im Limbischen System verwaltet werden (siehe Teil B, Kapitel 4.3.ff).

122) **Studie des Umwelt-Bundesamts,** bestehend aus Forschern des Robert-Koch-Institutes in Zusammenarbeit mit Akustikforschern, vom Institut für Technische Akustik der TU Berlin, 2007 et al.: Biochemie des Menschen. Robbins: Pathologic Basis of Disease

Ebenso ist das gesamte respiratorische System betroffen, sodass die Schleimhäute der Bronchien häufig ein dauerhafter Herd für Sinusitis sein können oder umgekehrt. Jede Allergie und auch häufige Infekte können diesen Bereich so schwächen, dass er, statt selbst Barriere zu sein, zum Störherd wird. Dies entsteht vor allen Dingen durch die schnelle Beseitigung unangenehmer Symptome durch breitbandige Antibiotika, deren fatale Wirkung auf die mitochondrale DNA wir schon beschrieben haben.

Betrachten wir den Mund in diesem Zusammenhang, so stoßen wir auf die eigentlichen Geschmacksempfindungen, die auch ein Warnsystem bei der Nahrungsauswahl sein können, nämlich salzig, bitter, sauer und süß. Zwar befinden sie sich auf der Zunge, aber die endgültige Geschmacksbildung erfolgt auch über die Kombination mit den jeweiligen Geruchsqualitäten. Natürlich findet sich im Mund einerseits Immunabwehr, andererseits aber auch der Beginn der Verdauungskette, was die Kohlenhydrate betrifft. Betrachtet man die verschiedenen Materialien, die im Mundraum toleriert werden, so ist dieser Bereich in energetischen Messungen auch immer wieder ein Hinweis auf Toxinbelastungen. Einen wesentlichen Aspekt für den Zustand des Immunsystems stellt die Situation des Zahnfleisches dar. Parodontitis und Parodontose werden noch immer nicht ernst genug genommen. Betrachtet man jedoch die Hautfläche, die entsteht, wenn das Gebiet um jeden Zahn herum entzündet ist oder gar nekrotische Zustände erreicht, so entspricht diese der Grundfläche einer aufgeklappten Zigarettenschachtel.

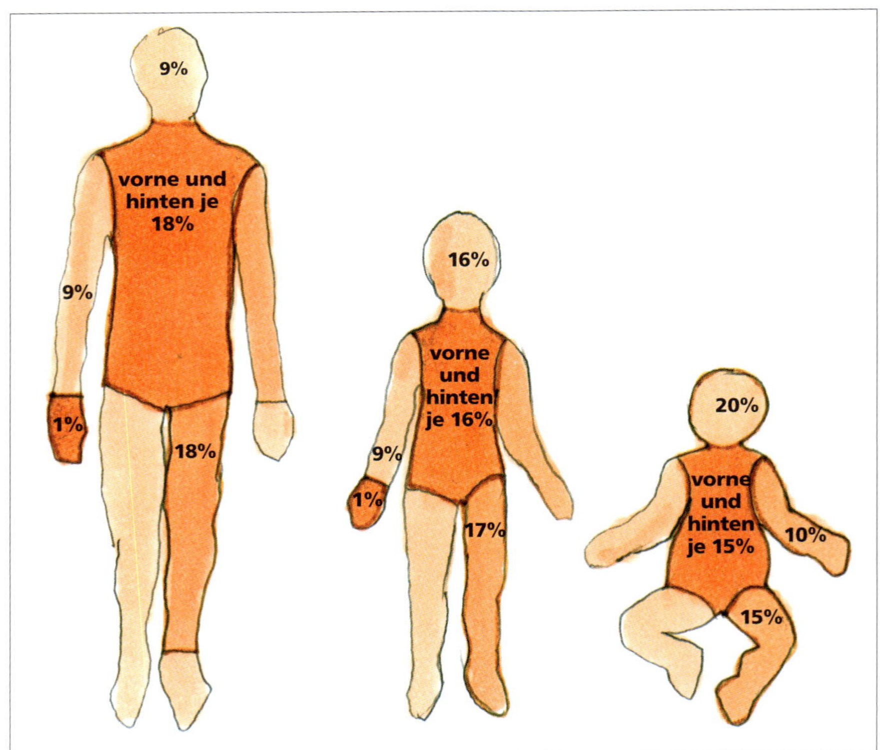

Abb. B 5.07
Die Neunerregel beschreibt den Schweregrad von Hautoberflächenverletzungen (Verbrennungen), dabei werden bestimmte Prozentzahlen für Körperteile vergeben. Ab 20 Prozent spricht man von einer schweren Verletzung. Bei 40 Prozent liegt die Mortalitätswahrscheinlichkeit je nach Alter zwischen 40 und 100 Prozent.

Nach der Neunerregel für Hautoberflächenverletzungen entspräche das einer intensivstationspflichtigen Situation. Wenn also in energetischen Messungen die Mucosa oralis oder eine allgemeine Hintergrundbelastung anzeigt, dann sollte der Therapeut zumindest den Zustand des Zahnfleisches prüfen. Aus der Empirik wissen wir, dass die Schwächung des Immunsystems durch Entzündungen oder gar Fokaltoxikosen erheblich ist. Ein anderer erheblicher Belastungsfaktor des Immunsystems entsteht durch Bruxismus. Der erhöhte Pressdruck im Kiefer oder nächtliches Knirschen gehört zu den häufigsten Stressphänomenen der heutigen Zeit. Auf diese Weise werden permanent Schwermetalle aktiviert, die sich dann, aufgrund der lokalen Nähe zum Gehirn, auf die Neurotransmitter auswirken. Die Auswirkungen sind umso schwer wiegender, je höher eine etwaige Vorbelastung durch die Mutter über die mitochondrale DNA und die epigenetischen Strukturen vorhanden ist.

Das heißt, es ist keinesfalls erforderlich, dass die betroffene Person tatsächlich beispielsweise Amalgam im Mund haben muss, vielmehr werden auch Klebstoffe und die gespeicherten Informationen aus der Zelle durch den hohen Druck freigesetzt und erzeugen unangenehme Effekte in den Kommunikationswegen des Immunsystems. Falls ein sogenannter Erstkontakt mit Materialien dieser Art erfolgt, handelt es sich unter Umständen in Wirklichkeit bereits um Zweit- oder gar Drittkontakte und damit auch um eine ausgeprägtere Störung der Kommunikationswege. Dieses Prinzip gilt natürlich auch für alle anderen toxischen Einwirkungen außerhalb des Kiefers (siehe Teil B, Kapitel 6.4.).

5.2.5. Das Urogenitalsystem

Klassischerweise umfasst das Urogenitalsystem die Nieren, die Harnwegs- und die Geschlechtsorgane. Die gemeinsame Zuordnung erfolgt über die embryonale Herkunft all dieser Strukturen aus dem Mesoderm. In der kausalen Betrachtung müssen auch Steuerungsstrukturen im energetischen, neuronalen und endokrinen Sinne mitbewertet werden. Über die Hormonproduktion der Geschlechtsorgane und ihre allgemeine Wirkung auf die Steuerungssysteme hinaus sind die harnableitenden Organe von entscheidender Bedeutung für das Immunsystem. Ist ihre Funktion eingeschränkt, so bedeutet dies einen Rückstau für den Körper. In diesem Fall verbleiben ausscheidungspflichtige Substanzen im Körper und sorgen für eine zusätzliche Belastung.

Für jede Ausleitungstherapie gilt, dass speziell die Nieren hierbei besonderen Anforderungen gerecht werden müssen. Zusätzlich kann es zu Reizreaktionen an Blase, Harnleiter und Harnröhre kommen, die aseptisch sind. Natürlich sind auch die Aufhängevorrichtungen der jeweiligen Organe einschließlich des Beckenbodens, der Bauch- und Rückenmuskulatur ebenso entscheidend für ein gut funktionierendes Urogenitalsystem wie eine insgesamt gute Abwehrfähigkeit. All diese Strukturen können in energetischen Messungen auf kausale Aspekte hin untersucht werden. Gerne wird in diesem Zusammenhang der Begriff der Filtersysteme gebraucht. Die Funktion des juxtaglomerulären Bereiches der Niere wurde bereits im endokrinen System dargestellt.

5.2.6. Das Verdauungssystem

Unter Verdauung versteht man im Allgemeinen den Vorgang der Zerkleinerung von Nahrung in ihre Bestandteile mit dem Ziel der Energiegewinnung. Grundsätzlich unterscheidet man biologisch extrazelluläre und intrazelluläre Verdauung. Letztere finden wir in Protisten, die in der Betrachtung der Zellsymbiose nach Kremer eine wichtige Rolle spielen. In der Forschung untersucht man die Vorgänge, die durch Alphaviren, beispielsweise vom Semliki Forest Virus, zur Apoptose führen. Eine andere Rolle spielt hierbei die Endozytose[123], also der Prozess, der für die Aufnahme, das Recycling und den Abbau von extrazellulärem Material und Komponenten der Zellmembran verantwortlich ist. Hier verweisen die Autoren auf weiterführende Fachliteratur. Dieses Kapitel wird sich vermehrt mit der extrazellulären Verdauung und deren Auswirkungen auf das Immunsystem befassen.

Um Nahrung aufschließen zu können, braucht der Körper Verdauungsenzyme, die durch chemische Spaltung hochmolekulare Nährstoffe in niedrigmolekulare Verbindungen aufspalten und diese entweder zu Energie umwandeln oder neue Körpersubstanz aufbauen helfen. Das heißt, aus Kohlenhydraten, Fetten und Eiweißen werden Monosaccharide, Disaccharide, Fettsäuren, Di- und Tri-Peptide sowie Aminosäuren (siehe auch Teil A, Kapitel 8). Die großmolekularen Nährstoffe sind oft nicht wasserlöslich und können daher auch nicht aus dem Dünndarm in Blut und Lymphe übernommen werden. Allerdings werden sie wasserlöslich, sobald sie in kleinere Bestandteile zerlegt sind, was dann über die entsprechenden Enzyme erfolgt.

Ganz allgemein beginnt die Verdauung im Mund, wo die mechanische Zerkleinerung der Nahrung beginnt und unter dem Zusatz von Speichel gleitfähig gemacht wird. Produktionsstätten des Speichels sind die Glandula parotidea, die Glandula sublingualis und die Glandula submandibularis. Sie liefern neben dem wässrigen Gleitmittel auch die Enzyme Ptyalin und Alpha-Amylase, wodurch die Verdauung der Kohlenhydrate beginnt. Vom Mund wird der Speisebrei über den aktiven Vorgang der Peristaltik des Oesophagus innerhalb weniger Sekunden in den Magen transportiert. Zunächst arbeitet die Amylase zur Stärkeverdauung auch im Magen weiter. Nach etwa einer halben Stunde wird sie durch die im Magen produzierte Salzsäure unwirksam gemacht.

An der Kardia, dem Mageneingang, finden wir schon die Magenschleimhaut, die den gesamten Magen auskleidet und aus drei verschiedenen Zelltypen besteht, nämlich Hauptzellen, Belegzellen und Nebenzellen. Die Hauptzellen produzieren das inaktive Enzym Pepsinogen, das durch die in den Belegzellen produzierte Salzsäure zu Pepsin aktiviert wird; damit beginnt die Eiweißverdauung. Um nun das Organ vor der Selbstverdauung zu schützen – denn Pepsin kann auch Kollagen umwandeln –, wird als Puffer in den Nebenzellen Hydrogenkarbonat gebildet. Außerdem entsteht im Magen der Intrinsic factor, der für die Vitamin-B_{12}-Resorption im Ileum entscheidend ist. Der Nahrungsbrei wird über den Pylorus in

[123] **Vonderheit, A.:** Visualization of the Endocytosis Pathway of Semliki Forest Virus, A dissertation submitted to the Swiss Federal Institute of Technology Zürich (ETH) No 15853 for the degree of Doctor of Natural Sciences

das Duodenum gedrückt, was nur funktioniert, wenn dieser entspannt ist. Die Verdauungsvorgänge des Dünndarms gehen ineinander über.

Der Hydrogenkarbonatpuffer neutralisiert die Magensäure im Dünndarm, zusätzlich wird Galle und Pankreassekret hinzugefügt, um die Verdauung abzuschließen. Schließlich werden dem Nahrungsbrei etwa 80 Prozent des mit der Nahrung aufgenommenen und des durch Sekretion abgegebenen Wassers entzogen. Dabei stammen zwei Liter aus der Nahrung und etwa sieben Liter aus den Verdauungssekreten. Dieser Vorgang ist abhängig von den Salzen aus dem Speisebrei. Mittels der Natrium-Kalium-Pumpe werden sie in die Zelle aufgenommen, nachdem sie passiv, dem Konzentrationsgefälle folgend, in die Zwischenzellräume gelangt sind. Durch die vorhandenen Salze entsteht ein osmotischer Gradient, dem das Wasser folgt und dann in den Blutstrom diffundiert.

Im Dünndarm erfolgt, beginnend im Duodenum über das Jejunum bis hin zum Ileum, die Resorption der Nährstoffe. Nachdem diese in ihre Bestandteile zerlegt wurden, erfolgt deren Überleitung über die Dünndarmzotten ins Blut und in die Lymphe, wodurch potenziell Energie für den Organismus zur Verfügung gestellt wird.

Im Dickdarm werden nur etwa 19 Prozent des im Speisebrei vorhandenen Wassers aufgenommen, wodurch ein Rest Feuchtigkeit im Dickdarm verbleibt; zusätzlich wird der Speisebrei selbst mittels Fermentation durch Mikroorganismen weiter zerlegt oder unverändert ausgeschieden.

Bei der Geburt ist der Darm steril, und erst die sich ansiedelnden Mikroorganismen machen eine Verdauung möglich. Interessanterweise kann man all diese Vorgänge als extern beschreiben; der Weg nach innen in den Körper hinein erfolgt erst über die Leber. Das Verdauungssystem ist also auch als eine Schutzvorrichtung für die vitalen Prozesse des menschlichen Körpers zu betrachten.

Die Funktion der Verdauungsenzyme

Ganz allgemein werden Enzyme in der Zelle gebildet und steuern als Biokatalysatoren den Stoffwechsel des Körpers. Der Vorgang des ***Stoff-Wechsels*** ist lebensnotwendig, ohne ihn wäre der gesamte Organismus weder zum Überleben noch zu einer Anpassungsleistung in der Lage. Mittels Enzymen kann der Körper die Zellversorgung gewährleisten. Dazu werden Toxine abgebaut, Fette oder Glykogen aus den Depots mobilisiert, um eine optimale Energieversorgung zu ermöglichen. Die strenge Schlüssel-Schloss-Spezifität ist uns schon von den Steuerungssystemen her geläufig. In ihrem Aufbau unterscheiden sich Enzyme nicht von anderen Proteinen, nämlich dem eigentlichen Enzymproteinanteil, dem Apo-Enzym, und einem Nichtproteinbestandteil, dem Co-Enzym. Zusammen bilden beide das sogenannte Holo-Enzym (siehe Teil A, Kapitel 2.3.). Da die Zahl und die Spezifität der Enzyme im menschlichen Körper sehr hoch sind, erfordern komplexere Reaktionswege, wie zum Beispiel der Zitronensäurezyklus oder die mitochondrale Atmungskette, ganze Enzymsysteme.

Auch im Verdauungssystem sind Enzyme der entscheidende Schlüssel. Zur Übersicht führen wir die wichtigsten Verdauungsenzyme in der folgenden Tabelle auf.

Proteasen, Peptidasen (spalten Proteine bzw. Peptide)	Saccharidasen (spalten Polysaccharide)	Lipasen (spalten Lipide)	Nukleasen	andere
Pepsin: Abbau von Eiweißen im Magen	**Ptyalin:** α-Amylase = Speichelamylase, spaltet Amylum in Disaccharide, wird Ptyalin behindert, z. B. durch Fruchtsäure, kann es zu Gärvorgängen von Amylum kommen → Flatulenz	**Pankreaslipase:** Pankreasenzym, das die Lipide im Intestinum katalytisch in Glycerin und Fettsäuren spaltet	teilweiser oder vollständiger Abbau von Nukleinsäuren, katalysieren eine Phosphodiesterbindung in einer Nukleinsäurekette	**Laktase:** spaltet Laktose in Galaktose und Glukose, relativer und absoluter Mangel des Enzyms führt zu Laktoseintoleranz
Katepsin: hydrolytischer Abbau von extrazellulärer Matrix und Basalmembran u. a. Abbau von Zellorganellen (z. B. Mitochondrien), möglicherweise Beteiligung an Neoangiogenese	**Maltase:** spaltet Disaccharide im Intestinum in Monosaccharide, Maltasehemmer werden als Antidiabetika eingesetzt		**Exonukleasen:** Spaltung von den Enden der Nukleinsäurekette aus	
Trypsin: Abbau von Eiweißen im Intestinum, wandelt Chymotrypsinogen, Proelastase, Procarboxypeptidase und weitere inaktive Enzyme in deren aktive Formen um			**Endonukleasen:** Spaltung innerhalb der Nukleinsäurekette	
Chymotrypsin: spaltet bevorzugt an Peptidbindungen, deren Carbonylgruppe von einem Tyrosin-, Tryptophan- oder Phenylalaninrest stammt, milchgerinnend			**Desoxyribonukleasen:** Spaltung von DNA	
Elastase: spaltet Elastin, hydrolisiert Amide und Ester, wichtiger Teil der Immunantwort auf pathologische, gramnegative Keime in Lungen, Gastrointestinaltrakt und Wunden, spielt pathologisch bei Lungenentzündungen und Arthritis eine Rolle			**Ribonukleasen:** Spaltung von RNA	
Erepsin: ein Darmsaft, der aus mehreren Enzymen besteht, katalysiert die Aufspaltung von Proteinen in Aminosäuren				

Tabelle B 5.04

Wichtige Hormone im Verdauungssystem

Ebenso wichtig wie die Enzyme im Verdauungssystem sind die dort gebildeten Hormone. Ohne sie wäre eine gute Abstimmung im Gesamtprozess des Stoffwechsels undenkbar. Im Teil B, Kapitel 4.7.5. haben wir das intramurale Nervensystem dargestellt, das natürlich stark abhängig ist von einem guten Verdauungsvorgang, ohne den die erforderliche Biosynthese der jeweiligen Substanzen nicht möglich wäre. Wir sehen also, wie die Verdauung, das Immunsystem und die Steuerungssysteme untrennbar voneinander abhängig sind. Umso bedenklicher ist die Tatsache, dass die Dysbiose der Darmflora unter der zunehmenden Toxinbelastung ein fast physiologischer Vorgang zu werden droht. Solange unser Immunsystem beispielsweise durch Candida die Schwermetalle verwaltet, bis sie ausgeschieden werden können, haben Maßnahmen zur Symbioselenkung keinen dauerhaften Erfolg. Das Erkennen und Neutralisieren bzw. Ausleiten von Toxinen, wie es in der Umweltmedizin bereits praktiziert wird, ist also zwingend. In der folgenden Übersicht sind die entsprechenden Hormone und ihre Bildungsstätten zusammengefasst:

Hormon	Bildungsort	Wirkung
Cholezystokinin-Pankreozymin	Dünndarmschleimhaut	steigert • Bauchspeicheldrüsensekretion • Darmbeweglichkeit hemmt • Magenbeweglichkeit bewirkt • Gallenblasenkontraktion
Gastrin	G-Zellen der Magenschleimhaut	steigert • Gallen- und Bauchspeicheldrüsensekretion • Magenbeweglichkeit • Salzsäurebildung im Magen
Sekretin	Dünndarmschleimhaut	steigert • Bikarbonatbildung in der Bauchspeicheldrüse • Gallenbildung hemmt • Magenbeweglichkeit
Somatostatin	in den D-Zellen (im gesamten Verdauungstrakt verteilt)	hemmt • Bauchspeicheldrüsensekretion • Magen- und Darmbeweglichkeit • Magensaftsekretion
VIP (vasoaktives intestinales Peptid)	Neurone in verschiedenen Abschnitten der Darmwand	steigert • Tonus der glatten Muskulatur • Durchblutung

Tabelle B 5.05

5.2.7. Leber, Gallenblase und Pankreas im Immunsystem

Die Leber kann als Stoffwechselorgan und Drüse bezeichnet werden. Um den sechsten Entwicklungsmonat der Embryonalzeit herum bildet sie die Blutzellen. Daher beträgt zu diesem Zeitpunkt ihr Gewicht etwa ein Zehntel des Körpergewichtes. Über die Vena portae erhält die Leber verschiedene resorbierte Nährstoffe, wie Proteine. Diese werden zu Aminosäuren abgebaut. Die in der Leber produzierten Eiweiße sind Albumine, Globuline und Gerinnungsfaktoren. Kohlenhydrate werden zur Synthese von Glykogen verwendet, und Fettsäuren werden durch Galle umgebaut. Zusätzlich speichert die Leber Vitamin B_{12}, das eine wichtige Rolle bei der Bekämpfung nitrosativen Stresses spielt (siehe Teil B, Kapitel 5.2.7.; 6.5.5. und Teil A, Kapitel 3).

Überdies dient sie als Blutspeicher, ist am Abbau der Erythrozyten beteiligt, dient als Entgiftungsorgan und produziert als exokrine Drüse Galle. Täglich wird 1 l Galle gebildet, der aus Gallensäure, Gallenfarbstoff, Cholesterin und Mineralien besteht. Sie wird über den Ductus cysticus und den Ductus choledochus dem Duodenum zugeführt. Der Transportmechanismus erfolgt über die Initiierung der anliegenden glatten Muskelschicht, die den Schließmuskel an der Mündungsstelle zum Erschlaffen bringt. Zusätzlich werden verschiedene Hormone über die Leber inaktiviert; dazu gehören Insulin, Glukagon, Steroidhormone, Thyroxin und Trijodthyronin. Die Verbindungen zu Pankreas und Schilddrüse sind also eindeutig und nachvollziehbar.

Werden diese Strukturen durch Bewegungsmangel, Betriebsstoffmangel und einen Überfluss toxischer Reize geschwächt, so hat das für das gesamte Immunsystem schwer wiegende Folgen. Auch die Leber wird zu den Filterorganen gerechnet und muss in einem möglichst guten Zustand sein. Leider wird sie durch Umweltbedingungen, Alltagsdrogen und durch Medikamente oft stark belastet. Im Rahmen von Ausleitungstherapien sollte dieses Organ konstitutionell gestützt werden.

5.2.8. Die Funktion von Enzymen im Immunsystem

Wie in den vorherigen Kapiteln bereits beschrieben, ist kein Vorgang des menschlichen Körpers ohne Enzyme denkbar. Jeder Prozess braucht also Anregung und Hemmung. In der folgenden Übersicht werden die wichtigsten Enzyme zusammengefasst, ebenso Funktion und Bildungsorten.

Name	Bildungsort	Funktion
Oxidoreduktasen		katalysieren Redoxreaktionen innerhalb eines Substratpaares
Alkoholdehydrogenase	Magen und Leber	• katalysiert Reaktion von Alkoholen zu entsprechenden Aldehyden und Rückreaktion (Aldehyd zu Alkohol) • oxidiert Methanol zu Methanal und Ethylenglycol zu Glykol- und Oxalsäure
Aldehyd-Dehydrogenasen	Leber	• Metabolisierung von Alkohol (Entgiftung von Stoffwechselprodukten des Ethanols)
Succinat-Dehydrogenase	Zelle	• katalysiert im Citratzyklus die Reaktion von Succinat zu Fumarat
L-Aminosäureoxidase/ Flavinenzyme (Synonym)	Zelle, Mitochondrien	• Hauptreaktion: Oxidase, Reduktase, Dehydrogenase • Coenzym • katalysiert spezifisch die oxidative Desaminierung der L-Aminosäuren • desaminiert Lysin oxidativ zur entsprechenden α-Ketosäure • bakterizide, zytotoxische und apoptogene Wirkung
Transferasen		katalysieren intermolekulare Übertragungen von Gruppen von einem Substrat auf ein anderes
Transketolase	Pankreas, Dünndarm	• Abspaltung einer C2-Einheit von einer Ketose und deren Übertragung auf eine Aldose
Cholin-Acetyl-Transferase	Nerven, neuromuskuläre Synapsen	• synthetisiert Acetylcholin im Endknöpfchen bestimmter Axone aus Cholin und Acetyl-CoA
Glycogen-Synthase	Muskeln, Leber	• Enzym des Glycogen-Stoffwechsels
Alanin-Aminotransferasen	Zytoplasma von Leberzellen	• katalysiert die Reaktion L-Alanin mit α-Ketoglutarat zu Pyruvat und L-Glutamat
Nicotinamidnucleotid-Adenyltransferasen		• Bestandteil des Vitamin-B2-Komplexes
Glutamat-Transaminase	Gehirn	• hemmt den Neurotransmitter GABA
Hydrolasen		katalysieren hydrolytische Spaltung
Lipase	Exokrine Drüsenzellen des Pankreas	• wandelt Lipide (durch katalytische Spaltung der Esterbindung zwischen Lipid und Fettsäure) zu freien Fettsäuren um
α-Amylase	Glandula salivatoria der Mundhöhle	• spaltet die α(1-4)-Glykosidbindung der Amylose

Tabelle B 5.06

5.2.9. Die Funktion der Schleimhäute im Immunsystem

Schleimhäute haben im Allgemeinen die Funktion, ein Organ auszukleiden, es zu schützen und damit eine Barriere gegen schädliche Einflüsse von außen zu bilden. Nasenschleimhaut, Mundschleimhaut, Bronchialschleimhaut, Lungenschleimhaut, Magenschleimhaut, Dünndarmschleimhaut und Dickdarmschleimhaut gehören also zur äußeren Barriere des Körpers. Zeigen diese Strukturen bei einer energetischen Messung an, kann das neben den üblichen klinischen Gründen auch ein Hinweis auf eine Barrierestörung oder einen Enzymdefekt sein.

Eingeatmete Luft und zugeführte Nahrung wird gefiltert und weitgehend unschädlich gemacht. In der heutigen Zeit ist das ein Unterfangen, das den Körper in seiner Anpassungsfähigkeit vor enorme Herausforderungen stellt. Je mehr Schleimhäute also belastet sind, desto größer ist die Schwächung des Immunsystems. Da der Körper seine Toxine in einer bestimmten Reihenfolge ablegt, nämlich zuerst in den Haaren, dann in der Haut, dann in den Schleimhäuten, folgen erst dann Ablagerungen und damit verbundene Störungen in der Muskulatur und den Organen. Bei Allergikern ist dieser Vorgang als Etagenwechsel bekannt und gefürchtet. Zusammen mit dem Urogenitalsystem, der Haut und dem Verdauungstrakt einschließlich der Leber kann man die Schleimhäute ebenfalls den Filtersystemen des Körpers zuordnen.

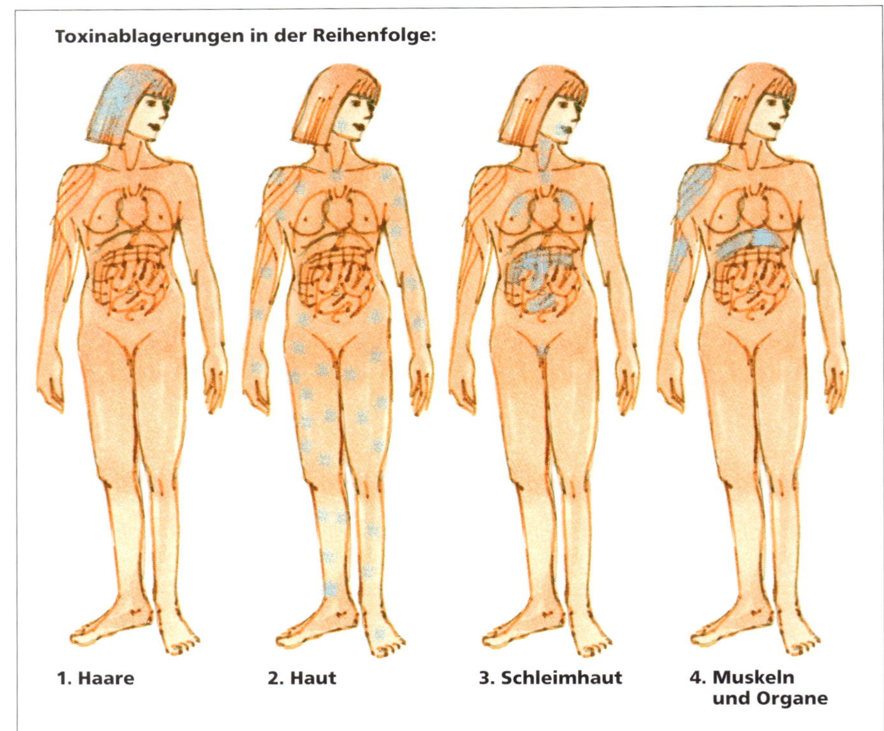

Abb. B 5.08
Der Körper lagert Toxine an bestimmten Körperstellen in der dargestellten Reihenfolge ab – diese Bereiche sind vergleichbar mit Müllhalden, die Schadensbegrenzung betreiben helfen.

Die Rolle der Mobilität des Duraschlauches im Immunsystem

Eine andere Außenbarriere bildet die Elastizität oder Mobilität der meningealen und spinalen Dura. Das Prinzip, dass die Form der Funktion folgt, sehen wir auch an der Größe der Lufthöhlen, also Sinus maxillaris, Sinus frontalis und Sinus ethmoidalis. Je kälter die Luft, desto größer die Oberfläche, die für ihre Anwärmung erforderlich ist. Daher haben Menschen aus der Antarktis größere Lufthöhlen als Menschen unserer Breitengrade. Man kann in der forensischen Medizin sogar Rückschlüsse auf den Zustand der Sinus ziehen, indem man deren Größe und die Größe der Crista galli betrachtet.

So verursacht eine permanente Sinusitis einen Zug auf den gesamten Duraschlauch, der wiederum die Form des auf dem Os ethmoidale befindlichen Ansatzpunktes der Dura, nämlich der Crista galli, verändert und so auf den ganzen Rücken Einfluss nimmt. Still und Sutherland waren sogar der Meinung, dass nur ein elastischer Duraschlauch ein gut funktionierendes Immunsystem ermögliche. Nach ihrer Meinung ist der Weg für pathologische Keimbesiedelung erst dann frei, wenn durch Traumata genau diese Elastizität beeinträchtigt ist. Das würde neben den üblichen Stressoren die Einbrüche im Immunsystem auch nach Bagatelltraumata erklären helfen. Die Nähe des Duraschlauches zu den zentralen Steuerungsstrukturen des Gehirns und die damit verbundenen Adaptationen im Endokrinum sowie im VNS sprechen für sich.

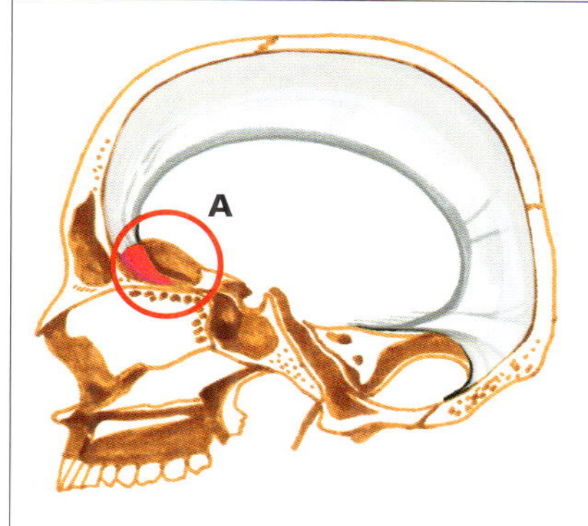

Abb. B 5.09
Nur ein elastischer Duraschlauch verhindert das Eindringen von Keimen (**A**)

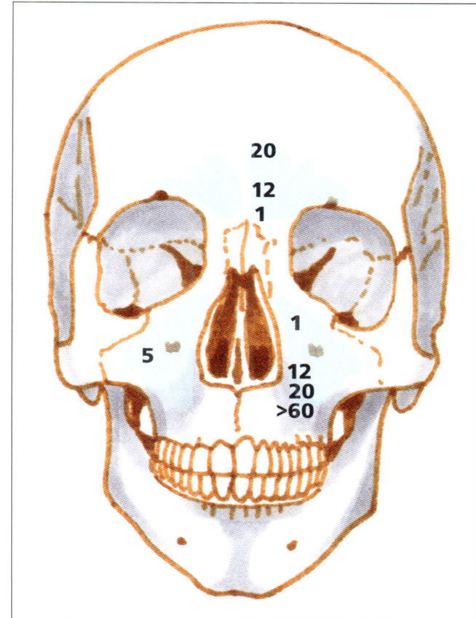

Abb. B 5.09 A
Die Größe der Lufthöhlen folgt dem Wolffschen Gesetz und sie ist abhängig vom Alter. Der größte Entwicklungsschritt vollzieht sich bis zum 5. Lebensjahr. Die Ziffern sind ungefähre Angaben zum Alter und der damit verbundenen Größe der Sinus.

5.2.10. Die HPA-Achse und ihre Auswirkungen auf das Immunsystem

Unter der HPA-Achse[124] versteht man die Verbindungsachse zwischen Hypothalamus, Hypophyse und Nebennieren. Jede dauerhafte Angsthaltung oder Stresssituation wirkt sich also auf diese Achse aus und kann zur Erschöpfung der Synthesewege führen, weil sich die wenigsten Patienten automatisch entsprechend substituierend verhalten.

Diese dreigliedrige Achse besteht aus zwei Peptidhormonen, dem hypothalamischen CRH, dem hypophysären ACTH, und dem Steroid Kortisol. Diese drei Hormone bilden mehrere Rückkopplungsschleifen, um auf allen Ebenen eine optimale Produktion zu gewährleisten. Das Endprodukt Kortisol übt nahezu auf alle Organe wesentliche Effekte aus. Darum muss auch unter diesem Aspekt bei der Entstehung chronischer Erkrankungen diese Achse berücksichtigt werden. Sie steht in engem Zusammenhang mit den durch Progesteronmangel beschriebenen Effekten. Allergien, Krebs, Depressionen und Neurodermitis sind pathognomonische Symptome dieser Achsenveränderung. Die Wichtigkeit dieser Hormonachse wurde vom amerikanischen Mediziner Mason bereits 1968 belegt, indem er Stress als stärksten Reiz der HPA-Achse darstellte. Die permanente Erfordernis der Produktion von Kortisol zieht also weit reichende Erschöpfungssituationen des Gesamtorganismus nach sich, die sich dann auf die Vitalität, die Libido, das Immunsystem, das Konzentra-

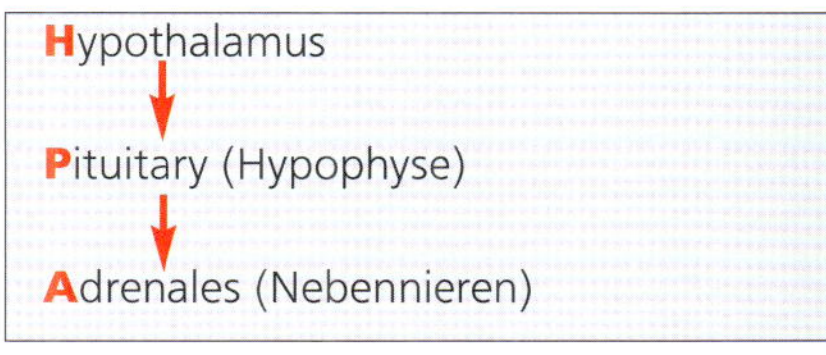

Die HPA-Achse

124) angloamerikanische Terminologie: H = Hypothalamus, P = Pituitary = Hypophyse, A = Adrenales = Nebennieren

tions- und Denkvermögen und vieles mehr auswirkt. Auch hier sind die sogenannten chronischen Erkrankungen als Symptome und nicht als wahre Ursachen zu betrachten. In Verbindung mit einer Hormonmimicbelastung (siehe Teil B, Kapitel 4.8 ff) kann diese Achse zusätzliche Veränderungen zeigen, die dann scheinbar stressunabhängig sind. Grundsätzlich kann jede dauerhafte Anpassungsleistung in einen somatischen Stress münden.

5.2.11. Immunität versus Adaptation

Immunität bedeutet im medizinischen Sinne die Unempfänglichkeit gegenüber Krankheitserregern und Giften. Unempfänglichkeit schließt eine echte Adaptation aus, da genau die Empfänglichkeit gegenüber äußeren Reizen die Voraussetzung für Anpassung darstellt. Es gibt hier also einen massiven Widerspruch in der Betrachtung von Stress. Wir verweisen an dieser Stelle auf das dritte Axiom in Teil B, Kapitel 2.6. Die Unterscheidung zwischen Dys- und Eustress, also negativem und positivem Stress, setzt das Missverständnis konsequent fort. Betrachten wir zunächst die übliche Definition von Stress nach Brockhaus:

Stress ist ein Zustand des Organismus, bei dem als Resultat einer inneren oder äußeren Bedrohung das Wohlbefinden als gefährdet wahrgenommen wird und deshalb der Organismus alle seine Kräfte konzentriert und zur Bewältigung der „Gefährdung" schützend einsetzt. Stress hat es zu allen Zeiten gegeben; er kann als Reaktion des Organismus auf Reize angesehen werden, die für seine Anpassung an veränderte Umweltbedingungen unverzichtbar ist. Der Ausdruck „Stress" dient als Sammelbegriff für eine Vielzahl unterschiedlicher Einzelphänomene, für die ein Zustand erhöhter Aktivierung des Organismus (verbunden mit einer Steigerung des emotionalen Erregungsniveaus) kennzeichnend ist. Ebenso im Brockhaus definiert, bezeichnet Stress, im neutralen Sinn, die unspezifische Anpassung des Organismus an jede Anforderung. Stress ist also schon per Definition eine Anpassungsleistung. Unabhängig von der Stressart steigt bei seinem Auftauchen immer der Bedarf an Betriebsstoffen.

Da Stress also eine Anpassungsleistung ist, die verschiedene Betriebsstoffe erfordert, und diese eng aufeinander abgestimmt, sogar miteinander verzahnt sind, kann es eine echte Immunität gar nicht geben. Sie würde sich entgegengesetzt zur notwendigen Anpassung zum Überleben verhalten. Das heißt: Durch die epigenetisch angesiedelten Proteine erfolgt eine mannigfaltige Anpassung an verschiedenste Einflüsse (siehe Teil A, Kapitel 1.5.4.). Die folgerichtigen Reaktionen des Körpers heißen unter anderem Betriebsstoffmangel, Hormonstörung, Autoimmunerkrankung, Allergie, Krebs. Die Belastung durch Umweltgifte ist dabei ein ungeheurer Faktor. Man schätzt, dass zurzeit über sieben Millionen chemische Verbindungen existieren und dass jedes Jahr mehr als 250.000 neue Stoffe hinzukommen. Über 50.000 davon befinden sich im täglichen Gebrauch, sind also in das Alltagsgeschehen eingebunden, was natürlich nicht bedeutet, dass jeder Mensch tagtäglich all diesen Schadstoffen ausgesetzt ist. Es zeigt nur, wie groß die Wahrscheinlichkeit ist, täglich mit zumindest einigen dieser Stoffe in Kontakt zu kommen.

Sowohl in Tierexperimenten als auch in der Humanmedizin hat sich längst gezeigt, dass gerade solche Umweltgifte deutliche Abweichungen im zellulären Energiestoffwechsel und in der körperlichen Immunreaktion, bis hin zu deren Blockade, hervorrufen können. Daher sind die Identifizierung und entsprechende Abbau- und Ausleitungsmaßnahmen dieser Umweltgifte von entscheidender Bedeutung für die Stoffwechsel- und immunologische Entlastung bei chronischen Erkrankungen.

Allgegenwärtige Toxine, sogenannte Umwelttoxine, sind Holzschutzmittel, Autoabgase, Pestizide, Insektizide, Herbizide, Düngemittel, chemische Rückstände und Schwermettallionen aus dem Trinkwasser, Zusatzstoffe aus der Nahrung, wie Konservierungsstoffe, Farbstoffe, Bindemittel, Aromastoffe, Geschmacksverstärker sowie Amalgamfüllungen.

Da auch über die epigenetischen Strukturen Einfluss über die Vererbung erfolgt, sind Kinder, deren Mütter bereits die entsprechenden Gifte in ihrer mitochondralen DNA verankert haben, bei realem Erstkontakt bereits im Zweit-, möglicherweise Drittkontakt, wenn schon die Großmutter betroffen war. Das heißt, dass auch die freizügige Verwendung von Allopathika durchaus erbliche Folgen haben kann. Viele Toxine binden sich an Eiweißstrukturen, also auch an Enzyme, wodurch sich deren Wirkung exponentiell im Körper ausbreitet. So hemmen Insektizide die Bildung von Acetylcholinesterase, synonym Cholinesterase genannt, welches das schnellste Enzym überhaupt ist und überwiegend im ZNS an den Synapsen der motorischen Endplatten gebraucht wird.

Dieser Mechanismus wird im Übrigen auch bei der Behandlung von Morbus-Alzheimer-Patienten angewendet, da der Mangel an Acetylcholin ein auffälliges Symptom dieser Krankheit darstellt. Cholinesterase spaltet Acetylcholin, das für Lern- und Gedächtnisvorgänge im Körper notwendig ist. Der Einsatz von Cholinesterasehemmern verzögert den Abbau des vorhandenen Acetylcholins, löst aber nicht das Problem der verminderten Syntheserate. Der kritische Rückgang der Acetylcholin-Produktion wäre die Causa, die zu untersuchen sich lohnte, statt das Zusammenspiel aller Enzyme durch die Behandlung zusätzlich zu beeinträchtigen.

In diesem Zusammenhang spielt auch das Metall Aluminium eine wichtige Rolle. Die Entstehung sogenannter Amyloidplaques, also verklumpter Eiweißablagerungen, die auch bei normaler Alterung zu verzeichnen sind, lässt sich durch die Anbindung von Toxinen gut erklären. Eine schwer wiegende Wirkung auf das Immunsystem auch bei diesen Prozessen entsteht durch die übermäßige Anwendung von Geschmacksverstärkern. Deswegen fügen wir an dieser Stelle eine Übersichtsliste ein, in der die Namen, die E-Nummern und die Wirkung bezüglich chronischer Erkrankungen zusammengefasst werden.

Acetylcholinesterase
ist das Enzym, das Acetylcholin hydrolytisch in Essigsäure (das Acetat wird nach der Spaltung rasch hydrolisiert) und Cholin spaltet.

Alternativbezeichnungen:
Cholinesterase, echte oder spezifische Cholinesterase, Acetylthiocholinesterase, Acetycholine-Hydrolase

Funktion Acetycholin:
- Innervation der Schweißdrüsen
- Transmitter der Übertragung vom ersten zum zweiten Neuron des VNS
- Beteiligung an kognitiven Prozessen im ZNS
- Vermittlung von willkürlicher Kontraktion der Skelettmuskulatur an neuromuskulärer Endplatte

Geschmacksverstärker

Tabelle B 5.07

Name	E-Nummer	Wirkung
Glutaminsäure	E 620	• allergische Reaktionen (Kopfschmerzen, Nackentaubheit, Gliederschmerzen, Herzklopfen, Übelkeit)
Natriumglutamat	E 621	• erzeugt permanentes Hungergefühl • Zusammenhang zu Mb. Alzheimer, Mb. Parkinson, Bluthochdruck, Migräne, Multiple Sklerose • neurotoxische Wirkung • hemmt Somatotropin (Hormon der Fettverbrennung)
Kaliumglutamat	E 622	• Kopfschmerzen • Nackenverspannungen
Ammoniumglutamat	E 624	• mögliche Bildung biogener Amine
Magnesiumglutamat	E 625	• kann krankheitsauslösend wirken • Kopfschmerzen, Nackentaubheit, Gliederschmerzen, Übelkeit
Guanylat	E 626	• allergische Reaktionen • Tierversuch: Veränderungen von Gehirn und Leber, vermehrte Harnsäurebildung • Auslösung akuter Schübe bei Harnsäureerkrankungen
Natriumguanylat	E 627	• allergische Reaktionen • wirkt gichtbegünstigend
Kaliumguanylat	E 628	• Hyperurikämie
Calciumguanylat	E 629	• mögliche weitere Probleme bei schon vorliegenden Harnsäureerkrankungen
Inosinat	E 630	• wirkt gichtbegünstigend
Natriuminosinat	E 631	• allergische Reaktionen • Hyperurikämie
Kaliuminosinat	E 632	• allergische Reaktionen • Hyperurikämie
Calciuminosinat	E 633	• wirkt gichtbegünstigend

Wir sehen hier verschiedene Effekte auf Enzyme des menschlichen Körpers, die als Symptom beispielsweise eine Allergie verursachen können. Abhängig von den individuellen Voraussetzungen tritt dieser Effekt spürbar ein oder nicht. Trotzdem führt allein die Reduktion solcher Stoffe bei jeder chronischen Erkrankung zu einer Entlastung. Andere Schlagworte sind oxidativer und nitrosativer Stress, die auch unter dem Begriff des prooxidativen Stresses zusammengefasst werden. Grundsätzlich sind diese Vorgänge physiologische Adaptationsmaßnahmen des Körpers, die jedoch durch übermäßigen Toxinreiz und gleichzeitig unzureichende Biosynthese für körpereigene Gegenmaßnahmen eskalieren und dann für die Ursache gehalten werden. So kann das Redoxsystem der Zelle durch die Erhaltung des Thiolpools über schwefelhaltige Aminosäuren ebenso positiv beeinflusst werden wie durch eine ausreichende Menge an Antioxidantien. Fassen wir die verschiedenen Betrachtungen über das Immunsystem zusammen, so erschließt sich der kausale Zusammenhang all dieser beschriebenen Phänomene und mündet in der Erkenntnis:

Wir haben Möglichkeiten der Einflussnahme auf chronische Erkrankungen, und grundsätzlich ist jede chronische Erkrankung reversibel.

Die Zelle als immunkompetentes Organ

Für einen vollständigen Überblick über die Zelle verweisen die Autoren auf Teil A, Kapitel 1 und Teil B, Kapitel 3.1. Das vorliegende Kapitel fasst die Daten nur komprimiert zusammen, um einen Überblick für das Verstehen der Funktion der Zelle im Immunsystem zu ermöglichen. Um die Zelle als immunkompetentes Organ zu erfassen, erinnern wir uns an die Definition des Redoxpotenzials, das in Millivolt an der Zellmembran gemessen wird. Hierbei werden die Abgabe eines Sauerstoffmoleküls als Oxidation und die Aufnahme eines Sauerstoffmoleküls als Reduktion beschrieben. Für eine exaktere Definition vergleichen Sie bitte Teil A, Kapitel 3.2.1. Die bestehende Faustregel lautet: ***Je komplexer ein Organismus entwickelt ist, desto reduzierter muss er sein.***

In der Anwendung bedeutet dies, dass der Körper ein Vielfaches an Antioxidantien zur Verfügung haben muss, um gesund zu bleiben oder zu gesunden. Die im Rahmen dieser Vorgänge entstehenden reaktiven Sauerstoffspezies (ROS) und reaktiven Nitrogenspezies (RNS) können lebenswichtige Moleküle schädigen und unter bestimmten Bedingungen sogar zur Apoptose führen. Bis die Extremantwort, nämlich die Apoptose oder die Transformation der Zelle, auf prooxidativen Stress erfolgt, können viele pathophysiologische Zustände auftreten, die vom Zelltyp, dem extrazellulären Milieu und anderen Gegenregulationen abhängen. Letztlich werden sie alle, ob kurz- oder langfristig, durch den Thiolmangel als Sensor in Gang gesetzt. Dieser Mangel wiederum wird durch die zu starke Produktion von ROS und RNS ausgelöst.

Erneut zeigt sich, wie eine physiologische Reaktion, sobald sie nicht konsequent in den Synthesewegen verstanden ist, zu vielen Erkrankungen führen kann, die dann eigentlich nur Symptome derselben Ursache darstellen. Die große Gemeinsamkeit, also der kleinste gemeinsame Nenner, aller chronischen Erkrankungen heißt letztendlich Mitochondropathie, die in vielfältigen Co-Morbiditäten ihren klinischen Ausdruck finden kann.

Neben dem Sauerstoff spielt aber auch Stickoxid eine wesentliche Rolle in der Immunkompetenz der Zelle. Als Neurotransmitter ist NO bekannt. Es wirkt entspannend und wird im Wesentlichen aus L-Arginin gebildet. Da es elektrisch ungeladen ist, kann es frei zwischen den Zellen diffundieren und dabei die Zellmembranen durchqueren. Gerade wegen dieser Eigenschaften ist NO besonders wichtig und nicht, wie man lange annahm, als Botenstoff ungeeignet. In der ersten Abwehrlinie gegen eindringende Keime nimmt es zusammen mit der unspezifischen Abwehrantwort des Körpers eine wesentliche Rolle ein. Dabei werden die FeS- und Fe-haltigen Enzyme der mitochondralen Atmungskomplexe gehemmt, und es kommt unter anderem zu unkontrollierten Entzündungsprozessen. Im Zusammenhang mit Wirbelsäuleninstabilitäten spricht man auch von aseptischen Entzündungen. Interessanterweise wird bei nitrosativem Stress auch die Synthese des neuronalen und endothelialen NO gehemmt. Die Blockade der Mitochondrien führt zu einem Energiemangel und letztendlich zur Bildung des hochtoxischen

Peroxinitrits (siehe Teil A, Kapitel 3.1.). Letzteres wiederum ist zusätzlich neurotoxisch, da es sich bevorzugt in den Axonen anlagert.

Der physiologische Hemmer des Peroxinitrits ist das Vitamin B_{12}, das bei einer chronischen Situation nur mangelhaft vorhanden ist, wenn nicht entsprechend substituiert wird. Weitere Folgen sind pathologische Fettsäurensynthese, Störungen im Aminstoffwechsel, Hemmung der Fettsäurenoxidation und des Zitronensäurezyklus. Über das chronische Energiedefizit entstehen vermehrt gastrointestinale Encephalomyopathien, Laktatazidosen, die Mutationsrate im mitochondralen Genom und auch in der DNA des Zellkerns steigt an.

Unter dieser Perspektive sind auch Veränderungen beispielsweise des Pankreas, Allergien, Krebs und CFS immer auf eine Mitochondropathie zurückzuführen. Was sich unterscheidet, sind lediglich das Ausmaß des Mangelzustandes und damit der Schweregrad der Erkrankung, die wiederum eigentlich nur ein Symptom darstellt. Neben der archaischen Immunabwehr gibt es also die humorale und die spezifische Immunabwehr.

Diese wird über die Zytokine geregelt, die in Teil B, Kapitel 5.2.4. und in Teil A, Kapitel 4.2.2. beschrieben sind. In der Zelle liegen also enorme Potenziale für die Regulation aller Körpervorgänge. Leider werden diese durch Toxine und auch Pharmaka so nachhaltig verändert, dass sich aus den Hilfsmaßnahmen, aufgrund verschiedener Missverständnisse, erneute Pathologien bilden und damit die gefürchtete Chronizifierung erst entstehen kann.

5.2.12. Autoimmunerkrankung versus Barrierestörung

Bereits Paul Ehrlich schloss die Möglichkeit einer Autoimmunerkrankung kategorisch aus, indem er 1905 in seiner Infektionslehre den Grundsatz formulierte, dass ein Organismus sich niemals selbst angreift. Die Definition einer Autoimmunerkrankung in der Medizin ist ein Überbegriff für Erkrankungen, deren Ursache in einem Überschießen des Immunsystems auf körpereigenes Gewebe besteht. Es bedeutet, dass der Körper zwischen eigenen und fremden Zellen nicht mehr unterscheidet und Antikörper bildet. Obwohl spezielle Antikörper nachweisbar sind, stellt sich die Frage, wie es zu diesem Phänomen ihrer Bildung kommt und wie sich das mit der Prämisse einer folgerichtigen Reaktion verträgt.

Eine Autoimmunreaktion im herkömmlichen Sinne würde ausschließen, dass Zellen, die gegen den eigenen Körper antreten, bereits im Thymus vernichtet werden. Diese Funktion des Thymus ist aber bekannt. Der Erklärungsnotstand geht sogar so weit, dass man von Folgendem ausgeht: Wenn ein dem Thymus unbekanntes Protein in den Körper gelangt, kann sich eine T-Zelle anbinden und dadurch möglicherweise Schaden anrichten. Untersuchen wir, welche Teile der Theorie sich bestätigen lassen. Die epigenetischen Proteine sorgen für eine Anpassung und damit für eine neue Synergie in der Zelle. Es geht also nicht um einen einzelnen Stoff, ein einzelnes Toxin, sondern es geht um die Veränderung eines komplexen Kommunikationssystems, das über das endoplasmatische Reticulum und die mRNA permanent angepasst wird. Zusätzlich gibt es den sogenannten Zellswitch, der entscheidend ist für die Bildung von TH 1-Zellen und Zytokin 1 sowie TH 2-Zellen und Zytokin 2 (siehe Teil A, Kapitel 4.4.). Das heißt: ***Auf einen Reiz hin erfolgt eine Reaktion.*** Wie der Mensch registriert jede einzelne Zelle Tausende von Reizen aus ihrer Umgebung. Nach einer Analyse dieser Daten wählt die Zelle angemessene Verhaltensreaktionen, um ihr Überleben zu sichern. Damit kann die Zelle aus Erfahrung lernen und diese als zelluläre Erinnerung speichern und sogar an ihre Nachkommen weitergeben. Bei Ansteckung mit einem Virus entwickelt die zunächst unreife Immunzelle einen schützenden Protein-Antikörper gegen ihn. Dazu bildet sie ein neues Gen, das anschließend als Vorlage dazu dient, das Antikörper-Protein zu bilden.

Bereits 50 Jahre vor Darwin ging Lamarck[125] statt von einem unsinnigen Überlebenskampf von einer instruktiven, kooperativen Interaktion zwischen Organismen und ihrer Umgebung aus, um zu überleben und sich ständig an eine dynamische Welt anzupassen und damit das Überleben zu sichern. Was damals noch eine Hypothese war, wird durch die heutige Zellbiologie bewiesen. Früher dachte man, dass die DNA das Gehirn der Zelle ist. Allerdings kann eine Zelle auch nach einer Enukleation noch immer kommunizieren und einen Stoffwechsel haben; was sie aber nicht mehr kann, ist, Proteine herzustellen, und dies führt zu ihrem Untergang. Der Zellkern wirkt also wie eine Keimdrüse – auch hier wieder eine ausgeklügelte Symbiose.

Betrachtet man die Wirkung von Antibiotika, so unterscheiden sie nicht zwischen den erforderlichen und den schädlichen Bakterien. Die Funktion des Darmes wird also gleich mit beeinträchtigt. Dabei ignorieren wir die sinnreichen Mechanismen innerhalb physiologischer Stoffwechselreaktionen und die Auswirkungen, wenn wir dort störend eingreifen. Auch ein Immunsuppressivum richtet sich keinesfalls ausschließlich auf die vermeintliche Autoimmunerkrankung, sondern gegen das gesamte Immunsystem. Es wird geschwächt, und damit wird seine Anpassungsfähigkeit dauerhaft, möglicherweise bis in weitere Generationen hinein, reduziert.

Heute muss man unterstellen, dass es kaum noch Menschen mit vollständig intakter mitochondraler DNA gibt, denn seit Generationen werden diese Strukturen geschwächt und über die mütterliche mitochondrale DNA vererbt. Davon ausgehend, dass Toxine an die Proteine gebunden werden und diese sich dadurch verändern, würde dieser Vorgang zu einer erhöhten Entzündungsbereitschaft oder gar zu systemimmanenten Entzündungsreizen führen. Die Entzündung wäre dann die folgerichtige Antwort auf den Toxinreiz, der jedoch auch wieder neutralisiert werden muss.

Das erfolgt unter anderem über Betriebsstoffe, natürlich auch Mineralien und Spurenelemente. Werden diese durch zu viel Reiz im Verhältnis zum

125) **Lamarck, Jean Baptiste de:** Begründer der Evolutionstheorie über die Vererbung erworbener Eigenschaften

Nachschub des Betriebsstoffes verschlissen, führt der Körper zwar seine Entzündungsantwort fort, aber er schafft den neutralisierenden Rückweg aus der Entzündung immer weniger. Auf diese Weise entzünden sich immer weitere Körperstrukturen, die Symptome nehmen zu, und die Bildung von Antikörpern gegen diesen Zustand wird irrigerweise als Autoimmunreaktion interpretiert. In Wirklichkeit handelt es sich um eine Immunreaktion, die möglicherweise durch eine zu große Belastung der äußeren Barrieren eskaliert. Allerdings ist dieser Vorgang reversibel, sofern man rechtzeitig geeignete Maßnahmen ergreift und nicht weiterhin die Störung verstärkt. Leider entspricht die Vorstellung von der Reversibilität chronischer Erkrankungen nicht der gültigen medizinischen Übereinstimmung. Man geht bei chronischen Erkrankungen eben von einem nicht reversiblen Prozess aus, der ständig weiter fortschreitet.

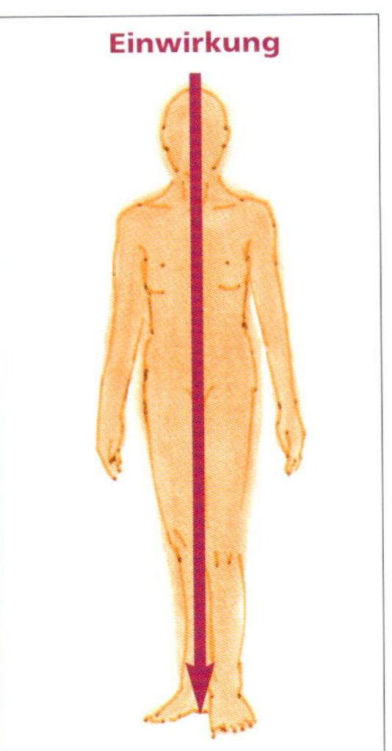

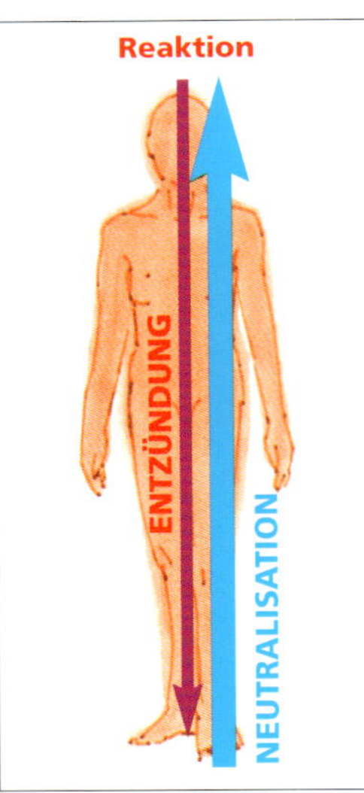

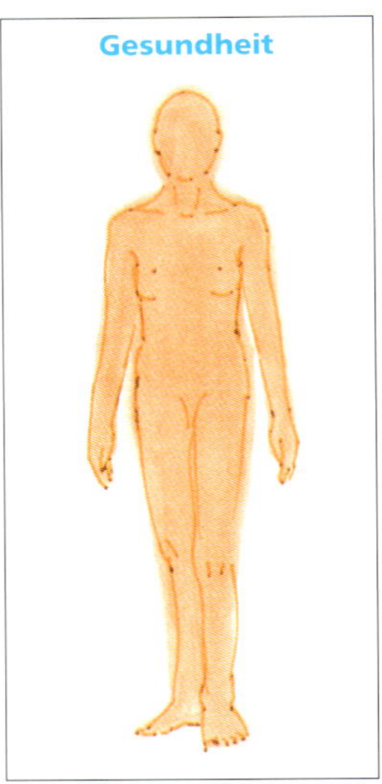

Abb. B 5.10
Entstehung von Krankheiten als Folge von Entzündungen
Bei gleichem Reiz nimmt die Neutralisationsfähigkeit durch Mangel an Betriebsstoffen ab. Je ausgeprägter der Mangel, desto größer wirkt subjektiv der selbe Reiz.

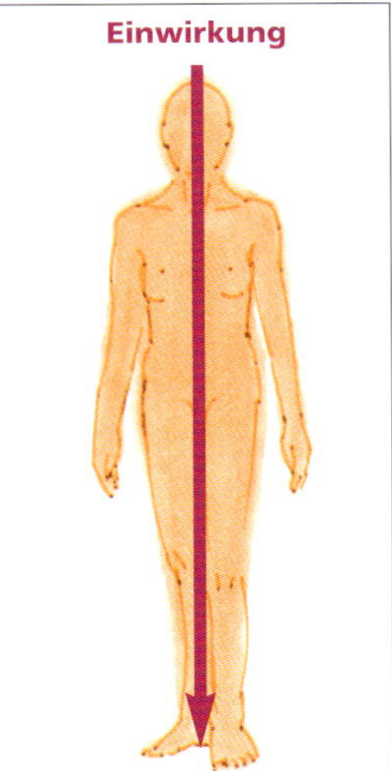

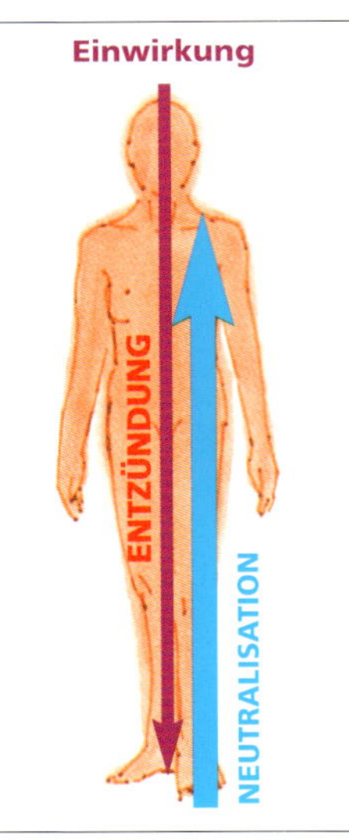

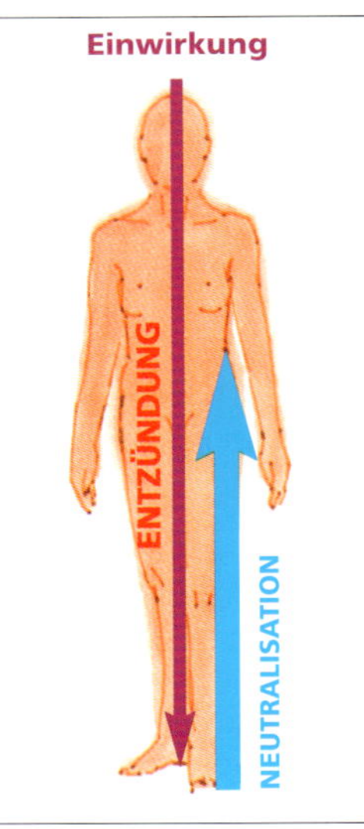

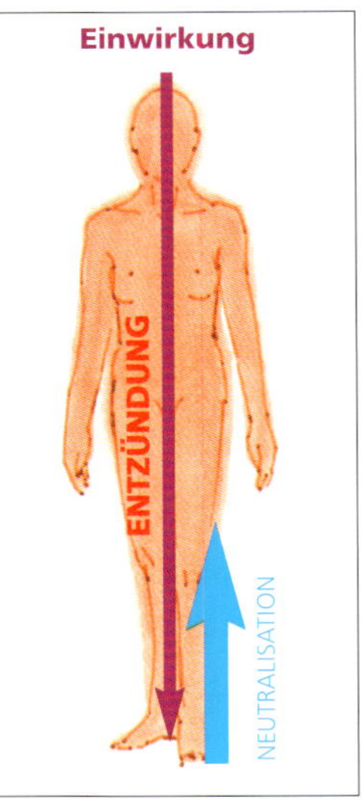

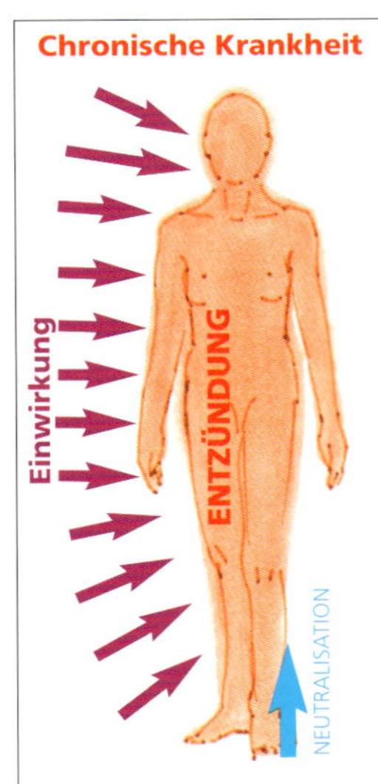

Da im Köper alle Zellen im Verbund zusammenarbeiten, entsteht aus dieser Zusammenarbeit eine Gesetzmäßigkeit, vergleichbar dem Motto der Musketiere: ***Einer für alle und alle für einen.*** Es kann keine Lösung sein, Einzelphänomene zu untersuchen, ohne sie wieder in den Gesamtzusammenhang zu integrieren, also sie unter synergistischen Gesichtspunkten einzuordnen. Zusammengefasst stellen sich chronische und auch sogenannte Autoimmunerkrankungen als Anpassung an äußere Reize dar, die, da sie mit einem Mangelzustand verbunden sind, permanent fortschreiten. Die dabei entstehenden Entzündungen sind die folgerichtigen Antworten auf toxische Reize oder Keime. Damit verbunden ist, je nach Ausprägung des Mangels und der genetischen Veranlagungen, möglicherweise eine Barrierestörung, die dann zum eigentlichen Krankheitsbild wird. Betrachten wir dies am Beispiel des Morbus Crohn.

Dem Gastroenterologen Dr. Stefan Schreiber zufolge sind die Entzündungen, die permanent im Darm auftreten, lediglich das Ergebnis eines verzweifelten Versuches des Körpers, den Übertritt der schädlichen Einflüsse in den Blutkreislauf zu verhindern. Er bezeichnet das herkömmliche Modell der Autoimmunerkrankungen im Darm als schlichtweg falsch und spricht von einer Barrierestörung. Das ist mit Sicherheit folgerichtig gedacht. Allerdings denkt er an einen entsprechenden Gendefekt in der Zell-DNA, nach dem er gemeinsam mit anderen Forschern sucht.

An dieser Stelle widersprechen die Autoren und rücken die epigenetischen Anpassungsprozesse in den Vordergrund. Ihre Beeinflussung durch die Kombination bioenergetischer Stimulationsverfahren, vernünftiger Substitution von Betriebsstoffen und weitgehender Reduktion vermeidbarer toxischer Einflüsse oder Neutralisation und Ausleitung unvermeidbarer Toxine stellt einen viel versprechenden Ansatz in kausaler Diagnostik und Therapie dar.

5.2.13. Trigger im Immunsystem

Um einen Überblick über die vielfältigen Einflüsse zu bekommen, die sich als Trigger auswirken können, fassen wird diese in diesem Kapitel prägnant zusammen. Generell kommen Umweltreize mit allen positiven und negativen Anteilen als mögliche Trigger in Betracht. Zusätzliche Irritationen bieten zahnärztliche Materialien und ungesunde Lebensweise, wie zu wenig Bewegung oder unausgewogene Ernährung.

Eine andere dauerhafte Störung des Immunsystems der Zelle entsteht über die langfristige Einnahme von Antibiotika, Aromatasehemmern und Immunsuppressiva in der Basismedikation von sogenannten Autoimmunerkrankungen wie Rheumatoidarthritis, Fibromyalgie, Multiple Sklerose, Krebs und anderen. Wie in Teil B, Kapitel 4.7. bereits dargestellt, ist der Zustand des VNS ein Basiselement für die Entstehung und den Verlauf chronischer Erkrankungen. Auch emotionaler Stress wirkt sich biochemisch aus, indem der Hypothalamus vermehrt schwefelhaltige Aminosäuren und Mineralien fordert, was dann über die Ernährung häufig nicht ausreichend nachgeliefert werden kann. Der individuelle Unterschied und die Tatsache, ob eine Erkrankung entsteht oder nicht, hängen auch von der sozialen Prägung, dem Krankheitsgewinn und der genetischen Voraussetzung ab. All diese Faktoren kann man beeinflussen, oder besser: Der Patient kann sie beeinflussen, wenn er versteht, dass jeder Zustand prinzipiell reversibel ist. Dabei ist das Prinzip der Eigenregulation von unschätzbarem Wert.

An dieser Stelle verweisen die Autoren auf die zweite Funktionsdynamik, die durch Blockaden einzelner oder mehrerer Fulcra diese Eigenregulation so weit einschränken kann, dass tatsächlich der Eindruck einer chronischen Erkrankung vermittelt wird. Das betrifft häufig die Anfangsphasen der Erkrankungen, bei denen zwar schon das Symptom vorhanden ist, aber alle medizinischen Parameter noch unauffällig sind, oder aber die Erkrankung permanent fortzuschreiten scheint, obwohl messbare Verbesserungen durch die Behandlung eintreten. Bei allen Versuchen, Lösungen zu erzielen, ist man leider bis heute relativ unkritisch bezüglich des Preises, den der Patient bezahlt. Man fordert ihn sogar auf, zwischen den Folgen der eigentlichen Erkrankung und starken, möglicherweise toxischen Nebenwirkungen zu wählen. Allein die Wirkung dieser Verbaltoxine ist vernichtend und sollte unter humanen Aspekten überdacht werden. Letztendlich zählt auch im medizinischen Handeln die Tatsache, dass es nicht die Absicht ist, die zählt, sondern die Wirkung. Wir verweisen an dieser Stelle auf die wichtigste Paracelsus Regel: Primare non nocere (Zuallererst füge keinen Schaden zu)!.

Da bis heute niemand beanspruchen kann, das Allheilmittel oder gar die Mega-Kausa zu kennen, sollte sich der verantwortliche Therapeut ständig vergegenwärtigen, dass sich Krankheit und damit auch Gesundheit auf verschiedenen Ebenen abspielt, die durch unterschiedliche Maßnahmen, die eben auch auf unterschiedlichen Ebenen erfolgen müssen, behandelt wird. Deswegen sollte man in der kausalen Diagnostik und Behandlung immer versuchen zu erfassen, ob es eher eine energetische, eine chemische, eine mechanische oder eine geistige Blockade ist, die den Erfolg trotz richtiger Behandlung ausbleiben lässt.

5.2.14. Vernetzung durch Kommunikation – Zellkommunikation als Voraussetzung für ein intaktes Immunsystem

Wie schon in Teil A, Kapitel 4. ff dargestellt, beruht das Zusammenspiel aller Strukturen innerhalb des Körpers auf den Prinzipien von Übereinstimmung, Zugehörigkeit und Kommunikation. Übereinstimmung ist vergesellschaftet mit dem Begriff der Identität, also der völligen Deckung einer Person oder Sache mit dem, was sie ist oder als was sie bezeichnet wird. Die Zugehörigkeit von Zellen erklärt sich also auch durch den gemeinsamen Lebensstil aller Zellen; demnach ist sie von individuellen Verhaltensmustern bestimmt und untrennbar mit der Kommunikation verbunden. Diese Information wird, beginnend mit der ersten Zellteilung, von Zelle zu Zelle weitergegeben.

Beispiele dafür sind die Blutgruppenmerkmale und das Human Leucocyte Antigen System (HLA-System). Der HLA-Komplex ist ein komplexes autosomal-codominant erbliches System, das über den Haupthistokompatibilitätskomplex (MHC) auf fast jeder Gewebszelle vorkommt. In der Praxis wird der Nachweis vor allem auf Blutlymphozyten zur Diagnostik genutzt. Ein bekanntes Beispiel ist das HLA-B27-Antigen, das hochgradig mit dem Auftreten des Morbus Bechterew assoziiert ist. Diese Kennzeichnung der Zellen mittels der Oberflächenantigene ist entscheidend von membranassoziierten Glykoproteinen anhängig, also von der Fähigkeit zur Kommunikation von Zelle zu Zelle.

Die ***Übereinstimmung*** selbst liegt in der Zellmembran, die hierfür erforderlichen biochemischen Grundstoffe sind Proteine, was wir bereits in mehrfacher Hinsicht auch bezüglich verschiedener Transmitterstoffe dargelegt haben. Die ***Gemeinsamkeit*** der Zellmembranen und der Transmitterstoffe liegt in der allgegenwärtigen Präsenz der Proteine als Grundbausteine für die verschiedenen Wege der ***Körperkommunikation***. Eine besondere Rolle spielen die sogenannten Glykoproteine, die im Wesentlichen eine Antennenfunktion übernehmen.

Da sie für den reibungslosen Ablauf des Körpers pro Sekunde präzise abgestimmt und durchgeführt werden müssen, ist eine extrem gute Kommunikation erforderlich, bei der die acht essentiellen Glykonährstoffe eine wichtige Rolle spielen. Diese sind: Fukose, Mannose, N-Acetylglukosamin, N-Acetylgalaktosamin, N-Azetylneuraminsäure, Xylose, Galaktose und Glukose. Nur die beiden letzten kommen üblicherweise in unserer Ernährung vor. Da die Glykonährstoffe essentiell sind, können sie nicht selbst gebildet, sondern müssen zugeführt werden. ***Leben ist in seiner Qualität davon abhängig***, dass Information ***präzise empfangen, verarbeitet, weitergegeben und beantwortet werden kann***. Alle Zellen lebender Organismen sind auf eine intakte Kommunikation angewiesen.

Die Antennenfunktion der Glykonährstoffe ist in nahezu alle Stoffwechselvorgänge eingebunden. Sind sie mit Proteinen verbunden, nennt man sie Glykoproteine, verbinden sie sich mit Fetten, heißen sie Glykolipide. Die Autoren weisen explizit darauf hin, dass es unabdingbar ist, sich vertiefend mit weiterer Literatur zu diesem Thema zu beschäftigen. Obwohl Glykonährstoffe weder Vitamine noch Mineralien, Hormone, Phytostoffe oder Ähnliches sind, ragen sie als Spezialempfänger, bestehend aus Zuckermolekülen, aus der Zelloberfläche heraus. Auch hier gilt das bekannte Schlüssel-Schloss-Prinzip, das für die Signalvermittlung unerlässlich ist.

Die immense Kommunikationsleistung kann nach Ansicht der Biophysik nur durch ein kohärentes elektromagnetisches Feld geordnet werden. An dieser Stelle greifen die biophysikalischen und biochemischen Ordnungsprinzipien ineinander über (Glykoantennen, Neurotransmitter und Hormone). In diesem Gesamtzusammenspiel übernimmt die mRNA, ebenso enzymatisch gesteuert, durch die Abschrift (Transkriptase) eines Teilabschnitts der DNA eine kommunikative Rolle.

Ihre komplexe Verbindung zum endoplasmatischen Retikulum (ER) erschließt sich durch das raue ER. Durch dieses werden Enzyme aktiviert oder gehemmt, die Genexpression wird reguliert und sogar die Kontraktion von Muskelfasern beeinflusst. Die grundsätzlich wichtigen Funktionen des rauen ER liegen in der Produktion von Membranen und der Synthese von Proteinen. Auf der Membranoberfläche des ER sitzen Ribosome, die wiederum Komplexe aus Proteinen und Ribonukleinsäuren

(RNA) sind. Die an ihnen, entsprechend der Information der Zellkern-DNA, hergestellten Proteine werden wiederum durch die mRNA vermittelt.

Im Gegensatz dazu sind die Enzyme des glatten ER von großer Bedeutung für die Synthese von Phospholipiden, Fettsäuren und Steroiden. Zusätzlich spielt das glatte ER eine wichtige Rolle bei der Einlagerung von Calcium. Im Innenraum ist die Calciumionenkonzentration etwa 10.000-mal größer als im Zellplasma, also im Außenraum. Über die regulierte Freisetzung von Calcium aus dem glatten ER ergibt sich eine wesentliche Schlüsselrolle der intrazellulären Signalgebung. All diese aufwendigen Vorgänge mit ihren Verzahnungen, ferner alle mehr oder weniger stabilen Einstellungen und die mit ihnen verbundenen, typischerweise auftretenden Verhaltensweisen der Zellen, damit also die aus ihnen bestehenden Systeme, sind Grundlage und Voraussetzung für das gemeinsame Ziel des vielzelligen Organismus, nämlich die Adaptation. Für das Immunsystem bedeutet es, dass erst die reibungslose Kommunikation aller Strukturen untereinander bis in die kleinste Untereinheit der Zelle hinein das Überleben unter möglichst vielen verschiedenen Bedingungen ermöglicht (siehe auch Teil A, Kapitel 1.5.4.).

5.2.15. Steuerungssysteme und vernetzende Systeme – der vernetzte Körper

Beobachtet man die Verbindungen der Steuerungssysteme und die der vernetzenden Systeme, so ist es völlig klar, dass auch diese Einteilungen nur Vehikel dafür sind, sich den komplexen Zusammenhängen eines lebenden Organismus im Verständnis zu nähern. ***Da alle Systeme miteinander vernetzt*** sind und ihr jeweiliger ***kleinster gemeinsamer Nenner*** in der Zelle liegt, ist es vollkommen logisch, dass bestimmte Mechanismen sich durch alle Bereiche wie ein roter Faden hindurchziehen. Das bedeutet aber auch, dass die ausschließliche Behandlung einzelner Schwachpunkte nicht ausreichend sein kann.

In der klinischen Anwendung entsteht daraus das Erfordernis, primär immer die Gegebenheiten der Zelle zu berücksichtigen und im Gefolge dann sekundär, falls erforderlich, auch für symptomatische Linderung zu sorgen. Linderung bedeutet in der Regel nicht, den Beschwerdezustand abzustellen, sondern entweder ein für den Patienten erträgliches Maß zu finden oder irreparable Schäden zu vermeiden helfen. Als Beispiel wählen wir einen Patienten, der sowohl eine chronische Erkrankung als auch eine offensichtliche Lymphstörung hat. In diesem Fall wäre die reine Lymphentlastung als Behandlungsmaßnahme über einen langen Zeitraum zwar ungenügend, aber erforderlich. Ein anderes Beispiel ist die umstrittene Anwendung von Basenpulvern bei Übersäuerung.

Die Bezeichnung Übersäuerung oder latente Azidose wird in der Naturheilkunde anders gehandhabt als in der Schulmedizin, wo sie bis heute in ihrer Existenz im Blutgasstatus nicht erfasst wird. Die naturheilkundlich weit verbreitete Idee einer Übersäuerung des Extrazellularraumes als Ursache für die Entstehung aller Erkrankungen erscheint zumindest überprüfenswert. Unbestritten existiert eine Koinzidenz bei der Entstehung chronischer Erkrankungen. Leider gibt es bis heute keine wissenschaftlich relevante reproduzierbare Methode, eine chronische oder latente Azidose nachzuweisen.

Daher genügt bisher das Erkennen der Symptome der Übersäuerung als Grundlage zur Behandlung. Da aber die Symptome der naturheilkundlich beschriebenen Azidose mit denen eines Thiolmangels übereinstimmen, muss man erkennen, dass Basenpulver symptomatisch durchaus Abhilfe schaffen können, aber keine kausale Behandlung darstellen, insbesondere unter der Berücksichtigung aller bekannten Daten über die Zellkommunikation.

Anders formuliert bedeutet dies, dass eine gut eingestellte Zelle diese Unterstützung nicht mehr braucht, denn sie reguliert von alleine sehr viel besser. Bis also der Thiolpool und auch die Mineralstoffmengen in ausreichendem Maße vorhanden sind, kann ein Basenpulver durchaus eine sinnvolle Begleitmaßnahme sein, aber sicher keine primär kausale. Lässt man sich auf die Grundlage natürlich ökonomischer Vernetzungsprinzipien gedanklich erst einmal ein, dann ergeben sich permanent neue und logische Zusammenhänge, die sich teilweise schon in der praktischen Anwendung bewähren und sich auch in den Messergebnissen energetischer Kontrollen bestätigen.

Die Gesamtheit von Steuerungssystemen, Lymph- und Immunsystem zeigt, dass ursprünglich der gesamte Mensch völlig vernetzt in sich und mit seiner Umgebung ist. Im Sinne kausaler Diagnostik ist diese Sicht also im Hintergrund nützlich, aber im Sinne der Praktikabilität der Anwendung erscheint uns die Unterscheidung in verschiedene Hauptaufgabengebiete hilfreicher.

5.2.16. Zusammenfassung

Der Begriff des Immunsystems ist, verglichen mit den anderen einzelnen Körpersystemen, ein Kunstbegriff, denn es kommt letztlich als eigenes System nicht vor. Vielmehr entsteht erst durch die Zusammenarbeit zahlreicher verschiedener Systeme das, was man in der Medizin als Immunsystem tituliert. Konsequent zu Ende gedacht bedeutet es die Zusammenführung ***aller*** Körpersysteme, die über das sogenannte Immunsystem miteinander vernetzt sind. Diese Vernetzung sorgt für ein reibungsloses Zusammenspiel aller beteiligten Körperstrukturen bis hin in die kleinste Zelleinheit. Dabei geht es darum, einerseits möglichst genau die Synergismen zu erfassen und andererseits das Prinzip von Agonismus-Antagonismus einzubeziehen.

Dieser scheinbare Widerspruch lässt sich leicht auflösen. Für den medizinischen Notfall ist es lebensnotwendig, die Agonismus-Antagonismus-Prinzipien genau zu kennen und zu nutzen. Anders ist dies bei chronischen Erkrankungen: Hier führt das reine Prinzip von Hemmen oder Anregen nur zu einer weiteren Verschlechterung des Gesamtzustandes. Dies ist folgerichtig abzuleiten aus den Kenntnissen über Zellsymbiose, mitochondrale DNA, Switchmechanismen der Thymuszellen und ihren Zytokinen, prooxidativen Stress, bestehend aus nitrosativem und oxidativem Stress. Eine andere wesentliche Rolle übernimmt das endoplasmatische Reticulum zusammen mit der Messenger-RNA und anderen Kommunikationsprinzipien der Epigenetik (siehe auch Teil A, Kapitel 1.7.).

Gerade die große Stärke, die in der Adaptation liegt, macht andere Maßnahmen erforderlich, die genau jene Kommunikatoren unterstützen, die der Körper ohnehin zur Verfügung hat und konsequent nutzt. Immunerkrankungen entstehen in der Regel nicht, wenn alle Steuerungssysteme genügend Betriebsstoffe zur Verfügung haben, um die jeweiligen Biosynthesewege lückenlos und ungestört zu ermöglichen. Allerdings ist die Vermeidung aller Umweltreize keineswegs eine geeignete Reaktion in dem Bemühen um mehr Gesundheit. Vielmehr muss sowohl dem Patienten als auch dem Therapeuten diese großartige Adaptationsfähigkeit, diese permanente interne und externe Kommunikation mit der Umwelt ins Bewusstsein rücken und die Aufmerksamkeit auf ein geeignetes Verhalten in der erforderlichen orthomolekularen Substitution liegen.

Diese ist sowohl Möglichkeit als auch Herausforderung im Umgang mit dem eigenen Körper und seinen Erfordernissen. Erschwerend wirkt sich hier die Tatsache aus, dass nahezu alle kausalen Beschreibungen immunbedingter Erkrankungen in Wahrheit genaue Symptombeschreibungen sind. Während sich die Behandlung auf die Symptome konzentriert, schreitet die Pathologie der chronischen Erkrankung auf Grundlage der primären Kausa weiter voran und wird als Fortschreiten der Erkrankung oder als Co-Erkrankung dargestellt.

Weil bekannte Daten nicht konsequent zusammengefügt werden, bleiben die Patienten in ihrer Erkrankung quasi stecken. Die vernetzende Qualität des Immunsystems ist hier Fluch und Segen zugleich, weil sie Therapeuten wie Patienten permanent herausfordert. Allerdings lassen die neueren wissenschaftlichen Erkenntnisse durchaus die Integration alter Daten zu, die aber im Gesamtzusammenhang in neuem Licht erscheinen. Um der immensen Datenflut gewachsen zu bleiben, lohnt es sich unter kausal-diagnostischen Gesichtspunkten, immer nach dem kleinsten gemeinsamen Nenner zu suchen oder auch nach dem Anfang der Erkrankung, im Sinne eines Auslösers. Damit rückt eine genaue Anamnese in den Mittelpunkt des Geschehens zu Ungunsten fest beschriebener Symptomansammlungen, die ohnehin für eine kausale Behandlung von fraglichem Nutzen sind.

5.3. Die neuroendokrine Immunachse

Obwohl die komplette Vernetzung des Körpers bekannt ist, wird immer noch überwiegend nach Fachgebieten getrennt geforscht. Das führt zwangsläufig dazu, dass bestimmte Aspekte nicht untersucht werden oder keine Chance haben, aufzufallen.

Glücklicherweise ist in den vergangenen Jahren die fachübergreifende Forschung verstärkt in den Vordergrund gerückt und liefert Daten, die erstaunliche neue Zusammenhänge präsentieren und „alte" Daten in ein neues Licht rücken. Allerdings befinden sich diese Wissenschaftsdisziplinen mehr oder weniger im Stadium der Grundlagenforschung. Aus den Wortzusammensetzungen lassen sich die jeweiligen Fachgebiete ablesen, die gemeinsam forschen.

Während die Psychoneuroendokrinologie die wechselseitigen Zusammenhänge zwischen Verhalten und Erleben einerseits und endokrinen und neurologischen Funktionen andererseits untersucht, werden in der Psychoneuroimmunologie die Zusammenhänge von Psyche, Nervensystem und Immunsystem beleuchtet. Die Neuroendokrinologie beschäftigt sich mit den Zusammenhängen zwischen Hormon- und Nervensystem.[126]

Auch wenn vornehmlich nach Therapiemöglichkeiten für Erkrankungen wie beispielsweise Schizophrenie, Schlafstörungen, Multiple Sklerose, Morbus Parkinson, Autoimmunerkrankungen, Rheuma und andere endokrine Störungen gesucht wird, sind die Einzeldaten hochinteressant und unterstreichen den Aspekt der Vernetzung von der Steuerung bis hin zur Zelle und wieder zurück.

Für die kausale Diagnostik ist es hilfreich, diese Loops (Schleifen) zumindest in den Grundzügen zu kennen.

5.3.1. Loops und ihre Wirkung

Weder das Endokrinum noch das Gehirn und Nervensystem, das Immunsystem oder ihre Signalmoleküle können getrennt voneinander betrachtet werden. Streng genommen gehört auch das Vegetative Nervensystem dazu, das sich nicht nur die entscheidenden Transmitterstoffe und Signalmoleküle, sondern auch zentrale Schaltstellen mit dem ZNS und dem Endokrinum teilt. Es muss weiterhin als Basissystem betrachtet werden, auf dessen Flexibilität und Anpassungsfähigkeit bei gleichzeitigem Erhalt der vitalen Grundfunktionen der gesamte Körper angewiesen ist. Eine dauerhafte Störung in diesem Bereich ist die Grundvoraussetzung für die Entstehung einer Erkrankung (siehe Teil B, Kapitel 4.7.7)

---

126) Siehe auch die entsprechenden Webseiten des Max-Planck-Instituts für Psychiatrie

Die Signalmoleküle, namentlich Hormone, Neurotransmitter und Zytokine (siehe Tabellen B 4.14, 4.17, 4.18 und Teil A, Kapitel 4.2.2.), sind der Pool, auf den Endokrinum, ZNS/VNS und Immunsystem zugreifen. Gleichzeitig wirkt auch der Pool selbst mittels seiner Signalmoleküle in die Systeme hinein. So kann die Ausschüttung eines Zytokins maßgeblich die Produktion eines Hormons beeinflussen und umgekehrt. Sinnvollerweise sollte aber zu dem genannten Pool auch das Angebot der jeweiligen Grundbausteine (die Aminosäuren), essentielle Zucker (Signale an der Zellmembran) und Enzyme hinzugenommen werden. Fehlen diese, ist es schwer, die entsprechenden Endprodukte folgerichtig zu bilden.

5.3.2. Vor- und Endstufen in der Welt der Signalmoleküle

Herkömmlich werden die Synthesewege von Signalmolekülen nach hierarchischen Prinzipien gelehrt. Erstaunlicherweise durchbricht der Körper diese Hierarchien immer wieder. Auf diese Weise kann es vorkommen, dass End- und Vorstufen scheinbar unabhängig voneinander auftreten. Eine glaubwürdige Erklärung dafür liegt in der Tatsache, dass der Körper unter allen Umständen auf Funktionieren ausgerichtet ist und in vielfacher Weise dieses Ziel erreicht. Erst wenn alle Möglichkeiten der Kompensation[127] ausgeschöpft sind, kommt es zu dem, was die Fachwelt als chronische Erkrankung bezeichnet.

Ein Beispiel: Das Endprodukt kommt vor, ohne dass die Vorstufe ausreichend vorhanden ist. So können erschöpfte Patienten einen Mangel an Noradrenalin zeigen bei gleichzeitig normalem Adrenalinspiegel. Adrenalin wird aber aus Noradrenalin gebildet, wie kann das also sein? Dieses Phänomen lässt sich nur durch die außerordentliche Redundanz der im Körper permanent ablaufenden biochemischen Kaskaden erklären.

Das Besondere an diesem komplexen Geschehen ist, dass die jeweiligen für das System spezifischen Signalmoleküle permanent Auswirkungen auf die anderen haben. Verstärkend kommt hinzu, dass Zellen auch die Signalmoleküle der jeweils anderen Systeme produzieren können und müssen. Zytokine wirken also nicht nur im Immunsystem, sondern auch im Gehirn und Nervensystem, und Hormone wirken nicht nur im Endokrinum, sondern auch im Gehirn und Nervensystem sowie im Immunsystem. Hormone können die Immunaktivität hemmen oder anregen. Interessanterweise kann dasselbe Hormon beides tun. Für die Antikörperproduktion wirken Östrogene steigernd, gleichzeitig sind sie mit reduzierter Zellanzahl und mit der Zellaktivität natürlicher Killerzellen assoziiert.[128]

Auch die Regulation der HPA-Achse ist nicht nur von den jeweiligen bekannten Hormonen abhängig, sondern auch von der Regulation durch Zytokine. Namentlich bekannt sind bisher IL-6, IL-1-1ß, IL-2, TNF-α und IFN-γ. Ein anderes Beispiel sind die Leukozyten, die sowohl Rezeptoren für Östrogene als auch Testosteron bilden, was wiederum die Wirkung beider Hormone auf Immunzellen nahelegt.

---

127) Ausgleich, lat. compensare: ausgleichen, ersetzen 128) Tanriverdi et al. 2003

5.3.3. Aus der Praxis

In der Tat finden sich in den Laboruntersuchungen zum neuroendokrinen Stressprofil immer wieder Konstellationen, in denen ein Endprodukt nicht ausreichend vorkommt, ohne dass es einen Mangel an der Vorstufe gibt. Ein Beispiel hierfür ist der Adrenalinmangel bei ausreichend vorhandenem Noradrenalin, beide sind bei Stressreaktionen im Spiel. Was fehlt also, dass Adrenalin ausreichend gebildet wird? Ist die Erklärung des Mehrbedarfs in der Situation des Dauerstress wirklich ausreichend?

Bei nahezu allen mit Stress in Verbindung stehenden Erkrankungen kann ein Noradrenalinüberschuss festgestellt werden. Damit wäre es doch berechtigt zu erwarten, dass der Mehrbedarf an Adrenalin durch Synthese gebildet werden kann. Tatsächlich findet sich jedoch parallel meistens ein Serotoninmangel. Hier können wir lernen, dass Stressreaktionen immer als Zusammenspiel von Gehirn und Nervensystem, VNS, Endokrinum und Immunsystem erfolgen. Allerdings bestätigt sich auch die Faustregel: Wenn die Endstufe (in diesem Fall Adrenalin) nicht vollständig produziert wird, geht die Vorstufe (in diesem Fall Noradrenalin) messbar nach oben. Je länger Belastungen andauern, desto mehr kann das Gleichgewicht in diesen Systemen durcheinandergeraten. Gestörtes Gleichgewicht kann sich durch verschiedene Kausalketten und Symptome ausdrücken. Der Körper erreicht den scheinbar gleichen Zustand, präsentiert jedoch verschiedene Laborergebnisse.

Dabei steuert Noradrenalin zusammen mit CRH[129] interaktiv sowohl die Reaktionskette der Steuerungshormone als auch die der Neurotransmitter, um sich jeweils anzupassen. Die Ausschüttung von CRH erfolgt in einem zirkadianen Rhythmus durch Impulse des limbischen Systems und die negative Rückkopplung[130] der Glukokortikoide[131]. Ferner wird die endogene Kortisonausschüttung durch die Zytokine IL-1ß und TNF[132] mitgestaltet. All diese Prozesse sind mit dem Vorhanden- oder Nichtvorhandensein von Noradrenalin untrennbar verbunden.

Sowohl ein Überschuss als auch ein Mangel an Noradrenalin, der in der Regel erst im weiteren Verlauf der Erkrankung auftritt, sind auf vielfältige Weise folgenreich. Die Autoren verweisen zur Vertiefung dieses Themas auf die vorhandene Fachliteratur.

---

129) Corticotropin-Releasing Hormone; wird im Hypothalamus produziert

130) Feedback-Mechanismus in einem Regelkreis zur Begrenzung der Wirkung eines Impulses

131) Hormone der Nebennierenrinde

132) Tumornekrosefaktor

5.3.4. Synthese und Aufgaben von Noradrenalin[133]

Noradrenalin wird aus den Aminosäuren Tyrosin und Phenylalanin unter Mitwirkung von Vitamin C, Vitamin B6, Magnesium, Kupfer und Folsäure über seine Vorstufe Dopamin gebildet und kann in Adrenalin umgewandelt werden. Sowohl Noradrenalin als auch Adrenalin und Dopamin gehören in die Gruppe der Katecholamine[134]. (Siehe Tabellen B 4.17 und B 4.18)

Abb. B 5.11
Aus Aminosäuren, Vitaminen und Mineralien wird Noradrenalin synthetisiert.

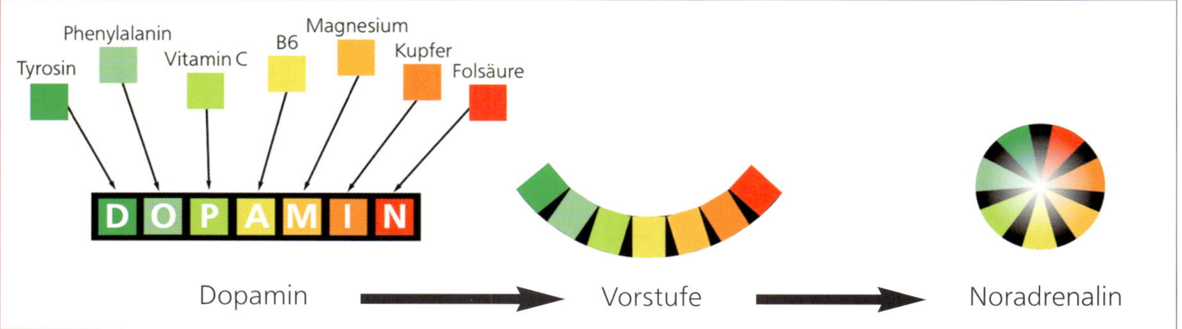

Als Neurotransmitter beeinflusst es Blutdruck, Atmung, Stoffwechsel und Entzündungen; es bindet an die Rezeptoren in dem vom Sympathikus beeinflussten Gewebe. Es wirkt auf Aufmerksamkeit, Wachheit, Konzentration, Motorik und den Appetit, um nur einen Teil seiner Vielseitigkeit darzustellen.

Abb. B 5.12
Noradrenalin besticht durch die Vielfältigkeit seiner Wirkung.

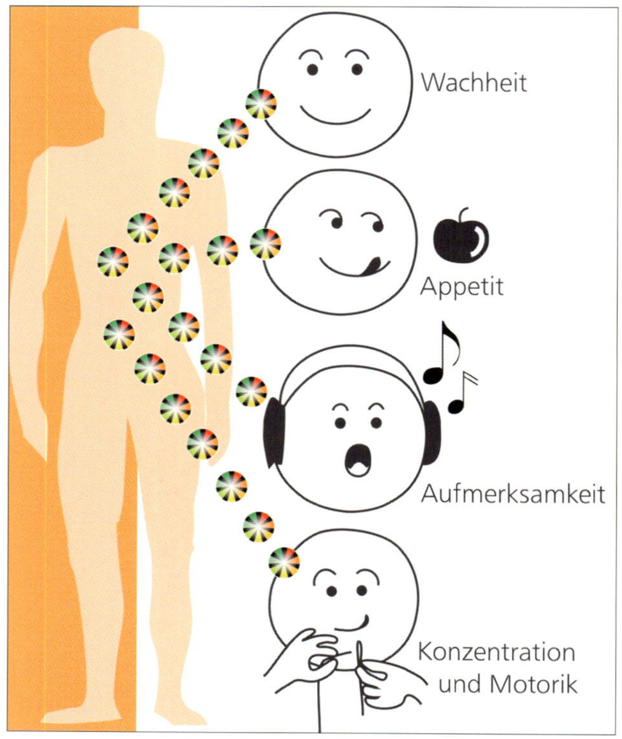

133) Synonym: Norepinephrin

134) Bezeichnet die Gruppe der biogenen Amine Noradrenalin, Adrenalin, Dopamin und deren Derivate

Noradrenalin wird nicht nur durch Nervenzellen ausgeschüttet, sondern kann deaktiviert werden, indem es von diesen wieder aufgenommen wird. Zusätzliche Abbauwege sind seine Umwandlung in Adrenalin oder Vanillinmandelsäure[135]. Angesichts dieser Komplexität stellt sich erneut die Frage, ob es einen übergeordneten steuernden Mechanismus dieses Geschehens gibt. Die Autoren sind der Meinung, dass ein solcher Mechanismus nur aus elektromagnetischen Feldern bestehen kann.

Abb. B 5.13
Verschiedene Wege regulieren die Ausschüttung von Noradrenalin.

5.3.5. Die zwei Aspekte des Immunsystems

Wir unterscheiden in der Entwicklung des Immunsystems zwei große Aspekte:

a) die Immunkompetenz, also die Fähigkeit, Krankheitserreger und veränderte Körperzellen zu erkennen, und

b) die Immunkontrolle, also die Fähigkeit, die eigene Aktivität zu vermindern, um die Bekämpfung körpereigenen Gewebes zu reduzieren.

Beide ändern sich in den verschiedenen Lebensphasen. So ist es zulässig zu sagen, dass anhaltender Stress nicht nur die Zellmembran nachhaltig schwächt, sondern mit den damit verbundenen Transmitter-Loops auch immense Auswirkungen auf das Gehirn und das Nervensystem, das Endokrinum, das VNS und das Immunsystem hat.

Frei formuliert könnte man sich das Immunsystem wie ein großes Organ vorstellen mit verschiedensten Rezeptoren, die grundsätzlich immer in der Lage sind, auf äußere und innere Einflüsse passgenau zu reagieren. Hemmnisse für den Therapieerfolg oder kausale Zusammenhänge chronischer Erkrankungen sind in diesem Achsengefüge gut darstellbar. Umgekehrt gilt dies natürlich auch für die Steuerungsstrukturen.

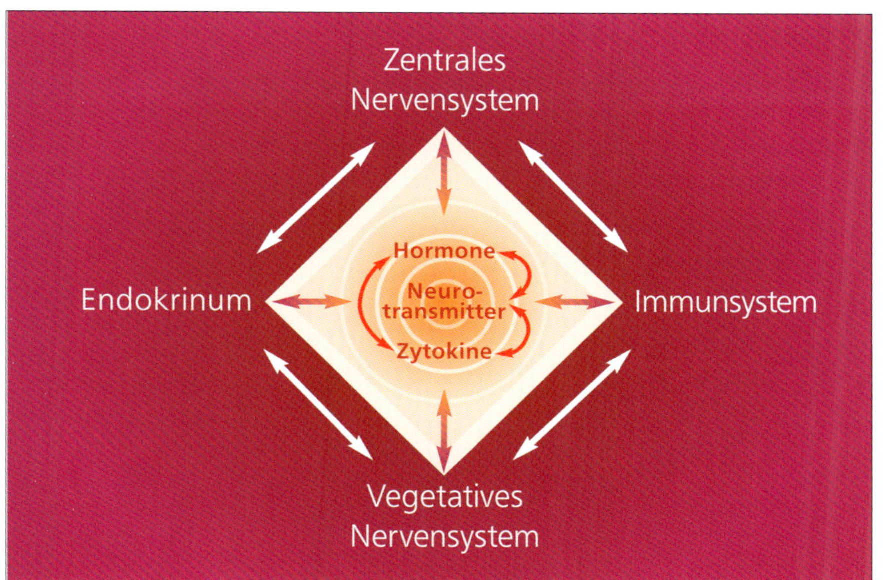

Abb. B 5.14
Meisterleistung für Adaptation und Modulation.
Permanent greifen vier wesentliche Systeme auf denselben Pool bestehend aus Signalmolekülen zu, aber auch der Pool selbst wirkt auf alle Systeme.

135) Inaktiver Metabolit aus dem Abbau von Noradrenalin und Adrenalin, der über die Niere ausgeschieden wird

5.3.6. Die Fähigkeit der Modulation und Adaptation

Adaptation, abgeleitet vom lateinischen adaptare, bedeutet Anpassung. Der Begriff beschreibt die Fähigkeit des Körpers, sich unter allen Umständen mit den zur Verfügung stehenden Ressourcen anzupassen. Das kann unter Umständen auch bedeuten, dass ein Preis in Form einer Erkrankung dafür bezahlt wird.

Modulation, aus dem lateinischen modulatio, bedeutet Takt, Rhythmus, Maß. Damit wird die Fähigkeit des Körpers beschrieben, den eigenen Rhythmus immer wieder zu finden. Bei einer Modulationsstörung ist diese Fähigkeit eingeschränkt und damit auch die Fähigkeit, ein Gleichgewicht in gesunder Weise dynamisch auszubalancieren.

Eine Ursache dafür ist das Prinzip der Konditionierung, also eines Reiz-Reaktions-Musters. Bei einer immunologischen Konditionierung bleibt der Körper nicht nur aus dem Takt, sondern kann unter Umständen in unheilvollen Mustern hängen bleiben. So wird ein Körper, der schon einmal Krebs entwickelt hat, das wahrscheinlich eher wieder tun, weil die dazu erforderliche Konditionierung der immunologischen Kaskade bereits länger „genutzt" und damit „geübt" wurde als bei einem Körper, der es noch nicht getan hat. Ein anderes Beispiel: Personen, die schon einmal Stress- oder Erschöpfungssyndrome entwickelt haben, werden eher wieder in dieses Verhalten zurückfallen, weil der Organismus unter Umständen in physiologischen Stressschleifen „hängen" bleibt.

Gefragt sind hier Maßnahmen, die die ursprünglichen Rhythmen physiologischer Abläufe stimulieren helfen. Substantiell muss dabei das Zusammenspiel von Neurotransmittern und Hormonen beachtet werden, die in ihrer Wirkung so ineinander verwoben sind, dass ein modulierender Reiz immer eine ganze Kette aktiviert oder reguliert, anders als die Einzelgabe eines Wirkstoffes das erzeugen könnte.

Beide Begriffe, Adaptation und Modulation, beschreiben Fähigkeiten, die aus dem System Körper nicht wegzudenken sind und deren optimales Funktionieren die Voraussetzung für Gesundheit darstellt. Beide Fähigkeiten sind evolutionär entscheidend für das Überleben.

Angesichts der Komplexität dieses Geschehens scheint es fast unmöglich, hier therapeutisch gezielt und ursächlich vorzugehen.

Wie wir in Teil B, Kapitel 4 bereits dargelegt haben, erscheint uns die Unterstützung der Kohärenz durch energetische Maßnahmen als übergreifend und wirksam.

5.3.7. Immunologische Konditionierung

Der Begriff der klassischen Konditionierung ist als assoziativer Lernprozess bezüglich zeitlicher oder kausaler Zusammenhängen zwischen äußeren und inneren Reizen definiert. Dabei kann es sich um einen Umweltkontext ebenso handeln wie um einen einzigartigen Geschmack oder Geruch, der mit bestimmten spezifischen Reaktionen gekoppelt ist (Beispiel Allergie).

Erste anekdotische Berichte zu diesem Thema stammen aus dem 19. Jahrhundert. So existiert ein Bericht aus dem Jahre 1886, der beschreibt, wie eine gegen Rosen allergische Dame allein beim Anblick einer künstlichen Rose einen Asthmaanfall erlitt.[136]

Bisher findet der Begriff der Konditionierung überwiegend in der Psychologie seine Anwendung. Allerdings existieren viele Hinweise darauf, dass es auch in physischen Systemen solche Phänomene gibt. Ein Ergebnis der fachübergreifenden Grundlagenforschung ist, dass der Begriff der immunologischen (nicht nur geistigen) Konditionierung nicht nur eine Idee, sondern naheliegend und passend ist. Ein Immunsystem gewöhnt sich an bestimmte Abläufe und wiederholt diese, sofern die äußeren oder inneren Bedingungen zutreffen. Hier ist sicher auch ein wesentlicher Aspekt des Prinzips des Rezidivs zu finden. Wir verweisen hier auch auf die Wirkung chronobiologischer Prinzipien, die sich ähnlich auswirken können. Im Tierversuch ist der wissenschaftliche Beweis dieser Phänomene bereits gelungen, im Humanbereich steckt er noch in den Anfängen. Dennoch ist die Arbeit am Menschen mit diesen Kenntnissen vielversprechend und erfolgreich.

Wir erweitern diese Betrachtung um den Aspekt neuronaler Netze. Neuronale Netze werden immer dann im Körper gebildet, wenn komplexe Prozesse schnell und sicher ablaufen können sollen. Auch hier ist von einer Art systemimmanenter Konditionierung auszugehen. Um optimal funktionieren zu können, bedarf das feine Zusammenspiel zwischen ZNS, VNS, Endokrinum und Immunsystem solcher vernetzter Hintergrundmechanismen. Wie wir im vorigen Kapitel gesehen haben, sind auch die entsprechenden Transmitter viel mehr als nur ein kleiner Teil der Maschinerie: Das sind sie zwar auch, aber gleichzeitig sind sie die Maschinerie auf physischer Ebene selbst und bestimmen sie.

Kehren wir zurück zur Konditionierung. Seitdem es Pawlow[137] im Jahre 1918 gelang, die Zusammenhänge zwischen Reizen und ihren physiologischen Auswirkungen darzustellen, wird mit diesem Begriff operiert, und er wird weiter erforscht. Die Erkenntnisse belegen, dass aus einem neutralen Stimulus jederzeit ein spezifischer werden kann, nämlich dann, wenn eine biologisch signifikante Reaktion mit ihm gekoppelt wird.

Ein Beispiel: Ein junger Mann saugte so lange vor einem spielenden Blasorchester eine Zitrone aus, bis den Instrumentalisten nur noch gluckernde und schmatzende Geräusche gelangen. Bereits der Anblick der Zitrone löste den vermehrten Speichelfluss aus.[138]

---

136) MacKenzie

137) Iwan Petrowitsch Pawlow, russischer Physiologe

138) Angermeier, (1992, 231)

Über dieses und ähnliche Beispiele kann der Eindruck entstehen, dass eine Konditionierung unausweichlich wirkt und vor allem unveränderlich erhalten bleibt. Glücklicherweise ist das nicht der Fall. Jede Konditionierung kann geändert werden. Dazu ist allerdings eine komplexe neuronale Reorganisation erforderlich.[139]

Immunologische Konditionierungen sicher zu durchbrechen kann nur gelingen, wenn die Veränderung des Lebensstils, der Ernährung, der Nahrungsergänzung und der Modulation der entsprechenden Regelkreise erfolgt und die Veränderungen lange genug durchgehalten werden. Dies entspricht den Prinzipien einer neuen, günstigeren Konditionierung. Gleichzeitig ist eine energetische Neuorganisation erforderlich und wirksam.

Die Fähigkeit, zwischen Reizen zu differenzieren, ist dabei sehr hilfreich. Selbst habituelle[140] Mechanismen können so durchbrochen werden. Um eine Veränderung des Verhaltens zu erreichen, braucht es Bewusstsein und Konsequenz. Zusammengefasst sind also für die Änderung eines immunologischen Verhaltens folgende Faktoren notwendig: energetische Ordnung durch biophysikalische Therapieformen, bewusster Umgang mit Belastungen und die Verwendung von adaptogen und modulierend wirkendenden Substanzen, um dadurch eine konsequente neuro-endokrino-immunologische Reorganisation zu ermöglichen. Durch biophysikalische Messverfahren werden diese Zusammenhänge eindrucksvoll dargestellt.

139) Literatur von Gerald Hüther

140) gewohnheitsmäßige

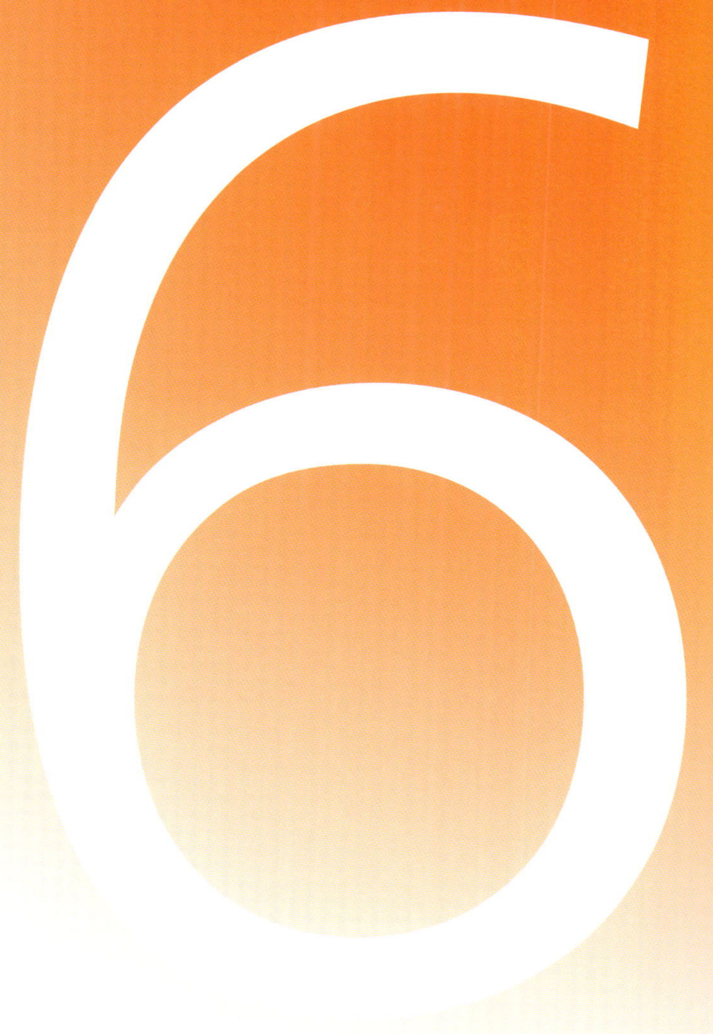

6. Mechanik der Körpersysteme

Das Bewegungssystem – ein Indikatorsystem?

Mit dem Begriff Mechanik verbindet man in der Medizin normalerweise das Bewegungssystem. Allerdings beansprucht es nicht alleinig die Notwendigkeit mechanischer Verbindungen für sich. Zusätzlich spielen für die funktionelle Betrachtung auch die Aufhängungen und Verbindungen der inneren Organe nebst ihren Funktionen eine wichtige Rolle. Zugleich ist die ausreichende Versorgung mit Betriebsstoffen von entscheidender Bedeutung für den reibungslosen Ablauf mechanischer Prozesse. Wenn also nicht genügend Betriebsstoff vorhanden ist, können Schmerzzustände auftreten, die keinesfalls primär im Bewegungssystem an sich liegen, sondern in der Mangelsituation des Gesamtorganismus.

Das Bewegungssystem übernimmt damit fast ausschließlich die Rolle eines Indikatorsystems. Verstärkt wird dieser Eindruck dadurch, dass nur mit einer funktionierenden Steuerungsfunktion durch Neurotransmitter und Hormone die Muskulatur einwandfrei arbeiten kann. Auf diesem Wege wirken sich Irritationen durch Umwelttoxine indirekt aus und werden nicht so schnell mit den vorhandenen Symptomen in Zusammenhang gebracht wie bei einer Immunerkrankung. Die Komplexität dieses Geschehens vervollständigt sich, wenn die Vorgänge an der Zellmembran, dem endoplasmatischen Reticulum und der mRNA beigeordnet werden (siehe Teil A, Kapitel 1.5.4.). Das heißt: Wie alle anderen Systeme, ist die Mechanik des Körpersystems, da sie auch aus Zellen besteht, von deren Kommunikationsfähigkeit abhängig.

Abb. B 6.01
Skelett von dorsal – 200 Knochen bilden das Skelett

6.1. Grundlagen

Alle Strukturen des Bewegungssystems stammen aus dem Mesoderm, das durch den Einstrom von Ektodermzellen über den Primitivstreifen entsteht. Beidseits des Neuralrohres entwickelt sich aus dem paraaxialen Mesoderm die Muskulatur. Sehr viel weiter lateral bildet sich die Herzplatte, aus der sich dann später die Herzmuskulatur entwickelt (siehe Teil B, Kapitel 2 und Kapitel 5.2.2.). Im Embryonalstadium wird durch die Wanderung des Herzens an der Notochorda entlang über zwei verschiedene Reize bereits eine Differenzierung der Zellen in unterschiedliche Strukturen eingeleitet. Einerseits entstehen durch die Kompression von Zellen mittels des Herzschlages Knorpelzellen, aus denen sich später Knochen bildet, andererseits bilden sich im gleichen Vorgang durch eine Dehnung der Zellen Membranen, aus denen sich später die Muskeln entwickeln.

Dabei bilden sich aus dem paraaxialen Mesoderm Somiten, also Urwirbel, die sich beidseits des Neuralrohres befinden und sich dann weiter zu den Myotomen, der späteren Skelettmuskulatur, entwickeln. Weiterhin differenzieren sie sich fort zu Dermatomen, also zur Dermis, und zu

Sklerotomen, dem Achsenskelett. Aus den Myotomen bildet sich über verschiedene Stadien die Skelettmuskulatur aus. Genetisch macht man dafür mehrere Gene auf dem Chromosom 11 verantwortlich, die in die Familie der Myogenic Regulatory Factors (MRF) gehören und die Transskription von muskelspezifischen Genen aktivieren. In der Umgebung der Organe, beispielsweise aus dem Verdauungstrakt und den Blutgefäßen, bildet sich die glatte Muskulatur, indem muskelspezifische Gene in die entsprechenden Myoblasten induziert werden.

6.1.1. Knochen und Gelenke

Das Knochengerüst des Menschen besteht aus mehr als 200 Knochen, die zusammen bis zu 20 Prozent des Körpergewichtes ausmachen. Sie bilden einerseits schützende Umhüllungen für vitale Organe, andererseits sind sie dadurch, dass Muskeln, Sehnen und Bänder an sie angeheftet sind, auch als Hebel wirksam. Gleichzeitig bilden mindestens zwei Knochen ein Gelenk (Articulatio). Man unterscheidet echte Gelenke, auch Diarthrosen oder Juncturae synoviales genannt, die mit einem Flüssigkeitsspalt versehen sind, und unechte Gelenke, sogenannte Synarthrosen, die diesen Flüssigkeitsspalt nicht haben.

Synarthrosen – unechte Gelenke

Die Synarthrosen, auch Fugen genannt, unterscheiden sich je nach den Zwischenmaterialien und werden nach diesen benannt. Daher heißen sie, wenn sie über knorpelige Verbindungen entstehen, Juncturae oder Articulationes cartilaginae, Articulationes fibrosae (Fasergelenke), wenn sie eine bindegewebige Verbindungsschicht haben, oder Synostosen (Juncturae osseae), wenn das Zwischenmaterial knöchern ist.

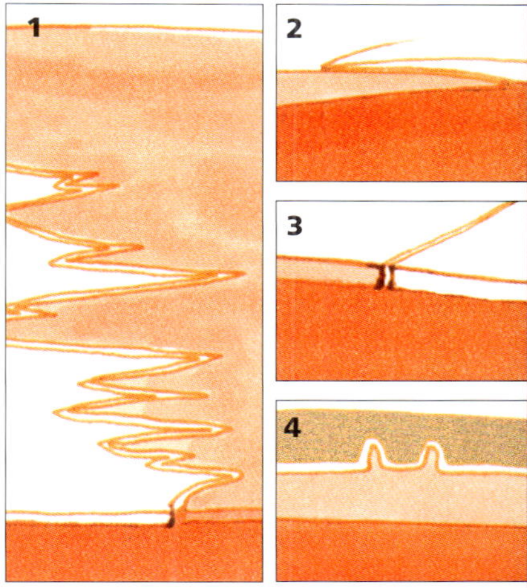

Abb. B 6.02
Prinzipien des mechanischen Aufbaus von Suturen
1 Sutura serrata
2 Sutura squamosa
3 Sutura plana
4 Schindylesis

Als Synchondrosen bezeichnet man die knorpeligen Synarthrosen am Sternum, der Synchondrosis manubriosternalis oder den Epiphysenfugen.

Zusätzlich unterscheidet man die Knorpelart, nämlich hyalin, durchsichtig, wie bei der Synchondrosis manubriosternalis, und faserig, wie bei der Verbindung zweier Wirbelkörper, der Symphysis intervertebralis oder der Symphysis pubica, der Verbindung zwischen den Schambeinästen. Von einer Syndesmose spricht man, wenn das Gelenk bandhaft (ligamentär) entsteht, zum Beispiel zwischen Ulna und Radius.

Gelenkige Verbindungen der Schädelknochen nennt man Suturen (Nähte). Die Suturen werden durch kurze kollagene Fasern verbunden und je nach der Form, die sie zusammen bilden, unterschieden. Liegen die Knochen direkt aneinander an, wie zum Beispiel an der Sutura zygomaticomaxillaris; nennt man sie Sutura plana; bei einer Überlappung spricht man von einer Sutura squamosa, wie bei der Sutura temporoparietalis; sind die Suturen verzahnt, so betitelt man sie als Sutura serrata.

Eine besondere suturale Qualität findet sich in der sogenannten Schindylesis (Einspaltung), bei der die Knochenplatte eines Knochens in die Rinne seines Gelenkpartners eingesetzt ist. Ein typisches Beispiel hierfür ist das Os ethmoidale mit seiner Verbindung zum Os maxillaris über die Lamina perpendicularis. Andere Synarthrosen sind die als Gomphosis (Einzapfung) bezeichneten Zahnfächer, in die die Zähne eingekeilt sind.

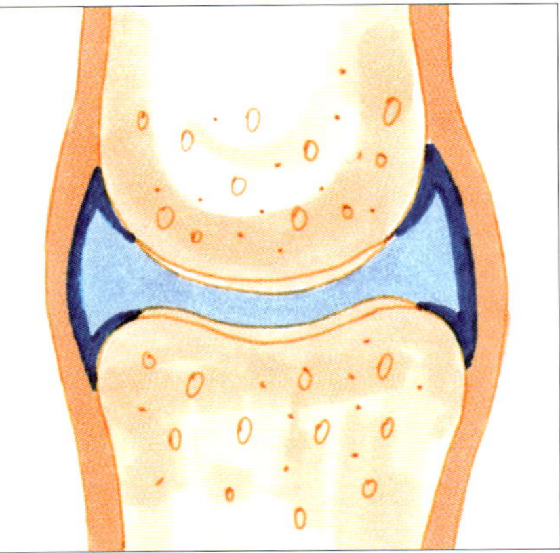

Abb. B 6.03
Gelenk im prinzipiellen Aufbau – auch hier spielt die versorgende und puffernde Funktion von Flüssigkeit (Synovia, Gelenkschmiere) eine besondere Rolle.

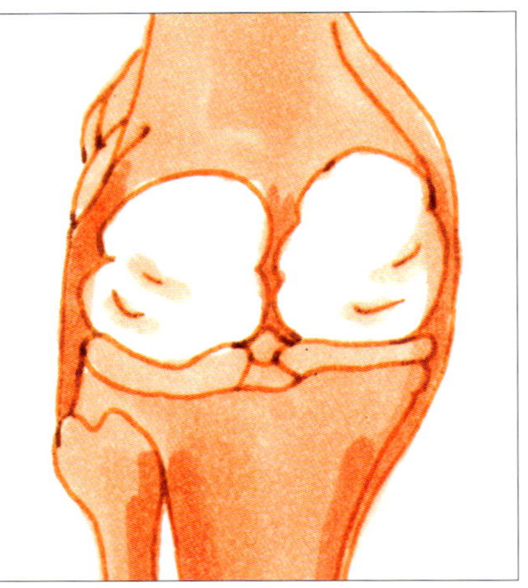

Abb. B 6.04 Die Schleimbeutel quellen im Verletzungsfall auf, wie ein Airbag, und behindern dann extrem die Bewegung, um eine Heilung des Traumas zu gewährleisten.

Dieses Gelenk heißt auch Articulatio dentoalveolaris. Dabei stecken die Zähne wie Nägel in den Alveolen und werden nur durch das Desmodontium, die Wurzelhaut, getrennt.

Physiologischerweise finden wir eine Synostose, Junctura ossea, also eine verknöcherte Zwischenschicht in einem Gelenk, als Linea transversa des Os sacrum oder bei den Epiphysenfugen nach Abschluss des Wachstums vor.

Eine Besonderheit ist das Fasergelenk (Articulatio fibrosa), dessen Zwischenmaterial aus straffem Bindegewebe besteht. Synonym bezeichnet man diese Gelenke auch als Synchondrosen, also Bandfugen. Wir finden diese bindegewebigen Gelenkstrukturen bei der Syndesmosis radioulnaris, die durch die Membrana interossea antebrachii gehalten wird. Andere Beispiele sind die Malleolengabel, die Syndesmosis tibiofibularis distalis, am oberen Sprunggelenk, oder auch die ligamentären Verbindungen der Wirbelsäule.

Sie sind nicht zu verwechseln mit den sogenannten Pseudarthrosen, also bindegewebigen Scheingelenken, die entstehen, wenn nach einer Fraktur der Knochen unvollständig oder gar nicht konsolidiert wird. Solche Pseudarthrosen sind in der Regel problematisch und schmerzhaft. Manche jedoch können durch Muskulatur gefestigt werden. Bei der Ausbildung von Ninjakriegern beispielsweise wurde eine Pseudarthrose der Claviculae absichtlich herbeigeführt, damit der Krieger auch durch kleinste Spalten hindurchschlüpfen konnte. Diese nach westlicher Norm barbarische Methode zeigt ein weiteres Mal die phänomenalen Adaptationsfähigkeiten des menschlichen Körpers.

Diarthrosen – echte Gelenke

Diarthrosen, Juncuturae synoviales, haben immer einen bestimmten Aufbau. Sie bestehen aus der Cavitas articularis (Gelenkspalt), der Capsula articularis (Gelenkkapsel), dem Cartilago articularis (Gelenkknorpel) und der Synovia (Gelenkschmiere). Der Gelenkspalt verschafft dem Gelenk immer einen ausgeprägten Bewegungsspielraum. Im Gelenkspalt selbst befinden sich sowohl der Gelenkknorpel, bestehend aus hyalinem Knorpel, als auch die Synovia. Während der Knorpel schützend die knöcherne Struktur der Gelenkpartner überzieht, da das Knochengewebe auf Reibung sehr sensibel reagiert, versorgt die Synovia den Knorpel mit Nährstoffen und bildet gleichzeitig ein Gleitmedium.

Die Synovia wird aus der inneren Schicht der Gelenkkapsel synthetisiert. Durch die Gelenkkapsel wird das Gelenk ringsherum umschlossen. Wie das Periost verfügt sie über zwei Schichten, die außen liegende Membrana fibrosa, die mit ihren sehr straffen kollagenen Fasern in das Periost übergeht, und die innen liegende Membrana synovialis, die aus elastischem bis lockerem Bindegewebe besteht. Zusätzlich ist sie reich versorgt mit Gefäßen und Nerven. In dieser Schicht wird nicht nur die Gelenkschmiere gebildet, sondern mit ihren in den Gefäßraum vorspringenden Falten und Zotten (Plicae et Villii synoviales) erzeugt sie eine Oberflächenvergrößerung dieser Membran.

Zusätzliche Hilfseinrichtungen für die Stabilität und Mobilität des Gelenkes sind die Disci oder Menisci articulares, die Inkongruenzen ausgleichen und bei der Druckverteilung unterstützen. Die Bursae synoviales, Schleimbeutel, liegen zwischen den Gelenken und den sie umgebenden Muskeln und Sehnen. Sie dienen einerseits der Verbesserung der Gleitfähigkeit, andererseits als Pumpe für die Zirkulation der Synovia. Für eine verbesserte Umfassung des Gelenkkopfes von der Gelenkpfanne sorgt die faserknorpelige Gelenklippe (Labrum articularis). Beispiele sind das Labrum glenoidale des Schultergelenkes oder das Labrum acetabulare des Hüftgelenkes. Eine wesentliche Hilfseinrichtung sind die Bänder (Ligamenti), die meistens aus kollagenen Fasern bestehen und zusätzlich die Gelenke absichern. Im Gegensatz dazu sind das Ligamentum nuchae am Nacken und die Ligamenti flavae, die sich zwischen den Dorn- und Querfortsätzen der Wirbelkörper befinden, sehr elastisch. Dieser Unterschied erklärt sich aus dem unterschiedlichen Bewegungs- und Sicherungserfordernis der jeweiligen Gelenkstrukturen.

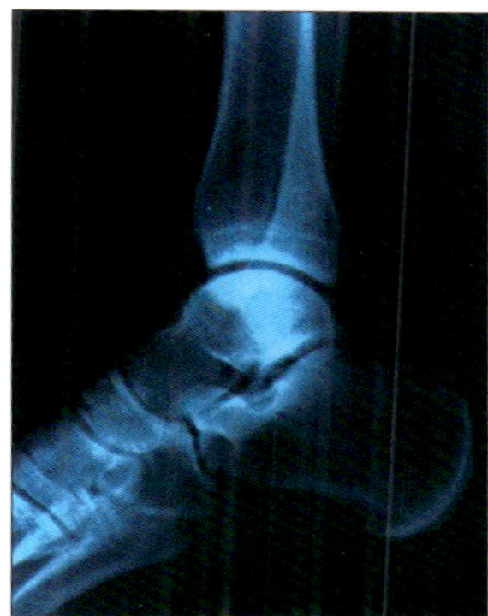

Abb. B 6.05

Bei den kollagenen Bandapparaten unterscheidet man die extraartikulären Bänder, die als Verstärkungs-, Hemmungs- oder Führungsbänder außen als mechanische Verstärkung der Gelenkkapsel dienen, von den intraartikulären Bändern, die von der Membrana synovialis umhüllt werden und durch den Innenraum des Gelenkes führen, beispielsweise die Ligamentae cruciatae, Kreuzbänder des Knies. Zusätzlich verfügt jede Gelenkkapsel über einen Musculus articularis, der als Kapselspanner das Einklemmen der Kapsel bei Bewegungen verhindert.

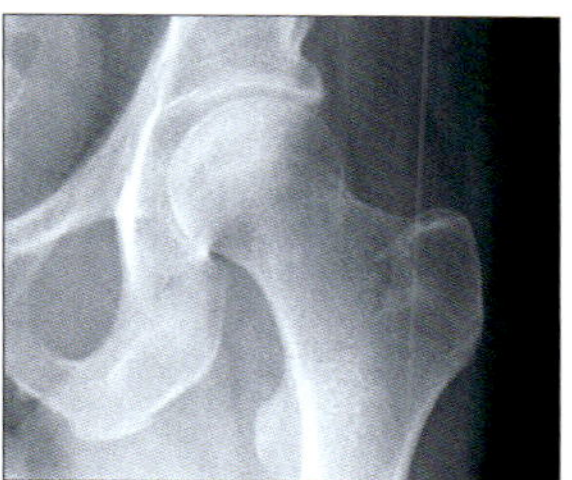

Abb. B 6.06

Gelenkformen

Gelenkformen sind an der Gestaltung der Beweglichkeit der jeweiligen Strukturen beteiligt. Eine Besonderheit der Gelenkform der Diarthrosen ist die sogenannte Amphiarthrose, also ein straffes Gelenk, das durch einen sehr straffen Bandapparat derart eingeschränkt wird, dass prinzipiell nur federnde Bewegungen möglich sind. Bestes Beispiel hierfür ist das Articulatio iliosacralis (ISG), das in manchen Nomenklaturen auch als Sakroiliakalgelenk (SIG) bezeichnet wird.

Grundsätzlich unterscheidet man Gelenke nach der Anzahl ihrer Bewegungsachsen. Die einachsigen Gelenke sind die Scharnier- und die planen Gelenke. Typischerweise gehören dazu die flachen Wirbelgelenke und auch das Kniegelenk. Sofern es um Beugung und Streckung geht, ist die Beschreibung als Scharnier (Ginglymus) korrekt, aber das Knie kann sich, bedingt durch die zwei Condylen, bicondylär bewegen, daher spricht man auch von einem bicondylären Gelenk oder Articulatio bicondylaris, das im Wesentlichen zweidimensional arbeitet. Hier deutet sich schon an, dass die komplexe Beweglichkeit des Köpers nicht in einfachen Ebenen- und Achsenbetrachtungen zu erfassen ist.

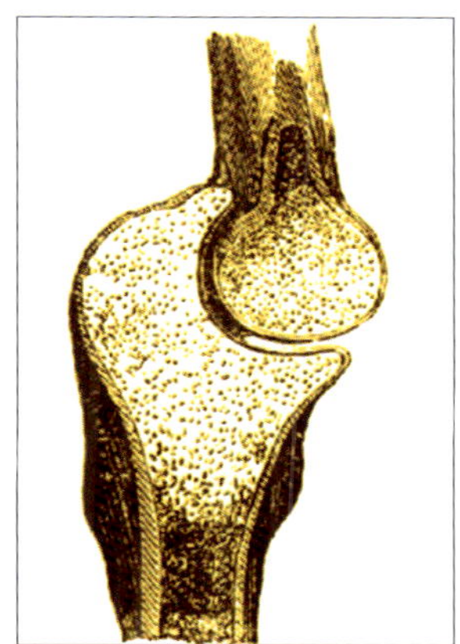

Abb. B 6.07 Ellenbogengelenk in Extensionsstellung

Die meisten Gelenke bieten funktionell eine Mischung verschiedener Bewegungsmöglichkeiten an. Daher ist die Einteilung nach Gelenkformen bezüglich der Betrachtung des Knochens zwar richtig, aber in Verbindung mit Muskeln, Weichteilapparat und Neurophysiologie kann diese Betrachtung nicht ausschließlich sein.

Als Articulatio trochoidea bezeichnet man Gelenke, die über einen Roll-, Zapfen- oder Radmechanismus verfügen, wie beispielsweise das Ellenbogen- oder das untere Sprunggelenk. Hier wird das zunächst einachsige

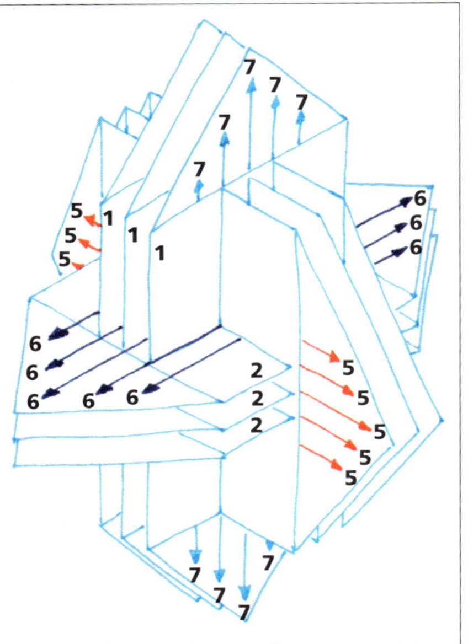

Abb. B 6.08
1 Frontalebene
2 Transversalebene
3 Sagittalebene
4 Medianebene (Symmetrieebene)
5 Sagittalachse
6 Transversalachse
7 Longitudinalachse

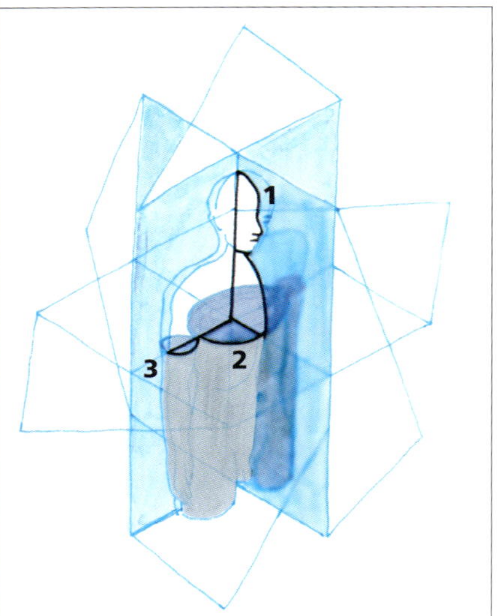

Abb. B 6.09
1 Vertikalachse oder Longitudinalachse
2 Sagittalachse
3 Frontalachse

Gelenk beispielsweise durch eine Drehscheibe oder einen Zapfen erweitert und dadurch zweiachsig. Eine andere zweiachsige Gelenkform beschreibt das Eigelenk, die Articulatio ellipsoidea. Diese Form finden wir beispielsweise bei der Verbindung zwischen dem Os occipitale und dem Atlas. Auch die Articulatio sellaris, das Sattelgelenk, ist zunächst zweigelenkig, wie wir es vom Daumengrundgelenk kennen. Dennoch verfügt der Daumen über eine erstaunliche Beweglichkeit, die er über die Kombination verschiedener Gelenkkomponenten über das umliegende Gewebe erreicht. Die von der knöchernen Struktur her beweglichste Gelenkform ist das dreiachsige Kugelgelenk, Articulatio spheroidea, das wir an Schulter und Hüfte vorfinden.

Ebenen und Achsen

Jedes Gelenk verfügt über verschiedene Ebenen und Achsen. Die Ebene, die vertikal verläuft und den Körper in eine rechte und eine linke Hälfte teilt, nennt man Medianebene. Alle Ebenen, die parallel zu dieser Medianebene liegen, heißen Sagittalebenen. Die andere, ebenso vertikal verlaufende Ebene teilt den Körper in Vorne und Hinten ein und wird als Frontalebene bezeichnet. Die einzige horizontal verlaufende Ebene, die sogenannte Transversalebene, teilt den Körper in obere und untere Abschnitte ein.

Jede Achse liegt gleichzeitig in zwei Ebenen. Um die Achsen herum findet die Knochenbewegung statt. Die frontale Achse liegt in der Frontal- und Transversalebene von rechts nach links. Die sagittale Achse liegt in der Sagittal- und Transversalebene in dorsoventraler Richtung, also von hinten nach vorne verlaufend. Verläuft die Achse in cranio-caudaler Richtung, also von oben nach unten, spricht man von einer vertikalen Achse. Bei den Extremitäten spricht man synonym auch von einer Longitudinalachse.

Diese Bezeichnungen dienen dazu, dass Fachleute sich besser über den Zustand eines Gelenkes austauschen können. Inzwischen ist die Anwendung der manuellen Medizin weit verbreitet und findet zunehmend mehr Beachtung als Basisbaustein der Behandlung des Bewegungsapparates. Sie untersucht einerseits die knöcherne Gelenkstruktur und andererseits den Zustand der Muskulatur bezüglich Schwächen (Insuffizienzen) und Verkürzungen (Kontrakturen).

Um das Ausmaß der Veränderung eines Gelenkes mit muskulären und knöchernen Komponenten messbar zu erfassen, gibt es verschiedene Methoden. Üblicherweise misst man die Gelenkbewegungen nach der sogenannten Neutral-Null-Methode nach Debrunner[141], bei der man von einer Normalstellung des Gelenkes als Nullstellung ausgeht. Die Normalstellung nennt man auch Neutralstellung oder Nullpunkt.

141) **Gelenkmessungen** von einer Neutral-Null-Ausgangsstellung werden erstmals von Cave und Roberts 1936, später von Chapchal 1957 und dann von Debrunner 1966 beschrieben

6.1.2. Muskeln

Die über 600 Muskeln, von denen jeder seinen Beitrag zur Beweglichkeit und Stabilität leistet, machen ungefähr 40 Prozent des Körpergewichtes aus. Die grundsätzliche Fähigkeit, auf Nervenimpulse zu reagieren, erfordert die Fähigkeit des Zusammenziehens (Kontraktion) und des Entspannens (Release) der Muskelfaser. Dieser Vorgang bedarf einerseits einer hohen Elastizität, andererseits Energie, die aus ATP-Bildung bezogen wird. Allerdings wird diese nicht vollständig durch die Muskelarbeit verbraucht, und daher wird gleichzeitig noch Wärme freigesetzt.

Erneut sehen wir die Verzahnung der Vorgänge an den Mitochondrien, der Zelle, der Verdauung und der jeweils erforderlichen Steuerung durch Hormone und Neurotransmitter der Steuerungssysteme, die für einen reibungslosen Ablauf der Bewegungsabläufe genutzt werden. Im Vergleich zu anderen Körperzellen sind Muskelzellen riesig. Ihr Durchmesser beträgt zwischen 10 und 200 Mikrometer. Grundsätzlich unterscheidet man drei verschiedene Muskeltypen, nämlich die Herz-, die Skelett- und die glatte Muskulatur. Während die Herzmuskulatur grundsätzlich autark mit einem eigenen Reizleitungssystem arbeitet (siehe Teil B, Kapitel 5.2.2.), ist die glatte Muskulatur nicht willentlich steuerbar. Ihr fehlt die für den Skelettmuskel typische Querstreifung.

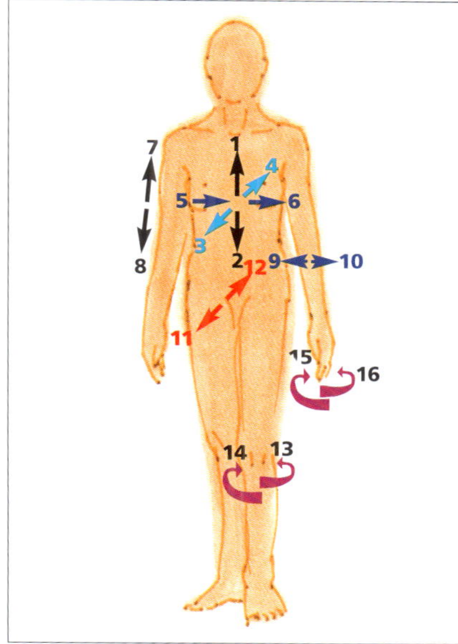

Abb. B 6.10
1 cranial
2 caudal
3 ventral
4 dorsal
5 medial
6 lateral
7 proximal
8 distal
9 Adduktion
10 Abduktion
11 Flexion, Anteversion
12 Extension, Retroversion
13 Innenrotation
14 Aussenrotation
15 Pronation
15 Supination

Diese entsteht aus der segmentartigen Einteilung der Myofibrillen in Längsrichtung, die man auch Sarkomere nennt. In dieser kleinsten kontraktilen Einheit des Muskels überlagern sich Aktin und Myosin, beide aus Proteinen bestehend, unterschiedlich dicht, was in der mikroskopischen Abbildung diese Streifung verursacht. Muskelfasern haben mehrere Zellkerne, weil sie aus mehreren Zellen in der Embryonalphase zusammengeschmolzen werden. Diese Zellkerne befinden sich am Rande der Fasern und können nach bisherigem Wissensstand keine neuen Muskelzellen durch Teilung erzeugen. Im fertig entwickelten Muskel unterscheidet man letztendlich nur noch Faserstrukturen, aber nicht mehr die einzelnen Zellstrukturen der Muskulatur. Obwohl also Zellen vorhanden sind, teilen sich diese nicht, und das bedeutet: Training macht den Durchmesser der Muskelfasern größer, aber vermehrt nicht die grundsätzliche Faseranzahl.

Jeder Skelettmuskel ist von außen durch die bindegewebige Faszie umhüllt, deren Ausläufer, die Septen, zusätzlich jede Muskelfaser umschließen. Grundsätzlich bilden die Muskelfaserbündel, bestehend aus Muskelfasern, den eigentlichen Muskel. Die Spannung (Tonus) der Muskulatur wird sowohl willentlich als auch unwillentlich, und zwar in Abhängigkeit vom aktuellen vegetativen Erfordernis, gesteuert. Sie spielt in der Regel auch eine wesentliche Rolle bei der Entstehung und dem Verlauf schmerzhafter Zustände im Rahmen chronischer Erkrankungen (siehe Teil B, Kapitel 4.7., 4.7.6 und 4.7.7.).

Glatte Muskulatur ist aus spindelförmig aussehenden Zellen aufgebaut, die, ebenso wie die quergestreifte Muskulatur, Aktin- und Myosinfilamente enthalten, allerdings in einer anderen Anordnung. Glatte Muskulatur bildet nämlich keine regelmäßigen Sarkomere, sondern sie verfügt über eine eher netzförmige Anordnung ihrer kontraktilen, also zum

Zusammenziehen fähigen Elemente. Überwiegend kleidet sie die inneren Organe, mit Ausnahme des Herzens, aus. Im Gegensatz zu anderen Muskeln kann die glatte Muskulatur Kollagen synthetisieren.

Andere wesentliche Unterschiede sind die langsamen Kontraktionen, in denen sie längere Zeit ohne Ermüdung verharren kann. Aber sie hat auch die Möglichkeit, in einem mittleren Tonus zu bleiben, zum Beispiel in den Venenwänden – ein Mechanismus, der auf funktionierende Venenklappen angewiesen ist. Glatte Muskulatur findet sich in den Wänden der Blutgefäße, mit Ausnahme der Kapillaren, in den Wänden des Verdauungstraktes, wo sie maßgeblich für die Peristaltik zuständig ist, in den Binnenmuskeln des Auges, den Haarbalgmuskeln, ebenso in den Atem-, Harn- und Geschlechtswegen. Bestehend aus Zellen mit einem Zellkern, sind glatte Muskeln reich an Sarkoplasma, einer eiweißhaltigen Flüssigkeit, aber arm an kontraktilen Elementen.

Mechanik des Skelettmuskels – Muskelkontraktion

Eine entscheidende Voraussetzung der Funktion der Muskulatur besteht in der Fähigkeit zur Kontraktion. Unter Muskelkontraktion versteht man das gegenseitige Ineinanderschieben der Eiweißstrukturen in den Myofilamenten, die die Muskelfibrillen durchziehen, aus denen jede Muskelfaser besteht. In der glatten Muskulatur sind die einzelnen Zellen miteinander verbunden, und die Reizweiterleitung erfolgt von einem Element zum anderen. In der quergestreiften Muskulatur ist es den Filamenten der beiden Proteine Myosin und Aktin möglich, sich bei einer Reizung in unterschiedliche Richtungen zu bewegen und damit die Muskelkontraktion zu ermöglichen, die durch den nervalen Impuls initiiert wird.

Dabei bilden die Proteine steife Strukturen, Filamente, die wie die Borsten einer Bürste dreidimensional in einer Zelle angeordnet sind. Die „Borsten" Aktin und Myosin bilden nicht nur jeweils eigene „Bürsten", sondern innerhalb der Muskelzelle sind sie ineinandergesteckt. Die dadurch entstehende regelmäßige Struktur, das Sarkomer, ist mit einer Länge von zwei tausendstel Millimetern die kleinste funktionelle Einheit des Herz- und Skelettmuskels. Davon kann es pro Muskel hintereinander und nebeneinander mehrere Millionen geben. Der Gleitvorgang von Aktin- und Myosinfilamenten ist seit Jahrzehnten bekannt. Bei einer Muskeldehnung verlängern sich die Sarkomere, bei einer Muskelkontraktion gleiten sie aufeinander zu, die absolute Länge bleibt jedoch unverändert. Diese Darstellung der Funktion der Muskelproteine ist stark vereinfacht.

Erst Mitte der neunziger Jahre setzte sich durch, dass ein weiteres Protein eine entscheidende Rolle spielt, nämlich Titin. Titin ist seit etwa 20 Jahren bekannt und wurde paradoxerweise wegen seiner Größe übersehen. Es ist nach Myosin und Aktin das dritthäufigste Protein im menschlichen Körper. Aufgrund seiner Größe hat das Riesenmolekül eine zu geringe Beweglichkeit und konnte erst mit extrem dünnem Gel in der Gel-Elektrophorese nachgewiesen werden. Erst Mitte der neunziger Jahre akzeptierte man die Trias Aktin, Myosin und Titin als Proteinensemble der kontraktilen Einheiten.

Titin bildet ein eigenständiges Filamentsystem, das einen tausendstel Millimeter lang wird. Betrachtet man Muskeln im Mikroskop, so wirken

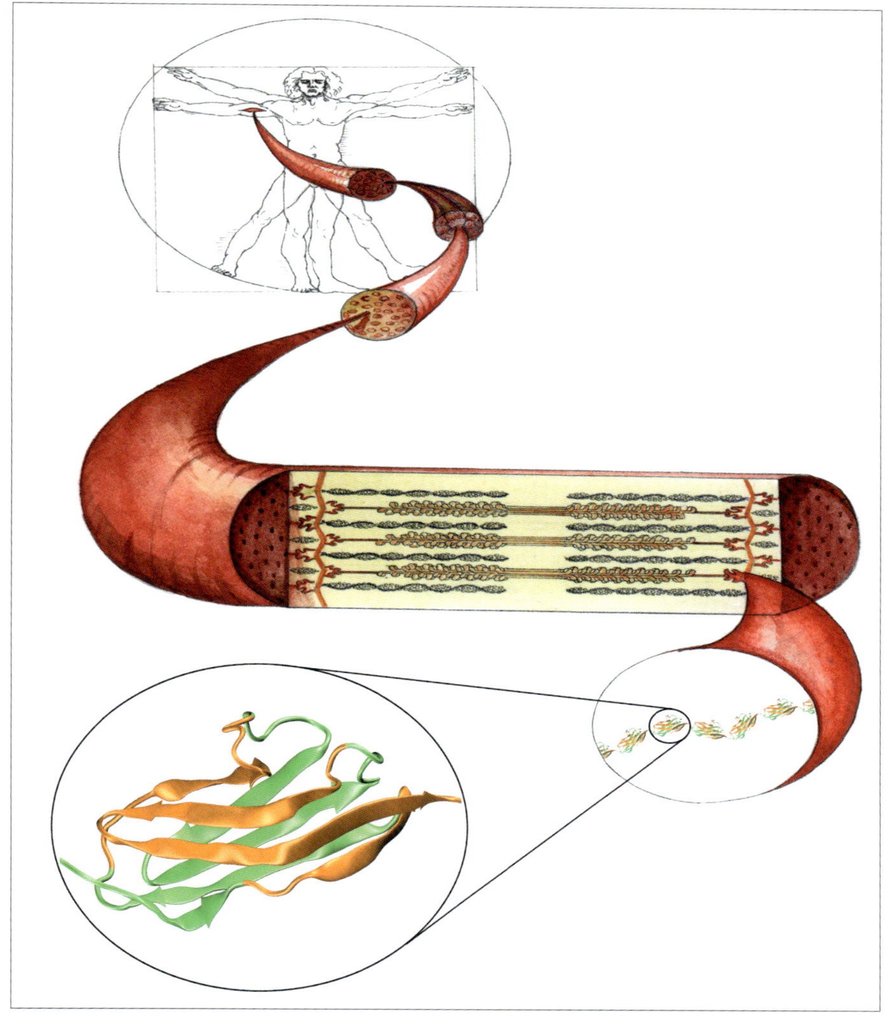

Abb. B 6.11
Das Drei-Filamente-System
Während Aktin und Myosin wie zwei Bürsten zusammenarbeiten, verbindet Titin diese Strukturen über das halbe Sarkomer hinweg. Der damit entstehenden hohen Elastizität der Sarkomere verdankt der gesamte Körper maßgeblich seine Beweglichkeit.

Dieses Bild wurde mit VMD erstellt und gehört der Theoretical and Computational Biophysics Group, NIH Resource for Macromolecular Modeling and Bioinformatics, am Beckman Institute, Universität Illinois at Urbana-Champaign.

die Sarkomere wie Millionen in langen Reihen angeordneten Fäden, die an ihren Enden über die sogenannten Z-Scheiben miteinander verbunden sind. Z-Scheiben sind breite Bänder dicht gepackter Moleküle. Seit vielen Jahren untersucht man die hochkomplexen Strukturen der Sarkomere, denn ihnen verdankt der Körper maßgeblich seine Beweglichkeit. Über die Z-Struktur kam man dem Verstehen des molekularen Vernetzungsprinzips der Muskulatur näher. Diese ist über Titin in der Z-Scheibe verankert, von wo aus es sich dann über das halbe Sarkomer erstreckt. Dazu existiert es im Verbund mit einem anderen Protein, dem Telethonin[142], das wie eine Kappe des Titins wirkt. Telethonin vermag die Enden zweier auseinanderstrebender Titinfäden festzuhalten und damit zwei Proteine zu verbinden. Dies erfolgt mittels einer Art innerer Symmetrie, die dem Telethonin innewohnt, die das aus Zehntausenden Aminosäuren bestehende Titin zusammenhält. Diese Entdeckungen stammen sowohl aus

142) **Peijan Zou und Nikos Pinotsis** (Wilmanns' Labor) gelang es, mit Hilfe des Deutschen Elektronen- Synchrotrons (DESY) und Teile des Titinmoleküls im Verbund mit Telethonin zu kristallisieren

der Zellbiophysik als auch aus der Strukturbiologie. Am Ergebnis wird deutlich, wie sinnvoll es sein kann, die Ansätze dieser beiden Fachgebiete zugunsten eines besseren funktionellen Verständnisses zu koppeln. Das Grundprinzip von Haltearbeit und Elastizitätserfordernis spiegelt sich in allen mechanischen Strukturen wider. Erst durch das ***„Drei-Filament-System"***[143] erklärt sich die Elastizität der Filamente, die bei einer extremen Dehnung nicht auseinanderfallen oder anschließend wieder in die Ausgangslänge zurückkehren können. Diese Fähigkeiten erklären sich nur durch die Aktivität des Titins, das auch die entstehende Federkraft bei einer Dehnung begründet, die unabhängig von einer Myosin-Aktin-Interaktion entsteht. Inzwischen weiß man noch mehr über Titinmoleküle.

Sie gleichen molekular einer Perlenkette aus sogenannten globulären Domänen[144]. Insgesamt enthalten 90 Prozent des Titins bis zu 300 solcher Domänen, die verbleibenden 10 Prozent bestehen aus nicht globulären Abschnitten. Größtenteils binden die Domänen an andere Proteine im Sarkomer, vor allem an Myosin. Auf diese Weise wird das Titin zu einem wichtigen Stabilisierungs- und Strukturierungsfaktor. Man vergleicht es mit einem „molekularen Lineal", das die konstante Länge der Myosinfilamente vorgibt. Werden diese Bindungseigenschaften der Sarkomerproteine gestört, kommt es zu dramatischen Störungen im Muskel. Mancher plötzliche Herztod erklärt sich aus solchen Zusammenhängen, in denen ein Protein verändert wird, an das Myosin und Titin verankert werden.

Da Proteine durch Toxine beeinflusst werden können, finden wir auch hier Auswirkungen der Umwelttoxine, die bereits ausführlich im Kapitel Immunsystem beschrieben wurden (siehe auch Teil A, Kapitel 1.5.4.). Im Herzmuskel wirkt das Titin strukturerhaltend und trägt zur Bewahrung der Kontraktionskraft entscheidend bei, während es im Skelettmuskel maßgeblich für die Elastizität zuständig ist. Aufgrund der unterschiedlichen Erfordernisse ist es nicht verwunderlich, dass ein Skelettmuskel sehr viel elastischer sein muss als ein Herzmuskel. Die Titinfilamente des Skelettmuskels binden interessanterweise nicht an Myosin und Aktin.[145] Letztendlich sind noch immer nicht alle Eigenschaften des Titins geklärt, aber die bekannten Daten bringen ein wenig Licht in die Entstehung einer Muskelkontraktion. Zudem ist jeder Muskel von einer bindegewebigen Faszie umhüllt, die auch Nervenfasern enthält. Diese sind für das Entstehen einer Aktivität der kontraktilen Einheiten unerlässlich.

Die Vorgänge an den Synapsen

Ganz allgemein versteht man unter einer Synapse die Verbindungsstelle zwischen zwei Nervenzellen, einer Nervenzelle und einer Muskelzelle oder einer Nervenzelle und einer Drüsenzelle. Es gibt also verschiedene

---

143) **Drei-Filament-System:** Veröffentlichung der Aminosäuresequenz des menschlichen Herz- und Skelettmuskel-Titins im Jahr 1995 von Heidelberger Wissenschaftlern am European Molecular Biology Laboratory. Sie bewiesen die Existenz eines ungefähr 30.000 Aminosäurereste großen Polypeptids. Diesen Meilenstein honorierte das renommierte amerikanische Wissenschaftsmagazin „Science" mit der Verleihung des Titels „Protein of the Year"

144) **Globuläre Domäne:** Raumbereich in dem die Moleküle kugelförmig aneinander gereiht sind

145) **Arbeitsgruppe um Dr. Wolfgang Linke**, Universität Heidelberg, Institut für Physiologie und Pathophysiologie

Versionen von Synapsen. Eine Nervenzelle, die zu einem Muskel führt, heißt Motoneuron. Am Ende dieses Motoneurons befindet sich die motorische Endplatte, die bei einer erfolgten Erregung den Neurotransmitter Acetylcholin in den Spalt zwischen Nervenzelle und Muskelfasermembran sezerniert und damit zu einer Übertragung des Nervenreizes auf die Sarkomere führt.

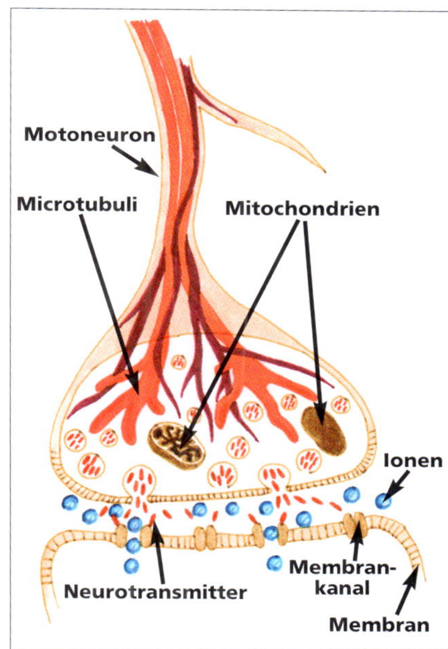

Abb. B 6.12
Eine Nervenzelle, die zu einem Muskel führt heißt Motoneuron, an dessen Ende sich die motorische Endplatte befindet, von wo aus Neurotransmitter zu einer Übertragung des Reizes auf die Sarkomere führen.

Von einem Motoneuron werden nicht der gesamte Muskel, sondern nur mehrere motorische Einheiten erregt. Das verhindert die schnelle Ermüdung des Muskels. Die hierfür erforderliche Energie liefert in erster Linie das ATP, später Kreatinphosphat und schließlich Glukose, die in Form von Glykogen im Muskel gespeichert ist. Dabei sorgen die erregenden Synapsen für eine Aktivierung des Muskels, die hemmenden Synapsen wirken als Gegenspieler. Letztere verhindern eine Übererregung des Muskels und wirken damit Schädigungen durch Überbeanspruchung entgegen.

Während elektrische Synapsen die Ionenströme direkt von einer Nervenzelle in die nächste leiten, übertragen chemische Synapsen ihre Botschaften durch Neurotransmitter. Die Impulse elektrischer Synapsen kommen im menschlichen Körper vor, sind aber in ihrer Wirkung begrenzt und verfügen, im Gegensatz zu den chemischen Synapsen, über keinerlei hemmende Antagonisten. Dafür sind sie schneller als die chemischen Synapsen. Bei einer erregenden Synapse (exzitatorisch) muss das Membranpotenzial der postsynaptischen Membran erhöht werden; um eine Hemmung (inhibitorischer Effekt) zu erreichen, muss es zu einer Hyperpolarisierung kommen, das Membranpotenzial also gesenkt werden. Erreicht ein Aktionspotenzial die motorische Endplatte, wird der Neurotransmitter in den synaptischen Spalt geschüttet, der auf der anschließenden postsynaptischen Membran das Öffnen bestimmter Ionenkanäle bewirkt, wodurch dann ein Ein- bzw. Ausströmen elektrischer Ladungen, die De- oder Hyperpolarisierung, entsteht. Man unterscheidet Synapsen in Effektorsynapsen, die eine Wirkung vermitteln, und Rezeptorsynapsen, die sensibel versorgen helfen. Die interneuralen Synapsen stellen den Kontakt von Nervenzellen untereinander her.

Sie werden eingeteilt in axo-somatische Synapsen, also die Verbindung eines Axons mit dem Zellkörper, axo-dendritisch, also die Verbindung des Axons zum Dendriten, dendro-dendritische Synapsen, also die Verbindung unterschiedlicher Dendriten untereinander, oder axo-axonale Synapsen, die den Kontakt einer Praesynapse mit dem Nachbarneuriten herstellen. Die übersichtlichste Unterteilung der Synapsen erfolgt je nach dem Neurotransmitter, auf den sie spezialisiert sind. Sie heißen: cholinerg, adrenerg, dopaminerg, serotonerg, glutamaterg, glycinerg, GABA-erg und peptiderg. Eine Übersicht finden Sie in Teil B, Kapitel 4.2.15.

Wie die Neurotransmitter und Hormone werden auch die Vorgänge an den Synapsen, da sie prinzipiell von denselben Transmitterstoffen abhängen, durch Umwelttoxine beeinflusst (siehe Teil B, Kapitel 5.2.). Man spricht dann von sogenannten Synapsengiften, zu denen Alkaloide, wie beispielsweise Curare und Atropin, gehören, genauso wie Nikotin oder die Toxine von Krankheitserregern, zum Beispiel Botulinumtoxin, das von Chlostridien gebildet wird.

Aerobe und anaerobe Muskelaktivität

Da Muskeln gut mit Sauerstoff versorgt werden müssen, sind deren bindegewebigen Umhüllungen mit Kapillaren durchzogen, damit ihnen auch bei hohen Belastungen genügend Sauerstoff zur Verfügung steht. Die dabei entstehenden Stoffwechselabbauprodukte, unter anderem Laktat, stellen die Gefäße bei Belastung weit und unterstützen damit die Versorgung. Unter dem Begriff aerob versteht man jene Muskelbelastung, bei der genügend Sauerstoff vorhanden ist; unter anaerob hingegen versteht man das Eingehen einer Sauerstoffschuld mit dem Preis der Gewebsübersäuerung. Im Leistungssport spricht man von einer anaeroben Schwelle, auch Laktatschwelle genannt, bei der die höchstmögliche Belastungsintensität gesucht wird, die noch ohne zunehmende Übersäuerung aufrechterhalten werden kann. Dieser Gleichgewichtszustand zwischen Sauerstoffbedarf und Sauerstoffaufnahme wird als Steady State beschrieben. Dieser ist individuell festzulegen und nicht durch kollektive starre Normwerte erfassbar.

Agonist-Antagonist-Prinzip

Sowohl in der Schulmedizin als auch in der Ganzheitsmedizin geht man davon aus, dass der Agonist, der Spieler, der eine Bewegung ausführt, dies nur dann kann, wenn der Antagonist, der Gegenspieler, sich gleichzeitig entspannt. Neuere EMG-Messungen beweisen, dass diese Annahme unzureichend ist. Vielmehr zeigt es sich, dass Muskeln gemeinsam, also synergistisch, Bewegungen erzeugen. Synergisten sind Muskeln, die den jeweiligen Muskeln helfen, also Mitspieler. Außerdem erfolgen bei jeder Bewegung unterschiedliche Formen aktiver Kontraktionen. Man unterscheidet dabei exzentrische und konzentrische Muskelarbeit. Bei exzentrischer Muskelarbeit bewegen sich die Muskelfilamente auseinander, bei konzentrischer zueinander. Betrachten wir das Beispiel des M. biceps brachii, der den Ellenbogen beugt: Ist er aktiviert, müsste sich dabei der M. triceps brachii, nach einem reinen Agonist-Antagonist-Prinzip, entspannen. In der Realität ist das nicht der Fall. Die Flexionsbewegung des Ellenbogens wird sicher durch den M. biceps brachii geführt, ist aber im Gesamtergebnis eine Leistung der Synergie aller umliegenden Muskeln.

Während der Ausführung einer Gesamtbewegung bleiben Muskeln nicht immer in der einmal beschriebenen Funktion, sondern sie wechseln im Verlauf ihre Funktion, das heißt: Der Agonist wird zum Synergisten und dann unter Umständen zum Antagonisten, wie es beispielsweise in der Funktion des M. deltoideus bei Schulterbewegungen oder beim M. sternocleidomastoideus bei Kopfbewegungen geschieht. Nach größerer Aktivität geht der Muskel in einen Entspannungszustand über. Aber auch in diesem Latenzzustand gibt es eine Restspannung. Man spricht hierbei von einem Ruhetonus. Da die Untersuchung von Bewegungsabläufen durch das EMG immer wieder Überraschungen bezüglich herkömmlicher Funktionsbetrachtungen liefern, werden diese Ergebnisse in Teil B, Kapitel 6.2.1. genauer dargestellt.

Auch wenn Bewegung die primäre Funktion von Muskulatur zu sein scheint, so hat sie doch auch eine nicht weniger wichtige Haltefunktion. In der Therapie benutzt man die Begriffe isometrische und isotonische

Muskelaktivitäten. Damit ist die Anspannung, Isometrie, der Muskulatur gemeint, die man ohne Ausführung einer Bewegung bewerkstelligt. Sie ist gelenkschonend, aber extrem anaerob, führt also schnell zur Erschöpfung. Im Gegensatz dazu steht die isotonische Muskelarbeit, bei der das Gelenk bewegt wird und die in der Regel aerob ist. Nach Ruhigstellungen ist isometrische Muskelarbeit häufig die erste mögliche Form, Muskulatur aufzutrainieren. Man bedenke, dass der Muskel etwa 70 Prozent seiner Maximalkraft verliert, wenn er eine Woche vollständig ruhig gestellt wird.

6.1.3. Mobilität und Motilität

Grundsätzlich unterscheidet man im Bewegungssystem zwischen einer Mobilität und einer Motilität der Strukturen des menschlichen Körpers. Mobilität beschreibt den Bewegungsweg in einem Gelenk oder einem Muskel. Motilität beschreibt die Bewegungsfähigkeit innerhalb einer Struktur, die für zusätzliche Elastizität sorgt, ohne dass Strukturen reißen oder brechen. Im Rahmen alter Traumata finden sich oft Motilitätseinschränkungen der betroffenen Knochen auch noch viele Jahre später, die dann zu scheinbar unerklärlichen Beschwerden führen. Diese Zustände sind nicht auf die psychosoziale Komponente des Geschehens zurückzuführen, sondern durchaus mit Gewebserinnerungen verbunden, die dann zu einer handfesten Beschwerdesymptomatik führen können.

Energetische Messungen bestätigen dieses Wissen der Osteopathen und geben wertvolle Hinweise auf das kausale Entstehen eines Symptoms. So kann beispielsweise ein schwerer Sturz auf das Os coccygis, der „nur" eine schwere Prellung bewirkt hat, zu dauerhaften Beschwerden der LWS führen, die scheinbar therapieresistent ist. Die schmerzhafte LWS wäre in diesem Fall nur das Symptom, die eingeschränkte Motilität des Os coccygis die Kausa. Auch innerhalb des Muskelgewebes kann es zu solchen Einschränkungen kommen, die fast nicht tastbar sind. Selbstverständlich muss in diesem Zusammenhang die hohe Kompensations- und damit Adaptationsfähigkeit des Körpers beachtet werden.

6.1.4. Spezifische Reize im Bewegungssystem

Prinzipiell braucht jede Struktur einen ***spezifischen Reiz***, auf den sie reagiert und mit dem sie sich auch aktiviert oder regeneriert. So benötigen der ***Muskel Zug*** (Traktion), der ***Knochen Druck*** (Kompression) und der ***Knorpel beides*** im Wechsel. Selbstverständlich reagiert der Knochen auch auf Zug, wobei dieser jedoch keinen spezifischen Reiz darstellt. Daraus erschließt sich, dass sich auch in diesem Fachgebiet die Ökonomie des Körpers im krassen Widerspruch zur primären Verschleißtheorie der Schulmedizin befindet.

Mit dem Bewegungssystem verbindet man landläufig das Problem schmerzhafter Veränderungen, die scheinbar aus dem Nichts auftauchen. Grundsätzlich muss man davon ausgehen, dass eine Störung in diesem System nicht eine schicksalshafte Strafe ist, sondern die Folge einer Funktionsstörung. Aus ganzheitlicher Sicht bedeutet das möglicherweise eine Irritation im VNS, ZNS, Endokrinum oder auch Immunsystem.

Der Vollständigkeit halber muss man hinzufügen, dass es sich in der Regel sogar um die Folge einer Anpassungsproblematik der steuernden und/oder vernetzenden Systeme handelt, die hier ihren Ausdruck findet. Natürlich wirkt dieser Vorgang auch umgekehrt, nämlich wenn bestimmte Kompensationen so anstrengend werden, dass sie aus sich selbst heraus die Eigenregulation vermehrt einschränken.

Aus der Erfahrung kann man jedoch sagen, dass der Prozess des Verschleißes bei guter Versorgung mit Betriebsstoffen nicht die Rolle spielt, die man ihm im Allgemeinen zuschreibt. Grundsätzlich ist der Körper nämlich so aufgebaut, dass sich zunächst die aktiven Strukturen, die Muskeln und Sehnen, den Erfordernissen anpassen. Dem daraus entstehenden Muskelzug kommt letztlich auch der Knochen nach, indem die Form der Funktion folgt. Erst wenn diese aktive Leistung nicht mehr erbracht werden kann, übernehmen die passiven Strukturen ihre Arbeit und verschleißen. Unter passiver Struktur versteht man die Bänder (Ligamente), die Schleimbeutel (Bursen), den Knorpel (Cartilago) und die Knochen (Ossa).

6.1.5. Die Bedeutung der Funktionsdynamiken im Bewegungssystem

Im Bewegungssystem sind die Funktionsdynamiken besonders gut anwendbar, um einen besseren Überblick zu behalten und sich nicht im Dschungel der bestehenden Möglichkeiten zu verlaufen. Gerade die mechanischen Einschränkungen im Zusammenspiel der Organe, der Muskulatur und der Wirbelsäule in Verbindung mit den Steuerungsstrukturen erlauben eine kausale Bewertung des Auftauchens verschiedener Symptome. Auffallend häufig verweisen energetische Messungen auf Zusammenhänge mit Toxinen, die auf die Muskulatur und damit auf den gesamten Bewegungsapparat einwirken. In der ersten Funktionsdynamik sehen wir die Ebene, auf der die bestehende Schwierigkeit eigentlich stattfindet. In der zweiten Funktionsdynamik sehen wir, ob Fulcra oder Kapitelverweis bei einer Messung auffällig sind. Für die Behandlung gilt immer, dass der mechanische Zustand eines Fulcrum zuerst beachtet wird, bevor man weitere Maßnahmen ergreift. Die manuelle Unterstützung in diesen Bereichen ist einfach und effektiv. Häufig verweist ein Fulcrum auch auf toxische Belastungen, die in dem anhängenden Organsystem vorhanden sind. So kann der Uterus ein Hinweis auf eine Hormondysbalance, einen echten Progesteronmangel, eine Narbenstörung oder auch auf Rückenschmerzen sein. Die dritte Funktionsdynamik ist sehr komplex und wird in all den Kapiteln genauer beschrieben, die funktionelle Zusammenspiele darstellen und untersuchen.

6.1.6. Kontrollmechanismen im Bewegungssystem

Die Kontrollmechanismen des Bewegungssystems bestehen im Wesentlichen aus der Funktion der Steuerungssysteme mit ihren Transmitterstoffen, aber auch in verschiedenen Rezeptoren, die für die zentralen Schaltungen erforderlich sind. Dabei spielen Reflexbögen genauso eine Rolle wie die zentrale Abstimmung synergistischer Bewegungsabläufe oder auch, falls erforderlich, agonistisch-antagonistisch-synergistische Schaltungen. Wir erinnern hier erneut an die Hormone, die Neurotransmitter und an die süße Sprache der Glycoproteine.

Der Körper verfügt aber auch über sogenannte passive Sicherungsstrukturen. Diese befinden sich als Arretierungen, also Begrenzungen, an jedem Gelenk. Sie verhindern normalerweise die Zerstörung von Strukturen so lange wie möglich, was natürlich eine Frage der einwirkenden Kräfte ist. Grundsätzlich ist es eine fein abgestimmte Balance aller Einflüsse, die ein Kontrollsystem der besonderen Art ergibt. Dabei ist folgender Merksatz kennzeichnend: ***Die passiven Strukturen sind wie Elefanten – sie halten viel aus, aber sie vergessen nichts.*** Die aktiven Strukturen sind so ökonomisch wie möglich, um Überlastung bestmöglich zu vermeiden, das heißt, dass bei minimalem Aufwand maximale Wirkung erzielt wird.

6.2. Das Bewegungssystem

Obwohl das Bewegungssystem aus funktioneller Sicht vermehrt als Indikatorsystem betrachtet werden muss, gibt es einige essentielle funktionelle Zusammenhänge, deren Kenntnis für ein Verständnis des funktionellen Zusammenspiels aller mechanischen Strukturen unerlässlich ist. An dieser Stelle verweisen wir nochmals darauf, dass wir in den folgenden Kapiteln Thesen ableiten, die nicht immer mit der herkömmlichen medizinischen Meinung übereinstimmen.

Dabei formulieren wir einerseits die Ergebnisse eigener empirischer Daten verschiedener ganzheitsmedizinischer Ansätze, andererseits bemühen wir uns, die neuesten wissenschaftlichen Erkenntnisse mit einzubeziehen und so neue, schlüssige Thesen abzuleiten. Dabei gehen wir auch hier wieder so vor, dass wir, wie bei den Immunerkrankungen, nach dem kleinsten gemeinsamen Nenner des Schmerz- oder des Kompensationszustandes suchen und damit die innewohnende Kausa entdecken.

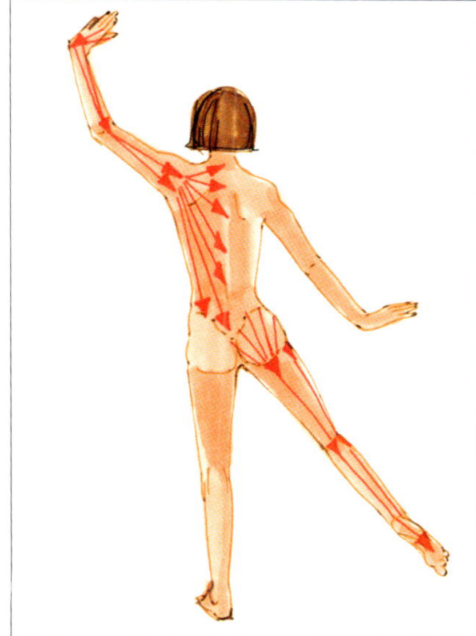

Abb. B 6.13
Bewegungen verlaufen immer in diagonal-spiraligen Pattern.

6.2.1. Funktionelles Zusammenspiel des Bewegungssystems

Vordergründig betrachtet, handelt es sich beim Bewegungssystem um ein primär mechanisches Zusammenwirken von Knochen, Muskeln und Ligamenten. Hieraus resultiert die Schwierigkeit, somatische Komponenten einer Erkrankung zu erfassen, die sich nicht in der Beschreibung strukturell morphologischer Kategorien zeigen. Vielmehr ist es erforderlich, alle funktionellen Zusammenhänge zu erfassen, auch das physiologische Zusammenwirken der mechanischen Strukturen mittels der Neurophysiologie. Der Osteopath William L. Johnston beschreibt es folgendermaßen:

„Das anatomische Konzept eines Gelenkes – ein Knochen in Relation zu dem Knochen darunter – ist oft sinnvoll für die Beschreibung palpatorischer Befunde von gestörter Position und Mobilität in einem spinalen Gelenk gewesen, aber es hat inhärente Begrenzungen für Studien der segmentalen Bewegung. Obwohl die Idee der Körperbewegung Spekulationen über die Beziehung eines Knochenteils zu einem anderen braucht, erklärt sie nicht einfach die funktionelle Dynamik von Reiz, Empfang und Bewegungskontrolle und der Beziehung des Teils zu dem Ganzen, die grundlegend für das menschliche Bewegungssystem ist. Das Gelenkkonzept könnte auch kontraproduktiv sein, wenn die Beziehung des Teils zu dem Ganzen in der Funktion der Körperbewegung den Gegenstand der primären Betrachtung darstellt."

Funktionelle Bewegung beschreibt einen Körperablauf vom sichtbaren Anfang bis zu allen erforderlichen Schaltungen im Hintergrund. Sie verläuft immer diagonal-spiralig durch den gesamten Körper. Dies geschieht mittels weiterlaufender Bewegungen und durch die Synergie der Muskulatur. Funktionsdynamik III sowie Balance und Dysbalance spielen hier eine besondere Rolle. Balance, also In-der-Waage-Sein, bedeutet in der normalen Lebenssituation ein Höchstmaß an dynamischer Anpassung.

Manche vermeintliche Dysbalance kann einem Erfordernis entsprechen, und die direkte korrigierende Behandlung würde aus der funktionierenden Kompensation eine nicht funktionierende Dekompensation machen.

Zusätzlich spielt der Habitus (Erscheinung, Haltung, Gehabe) dahingehend eine Rolle, ob eine Auffälligkeit spürbar wird oder nicht. Für den Schmerz lautet die allgemeine Regel, dass nur die disharmonische Dysbalance in ihn hineinführt. Manche angebliche Fehlhaltung schmerzt erst dann, wenn man versucht, sie zu beseitigen. Die Anpassungsmechanismen des Körpers sind so vielfältig, dass sie sich den üblichen Normen häufig entziehen. Das geschieht nach dem Prinzip von Forderung und Überforderung der Muskulatur. Wird der Muskel müde, übernehmen passive Strukturen, wie Ligamente, Knochen und Knorpel, dessen Aufgabe. Erst dann sieht man den Verschleiß, da diese Strukturen dafür nicht gemacht sind. Selbst arthrotische Veränderungen sind, je nach Schweregrad, nicht immer kausal für vorhandenen Schmerz verantwortlich. Sie sind vielmehr das Ergebnis einer zunächst überforderten aktiven, später einer überforderten passiven Struktur, die sich durch Schmerzsendung bemerkbar macht. In jedem Fall kann auch bei degenerativen Erscheinungen sinnvolle Therapie noch immer Linderung, manchmal sogar Heilung verschaffen.

Betrachten wir nun die bekannten Gesetze und erweitern sie.

Eine Besonderheit stellt das Gesetz der reziproken Innervation von Sir Charles Sherrington dar. Es wird auch als Sherrington 1 bezeichnet. Bei Aktivierung der Motoneurone der Agonisten erfolgt gleichzeitig die Hemmung der Motoneurone der Antagonisten. Demnach erfolgt nach maximaler Anspannung maximale Entspannung – ein Prinzip, das in der Progressiven Muskelrelaxation nach Jacobsen konsequent genutzt wird.

Allgemein anerkannt ist die Idee, dass Schmerz und Verschleiß durch Überlastung und/oder zu schwache Muskulatur entstehen. Leider ist das nur zum Teil richtig. Wird ein Muskel dauerhaft angespannt, erschöpft er sich, weil er seinen eigenen Rhythmus von An- und Entspannung nicht mehr verfolgt.

Eine weitere Teilwahrheit zeigt sich in der ausschließlichen Beschreibung von Agonisten und Antagonisten. Das Gehirn schaltet Synergien, um eine Bewegung herzustellen, es „denkt" also quasi in Muskelgruppen, deren Einzelteile zum Teil unterschiedliche Funktion haben. Wie funktioniert das? Jeder Muskel hat je nach Gelenkhaltung unterschiedliche Funktion; so wirkt der M. iliopsoas nicht nur als Flexor (Beuger) in der Hüfte, sondern auch als Extensor (Strecker). Diese überraschenden Erkenntnisse verdanken wir der Messung von Muskelaktivität per EMG.

Zusammengefasst bedeutet das:

Jeder Muskel übernimmt zugleich mehrere Funktionen. Er bewegt, hält, bremst und richtet auf. Die Funktion ist abhängig von der Position, physiologischen Sperren, Bewegungen über zwei Gelenke, beispielsweise der ischiocruralen Muskelgruppe an der Rückseite des Oberschenkels, pathologischen Einschränkungen durch Trauma, Verschleiß und/oder genetischen Voraussetzungen.

Nicht jede bekannte Abweichung von der Norm muss zwingend zu Problemen führen oder die Ursache von Problemen sein. Es scheint vielmehr von entscheidender Bedeutung zu sein, wie der Körper mit den jeweiligen Voraussetzungen umgeht, was von verschiedenen anderen Faktoren abhängt.

Dabei spielt die nervale Verarbeitung äußerer Einflüsse eine entscheidende Rolle. Hier begegnen wir einem anderen Gesetz von Sir Sherrington, bekannt als Sherrington 2. Jedes Dermatom wird aus zwei bis drei benachbarten Rückenmarkssegmenten innerviert, wobei sich die Innervationssegmente der sensiblen Spinalwurzeln teilweise überlagern. Diese Beobachtung wurde in osteopathischen Studien[146] erweitert, in denen nachgewiesen wurde, dass ein Reiz unter Umstanden über alle Segmente hinweg stattfinden kann. Das bedeutet einerseits eine nachvollziehbare Erklärung für viele zunächst fragwürdig erscheinende Therapien, wie beispielsweise cranio-sacrale Osteopathie oder Bindegewebsmassagen, andererseits einen diagnostischen Fundus verschiedenster Kausalketten.

Außerdem sind Muskulatur und Gewebe abhängig von Betriebsstoffen, die je nach Belastung in einem relativen Mangel vorhanden sein können. Betriebsstoffmangel wirkt sich auf die Hormon-, Enzym- und Neurotransmitterbildung gleichermaßen aus. Sowohl das gesamte Bewegungssystem als auch der Tonus des einzelnen Muskels sind abhängig vom peripheren Reiz, von der zentralen Schaltung über die Pyramidenbahn und damit dem ZNS, der Bildung von Neurotransmittern, dem Hormonsys-

146) **Studien von J. Stedtman Denslow, Korr**
IM: Research origins of the concept of segmental facilitation

tem (da Hormone Bewegungsqualitäten mitgestalten, aber auch als Neurotransmitter fungieren) und vom vegetativen Nervensystem. Stress macht eine bestimmte Bewegungsfähigkeit erforderlich, und sie führt bei einer Dauerstressschaltung genauso zu Beschwerden im Immunsystem wie im Bewegungssystem.

So ist der am Boden des vierten Ventrikels des Liquorsystems befindliche Nucleus ceruleus genauso an der Bildung von Adrenalin beteiligt wie das Nebennierenmark. Auf diese Art und Weise nehmen verschiedene Systeme auf einen scheinbar simplen mechanischen Bewegungsablauf Einfluss.

Betrachtet man das Bewegungssystem unter dem Aspekt der Funktionsdynamik II, den Fulcra, so kann sich die gesamte Statik verändern, wenn nur ein Fulcrum träge ist oder operativ entfernt wurde. Das spielt eine besondere Rolle beim Uterus oder bei der Prostata. Häufig werden sie als vermeintlich nicht lebensnotwendige Organe entfernt, aber das gesamte System Körper verändert sich damit. Dasselbe gilt für den Kiefer- und Nackenbereich. In der Regel ist der Sinus rectus als Fulcrum schon nach Behandlungen beim Zahnarzt auffällig.

6.2.2. Die Statik des Bewegungssystems

In der statischen Sicht des Bewegungssystems stoßen verschiedene Denkweisen aufeinander. Statik ist per Definition die Beschäftigung mit den Kräften innerhalb unbewegter Systeme. Da der Körper aber dynamisch ist, müssten eigentlich die entstehenden Kräfte ihrer Dynamik nach berechnet werden. In der Medizin gibt es verschiedene Schulen. Die eine besagt, dass der Körper von unten nach oben aufgebaut ist und sich quasi auf den Füßen stehend gestaltet. Statik ist demnach stabil. Sie bedeutet, dass ein auf guten Füßen stehender Körper keinerlei Probleme

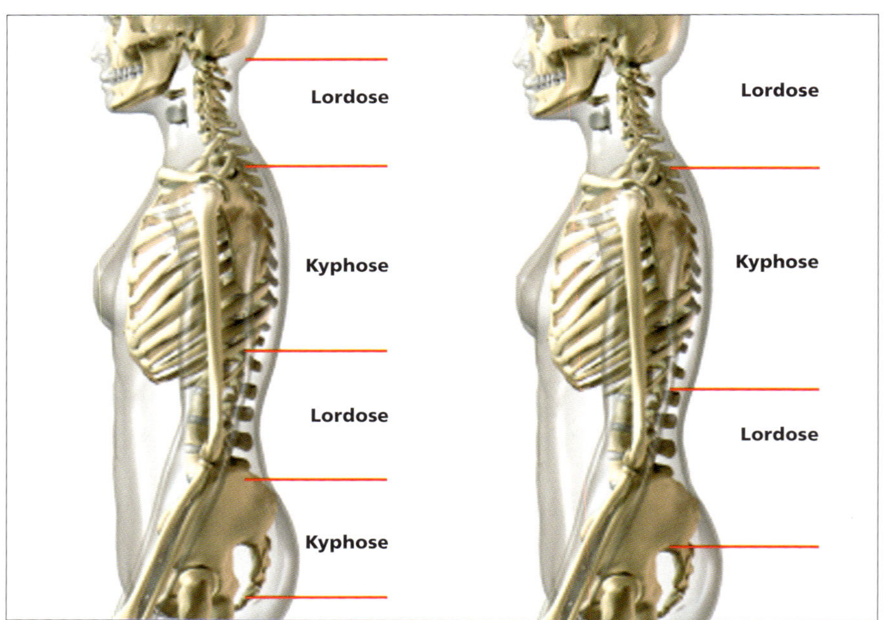

Abb. B 6.14
Eine Sichtweise gliedert die Wirbelsäule in 4 Abschnitte

Abb. B 6.15
Üblicherweise gliedert man die Wirbelsäule in 3 Abschnitte

haben dürfte. Die logische Konsequenz sind Hilfsmittel und Körperhaltungen, die per Muskelkraft und Aufmerksamkeit zementiert werden. Man spricht von der Stabilisation eines Zustandes.

Dabei werden mehrere dem Körper eigene Prinzipien missachtet. Würde obige Definition stimmen, dann wäre jede Bewegung eine Zerstörung des Gleichgewichtes. Die enorme Beweglichkeit des Körpers wäre in jedem Falle prinzipiell schädlich und würde zwingend zu seiner Zerstörung führen. Viele der herkömmlichen Betrachtungen von Abnutzung stützen sich auf diese Sichtweise. Jedoch zeigen Materialtests menschlicher Gelenkstrukturen, dass diese sehr viel länger belastbar sind, als unsere herkömmliche Lebenserwartung es erfordern würde. Vielmehr scheinen die Gefäße und der Ernährungszustand eine entscheidende Rolle bei der guten Versorgung dieser Strukturen zu spielen.

Ein wirklich abnutzender Effekt kann nach Ansicht der Autoren nur dann eintreten, wenn entweder keine Adaptation an äußere Reize erfolgt oder einseitige Überbeanspruchung das gesamte System erschöpft. Interessanterweise wird sogar der extrem beweglichen Wirbelsäule die Rolle einer haltenden Säule zugeteilt, was sich schon in der Namensgebung ausdrückt. Haltung wäre dann also eine fixierte Form, allerdings kann man funktionell auch die Wirbelsäule nur in ihren diversen Synergien betrachten.

Üblicherweise unterscheidet man topografisch fünf Abschnitte: die Halswirbelsäule (HWS), die Brustwirbelsäule (BWS), die Lendenwirbelsäule (LWS), das Kreuzbein (Os sacrum) und das Steißbein (Os coccygis). Zu dieser statischen Sicht gehört auch die Einteilung der Wirbelsäule in drei Krümmungen, nämlich – von oben nach unten – in eine Lordose, eine Kyphose und eine Lordose. Diese Sicht setzt genauso voraus, dass man sich nicht bewegt. Allerdings bedeutet Am-Leben-Sein auch, automatisch dynamisch zu sein, getreu dem chinesischen Sprichwort: Leben ist Bewegung, Stillstand bedeutet den Tod.

Andere Schulen betrachten das gesamte Bewegungssystem als hängendes System. Sutherland beschrieb den Sinus rectus als den Dreh- und Aufhängepunkt, um den sich der Körper selbstständig immer wieder reorganisiert. In Anbetracht der umliegenden anatomischen Strukturen ist die Bedeutung der Steuerungssysteme bei dieser Sichtweise implizit enthalten. Die Fortsetzung dieser Idee spiegelt sich in der Bewertung einer beweglichen Wirbelsäule als Mittelpunkt im Sinne einer gedachten Reorganisations- und Orientierungsachse der mechanischen Strukturen wider. Das entspricht dem schon in der Embryonalphase angelegten Verhalten, sich immer wieder um eine Mittelachse, die Chorda dorsalis, herum zu organisieren. Dieses Bestreben, sich immer wieder von dort zu stabilisieren, gibt einer stabilen Körpermitte eine besondere Bedeutung. Diese entsteht viel mehr durch die Muskulatur denn durch knöcherne Vorgaben. Grundsätzlich unterscheidet man bei Gelenken ein Punktum fixum und ein Punktum mobile, also einen Ort, der fixiert wird, und einen, der sich bewegt. Diese Beschreibung wird in der Trainingslehre auch auf Muskulatur bezogen. Dabei beschreibt man den Ursprung eines Muskels als Punktum fixum, also als Halt, da sich der Muskel an seinem Ursprung nicht so stark bewegt, und als Punktum mobile, den eine größere Bewegung vollführenden Ansatz eines Muskels.

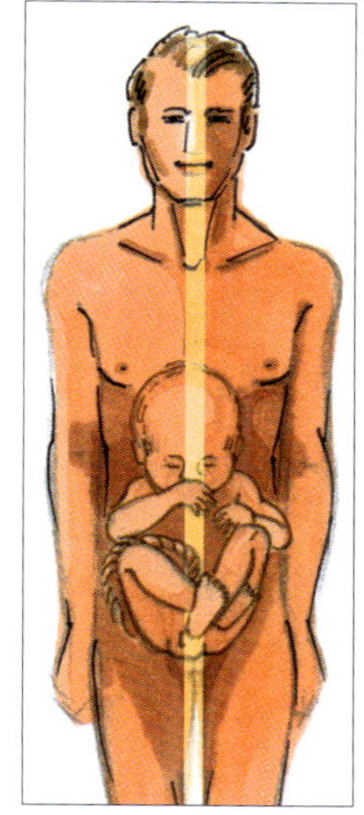

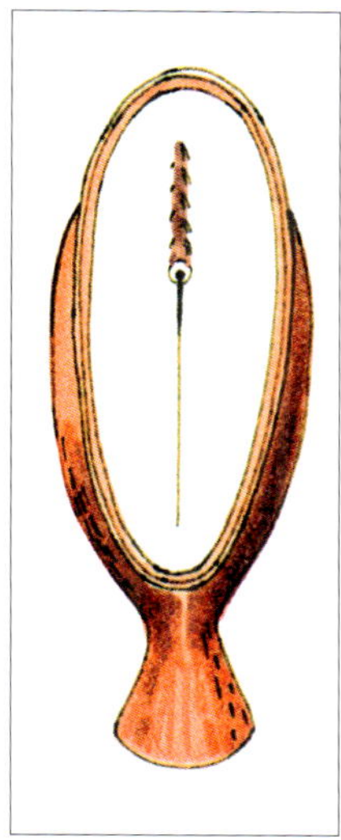

Abb. B 6.16
Die Reorganisations- und Orientierungsachse

Die Grundlegel lautet, dass die Ursprünge von Muskeln sich in Richtung des Herzens oder in Rumpfnähe befinden, während die Ansätze eher in Richtung der Extremitäten oder weg vom Rumpf zeigen. Zwar kann eine Umkehr vom Punktum fixum zum Punktum mobile bei verschiedenen Bewegungen erfolgen, aber im Umkehrschluss verändert sich nichts an der Zuordnung von Ursprung und Ansatz. Gerade im therapeutischen Einsatz ist die bewusste Umkehr dieser beiden Punkte oft sehr wertvoll. Eben weil es diese Möglichkeit auch physiologischerweise gibt, kann man in keinem Fall von einem echten Stabile ausgehen.

6.3. Das mobile Stabile versus optimale Statik

Um das Bewegungssystem in seiner Form und Funktion zu erfassen, lohnt es sich, die Einzigartigkeit dieses Gesamtgefüges zu betrachten. Da gibt es einerseits die passiven, andererseits die aktiven Strukturen, die sich in einer vollkommenen Choreographie um- und miteinander organisieren. Als Vergleich könnte man sich den menschlichen Körper als Aufbau verschiedener Kugeln vorstellen, die durch Fäden verbunden sind und sich perfekt aufeinander abstimmen. Jede Bewegung erfordert eine Abstimmung aller Fäden und Kugeln aufeinander.

Im weitesten Sinne sehen wir dieses Prinzip in der Mechanik von Marionetten. Was kann Stabilität in einem so dynamischen System wie dem Körper bedeuten? Betrachtet man lebendigen Knochen, so ist einerseits seine kollagenbedingte Elastizität beeindruckend, andererseits seine maßgeschneiderte Faserstruktur.

Einen anderen wesentlichen Faktor stellt das Bindegewebe dar, das sowohl zur Materialsynthese als auch zu Adaptation und Begrenzung in der Lage ist. Eine wichtige Rolle bei der Kommunikation spielt dabei das piezoelektrische Feld (siehe Teil B, Kapitel 4.1.). Dauerspannungen erzeugen beispielsweise eine hohe piezoelektrische Ladung, die sich über den gesamten Muskel ausbreitet. Damit verändert sich der Tonus des Muskels in Richtung Kontraktion, obwohl er ursprünglich auf den Wechsel von An- und Entspannung angelegt ist. In einem solchen Fall würde die Muskelfaszie in ihrer Funktion als Haltegurt plötzlich arretieren, statt zu halten und dabei gleichzeitig geführte Bewegung zu erlauben.

Der Körper ordnet sich also in gedachten Gurten, deren Funktion sich mit Linien darstellen lässt, die in verschiedenen Ebenen und Achsen verlaufen, um so Zugmomente besser verfolgen zu können. Diese Linien verlaufen durch die unterschiedlichen Materialien hindurch, und zwar idealerweise immer in die vereinbarte Richtung und ohne Unterbrechung über den gesamten Körper. Auf diese Weise entsteht der Eindruck eines Schienensystems, von dem bestimmte funktionelle Zusammenhänge abgelesen werden können. Die Ansatzpunkte der jeweiligen Muskeln mit ihren bindegewebigen Umhüllungen sind immer relative Fixationspunkte, von denen eine neue Schiene verfolgt werden kann.

Man kann also die dritte Funktionsdynamik nach ihrem Ort, der Tiefe der betroffenen Struktur und ihren jeweiligen Verbindungen einteilen. Grundsätzlich kann man davon ausgehen, dass die oberflächlichen, in der Regel zweigelenkig arbeitenden Muskeln die schnelle Bewegungsarbeit ausführen, während die tiefer gelegenen, meist eingelenkigen Muskeln die Haltearbeit übernehmen. Aufgrund unserer Lebensgewohnheiten überbeanspruchen wir in unseren Aktivitäten meistens die Haltemuskulatur, die damit häufig die wahre Ursache von Beschwerdebildern oder der Anfangspunkt einer degenerativen Veränderung ist. An dieser Stelle führt die unglückliche Verquickung eines Mangels an Betriebsstoffen, insbesondere Mineralien, Spurenelementen und Vitamin C, verbunden mit der einseitigen Überforderung einzelner Strukturen, im Gesamtbild zu vielfältigen scheinbaren Funktionsstörungen, die in Wahrheit folgerichtige Anpassungen auf einen Reiz sind. Selbstverständlich ersetzen diese Betrachtungen keinesfalls bekanntes Wissen über die Funktion von Muskeln, sondern sie sollen eine praxisnahe Ergänzung darstellen.

6.3.1. Die Wirbelsäule

Funktionell, unter Einbeziehung der neurophysiologischen Schaltungen, die jedes Wirbelsäulensegment miteinander verketten, fügen sich in der Wirbelsäule verschiedene biomechanische Mechanismen zusammen, die eine elastische Arbeitsweise der Wirbelsäule ermöglichen. Analog der embryonalen Entwicklung gibt es die Tendenz des Körpers, sich um diese Mittelachse herum zu bewegen. Für eine ökonomisch sinnvolle Aufrichtung gibt es zwar ein Bestreben, diese Position möglichst zu erhalten, allerdings ohne diese zu fixieren, denn auch die Wirbelsäule entlastet sich durch permanente kleine dynamische Bewegungen. Bedenken wir allein die Atembewegungen, die auf eine permanente freie Beweglichkeit und Elastizität der Thoraxgelenke und der Wirbelsäule angewiesen sind. Geführt werden sie durch die Mm. intercostales externi und interni. Zusätzlich zum Diaphragma, dem Hauptatemmuskel, verfügt der Körper über viele Atemhilfsmuskeln, die gleichzeitig in ihrer Hauptfunktion eine andere Bewegung initiieren. So ist die Pectoralis- und Bauchmuskulatur ebenfalls an der Atmung beteiligt.

Grundsätzlich stehen der Wirbelsäule vier Bewegungskomponenten zur Verfügung, deren vielfältige Kombinationsmöglichkeiten eine extreme Anpassungsfähigkeit an Bewegungserfordernisse erlaubt. Sie heißen: Beugung (Flexion), Streckung (Extension), Seitenneigung (Lateralflexion) und Drehung (Rotation). Die Bewegungen der Wirbelsäule werden also von den Bauch- und Rückenmuskeln gleichermaßen ausgeführt. Diese werden in der anschließenden Tabelle im Überblick dargestellt.

Thorax	
• Inspiration (Heben der Rippen)	Mm. intercostales externi
• Pars cartilaginea = Inspiration • Pars ossea = Exspiration	Mm. intercostales interni
Bauchwand	
• Rotation des Rumpfes (einseitige Kontraktion) • Neigung des Thorax zur Gegenseite • Mitwirkung bei Vorwärtsbewegung des Rumpfes • Mitwirkung bei Anhebung des vorderen Beckenrandes • Mitwirkung bei Exspiration	M. obliquus abdominis externus
• Rotation des Rumpfes zur gleichen Seite (einseitige Kontraktion) • Neigung des Rumpfes zur gleichen Seite • Vorwärtsbewegung des Rumpfes (beidseitige Kontraktion)	M. obliquus abdominis internus
• Rotation des Rumpfes zur gleichen Seite (einseitige Kontraktion) • Mitwirkung bei Exspiration	M. transversus abdominis
• nähert das Sternum dem Os pubis an • wirkungsvollster Flexor am Rumpf	M. rectus abdominis
• zieht die 12. Rippe abwärts • Mitwirkung bei Seitwärtsneigung des Rumpfes • Hebung des seitlichen Beckenrandes (bei festgestelltem Thorax)	M. quadratus lumborum
Rücken	
Interspinale Gruppe	
• Extension der Wirbelsäule • stützende Funktion	M. interspinalis
• Rotation des Kopfes zur gleichen Seite (einseitige Kontraktion) • Dorsalflexion (beidseitige Kontraktion)	M. rectus capitis posterior major
• Neigung und Rotation des Kopfes zur gleichen Seite (einseitige Kontraktion) • Dorsalflexion des Kopfes (beidseitige Kontraktion)	M. rectus capitis posterior minor
• Rotation des Atlas zur gleichen Seite (einseitige Kontraktion)	M. obliquus capitis inferior
Spinale Gruppe	
• Extension der Wirbelsäule	Mm. spinales
Transversospinale Gruppe	
• Rotation der Wirbelsäule zur Gegenseite (einseitige Kontraktion)	Mm. rotatores
• Rotation der Wirbelsäule zur Gegenseite (einseitige Kontraktion) • Extension des betroffenen Abschnitts der Wirbelsäule (beidseitige Kontraktion)	Mm. multifidi
• Extensor im Brustwirbelbereich	M. semispinalis
• Rotation des Kopfes zur Gegenseite (einseitige Kontraktion) • Dorsalflexion des Kopfes (beidseitige Kontraktion)	M. semispinalis capitis

Tabelle B 6.01

Selbstverständlich arbeiten die beschriebenen Muskelgruppen nicht nur für die Wirbelsäule und schon gar nicht isoliert, sondern auch sie sind in die diagonal spiraligen Bewegungsketten eingebettet. Zudem ist die vollständige Aktivierung der Bauchmuskulatur primär von der Initiierung durch die ventrale Halsmuskulatur abhängig. Natürlich sind diese Bewegungen auch knöchern begrenzt. So ist die Beweglichkeit auch von der Höhe der Zwischenwirbelscheiben und jener der Wirbelkörper abhängig.

Intertransversale Gruppe	
• Seitwärtsneigung der Wirbelsäule	Mm. intertransversarii
• Neigung des Kopfes zur gleichen Seite (einseitige Kontraktion) • Dorsalflexion des Kopfes (beidseitige Kontraktion)	M. obliquus capitis superior
• Aufrechthaltung des Kopfes • Aufrichtung der Wirbelsäule • Rotation und Seitenneigung der Wirbelsäule (einseitige Kontraktion des medialen und lateralen Traktes	M. erector spinae
Spinotransversale Gruppe	
• Neigung der Halswirbelsäule zur gleichen Seite (einseitige Kontraktion) • Dorsalflexion des Kopfes (beidseitige Kontraktion)	M. splenius capitis

Tabelle B 6.02

Dabei findet die größte Beweglichkeit in der HWS statt, bei der das Verhältnis zwischen Discus und Corpus 2:5 beträgt; die LWS mit einem Verhältnis von 1:3 hat eine etwas geringere Beweglichkeit, während die Beweglichkeit der BWS mit einem Verhältnis von 1:5 am geringsten eingeschätzt wird. Diese Maße beziehen sich auf die Voraussetzungen der knöchernen Strukturen, und sie belegen die Idee einer fixen Statik. Bezieht man die bereits beschriebenen Aktivitäten der Muskulatur ein und betrachtet die Bewegungsverhältnisse unter dem Aspekt der Rotation, so findet der größte Teil der Rotation in der HWS und der BWS statt und der geringste Teil in der LWS.[147]

Um nun funktionell die sichtbare extreme Rotationsfähigkeit der HWS zu vergrößern, muss man einerseits den Bewegungsursprung aus der BWS betrachten und andererseits die Funktion des Atlas einbeziehen. Auf diese Weise entsteht die grundsätzliche Rotationsfähigkeit von beinahe 90 Grad. Knöchern betrachtet verfügt also die HWS tatsächlich über die größte Beweglichkeit, gefolgt von der BWS. An diesem Beispiel wird sehr deutlich, warum funktionelle Betrachtungen so schwer präzise zu erfassen sind, da jeder Aspekt eigene Untersuchungsergebnisse präsentiert und damit verschiedene Interpretationen erlaubt.

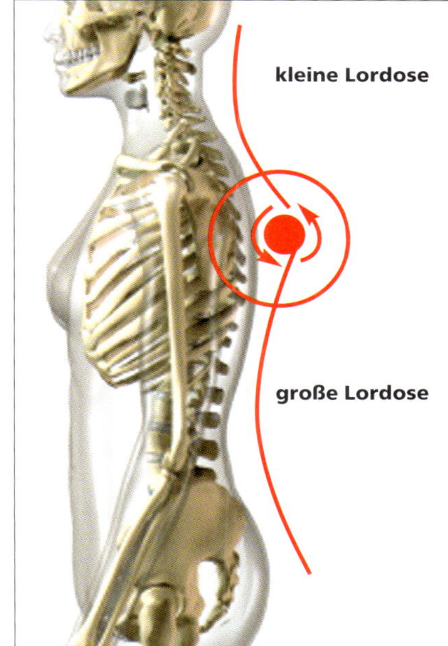

Abb. B 6.18
Die Wirbelsäule teilt sich in zwei Lordosen, die in der Mitte der BWS aufeinander treffen und sich rotatorisch umeinander bewegen.

Deswegen empfehlen die Autoren, die Wirbelsäule funktionell als Ausformung zweier Lordosen zu betrachten; nämlich einer kleinen und einer großen. Beide treffen in der oberen BWS aufeinander und bewegen sich rotatorisch umeinander. Die dabei beteiligten Muskelbalancen verlaufen immer durch das gesamte Körpersystem. Im Bereich der oberen BWS gibt es auch eine feine Aufhängung des Duraschlauches, die gerne als unwesentlich betrachtet wird, aber trotzdem an einer Stelle höchster Belastung eine mechanische Verbindung zu den Steuerungsstrukturen herstellt. Ein besonderer Aspekt der Muskeltätigkeit liegt in der Idee der weiterlaufenden Bewegungen (siehe Teil B, Kapitel 6.5.).

Die Kopfgelenke

Unter den Kopfgelenken versteht man das Gelenk zwischen dem Os occipitale und dem Atlas, auch Articulatio atlantooccipitale (AO) genannt, sowie das Gelenk zwischen Atlas und Axis, auch Articulatio atlantoaxiale (AA) genannt. Diese Gelenke erlauben dem Kopf eine

147) **Kapandji, L. A.:** Funktionelle Anatomie der Gelenke, Bd. 3

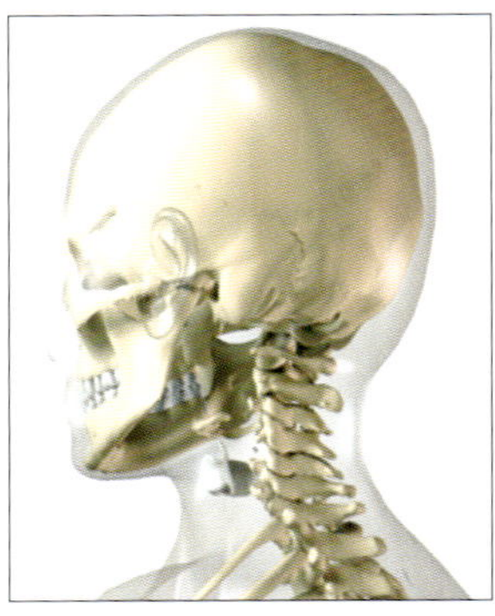

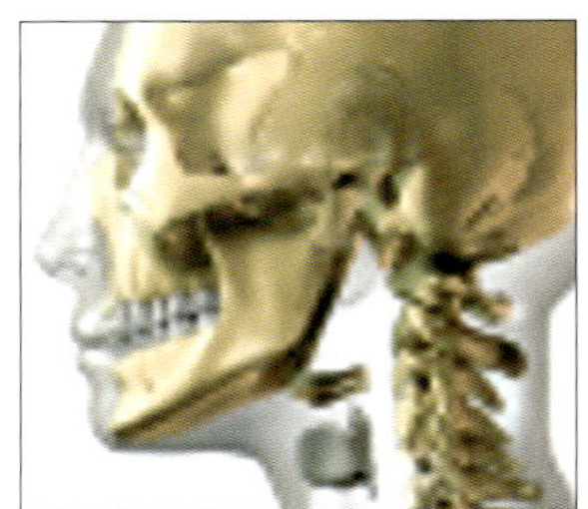

Abb. B 6.19

Bewegung um die tranversale, longitudinale und sagittale Achse, also um alle drei Raumachsen.

Im AO, auch oberes oder erstes Kopfgelenk genannt, entsteht das Kopfnicken, also nach westlichem Maßstab eine Ja-Bewegung und eine sehr kleine Lateralflexion. Es handelt sich um ein Ellipsoidgelenk, also primär um ein zweiachsiges Gelenk. Seine Kapsel ist ventral und dorsal zu einer Membran verstärkt, was die mechanische Empfindlichkeit dieses Bereiches unterstreicht.

Das AA, auch unteres oder zweites Kopfgelenk genannt, besteht aus zwei Abteilungen, einer medialen und einer lateralen. Die Articulatio atlantoaxialis mediana ist das Zapfengelenk zwischen Atlas und Axis, das durch den Dens entsteht, der evolutionär betrachtet vom Atlas stammt. Zusätzlich sind in der Articulatio atlantoaxiales lateralis Atlas und Axis über die unteren und oberen Gelenkflächen ihrer Gelenkfortsätze verbunden. Im unteren Kopfgelenk finden die Rotationsbewegungen, beispielsweise beim Kopfschütteln oder Nein-Sagen, statt. Sie werden von einer gemeinsamen Gelenkkapsel umschlossen und ligamentär verstärkt. Etwa 70 Prozent der Kopfdrehung erfolgen in diesem Gelenk. Die funktionelle Aussage, dass sich in der gesamten HWS nur eine geringe Rotationsfähigkeit im Verhältnis zur BWS findet, erklärt sich auf diese Weise.

Die zwei Gelenkabschnitte des oberen und die vier Gelenkabschnitte des unteren Kopfgelenkes erlauben in ihre Gesamtheit eine Feinabstimmung der Kopfbewegungen in allen Raumebenen. Funktionell besonders interessant ist die extreme nervale Versorgung der Suboccipitalregion. Es finden sich Mechano-, Proprio-, Nozi- und Chemozeptoren, die alle wichtigen Reize in die zentralen Steuerungsorgane weiterleiten (siehe Teil B, Kapitel 4.2.). Jede Reizung der Afferenzen kann verschaltet werden, wodurch die Kopfgelenke unter Umständen großen Einfluss auf verschiedenste Krankheitsbilder nehmen.

Leider gibt es bisher keine Beweise für eine Regelhaftigkeit dieser Zusammenhänge, dennoch sollte man die Möglichkeit mechanischer Auslöser, beispielsweise für Hörsturz, Tinnitus, zervikalen Schwindel, Verspannungen der Nackenmuskulatur, Hör- und Sehstörungen, Sinusitis, Dysphagie oder Dysphonie, in Betracht ziehen. Zusätzlich gibt es über die propriozeptorischen Afferenzen bis hin zum Nucleus vestibularis eine dezendierende Inhibition über GABA auf Hals- und Rückenmark mit Beteiligung der Motoneurone.

Diese Zusammenhänge lassen sich aus energetischen Messungen oft direkt anhand der erscheinenden Messobjekte ableiten. Veränderungen der Kopfgelenke können zu einer anhaltenden Irritation der Kapseln der Wirbelsegmente C0 bis C3 führen, die dann auf den ersten und zweiten Zervikalnerven einwirken – mit den entsprechenden Ausfallerscheinungen. Es wird hier sehr deutlich, wie viele verschiedene Ursachen ein Problem haben kann und wie wenig hilfreich eine auf den reinen Ausschluss eines Bandscheibenprolapses reduzierte Differentialdiagnostik sein kann. Die funktionelle Störung, die sich im Prolaps als Symptom

[148] **KISS: K**opfgelenk, **I**nduzierte, **S**ymmetrie, **S**törung

äußert, ist in der Regel schon lange vorher vorhanden und dekompensiert irgendwann. Eine Besonderheit der Kopfgelenke stellt die Behandlung des KISS-Syndroms[148] bereits bei Säuglingen dar. Die Autoren geben zu bedenken, dass ein zu diesem Zeitpunkt noch vierteiliges Os occipitale auf einem mit sechs Gelenkflächen versehenen Kopfgelenk ruht; verstärkt wird diese Instabilität zudem durch die noch mangelhafte, weil ungeübte, muskuläre Führung dieser gelenkigen Strukturen. Das lässt eine etwaige Manipulation, die schneller als der Reflex sein muss, bei Säuglingen zumindest fragwürdig erscheinen. Die Anzahl der echten KISS-Syndrome ist sicher weitaus geringer, als die zahlreich gestellte Verdachtsdiagnose glauben macht. Eine Unterstützung von Säuglingen ist in diesem Fall auf indirektem Wege sehr viel empfehlenswerter und kommt ohne vegetativen Schock aus.

Selbstverständlich kann die Funktion der Kopfgelenke nicht isoliert vom Kiefergelenk (das stomatognathe System) und vom ISG beurteilt werden.

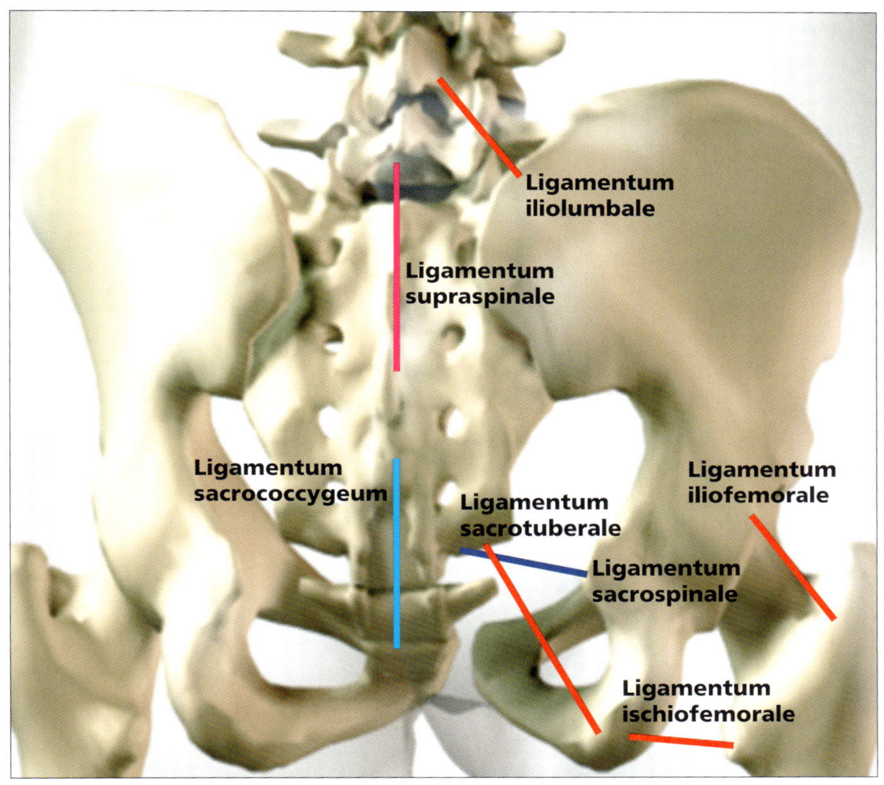

Abb. B 6.20 Stark vereinfachte Übersicht der Bänder des Beckens

Das ISG

Das Kreuz-Darmbeingelenk, synonym ISG oder auch SIG genannt, ist eine Amphiarthrose, die sehr straff durch Ligamente gehalten wird. Diese heißen: Ligamentum sacrotuberale, sacrospinale, iliosacrale ventrale und dorsale. Da die Gelenke selbst nur Normaldruck übertragen und in ihrer Gelenkfläche keineswegs kongruent sind, müssen die Bänder alle weiter einwirkenden Kräfte puffern und sind somit größten Anstrengungen ausgesetzt. Da sie zum passiven Halteapparat gehören, ist das funktionelle Zusammenspiel der umliegenden Muskulatur zur Herstellung einer aktiven Körpermitte eine zwingende Voraussetzung.

Viele Störungen der Hüften und der Knie, Kopfschmerzen oder Verspannungen im oberen Wirbelsäulenbereich können kausal aus einer Störung der ISG-Mechanik herrühren oder umgekehrt. Letztendlich ist ein therapieresistentes ISG-Problem in der Regel mit dem Zustand des Darms vergesellschaftet, womit sich der Kreis zum Immunsystem wieder schließt und das ISG in diesem Fall ein reiner Indikator für eine andere Störung wäre.

6.4. Das stomatognathe System

Das stomatognathe System wird im Wesentlichen im zahnärztlichen Bereich betrachtet. Das Wort Stoma beschreibt eine Öffnung, Gnathologie ist die Lehre vom Mundschluss. Es besteht neben den 32 Zähnen aus 27 Knochen, nämlich dem Os occipitale, den Ossa temporalia, dem Os sphenoidale, dem Os maxillaris, dem Os mandibulare, dem Os hyoideum, den Ossa claviculare, den Ossa scapulae, dem Os sternale, den sieben Halswirbeln, den ersten drei Brustwirbeln und den beiden obersten Rippen. An all diesen Knochen setzen verschiedenste Muskeln an, die natürlich für das gesamte System eine Rolle spielen.

Dazu gehören die Muskeln, die an der Mandibula ansetzen, nämlich der M. temporalis lateralis anterior und posterior, der M. pterygoideus lateralis und medialis, der M. buccinator, der M. orbicularis oris, der M. hypoglossus, der M. digastricus, der M. geniohyodeus, der M. constrictor pharyngis superior, der M. depressor anguli oris, der M. depressor labi inferioris, der M. mylohyoideus, der M. mentalis, der M. genioglossus und das Platysma.

Auch die Muskeln, die am Os hyoideum ansetzen, haben eine wichtige Wirkung auf das gesamte stomatognathe System. Sie heißen: M. hypoglossus, M. geniohyoideus, M. digastricus, M. stylohyoideus, M. thyrohyoideus, M. genioglossus, M. mylohyoideus, der superiore Bauch des M. omohyoideus, M. sternohyoideus und M. sternothyroideus. Zusätzlich haben all jene Muskeln Einfluss, die mit der Scapula verbunden sind, also von dorsal der M. supraspinatus, der M. deltoideus, der M. infraspinatus, der M. teres minor und der M. teres major; von ventral der M. subscapularis und der M. ccoracobracialis

Verfolgt man die anschließenden Muskelketten, so wird klar, dass die beschriebenen Muskeln Auswirkungen bis hin zum kleinen Zeh haben. Für ein allgemein funktionelles Verständnis ist es wichtiger, die Lage eines Muskels zu verinnerlichen, als seinen genauen Verlauf, der in der manuellen Behandlung wiederum entscheidend ist. Die Bilder sollen dies unter dem Aspekt des Unterkiefers und des Zungenbeins als Ansatzpunkt ermöglichen. Es ist unschwer zu erkennen, dass, wenn man die Bilder vergleicht, oft derselbe Muskel mit verschiedenen Knochenpartnern verbunden ist. Auf diese Weise wird die Abstimmung komplexer

Gelenkbewegungen ermöglicht. Technisch gesehen sind insgesamt 16 Muskelgruppen am reibungslosen Wirken des stomatognathen Systems beteiligt.

Grundsätzlich kann jeder einzelne Muskel einen Störfaktor bilden, und nur eine genaue Untersuchung kann die mechanische Ursache differenziert darstellen, denn technisch gesehen bilden sie eine geschlossene kinetische Kette.

Die Zähne hingegen sind zwar über eine Gomphose im Kiefer eingezapft, aber dennoch auf eine hohe Beweglichkeit angewiesen. Schon im unbelasteten Zustand ist ihre Positionierung von der Durchblutung abhängig. Allein durch die Zunge wird genügend Druck dahingehend ausgeübt, dass eine Auslenkung erfolgt. Zusätzlich sind die Zähne über ein Ringband am Kiefer befestigt, das nach Zahnbehandlungen sehr nachtragend reagieren kann. Schleiftraumata, die aus zahnärztlicher Intervention entstehen können, werden von einem intakten Immunsystem problemlos kompensiert; hingegen reagiert ein insuffizientes oder überstrapaziertes Immunsystem mit verschiedensten Symptomen.

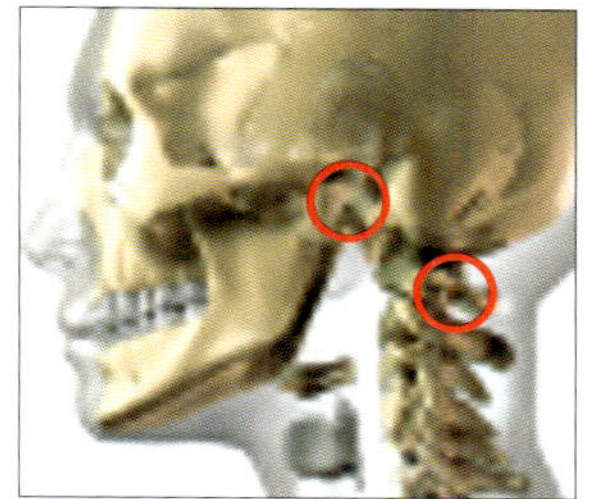

Zusätzlich ist zu bedenken, dass die Zähne nicht selten mehrfach präpariert werden müssen und sie durch Füllungen erhebliche Einbußen in ihrer Materialstabilität erfahren. Somit ist das gesamte stomatognathe System auch auf diesem Wege extremen Anforderungen ausgesetzt, die heutzutage zwar unvermeidlich sind, aber in der ganzheitlichen Bewertung beachtet werden müssen. Das Erfordernis interdisziplinärer Arbeit zum Wohle des Patienten gewinnt an Bedeutung.

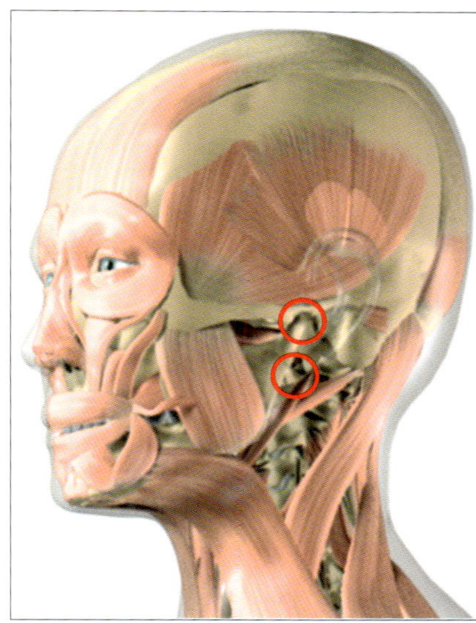

Abb. B 6.21
Laut Guzay liegt der Bewegungsursprung des TMG in der oberen HWS. Damit sind alle Aktivitäten des Kiefers direkt vergesellschaftet mit denen des Schulter-Nacken-Bereiches und umgekehrt.

6.4.1. Das Theorem Guzays

Das Theorem Guzays besagt, dass der Bewegungsursprung für das Kiefergelenk zwischen den Halswirbeln 1 und 2 liegt.

Betrachtet man das Kiefergelenk unter physiologischen und strukturellen Gesichtspunkten, so bekommt man den Eindruck, dass die Rotationsachse der Mandibula in den Temporomandibulargelenken liegt. Erweitert man die Aufmerksamkeit für den Gesamtzusammenhang, so wird schnell deutlich, dass diese Bewertung unzureichend ist und das untere Kopfgelenk als Grundgelenk für das Kiefergelenk fungiert. Wir haben in der Darstellung der Kopfgelenke und ihrer Funktion bereits auf die enorme Erweiterung der Beweglichkeit durch diese Strukturen hingewiesen.

Das bedeutet, dass die HWS und das Kiefergelenk aufs Engste zusammenarbeiten müssen und sich im Umkehrschluss auch gegenseitig stören können. Aus fließend elektrischer Sicht kann man sich auf dem Dens eine Kugel vorstellen, die das obere Kopfgelenk einschließt. Die eigentliche Bewegungsachse der Mandibula verliefe dann durch das Atlantooccipitalgelenk. Bezieht man die entsprechende piezoeelektrische Ladung (vergleiche Kapitel 2.4.) mit ein, so entsteht ein komplex verzweigtes Gebilde, das in der Grundversion durch das Gesetz Guzays gut zusammengefasst wird.

6.4.2. Physiologie des stomatognathen Systems

Wie bereits im vorangegangenen Kapitel beschrieben, ist es außerordentlich komplex, die genaue mechanische Ursache einer Störung des stomatognathen Systems zu ermitteln. Erschwerend kommt hinzu, dass bedingt durch die ausgezeichnete nervale Versorgung dieser Region über eine dichte Besiedelung verschiedenster Neurorezeptoren jeder äußere Reiz sofort aufgenommen und integriert wird. Zusätzlich spielen Hirnnerven eine Rolle; beispielsweise der N. trigeminus, der mit seiner Pars maxillaris die Lippen und die Zähne des Oberkiefers und mit der Pars mandibularis den Unterkiefer, die Unterlippe, das Zahnfleisch und die Zähne sensibel versorgt. Die Faustregel besagt, dass jeder Zahnschmerz ein Trigeminusschmerz ist. In diesem Zusammenhang ist das Eigenleben beschriebener Strukturen interessant. Bei operativer Durchtrennung der Trigeminusnerven im Rahmen einer Trigeminusneuralgie blieb in vielen Fällen die Schmerzsymptomatik unverändert im Verlauf des Nerven erhalten. Motorisch übernimmt der N. facialis die Versorgung der mimischen Muskulatur, die entscheidend auf den Kiefer einwirkt.

Mit seinen parasympathischen Fasern zieht er zur Glandula lacrimalis, submandibularis und sublingualis, wirkt also auf die Tränendrüsen und schleimproduzierenden Drüsen. Gleichzeitig gestaltet er auch einen Teil der Weiterleitung von Geschmacksqualitäten. Unter anderem schafft er Verbindungen zum Thalamus und zu den Eingeweiden.

Der dadurch entstehende Einfluss auf den Gesamtzustand des Körpers durch Störungen des stomatognathen Systems ist essentiell. Daher rührt auch die hierarchische Überordnung innerhalb des Bewegungssystems. Um eine kausale Bewertung verschiedener Symptome vornehmen zu können, lohnt es sich immer, mit einem Zahnarzt und Manualtherapeuten oder Osteopathen zusammenzuarbeiten, bevor man eine komplette Regulation des Kiefers vornimmt, die, wenn sie lediglich suboptimal durchgeführt wird, zu extremen weiteren Problemen führen kann.

Das neuronale Engramm des Temporomandibulargelenkes
In der Neurophysiologie versteht man unter einem Engramm eine physiologische Spur oder eine Gedächtnisspur, die eine Reizeinwirkung als strukturelle Änderung im Erinnerungsvermögen der Synapsen hinterlässt.[149] Genetisch sieht das physiologische Engramm vor, dass die Zähne lediglich Kontakt beim Kauen haben und ansonsten frei schweben. Ungeachtet der Körperposition werden die Zähne in ihrer normalen Beziehung zueinander gehalten. Dennoch gibt es bestimmte Stressmuster, die einen erhöhten Pressdruck im Kieferbereich beinhalten, um kurzfristige Leistungsverbesserungen zu erzeugen. Da das gesamte Kiefersystem schwimmt, ist es extrem einfach, statische Veränderungen vorzunehmen, aber es ist extrem schwierig, diese zu stabilisieren.

---

149) **Engramm: Quellen:** Karl Lashley, Richard F. Thomson, Donald O. Hebb

Bruchteile von Millimetern können entscheiden, ob eine Irritation entsteht oder nicht. Eine besondere Funktion übernimmt der M. pterygoideus lateralis, dessen oberer Bauch direkt in den Gelenkknorpel übergeht und dessen unterer Bauch den Condylus der Mandibula in die Mitte zieht. Wenn also ein Kiefergelenk knackt, so ist das zum größten Teil eine asynchrone Arbeit dieser beiden Muskelanteile. Eine echte Arthrose im Gelenk selbst tritt relativ spät ein und hat eine lange Vorgeschichte. In der heutigen Zeit ist der Bruxismus, also das Knirschen oder ein erhöhter Pressdruck, in der Nacht weit verbreitet, was größtenteils mit unseren Lebensgewohnheiten verbunden ist.

Einen anderen Einfluss haben die Druckverhältnisse, die durch die Beißflächen entstehen. Die zentrale Schaltung für den Bissdruck erfolgt über den Kontakt der Zähne und die Übertragung auf die entsprechenden Rezeptoren. Interessanterweise genügt dabei ein Kontakt pro Zahn. Die Formel zur Berechnung von Druck ist $p = F/A$, also Kraft (F) durch Größe der Fläche (A). Das bedeutet, dass der Druck bei gleicher Kraft auf eine kleinere Fläche größer ist als auf eine größere. Da die Bissflächen mit der Zeit immer flachere Höcker entwickeln, muss der Druck immer größer werden, damit die erforderliche Tiefe erreicht wird, die zentral gefordert ist.

Aus diesem Grund sind Aufbissschienen kritisch zu bewerten. In der Tat schützen sie das Zahnmaterial, aber sie können die pathologischen Engramme verstärken. Eine gute Relaxationsschiene verfolgt also das Prinzip des Drucks ohne Fläche. In Verbindung mit guter mechanischer Behandlung kann sie ein wertvolles Unterstützungsmittel sein, als alleinige Lösung scheint sie ungenügend. Die Muskulatur, die für diesen Druck zuständig ist, ist der M. pterygoideus medialis, der wie ein Adduktor wirkt, und der M. masseter, der den Mund schließt. Sie können, ebenso wie der M. temporalis posterior und anterior, manuell gut entlastet werden, was eine große Erleichterung im stomatognathen System bewirken würde und zudem eine kausale Behandlung wäre.

Ist das stomatognathe System irritiert, aber keinerlei primäre Kausa zu finden, so muss auf das gesamte Bewegungssystem geschaut werden. Häufig ist ein schwacher Beckenboden die Ursache für einen erhöhten Pressdruck im Sinne einer Kompensation.

Sogenannte Repositionsschienen sind nur bei maximal 10 Prozent der Patienten erforderlich. In der Regel wird das Gelenk durch eine solche Maßnahme aus der Schiene gezogen und dieser Zustand, aufgrund der hohen Anpassungsfähigkeit des Temporomandibulargelenkes, als dauerhafte Irritation fixiert. Leider ist es in der Regel bereits nach einer Woche schon nicht mehr sicher möglich, die Fehleinstellung festzustellen, weil sich das Gelenk sofort an den veränderten Druck anpasst.

Da der gesamte Kiefer prinzipiell hängt, ist das leicht nachvollziehbar, denn ein hängendes System muss sehr flexibel sein, ist aber dafür auch leicht beeinflussbar. In der folgenden Liste sind einige Muskeln des Kiefers und des Halses aufgeführt, die im Zusammenhang mit dem stomatognathen System eine Rolle spielen können.

Tabelle B 6.03

Funktion	Muskel
Kiefer	
• Adduktion • hinterer Teil zieht vorgeschobenen Unterkiefer zurück	M. temporalis
• Adduktion	M. masseter
Oberes Zungenbein	
• hebt Zungenbein • zieht Unterkiefer herab	M. digastricus
• zieht Zungenbein auf- und abwärts	M. stylohyoideus
Hals	
• dreht Gesicht zur Seite und neigt Hinterkopf zur gleichen Seite (einseitig) • dorsales Kippen des Hinterkopfs und damit Heben des Gesichts (beide Muskeln gleichzeitig)	M. sternocleidomastoideus
Rectusgruppe oder untere Zungenbeinmuskeln	
• zieht Zungenbein nach unten • stellt Zungenbein fest	M. sternohyoideus
• Faszienspanner	M. omohyoideus
Die Wirkung der unteren Zungenbeinmuskeln besteht vor allem in der Feststellung des Zungenbeins, damit dieses ein Stützpunkt für die Arbeit der oberen Zungenbeinmuskeln an Unterkiefer und Zunge werden kann. Auch beim Schluckakt und bei der Stimmbildung (Phonation) spielen diese Muskeln eine Rolle.	
Scalenusgruppe	
• seitliche Beugung der Halswirbelsäule • Hebung der Rippen	Mm. scaleni

Die Kräfte des Kiefers

Gemessen an seiner Größe und der Länge der Muskulatur wird der Kiefer als stärkste mechanische Struktur bewertet. Beim Erwachsenen wird physiologischerweise ein Pressdruck von 100 Kilopond erzeugt, der unter Stress und bei gutem Trainingszustand massiv ansteigen kann. Unter diesem Aspekt haben selbst kleinste Bissveränderungen möglicherweise verheerende Auswirkungen. Für den Tinnitus, Kopfschmerzen, Migräne und auch für Sinusitis sind diese mechanischen Zusammenhänge oft ein Schlüssel zu endgültiger Symptombeseitigung.

Funktionelle Bedeutung des stomatognathen Systems

Das stomatognathe System ist in seiner Gesamtheit ein Schlüssel für viele Zustände des Bewegungssystems. Bei anhaltenden Beschwerden in LWS und HWS ist der Gedanke an eine Irritation in diesem System nahe liegend und eine kausale Behandlung von dort aus sehr erfolgversprechend. Dauerhafte Veränderungen wirken sich allerdings auf die Steuerungsstrukturen aus, genauso wie die verschiedenen Zahnmaterialien im Mund und die über diesen Weg eintretenden Umwelttoxine (siehe Teil B, Kapitel 5.2.). Die Irritation der entsprechenden Transmitterstoffe rundet das Bild ab. Alle chronischen Erkrankungen können von einer gesunden

Situation in diesem Bereich profitieren. Einen wesentlichen Aspekt stellen hierbei auch die Fokaltoxikosen dar. Eine Toxikose beschreibt einen Vergiftungszustand, der durch Abgabe von Giftstoffen aus einem Herd (Fokus) zu verschiedenen Erkrankungen des gesamten Körpers, auch fern von diesem Herd, führen kann. Wurzelspitzenresektionen sind unter ganzheitlichen Aspekten deswegen ein Risikofaktor. Andere langfristige Stressoren sind die weit verbreiteten Zahnspangen im Rahmen der Kieferorthopädie. Häufig wird durch diese Korrekturen der Kompensationsrahmen des Kiefers schon weitgehend erschöpft, und es reicht dann ein kleiner Reizfaktor, damit es zu einer Dekompensation kommt, die dann sogar zu Migräne oder einem Bandscheibenprolaps führen kann.

6.5. Funktionelles Zusammenspiel der Muskulatur

Das mobile Stabile, wie bereits beschrieben, arbeitet muskulaturfunktionell vernetzt. Selbstverständlich kann dieses Kapitel das ausführliche Studium dieser Zusammenhänge nicht ersetzen, aber wir wollen verschiedene Grundregeln zusammenfügen, die eine Übersicht erlauben.

Da alle Bewegungen eine Rotationskomponente enthalten, muss auf die Rotatoren besonders geachtet werden. Schonhaltungen schließen Rotation in der Regel aus; der Gang verändert sich, die flüssigen diagonal spiraligen Bewegungsabläufe können nicht mehr stattfinden. Dies geschieht einerseits, indem zunächst nur ein Gelenk geschont wird, andererseits aber die weiterlaufende Bewegung über den Rumpf gebremst wird und so eine Auswirkung auf den gesamten Körper entsteht. Das Prinzip der weiterlaufenden Bewegungen lässt sich an zwei Beispielen gut verdeutlichen.

Hebt man den Kopf an, dann müsste in einer weiterlaufenden Bewegung der Körper permanent rückwärts rollen; bei einer Flexion des Kopfes würde dieser Effekt in eine dauerhafte Rolle vorwärts münden. Das bedeutet, dass jede Bewegung gleichzeitig eine kontrollierende Komponente über die synergistischen Abläufe beinhaltet, die durch neurophysiologische Schutzmechanismen aktiviert wird.

In einem Selbstversuch im Stehen kann man beobachten, dass selbst die einfache Supination der Handflächen in der Muskelkette zu einer Gesamtaufrichtung des Körpers führt, im Gegenzug dazu die Pronation zu einer Gesamtbeugung. Führt man diese Bewegungen weiter, bemerkt man, wie gleichzeitig verschiedene Bewegungsbahnen aktiviert werden und es eine Frage der Entscheidung ist, welche zu Ende geführt wird und welche nicht.

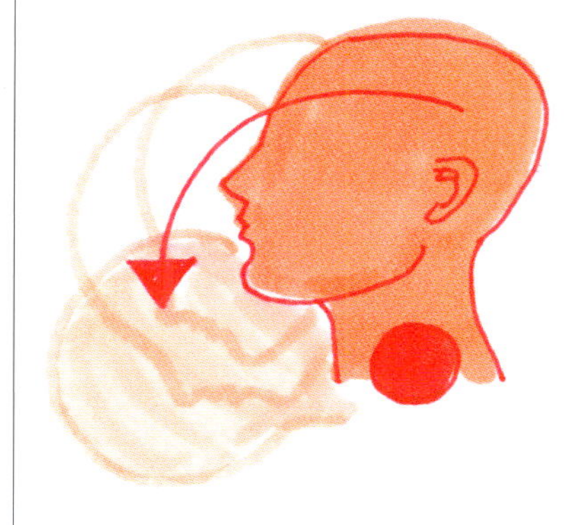

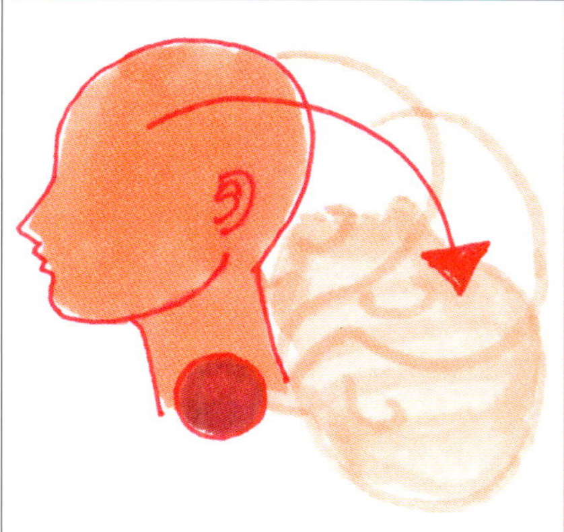

Abb. B 6.22 und B 6.23 Das Prinzip der weiterlaufenden Bewegung: Neigt man den Kopf nach vorne, würde ohne Gesamtzusammenspiel der Muskulatur eine permanente Rolle vorwärts entstehen. Legt man den Kopf nach hinten, entstünde eine dauerhafte Rolle rückwärts.

Abb. B 6.24
Das Prinzip der weiterlaufenden Bewegung: Demnach hat auch eine kleine Bewegung wie zum Beispiel die Supination der Hand eine Aktivierung der Aufrichtekette zur Folge (sogar bis zu einer besseren Stabilisierung des Kniegelenkes), während eine Pronation die Aktivierung der Beugekette zur Folge hat (siehe Tabelle B.6.12).

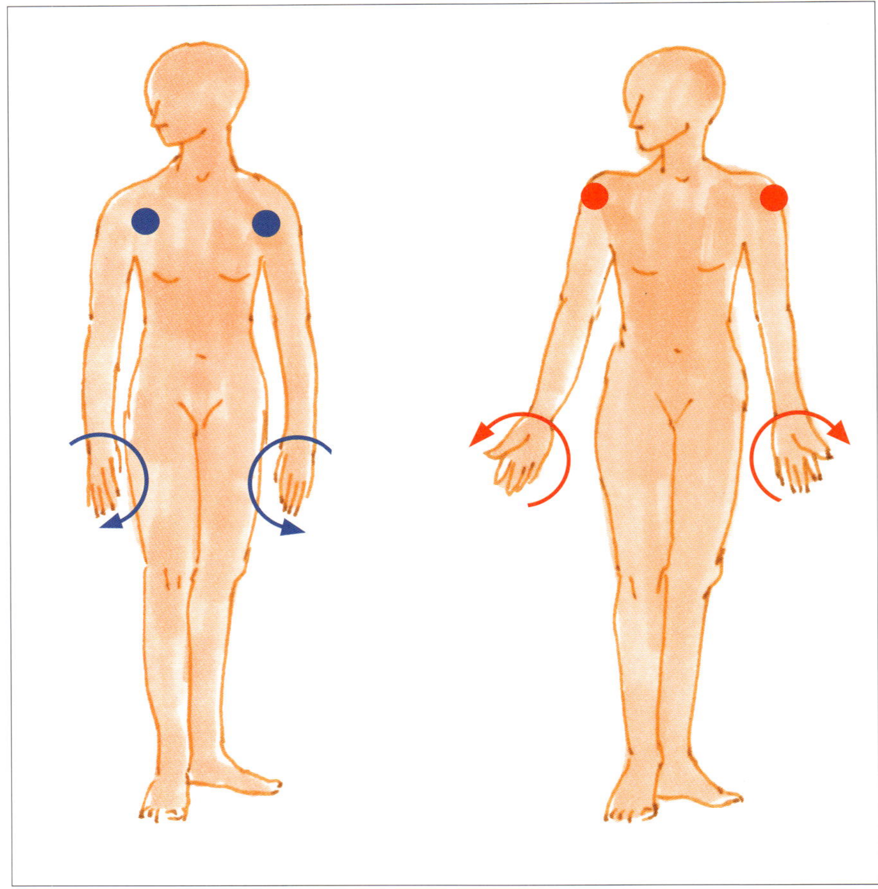

Für eine bessere Funktionsübersicht sind in der folgenden Tabelle die Muskeln aufgeführt, die auf die Bewegungen sowohl des Ellenbogens als auch des Handgelenks Einfluss haben. Gleichzeitig wirken sie aber auch auf das Schultergelenk oder werden über Spannungen in diesem Bereich beeinflusst. Selbstverständlich gibt es wesentlich mehr Muskeln, die Autoren haben sich in der Auswahl an das GLOBAL DIAGNOSTICS angelehnt. Das ist für alle nachfolgenden Tabellen gültig. Jeder Muskel hat in der Regel die Fähigkeit, eine Bewegung zu beginnen, eine fortzuführen und eine zu Ende zu bringen. Bei Verspannung oder Verletzung ist dieses feine Spiel gestört, und damit führt jede Schonhaltung zu einer grundsätzlichen Veränderung des Ruhetonus.

Tabelle B 6.04

Muskel	Schultergelenk	Ellenbogengelenk
M. biceps brachii	Caput longum: Abduktion, Innenrotation Caput longum, Caput breve: Anteversion	Flexion, Supination
M. triceps brachii	Caput longum: Retroversion, Adduktion	Extension
Muskel	**Ellenbogengelenk**	**Handgelenk**
M. digitorum superficialis	schwache Flexion	Flexion
M. flexor carpi radialis	schwache Flexion Pronation	Flexion Pronation
M. palmaris longus	schwache Flexion	Palmarflexion, Spannen der Palmaraponeurose
M. extensor carpi radialis longus	schwache Flexion	Dorsalextension, Radialabduktion
M. extensor carpi radialis brevis	schwache Flexion	Dorsalextension, Radialabduktion
M. flexor carpi ulnaris	schwache Flexion	Flexion Ulnarabduktion

Um diese Zusammenhänge vollständig zu erfassen, empfehlen die Autoren, einen Anatomieatlas parallel zu benutzen und die aufgeführten Muskeln über den gesamten Bewegungsweg in der jeweiligen funktionellen Kette unter Anwendung der verschiedenen Schienen, (siehe Teil B, Kapitel 6.3. Kapitel) die lateral oder diagonal durch den Körper verlaufen, zu verfolgen. Daher fügen wir jetzt eine Liste der Muskeln an, die auf die Schultern, den Ellenbogen, die Hände und Finger sowie den Nacken wirken. In Verbindung mit den Kräften im stomatognathen System ergibt sich daraus ein vollständiges Bild ineinander verzahnter Muskelaktivität im Oberkörper.

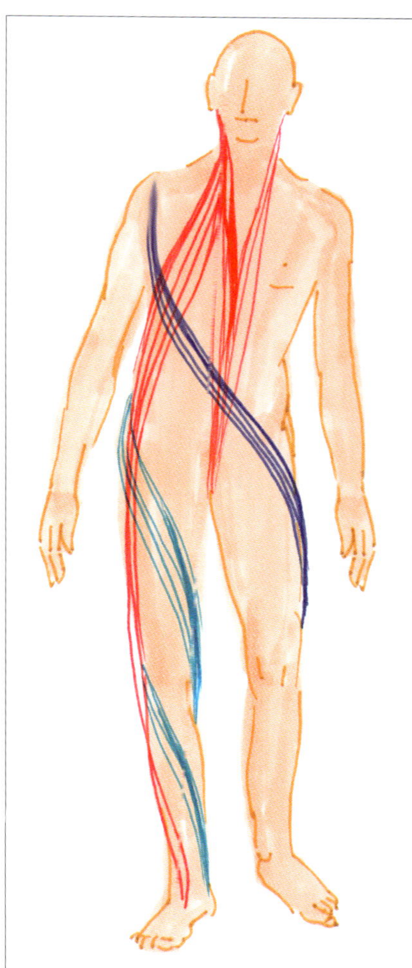

Abb. B 6.25
Beispielhafte schematische Darstellung der durch den Körper verlaufenden „Schienen" und „Haltegurte". So entsteht durch rotatorische Verwringung (hergeleitet von „wringen") mobile Stabilität, die sich überall im Körper finden lässt.

Tabelle B 6.05

Schultergelenk	
Dorsale Gruppe	
• Anteversion • Adduktion • Innenrotation • Atemhilfsmuskel	M. pectoralis major
• stärkster Abduktor im Schultergelenk • Pars clavicularis: Anteversion, Innerotation, Adduktion (Abduktion) • Pars acromialis: Abduktion bis 90° • Pars spinalis: Retroversion, Außenrotation, Adduktion (und Abduktion)	M. deltoideus
• Innenrotation • Adduktion • Retroversion • Atemhilfsmuskel	M. latissimus dorsi
• Innenrotation, Adduktion und Retroversion des Oberarms	M. teres major
• unterstützt M. deltoideus bei Abduktion des Oberarms • schwache Außenrotation • spannt Kapsel des Schultergelenks	M. supraspinatus
• stärkster Außenrotator des Arms • spannt Kapsel des Schultergelenks • abduziert bei seitlich erhobenem Arm, adduziert bei gesenktem Arm	M. infraspinatus
• schwache Außenrotation und Adduktion	M. teres minor
Ventrale Gruppe	
• stärkster Innenrotator des Oberarms • spannt Kapsel des Schultergelenks und unterstützt bei Adduktion	M. subscapularis
• je nach Stellung im Schultergelenk Abduktion oder Adduktion • kann Arm nach innen drehen	M. coracobrachialis
• Caput longum: Abduktion • Caput breve: Adduktion	M. biceps brachii M. biceps brachii
Schultergürtel	
• Pars descendens zieht Schulter nach oben • Pars transversa zieht Schulter nach hinten • Pars ascendens zieht Schulter nach unten	M. trapezius
• zieht Schultergürtel nach oben und innen	M. rhomboideus minor et major
• hebt das Schulterblatt	M. levator scapulae
• zieht Schulterblatt unmittelbar nach vorn und unten • zieht erhobenen Arm mittelbar nach vorn und unten	M. pectoralis minor
• oberer Teil: hebt Schulterblatt • mittlerer Teil: Antagonist der Pars transversa des Trapezius • unterer Teil: zieht unteren Winkel des Schulterblattes nach vorn – dadurch Hebung des Armes über die Horizontale hinaus möglich	M. serratus anterior

Tabelle B 6.06

Oberarm	
wirkt direkt auf das Handgelenk • Flexion • keine Funktion bei Seitenbeugung	M. palmaris longus
wirkt direkt auf das Handgelenk • Flexion • Ulnarabduktion	M. flexor carpi ulnaris
wirkt direkt auf das Handgelenk • Flexion • löst radiale Seitbeugung aus • nimmt schwach an Pronation teil	M. flexor carpi radialis
wirkt direkt auf die Finger und indirekt aufs Handgelenk • Flexion bei Beugung des 2. Fingerglieds auf das 1. (PIP-Gelenk) und des 1. Fingerglieds auf Mittelhand (MCP-Gelenk) • Flexor des Handgelenks	M. flexor digitorum superficialis
• Extension • M. extensor carpi radialis longus bewirkt radiale Abduktion des Handgelenks	M. extensor carpi radialis longus et brevis
wirkt direkt auf die Finger und indirekt aufs Handgelenk • Extension der Gelenke der Mittelhand-Fingerglieder (MCP-Gelenk) bei den 4 letzten Fingern • Extension des Handgelenks	Mm. extensores digitorum
wirkt direkt auf die Finger und indirekt aufs Handgelenk • verstärkt die den Zeigefinger betreffende Wirkung des M. extensor digitorum • Teilnahme an Abduktion des 5. Fingers	Mm. extensor digiti minimi
wirkt direkt auf das Handgelenk • Extension • ulnare Abduktion	M. extensor carpi ulnaris
Radius	
wirkt direkt auf die Finger und indirekt aufs Handgelenk • Flexion des 2. bis 5. Fingers bis zum mittleren Fingerglied (MCP- und PIP Gelenk)	M. flexor digitorum superficialis
wirkt direkt auf die Finger und indirekt aufs Handgelenk • Flexion des 2. Daumenglieds zum 1. hin (PIP-Gelenk) • Flexion des 1. Daumenglieds (MCP-Gelenk) • Flexion des Handgelenks • radiale Abduktion des Handgelenks	M. flexor pollicis longus
wirkt direkt auf die Finger und indirekt aufs Handgelenk • Flexion des Handgelenks • radiale Abduktion des Handgelenks	M. abductor pollicis longus

Tabelle B 6.07

Ulna	
wirkt direkt auf die Finger und indirekt aufs Handgelenk • Flexion des 3. Fingerglieds auf das 2. (PIP-Gelenk) • Flexion der zwei anderen Fingerglieder (PIP- und MCP-Gelenk)	M. flexor digitorum profundus
wirkt direkt auf die Finger und indirekt aufs Handgelenk • Flexion des 2. Fingerglieds auf das 1. (PIP-Gelenk) und des 1. Fingerglieds auf die Mittelhand (MCP-Gelenk) • Flexion des Handgelenks	M. flexor digitorum superficialis
wirkt direkt auf die Finger und indirekt aufs Handgelenk • Flexion des 2. Daumenglieds zum 1. hin (IP-Gelenk) • Flexion des 1. Daumenglieds (MCP-Gelenk) • Flexion des Handgelenks • radiale Abduktion des Handgelenks	M. flexor pollicis longus
wirkt direkt auf das Handgelenk • Flexion • Ulnarabduktion	M. flexor carpi ulnaris
wirkt direkt auf das Handgelenk • Flexion des Handgelenks • radiale Abduktion	M. abductor pollicis longus
wirkt direkt auf das Handgelenk • Extension des 2. Daumenglieds (IP-Gelenk) • Extension des 1. Daumenglieds (MCP-Gelenk)	M. extensor pollicis longus
wirkt direkt auf das Handgelenk • Extension des 1. Daumenglieds im Fingergrundgelenk (MCP-Gelenk) • Abduktion des Daumens	M. extensor pollicis brevis
wirkt direkt auf das Handgelenk • verstärkt die den Zeigefinger betreffende Wirkung des M. extensor digitorum • Abduktion des Zeigefingers teilweise	M. extensor indicis
wirkt direkt auf das Handgelenk • Ulnarabduktion • Extension des Handgelenks	M. extensor carpi ulnaris
Ellenbogen: Flexoren	
Scapula	
• Flexion und Supination des Ellenbogens • Adduktion	**M. biceps brachii**
Humerus	
• Flexion des Ellenbogens • Adduktion	**M. brachialis**
• schwache Flexion des Ellenbogens • Pronation	M. flexor carpi radialis
• Flexion des 3. Fingerglieds auf das 2. • Flexion der zwei anderen Fingerglieder	M. flexor digitorum profundus
• Flexion des Ellenbogens bei Pronation	M. pronator teres
• schwacher Flexor des Ellenbogens	M. palmaris longus
• schwacher Flexor des Ellenbogens	M. flexor carpi ulnaris

Tabelle B 6.08

Ulna	
• Flexion des Ellenbogens • Adduktion	**M. brachialis**
• Flexion des Ellenbogens	M. pronator teres
• Flexion des 3. Fingerglieds auf das 2. (DIP-Gelenk) • Flexion der zwei anderen Fingerglieder	M. flexor digitorum profundus
Radius	
• Flexion und Supination des Ellenbogens	**M. biceps brachii**
• schwacher Flexor des Ellenbogens • Pronation	**M. flexor carpi radialis longus**
Handwurzelknochen	
• schwacher Flexor des Ellenbogens • Pronation	M. flexor carpi radialis
• Flexion des 3. Fingerglieds auf das 2. (DIP-Gelenk) • Flexion der zwei anderen Fingerglieder	M. flexor digitorum profundus
• spannt Haut über dem Kleinfingerballen	M. palmaris brevis
• schwacher Flexor des Ellenbogens	M. palmaris longus
• schwacher Flexor des Ellenbogens	M. flexor carpi ulnaris
Ellenbogen: Extensoren	
Scapula	
• Extension des Unterarms gegenüber dem Oberarm (alle Muskeln zusammen) • Adduktion und Retroversion des Arms (M. triceps longus)	**M. triceps brachii**
Humerus	
• Extension des Unterarms gegenüber dem Oberarm (alle Muskeln zusammen) • Adduktion und Retroversion des Armes (M. triceps longus)	**M. triceps brachii**
• Extension des Ellenbogens • leichte Abduktorenfunktion • wirkt bei Pronationsbewegungen auf die Elle	M. anconaeus
• Extension der Finger 2 bis 5 • Extension des Handgelenks	M. extensor digitorum communis
• verstärkt Wirkung des M. extensor digitorum • Abduktion des 5. Fingers	M. extensor digiti minimii
• schwacher Extensor des Ellenbogens	M. extensor carpi ulnaris
Ulna	
• Extension des Unterarms gegenüber dem Oberarm (alle Muskeln zusammen) • Adduktion und Retroversion des Armes (M. triceps longus)	**M. triceps brachii**

Tabelle B 6.09

• Extension des Ellenbogens • leichte Abduktorenfunktion • wirkt bei Pronationsbewegungen auf die Elle	M. anconaeus
Handwurzelknochen	
• Extension der Articulationes metacarpophalangeae bei den letzten 4 Fingern (MCP-Gelenk) • Extension des Handgelenks • wirkt bei Extension in den Articulationes interphalangeae	M. extensor digitorum
• Extension des 5. Fingers • unterstützt Ulnarabduktion	M. extensor digiti
• schwacher Extensor	M. extensor carpi ulnaris
Unterarm	
Oberflächliche Schicht der Unterarmmuskeln	
• Extension der Articulationes metacarpophalangeae (bei den letzten 4 Fingern) • Extension des Handgelenks • wirkt bei Extension in den Articulationes interphalangeae	M. extensor digitorum
• verstärkt Wirkung des M. extensor digitorum • Abduktion des 5. Fingers	M. extensor digiti minimi
• verstärkt Wirkung des M. extensor digitorum • Adduktion des Zeigefingers	M. extensor indicis
• ziehen das 1. Fingerglied zur Seite • Flexion des 1. Fingerglieds, wenn beide Muskeln an einem Finger wirken • Extension des 2. Fingerglieds in Bezug zum 1. Fingerglied (PIP-Gelenk) sowie Extension des 3. Fingerglieds im Bezug zum 2. (DIP-Gelenk)	Mm. interossei
Tief liegende Schicht der Unterarmmuskeln	
• Flexion der Finger in den Articulationes metacarpophalangeae (MCP-Gelenk) • Extension der Finger in den Articulationes interphalangeae (IP-Gelenk)	Mm. lumbricales
Handwurzel und Mittelhand	
wirkt direkt auf das Handgelenk • Flexion • löst radiale Seitenbeugung aus • nimmt schwach an Pronation teil	M. flexor carpi radialis
wirkt direkt auf das Handgelenk • Flexion • keine Funktion bei Seitenbeugung	M. palmaris longus
wirkt direkt auf das Handgelenk • Flexion • Ulnarabduktion	M. flexor carpi ulnaris
wirkt direkt auf das Handgelenk • Extension • M. extensor carpi radialis longus bewirkt radiale Abduktion des Handgelenks	Mm. extensores carpi radialis

Tabelle B 6.10

wirkt direkt auf das Handgelenk • Extension • ulnarere Abduktion	M. flexor carpi ulnaris
wirkt direkt auf das Handgelenk • Flexion des Handgelenks • radiale Abduktion des Handgelenks	M. abductor pollicis longus
Fingerglieder	
wirkt direkt auf das Handgelenk • Flexion des 3. Fingerglieds auf das 2. (DIP-Gelenk) • Flexion der zwei anderen Fingerglieder (PIP-Gelenk)	M. flexor digitorum profundus
wirkt direkt auf das Handgelenk • Flexion des 2. Fingerglieds auf das 1. (PIP-Gelenk) und des 1. Fingerglieds auf die Mittelhand (MCP-Gelenk) • Flexion des Handgelenks	M. flexor digitorum superficialis
wirkt direkt auf das Handgelenk • Flexion des 2. Daumenglieds zum 1. hin (IP-Gelenk) • Flexion des 1. Daumenglieds (MCP-Gelenk) • Flexion des Handgelenks • radiale Abduktion des Handgelenks	M. flexor pollicis longus
wirkt direkt auf das Handgelenk • Extension des 1. Daumengliedes im Fingergrundgelenk (MCP-Gelenk)	M. extensor pollicis brevis
wirkt direkt auf das Handgelenk • Extension des 2. Daumenglieds (IP-Gelenk) • Extension des 1. Daumenglieds (MCP-Gelenk)	M. extensor pollicis longus
wirkt direkt auf das Handgelenk • Extension der Articulationes metacarpophalangeae (bei den letzten 4 Fingern) • Extension des Handgelenks • wirkt bei Extension in den Articulationes interphalangeae	M. extensor digitorum
wirkt direkt auf das Handgelenk • verstärkt Wirkung des M. extensor digitorum • Adduktion des Zeigefingers	M. extensor indicis
wirkt direkt auf das Handgelenk • verstärkt Wirkung des M. extensor digitorum • Abduktion des 5. Fingers	M. extensor digiti minimi
Eigenmuskeln des 5. Fingers	
• zieht den 5. Mittelhandknochen nach vorne und mit leichter Außenrotation nach außen • trägt zur Wölbung der Handfläche bei	M. opponens digiti minimi
• Flexion des 1. Fingerglieds des 5. Fingers	M. flexor digiti minimi brevis
• Abspreizung des 5. Fingers • Flexion des 1. Fingerglieds	M. adductor digiti minimi

Tabelle B 6.11

Daumen	
• Flexion des 1. Fingerglieds im Fingergrundgelenk (MCP-Gelenk)	M. adductor pollicis
• zieht Daumen nach außen und vorne • Extension des Handgelenks • radiale Abduktion des Handgelenks	M. abductor pollicis longus
• zieht den Mittelhandknochen nach vorne und beugt das 1. Daumenglied zur Mittelhand hin	M. abductor pollicis brevis
• Flexion des 2. Daumenglieds zum 1. (IP-Gelenk) • Flexion des 1. Daumenglieds (MCP-Gelenk) • Flexion des Handgelenks • radiale Abduktion des Handgelenks	M. flexor pollicis longus
• zieht den 1. Mittelhandknochen mit Innenrotation nach vorne innen und beugt das 1. Daumenglied (MCP-Gelenk)	M. flexor pollicis brevis
• Extension des 1. Daumenglieds im Fingergrundgelenk (MCP-Gelenk) • Abduktion des Daumens	M. extensor pollicis brevis
• Extension des 2. Daumenglieds (IP-Gelenk) • Extension des 1. Daumenglieds (MCP-Gelenk)	M. extensor pollicis longus
• zieht den 1. Mittelhandknochen nach vorne innen und bewirkt somit starke Innenrotation	M. opponens pollicis

Eine andere funktionelle Betrachtung entsteht durch die Kenntnis der Muskeln am Oberkörper, die rotatorische Wirkung haben, also als Pro- oder Supinatoren wirken. Als Initiatoren von Bewegungen sind sie eine gute Orientierungshilfe, und die sie in der Regel verbindenden Membranen haben wiederum eine Wirkung auf den gesamten Körper. In der folgenden Tabelle ist im Obertitel jeweils der Ursprungsknochen des Muskels angegeben.

Tabelle B 6.12

Muskeln der Pronation	Muskeln der Supination
	Scapula:
	M. biceps brachii
Humerus:	*Humerus:*
M. pronator teres	M. brachioradialis
M. brachioradialis	
Radius:	*Radius:*
M. pronator teres	M. biceps brachii
M. pronator quadratus	M. brachioradialis
M. brachioradialis	M. supinator
Ulna:	*Ulna:*
M. pronator teres	M. supinator
M. pronator quadratus	

Ihre Zusammenarbeit mit der entsprechenden Muskulatur in Hüfte, Knie und Fußgelenken ist in der kinetischen Kette[150] enthalten. In der folgenden Tabelle sind die Muskeln zusammengestellt, die sowohl auf die Hüfte als auch auf das Knie wirken. Sie sind gleichsam auch die Rotatoren, die mit den Rotatoren des Oberkörpers zusammenarbeiten und damit Stabilität in den Gelenken des Unterkörpers herstellen. So kann beispielsweise der Tonus des M. subscapularis entscheidend sein für den Zustand des M. popliteus, dem als Kapselspanner des Knies eine wichtige Rolle für die Stabilität zukommt.

Tabelle B 6.13

Muskel	**Hüftgelenk**	**Kniegelenk**
M. sartorius	Flexion, Außenrotation, Abduktion	Flexion, Innenrotation
M. gracilis	Adduktion, Flexion	Flexion, Innenrotation
M. quadriceps fermoris	Flexion	Extension, verhindert Einklemmung der Kapsel
M. biceps fermoris	Extension, Stabilisierung des Beckens in der Sagittalebene (Caput longum)	Flexion und Außenrotation (gesamter Muskel)
M. semimembranosus	Extension, Stabilisierung des Beckens in der Sagittalebene	Flexion, Innenrotation
M. semitendinosus	Extension, Stabilisierung des Beckens in der Sagittalebene	Flexion, Innenrotation
Muskel	**Kniegelenk**	**Fußgelenk**
M. triceps surae	Flexion	Inversion

Auf solche funktionellen Zusammenhänge wird in energetischen Messungen relativ häufig verwiesen, und damit wird das Auffinden kausaler Ketten in der großen Vielfalt des Körpers unterstützt. In der folgenden Tabelle sind die wichtigsten Muskeln, die auf die Beine wirken, zusammengestellt. Besonders heben wir an dieser Stelle die inneren Hüftmuskeln hervor, die als Gruppe sowohl auf die Hüfte als auch auf den Rumpf wirken. Obwohl sie primär flektorische Funktion haben, wirken sie im Gesamtsystem aufrichtend.

Zusätzlich ist die üblicherweise vorliegende Asymmetrie zwischen den beiden Körperhälften Initiator für die Rotation des Fetus bei der Geburt, und der M. iliopsoas wirkt wie eine Rutschbahn auf dem Weg nach draußen. Ist dieser im Tonus verändert, wirkt er auf den Darm, und umgekehrt wirkt der Darm auf den Tonus dieses Muskels. Einen anderen Aspekt stellt die stabilisierende Wirkung der Mm. glutei medii und minimi auf die Stabilität in Hüfte und Rumpf dar. Sie werden über die Schultergürtelmuskulatur und das stomatognathe System gestützt. Die folgende Tabelle gibt eine Übersicht über die Muskeln, die auf die untere Extremität wirken.

[150] **Kinetische Kette:** Unmittelbar aufeinander folgender Bewegungsablauf über mehrere Muskeln hinweg

Tabelle B 6.14

Hüfte	
Innere Hüftmuskeln	
• Adduktion • Flexion • Außen- und Innenrotation	M psoas major
• Beteiligung an Vorbeugung des Rumpfes • spannt fascia iliaca	M. psoas minor
• siehe M. psoas major	M. iliacus
Der M. psoas major und der M. iliacus vereinigen sich oberhalb des Lig. inguinale zum M. iliopsoas. M. psoas minor kommt nur bei ca. 40-50% der Menschen vor, wenn vorhanden, beteiligt er sich ebenfalls am M. iliopsoas.	
Äußere Hüftmuskeln	
Äußere hintere Hüftmuskeln	
• oberer Teil abduziert, unterer Teil adduziert und spannt mit M. tensor fasciae latae den Tractus iliotibialis • Extension und Außenrotation des Oberschenkels	M. glutaeus maximus
• Abduktion • dient Innenrotation und Flexion • spannt Tractus iliotibialis • presst Kopf des Femurs in die Hüftpfanne	M. tensor fasciae latae
• Flexion und Innenrotation des Oberschenkels (vorderer Teil) • Extension und Außenrotation des Oberschenkels (hinterer Teil) • mit M. gluteus minimus stabilisiert er das Becken auf dem Standbein und verhindert so Absinken der Hüfte zur Spielbeinseite	M. glutaeus medius
Äußere tiefe Hüftmuskeln	
• siehe M. glutaeus medius	M. glutaeus minimus
• Abduktion und Außenrotation des Beines (im Stehen)	M piriformis
• Außenrotation des Oberschenkels • schwacher Adduktor (in Normalstellung) • Abduktion (bei gebeugtem Oberschenkel)	M. obturatorius internus
• Außenrotation • schwacher Adduktor des Oberschenkels	M. obturatorius externus
• Außenrotation des Oberschenkels	Mm. gemelli superior und inferior
• Außenrotation des Hüftgelenks • Adduktion des Oberschenkels	M. quadratus femoris
• Adduktion • antevertierende und außenrotierende Wirkung	M. pectineus
• Adduktion • Extension • Außenrotation	M adductor magnus et minimus
• Flexion • Adduktion	M. gracillis
Fixiertes Os ilium: • bringt Femur in Beugestellung, Außenrotation, Abduktion • bringt Tibia in Beugung und Innenrotation Fixierte untere Extremität: • Vorwärtskippung des Beckens (beide Seiten gleichzeitig) • Vorwärtskippung, Innenrotation u. Seitenbeugung des Os ilium	M. sartorius
Knie	
Doppelwirkung auf Hüfte und Knie: Bei fixiertem Becken: • Flexion der Hüfte • Extension des Beins Bei fixiertem Femur oder Tibia: • Vorwärtskippung des Beckens • Extension des Beins	M. quadriceps femoris
Fixiertes Os ilium: • bringt Femur in Beugestellung, Außenrotation, Abduktion • bringt Tibia in Beugung und Innenrotation Fixierte untere Extremität: • Vorwärtskippung des Beckens (beide Seiten gleichzeitig) • Vorwärtskippung, Rotation, nach innen und Seitenbeugung des Os ilium	M. sartorius
• Flexion des Knies • Innenrotation der Tibia	M popliteus
• Flexion • Innenrotation	M. gracilis
Fuß	
Tief liegende Fußmuskeln	
• dorsale Extension der Zehen, vor allem des 1. Zehenglieds (MCP-Gelenk) • verstärkt Wirkung des M. extensor digitorum longus	M. extensor digitorum brevis
• plantare Flexion des 1. Zehenglieds (MCP-Gelenk) • erhalten Spann und Fußgewölbe	Mm. interossei
• zieht Sehnen des M. flexor digitorum longus in die Achse zurück	M. quadratus plantae
• Flexion des 2. Zehenglieds gegenüber dem 1. (PIP-Gelenk) • Flexion des 1. Zehenglieds gegenüber dem Mittelfußknochen (MCP-Gelenk)	M. flexor digitorum brevis
• plantare Flexion des 1. Zehenglieds gegenüber dem Mittelfußknochen (MCP-Gelenk)	M. flexor hallucis longus
• Abduktion des 1. Zehenglieds gegenüber dem Mittelfuß	M. abductor hallucis

Tabelle B 6.14

• Adduktion der großen Zehe	M. adductor hallucis
• plantare Flexion des 1. Zehenglieds gegenüber dem Mittelfußknochen (MCP-Gelenk)	M. flexor digiti minimi
• Abduktion der kleinen Zehe • plantare Flexion in Bezug auf den Mittelfuß • unterstützt das Fußgewölbe	M. abductor digiti minimi
• nähert den 5. Mittelfußknochen den anderen an	M. opponens digiti minimi
Muskeln am Fußrücken	
• dorsale Flexion • Supination • Adduktion	M. tibialis anterior
• dorsale Flexion • Supination	M. extensor hallucis longus
• dorsale Extension der Zehen 2, 3, 4, 5	M. extensor digitorum longus
• dorsale Extension des Fußes • Eversion des Fußes	M. peronaeus tertius
Muskeln an der Fußsohle	
• Pronation • plantare Flexion • Abduktion	M. peronaeus longus et brevis
• plantare Flexion • Supination • Adduktion des Fußes	M. flexor digitorum longus
• Supination und Adduktion auf Höhe des Mittelfußes und der Fußwurzel • plantare Flexion • Fixierung des Sprunggelenks • aktive Stütze des Mittelfußes in Verbindung mit M. peroneus longus	M. tibialis posterior
• plantare Flexion des 2. Zehenglieds in Bezug zum 1. (PIP-Gelenk) • plantare Flexion und Adduktion des Fußes	M. flexor hallucis longus
Oberflächliche Muskeln des Beines	
• versetzt Calcaneus in plantare Flexion unter Talus • leichte Tendenz zur Inversion	M. triceps surae

Fuß und Zehen	
Lange Muskeln	
• Dorsalflexion, wenn seine Sehne in der Ebene der sagittal gestellten Achse des unteren Sprunggelenks steht • Supination, wenn die Sehne tibial verschoben ist • zieht den Körper bei schnellem Gehen etc. nach vorne	M. tibialis anterior
• Flexion	M. soleus
• Fußsenkung • Supination	M. plantaris
• Flexion • Supination	M. tibialis posterior
• Plantarflexion • Pronation • Abduktion	M. peroneus longus et brevis
Kurze Muskeln	
• Abduktion der Zehen in den Grundgelenken • Flexion der Zehen in den Grundgelenken	M interossei dorsalis pedis

6.5.1. Die funktionelle Bedeutung des Beckenbodens und sein Zusammenspiel mit dem Kiefer

Funktionell wirkt der Beckenboden wie eine Hand, die uns gegen die Schwerkraft hält und damit gleichsam trägt. Dabei halten die Muskeln des Beckenbodens nicht nur die Beckenknochen zusammen, sondern sie sorgen auch für eine Unterstützung der inneren Organe. Eine permanente Anstrengung des Beckenbodens führt zu einer Erschöpfung dieses Bereiches und damit zu erheblichen Beschwerden in Rücken, Schulter-Nacken und sogar im Kopf bis hin zu Irritationen des Temporomandibulargelenkes (TMG). Dies geschieht im Rahmen von Kompensationsmechanismen für den erschöpften Beckenboden.

Der Beckenboden kann ohne das TMG nicht bewertet werden und ohne die Muskeln des Zungengrundes nicht ökonomisch arbeiten. Wenn also der Beckenboden schwach ist, führt das im Kiefer zu einem erhöhten Dauerpressdruck und umgekehrt. In der Folge erschöpfen sich beide Gebiete und bilden einen in sich geschlossenen Störkreislauf. In diesem Zusammenhang ist die Wirkung der Zunge, als großer Muskel im Kiefer, von allergrößter Bedeutung, denn ihre reibungslose Funktion hat Einfluss auf die meisten Strukturen des oberen Rumpfes, insbesondere die HWS und das TMG. In der Tabelle sind die am Beckenboden beteiligten Muskeln nach ihrer Funktion aufgeführt.

Tabelle B 6.15

Funktion	Muskel
Diaphragma pelvis	
Sicherung der Lage der Beckenorgane	M. levator ani
	M. pubococcygeus
	M. iliococcygeus
Diaphragma urogenitale	
Sicherung der Lage der Beckenorgane, Verschlussmechanismus für die Urethra	M. transversus perinei profundus
	M. transversus perinei superficialis
Schließ- bzw. Schwellkörpermuskeln	
Verschluss des Anus	M. sphincter ani externus
Verschluss der Urethra	M. sphincter urethrae externus
verengt den Scheideneingang bei der Frau, umhüllt das Corpus spongiosum des Penis beim Mann	M. bulbospongiosus
presst Blut in das Corpus cavernosum penicis/clitoridis	M. ischiocavernosus

Synergie zwischen Kiefer und Beckenboden

Betrachtet man den Aufbau von Beckenboden, Zungengrund und Bauchmuskulatur, so fällt vor allen Dingen deren Ähnlichkeit in der Linienführung auf. Das verstärkt den Eindruck von der Möglichkeit einer synchronen Zusammenarbeit. In der empirischen Anwendung dieser Daten liegt eine beachtliche Erfolgsquote bei scheinbar therapieresistenten Situationen. Zusammen mit dem Diaphragma werden in diesen Bereichen neben den üblichen funktionellen Zusammenhängen auch Stress reguliert und enorme Kräfte freigesetzt. Die Atemfunktion ist mit diesen Strukturen ebenso verbunden wie die Steuerungssysteme, sowohl als primäre Steuerung als auch im Sinne einer Rückkopplungsschleife. Sowohl Herzschmerzen als auch Wirbelsäulenbeschwerden, Kopfschmerzen, Migräne, Schlafstörungen und vieles mehr können hier einen mechanischen Ursprung, zumindest aber eine mechanische Auswirkung, haben.

6.5.2. Die Rotatorenmanschette und das Kniegelenk

Als Rotatorenmanschette bezeichnet man die Muskelgruppe, die sich wie eine Manschette um das an sich sehr instabile Schultergelenk legt. Alle beteiligten Muskeln setzen an der Scapula an und sind für die Hebung und Drehung des Armes zuständig. Die eigentliche Manschette wird von dem M. subscapularis, dem M. supraspinatus, dem M. infraspinatus und dem M. teres minor gebildet (siehe Tabelle).

Zusammen mit den Muskeln des Knies findet man hier eine Feineinstellung in den Abläufen für das normale Gehen und auch für einen stabilen Stand. Ohne die Zusammenarbeit mit der Muskulatur des Rumpfes wären diese weiterlaufenden Bewegungen undenkbar.

6.5.3. Die funktionelle Bedeutung der Sensomotorik im Bewegungssystem

Ohne die sensomotorische Verschaltung der Muskulatur mit dem Nervensystem würde die Zusammenarbeit aller beteiligten Strukturen auch im Bewegungssystem nicht funktionieren. Dabei sind die Muskel- und Sehnenspindeln genauso wichtig wie die Hautrezeptoren. Hinzu kommen die Eindrücke der Sinnesorgane, die dann wiederum über den Thalamus zentral geschaltet werden. Auch so elementare Reaktionen, wie sie im Limbischen System geschaltet werden, haben direkten Einfluss auf den Muskeltonus. Dies geschieht auch unter dem Einfluss des Mitreagierens von Nebennierenrinde und Nebennierenmark. Die Funktion der Medulla spinalis ist in Kapitel 5.5. dargestellt.

6.5.4. Zusammenstellung möglicher Zusammenhänge bei funktionellen Störungen

Da die Vielfältigkeit des Köpersystems per se eine Herausforderung auf der Suche nach kausalen Zusammenhängen ist, fügen wir an verschiedenen Stellen Grafiken ein, die dabei helfen sollen, Bereiche auf mögliche Verknüpfungen hin zu untersuchen. Die vertiefende Kontrolle über die Nutzung der Tabellen oder speziellen Kapitel versteht sich von selbst.

6.5.5. Blockaden – ein Ort vermehrter oder verminderter Bewegung?

Blockaden werden als primäres Problem des Bewegungssystems behandelt, da sie als Funktionseinschränkungen gesehen werden, die aus einer verminderten Beweglichkeit entstehen. Bezieht man jedoch die Wirkung der Umwelttoxine auf die Transmitterstoffe mit ein, so ist in Wahrheit der Beginn vieler Blockaden in der vermehrten Erregbarkeit des Muskels zu finden, der dann das Gelenk festzurrt. Nur wenn das Gewebe entsprechend entlastet wird, kann es zu einem dauerhaften Behandlungserfolg kommen. Die Blockade ist natürlich zusätzlich von den mechanischen Zusammenhängen abhängig, die sich aber erfahrungsgemäß lösen, wenn die Belastung durch toxische Substanzen reduziert wird. In diesem Falle haben die Blockaden wiederum eine Indikatorfunktion.

Die Funktion des Gewebes
Die allgemeine Zusammenarbeit der Steuerungssysteme, der vernetzenden Systeme und der funktionellen Mechanik des Körpers lässt sich in der Praxis stark vereinfachen. Wir sprechen in diesem Zusammenhang von der Gesundheit des Gewebes oder einer chemischen Barriere. Ergänzend sollte man die neuronale Barriere oder das fazilitierte Segment beachten. Unter einem fazilitierten Segment versteht man, dass die Reizschwelle eines Segmentes verringert ist, wodurch die Weiterleitung in zentrale Strukturen früher erfolgt als üblich. Unter dem Aspekt der Kommunikation entsteht dadurch eine Reizüberflutung.

Da der Körper als offenes System permanent im Zwiegespräch mit sich und der Umgebung ist, ist er auf eine klare Kommunikation angewiesen. Kommt es zu neuronal oder hormonell bedingten Schwierigkeiten, ist dies vergleichbar mit dauerhaftem Lärm, der alle leiseren Töne übertönt. Unter diesem Aspekt sind tatsächlich alle manuellen Therapien reflektorisch wirksam, weil sie genau jenen Lärm unterbrechen und die Antennen neu justieren helfen.

Die Rolle der Funktionsdynamiken
Für das Bewegungssystem sind in der Funktionsdynamik I bezüglich des mittleren und äußeren Schlauches verschiedene Mechanismen wirksam. Einerseits werden die Organe über Wirbelsäulensegmente innerviert, andererseits sind die Organe auch bandhaft befestigt oder verbunden.

In jedem Körpersystem spielen alle drei Funktionsdynamiken in unterschiedlicher Gewichtung eine Rolle. Alle verfügen über primäre Organe und Haltestrukturen, reagieren aber auch reflektorisch und direkt auf andere Einflüsse. Jedes System wird von den anderen Systemen beeinflusst und beeinflusst wiederum diese. Daher müssen bei energetischen Auswertungen alle diese Faktoren berücksichtigt werden und in das Messergebnis der Systemauswertung einfließen.

Die Rolle der Gefäße – prooxidativer Stress im Bewegungssystem

Die Gefäße sind die großen Ver- und Entsorgungsstraßen im Bewegungssystem. Ohne sie wäre ein fortwährender Mangel der Normalzustand des Gewebes und aller anderen Strukturen. Auch der Transport der Signalmoleküle wäre mit Sicherheit ungenügend. Daher ist ein guter Gefäßzustand auch im Bewegungssystem von großer Bedeutung. Natürlich ist es deswegen auch vom normalen Stoffwechsel abhängig und unterliegt damit, wie alle anderen Zellen auch, den Prozessen von intrazellulärem und extrazellulärem Stoffwechsel. Die Einflüsse von oxidativem und/oder nitrosativem Stress bzw. freien Radikalen wurden bereits beschrieben und können auf das Bewegungssystem übertragen werden.

Eine Besonderheit liegt in der lang anhaltenden Wirkung traumatischer Einwirkungen, die dann zu lokalem nitrosativem Stress führen können. Dieses Problem wirkt sich in dauerhaften Schmerzen aus und wird in seinen Auswirkungen oft für andere Erkrankungen gehalten, die dann beispielsweise Rheuma oder Fibromyalgie heißen. Es kann, auch durch lokale Traumata bedingt, ein solcher Zustand im Bewegungssystem manifestiert werden. Das heißt, dass die Instabilitäten des Bewegungssystems eine wesentliche Rolle bei sich selbst produzierendem lokalem nitrosativem Stress spielen.

Auch die Einwirkung der toxischen Substanzen und Toxine (Ausscheidungen der Mikroorganismen) ist dabei wesentlich. Letztendlich wird hier aus anderer Sicht die Indikatorstellung des Bewegungssystems nochmals unter Beweis gestellt, denn es ist natürlicher Bestandteil aller anderen Körpersysteme.

6.5.6. Das Gewebe und sein Rhythmus

Das Bewegungssystem gilt auch deswegen als Indikatorsystem, weil das Gewebe an sich ein dynamisch fließendes Kontinuum durch den Körper bildet, das alle Systeme miteinander verbindet. Um einen besonderen Aspekt des Gewebes zu verstehen, erinnern wir an den heute nicht mehr so üblichen Begriff des Protoplasmas[151], der die flüssige Masse aller Zellen inklusive des Zellkerns beschreibt. Heute müsste die Gelstruktur der Zelle der Definition hinzugefügt werden.

151) Griechisch proton: erstes; plasma: das Geformte

Schon in den 1920er-Jahren veröffentlichte der Biologe William Seyfriz seine Experimente mit Protoplasma, die heute auf Youtube immer noch zu sehen sind. Er beschreibt dort die Reaktionen von Protoplasma auf äußere Reize und die Fließbewegungen, die dem Rhythmus von Gewebe zugrunde liegen. Zum einen bewegt sich Gewebe rhythmisch, zum anderen hält es an, wenn toxische Substanzen zugeführt werden, oder versucht, diese zu isolieren. In diesen „Anhaltephasen" gibt es in der Tiefe eine sichtbare, wenn auch kleine Bewegung, die den Grundrhythmus zu erhalten sucht und sich dann erneut nach oben zurückarbeitet, bis das Gewebe wieder „normal" fließt und pulsiert. Dieser Aspekt geht über die Mechanik weit hinaus und kann als wesentlicher Pfeiler der Eigenregulation betrachtet werden (siehe Teil B, Kapitel 3.2).

6.5.6.1. Das Gewebe und seine Qualität

Herkömmlicherweise wird davon ausgegangen, dass schwaches Gewebe eine genetische Anlage ist. Deswegen gibt es sogenannte „Bindegewebsschwächlinge", also Personen, die von Natur aus hypermobil[152] sind und deren Gewebe schnell Striae[153] zeigt.

Die Qualität des Gewebes kann jedoch drastisch verbessert werden, und zwar durch Bewegung und die ausreichende Versorgung mit Lysin und Antioxidantien. Gewebe braucht aber auch Flüssigkeit, Hyaluronsäure und vieles mehr. Wenn also bei bioenergetischen Messungen der Hinweis auf Gewebsschwäche gegeben oder von mangelnder Gewebequalität gesprochen wird, ist damit die Notwendigkeit gemeint, generell das Gewebe zu verbessern. Dazu können auch energetische Maßnahmen zum Gewebeaufbau gehören.

Da das Gewebe die Struktur im Körper ist, die von Haus aus auf physiologische Entzündung ausgerichtet ist, spielen sich immer auch degenerative oder entzündliche chronische Erkrankungen im und über das Gewebe ab. Der Hinweis „Entzündung/Mangel durch Gewebebelastung" bezieht sich auf diesen Mechanismus. Je größer der Mangel an Substanzen ist, die Belastungen im Gewebe binden oder neutralisieren können (beispielsweise Selen), desto mehr verschlechtert sich die Gewebequalität, weil die Trabekel[154] des Fasergerüstes unter der Entzündung leiden.

Langfristige, gewebefördernde Maßnahmen bestehen also aus den obigen Maßnahmen wie Bewegung und Nahrungsergänzung oder einer Auswahl an Nahrungsmitteln, die das erforderliche Nährstoffprofil aufweisen. Diese grundsätzlichen unterstützenden Vorgehensweisen müssen über Monate durchgehalten werden. Sie können auch in spezifische Maßnahmen münden, wie beispielsweise die Substitution von Hyaluronsäure.

152) Überbeweglich

153) Streifenförmige atrophische Hautveränderungen als Zeichen einer Strukturschwäche des Fasergerüstes der Haut

154) Bälkchen

Einen anderen besonderen Aspekt stellt der Pischinger-Raum dar. Auch er ist letztendlich Teil des Gewebes. Toxische Substanzen werden hier gelagert, weil sie im Depot des Gewebes den geringsten Schaden anrichten. Das im Gewebe vorkommende Heparin gilt als natürlicher Chelatbildner[155]. Wird es zur Bindung von Metallionen verwendet, dann fehlt es an anderer Stelle. Maßnahmen zur Entlastung des Pischinger-Raumes bestehen aus basischer Ernährung und der konsequenten Reduktion der Belastung mit toxischen Substanzen.

6.5.6.2. Faszien als Teil des Gewebes

Das Wort Faszien, aus dem Lateinischen: „Band, Bündel, Verbund", bezeichnet die Weichteilkomponenten des Bindegewebes. Damit sind sie ein umhüllendes und verbindendes Spannungsnetzwerk, das den ganzen Körper durchdringt. Sie enthalten alle kollagenen faserigen Bindegewebe, insbesondere Gelenk- und Organkapseln und Sehnenplatten (Aponeurosen).

Dieses körperweite Netzwerk erhält die strukturelle Integrität, das heißt, es sorgt dafür, dass die Teile des Körpers zu einem Ganzen zusammengefügt sind und bleiben. Dazu muss es sowohl stützen als auch schützen und unterstützen. Vegetativer Spannungszustand und Zustand der neuroendokrinen Immunachse drücken sich mit der Spannung von Faszien aus, sodass allein schon die Fähigkeit zur Kontraktion der Faszien eine Verbindung zwischen den Strukturen und Systemen darstellt. Darüber hinaus befinden sich dort spezifische Gewebsrezeptoren, die eine zusätzliche Verbindung bilden. Bei Stresszuständen sind die faszialen Strukturen angespannt; auch Narben können diese Wirkung auf die Faszien haben und so nachhaltig die Funktion von Organen einschränken, wenn diese Spannungen nicht gelöst werden. Zusätzlich haben Faszien den Effekt eines elastischen Stoßdämpfers bei Bewegungen und sind kraft ihrer vermittelnden, vernetzenden Funktion auch wesentlicher Teil des Immunsystems. Diese besteht unter anderem aus den in den Faszien vorkommenden Geweberezeptoren und bildet auch eine Grundvoraussetzung zur Wundheilung über das Zusammenziehen der Wundränder.

Einteilung der Faszien

In der Regel werden Faszien in drei Teile untergliedert: einen oberflächlichen (Pars superficiales), einen mittleren (mediae) und einen internen (inneren) Teil. Jeder dieser Teile ist wieder in drei Teile untergliedert, die denselben Prinzipien folgen.

Der Pars superficialis einer Faszie erhält seinen Namen über die Struktur, die er umhüllt oder über der er sich befindet. Er sorgt für Halt und Stütze im jeweiligen Köpergebiet, verbindet Lymphgefäße, ist der Verbindungskanal für alle Afferenzen (aufsteigende Information zum Gehirn) des Sympathikus, bildet Spalten, um die Blutgefäße vor Scherkräften zu schützen, und sorgt für die Aufnahme aller im Gewebe vorhandenen Rezeptoren. Er sorgt auch für die Verbindung von Subkutis zum Muskel.

155) Chelate bilden Komplexe mit Metallionen

Der mediale Anteil der oberflächlichen Faszie verbindet den Muskel mit anderen Muskeln, umhüllt die Muskelbündel, sorgt für Gleitfähigkeit und bildet Sehnen für den Muskelansatz. Faszien stützen die Muskeln, damit diese ihre Kontraktionskraft voll entfalten können, und bilden Führungslogen für Nerven und Gefäße im jeweiligen Körperbereich.

Die tiefste innere Schicht des oberflächlichen Teils sorgt für die Verbindung und Verankerung am Knochen, sorgt also quasi dafür, dass alles an seinem Platz bleibt, formt Kapseln und Ligamenta und bildet tiefliegende Logen für Gefäße, Lymphknoten und Nerven.

Beispiel: Die Faszien der Mittelachse
Die Faszien der Mittelachse mit ihren Querverstrebungen fungieren als Stützorgan für das Gefäß- und Nervensystem der Bauchorgane. Wie alle Faszien wirken sie wie Stoßdämpfer und spielen eine wichtige Rolle für Hämodynamik und Biochemie des Körpers.

Nach Verletzungen bilden sie die Grundlage für Heilungsprozesse des Gewebes. Zusätzlich spielen sie eine entscheidende Rolle bei der Abwehr von Krankheitserregern und Infektionen. Außerdem bilden sie eine Matrix für interzelluläre Kommunikationsprozesse.

Vereinfacht dargestellt erschaffen diese faszialen Verbindungen ein durchgängig wirkendes Gebilde zwischen den Hirnhäuten, unter Zwischenschaltung der Hirnnerven, über die Dura mater der Schädelbasis, den Nacken sowie Schilddrüse und Thymusloge, den Thorax bis in die Pleura, das Herz bis hin zum Zwerchfell, und wirken weiter über das Bauchfell in den Beckenboden hinein.

Die Faszien der Mittelachse werden in der Summe aus folgenden Faszien gebildet:

1. Fascia interpterygoidea (Faszie zwischen den Flügelmuskeln),
2. Fascia pterygotemporomandibulare (Flügelgrubenfaszie) und
3. Fascia palatina (Gaumenfaszie).

Die ersten drei zugehörigen Faszien stellen die Verbindung zur Schädelbasis her und werden fortgesetzt durch die beiden folgenden Faszien:

4. Fascia pharyngea und
5. Fascia pharyngobasilaris

Gemeinsam bilden diese beiden die Rachenfaszie und setzen sich fort im:

6. Perikard (Herzbeutel).

Das Perikard hat Verbindungen zum Diaphragma (Zwerchfell), zur Fascia transversalis abdominis (innerer Teil der Bauchwandfaszie) und zum Peritoneum (Bauchfell). Gleichzeitig gibt es über das Perikard eine Verbindung zur Pleura (Brustfell). Weitere betroffene Organe sind Nieren, Lunge und die Bauchorgane.

6.5.6.3. Die Diaphragmen

Eine wesentliche andere Komponente stellen die Diaphragmen des Körpers dar. Diese Betrachtung stammt aus der Osteopathie und wird auch im Kurssystem „Der Mensch als flüssiges System[156]" (siehe Teil B, Kapitel 1.5. und 3.2.) erweitert angewendet. Hier werden anatomische Strukturen beschrieben, die jeweils gemeinsam die Form einer Kuppel bilden. Als Kuppeln gelten unter anderem das Tentorium oder das Zwerchfell. Die Verbindung dieser Kuppeln und deren gemeinsame Bewegung stellen eine der Voraussetzungen gesunder Mechanik dar. Als primäres Diaphragma wird die Thoraxapertur mit allen zugehörigen Strukturen bezeichnet. Es heißt primäres Diaphragma, weil es Behandlungspriorität hat, dem dann in der Wichtigkeit die Behandlung des sekundären und tertiären Diaphragmas untergeordnet ist.

Als sekundäre Diaphragmen werden das Atmungsdiaphragma selbst und das Tentorium bezeichnet. Mit dem tertiären Diaphragma ist das Beckendiaphragma gemeint.

---

156) Entwickelt von M. Rex-Najuch

6.6. Viszerale Einflüsse auf das Bewegungssystem

Aus der Erfahrung wissen wir, dass Beschwerden im Bewegungsapparat durchaus darm- oder leberbedingt sein können. In der Osteopathie spricht man von der Leber als Schlüssel zur Struktur. Das erschließt sich einerseits aus der Größe und Aufhängung des Organs, andererseits über die Filterfunktion bezüglich Nährstoffen und Toxinen. Grundsätzlich stellt die Leber das Tor nach innen dar. Erst über sie gelangen die entsprechenden Inhaltsstoffe in den Körper hinein. Gleichzeitig sind die Organe mit ihren Aufhängungen natürlich entweder untereinander oder mit ossären Strukturen verbunden.

Daher ist die Leber für das Bewegungssystem in der Systemauswertung energetischer Messungen ein besonders wichtiges Messobjekt. Wir verweisen in diesem Zusammenhang auf die Gesundheit des Gewebes, die in Kapitel 4.1., „Die Funktion des Gewebes" beschrieben wurde. Bitte schlagen Sie in anderen Lehrbüchern weitere Details nach, denn in diesem Kapitel soll lediglich ein Eindruck darüber vermittelt werden, wie mechanische Verbindungen und ihre Wirkungen beschaffen sein können. Da dieses Buch keine Ausbildung ersetzen kann und will, sind die Ausführungen nur als vereinfachte Darstellungen eines Grundprinzips zu verstehen.

6.6.1. Die Leber

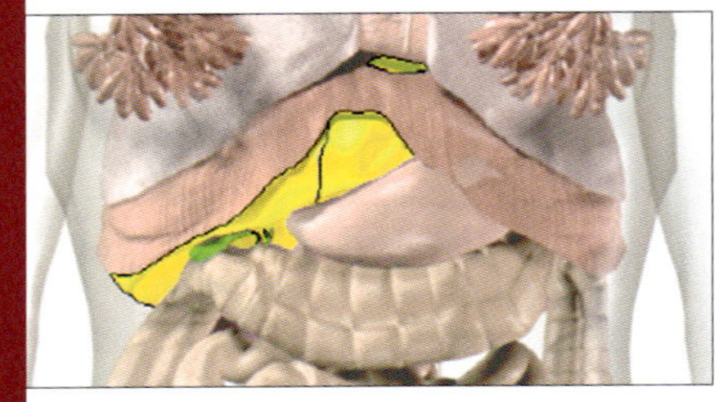

Abb. B 6.25

Die Aufhängung der Leber erfolgt über das Ligamentum triangulare rechts und links am Diaphragma. Eine weitere Verbindung zum Diaphragma ist das Ligamentum coronarium. Die Verbindung zum Colon erfolgt durch die Flexura hepatica, eine Fascie führt zur rechten Niere. Das Omentum minus schafft die Verbindung zu Gallengang und Magen. Über das Ligamentum falciforme, das sie in zwei Hälften teilt, wird die Leber an das Zwerchfell und die ventrale Bauchwand sowie den Nabel angebunden.

Wir sehen, wie ein einzelnes Organ allein schon durch seine bandhaften Verbindungen mit verschiedenen Strukturen verbunden ist und dadurch natürlich auch mit verschiedenen Systemen. Sympathisch wirkt die Leber über die Wirbelsegmente Th 8–10, hauptsächlich 9, und parasympathisch wird die Halswirbelsäule mit eingeschlossen. Es ist durchaus möglich, dass Magenschmerzen oder gar Schulter-Nacken-Beschwerden ihre wahre Ursache in der Leberaufhängung haben. Findet sich zudem eine vermehrte Toxinbelastung, ist das Beschwerdebild in der Regel noch konfuser.

6.6.2. Der Dickdarm

Vegetativ wird das Colon sympathisch von TH10 bis L2 versorgt. Die parasympathische Versorgung erfolgt geteilt, vom Mund bis zur Flexura coli sinistra durch den N. vagus, sodass über das Colon ein Einfluss auf die obere

HWS einschließlich der Schädelbasis entsteht, ferner durch den parasympathischen Sakralplexus auf das Colon descendens, Sigma bis zum Anus, wodurch auch das Sakrum betroffen ist. Vom Colon pars transversa gibt es eine Verbindung zum Pankreas. Weitere Verbindungen bestehen zum Diaphragma und zu den unteren Rippen. Wenn hier durch den Organzug eine Veränderung der Spannung erfolgt, kann es sein, dass im Bereich des M. pectoralis und/oder im respiratorischen System durch die Verbindung zum Sternum, der Apertura thoracalis, den Ossa claviculae Schwierigkeiten entstehen, die scheinbar ohne Ursache auftreten.

Zusätzliche Verbindungen des Colon gibt es zur postero-lateralen Bauchwand und zum Os sacrum. Das bedeutet, dass auch der M. quadratus lumborum, der M. iliopsoas und die Iliosakralgelenke, die Lendenwirbel, die zwölften Rippen und das Os sacrum in der Funktion mit dem Dickdarm verbunden sind. Daraus folgt für die Therapie, dass die Beschwerden im Bewegungsapparat durch ausschließliche Behandlung des muskulo-skelettalen Systems nicht beseitigt werden können oder, umgekehrt, warum über eine Gesundung des Darmes sowohl das Bewegungs- als auch das respiratorische System profitieren. Weiten wir den Zusammenhang aus, so ist letztendlich der gesamte Stoffwechsel davon betroffen, weil eine Entgiftung nur in einem mechanisch freien System reibungslos funktionieren kann.

6.6.3. Der Dünndarm

Das Colon ascendens ist verbunden mit dem Dünndarm. Eine Fascie des Dünndarmes geht zur rechten Niere, eine zur Leber, eine weitere zum Treitzschen Ligament und zur Radix mesenterii. Hier kreuzt diese Wurzel auf Höhe von L3, deshalb wird bei Läsionen in der Höhe von L3 häufig der Dünndarm mit beeinflusst. In diesen Strukturen finden sich oft auch Möglichkeiten, Allergikern Entlastung zu verschaffen. Die vegetative Versorgung erfolgt sympathisch über Th9–11 und parasympathisch über den N. vagus (obere Halswirbelsäule und Schädelbasis). Auch hier sehen wir, wie das vegetative Nervensystem auf das Bewegungssystem über die Organe einwirkt.

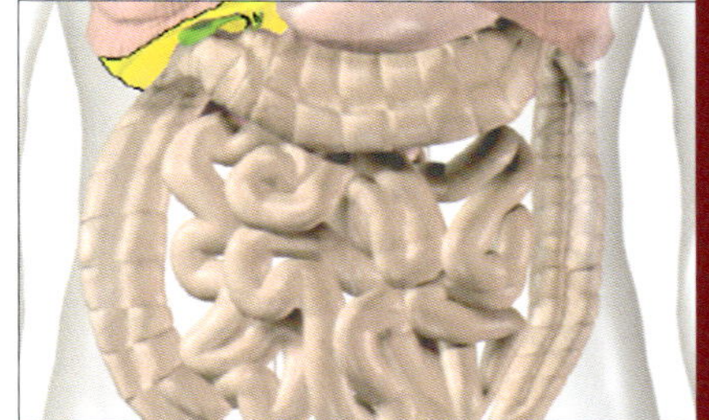

Abb. B 6.26

6.6.4. Magen, Pankreas, Milz

Die wichtigste Verbindung des Magens besteht zum Diaphragma. Grundsätzlich muss der Magen locker verbunden sein, denn seine Größenschwankungen machen dies zwingend erforderlich; zudem braucht auch der Ösophagus aus diesem Grunde Spielraum. Der Magen wird geprägt durch die Leber, die im Säuglingsalter den größten Raum beansprucht und den Magen auf die linke Seite drängt; daher hat der Magen seine Form.

Sympathisch wird der Magen durch die Segmente TH5–9 versorgt, und parasympathisch ist er von der oberen Halswirbelsäule und der Schädelbasis abhängig. Während Magen und Milz am Diaphragma befestigt sind, ist das Pankreas mit dem Duodenum verbunden.

Alle drei Organe liegen sehr eng zusammen und müssen gut aneinander entlang gleiten können. Die Milz kitzelt das Pankreas quasi an den Füßen und wirkt in der sogenannten **Milz-Pankreas-Achse** sehr stark auf

Stimmungszustände. Häufigstes Symptom ist das permanente gedankliche Kreisen um ein bestimmtes Thema herum. Mögliche klinische Symptome sind abnormes Hungergefühl, Völlegefühl, Schmerzen, Übelkeit, Atemnot, Herzklopfen, Verdauungsstörungen, Entzündungen der Organe, Anämie, Halsschmerzen, Zervikalmyalgien, retrosternale Schmerzen und Schulter-Arm-Schmerzen. Klassischerweise mit dem Magen verbunden ist der frontale Kopfschmerz.

6.6.5. Die Nieren

Die Nieren sind mit vielen Organen verbunden, dazu gehören Magen, Milz, Pankreas, Colon und Duodenum. Aufgrund des Platzbedarfes der Leber liegt die rechte Niere tiefer als die linke. Der sie zusammen mit den Nebennieren umhüllende Fettgewebskörper wird bei Reduktionsdiäten geschwächt. Daher ist dieser bei Gewichtsschwankungen häufig die Ursache anhaltender Schwäche und führt dazu, dass die Organe quasi hängen. Auch Migräne kann von diesem mechanischen Zustand abhängig sein.

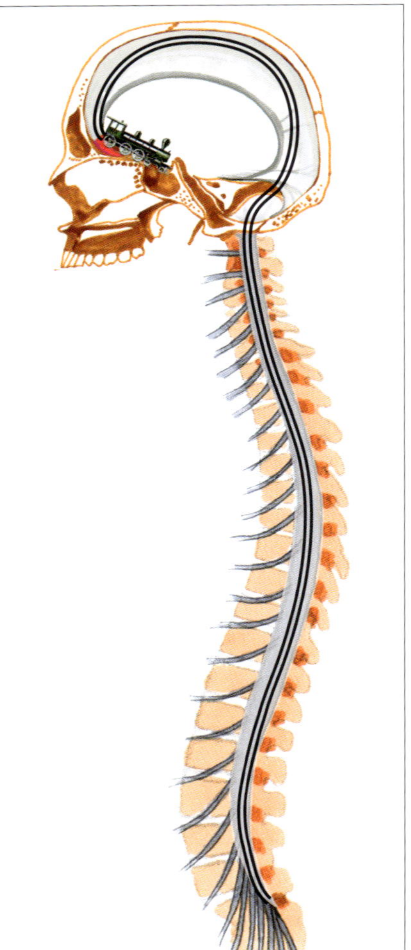

Abb. B 6.27
Das Os ethmoidale als Ursprung der Falx wirkt wie eine Zuglokomotive auf den Duraschlauch und damit auf das gesamte Bewegungssystem.

6.7. Die Rolle des Duraschlauches im Bewegungssystem

Wir haben bereits mehrfach auf die besondere Rolle der Dura spinalis hingewiesen. Im Bewegungssystem ist sie die Instanz, an der viele Traumata langfristig gespeichert werden. Sie stellt die zu 95 Prozent unelastische Verbindung zwischen Occiput und Sacrum her. Die Bewegung, die dort stattfindet, ahmt im Wesentlichen die Bewegung einer Kaulquappe nach. Ihr Ursprung, die Crista galli am Os ethmoidale, ist schon in verschiedenster Hinsicht betrachtet worden. Zusammengefasst haben wir hier eine Struktur vor uns, die sicher zu den meistunterschätzten gehört, denn ihre direkte Verbindung zu ZNS, Endokrinum und Immunsystem macht sie auch im Bewegungssystem zu einem Schlüsselpunkt (siehe auch die Zusammenhänge bei energetischen Messungen).

Die Form folgt der Funktion. Diese Regel des Anatomen Julius Wolff[157] konsequent angewendet bedeutet, dass sich durch Zug die Ansatzpunkte der Dura im gesamten Verlauf ändern. Durch diesen „Dauerzug" entsteht allgemein eine schlechtere Durchblutung, die wiederum zu einer schlechten Funktion führt. Über diesen Mechanismus lassen sich verschiedene Symptome erklären. Mit der anatomischen Struktur der Dura spinalis wird in biophysikalischen Messungen nicht nur dargestellt, dass das gesamte Lymphsystem und der Pischinger-Raum sich verschließen, sondern es werden auch Hinweise auf Indikationen wie anhaltende Kopfschmerzen, temporomandibuläre Dysfunktion, Sinusitis, Otitis und Allergien gegeben. Nebenbei bemerkt: Eine dauerhafte durale Spannung ist nicht nur ein Ergebnis, sondern häufig auch ein Auslöser für das

157) Göttinger Anatom

Entstehen rezidivierender Wirbelläsionen. Sutherland verglich das Os ethmoidale, als Ursprung der Falx, mit einer Zuglokomotive, die sich bis in das Steißbein hinein auf den gesamten Spinalkanal und damit auf das gesamte Bewegungssystem auswirkt.

Für Traumata bedeutet das eine Wirkungsrichtung von oben nach unten und umgekehrt. Entgleisungen dieser Lok führen zu erheblichen Problemen, die sich in verschiedensten Symptomen äußern können. Für Sutherland war dieser Mechanismus so grundlegend, dass er ihn sogar für die Entstehung immunologischer Schwächen verantwortlich machte.

Zu allererst sorgt der gesamte Duraschlauch jedoch dafür, dass der Schädel nach der Geburt seine Form gewinnt. Da diese Strukturen bereits bei der Geburt hohen Belastungen ausgesetzt sein können, ist es möglich, dass sie vermehrt auch auf Bagatelltraumata reagieren, womit die Entstehung prooxidativen Stresses vorprogrammiert und damit der Weg für Schmerzerkrankungen gebahnt ist. Deswegen gebührt dieser Struktur auch bei der Auswertung des Bewegungssystems eine herausragende Rolle, ebenso wie im Immunsystem.

6.7.1. Rotation als Gradmesser für Gesundheit

Wir greifen an dieser Stelle nochmals das Thema der Rotation auf, die bereits in Teil B, Kapitel 2.6.1. unter dem Aspekt der Reorganisation angesprochen wurde. Rotation ist ein Prinzip, das immer im Zusammenhang mit Ökonomie auftritt. Wir wissen, dass die neuromuskulären Abläufe diagonal-spiralig sind und dass die Kraftentwicklung nur unter dem Aspekt der Rotation eine Schonung der Körperstrukturen ermöglicht.

Vereinfacht wird dies im Prinzip der Lemniskate[158] dargestellt, bei der ein Gelenk entweder am Schnittpunkt derselben zu finden ist oder in der Mitte der jeweiligen Achterschlinge.

Auch unsere DNA zeigt mit ihrer (diagonal) verschraubten Form Rotation, und nicht zuletzt findet sich das Prinzip der Rotation beim 5. Komplex der mitochondrialen Atmungskette wieder, deren Motor durch Protonen angetrieben wird und durch Rotation in die Membran hineinwirkt. Dieser Mechanismus ist in Teil A, Kapitel 2.2.7. genauer erklärt.

Auf diese Weise spiegelt sich im Bewegungssystem im Großen das wider, was im Kleinen genauso angewendet wird. Damit bestätigt sich ein Naturgesetz der Biologie: Natur ist ökonomisch. Alles, was sich bewährt hat, wird wiederholt.

Es sei auch hier der Hinweis erlaubt, dass die Reorganisation neuronaler Netze ebenfalls über die Faszien erfolgt, sodass die Positionierung des Bewegungssystems als primäres Indikatorsystem keinesfalls eine Abschwächung seiner Bedeutung darstellt.

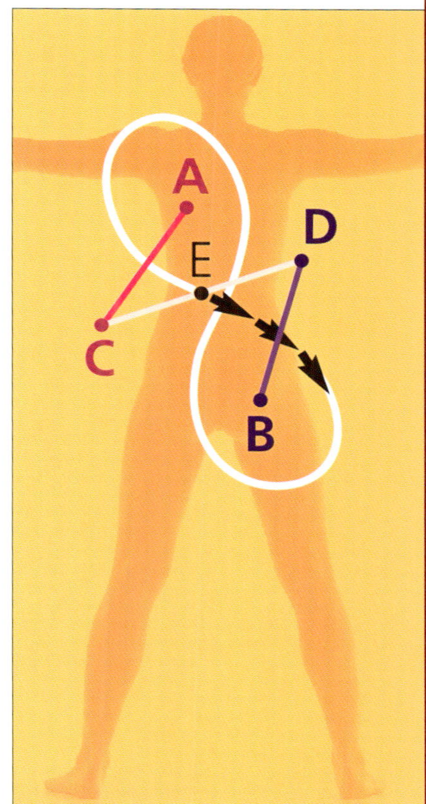

Abb. B 6.28
Auch in der Lemniskate spiegelt sich das Prinzip dynamischer Stabilität, die aus Rotation und Verwringung* entsteht.
Mit diesem Denkmodell können Zusammenhänge in jeder Ebene, Achse und Größe erfasst werden.

*hergeleitet von „wringen"

[158] Allgemein eine schleifenförmige geometrische Figur in Form einer liegenden Acht

6.7.2. Schmerzzustände im mechanischen System

Schmerzerkrankungen sind sicher eine der großen Herausforderungen der heutigen Medizin. In Deutschland klagt zurzeit jeder sechste Einwohner über Schmerzen, und ein Viertel der Betroffenen hat diesen Schmerz 24 Stunden am Tag. Interessanterweise glauben viele Menschen, auch Therapeuten, dass man Schmerzen nicht heilen, sondern nur betäuben kann. Die Ursachen einer Schmerzerkrankung sind vielfältig und noch nicht vollständig geklärt. Die Zerstörung einer passiven Struktur geht in der Regel mit einem Trauma oder gar Polytrauma beziehungsweise mit massiver Mangelversorgung einher. Andere Faktoren sind Nebeneffekte von Medikamenten, die im Zusammenhang mit chronischen Erkrankungen gegeben werden. Den meisten manifesten Schmerzzuständen geht eine Irritation des ZNS, des VNS und des Endokrinums voraus. Die allgemeine Toxinbelastung wirkt sich so stark auf die Steuerungssysteme aus, dass das Bewegungssystem zum großen Teil ausschließlich Indikatorsystem für genau jene Belastungen ist. Dennoch lohnt es sich, die jeweiligen funktionellen Verbindungen zu betrachten, denen eine ökonomische Ästhetik innewohnt. Die gute funktionelle Zusammenarbeit der mechanischen Teile des menschlichen Organismus und damit auch der Rückschluss auf funktionell kausal diagnostische Zusammenhänge ist eine große Herausforderung angesichts der vielen erfolglosen Maßnahmen zur Heilung chronischer Schmerzzustände.

Schulmedizinisch unterteilt man Schmerzzustände nach verschiedenen Kriterien. Akuter und chronischer Schmerz charakterisieren sich durch die Zeitdauer, die biologische Zweckbestimmung und den Ursprungsmechanismus. Während man dem akuten Schmerz, der in der Regel einen auslösenden Faktor hat und nützlich schützend ist, positiv gegenübersteht, gesteht man dem chronischen Schmerz mehrere auslösende Faktoren zu und hält ihn für nutzlos zerstörerisch. Das heißt, dass der akute Schmerz, der dem Körper als lebenswichtiges Warn- und Schutzsignal dient, durchaus in einen chronischen Zustand übergehen kann, wenn er länger als drei Monate andauert oder wiederkehrt. Da er dann angeblich seine ursprüngliche Funktion, nämlich Melden, Schützen und damit letztlich Heilen, verloren hat, wird er zum eigenständigen Krankheitsbild, zur sogenannten Schmerzkrankheit.

Alle Aspekte, die wir in den vorherigen Kapiteln geordnet und unter funktionellen Gesichtspunkten zusammengefügt haben, sprechen gegen diesen Erklärungsversuch, der in den Augen der Autoren ein hilfloses Bemühen ist, ein wachsendes Problem einzugrenzen. Diese Eingrenzungsversuche bestätigen sich, wenn man die politischen Definitionen chronischer Erkrankungen betrachtet, die von der Ärztezeitung zu Recht als weich bezeichnet werden. Laut dem Willen der Politiker des Bundesausschusses müssen chronisch Kranke sich in einer Dauerbehandlung befinden, ohne die „eine lebensbedrohliche Verschlimmerung, eine Verminderung der Lebenserwartung oder eine dauerhafte Beeinträchtigung der Lebensqualität" zu erwarten wäre. Im Jahre 2003 entwickelte man eine andere Definition. Als chronisch krank sollte nur derjenige gelten, der über mindestens zwei Jahre jedes Quartal mindestens zwei

Arztkontakte hatte, im Krankenhaus war oder mindestens nach der Pflegestufe 2 gepflegt wurde.

Solche Definitionen gelten natürlich nur zur Festlegung des Kostenprofils. Die Bereitschaft, die Unabänderlichkeit chronischer Erkrankungen, die per se unheilbar sind und nicht selten zu multifaktoriellen Folgeerkrankungen führen, anzuerkennen, ist erstaunlich groß.

Weitere Unterscheidungen liegen in der affektiven Komponente, die bei akuten Zuständen beunruhigt, bei chronischen Erkrankungen als depressiv beschrieben wird. Die somato-vegetative Reaktion wird unterschieden in reaktiv im Akutfall, im chronischen Zustand jedoch als Gewöhnung oder Aufrechterhaltung des Zustandes. Den Gipfel der Verwirrung bildet die Beschreibung des Therapiezieles akuter Erkrankungen, nämlich Heilung, im Unterschied zu chronischen Erkrankungen, bei denen das Ziel in der Rehabilitation liegt. Rehabilitation ist im Verständnis der Gesetzlichen Krankenversicherung, einer drohenden Behinderung oder Pflegebedürftigkeit vorzubeugen, sie nach Eintritt zu beseitigen, zu bessern oder eine Verschlimmerung zu verhüten mit dem Ziel der Teilhabe am gesellschaftlichen Leben.

Es handelt sich also bei dieser Unterscheidung nicht um eine inhaltliche Klärung, sondern um eine Unterscheidung nach Kostenträgern. Worüber all diese Ausführungen nicht hinwegtäuschen sollen, ist die Tatsache, dass schulmedizinisch zwar die Schmerzleitung und die Auswirkung lang anhaltender Schmerzzustände beschrieben werden können, aber in den seltensten Fällen kausale Zusammenhänge beachtet und konsequent genutzt werden. Im Gegensatz zur weisen Regel der chinesischen Medizin beseitigt man den Schmerz auch dann, wenn man seine Ursache nicht kennt. Die Lösungen durch Schmerzmittel unterdrücken die Schmerzleitung und greifen auf das Vielfältigste in enzymatische Prozesse und in Biosynthesewege ein. Aus Autorensicht ist das ein rein symptomatisches Vorgehen, das keinerlei kausale Behandlungsansätze enthält.

6.8. Zusammenfassung der funktionellen Mechanik

Mechanische Strukturen können unter verschiedenen Aspekten geordnet werden. Dazu gehören die knöchernen, die ligamentären, die muskulären, die neuronalen und die visceralen Strukturen. Sie folgen physikalischen Gesetzen und einem komplexen Gesamtzusammenspiel, das sich in Ebenen, Achsen und Bewegungsmustern ausdrückt, aber auch durch verschiedene funktionelle Sichtweisen prinzipiell erläutert wird. Die primär beteiligten Systeme sind das Bewegungssystem und das stomatognathe System.

Die Präsenz der beschriebenen Strukturen in allen anderen Körpersystemen lässt sie zu einem Indikatorsystem werden, das eine in sich geschlossene eigene Ordnung enthält. Diese ist nicht nur ähnlich wie im Immunsystem, sondern sie muss als fester Bestandteil eines funktionierenden Immunsystems gewertet werden, weil hier alle Strukturen aufeinandertreffen. Die Zuordnung der funktionellen Mechanik unter die Steuerungssysteme und die ver-netzenden Systeme verweist lediglich auf die gegenseitige Abhängigkeit aller Körperstrukturen voneinander. Der reibungslose Ablauf der Mechanik ist eine wesentliche Voraussetzung für Vitalität.

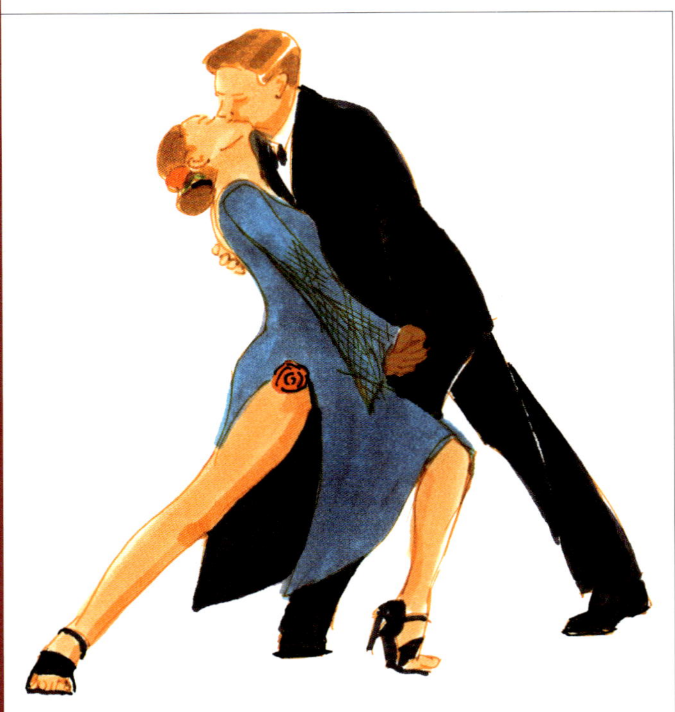

Abb. 6.28
Die Mechanik der Körpersysteme, ZNS, PNS, VNS, Endokrinum, Lymphsystem, Immunsystem... – alle Systeme in perfekter Harmonie.

7. Kausale Diagnose mit dem GLOBAL DIAGNOSTICS

Kausale Analyse energetischer Zustände des Organismus mit dem GLOBAL DIAGNOSTICS

Das GLOBAL DIAGNOSTICS ist ein in seiner Art bisher einzigartiges biophysikalisches Messverfahren, das bestimmte physikalische (objektive) Parameter von über 600 Messobjekten im Körper erfasst. Es stellt mittels mathematisch-statistischer Methodik ein äußerst präzises Datenmaterial bereit, das die Grundlage für die Analyse des aktuellen Zustandes eines Organismus ist. Zusätzlich wird auf diesem Wege die Ausarbeitung von auf diesen individuellen Organismus abgestimmten Behandlungskonzepten und Verlaufskontrollen in den Fachgebieten Gesundheitsvorsorge, Physiotherapie, Medizin, Sportwissenschaft, Ernährungswissenschaft, Pflanzenwissen, Naturheilkunde und orthomolekularer Medizin bereitgestellt.

Obwohl das GLOBAL DIAGNOSTICS bereits seit 2005 auf dem Markt ist, kann es immer noch berechtigt als junges System betrachtet werden, das permanent wächst. Als biophysikalisches Messverfahren, das mit mathematisch-statistischer Methodik für große Genauigkeit sorgt, stellt es nicht nur die Richtigkeit des Messergebnisses sicher, sondern ist im eigentlichen Sinne unbestechlich und von seinen möglichen Verwendungszwecken oder Doktrinen[159] vollkommen unabhängig.

Um eine Messung durchführen zu können, sind keinerlei persönliche Eingaben erforderlich. Dabei werden die Körperstrukturen (Messobjekte) nach einer physikalischen Methode gemessen. Grundlage für die Zuordnung von gefundenen Messwerten unter funktionalen Gesichtspunkten sind Kategorien und Reihenfolgen, die sich in Zehntausenden von Messungen empirisch als relevant erwiesen haben. Diese ausschließlich physikalisch-statistischen Methoden unterscheiden sich deshalb grundsätzlich von jeglichen radionischen oder esoterischen Grundgedanken.

Um den Wert einer relativ jungen technischen Errungenschaft einschätzen zu können, ist es erforderlich, diese mit ähnlichen anderen technischen Entwicklungen zu vergleichen. Da die verwendeten Vokabeln auf dem holistischen Sektor ähnlich klingen, ist es schwer, die zweifelsfrei vorhandenen Unterschiede zu erkennen. Neben den bereits erwähnten technischen Unterschieden ist auch die Aufbereitung der Messobjekte vollkommen anders als die anderer Methoden.

Dies muss so sein, denn für die Verbindung aller Fachgebiete untereinander ist es nicht nur gelungen, einen neuen, einzigartigen Bewertungsmodus zu entwickeln, sondern es musste auch nach einer gemeinsamen Sprache aller Fachgebiete gesucht werden. Diese bildeten zunächst Anatomie und Physiologie. Um die Sprache wieder in die spezielle Fach-

159) Lateinisch: Doktrina, die Lehre; in der Regel Ansichten, Regeln und Aussagen mit dem Anspruch von Allgemeingültigkeit

richtung zurückübertragen und anwenden zu können, war es notwendig, diese Nomenklatur mit Begriffen zu erweitern, die sowohl den Grundprinzipien des Körpers gerecht werden als auch den aktuellen Zustand der gemessenen Person einfangen.

Im Laufe der vergangenen Jahre konnten wir feststellen, dass gesundheitliche Störungen und Krankheiten, die in den jeweiligen Fachgebieten oft bis ins kleinste Detail erforscht werden, sich in Wahrheit nur auf der Grundlage weniger Mechanismen entwickeln. Die überwältigende Menge der klinischen Daten macht es leicht, diese Grundmechanismen aus dem Blick zu verlieren und in den Hintergrund gleiten zu lassen. Mit dem GLOBAL DIAGNOSTICS treten sie wieder in den Vordergrund und helfen so, eine individuelle Behandlung und Vorbeugung zu ermöglichen, die dem gesamten System Körper gerecht wird.

Aus diesen Fakten resultieren Unterschiede, von denen wir einige im Folgenden darstellen.

7.1. Unterschiede zu anderen Messsystemen und Diagnoseverfahren

Unterschied 1
Im Mittelpunkt der Auswertung steht nicht ein Symptom oder eine klinische Diagnose, sondern die Darstellung der energetischen Konstellationen, die der Entstehung von gesundheitlichen Störungen und der Entwicklung von Krankheiten vorausgehen und pathologische Entwicklungen einleiten oder fördern können. Alle Auswertungen erfolgen nach rein kausalen Gesichtspunkten, angepasst an die Fähigkeit des Organismus, damit umzugehen und das Geschehen ursächlich zu bewältigen.

Unterschied 2
Die Auswertungen des GLOBAL DIAGNOSTICS stellen äußerst exakte Sammlungen von Daten dar, die im Hinblick auf ihre aktuelle Relevanz vom Anwender ausgewertet und interpretiert werden müssen. Dabei kann das GLOBAL DIAGNOSTICS wie eine Lesehilfe verwendet werden, mit der einzelne Aspekte genauer untersucht oder auch andere dargeboten werden.

Damit können fachspezifisch gemeinsame Ursachen gefunden werden, die die spezielle Sicht des Fachgebietes erweitern oder abrunden helfen. Gleichzeitig ist in regelmäßigen weiteren Messungen die Richtigkeit oder der Erfolg der gewählten Maßnahme überprüfbar. Erforderliche Entscheidungen werden allein vom Anwender getroffen und nicht vom GLOBAL DIAGNOSTICS. Die Intelligenz sitzt also weiterhin vor dem Computer. Das Gerät selbst entscheidet nichts.

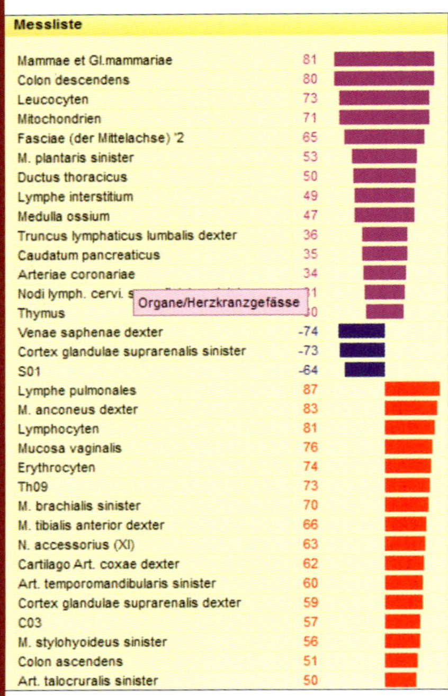

Abb. B 7.01
Messobjekte werden in drei Kategorien unterteilt.

Unterschied 3

Im GLOBAL DIAGNOSTICS wird nicht nur zwischen akut und chronisch unterschieden, sondern auf die Strukturen (Messobjekte) verwiesen, die energetisch relevant sind. Um einen schnellen Überblick zu bekommen, ist die Darstellung farblich gekennzeichnet. Um Verwechslungen oder Missverständnisse zu vermeiden, wurde eine eigene Nomenklatur entwickelt. Mit ihr wird, basierend auf den Prinzipien der Eigenregulation, dargestellt, ob die energetischen Strukturen und Umgebungen eines Messobjektes behandlungsbedürftig und behandlungsbereit sind (OverTurn[160], pink). Hinter diesem Turn verbergen sich die eher chronischen Mechanismen, aber eben die, auf die noch gut Einfluss genommen werden kann. Mit dem HighTurn (rot) bekommt der Anwender einerseits Einblick in die vielen, bei aller Pathologie noch vorhandenen, gesund funktionierenden Anteile des Körpers. Andererseits sind hier die eher akuten Mechanismen zu finden. Gleichzeitig werden die (noch) funktionierenden Kompensationsmechanismen dargestellt. Einen besonderen Aspekt stellen die Messobjekte im LowTurn (blau) dar. Auch hier können sich chronische Mechanismen verbergen. Zusätzlich werden an dieser Stelle Aspekte erfasst, die eine notwendige Pause oder gar eine energetische Verriegelung (Blockierung) für den Organismus darstellen. Die gewählten Begriffe weichen bewusst von der herkömmlichen Nomenklatur ab, um Missverständnissen vorzubeugen.

Unterschied 4

Über die Darstellung der Körpersysteme als Balkendiagramm wird auf einen Blick erkennbar, welche der Systeme im Vordergrund der Behandlung stehen sollten.

Gleichzeitig werden Problempunkte erfasst. Diese finden sich entweder unter den ersten fünf Balken (Top 5) oder durch Einbrüche, also einem auffallend großen Abstand zwischen zwei aufeinanderfolgenden Balken.

Optimal wäre eine Diagonale oder Hyperbel, die von den Balken gleichmäßig gebildet wird. In der Praxis finden sich hierzu viele Varianten.

Zusätzlich können in der Detailinformation innerhalb der Systembalken verschiedene Aspekte abgelesen werden.

Bei der Programmierung wurden jedem System die anatomischen Strukturen zugeordnet, im Folgenden Messobjekte genannt, die klassischerweise zu dem System gehören, dann die funktionellen Verbindungen, die Steuerungsstrukturen, mechanische und allgemeine zelluläre Elemente sowie empirisch zugehörige Aspekte.

Ein Beispiel: Im cardio-vaskulären System finden sich die aktuellen energetischen Verhältnisse einerseits von Teilen des Herzens wie Vorhöfe, Hauptkammern und Herzklappen, andererseits von Arterien und Venen (primäre und sekundäre Messobjekte). Funktionell gehören Lunge und Niere dazu, weil sie die verlängerten Enden des Herzens nach oben und unten darstellen. Bekanntermaßen ist ein Herz unter Umständen nach klassisch medizinischen Gesichtspunkten noch unauffällig, obwohl die Schwäche sich bereits an den Nieren zeigt. Die übergeordneten Steuerungsstrukturen der neuroendokrinen Achse durch beispielsweise Nebenniere oder

160) Turn: Tour

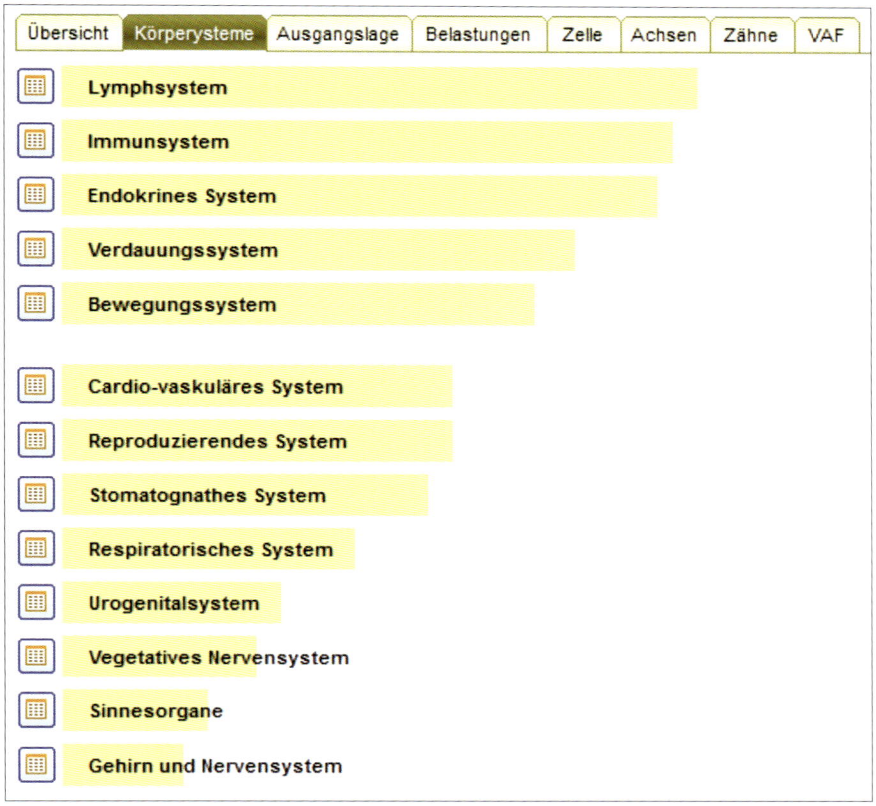

Übersicht | Körperysteme | Ausgangslage | Belastungen | Zelle | Achsen | Zähne | VAF

- Lymphsystem
- Immunsystem
- Endokrines System
- Verdauungssystem
- Bewegungssystem
- Cardio-vaskuläres System
- Reproduzierendes System
- Stomatognathes System
- Respiratorisches System
- Urogenitalsystem
- Vegetatives Nervensystem
- Sinnesorgane
- Gehirn und Nervensystem

Abb. B 7.02
Die Übersicht der Körpersysteme erlaubt einen schnellen Überblick über den aktuellen Zustand des gesamten Körpers.

Schilddrüse sind nachvollziehbar. Mechanisch ist eine eindeutige Verbindung des Herzens zum Diaphragma oder zur Brustwirbelsäule gegeben, ebenso die Funktion des Perikards als große fasziale Struktur, deren Fasern bis zur Schädelbasis respektive bis zum Schambein reichen. Beispiel einer empirischen Verbindung sind die Tonsillen, deren Belastung sich schlussendlich an den Herzklappen auswirken kann, oder der Zustand des Darmes, der klassisch unter dem Begriff des Roemheld-Komplexes erfasst ist. Diese beiden Beispiele sollen eine Idee vermitteln, was hier mit empirischen Daten gemeint ist. Diese Wechselbeziehungen korrespondieren mit entsprechenden Veränderungen des energetischen Vitalfeldes, die das GLOBAL DIAGNOSTICS mit einer immer wieder erstaunlichen Exaktheit abbildet.

In Abbildung B 7.03 ist ein Fall dargestellt, bei dem funktionelle, mechanische, zelluläre und steuernde Aspekte Vorrang vor dem des Herzens haben. Ihnen kommt also eine vorrangige Bedeutung zu. Dies gestaltet maßgeblich die Vorgehensweise der Behandlung und gegebenenfalls die Auswahl zusätzlicher Maßnahmen. Im GLOBAL DIAGNOSTICS kann also unterschieden werden, ob ein System energetisch deswegen wichtig ist, weil es funktionell belastet ist, oder weil es sich primär gestört zeigt.

Die Autoren weisen darauf hin, dass diese Detailinformation nur dann geöffnet werden muss, wenn die gewählten Maßnahmen nicht den gewünschten Erfolg haben oder die Erwartung des Anwenders an die Messung nicht erfüllt wird, das Gerät also auf etwas anderes verweist.

Abb. B 7.03
Beispiel einer Detailauswertung mit differenzierten Auswertungen zum cardio-vaskulären System.

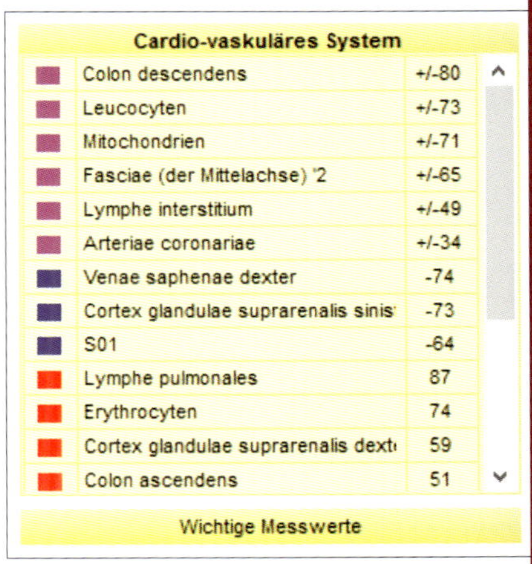

Cardio-vaskuläres System	
Colon descendens	+/-80
Leucocyten	+/-73
Mitochondrien	+/-71
Fasciae (der Mittelachse) '2	+/-65
Lymphe interstitium	+/-49
Arteriae coronariae	+/-34
Venae saphenae dexter	-74
Cortex glandulae suprarenalis sinis	-73
S01	-64
Lymphe pulmonales	87
Erythrocyten	74
Cortex glandulae suprarenalis dext	59
Colon ascendens	51

Wichtige Messwerte

Unterschied 5
Dynamik ist ein durchgängiges physiologisches Prinzip, und deren Einschränkung wird nicht nur erfasst, sondern in den Mittelpunkt der Auswertung gestellt, auch im Verlauf von Folgemessungen.

Unterschied 6
Da es sich um ein energetisches Messverfahren handelt, zeigen sich Belastungen sehr früh, manchmal sogar vor dem Laborbefund, doch aus der Erfahrung können wir berichten, dass die Darstellungen stimmen und, wenn sie ignoriert wurden, sich im Labor wenig später in der Regel bestätigt haben. Der Vorteil liegt darin, dass der Anwender rechtzeitig und damit auch vorbeugend eingreifen kann.

Unterschied 7
Das GLOBAL DIAGNOSTICS ist nicht nur ein Mess-, sondern auch ein Behandlungsverfahren. Innerhalb von circa acht Minuten wird nicht nur gemessen, sondern es werden auch passende Behandlungsprogramme berechnet, die der Messung am besten entsprechen. Dennoch sollte das Messverfahren nicht die einzige Form der Untersuchung darstellen. Es bleibt sinnvoll, beispielsweise bildgebende Verfahren und Laborverfahren hinzuzuziehen, um mögliche „diagnostische Lücken" zu schließen. Dabei helfen die jeweiligen Verfahren, den Zustand der Person vollständiger einschätzen zu können. Gleichzeitig können mithilfe des GLOBAL DIAGNOSTICS aber auch Richtung und Notwendigkeit solcher Maßnahmen bestimmt werden.

7.2. Simplizität als Grundprinzip

GLOBAL DIAGNOSTICS ist ein System, das die komplexen Zusammenhänge des menschlichen Körpers auf der Ebene seiner energetischen Strukturen und Funktionen (Vitalfeld) erfasst, aber dennoch, dank der Auswertehilfen, einfach, komfortabel und zuverlässig in der Anwendung ist.

Die Auswertungshilfen wurden im Laufe der Jahre nach gesicherten Ergebnissen der Anwender entwickelt und überwiegend auf Praktikabilität im Praxisalltag abgestimmt.

Damit eröffnet sich ein Spektrum an Möglichkeiten, Messungen unter dem Aspekt des Überblicks oder des Details zu untersuchen und zu interpretieren. Bis genügend eigene Erfahrungen vorliegen, ist es empfehlenswert, den inzwischen selbst in der Modifizierung weitgehend automatisierten Empfehlungen zu folgen. Modifizierung bedeutet, dass automatische Anpassungen der ursprünglich berechneten Programmempfehlungen erfolgen, um dem Zustand der Person besonders Rechnung zu tragen. Je mehr Erfahrung der Anwender bekommt, desto mehr kann er das System vollständig ausschöpfen.

7.2.1. Übersicht

Das Prinzip der automatisierten Empfehlungen spiegelt sich auch in zwei Übersichtsseiten wider, die selbst dem unerfahrenen Anwender zu schneller Erkenntnis verhelfen. Während unter dem Reiter „Übersicht" die Grundlagen zusammenfasst werden, bietet die Detailübersicht kausale Schwerpunkthinweise.

Die **Übersichtsseite** (Abb. B 7.04) fasst in Kurzform alle wesentlichen Grundlagen der Interpretation und der erforderlichen Mindestmaßnahmen zusammen, die, wie erwähnt, zum größten Teil bereits in den berechneten Behandlungsplänen automatisch berücksichtigt und umgesetzt sind.

Dabei werden Aspekte von Progredienz[161], Stressoren, also Faktoren, die innerkörperlich einen dauerhaften Reiz darstellen, permanente Einflüsse von außen, Engpässe oder auch Starrezustände dargestellt, die eine erfolgreiche Gesundheitsvorsorge oder Behandlung zumindest beeinträchtigen oder gar verhindern können. Gleichzeitig werden grundlegende Maßnahmen mit dem Gerät und auch darüber hinaus erfasst.

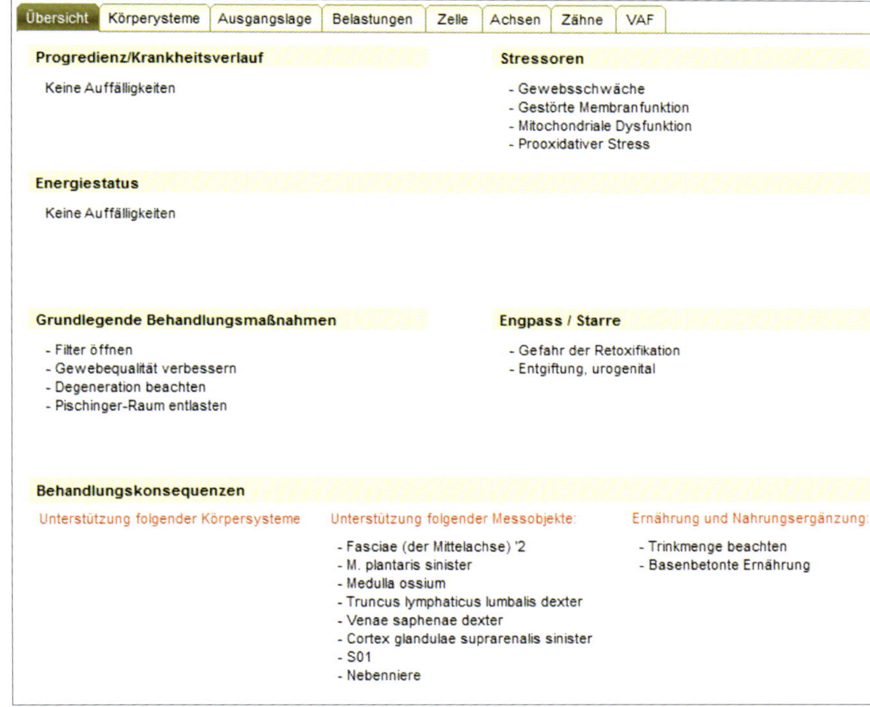

Abb. B 7.04
Die Übersichtsseite fasst die Grundlagen der Interpretation und wesentliche Mindestmaßnahmen zusammen.

161) Das Fortschreiten einer Erkrankung bzw. eine weitere Verschlechterung des Gesundheitszustandes

Die **Detailübersicht** (Abb B 7.05) vertieft und bestimmt die Schwerpunkte des Geschehens präziser, wertet die neuroendokrine Immunachse aus (siehe Teil B, Kapitel 5.3.), bestimmt die Belastungen, die durch Umwelt oder Habitus[162] entstehen, und spezifiziert die möglichen Maßnahmen zur Verbesserung der regulativen Mechanismen und Systeme. In jedem Fall muss der Anwender kraft seiner fachlichen Kompetenz eine eigene verantwortliche Entscheidung treffen, die nach Ansicht der Autoren keinesfalls vom Gerät übernommen werden darf.

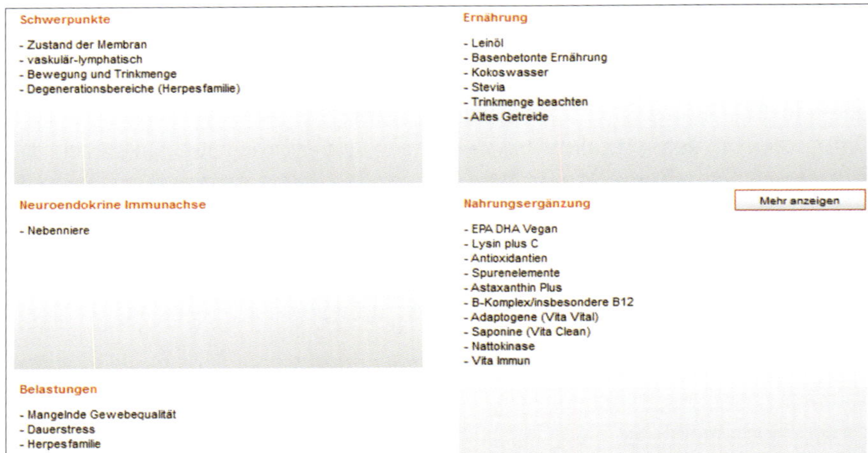

Abb. B 7.05
In der Detailübersicht werden die kausalen Schwerpunkte und Behandlungskonsequenzen vertiefend dargestellt.

7.2.2. Von Schwerpunkt bis zum Detail und umgekehrt

Neben diesen Zusammenfassungen, von denen wir sicher sind, dass sie in den kommenden Jahren immer noch genauer gestaltet werden können, verfügt das System über verschiedene Reiter, die übersichtlich Einzelaspekte darstellen oder anhand derer die in der Detailübersicht dargestellten Aspekte genauer untersucht werden können.

So gibt es neben den Messobjekten und den Körpersystemen nach Reitern aufgeteilt verschiedene Aspekte, unter denen die gewünschte Information zu finden ist. Hinter jedem dieser Reiter verbergen sich übersichtlich angeordnete Detailangaben, die am besten zu interpretieren sind, wenn die Seite in ihrer Gesamtheit erfasst wird. Grundsätzlich ist zu empfehlen, diese Seiten zu untersuchen, wenn die Informationen auf der Seite Übersicht beziehungsweise der Detailübersicht vertieft oder differenziert werden müssen.

Natürlich kann sich die Aufbereitung der Informationen in Wahrheit nie nur auf die eine Seite unter einem Reiter beziehen, sondern ist im Hintergrund komplett vernetzt, genauso, wie auch im menschlichen Körper alles miteinander vernetzt ist. Dies hilft, die Richtigkeit der Aussage auf der jeweiligen Seite zu gewährleisten. Die körperliche Realität spiegelt sich in der Realität des GLOBAL DIAGNOSTICS wider. Um zu einer korrekten Aussage kommen zu können, sind im System beide wesentlichen Analyserichtungen leicht zu verfolgen: von der generellen Übersicht zum Detail und vom Detail zurück bis zur Übersicht.

162) Habitus bezeichnet ganz allgemein das Verhalten eines Menschen. Dazu gehören Benehmen, Auftreten und all seine Gewohnheiten.

7.2.3. Die einzige These

Wie bereits erwähnt, ist das GLOBAL DIAGNOSTICS als unbestechliches Messverfahren angelegt. Das impliziert auch die Notwendigkeit, die gefundenen Messwerte so neutral wie möglich auszuwerten, vollkommen unabhängig von der Nomenklatur oder von den verschiedenen Meinungen, die in der Biologie, in der Biochemie, in der Biophysik, in der Ernährungswissenschaft und in der Medizin je nach Fachrichtung formuliert und angewendet werden.

Natürlich geht es nicht ganz ohne Thesen, vor allem, wenn die vorhandene Bewertung, kraft systemimmanent vorhandener Vernetzung, auf etwas Neuem beruht.

Die einzige These, der alle Auswertungen folgen, ist, dass pathologische Prozesse folgerichtige Reaktionen darstellen. Damit können die üblichen pathologischen Begriffe nicht mehr zutreffen, denn diese gehen immer von einer Fehlfunktion des Körpers aus. Diese beiden Denkrichtungen pathologisch und folgerichtig zusammenzubringen ist keineswegs trivial, aber umso lohnender, wenn es gelingt und es sich direkt im Erfolg der praktischen Anwendung abbildet.

7.3. Dynamik als Lebensprinzip

Ein anderes Prinzip ist die natürlicherweise vorkommende Dynamik. Je gesünder ein Körper ist, desto dynamischer stellt er sich in der Messung und in der Regel auch in seinem Erscheinungsbild dar. Bereits die Chinesen formulierten die Regel: Leben ist Bewegung, Stillstand bedeutet den Tod. Da sich das Expertenteam auf diese Wahrheit einigen konnte, musste diese Dynamik sich auch zwangsläufig in den Auswertungen wiederfinden lassen. Vertiefende Hinweise finden sich in Teil B, Kapitel 6.5.6. Gewebe und sein Rhythmus und in den Forschungen von Seyfriz über das Verhalten von Protoplasma, das starr wird, wenn toxische Substanzen zugeführt werden, und immer bemüht ist, den eigenen Fließrhythmus mit allen Richtungsänderungen wiederherzustellen.

Die folgenden Darstellungen werden immer unter dem Aspekt der Dynamik interpretiert. Aus den Erfahrungen der vergangenen Jahre hat es sich permanent bestätigt, dass adynamische Systeme in Not sind und Unterstützung benötigen. Eine gezielte Intervention an dieser Stelle ist in der Regel erfolgreich. Interessanterweise kommt es immer wieder vor, dass die Messung auf andere Systeme verweist als vom Anwender erwartet. Bei aller Verwirrung, die das bedeuten kann, ist die Messung immer richtig, nicht jedoch die Erwartung.

7.3.1. Ausgangslage

In der Ausgangslage werden Aussagen über Gesamtzustand (Energiesituation) und Belastbarkeit (Regulationsvermögen) der Person gemacht. Außerdem können auf dieser Seite Überforderungen einer Person im aktuellen Zustand rechtzeitig erkannt werden, was die Auswahl der Maßnahmen beeinflusst. Diese Anpassungen sind bei den berechneten Programmempfehlungen des GLOBAL DIAGNOSTICS bereits berücksichtigt und entsprechend in den Vorlagen eingefügt. Überforderungen können von der jeweiligen Tagesform abhängig sein oder im Rahmen der Behandlung entstehen, weil die ausscheidenden Organe unter der Flut der toxischen Last extrem gefordert sind. Das ist unvermeidbar in Rahmen einer funktionierenden Behandlung, aber mittels dieser Auswertehilfe (Abb. B 7.06) kann die Intensität der Anwendung der individuellen Belastbarkeit der Person angepasst werden.

Ein Beispiel: Die Tumorlyse belastet die Nieren. Je mehr zusätzlich ausgeleitet wird, desto höher die Belastung der Nieren. Es entsteht die Gefahr der Retoxifikation[163] durch in Bewegung gebrachte toxische Last, die nicht ausgeschieden werden kann, sondern im Körper mehr oder weniger ungebunden umherschwimmt. Eine Abhilfe ist die Unterstützung der Nieren ohne eine behandlungsbedingte Verstärkung des körpereigenen Entgiftungsvorgangs.

Übersicht | Körperysteme | Ausgangslage | Belastungen | Zelle | Achsen | Zähne | VAF

Energiesituation
besser ------------------->
Verfügbarer Energieanteil 83 %
<------------------- schlechter
Überschiessender Energieanteil 4 %
Hemmender Energieanteil 13 %
Degenerative Prozesse 38 %
Auschlussdiagnostik bedenken

Regulationsvermögen
besser ------------------->
Allgemeine Regulationsfähigkeit 83 %
Besonders beeinflusst durch:
Behandlungsbelastbarkeit 77 %

Abwehrlage <------------------- schlechter
Schleimhäute 14 %
Immunkompetenz 48 %
Virale und bakterielle Belastung, Stabilisierung von ausgewählten Messobjekten

Abb. B 7.06
Die Ausgangslage macht Aussagen über den Gesamtzustand und die Belastbarkeit der gemessenen Person.

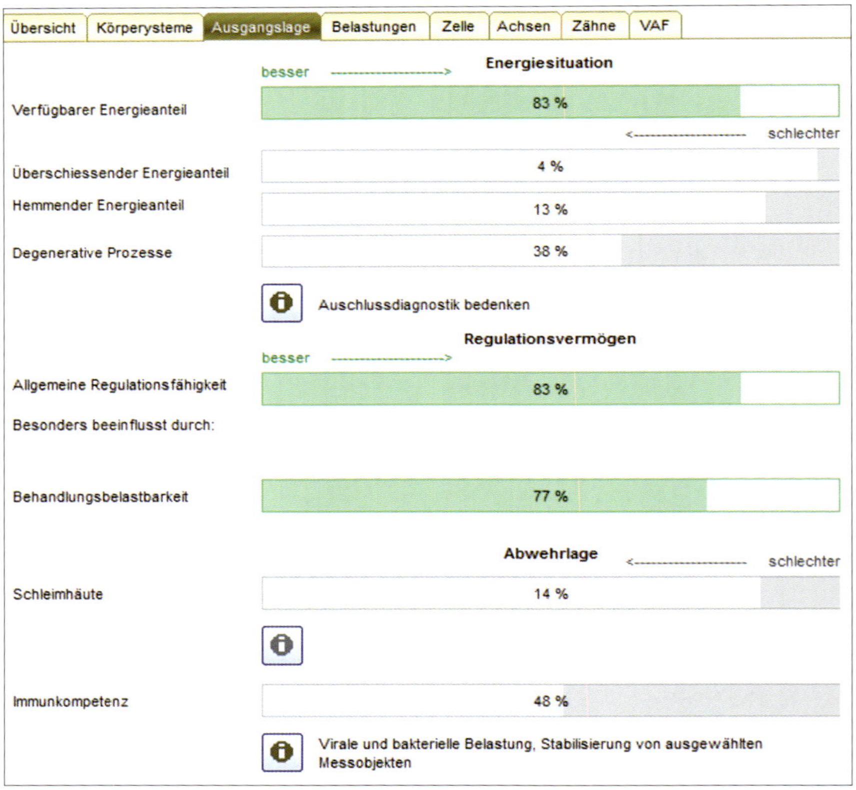

Der Balken der degenerativen Prozesse spiegelt den Zustand des Gewebes und verfügt im Verlauf von Messung zu Messung oft über eine erhebliche Dynamik, was physiologisch korrekt ist.

163) Rückvergiftung

Zusätzlich gibt es eine Aussage über die biologische Abwehrlage der Person. Diese stellt einerseits den Zustand der Schleimhäute dar, die als Teil der First Line Defense des Körpers von erheblicher Bedeutung sind und andererseits die Voraussetzung für die Aufnahme von Nährstoffen darstellen. Mit dem Balken der Immunkompetenz (siehe Teil B, Kapitel 5.3.5.) werden zusätzlich im Informationstext Hinweise auf die Ursache für Schwächen in diesem Bereich dargestellt. Gleichzeitig enthalten diese Texte Empfehlungen zum Vorgehen für und auch über die Anwendung des GLOBAL DIAGNOSTICS hinaus.

7.3.2. Belastungen

Mit der differenzierten Auswertung der Belastungen (Abb. B 7.07) wird die Erstellung eines spezifischen Behandlungsplanes erleichtert. Auf dieser Seite werden mehrere Differenzierungen vorgenommen.

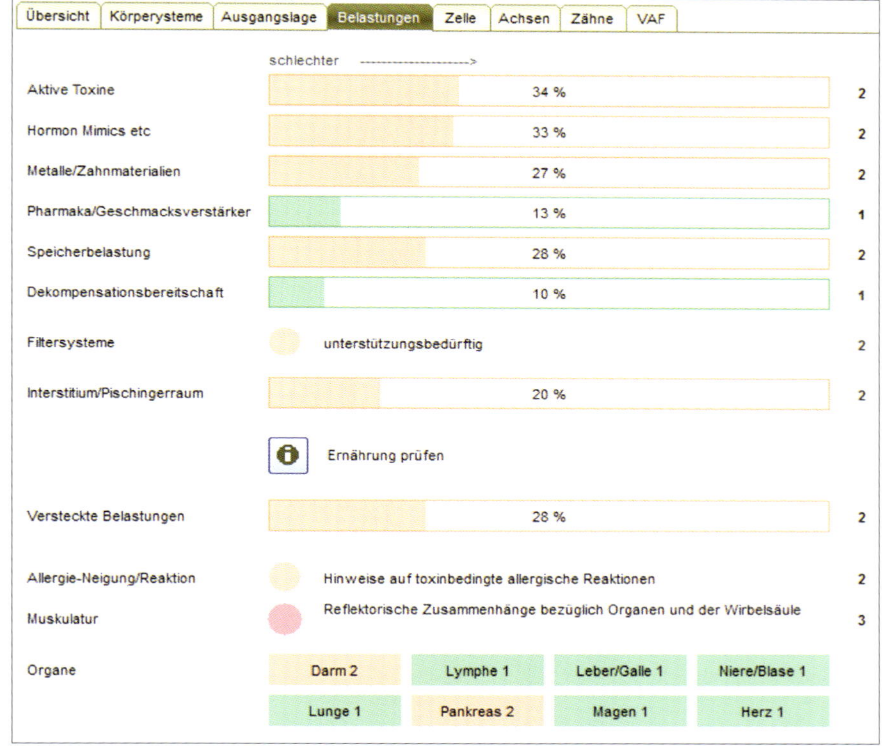

Abb. B 7.07 Differenzierung der energetischen Einflüsse durch toxische Substanzen.

Das Erkennen von Belastungen, die in verschiedene Rubriken unterteilt sind, ist von erheblicher Relevanz für den Anwender.

Mit der Dekompensationsbereitschaft ist einer der Aspekte für mögliche Progredienz erfasst. Dieser Balken ist einer der Aspekte der Früherkennung von Fehlentwicklungen im GLOBAL DIAGNOSTICS. Bei hochakuten Zuständen kann dieser Balken durchaus grün sein, nämlich dann, wenn der Zustand schon vollständig dekompensiert ist.

Zusätzlich werden der Pischinger-Raum, als Teilaspekt des Gewebes, und auch der Hinweis auf versteckte Belastungen gegeben. Diese beiden Aspekte sind von hoher Bedeutung für eine sinnvolle Behandlung.

Ebenso wichtig ist der Zustand der Filtersysteme des Körpers, der deswegen gesondert erfasst wird.

Auch die Hinweise auf eine Neigung in Richtung Allergie oder muskuläre Belastung unter dem Aspekt des Lagers toxischer Substanzen ebenso wie als allgemeiner Hinweis auf Organe oder die Wirbelsäule sind in einem Punkt zusammengefasst.

Die spezielle Organauswertung auf dieser Seite verweist nur darauf, ob es sinnvoll ist, das jeweilige Organ mit den spezifischen Messobjekten zu unterstützen. An dieser Stelle wird also nur auf Messobjekte untersucht, die primär dem Organ zugeordnet sind. Alle anderen Hinweise sind funktioneller Natur und werden nicht nur anders erfasst, sondern brauchen auch andere Maßnahmen.

7.3.3. Zelle

Der Zustand der Zelle ist von vielen Einflüssen abhängig. Daher werden sowohl diese Faktoren und deren Zusammenhänge dargestellt als auch Mangelzustände (Abb. B 7.08). Mangelzustände müssen nicht im absoluten Sinne vorhanden sein, sondern sind häufig relativer Natur. Das heißt, Nährstoffe sind in Abhängigkeit vom Bedarf nicht genügend verfügbar oder die Depots sind leer, und die Person lebt quasi von der Hand in den Mund. Zusätzlich wird hier der Zustand des archaischen Immunsystems, der direkt vom Thiolpool[164] (siehe Teil A, Kapitel 3.3.) des Körpers abhängig ist, erfasst.

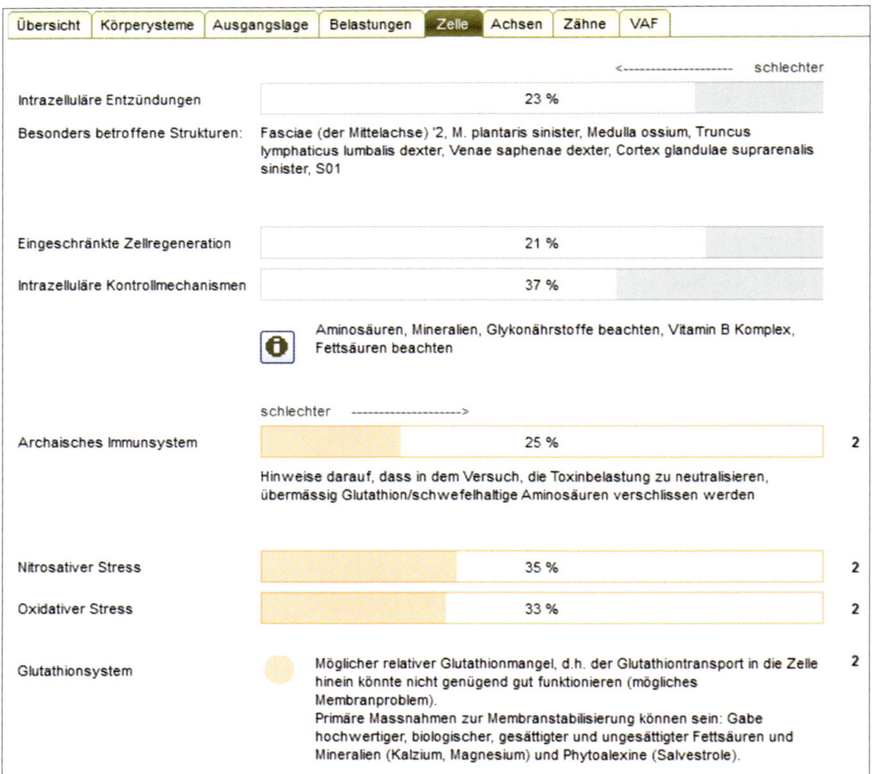

Abb. B 7.08
Eine differenzierte Auswertung der Zelle und des entsprechenden Nährstoffbedarfs erfolgt unter dem Reiter Zelle.

164) Thiol ist das griechische Wort für Schwefel

Weiterhin wird der energetische Zustand der Membran durch nitrosativen und oxidativen Stress[165] (siehe Teil A, Kapitel 3.1.) zeitgleich mit dem Glutathionsystem dargestellt. Sehr oft sind membranunterstützende Maßnahmen zielführender als die reine Substitution von Betriebsstoffen, die dann quasi „vor der Tür stehen", aber nicht an Ort und Stelle gelangen können. Denn die Membran ist nicht nur Dreh- und Angelpunkt der Zelle, sondern auch zuständig für den regelrechten Abbau der Hormone und deren Synthese, die Entgiftung, die Zellkommunikation und mit der mitochondrialen Atemkette direkt verbunden (siehe Teil A, Kapitel 2.2.5.).

7.3.4. Achsen

Die übersichtliche Darstellung großer Vernetzungen im Körper in Form von Achsen stellt eine besondere Erleichterung im Rahmen der Bewertung und Erfassung komplexer Zusammenhänge des menschlichen Körpers dar (Abb. B 7.09).

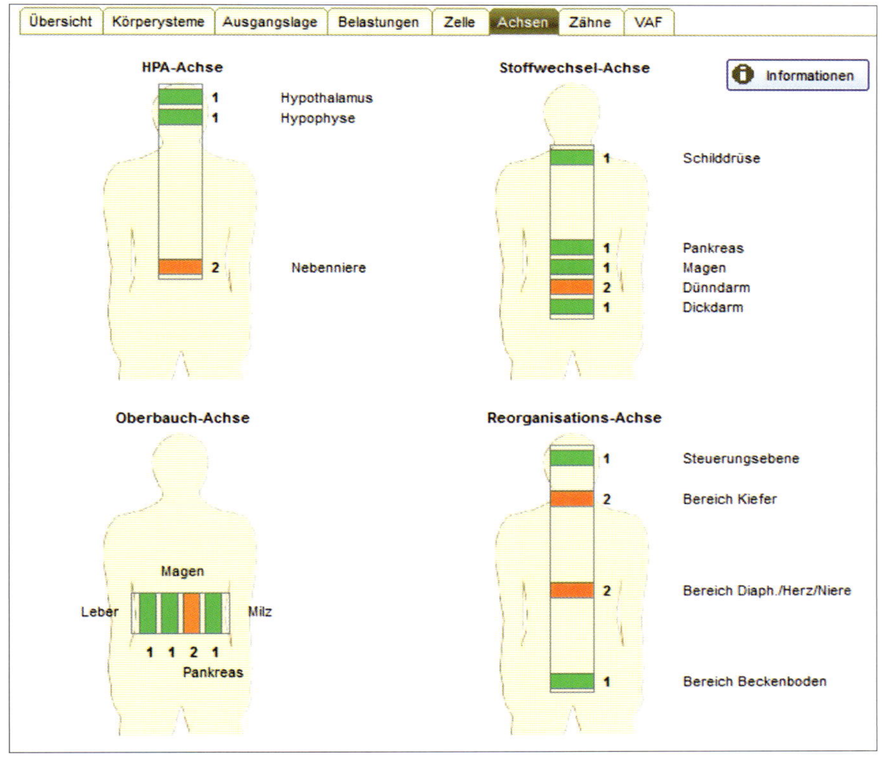

Abb. B 7.09
Die Darstellung komplexer Zusammenhänge in Achsenform dient der schnellen Übersicht.

Während mit der **HPA-Achse** die Stressreaktion des Körpers ausschließlich bezogen auf die drei Organe bewertet wird, nämlich Hypothalamus (H), Pituitary (P)[166] und den Adrenals (A)[167], wird dieses komplexe Geschehen mit der **Stoffwechsel-** und der **Reorganisationsachse** noch differenzierter erfasst. Da dieser fachübergreifende Zusammenhang so wesentlich ist, wurde er unter dem Begriff der Neuroendokrinen Immunachse in der Detailinformation gesondert erfasst. Zusätzlich zeigt die Stoffwechsel-

165) Entstehung freier Radikale als ROS oder RNS
166) Englisch für Hypophyse
167) Englisch für Nebennieren

achse den Mechanismus des Stoffwechsels, und in Verbindung mit der **Oberbauchachse** kann sogar zwischen tatsächlichen Störungen oder Schwächen im Stoffwechsel selbst als auch mechanischen Einschränkungen im viszeralen Bereich unterschieden werden. Achtung: Dies ist der einzige Bereich, in dem die Milz mit allen funktionellen Verbindungen isoliert dargestellt wird.

Die **Reorganisationsachse** ist eine der vielfältigsten Zusammenführungen unterschiedlichster Aspekte. Hier werden einerseits die Eigenregulation und die Rotationsfähigkeit (Teil B, Kapitel 6.7.1 Rotation) erfasst, andererseits mechanische Bereiche dargestellt, unter anderem auch die Diaphragmen (Teil B, Kapitel 6.5.6.2). Weitere Zuordnungen erfolgten unter den Aspekten der Strukturentwicklung aus den verschiedenen Keimblättern (Teil B, Kapitel 2.2 und 2.6. Embryologie).

7.3.5. Zähne

Die energetische Auswertung der Zähne (Abb. B 7.10) wird herkömmlich mit Fokaltoxikosen in Verbindung gebracht. Doch das wird der Bedeutung dieser Auswertehilfe nicht gerecht.

Mithilfe eines neuronalen Netzes wird der Quadrant berechnet, der bezüglich einer energetischen Fokaltoxikose Aufmerksamkeit braucht. Zusätzlich wird in der Zahnauswertung die energetische aufsteigende Pathologie dargestellt, wenn sie eindeutig als solche erkennbar ist. Energetische Verbindungen von Körperstrukturen zum Zahn und umgekehrt werden ebenso erfasst wie die energetische Belastung mit Viren und Parasiten. Die Darstellung kinetischer Ketten krönt dieses Auswertemodul in der Vielseitigkeit seiner behandlungsrelevanten Ableitungen.

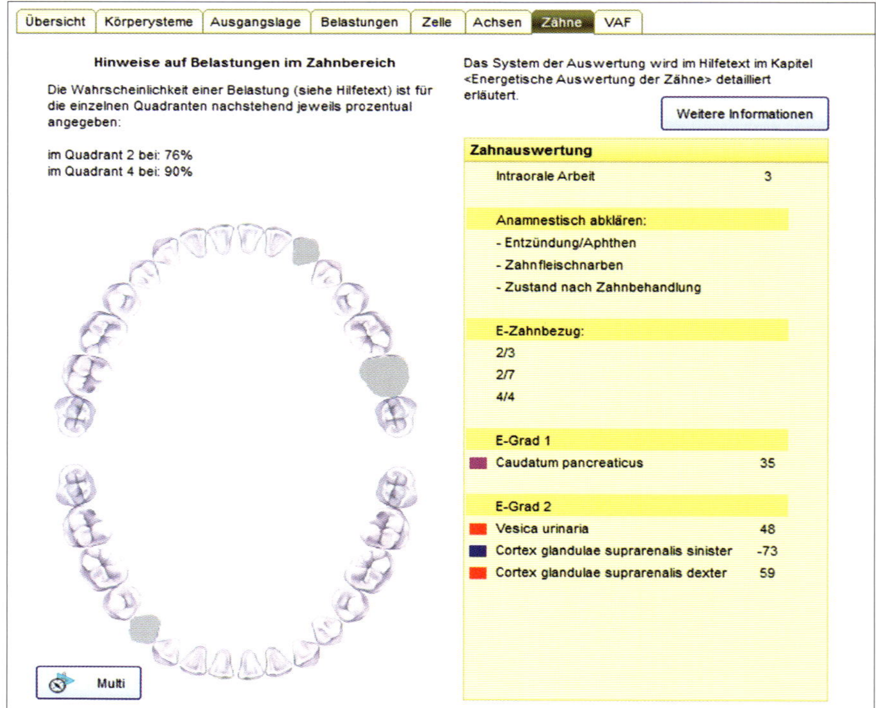

Abb. B 7.10
Die Auswertung der Zähne erfolgt nach vielschichtigen Gesichtspunkten und geht über die Auswertung der Fokaltoxikose weit hinaus.

Die Funktion „Multi" erlaubt mit einem Klick über Zähne Auskunft zu bekommen, die in den vergangenen Messungen mehrfach anzeigten.

7.3.6. VAF

Mit der Auswertung der Vegetativen Anpassungs-Fähigkeit (Abb. B 7.11) wird über die HRV[168] hinaus Auskunft über die Hintergrundbedingungen neurovegetativer Mechanismen bis hin zum Immunsystem gegeben. Diese geht weit über eine Auswertung des Pulsschlages hinaus, denn das GLOBAL DIAGNOSTICS kann in seiner Auswertung nicht auf den Pulsschlag zugreifen, wohl aber auf alle zugehörigen Systeme und Strukturen, die dann energetisch ausgewertet werden.

Im zeitlichen Verlauf, also in der Auswertung mehrerer Messungen, ist dieses Modul sehr hilfreich, denn es zeigt die mangelnde Dynamik an, die als Behandlungshindernis gilt.

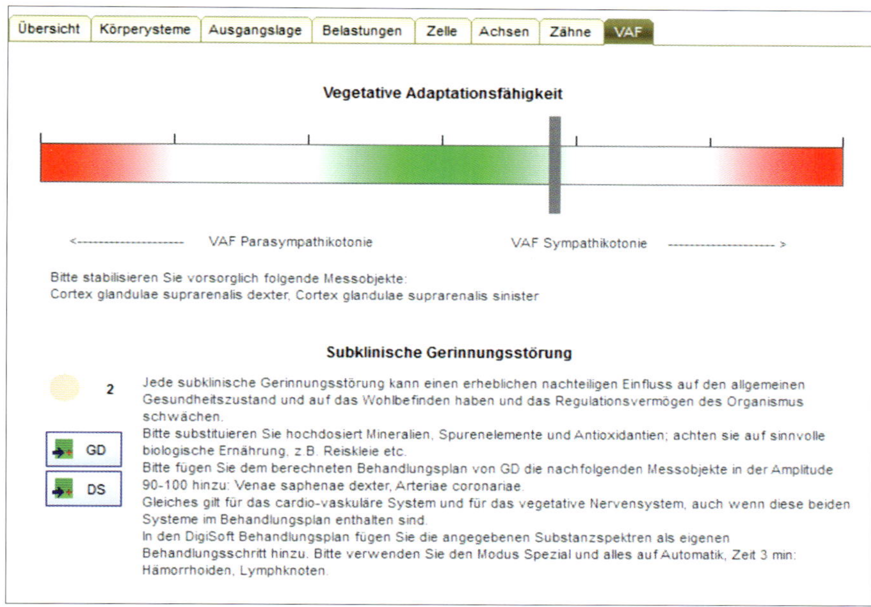

Abb. B 7.11
Mit der VAF werden die vegetative Adaptationsfähigkeit und die subklinische Gerinnungsstörung verknüpft.

Zusätzlich wird die energetische subklinische Gerinnungsstörung abgebildet, die nicht nur assoziiert mit chronischen Erkrankungen auftritt, sondern die Voraussetzung für die Entstehung einer solchen bildet.

Diese vielschichtigen Übersichten werden jeweils mit Hilfstexten ausführlich erklärt. Zusätzliche Informationen bieten Kurse, die zur Anwendung der VitalfeldTechnologie veranstaltet werden.

Auch hier gilt die Regel, dass sich die energetische Störung früher zeigt, als sie im Labor nachweisbar ist. Deswegen kann hier auch unter dem Aspekt der Prophylaxe und der Frühwarnung interpretiert werden.

168) Die Herz-Raten-Variabilität gibt Auskunft über die vegetative Anpassungsfähigkeit mittels der Auswertung der Regelmäßigkeit des Pulses durch ein EKG. Je geringer die Variabilität, desto schlechter die Chance auf Heilung.

7.3.7. Frühwarnsysteme

Eines der speziellen Frühwarnsysteme ist in Abbildung B 7.12 erkennbar. Hier wird bei mehreren Messungen sogar der Trend des cardio-vaskulären Bereichs im Sinne von Verbesserung oder gleichbleibend schlecht dargestellt. Auch diese komplexe Auswertehilfe ist im Hilfetext ausführlich erklärt.

Andere Mechanismen im Sinne der Frühwarnungen sind unter anderen Reitern als solche bereits erklärt.

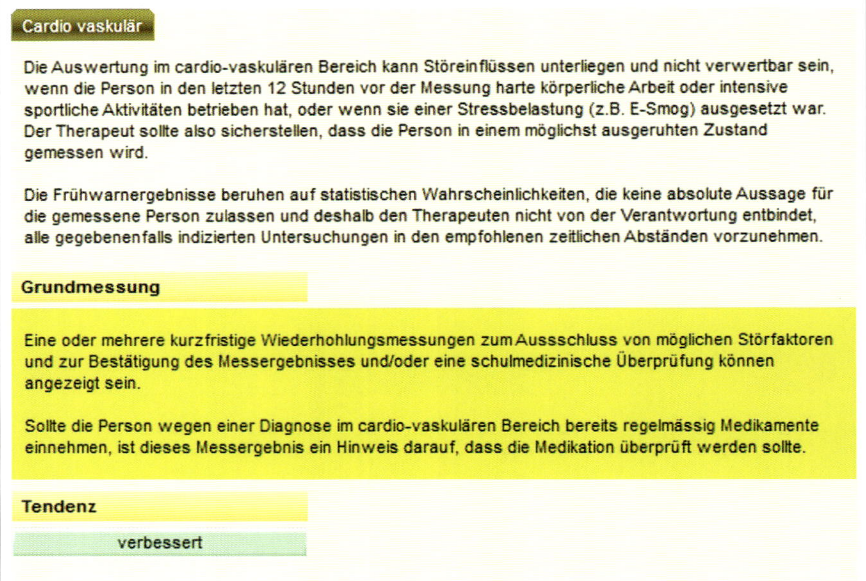

Cardio vaskulär

Die Auswertung im cardio-vaskulären Bereich kann Störeinflüssen unterliegen und nicht verwertbar sein, wenn die Person in den letzten 12 Stunden vor der Messung harte körperliche Arbeit oder intensive sportliche Aktivitäten betrieben hat, oder wenn sie einer Stressbelastung (z.B. E-Smog) ausgesetzt war. Der Therapeut sollte also sicherstellen, dass die Person in einem möglichst ausgeruhten Zustand gemessen wird.

Die Frühwarnergebnisse beruhen auf statistischen Wahrscheinlichkeiten, die keine absolute Aussage für die gemessene Person zulassen und deshalb den Therapeuten nicht von der Verantwortung entbindet, alle gegebenenfalls indizierten Untersuchungen in den empfohlenen zeitlichen Abständen vorzunehmen.

Grundmessung

Eine oder mehrere kurzfristige Wiederhohlungsmessungen zum Aussschluss von möglichen Störfaktoren und zur Bestätigung des Messergebnisses und/oder eine schulmedizinische Überprüfung können angezeigt sein.

Sollte die Person wegen einer Diagnose im cardio-vaskulären Bereich bereits regelmässig Medikamente einnehmen, ist dieses Messergebnis ein Hinweis darauf, dass die Medikation überprüft werden sollte.

Tendenz

verbessert

Abb. B 7.12
Sobald mehrere Messungen zur Verfügung stehen, erlaubt das spezielle Frühwarnsystem das Erkennen der Tendenz – in diesem Fall eine Verbesserung.

7.3.8. Suchfunktion

Suchfunktionen sind in der VitalfeldTechnologie immer durch das Symbol eines Fernglases gekennzeichnet. Besondere Aufmerksamkeit verdient die an das Informationszentrum gekoppelte **Suchfunktion**. Sie stellt eine weitere Möglichkeit dar, sich in der komplexen Realität des GLOBAL DIAGNOSTICS gut zurechtzufinden, selbst wenn der Anwender auf der Suche nach Indikationskriterien ist (siehe Abb. B 7.13).

Komfortabel kann zu jedem Messobjekt nach passenden Behandlungsmöglichkeiten innerhalb des Systems gesucht werden. Alternativ besteht die Möglichkeit, auch unter anderen Begriffen selbst nach Indikationen zu suchen, die dann umgekehrt wiederum zugeordnet werden können. Im Bild wird mit dem Suchbegriff der Hypophyse links auf mögliche Behandlungsmodule und -programme verwiesen, und auf der rechten Seite werden weitere infrage kommende Begrifflichkeiten angeboten.

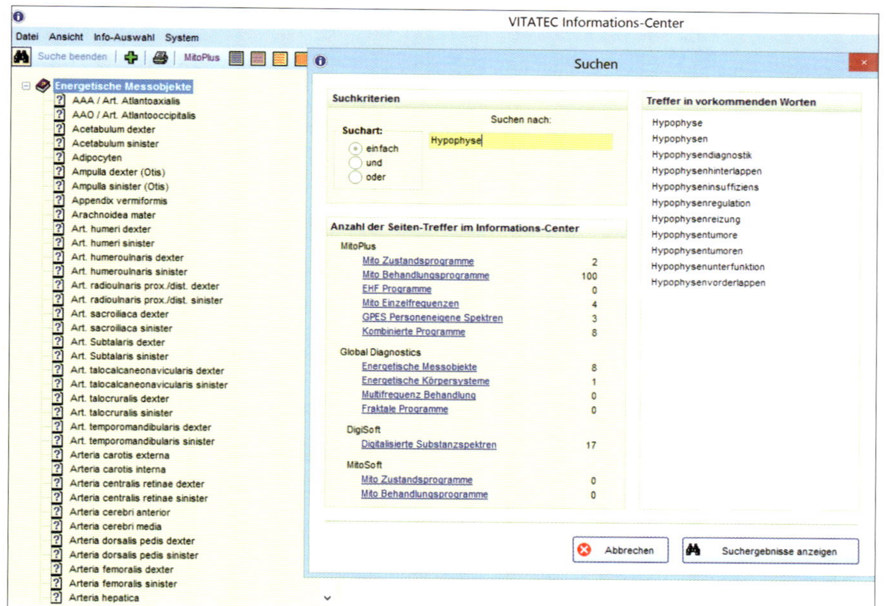

Abb. B 7.13
Komfort durch die Suchfunktion über das Informations-Center: hier eine Einfachsuche unter dem Schlagwort „Hypophyse"

7.3.9. DigiSoft Substanzspektren – Kausale Diagnostik im Umkehrschluss

In dieser Auswertung (Abb. B 7.14) greift das GLOBAL DIAGNOSTICS auf die Messung direkt zu, um passende elektromagnetische Frequenzspektren zu suchen, die nach digitalisierten Substanzen benannt sind. Dabei vergleicht die Software die Messung mit den auf dem Computer gespeicherten elektromagnetischen Substanzspektren. Die Autoren empfehlen hier im Umkehrschluss in Analogien zu denken oder auch „Substanzspektrenfamilien" zu bilden.

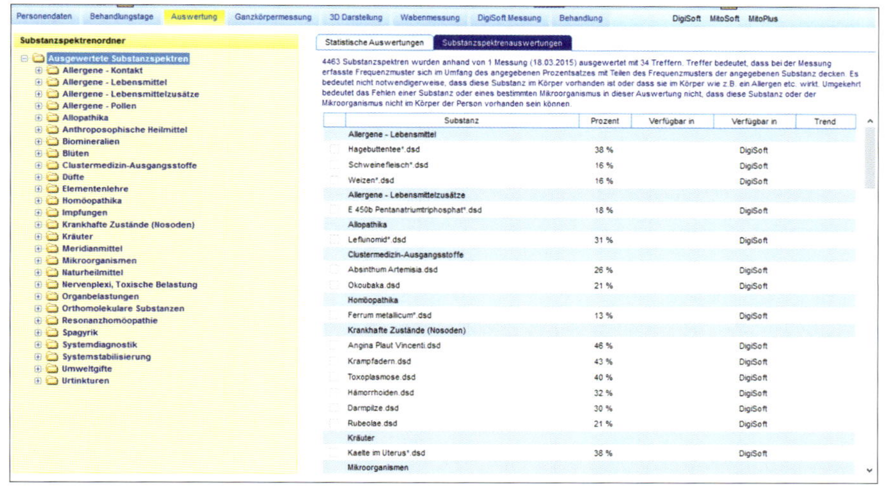

Abb. B 7.14
Die DigiSoft Substanzspektrenauswertung

7.3.10. Energetische Diagnostik durch weitere Messverfahren im GLOBAL DIAGNOSTICS

Anders als in der DigiSoft[169] Substanzspektrenauswertung wird in der Waben- und DigiSoft-Messung die Schwingung direkt auf die Person gegeben und dann deren Resonanz dargestellt. Auf diese Weise wird energetische Auswertung in vielschichtiger Form möglich (siehe Abb. B 7.15 und B 7.16).

In der Wabenmessung werden Nativsubstanzen benutzt, um energetische Effekte individuell messen zu können. Dazu eignen sich orthomolekulare oder pflanzliche Mittel gleichermaßen wie Allopathika oder Zahnmaterialien.

Abb. B 7.15
Die Wabenmessung

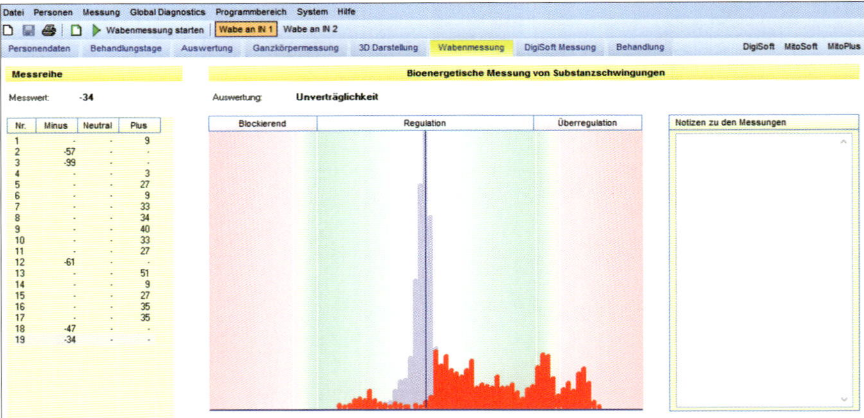

In der DigiSoft-Messung werden eigene Substanzspektrenlisten erstellt, die entweder mithilfe des DigiScan[170] vom Anwender selbst aufgenommen wurden oder von Substanzspektren, die bereits in der DigiSoft vorhanden sind.

Abb. B 7.16
Die DigiSoft-Messung

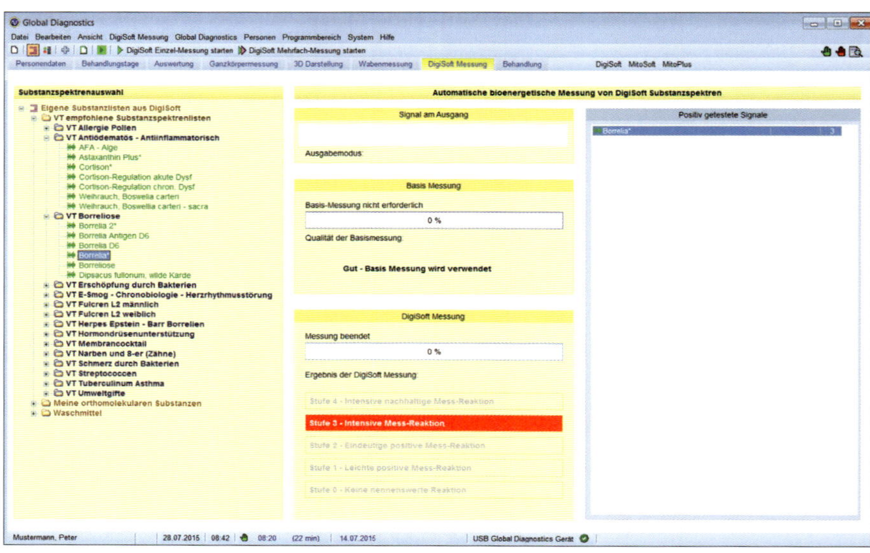

169) Ein Behandlungsmodul der VitalfeldTechnologie

170) Ein Gerät, um selbst Substanzen digitalisieren zu können

7.3.11. Zeitliche Abschnitte – zentrale Belastungen

Interessant kann auch die Untersuchung zeitlicher Abschnitte einer Behandlungsserie sein, in denen sich bestimmte Symptome unbemerkt entwickelt haben oder bestimmte Kernthemen übersehen wurden (siehe Abb. B 7.17). Die Anwendung dieser Funktion ist zu empfehlen, wenn das Behandlungsergebnis nicht ausreichend gut ist oder es immer wieder zu Rezidiven kommt, die eigentlich nicht zu erwarten wären. Die Anwahl des Messdatums begrenzt den zu betrachtenden Ausschnitt auszuwertender Messungen.

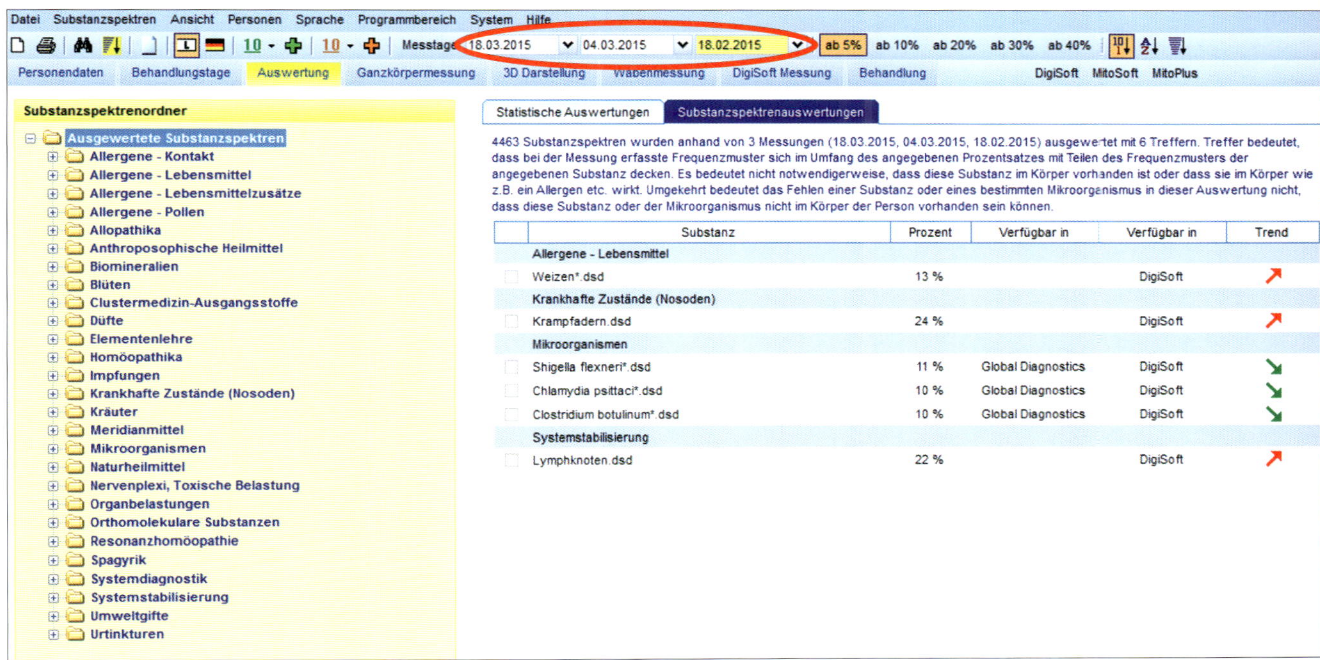

Abb. B 7.17
Vertiefende Kontrolle durch die Bestimmung von Zeitabschnitten in der Auswertung der DigiSoft-Substanzspektren.
In diesem Fall wird der Zeitraum vom 18.2. bis 18.3.2015 untersucht.

7.4. Statistische Auswertungen

Zur Vereinfachung werden im GLOBAL DIAGNOSTICS, wo immer möglich, statistische Auswertungen und Übersichten zur Verfügung gestellt. Dies ist notwendig, um trotz der dem Körper eigenen Dynamik die entscheidenden Einschränkungen finden zu können. In diesem Fall (Abb. B 7.18) wird die Position eines Systems unter dem Reiter „Körpersysteme" als Kurve dargestellt. Gewünscht ist ein deutliches Auf und Ab.

Abb. B 7.18
Im Bild ist sichtbar, wie die Dynamik des Vegetativums (in der Spalte links blau unterlegt) immer wieder drastisch einbricht und nahezu an derselben Position bleibt (rote Markierungen).

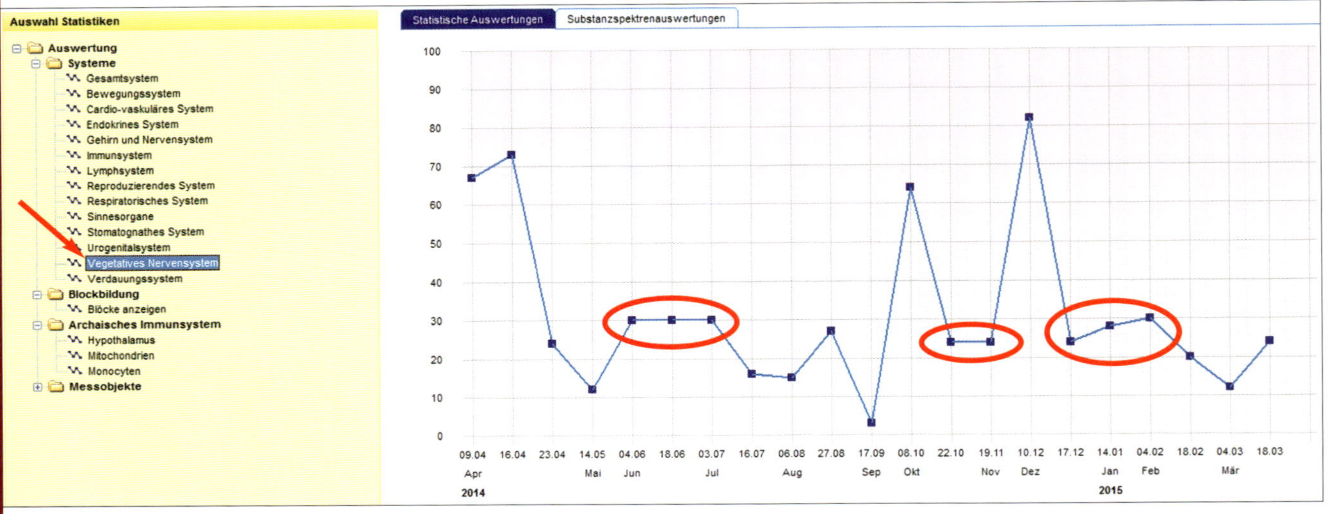

Anders die Bewertung der Messobjekte des archaischen Immunsystems. Aufgrund seiner Wichtigkeit wird es gesondert dargestellt. Hier ist eine durchgehende Flatline[171] gewünscht, während Dynamik (also eine Auf- und Abbewegung) die Schwäche der Struktur demonstriert (Abb. B 7.19).

Abb. B 7.19
Eine mitochondriale Dysfunktion
(Mitochondrien links blau unterlegt)

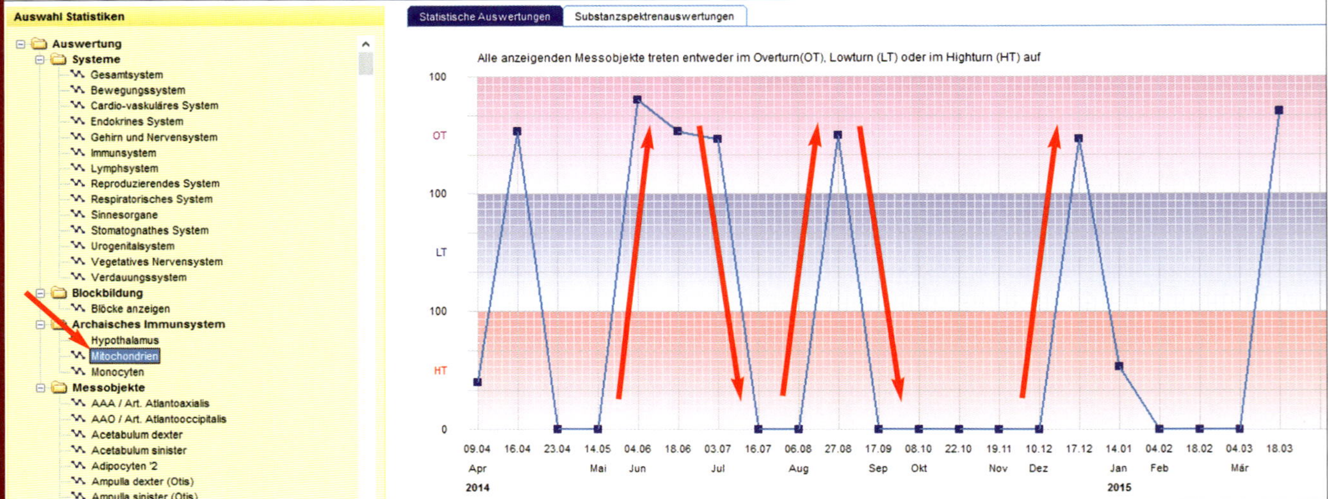

171) Nulllinie

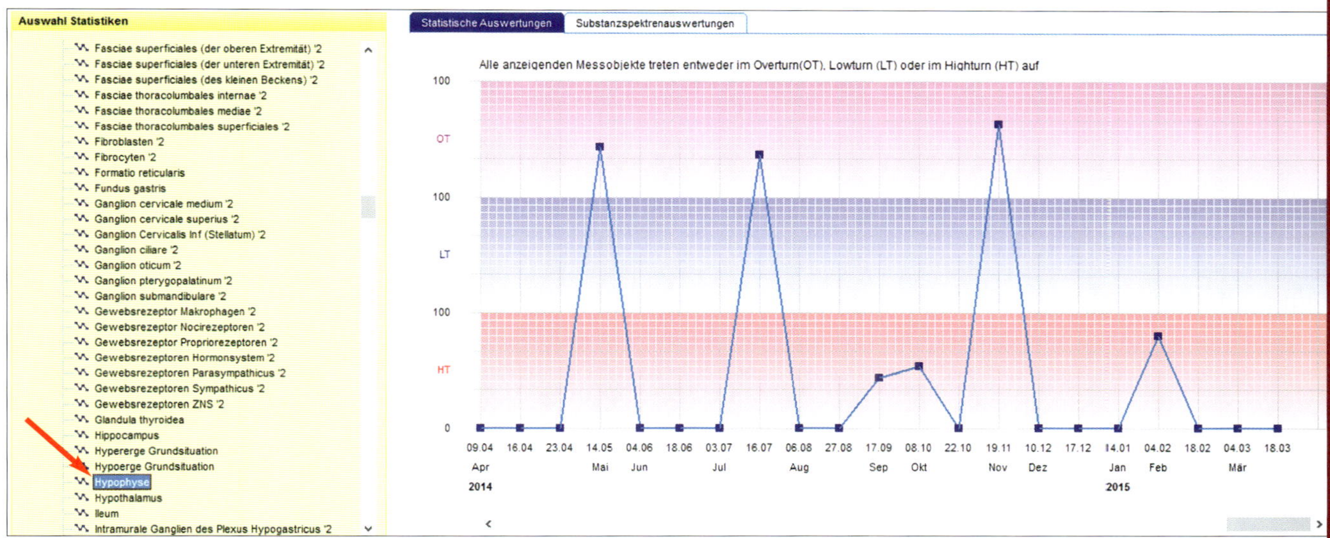

Eine andere Möglichkeit ist die gezielte Untersuchung bestimmter Messobjekte im Verlauf. Ebenso wie beim archaischen Immunsystem ist hier grundsätzlich so wenig Auf und Ab wie möglich gewünscht (Abb. B 7.20).

Abb. B 7.20
Statistische Übersicht zur Untersuchung einzelner Messobjekte am Beispiel der Hypophyse (in der Spalte links blau unterlegt).

In den Grafiken (Abb. B 7.19 und B 7.20) ist die Zuordnung zu den Turns durch Farben kenntlich gemacht und erlaubt so eine weitere Differenzierung der sichtbaren Dynamik.

Eine besondere Form der statistischen Übersicht ist die Darstellung des Kriteriums der Blockbildung, das vollkommen anders die Problematik des Körpers erfassen hilft. Wenn die Messbalken verschiedener Systeme gleich lang sind, wird von einer Blockbildung gesprochen. Dabei ist der Doppelblock farblich orange gekennzeichnet, der Dreifachblock rot und der Vierfachblock lila. Abbildung B 7.21 zeigt eine stetige Verbesserung.

Abb. B 7.21
Je geringer die Blockbildung, desto höher die Dynamik – farbliche Markierungen machen verschiedene Blockbildungen auf einen Blick erkennbar.

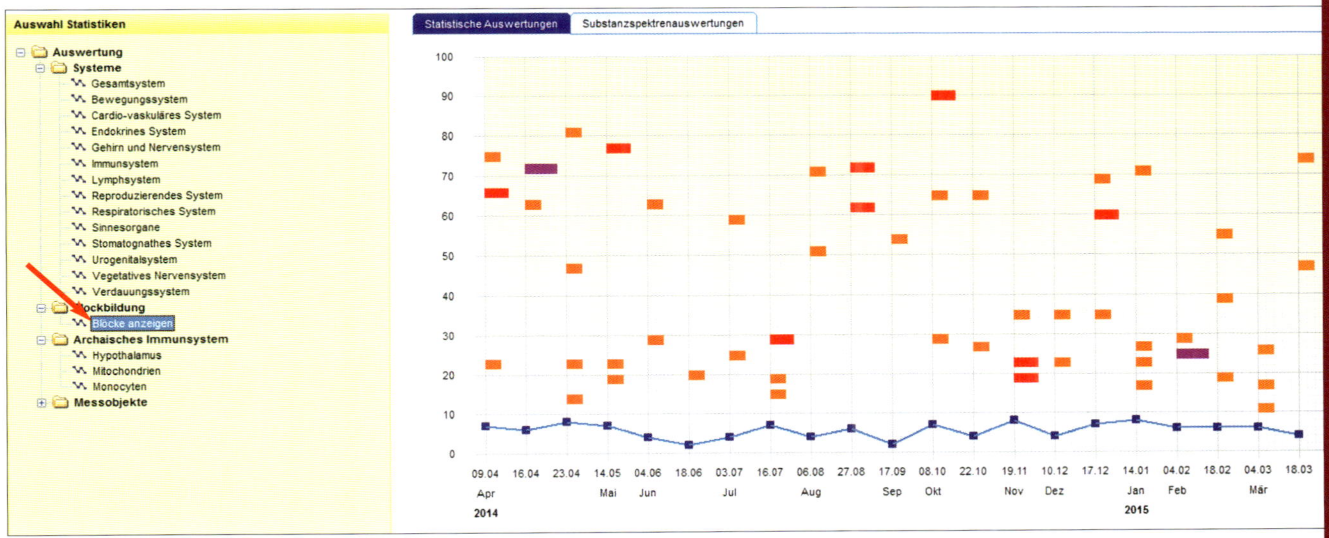

7.4.1. Vergleich als Verlaufskontrolle

Die Möglichkeit eine Verlaufskontrolle durchführen zu können ist immer ein wesentlicher Bestandteil der vorbeugenden oder medizinischen Behandlung des Körpers. Sie dient einerseits dazu, gesundheitliche Fehlentwicklungen und ihren Verlauf einschätzen zu können, andererseits aber auch dazu, die eigenen Maßnahmen zur Gesundheitsvorsorge oder zur medizinischen Behandlung und deren Effektivität zu überprüfen.

7.4.1.1. Auswertung mehrerer Messungen

So kann die Auswertung mehrerer Messungen mit den Reitern „Ausgangslage", „Belastungen", „Zelle" und „Achsen" auf einen Blick erfolgen (Abb. B 7.22). Sowohl Verbesserungen als auch Verschlechterungen erschließen sich hier komfortabel auf einen Blick. Hier ist die Auswahl abhängig vom Zeitraum und von dem Aspekt, den der Anwender untersuchen möchte.

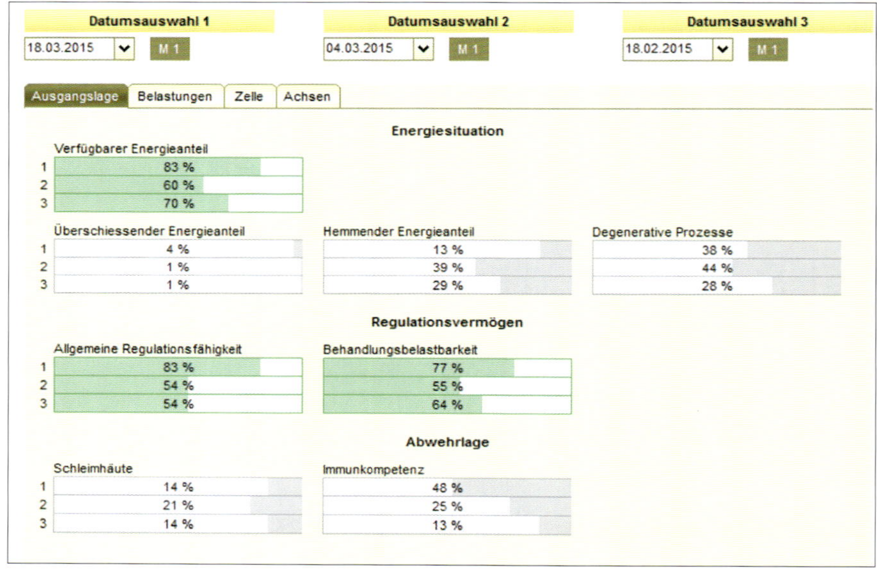

Abb. B 7.22
Der Reiter Ausgangslage anhand von drei angewählten Messungen.

7.4.1.2. Vergleichsmessungen

Auch hier werden Messungen verglichen, allerdings ausschließlich unter dem Aspekt Messobjekte und Systeme (Abb. B 7.23). Historisch betrachtet war diese Möglichkeit des Vergleichens eine der ersten, die das GLOBAL DIAGNOSTICS anzubieten hatte. Inzwischen sind die statistischen Darstellungen so vielfältig und komfortabel geworden, dass die ursprünglichen Varianten fast ein wenig in Vergessenheit geraten sind.

Dennoch haben sie ihren eigenen Wert, und jede Version verdeutlicht einen anderen Aspekt. Manchmal kann eine kleine Verschiebung des Blickwinkels genau der Weg zur Lösung sein.

Die Autoren empfehlen, sich immer von einfach nach komplex durch das System zu bewegen und nur, wenn so keine befriedigende Antwort gefunden werden kann, auf Vollständigkeit zu untersuchen.

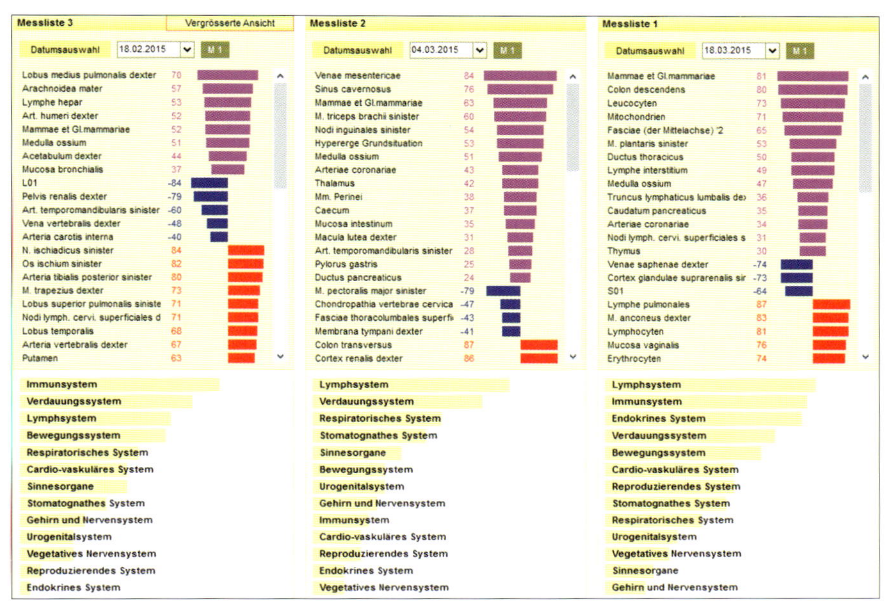

Abb. B 7.23
Messungen im Vergleich.
Hier besonders interessant: die Dynamik des LowTurns (blaue Balken bei den Messobjekten) bei gleichzeitiger Veränderung der Balkendiagramme.

7.4.1.3. Auswertung mehrerer Messungen

Diese Art der Übersicht erlaubt den Vergleich spezifischer Aspekte über alle Messungen hinweg.

Konsequent beobachtet können auf diese Weise Einschränkungen zu einem kausalen Bild zusammengefügt werden. Anders formuliert kann so geprüft werden, was übersehen wurde oder trotz sinnvoller Behandlung nicht funktioniert. Weiterhin können Schwächen in einem Bereich von einem Mangel differenziert werden.

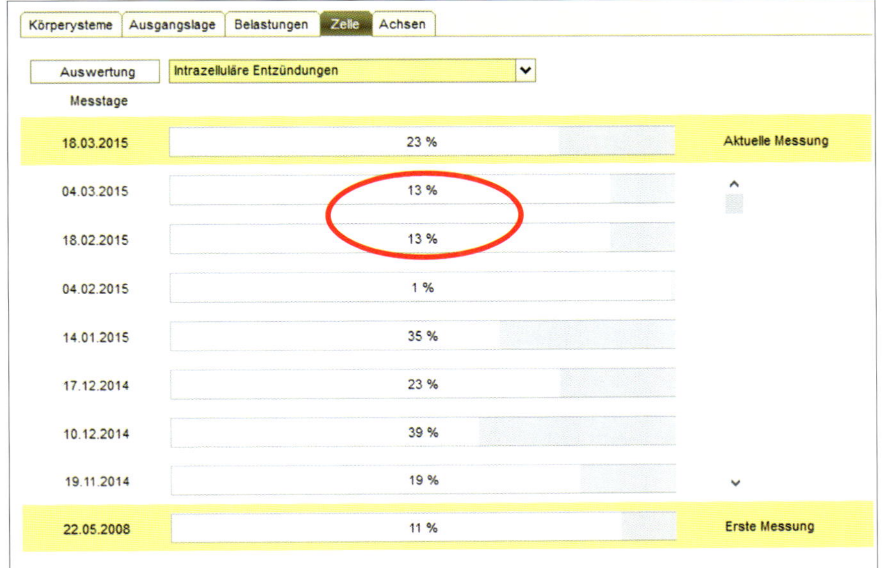

Abb. B 7.24
Das Thema der intrazellulären Entzündung im Verlauf.
Hier ist die Dynamik unten im Bild ein gutes Zeichen, aber die Person bewegt sich gegen Ende in eine „Nichtbewegung" (rot markiert) hinein. Ein frühzeitiger Hinweis darauf, dass die Lücke im System durch Aminosäuren bestimmt wird.

Alle Messobjekte | Erste Messung | Aktuelle Messung | Beide Messungen

Messobjekt	Erste Messung	Aktuelle Messung	Prozentuales Vorkommen der einzelnen Messobjekte
Mammae et Gl.mammariae	72	81	64 %
Lymphe intestinum	57	40	47 %
Ductus thoracicus	55	50	38 %
Mitochondrien	55	71	31 %
Lymphe interstitium	84	49	24 %
Erythrocyten	47	74	19 %
S01	50	-64	7 %

Abb. B 7.25 Verschlechterung der Mitochondrien – sie bleiben im OverTurn (violett), aber die Zahl wird größer. Anders die Lymphe des Interstitums – sie bleibt ebenso im OverTurn, aber die Zahl wird kleiner.

7.4.1.3. Wiederkehrende Messobjekte

Wiederkehrende Messobjekte verweisen auf manifeste Störungen. In dieser Übersicht kann zwischen Stagnation, Verschlechterung oder Verbesserung, bezogen auf das Messobjekt, untersucht werden (Abb. B 7.25).

7.5. Übersicht entsteht auf verschiedenen Wegen und unter verschiedenen Aspekten

Wie bereits erwähnt, ermöglichen Übersichten jeder Art eine Überprüfung der eigenen Maßnahmen und der kausalen Abläufe in der Reihenfolge ihres Erscheinens. Aber die Zuordnung in Gruppen stellt ein Werkzeug dar, das in vielfältiger Weise genutzt werden kann. Für diese Zuordnung waren mehrere Aspekte von Bedeutung. Einerseits sollten die in den Kursen vermittelten komplexen Inhalte in einfacher Form nachvollziehbar sein und andererseits im Alltag leicht eingesetzt werden können.

Die Gruppen sind nach Art eines Explorers aufgebaut. Die primär zugehörigen Messobjekte zum Oberbegriff stehen zuerst da. Eingerückt wird nach weiteren Gruppen zugeordnet, also funktionelle Verbindung, mechanische Aspekte, Innervation, Steuerung, Gefäßversorgung und vieles mehr.

Diese Zuordnung geht über die in der Osteopathie seit Jahren verwendete Form der Ursache-Folge-Kette weit hinaus. Herkömmlich sind die Gruppeneinteilungen bei den empfohlenen Frequenzen der aktuellen Messung farbig gekennzeichnet und werden automatisch geöffnet präsentiert.

So kann in einem Schnelldurchlauf zum Beispiel nach einer bestimmten Farbe gesucht oder herausgefunden werden, in welchem Ordner die meisten Messobjekte angezeigt haben (Abb. B 7.26).

Anhand der Gruppen ist es für den Anwender leichter, unter bestimmten Themen eigene Vorlagen für die Behandlung zu erstellen, die er dann immer wieder benutzen kann. Die wichtigsten Vorlagen sind bereits im System angelegt und vorhanden. Dennoch kann es unter fachspezifischen Gesichtspunkten sinnvoll sein, weitere Vorlagen zu entwickeln.

Dabei ist es ausreichend, wenn die Gruppen ohne Messung angewählt und entsprechend genutzt werden.

Abbildung B 7.27 zeigt den Ordner Gehirn (rot markiert) mit allen Untergruppen. Wird diese Ansicht unter dem Aspekt einer Messung gewählt, sind die entsprechenden Messobjekte eingefärbt (Abb. B 7.28).

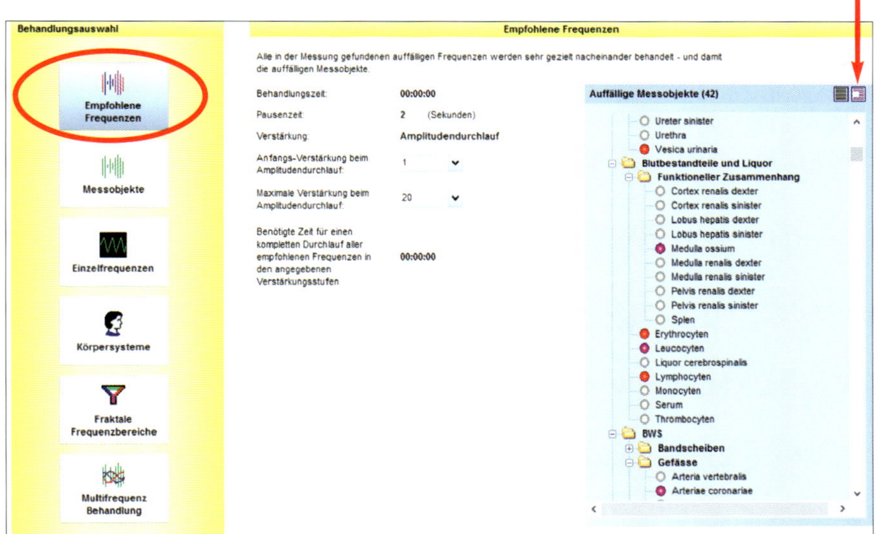

Abb. B 7.26
Ansicht:
Gruppeneinteilung geöffnet mit farblichen Markierungen der relevanten Messobjekte

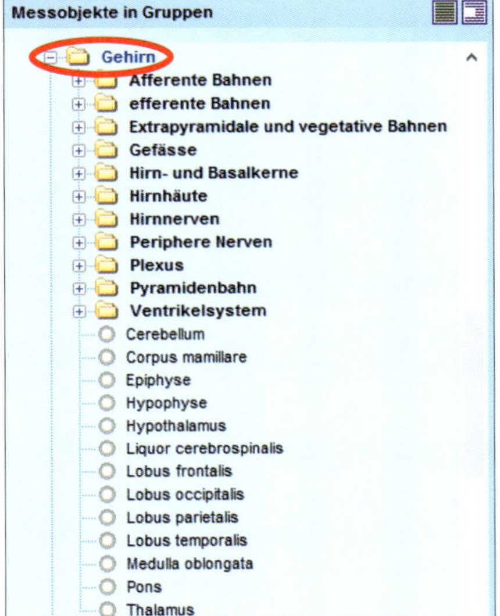

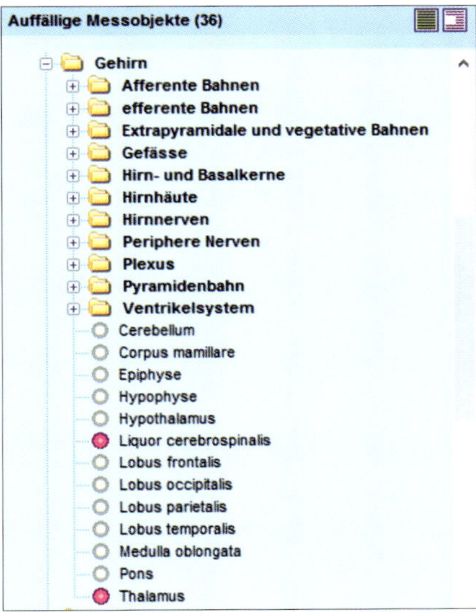

Abb. B 7.27 (links)
Ansicht:
Gruppeneinteilung geschlossen für die schnelle Untersuchung klar definierter Aspekte und der Erstellung von Vorlagen

Abb. B 7.28 (rechts)
Aktuelle Messung in der Gruppenübersicht

7.5.1. Differentialdiagnostik im GLOBAL DIAGNOSTICS

Mit einem kleinen Trick gelingt es, die Gruppen auch als Antwortmedium für gezielte Fragen zu verwenden. Dazu muss die Tastenkombination Strg1 oder Ctrl1 gedrückt werden, wodurch sich alle geöffneten Ordner schließen. Das ist übrigens bei der VITATEC-Software im Allgemeinen so.

Diese Art der Differentialdiagnostik braucht eine klare Fragestellung, die die gestellte Verdachtsdiagnose entweder bestätigt, widerlegt oder weitere Aspekte hinzufügt.

Ein Beispiel: Eine Person hat Hüftschmerzen, also wird unter dem Ordner Hüfte nachgesehen, ob sich dort eine wirkliche Ursache für das Symptom befindet oder ob sogar Symptom und Ursache identisch sind.

Gemäß der klinischen Symptomatik wird der Ordner Hüfte zunächst auf primäre Auffälligkeiten untersucht, wobei in diesem Fall schon ein Hinweis sichtbar ist (Abb. B 7.29). Dann folgt die Untersuchung anderer funktioneller Aspekte wie beispielsweise Bewegungsrichtungen, wie in Abbildung B 7.30 für die Adduktion und in Abbildung B 7.31 für die Außenrotation.

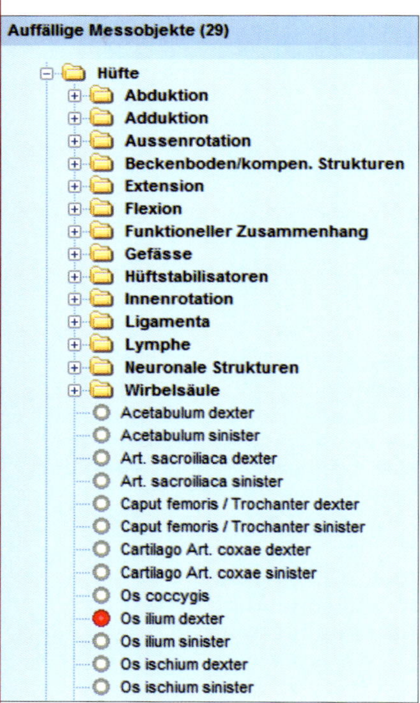

Abb. B 7.29

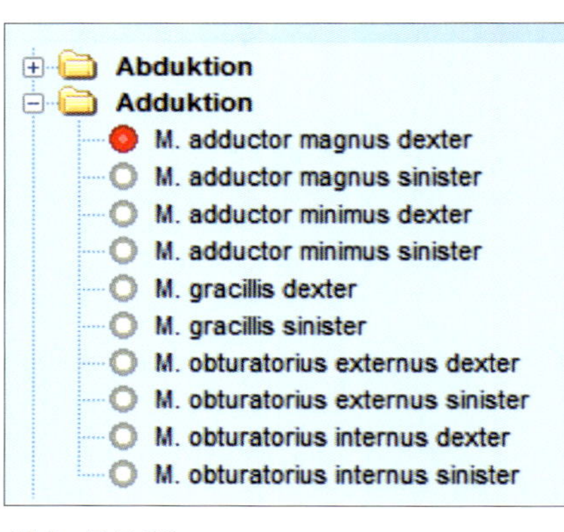

Abb. B 7.30

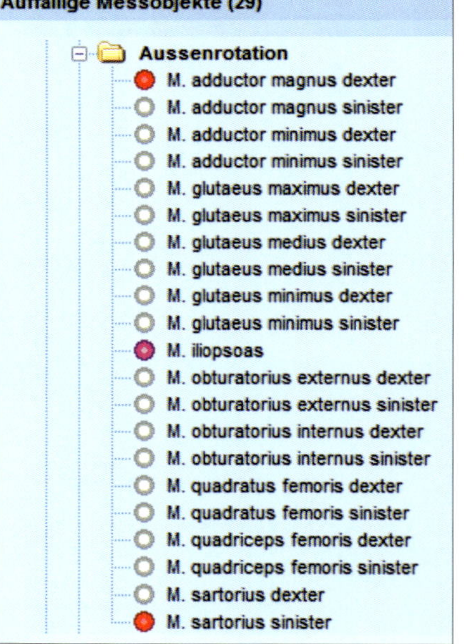

Abb. B 7.31

7.5.2. Differentialmessung

Im GLOBAL DIAGNOSTICS gibt es auch die Möglichkeit, eine Differentialmessung durchzuführen, die unter der gleichnamigen Bezeichnung angewählt werden kann (Abb. B 7.32).

Wir greifen noch einmal auf die schon beschriebene Hüftproblematik zurück. Nach dieser Differentialmessung ist die Verbindung zum Darm extrem auffällig, aber auch der mechanische Aspekt des Beckenbodens, der mit seiner mittleren Schicht die Hüften justiert. Diese Messobjekte können zusätzlich dem Plan hinzugefügt werden.

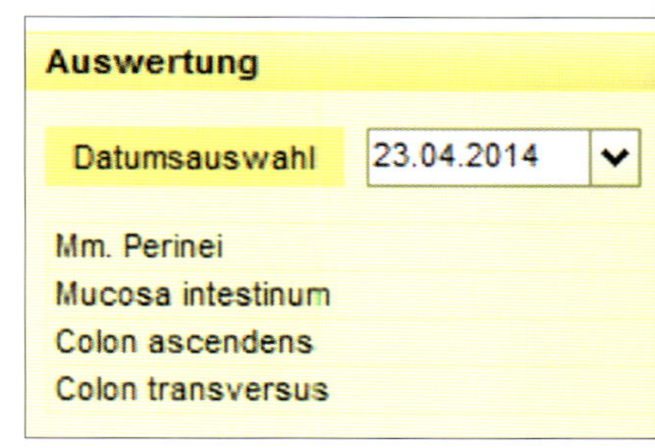

Abb. B 7.32
Differenzierung einer Hüftproblematik anhand einer Differentialmessung

7.5.3. Differenzierung durch die 3-D-Darstellung

Die gezielte Suche in der 3-D-Darstellung ist eine wertvolle Hilfe, um Fulcra oder andere kausale Mechanismen im Bild erfassen zu können. Gleichzeitig ist sowohl über die Gruppen als auch über die 3-D-Darstellung eine leichte Möglichkeit gegeben, das eigene Wissen im Alltag aufzufrischen oder dem Laien einen anatomischen Aspekt bildlich darstellen zu können.

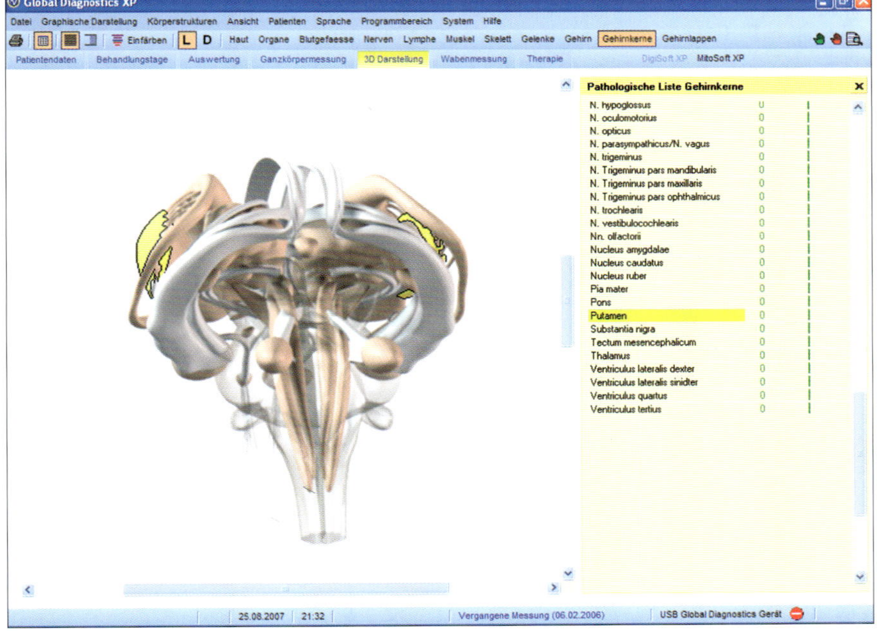

Abb. B 7.33
Dreidimensionale Darstellung des GLOBAL DIAGNOSTICS – Messobjekt Putamen.
Auffällige Messobjekte werden automatisch gelb e ngefärbt.

Eine Ursache kann verschiedene Symptome erzeugen. Die folgenden Abbildungen sind stark vereinfachte Zusammenstellungen von Ursache-Folge-Ketten oder funktionellen Verknüpfungen von Systemen, die auch unter dem Aspekt des Fulcrums abgebildet werden (siehe auch Kapitel B 1.5.1. Das Fulcrum).

Allerdings sind viele strukturelle Störungen viszeral bedingt, gleichbedeutend damit, dass die Schmerzproblematik auf den Darm, die Niere oder auf die Leber zurückgeführt werden kann.

Das heißt: **Viele Symptome lassen sich auf mechanische und/oder funktionelle Organstörungen zurückführen.**

Beispielsweise kann eine **T**emporo-**M**andibuläre-**D**ysfunktion (TMD, Kiefergelenksdysfunktion) verschiedene strukturelle Probleme erzeugen oder aber umgekehrt das Ergebnis anhaltender struktureller Störungen sein. Das ist deswegen so vielfältig, weil der Kiefer hängt und er damit zu den Körperbereichen mit maximaler Anpassungsfähigkeit auf mechanischer Ebene gehört. Aber auch seine immunologische Toleranz ist einerseits beeindruckend, andererseits Ursache vieler gesundheitlicher Probleme, die sich unter anderem auch in Form von Schmerzen im Bewegungsapparat ausdrücken können.

Die Verkettungen aller beteiligten Strukturen untereinander sind immer in beiden Richtungen wirksam. In diesem Zusammenhang sind Fulcra eine wichtige Orientierungshilfe.

Deswegen ist in der Abbildung B 7.38 neben dem Kiefergelenk (TMG) auch das Herz als Fulcrum (F) gekennzeichnet, weil es nicht nur über das TMG beeinflusst wird, sondern selbst auch auf den gesamten Körper einwirkt. Ähnlich schillernd wie das Herz ist das Fulcrum L2, eines der zentralen Fulcra, um das sich alle Körpersysteme organisieren (Abb. B 7.39).

Zentrale Fulcra haben die Eigenschaft, dass, wenn sie unterstützt werden, sich das gesamte System Körper um- beziehungsweise reorganisiert.

Die Fähigkeit zur Reorganisation ist ein Kennzeichen lebendiger Organismen.

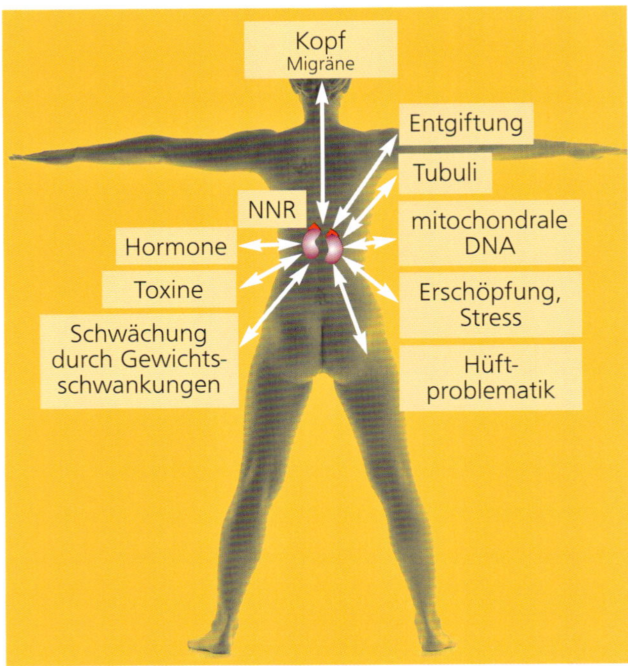

Abb. B 7.34
Die Nieren haben verschiedene Funktionen und wirken so ganzkörperlich. Zusätzlich bilden sie, bedingt durch ihre lokale Nähe, ein „Gelenk" mit dem M. iliopsoas. Dieser bildet eine ähnliche Verbindung zum Darm. Daraus kann im Endbild unter Umständen eine Migräne entstehen.

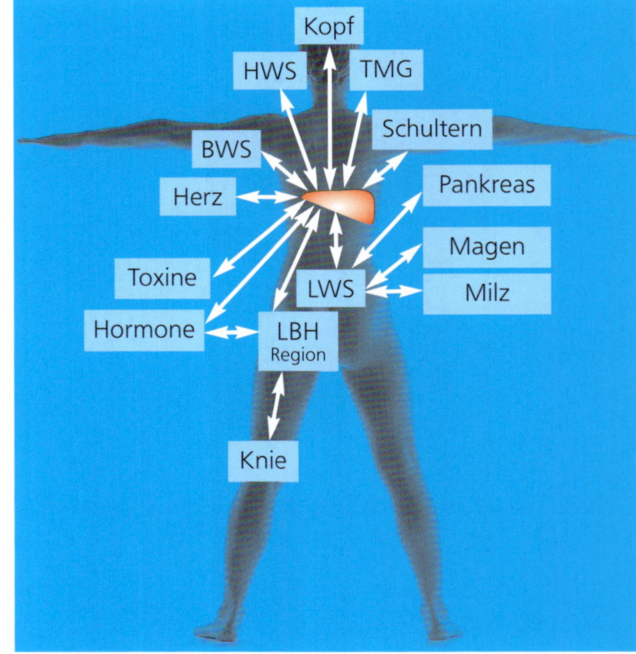

Abb. B 7.37
Eine Zusammenstellung von Störungen, die funktionell der Leber zugeordnet werden können. In der Osteopathie gilt die Leber als Schlüssel zur Struktur.

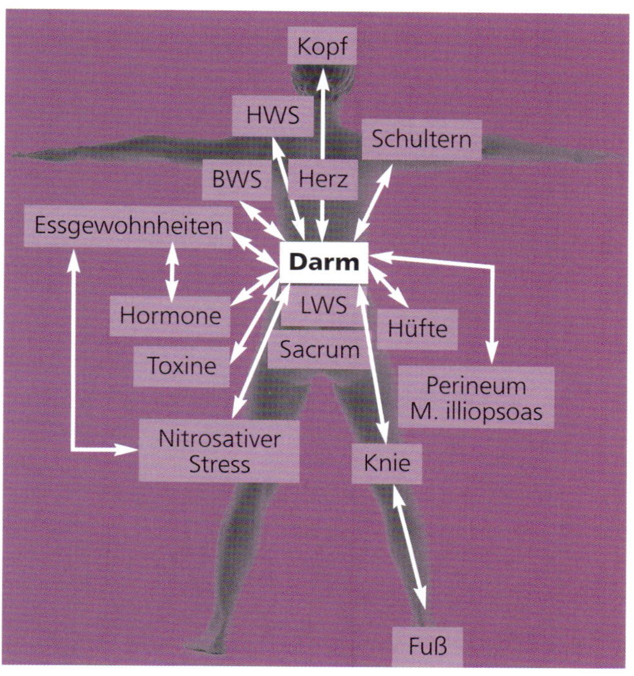

Abb. B 7.35
Der Darm an sich ist für viele gesundheitliche Störungen verantwortlich. Ebenso wie Leber und Nieren kann er sich in Form von Beschwerden am Bewegungsapparat ausdrücken.

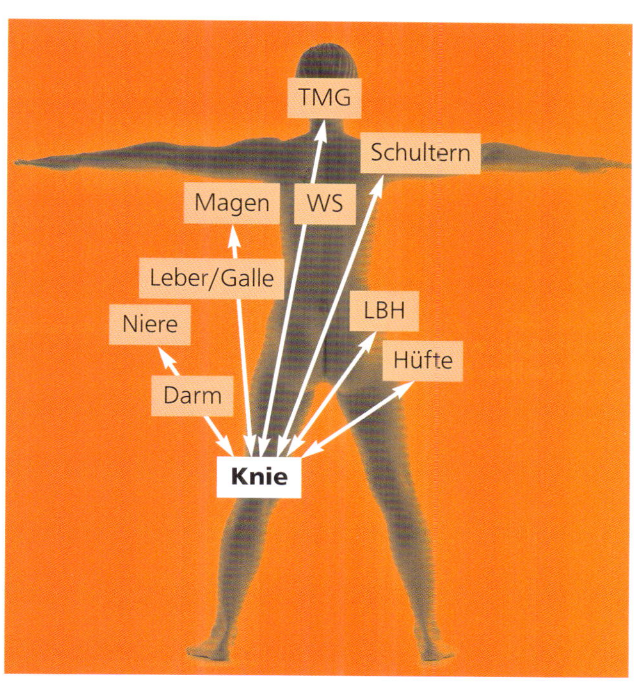

Abb. B 7.36
Funktionelle Ursachen von Kniebeschwerden reichen von Organbezügen über die Wirbelsäule bis hin zum Kiefergelenk, zu Zahnfehlstellungen und zur Okklusion[172].

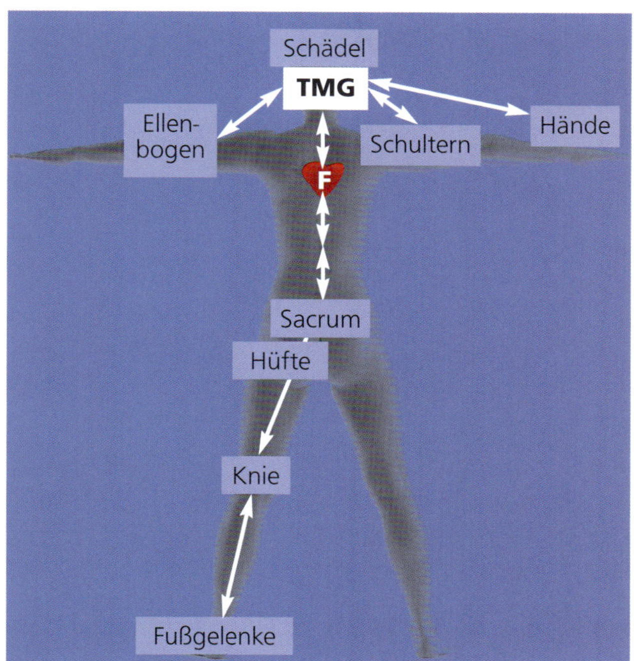

Abb. B 7.38
Das Kiefergelenk/TMG (Temporo-Mandibular-Gelenk) und seine funktionellen Verbindungen.

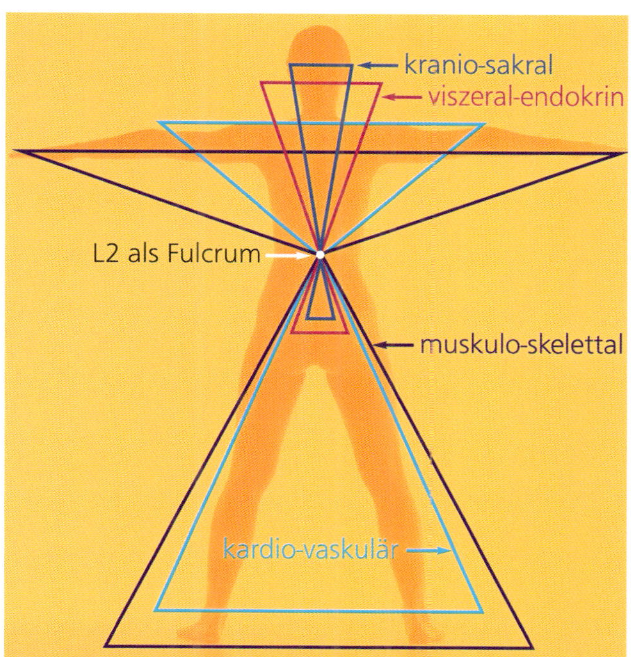

Abb. B 7.39
L2 als das zentrale Fulcrum für alle Körpersysteme.

172) Mundschluss

7.5.4. Meridianauswertung

Mit der Auswertung der Meridiane inklusive der Sondermeridiane bietet das GLOBAL DIAGNOSTICS eine weitere Differenzierung für die energetische Anwendung (Abb. B 7.40). Auch diese Aspekte sind in der Hilfe ausführlich dargelegt. In den Fraktalen Programmen des GLOBAL DIAGNOSTICS sind spezielle Programme auch für die Sondermeridiane vorhanden.

Abb. B 7.40 Meridianauswertung passend zur aktuellen Messung

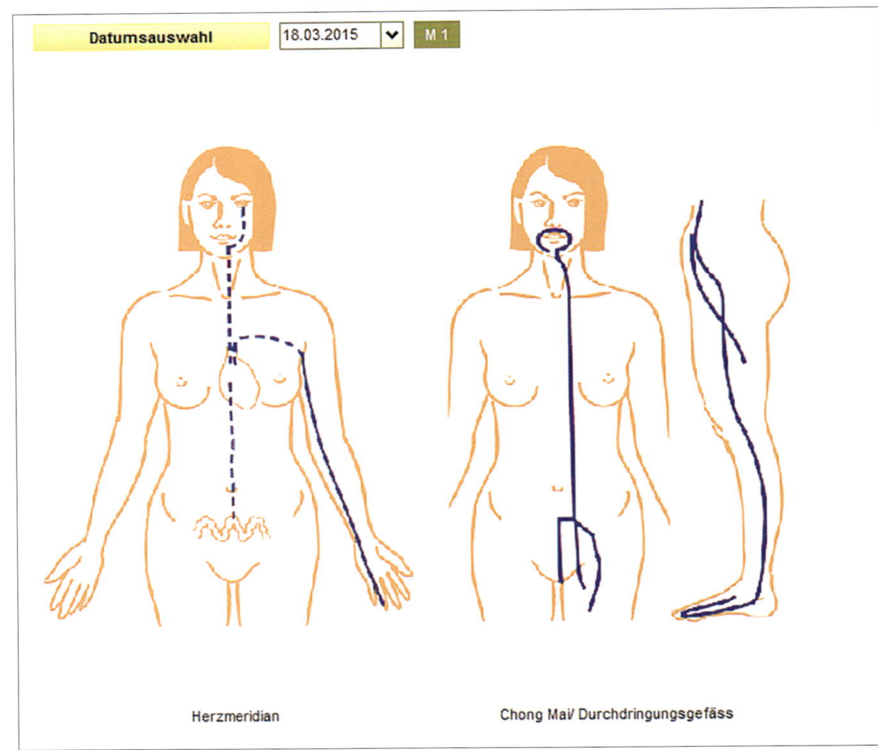

7.6. Behandlung mit dem GLOBAL DIAGNOSTICS

Zusätzlich bietet das Messgerät verschiedene Möglichkeiten der Behandlung des Vitalfeldes an und berechnet automatische Programmempfehlungen für alle vorhandenen technischen Module der VitalfeldTechnologie.

In Abbildung B 7.41 sind links die vielfältigen energetischen Behandlungsmöglichkeiten mit dem GLOBAL DIAGNOSTICS selbst dargestellt. Rechts sind die fraktalen[173] Programme aufgelistet, um einen Eindruck von deren Vielfältigkeit zu bekommen.

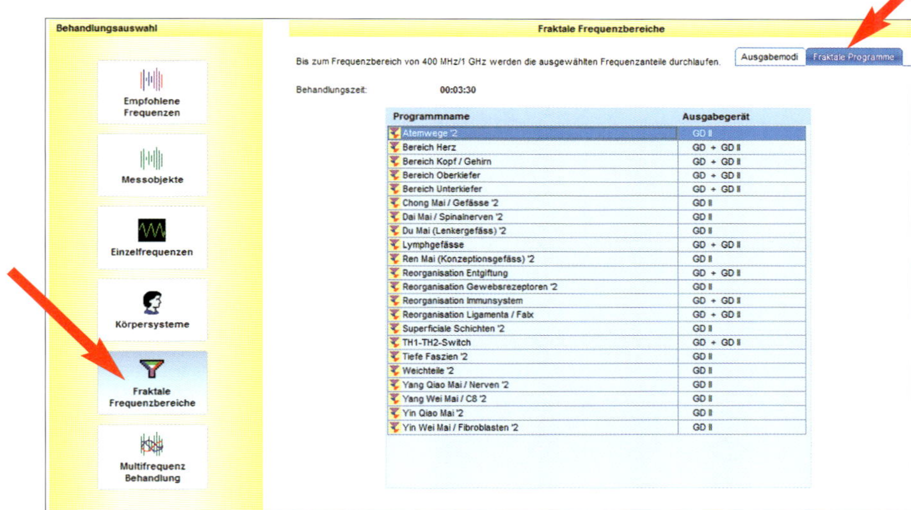

Abb. B 7.41
Fraktale Programme

173) Fraktal: 1. Sich selbst ähnlich 2. Eine Struktur, die sich in immer kleineren Dimensionen wiederholt

Zusammenfassung

Das GLOBAL DIAGNOSTICS liefert die für die Therapie erforderlichen Basisdaten und bietet über seine automatische Auswertung Indikationshilfen, die unter praktischen Gesichtspunkten genutzt werden können. Daneben liefert das GLOBAL DIAGNOSTICS zusätzlich mehr Informationen darüber, wie der Körper des Patienten sich im Individualfall verhält, das heißt, wie er sich anpasst, und welche Strukturen dabei unterstützungsbedürftig sind. Das GLOBAL DIAGNOSTICS soll die herkömmlichen Untersuchungsparameter nicht ersetzen, sondern ergänzen.

In einer vergleichenden Studie[174] wurden durch die Messergebnisse des GLOBAL DIAGNOSTICS die entsprechenden schulmedizinischen Parameter bestätigt. Gleichzeitig wird weit über die Diagnose hinaus folgerichtiges Handeln der Körpersysteme dargestellt. Zudem ergaben die Messungen neue Hinweise auf Zusammenhänge bestimmter chronischer Erkrankungen und deren Übereinstimmungen selbst bei unterschiedlichem Verlauf, die unter Berücksichtigung des gesamten Materials sicher noch für viele neue Erkenntnisse sorgen werden.
Da bezüglich der Auswertung der Geräteparameter auch stets neue Einsichten und Erfahrungen eingearbeitet werden, ist das GLOBAL DIAGNOSTICS ein organisch wachsendes System, das sich permanent den Veränderungen der sich schnell wandelnden Daten aus Medizin und Forschung stellt.

Niemand hat in der Regel jenseits seiner Spezialisierung einen vollständigen Überblick. Das GLOBAL DIAGNOSTICS kann solche Fingerzeige geben, Gedächtnisarbeit abnehmen und auf ungewöhnliche Zusammenhänge sicher verweisen. Ein vollständiges Verstehen der Messdaten ist allerdings nur bei guter Kenntnis funktioneller Zusammenhänge möglich, wozu das vorliegende Buch Hilfestellung leisten soll.

174) Studie in unserem Auftrag, April 2007, Universitätsklinikum Graz, Klinisches Institut für Medizinische und Chemische Labordiagnostik unter Leitung von Univ. Prof. Dr. Martie Truschnig-Wilders, Fachärztin für Immunologie und für chemische und medizinische Laboratoriumsdiagnostik.

Anhang

Über die Autoren

Dr. rer. nat. Siegfried Kiontke, Physiker

Studierte Physik und Chemie und wirkte im Rahmen seiner Promotion an der Entwicklung des 600-Tonnen-Neutrinodetektors „KARMEN" mit. Schon in den 70er-Jahren beschäftigte er sich mit dem Thema Biophotonen. In seinen verschiedenen beruflichen Funktionen in der Industrie vertiefte er seine Kenntnisse in den Gebieten Elektronik und Software.

Der beträchtliche Einfluss, den die natürliche Umgebungsstrahlung auf biologische Systeme ausübt, veranlasste Dr. Kiontke zu einer vertieften Auseinandersetzung mit den Wechselwirkungen zwischen elektromagnetischen Feldern und physiologischen Vorgängen. Seit 1990 erforscht und entwickelt er physikalische Diagnose- und Therapiesysteme. Er ist Mitbegründer und geschäftsführender Gesellschafter eines namhaften Medizinprodukteherstellers.

Dr. Kiontke ist Autor folgender Bücher:
„Physik biologischer Systeme – Die erstaunliche Vernachlässigung der Biophysik in der Medizin" (2006),
„Farbe – Ein Lebenselixier" (2012) und
„Tatort Zelle – Wie Elektrosmog-Attacken unseren Organismus bedrohen" (2014).

Mechthild Rex-Najuch

Mechthild Rex-Najuch ist als Heilpraktikerin in ihrer eigenen Praxis, als Lehrerin und Tutorin am Milne Institut und daneben als Dozentin in der Weiterbildung von Ärzten und Heilpraktikern mit den Schwerpunkten Flüssiges System, chronische Erkrankungen, funktionelle kausale Diagnostik und Phytotherapie in Deutschland, der Schweiz und den USA tätig.

Mechthild Rex-Najuch verfolgt seit ihrer Jugend das Ziel, den menschlichen Körper zu begreifen. Nach ihrer gründlichen Ausbildung zur Physiotherapeutin genoss sie eine jahrelange Ausbildung und praktische Erfahrung in viszeraler und craniosacraler Osteopathie. Sie machte Ausbildungen in manueller Therapie, PNF, sensorischer Integration, Homöopathie und Phytotherapie, studierte die Heilmethoden der Hopi-Indianer und der Navajos und hospitierte bei Curanderos, indischen und chinesischen Heilern. Sie war an mehreren medizinischen Studien beteiligt und ist eine engagierte Vertreterin wissenschaftlicher Methodik. Mechthild Rex-Najuch ist heute eine gefragte Therapeutin mit mehrmonatigen Wartezeiten.

Dr. med. Hartmut Horn

Facharzt für Innere Medizin (Allergologie, Rettungsmedizin, Naturheilverfahren, Homöopathie), erfuhr seine Facharztweiterbildung zum Internisten an der Rostocker Universitätsklinik für Innere Medizin und promovierte mit einer Arbeit über Gerinnungsdiagnostik bei Leukämiepatienten zum Doktor der Medizin.

Von 1991 an in der Rehabilitationsmedizin tätig, so unter anderem als leitender Oberarzt an der Knappschaftsklinik Borkum, als Chefarzt der Ostseeklinik Dierhagen und als Direktor der Barmer Ostseeklinik Prerow, liegen die Schwerpunkte seines klinischen Spektrums dabei in der Pneumologie und der Allergologie.

In der stationären Rehabilitation naturgemäß mit überwiegend komplexen und chronischen Krankheiten konfrontiert, entwickelt und praktiziert er erfolgreiche Konzepte für eine gelungene Integration etablierter schulmedizinischer Behandlungsverfahren und komplementärer Behandlungsmethoden der Energie- und Rehabilitationsmedizin.

B

Bildnachweis

Bilder, Illustrationen und Grafiken VITATEC Verlagsgesellschaft mit Ausnahme von

Teil A

Kapitel 1:

Abb. A 1.12, A 1.13, A 1.15, A 1.19, A 1.25 Umgezeichnet nach Wikipedia

Abb. A 1.20 bigstockphoto.com

Abb. A 1.27 Umgezeichnet nach Wikipedia

Abb. A 1.29 Shutterstock/Hannamariah

Abb. A 1.32 Fotolia

Kapitel 2:

Abb. A 2.01 Fotolia

Abb. A 2.03, A 2.15, Umgezeichnet nach Alberts u.a., Molekularbiologie der Zelle, Wiley-VCH Verlag, 2004

Kapitel 3:

Abb. A 3.04, A 3.13 bigstockphoto.com

Kapitel 4:

Abb. A 4.04 bigstockphoto.com

Abb. A 4.07 Fotolia

Kapitel 5:

Abb. 5.01 bigstockphoto.com

Kapitel 6:

Abb. A 6.01 bigstockphoto.com

Abb. A 6.02 A 1 Pix

Abb. A 6.07 Umgezeichnet nach Alberts u. a., Molekularbiologie der Zelle, Wiley-VCH Verlag, 2004

Kapitel 7

Abb. A 7.02 Neu gezeichnet nach Wikipedia, Original aus Pantaleo et al. New Engl J Med (1993), S. 327

Abb. A 7.05 Umgezeichnet nach Welker et al., Journal of Virology 74, S. 1168-1177 (2000)

Abb. A 7.06 Briggs et al., Structure 14, S. 15-20 (2006)

Abb. A 7.07, A 7.08 A 1 Pix

Kapitel 8

Abb. A 8.03 Umgezeichnet nach Wikipedia

Abb. A 8.04, A 8.05, A 8.06, A 8.07, A 8.09, A 8.08, A 8.12, A 8.13, A 8.14, A 8.15, A 8.16, A 8.17, A 8.19, A 8.21, A 8.22, A 8.23, A 8.25 Umgezeichnet nach Alberts u. a., Molekularbiologie der Zelle, Wiley-VCH Verlag, 2004

Abb. A 8.18 Umgezeichnet nach Wikipedia

Teil B

Kapitel 1:

Abb. B 1.01, B 1.02, B 1.03, B 1.04, B 1.05, B 1.06, B 1.07, B 1.08, B 1.09, B 1.10, B 1.11, B 1.12 Wikipedia

Kapitel 2:

Abb. B 2.05 Historische Abbildung von Haeckel

Kapitel 3:

Abb. B 3.01 Wikipedia

Kapitel 4:

Abb. B 4.04 Wikipedia

Kapitel 6:

Abb. B 6.05, B 6.06, B 6.07 Wikipedia

Abb. B 6.11 Theoretical and Computational Biophysiks Group, NIH Resource for Macromolecular Modeling and Bioinformatics, Beckman Institute, Universität Illinois at Urbana-Champaign

Literaturverzeichnis

Ader, R.: Effects of Early Experience and Differential Housing on Behaviour and Susceptibility to Gastric Erosions in the Rat. J. Comp. Physiol. Psychol. 60, 233, 1965

Alberts, B., Johnson, A., Lewis, J., Raff, M., Roberts, K., and Walter, P. (2004) Molekularbiologie der Zelle (4. Auflage), Wiley-VCH

Alexander, F.: Psychosomatische Medizin, de Gruyter, 1951

Antoni, M. H. u. a.: The influence of bio-behavioural factors on tumour biology: pathways and mechanisms, Nature Vol. 6, S. 240–248

Avshalumov, M. V.: The glial antioxidant network and neuronal ascorbate: protective yet permissive for H_2O_2 signaling, Neuron Glia Biology Vol 1, S. 365–376 (2004)

Balter, M. (2000): Was Lamarck Just a Little Bit Right? Science 288:38

Barral, J.-P.: Viscerale Manipulation, Island Press 1988 (Bd. 1–2 1989

Baker, E. F.: Der Mensch in der Falle, Kösel, 1980

Bartels/Bartels: Physiologie, Urban & Schwarzenberg, 1998

Baltimore, D. (2001): Our genome unveiled, Nature 409: 814–816

Berndt, G.: Antioxidative Wirkungen NO-freisetzender NSAIDs in endothelialen und gastralen Zellen: Hämoxygenase-1 als möglicher Mediator, Dissertation Uni Halle, 2004

Bierbach, E.: Naturheilkunde heute, Urban & Fischer, 2000

Bischof, M.: Tachyonen – Orgoneneregie – Skalarwellen. Feinstoffliche Felder zwischen Mythos und Wissenschaft, AT Verl., 2002

Blechschmidt, E.: Anatomie und Ontogenese des Menschen, Quelle & Meyer, 1978

Blechschmidt, E.: Wie beginnt das menschliche Leben. Vom Ei zum Embryo, Christiana, 2002

Buske-Kirschbaum, A. et al.: Attenuated free cortisol response to psychosocial stress in children with atopic dermatitis. Psychosomatic Medicine 59 (1997), 419–426

Cailliet, R.: Soft Tissue Pain and Disability. F. A. Davis Philadelphia, 1977

Calais-Germain, B.: Anatomie der Bewegung, 2. Aufl. Fourier, 1999

Callard, R., Gearing, A.: The Cytokine Facts Book

Cannon, W. B.: The Wisdom of the Body. N.Y. Norton, 1932

Coster de, A. P.: Viscerale Osteopatie, Hippokrates, 2001

Deinzer, R. et al.: Adrenocortical regulation in response to parachute jumping in unexperienced healthy subjects. Physiology and Behavior 61 (1997) 507–511

Dekker; E., Groen, J. J.: Reproducible Psychogenic Attacks of Asthma Bronchiale. J. Psychosom. Res. 1 (1956) 58

Dew, R. A.: The Biopathic Diathesis. Journal of Orgonomy 2–4, 6–8, 10, 12

Dietl, H., Ohlenschläger, G.: Handbuch der Orthomolekularen Medizin, Haug, 2004

Drew, B. und Leeuwenburgh, C.: Aging and the role of Reactive Nitrogen Species, Ann. N. Y. Acad. Sci. 959, S. 66–81 (2002).

Dutta, C. und Pan, A. (2002): Horizontal gene transfer and bacterial diversity, Journal of BioSciences (Bangalore) 27: 27–33

Ehlert, von Känel: Psychoendokrinologie und Psychoimmunologie, Springer Verlag, 2011

Epstein, S. S.: Das Untragbare Risiko. Envir. Toxikol. Chicago. (Hrsg. Beotes, G.)

Epstein, S. S.: GOT Milk.

Epstein, S. S.: The Monsanto rBGH/BST Milk Wars Handbook

Epstein, S. S.: The Breastcancer Prevention Program

Epstein, S. S., Steinmann, D.: The Safe Shopper's Bible

Erdmann, K.: Antioxidative Wirkungen von schwefelhaltigen Aminosäuren und bioaktiven Peptiden: Hämoxygenase-1 und Ferritin als Mediatoren, Dissertation Uni Halle, 2006

Feldenkrais, M.: Body and Major Behavior. N. Y. Int. Univ. Press 1949

Feldenkrais, M.: The case of Nora, Haper Row, 1977

Forssmann, W. G., Heym, C.: Grundriß der Neuroanatomie, Springer, 1975

Fryman, V.: Collected Papers Amer. Acad. Osteopath., 1998

Goethe, J. W. v.: Zur Farbenlehre, Dt. Taschenbuchverl., 1982

Gogarten, J. P., (2003): Gene Transfer: Gene Swapping Craze Reaches Eukaroytes, Current Biology 13: R53–R54

Goldthwaite et al.: Essentials of Body Mechanics

Golenhofen, K.: Basislehrbuch Physiologie, Elsevier, 2006

Gröber, U.: Orthomolekulare Medizin, Wissenschaftl. Verlagsges., 2002

Guppy, M. u. a.: Contribution by different fuels and metabolic pathways to the total ATP turnover of proliferating MCF-7 breast cancer cells, Biochem. J. 364, S. 309–315, (2002)

Guyton, W. B.: Basic Neuroscience, Saunders, 1987

Guyton, W. B.: A Textbook of Medical Physiology, Saunders

Hahnemann, S.: Organon der Heilkunst, 6. Aufl., Hippokrates, 1982

Halliwell & Gutteridge (1999)

Haygood, R., Ives, A. R., et al. (2003): Consequences of recurrent gene flow from crops to wild relatives, Proceedings of the Royal Society of London, Series B: Biological Sciences 270

Hollwich, F.: Augenheilkunde, Thieme, 1979

Horn, F., Moc, I., Schneider, N.: Biochemie des Menschen, Thieme, 2005

Horn, H: Zur Frage der Komplikationen bei Kurzzeitdialyse mit großen Oberflächen im Vergleich zur konventionellen Hämodialyse, Diplomarbeit, Universität Rostock, 1979

Hoover, H. et al.: Funktionelle Technik, Funktionelle Methoden. New England Academy

Ide, Y., Nakazawa, K., Kanimura, K.: Anatomical Atlas of the Tempomadibular Joint, Quintessence Publishing 2001

Jenny, H.: Kymatik, Basilius Presse, 1972

Joseph, J.: A Textbook of Regional Anatomy, Macmillan Press, 1982

Kapandji, I. A.: Funktionelle Anatomie der Gelenke, Bd. 1–3, Enke, 1985

Kiontke, S.: Physik biologischer Systeme – Die erstaunliche Vernachlässigung der Biophysik in der Medizin, Eigenverlag, 2006

Kirschbaum, C. et al.: The „Trier Social Stress Test" – a tool for investigating psychobiology stress responses in a laboratory setting, Neuropsychobiology 28 (1993), 76–81

Kirschbaum, C. et al.: Persistent high cortisol responses to repeated psychological stress in a subpopulation of healthy men, Psychosomatic Medicine 57 (1995) 468–474

Kirschbaum, C. et al.: Stress and drug-induced elevation of cortisol levels impair explicit memory in healthy adults, Life Sciences 58 (1996) 1475–1483

Korr; I.: Segmentale Dysfunktion, Faszilitierung, Kybernetik, Mobile Einheiten in einem mobilen System

Köpf-Maier, P.: Atlas of Human Anatomy. Karger, 2004

Kremer, H.: Die Stille Revolution der Krebs- und AIDS-Medizin, Ehlers Verlag, 2002
Wir sind evolutionsbiologische Zwitterwesen, Raum & Zeit, 11/2001

Lamarck, J.-B. d. m., Cjrvalir de (1963). Zoological Philosophy. New York, Hafner Publishing Co.

Langbein, S. u. a.: Expression of Transketolase TKTL1 predicts colon and urothelial patient survival: Warburg effect reinterpreted, British J. of Cancer, S. 1–8 (2006)

Lassek, H.: ZDN Bd. I, 1. Halbbd.: Dokumentation der besonderen Therapierichtungen und natürlichen Heilweisen in Europa. VGM Lüneburg, 1991

Lee, J.: Natürliches Progesteron, Akse Verl., 1993

Lipton, B. H.: Biology of Beliefs, Mountain of Love/Elite Books

Lowen, A.: Bio-Energetik, Rowohlt Tb., 1983

Mason, J. W. A review of psychoendocrine research on the pituitary-adrenal cortical system. Psychosomatic Medicine 30 (1968) 576–607

Mayr, E. (1979) Evolution und die Vielfalt des Lebens, Berlin

McEwen, B. S.: Protective and damaging effects of stress mediators, New England Journal of Medicine 338 (1998) 171–179

Michal, G.: Biochemical Pathways, Wiley & Sons, 1999

Milius, S. (2003), When Genes Escape: Does it matter to crops and weeds?, Science News 164

Milne, H.: Aus der Mitte des Herzens lauschen. Via Nova, 1999
The Listening of the Heart. Nielsen Garbett, 1995

Milz, F., Pollmann, A., Schirmer, K.-P., Wiesenauer, E.: Naturheilverfahren bei orthopädischen Erkrankungen. Hippokrates, 1998

B

Mitscherlich, A.: Bemerkungen zum klinisch-ärztlichen Allergieproblem. Hippokrates 21 (1950) 15

Moll, K. J., Moll, M.: Kurzlehrbuch der Anatomie, 17. Aufl. Urban & Schwarzenberg, 2002

Müller; L. R.: Lebensnerven und Lebenstriebe, 1931

Myers, T. W.: Anatomy trains. Elsevier, 2004

Navarro, F.: Die sieben Stufen der Gesundheit. Eine psychosomatische Sicht der Krankheit. 2 Bdd. Nexus 1986 (Bd.1), 1988 (Bd. 2)

Netherwood, T., Susana M. Martin-Orúe, et al. (2004), Assessing the survival of transgenic plant DNA in the human gastrointestinal tract, Nature Biotechnology 22 (2), 2004

Netter, F. H.: The Ciba Collection of Medical Illustrations, Vol. 1, Ciba 1977

Nijhout, H. F. (1990), Metaphors and the Role of Genes in Development, Bioessays 12(9): 441–446

Oschman, J. L.: Energiemedizin. Urban & Fischer, 2006

Pall, M.: Explaining unexplained Illnesses, Pullman, 2007, ISBN-13: 978-0-7890-2388-9

Pauling, L.: Das Vitamin-Programm. Topfit bis ins hohe Alter, Goldmann, 1992

Pennisi, E. (2001) Sequences Reveal Borrowed Genes, Science 294: 1634–1635
(2004) Researchers Trade insights About Gene Swapping, Science 305: 334–335
(2003a) A Low Number Wins the Gene Swap Pool, Science 300: 1484
(2003b) Gene Counters Struggle to Get the Right Answer, Science 301: 1040–1041

Pert, C. B.: Moleküle der Gefühle. Körper, Geist und Emotionen. 2. Aufl., Rowohlt Tb., 2001

Pierrakos, J.: Core Energetic. Synthesis 1987

Pollack, G. H.: Cells, Gels and the Engines of Life, Ebner and Sons, Seattle USA, 2001

Popp, F. A., Bröckers, M.: Die Botschaft der Nahrung. Zweitausendeins, 2005

Popp, F. A.: Biophotonen – Neue Horizonte in der Medizin, Haug, 2006

Pray, L.A. (2004), Epigenetics: Genome, Meet Your Environment, The Scientist: 14–20

Quervain, de, D. J. et al.: Acute cortisone administration impairs retrieval of long-term declarative memory in humans. Nature Neuroscience 7 (2000) 2518–2525

Reich, W.: Die bio-elektrischen Untersuchungen von Sexualität und Angst. Nexus, 1984
Die Entdeckung des Orgons I: Die Funktion des Orgasmus. Fischer Tb., 1981
Die Entdeckung des Orgons II: Der Krebs. Fischer Tb., 1981

Reik; W. und Walter, J. (2001), Genomic Imprinting: Parental Influence on the Genome, Nature Reviews Genetics 2

Reuter, P.: Springer Klinisches Wörterbuch 2007/2008, Springer, 2007

Rice, M.E.: Asorbate Regulation and its Neuroprotective Role in the Brain, Trends in Neuroscience Vol. 23, S. 209–216, (2000)

Robbins, S. L., Cotran, R. S., Kumar, V.: Robbins Pathologic Basis of Disease, Saunders, 2004

Rohen. J. W.: Funktionelle Neuroanatomie. 6. Aufl. Schattauer, 2001

Rohen, J. W., Lütjen-Drecoll, E.: Funktionelle Embryologie, Schattauer, 2004

Ruby, E., B. Henderson, et al (2004): We Get By With a Little Help from Our (Little) Friends, Science 303: 1305–1307

Ryan, F. (2002) Darwins Blind Spot: Evolution beyond natural Selection, New York, Houghton Mifflin

Shacter, E. und Weizman, S. A.: Chronic Inflammation and Cancer, Oncology, Vol. 16, S. 217–232, (2002)

Scheinman, R. I. et al.: Role of transcriptional activation of I kappa B alpha in mediation of immunosuppression by glucocorticoids. Science 270 (1995) 283–286

Schiffter, R.: Neurologie des vegetativen Systems, Springer, 1985

Schmidt, R. F., Thews, G.: Physiologie des Menschen, Springer, 1977

Schünke, M., Schulte, E., Schumacher, U., Voll, M., Wesker, K.: Lernatlas der Anatomie in 3 Bdd., Thieme, 2006

Siegenthaler, W.: Klinische Pathophysiologie, Thieme, 1979

Sinowatz, F., Seitz, J., Bergmann, M., Petzold, U., Fanghähnel, J.: Embryologie des Menschen, Dt. Ärzteverl., 1999

Silvermann, P.H. (2004), Rethinking Genetic Determinism: With only 30,000 genes, what is it that makes humans human?, The Scientist: 32–33

Snell, R. S.: Clinical Embryology for Medical Students, 2. Aufl. Little Brown & Comp., 1983

Spektrum der Wissenschaften, Spezial 3/2003

Spencer, L. J. und Snow, A. A. (2001): Fecundity of transgenic wild-crop hybridsof Cucurbita pepo (Cucurbitaceae): implications for crop-to-wild gene flow, Heredity 86: 694–702

Sternberg, E. M. et al.: Inflammatory mediator-induced hypothalamic-pituitaryadrenal axis activation is defective in streptococcal cell wall arthritis-susceptible Lewis rats. Proceedings of the National Academy of Sciences 86 (1989) 2374–2378

Stone, C.: Die inneren Organe aus Sicht der Osteopathie. Verl. Ganzheitl. Med., 1996

Sutherland, W. G.: Collected writings. Sutherland Craniosacr. Teach. Found. 1967

Sutherland, W. G.: Kompendium. Jolandos 2004

Surani, M.A. (2001), Reprogramming of genome function through epigenetic inheritance, Nature 414

Schwenk, T.: Das sensible Chaos. 9. Aufl. Freies Geistesleben, 1995

Tillmann, B.: Farbatlas der Anatomie. Zahnmedizin, Humanmedizin. Thieme 1997

Trepel, M.: Neuroanatomie. Struktur und Funktion, Elsevier 2006

Tsong, T. Y., Deciphering the language of cells, 1998, Trends in Biochemical Sciences 14: 89–92

Uexküll, T. v.: Lehrbuch der Psychosomatik. Med., Urban & Schwarzenberg, 1981

Voeikov, V. L.: Reactive oxygen species – pathogens or sources of vital energy?, J. of Alt. and Compl. Medicine, 2005

Vonderheit, A.: Visualization of the Endocytosis Pathway of Semliki Forest Virus.

Dissertation, ETH Nr. 15853, Eidgenössische Technische Hochschule, Zürich

Voss, H., Herrlinger, R.: Taschenbuch der Anatomie in 3 Bdd., Fischer, 1979

Waterland, R. A. und Jirtle, R. L. (2003), Transposable Elements: Targets for Early Nutritional Effects on Epigenetic Gene Regulation, Molecular and Cell Biology 23 (15): 5293–5300

Watrud, L. S, Lee, E. H., et al, (2004): Evidencefor landscapelevel, pollen-mediated gene flow from genetically modified creeping bentgrass with CP4 EPSPS as a marker, Proc. National Academy of Science s 101 (40): 14533–14538

Wilkens, J.: Misteltherapie. Differenzierte Anwendung der Mistel nach Wirtsbäumen. Sonntag 2006

Winkler, B. S. u.a: The Redox Couple Between Glutathione And Ascorbic Acid: A Chemical And Physiological Perspective, Free Radical Biology & Medicine, Vol. 17, No. 4, S. 333–349, 1994

Wolf, O. T. et al.: The relationship between stress induced cortisol levels and memory differs between men and women. Psychoneuroendocrinology 26 (2001) 711–720.

Wolf, S., Wolf, H. G.: An Experimental Study of Man and his Stomach (1943, 1947); in: Human Gastric Function, Oxford Univ. Press London, 2.Aufl.

Woolams, C.: Oestrogen – The Killer in our Mids. Bath Press 2004

Zou, P. et al.: Palindromic assembly of the giant muscle protein titin in the sarcomeric Z-disk. Nature, 12.01.2006

Zulley, J.: Der Einfluss von Zeitgebern auf den Schlaf des Menschen, Fischer 1998

Zulley, J.: Mein Buch vom guten Schlaf, Zabert Sandmann, 2005

Zulley, J., Knab, B.: Unsere innere Uhr, Herder, 2003

Zulley, J., Wirz-Justice, A.: Lichttherapie, Roderer, 1999

Yongzhi, J. et al.: Egg Phosphatidylcholine Decrease the Lymphatic Absorption of Cholesterol in Rats. Department of Human Nutrition, Kansas State Univ., Manhattan, KS 66506 (Kap. 3)

Internetadressen für Recherchen

http://www.flexicon.doccheck.com

http://www.ikp.unibe.ch/lab2/ppnew/pp2/text.htm

http://www.univie.ac.at/ibmz/student/results/PATHOBIOCHEMIE5.pdf

http://www.springerlink.com/content/h28rj66271917t06/

http://deposit.ddb.de/cgi-bin/dokserv?idn=968381294&dok_var=d1&dok_ext=pdf&filename=968381294.pdf

http://www.springerlink.com/content/v3f0hf6atxf9gt6h/

http://www.gd-online.de/german/veranstalt/abstracts2000/Hoffmann.htm

http://storz.net/psycholog/immuno.htm

http://www.news-report.de/nachricht/Gesundheit/1090928488/Glutamat_-_macht_der_Geschmacksverst%C3%A4rker_dumm?.html

http://www.br-online.de/umwelt-gesundheit/artikel/0407/27-glutamat/index.xml

http://rutengeher.com/gesundheit/lebensmittelngeschmacksverstaerker/index.html

http://www.medizin-2000.de/streitpunkt/texte/bayer_cholesterin.html

http://www.wikipedia.de

http://www.wsu.edu

http://www.lifescientists.de

Glossar

A

Acetyl-Co-A

Molekül, das über eine energiereiche Schwefelverbindung eine Acetylgruppe in den Zitronensäurezyklus hineinschleust.

Adaptation

Anpassung an wechselnde Gegebenheiten, Umweltbedingungen oder Lebensumstände.

In der Sinnesphysiologie speziell: Änderung der Empfindlichkeit von Sinneszellen in Anpassung an eine Reizintensität.

Adenin

Eine biochemische Base.

ADP

Adenindiphosphat.

Aerobe Glykolyse

Erhöhte Energiegewinnung durch Glykolyse, obwohl genügend Sauerstoff vorhanden ist.

Aerobier

Bakterien und andere Mikroorganismen, deren Stoffwechsel auf die Anwesenheit von Sauerstoff angewiesen ist.

Fakultative Aerobier können unter bestimmten Bedingungen auch ohne Sauerstoff überleben, obligate Aerobier hingegen brauchen unbedingt Sauerstoff.

Afferent

Aufsteigend, heranführend.

AIDS

Acquired Immune Deficiency Syndrome.

Aktinfilamente

Teile des Zytoskeletts, die zur Stabilität und Form der Zelle beitragen.

Alchemie

Auch: Alchimie oder Alchymie. Zweig der Naturphilosophie, wurde im 17./18. Jahrhundert sukzessive von der modernen Chemie und Pharmakologie abgelöst. Die Kunst der Alchemie wurde von Alchemisten praktiziert, unter anderem auf der Suche nach der Möglichkeit zur künstlichen Herstellung von Gold und anderen Edelmetallen. Die Alchemie ist ihrem Selbstverständnis nach Königliche Kunst. Auf den Schweizer Arzt und Alchemisten Paracelsus (1493–1541) gehen medizinische Behandlungsansätze zurück, die heute in der Spagyrik aufgehoben sind.

Siehe auch: Spagyrik

Alkalose

Laborchemisch durch einen Anstieg des Blut-pH-Wertes auf über 7,44 charakterisierte Störung des Säure-Basen-Haushaltes. Bei primär vom Stoffwechsel her ausgehender Alkalose spricht man von einer metabolischen Alkalose, bei primär von der Atmung herrührender Störung von einer respiratorischen Alkalose. Eine kompensierte Alkalose liegt so lange vor, wie der Organismus noch in der Lage ist, durch Gegenregulation zum Normalbereich zurückzufinden oder sich ihm wesentlich anzunähern; erschöpft sich die Regulationskapazität, so kommt es zu einer dekompensierten Alkalose.

Siehe auch: Azidose.

Allel

Paarweise einander zugeordnete Zustandsformen eines Gens auf homologen Chromosomen, die sich hinsichtlich ihrer räumlichen Anordnung und Funktion gleichen, durch Mutation jedoch ungleich beschaffen sein können.

Amine

Organische Abkömmlinge des Ammoniaks.

Aminosäuren

Organische Verbindung mit mindestens einer Carboxylgruppe und einer Aminogruppe.

Amygdala

Die Amygdala (Mandelkern, Corpus amygdaloideum) ist ein Kerngebiet des Gehirns im medialen Teil beider Temporallappen, an der Vorderseite des Hippocampus. Sie gehört zum Limbischen System und hat zentrale Bedeutung für die Steuerung des Gefühlslebens, vor allem der Steuerung emotionaler Aufmerksamkeit und Erinnerung.

Amyloid, Amyloidplaques

Amyloid ist eine Bezeichnung für eine Gruppe von degenerativ veränderten Proteinen mit fibrillärer Faltblattstruktur, die entweder primär infolge angeborener Stoffwechselstörungen, sekundär im Rahmen chronisch-entzündlicher oder Tumorerkrankungen oder idiopathisch (aus unerklärlicher Ursache) entstehen und durch plaqueförmige Ablagerungen in verschiedenen Organen zur Beeinträchtigung der Organfunktionen führen können, beispielsweise bei renaler Amyloidose bis hin zur terminalen Niereninsuffizienz mit Dialysepflichtigkeit.

Anaerobier

Bakterien und andere Mikroorganismen, die ohne Sauerstoff oder gar nur bei Abwesenheit von Sauerstoff leben können.

Obligate Anaerobier leben ausschließlich bei Abwesenheit von Sauerstoff, während fakultative Anaerobier sowohl bei Abwesenheit als auch bei Anwesenheit von Sauerstoff leben können.

In bestimmten Konzepten zur Symbioselenkung der Darmflora werden gezielt Sauerstoff freisetzende Präparate mit eingesetzt, um bei unphysiologischer Darmbesiedlung Problemkeime aus dem anaeroben Milieu quantitativ entscheidend zurückzudrängen.

Anastomose

Bezeichnet sowohl natürlich angelegte, also physiologische, als auch auf chirurgischem Wege künstlich herbeigeführte Verbindungen zwischen Hohlorganen, Gefäßen oder Nerven (beispielsweise zwischen zwei oder mehreren Blutgefäßen oder zwischen Blut- und Lymphgefäßen oder auch zwischen zwei Darmabschnitten).

Ein Bespiel für eine solche natürliche Gefäßverbindung ist der Circulus arteriosus cerebri (syn.: Willis-Anastomosenkranz), der an der Gehirnbasis die hirnversorgenden Arterien untereinander verbindet.

Angioblast

Gefäßbildende Zelle.

Angiogenese

Wachstum von Blutgefäßen.

Antidot

Gegengift, Gegenmittel.

Antigene

Eingedrungene Fremdstoffe, deren dreidimensionale Struktur von Antikörpern erkannt werden kann.

Antikörper

Auch Immunglobuline genannt: Proteine, die als Reaktion auf eingedrungene Fremdstoffe (Antigene) produziert werden und der Abwehr dienen.

Antioxidantien

Substanzen, die den Organismus vor schädlichen Oxidationsvorgängen schützen.

Apo-Enzym

Der inaktive Proteinteil eines Enzyms.

Apoptose

Programmierter Zelltod.

Archaea

Eine Unterabteilung der Prokaryoten.

Askorbat

Das Vitamin-C-Ion.

Atmungskette

Elektronentransportkette in der inneren Mitochondrienmembran. Die bei der Verdauung entstehenden energiereichen Elektronen geben hier ihre Energie erst an Protonen und danach an ATP ab.

ATP

Adenosintriphosphat.

Automatic Shifting

Automatische Gleitbewegung; Eigenbewegung von Flüssigkeiten im Sinne einer permanenten Regulation aus sich selbst heraus.

Axiom

Grundwahrheit oder grundlegender Lehrsatz, derart einleuchtend, dass es keines weiteren Beweises bedarf.

Azathioprin

Immunsuppressives Mittel, das unter anderem eingesetzt wird zur Verhinderung von Abstoßungsreaktionen nach Transplantationen.

Azidothymidin

Giftige Substanz, die bei der AIDS-Therapie eingesetzt wird.

Azidose

Laborchemische Störung des Säure-Basen-Haushaltes (der im Wesentlichen über die Nieren- und Lungenfunktion geregelt wird) mit einem Absinken des Blut-pH-Wertes unter 7,36. Die Azidosetendenz kann primär vom Stoffwechsel ausgehen (metabolische A.) oder von der Atmung her (respiratorische A.). Im Interesse der Sicherung der Vitalfunktionen verfügt der Organismus über mehrere metabolische Puffersysteme (Bicarbonat, Häm, Phosphate) sowie die Atmungsregulation (Abrauchen von Kohlendioxid durch forcierte Atmung bei metabolischer A.), um einer Azidosetendenz entgegenzuwirken (kompensierte Azidose). Bei Erschöpfung der Pufferkapazität kommt es dann zur (lebensbedrohlichen) dekompensierten Azidose.

Der Begriff Azidose bezieht sich ausdrücklich nur auf den pH-Wert des Blutes und erfasst nicht den Säuregehalt des Zwischenzellularraumes (Matrix), auf den sich der in der Komplementärmedizin verwendete Begriff der Übersäuerung der Gewebe bezieht. Die Existenz einer solchen Übersäuerung wird vielmehr von der Schulmedizin weitgehend infrage gestellt.

Siehe auch: Alkalose, Übersäuerung

AZT

Siehe Azidothymidin.

Bactrim

Ein Chemo-Antibiotikum.

Bakterien

Siehe Prokaryoten.

Bangui-Definition

Ein Standard zur Erkennung von AIDS aufgrund klinischer Symptome oder Erscheinungen, ohne Laborparameter.

Base

Biochemie: Sickstoffhaltige, ringförmige Verbindung, die chemisch gesehen basisch reagiert.

Bilirubin

Abbauprodukt von Häm aus dem Hämoglobin der roten Blutkörperchen.

Biliverdin

Abbauprodukt von Häm aus dem Hämoglobin der roten Blutkörperchen.

Bioflavonoide

Pflanzliche Farbstoffe, die zu den Polyphenolen gehören.

Biogene Amine

Primäre Amine (besitzen eine NH_2-Gruppe) und häufig Vorstufen bei der Synthese wichtiger Biomoleküle, wie Coenzyme, Hormonen und Vitamine.

Biophotonen

Lichtteilchen (Photonen), die spontan und fortwährend durch lebende Zellen ausgesendet werden.

Biotransformation

Selektive Stoffumwandlung unter Nutzung biologischer Prinzipien, beispielsweise der Einsatz von Enzymen aus Schimmelpilzen bei der Aromastoff- oder Waschmittelherstellung.

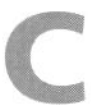

C

Calmodulin

Ein intrazelluläres Rezeptorprotein für Calcium-Ionen.

CD4-Zellen

(Auch CD4+-Zellen), siehe T-Helferzellen.

cGMP

Abkürzung für zyklisches Guanosinmonophosphat.

Chaperone

Proteine, die neu synthetisierten Proteinen bei der räumlichen Faltung helfen.

Chemoattraktor, Chemotaxis

Biochemische Substanz aus dem Stoffwechsel, die eine Zellbewegung im Sinne eines Anlockens der Zelle bewirkt. Beispielsweise haben die im Arachidonsäurestoffwechsel anfallenden Leukotriene neben anderen entzündungsfördernden Eigenschaften auch die Fähigkeit, als Chemoattraktoren Leukozyten anzulocken

Von biochemischen Substanzen ausgelöste Zellbewegungen werden allgemein als Chemotaxis bezeichnet.

Cholesterin

Ein lebensnotwendiges Lipid, das ein Hauptbestandteil der Zellmembran und Grundgerüst für zahlreiche Hormone ist.

Chromatin

Eine Mischung aus DNA und dazu gepackten Proteinen.

Chromosom

Eine Einheit, die eine bestimmte Menge DNA enthält.

Co-Enzym, Coenzym

Für die Wirkung eines Enzyms wichtige Substanz, die in diesem Prozess an das Apo-Enzym biochemisch gebunden wird. Die meisten Enzyme bestehen aus zwei Teilen, einem Apo-Enzym, das aus einem größeren Proteinmolekül besteht, und einem Co-Enzym, durch dessen Einbau erst das funktionstüchtige Holo-Enzym entsteht. Die meisten dieser Co-Enzyme können vom Organismus nicht selbst synthetisiert werden, sodass deren Zufuhr von außen zwingend notwendig ist. Die größte Gruppe der Co-Enzyme stellen die Vitamine dar, eine andere Metallionen.

Co-Faktor, Cofaktor

Für die Wirkung eines Enzyms wichtige Substanz. Im Gegensatz zu Co-Enzymen wird diese jedoch dabei nicht biochemisch an das Enzym gebunden.

Craniosacrale Osteopathie

Von William G. Sutherland entwickelte Körperarbeit, bei der mit größter Sorgfalt, Achtsamkeit und Wertfreiheit der Persönlichkeit behandelt wird. Der Therapeut unterstützt mit feinen manuellen Impulsen, die eine Eigenregulierung des Körpers einleiten, den Weg zur Selbstheilung. Besondere Beachtung finden Körperrhythmen (Fluktuationsrhythmen), wie lange Tide, flüssige Tide und craniosacrale Frequenz (CSF). Die Selbstheilung wird unterstützt und Ressourcen werden gestärkt. Diese Behandlungsform kann vom Neugeborenen bis hin zum betagten Menschen angewendet werden, sogar wenn diese in sehr schmerzvollem oder gebrechlichem Zustand sind.

Curcumin

Inhaltsstoff der Gelbwurz (Curcuma longa), gehört zu den Polyphenolen (Bioflavanoiden).

Cystein

Eine Aminosäure.

Cytochrom c

Ein Protein, das als Elektronenüberträger in der Atmungskette fungiert.

Cytochrom-Oxydase

Das Enzymkomplex (Komplex IV) der Atmungskette, das energiereiche Elektronen auf Sauerstoffmoleküle überträgt.

Cytosin

Eine biochemische Base.

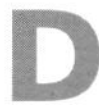

D

Dehydroaskorbat

Das oxidierte (unwirksame) Vitamin C-Ion.

Dekompensation

Offenbarwerden einer vordem versteckten Organstörung durch Wegfall oder Überforderung einer Ausgleichsfunktion, die etwa in gesteigerter Leistung eines anderen Organs bestand.

Diktyosom

Eine Untereinheit des Golgi-Apparats.

Diffusion, diffundieren

Massetransport in Gasen, Flüssigkeiten und Festkörpern durch die ungeordnete Wärmebewegung von Atomen oder Molekülen; dadurch von selbst eintretende Vermischung verschiedener Stoffe miteinander oder auch Durchgang von Flüssigkeit durch poröse Strukturen, beispielsweise der Durchtritt relativ kleiner und lipophiler Hormonmoleküle durch eine Plasmamembran hindurch.

Dinner Cancelling

Bewusster Verzicht aufs Abendessen; späteste Mahlzeit des Tages um 17 Uhr.

Das Ziel dieser Maßnahme ist es, das physiologischerweise nach Mitternacht auftretende Tal im Blutzuckerspiegelverlauf nicht durch eine zu späte Nahrungsaufnahme und -resorption abzuschwächen oder gar ganz zu verhindern, sondern vielmehr über die Gegenregulation den Blutzuckerspiegel steigernde Hormone, insbesondere das somatotrope Hormon STH, zur Ausschüttung zu bringen. Das STH verfügt über ein das biologische Altern verzögerndes und muskelaufbauendes Potenzial und wird deshalb auch in der modernen Anti-Aging-Medizin sowie verbotenerweise zum Doping im Hochleistungssport eingesetzt.

Disulfidbrücken

Biochemie: kovalente Bindung zwischen den Schwefelatomen von zwei Cysteinen in den Aminosäureseitenketten von Proteinen.

DNA

Desoxyribonukleinsäure.

DNA-Addukte

An die DNA angeheftete Moleküle, die die Genexpression beeinflussen.

Dogma

(Griech.: dogma – Lehrsatz)

Unumstößlicher Lehrsatz, -meinung mit dem Anspruch unbedingter Gültigkeit.

Dopamin

Ein Neurotransmitter und Botenstoff.

Dynamik

(griech.: dynamos – Schwung, Kraftentfaltung)

In der Physik Lehre von der Bewegung der Körper unter dem Einfluss von Kräften.

In der Signaltechnik charakterisiert der Begriff den Amplitudenbereich.

In der Musiklehre steht der Begriff für die Verschiedenheit der Tonstärkegrade.

Dynamis

Vermögen oder Kraft, eine Veränderung herbeizuführen.

Samuel Hahnemann (1755–1843) verwendet den Begriff der Dynamis für die dem Menschen innewohnende Lebenskraft; so schreibt er im „Organon der Heilkunst", dem Grundlagenwerk der Homöopathie, im Paragrafen 9 der sechsten Auflage:

„Im gesunden Zustand des Menschen waltet die geistartige, als Dynamis den materiellen Körper (Organism) belebende, Lebenskraft (Autokratie) unumschränkt und hält alle seine Teile in bewundernswürdig harmonischem Lebensgange in Gefühlen und Thätigkeiten, sodass unser innewohnende und vernünftige Geist sich dieses lebendigen, gesunden Werkzeugs frei zu dem höheren Zweck unseres Daseyns bedienen kann."

Dysbalance

Ungleichgewicht.

E

Effektorhormon

Hormon mit Wirkung auf das/die Zielorgan/e in der Peripherie.

Siehe auch: Steuerungshormon

Effektororgan

Ein eine Reaktion ausführendes Organ. So gilt funktionell das periphere Nervensystem sowohl als Rezeptororgan (nervale Impulse entgegennehmend) als auch als Effektororgan (die umgeschalteten Impulse zur Peripherie weiterleitend) des ZNS.

Efferenz, efferent

Absteigend, herausführend.

Elektronendonor

Ein Atom oder Molekül, das relativ leicht ein Elektron abgeben kann.

ELISA-Test

Die englische Abkürzung für Enzyme-Linked Immuno Sorbent Assay. Ein labortechnischer Modus unter anderem für einen AIDS-Test.

Endoplasmatisches Retikulum

Ein weit verzweigtes Membrannetz in der Zelle mit vielfältigen Aufgaben. Endoplasmatisch bedeutet: „im Zellplasma enthalten", und Retikulum bedeutet so viel wie „kleines Netz".

Engramm

Begriff aus der Neurophysiologie, der sich auf eine im Gehirn hinterlassene Gedächtnisspur bezieht, die eine Reizeinwirkung als strukturelle Änderung in dem Erinnerungsvermögen der Synapsen hinterlässt und so ein Wiedererinnern ermöglicht.

Empirik, Erfahrungswissenschaft

Wissenschaftsgebäude, das auf aus reiner Erfahrung abgeleiteter Erkenntnis (Empirik) beruht.

Enzym

Ein Reaktionsbeschleuniger oder Biokatalysator. Ein Enzym bewirkt, dass eine Reaktion viel schneller als normal abläuft, ohne selbst bei dieser Reaktion verbraucht zu werden.

Enzym-Polymorphismen

Geringfügig unterschiedliche Ausführungen des gleichen Enzyms, auch Enzym-Isoformen genannt.

Epigenetik

(Sinngemäß übersetzt: jenseits konventioneller Genetik)

Epigenetik beschäftigt sich mit der Weitergabe (Vererbung) von Eigenschaften auf die Nachkommen, die nicht auf Abweichungen in der DNA-Sequenz zurückgehen, sondern auf eine vererbbare Änderung der Genregulation und Genexpression. In der epigenetischen Forschung geht es vornehmlich darum zu verstehen, wie Information über die Genregulation, die nicht in der DNA-Sequenz codiert ist, von einer Zell- oder Organismengeneration in die nachfolgende gelangt.

(Der Begriff darf nicht mit dem der Epigenese verwechselt werden, die den graduellen Prozess der embryonalen Morphogenese von Organen beschreibt.)

Epigenom

Die Gesamtheit der an der DNA angehefteten Stoffe (epigenetischen Marker), die einen Einfluss auf der Genexpression vermitteln.

Erbtoxine

Bedingen ein Risiko für Erkrankungen, das durch epigenetisch vererbte Toxine verursacht wird; die belastete Person war also nicht selbst erkrankt, sondern deren Vorfahren. Die Miasmen in der Homöopathie (Psora, Sykose, Syphilinie, Tuberkulinie, Karzinogenie, Parasitose und Skrofulose) stellen (neben anderen) Vertreter der Erbtoxine dar.

Essentiell(e Nahrungsbestandteile)

Unbedingt lebensnotwendige Nahrungsbestandteile, die der Organismus nicht selbst produzieren kann und insofern zwingend über die Nahrung aufgenommen werden müssen.

So ist die Aufnahme von Vitaminen über die Nahrung essentiell; bei Mangelversorgung kommt es zu potenziell lebensbedrohlichen Mangelzuständen, wie Skorbut (Vitamin C) oder Beriberi (Vitamin B1). Auch unter den Aminosäuren gibt es essentielle Vertreter:

- Absolut essentiell sind Lysin, Methionin, Threonin, Isoleucin (Aspartatfamilie), Valin, Leucin (Pyruvatfamilie), Phenylalanin, Tryptophan (Shikimsäurefamilie) und Histidin.
- Bedingt essentiell sind Tyrosin und Cystein.
- Nicht essentiell sind Aspartat, Asparagin, Glutamat, Glutamin, Glycin, Alanin, Serin, Prolin und Arginin.

Eukaryoten

Einzellige oder mehrzellige Lebewesen mit Zellkern.

Exon

Ein Teil der DNA, der Proteine kodiert.

Exorzismus

Magisch-religiöse Handlung zur Beschwörung und Austreibung von Teufeln, bösen Geistern, Dämonen.

Extrakt

In der Chemie: Auszug.

F

$FADH_2$

Das Flavin-Adenin-Dinucleotid, Molekül mit energiereichen Elektronen.

Feld

Gesamtheit der allen Punkten des mit einem besonderen physikalischen Zustand verbundenen Raumes zugeordneten Werte von physikalischen Größen, den Feldgrößen, die orts- und im Allgemeinen auch zeitabhängig sind.

Siehe auch: Fluktuationsfeld, morphogenetisches Feld, Stoffwechselfeld, Vitalfeld.

Ferritin

Ein Speicherprotein, das eine große Menge E senionen binden kann.

Fette

Untergruppe der Lipide.

Fettsäure

Fettsäuren besitzen einen Schwanz, der sich aus einer Kohlenwasserstoffkette zusammensetzt, und einem Kopf, der aus einer Carboxyl-Gruppe besteht.

Fettsäuren gelten als die wichtigste Energiequelle und dienen als Startmolekül für die Synthese von Phospholipiden.

Der Name basiert einerseits auf der sauren Reaktion, geht aber andererseits auf die Entdeckungsgeschichte dieser Säuren als Bestandteil natürlicher Fette zurück.

Fließend elektrisches Modell

Von Hugh Milne im Rahmen seiner craniosacralen Arbeit beschriebene Sicht als Quantenkraneal:

Milne geht davon aus, dass sich die Schädelknochen bewegen, um dem Gehirn auszuweichen. Sie tun dies dabei gegenläufig, wobei die Bewegungen ihren Ursprungspunkt in der Mitte des Gehirns haben. Es gibt in diesem Modell keine Ebenen und Achsen, sondern nur eine Antwort aus dem fluktuierenden elektromagnetischen Feld heraus.

Fluktuationsfeld

Feld, dessen Energie durch Hin- und Herfluten von Flüssigkeit in dieser entsteht.

Freie Radikale

Atome, Moleküle und Molekülbruchstücke, die mindestens ein ungepaartes Elektron besitzen.

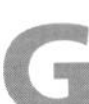

Gap Junctions

Informationsübertragungsstelle an elektrischen Synapsen für elektrische Impulse direkt von einer Zelle zur anderen, also ohne Zwischenschaltung eines Neurotransmitters. Elektrische Synapsen sind wesentlich seltener als die chemischen; sie kommen vor im ZNS sowie in durch Verschmelzung entstandenen Zellverbänden ohne klare Zellgrenzen, wie etwa in der glatten Muskulatur und der Herzmuskulatur.

Siehe auch: Synapsen

Gelenkbewegungsrichtungen

Abduktion	Wegbewegung von der Längsachse
Adduktion	Hinbewegung zur Längsachse
Anteversion	Vorwärtsneigung
Retroversion	Rückwärtsneigung
Flexion	Beugung
Anteflexion	Vorwärtsbeugung
Retroflexion	Rückwärtsbeugung
Elevation	Hebung, Anhebung
Eversion	Auswärtsdrehung, Auswärtswendung
Flexion	Beugung
Extension	Streckung

Besonderheit: Die Dorsalextension der Hand beziehungsweise des Fußes wurde früher mit Dorsalflexion benannt.

Rotation	Drehung
Außenrotation	Drehung um eine Achse nach außen
Innenrotation	Drehung um eine Achse nach innen
Supination	Auswärtsdrehung um die Längsachse
Pronation	Einwärtsdrehung um die Längsachse

Gen

Der Abschnitt aus der DNA, der die Informationen zur Herstellung eines Makromoleküls enthält.

Genom

Die Gesamtheit aller Gene beziehungsweise der vererbbaren Informationen einer Zelle oder eines Organismus.

Gliazellen

Hirnzellen, die Neuronen umgeben und diese unterstützen.

Glucocorticoide

Hormone mit entzündungshemmender Wirkung.

Glutamat

Der wichtigste erregende Neurotransmitter im zentralen Nervensystem der Wirbeltiere.

Glutaminsäure

Eine Aminosäure, die ein Baustein von Proteinen ist und eine wesentliche Rolle im Zellstoffwechsel spielt.

Glutathion

Ein Peptid aus Glyzin, Cystein und Glutaminsäure.

Glutathionperoxidase

Ein Enzym für die glutathionabhängige Reduktion von Wasserstoffperoxid und anderen Peroxiden.

Glykolyse

Der erste Vorgang des Glukose-Abbaus in den Zellen.

Glykosylierung

Der Vorgang des Hinzufügens von Zucker.

Glyzin (auch Glycin)

Eine Aminosäure.

Goethes Farbenlehre

Johann Wolfgang v. Goethes dichterische Leistungen sind weithin bekannt. Goethe war jedoch unter anderem auch Wissenschaftler; so beschäftigte er sich auch über 40 Jahre bis zu seinem Tode mit der Farbenlehre, veröffentlicht im mehrbändigen Werk „Zur Farbenlehre". Er selbst hielt diese sogar für bedeutsamer als sein gesamtes poetisches Schaffen.

Golgi-Apparat

Sammlung aus mehreren Lagen aufgestapelter und abgeplatteter Hohlräume in der Zelle, die durch Membranen begrenzt sind. Sie sind u.a. an der Umwandlung von Makromolekülen beteiligt.

Golgi-Vesikel

Bläschen, die vom Golgi-Apparat abgeschnürt werden und dazu dienen, die neu synthetisierten oder modifizierten Stoffe durch die Zelle zu transportieren.

GSH

Die reduzierte Form von Glutathion.

GSSG

Die oxidierte Form von Glutathion.

GTP

Guanosintriphosphat, Molekül mit energiereichen Phosphatbindungen.

Guanin

Eine biochemische Base und Grundbaustein von DNA und RNA.

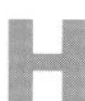

H

HAART-Therapie
Abk. für Engl.: Highly Active Anti Retroviral Therapy. Eine AIDS-Therapie mit einem Cocktail von Reverse-Transkriptase-Hemmern und Protease-Hemmern.

Hämoxygenase
Ein Enzym, das unter anderem als Katalysator für den Abbau von Häm aus dem Hämoglobin der roten Blutkörperchen verantwortlich ist.

Heringsche Heilungsregel
Gesetzmäßigkeit in der Homöopathie, wonach von Heilung dann, und zwar nur dann, gesprochen werden kann, wenn sich das Verschwinden der Krankheitssymptome

- von innen nach außen,
- von oben nach unten sowie
- in der umgekehrten zeitlichen Reihenfolge ihres chronologischen Auftretens im ursprünglichen Krankheitsverlauf vollzieht.

Histone
Eiweiße, auf denen der DNA-Faden wie auf Kabeltrommeln aufgewickelt ist.

HIV
Engl. Abk. für Human Immunodeficiency Virus.

Holo-Enzym
Das komplette aktive Enzym, bestehend aus Apo-Enzym und Coenzym.

Homöopathie
(Griech.: homoios = ähnlich, pathos = Leiden, also ähnliches Leiden)

Auf der Lehre von Samuel Hahnemann (1755–1843) aufgebautes Behandlungssystem, das bei Erkrankung hochverdünnte und verschüttelte Lösungen von Stoffen verwendet, die bei einem Gesunden dieselben Krankheitssymptome hervorrufen wie die Krankheit selbst. Dieses Ähnlichkeitsprinzip (similia similibus curentur) der klassischen Homöopathie wird ergänzt durch ein komplexes System von Zuschreibungen von Patienteneigenschaften (Konstitutionstypen) und Eigenschaften des Arzneimittels, die bei der individuellen Verschreibung berücksichtigt werden. Neben der Heilung akuter und chronischer Krankheiten strebt die Homöopathie also auch eine Stärkung der Konstitution zur Verhinderung gleicher oder ähnlicher Erkrankungen an.

Homöostase
(Griech.: homoios = gleich, ähnlich);

In der Systemtheorie die Fähigkeit eines Systems, sich selbst durch Rückkopplung innerhalb bestimmter Grenzen in einem stabilen Zustand zu halten.

In der Biologie ist dieser Zustand gekennzeichnet durch die Konstanz des inneren Milieus eines Organismus. Bei der Aufrechterhaltung dieser Konstanz spielt die Fähigkeit zur Selbstregulation des Organismus eine unverzichtbare Rolle.

Siehe auch: Selbstregulation

Hormon
Ein biochemischer Botenstoff, mit dem Informationen zwischen Organen und Geweben ausgetauscht werden.

HPV
Humanes Papilloma Virus.

Humorale Immunantwort
Die Antikörperproduktion der B-Lymphozyten.

Hydrophil
Wasser anziehend. Eine Substanz mit dieser Eigenschaft ist gut wasserlöslich.

Hydrophob
Wasser abweisend. Eine Substanz mit dieser Eigenschaft ist schlecht wasserlöslich.

Hypermutation
Die somatische Hypermutation ist das Einfügen von Mutationen in die Antikörpergene einer reifenden B-Zelle. Hierdurch wird eine Vielzahl von verschiedenen Antikörpern produziert. Durch Selektion werden die Zellen ausgewählt, die am besten das Antigen binden und somit am effektivsten bekämpfen können.

Hypertrophie
Vergrößerung eines Organs oder Gewebes durch Vergrößerung der Zellen.

Hypoxie
Sauerstoffmangel.

I

Immunglobuline
Abk.: Ig. Siehe Antikörper.

Immunprivilegierter Status
Spezieller Zustand, bei dem ein Gewebe oder Organ vom peripheren Immunsystem abgekoppelt ist, da sonst dort aufgrund der ständig gegebenen Antigenexposition vor Ort permanent Immunreaktionen ablaufen würden.

Infertilität
Unfruchtbarkeit.

Inhibition
(Lat.: inhibere – Einhalt gebieten) Hemmung.

Innervation
Versorgung mit Nerven(reizen).

Integrase
Ein Enzym, das beim Einbau der viralen RNA in die DNA der Wirtszelle eingesetzt wird.

Interferon
Ein Zytokin, welches das Immunsystem anregt.

Interleukine

Speziell von Leukozyten gebildete Zytokine, bedeutsam als Mediatoren im Immunsystem. Gentechnisch erzeugte Interleukine können auch therapeutisch eingesetzt werden, so das IL 2 in der Behandlung bestimmter Karzinome oder das IL 10 bei schwergradiger Psoriasis.

Insgesamt sind derzeit weit mehr als 20 Interleukine bekannt, weitere harren ihrer Entdeckung.

Als Beispiele seien die Interleukine 1 bis 10 hier beschrieben:

IL 1: Gebildet von Makrophagen, Endothelzellen, Keratinozyten und Korneaepithelzellen, führt es zur Akute-Phase-Antwort auf bakterielle Infektionen oder Gewebszerstörung hin, stimuliert es Knochenmark (Freisetzung von Neutrophilen), B- und T-Lymphozyten, Fibroblasten (Kollagensynthese) und Neutrophile und regt es die Sekretion von ACTH und Cortisol an.

IL 2: Wird von T-Lymphozyten gebildet, stimulierbar durch IL 1.

IL 3: Gebildet von T-Lymphozyten, fungiert als hämatopoetischer Wachstumsfaktor (stimuliert Bildung neutrophiler Granulozyten im Knochenmark).

IL 4: Gebildet von T-Helferzellen, stimuliert es die B-Lymphozyten.

IL 5: Gebildet von T-Helferzellen, stimuliert es die B-Lymphozyten und die Antikörperbildung.

IL 6: Gebildet von T-Lymphozyten, Makrophagen, Endothelzellen und Fibroblasten, stimuliert es Zellwachstum und Blutbildung sowie die Produktion von Akute-Phase-Proteinen in der Leber.

IL 7: Wachstumsfaktor der Lymphopoese, gebildet von Endothelzellen und Fibroblasten.

IL 8: Chemotaktischer Faktor, der von vielen Zelltypen gebildet werden kann.

IL 9: T-Lymphozyten entstammender Wachstumsfaktor für Helferzellen.

IL10: Wirkt hemmend auf die Zytokinsynthesevorgänge und auf Gamma-Interferon.

Intermediär-Filamente

Teile des Zytoskeletts, die vorwiegend der mechanischen Stabilisierung der Zelle dienen.

Interstitium

Synonym: Interstitialraum; Zwischenraum zwischen Organen, Geweben oder Zellen.

Intron

Ein Teil der DNA, der keine Proteine kodiert.

Invagination

Einstülpung, Einfaltung.

Ion

Ein elektrisch geladenes Atom oder Molekül.

Ionenkanal

Ein Membranprotein, das es Ionen ermöglicht, die Zellmembran zu durchqueren.

Ionenpumpe

Ein Membranprotein, das aktiv daran beteiligt ist, Ionen durch die Zellmembran zu transportieren.

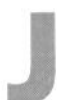

Junk-DNA

Nichtkodierender Teil der DNA.

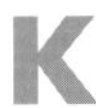

Kachexie

Krankhafte starke Abmagerung.

Kaposi-Sarkom

Krebserkrankung der Haut und der Schleimhäute.

Katalase

Katalysator für die Umsetzung von H_2O_2 zu Wasser und O_2.

Katecholamine

Adrenalin, Noradrenalin, Dopamin; gehören zur Gruppe der Stresshormone.

Kausalkette

Auf dem Prinzip von Ursache und Wirkung beruhende Abfolge von Ereignissen.

Kerngebiet

Syn.: Hirnkern, Nucleolus.

Lokale Ansammlung von Nervenzellen in Gehirn oder Rückenmark, die zum Beispiel als Ursprungsgebiet von Nerven fungiert.

Kinetische Kette

Unmittelbar aufeinanderfolgender neurophysiologisch gesteuerter Bewegungsablauf über mehrere Muskeln und Gelenke hinweg.

Kovalente Bindung

Eine Atombindung durch die Paarung von Elektronen zweier Atome. „ko" bedeutet „zusammen"; „valent" leitet sich von den Elektronen der äußeren Schale, den sogenannten Valenzelektronen, ab.

KS

Abk.: Kaposi-Sarkom. Siehe dort.

Kymatik

Der Begriff wurde vom Schweizer Arzt und Forscher Hanns Jenny geprägt und steht für eine Forschungsrichtung, die sich mit den Schwingungsvorgängen in der Materie, und zwar in festen, elastischen und fließenden Medien, befasst. Sie sieht im Klang einen wesentlichen Impuls für Bewegung und damit für Leben. Töne bilden Formen, aus Klängen entstehen Bilder.

L

L-Arginin

Eine Aminosäure, die benötigt wird, um zytotoxische Nitroverbindungen zu synthetisieren.

Leukozyten

Eine Übergruppe der weißen Blutkörperchen, Teil der Immunabwehr.

Levodopa, L-DOPA

Abkürzung für L-3,4-Dihydroxyphenylalanin; eine nicht Einweiß bildende alpha-Aminosäure, die im Stoffwechsel mittels des Enzyms Tyrosinhydroxylase aus Tyrosin gebildet wird.

Es wird zur Synthese der Stresshormone Adrenalin, Noradrenalin und Dopamin sowie des Melanins, des braun-schwarzen Hautpigment, benötigt.

Da es die Blut-Hirn-Schranke passieren kann, wird es pharmakologisch zur Behandlung von dopaminmangelbedingten Erkrankungen eingesetzt, etwa bei Morbus Parkinson oder dem Restless-Legs-Syndrom.

Limbisches System

(Lat.: limbus – Saum)

Das Limbische System ist togographisch in der Hirnmitte zu finden. Es umschließt den Hirnstamm wie ein Saum, daher hat dieses System seinen Namen. Grundsätzlich schreibt man dem Limbischen System die Eigenschaften der vier F zu, nämlich Fechten, Feiern, Fortpflanzen und Fliehen.

Lipide

Eine Sammelbezeichnung für größtenteils wasserunlösliche Naturstoffe, welche die im Allgemeinen lange Kohlenwasserstoffketten enthalten.

Lipidperoxidation

Eine prooxidative Schädigung von Lipiden.

Lipophil

Fett liebend. Eine Substanz mit dieser Eigenschaft ist gut fettlöslich.

Lipophob

Fett abweisend. Eine Substanz mit dieser Eigenschaft ist schlecht fettlöslich.

Liquorraum

(Liquor: Flüssigkeit, seröse Körperflüssigkeit)

Hohlraumsystem im ZNS und Rückenmark, in dem der vom Plexus chorioideus gebildete Liquor cerebrospinalis (ca. 150 ml Gesamtvolumen) geführt wird. Den inneren Liquorraum bildet das Ventrikelsystem des Gehirns, den äußeren der Subarachnoidalraum.

Lymphom

Eine Lymphknotenvergrößerung.

Lymphozyten

Eine Untergruppe der Leukozyten mit der Hauptaufgabe, Fremdstoffe zu erkennen.

M

Makrophagen

Fresszellen der unspezifischen Immunabwehr.

Mastzellen

Immunzellen des unspezifischen Immunabwehrsystems.

Membran

Die äußere Begrenzung von Zellen oder von Zellorganellen.

Membranpotenzial

Das elektrische Potenzial zwischen den beiden Seiten der Membran.

Methylgruppe

$-CH_3$ Gruppe

Mikronährstoffe

Sammelbegriff aus der Orthomolekularen Medizin für Vitamine, Mineralstoffe und Spurenelemente, die in kleinsten Mengen Bestandteile der Nahrung sind und als Betriebsmittel des Stoffwechsels zentrale Bedeutung für Gesundheit oder Krankheit haben.

Siehe auch: Enzym, Co-Enzym, Orthomolekulare Medizin

Mikrotubuli

Hohlzylinder mit einem Durchmesser von zirka 25 nm, die in der Zelle unter anderem für längere Transportvorgänge zuständig sind.

Mimics

Mimic – das Ähnliche; Stoffe, die aufgrund ihrer biochemischen Ähnlichkeit Transmitterstoffe imitieren.

Die Bezeichnung geht zurück auf den in der Biologie geprägten Begriff des Mimikry, also der Nachahmung der Eigenschaften einer Gattung durch eine andere zum Zwecke des Schutzes vor Beutegreifern oder des Vorteils bei der Nahrungsbeschaffung.

Mistel in der adjuvanten Krebstherapie

Die Idee der Misteltherapie bei Krebserkrankung geht auf den Anthroposophen Rudolf Steiner zurück. In seinem dreizehnten Vortrag im Rahmen eines Kurses für Ärzte und Medizinstudenten am 2. April 1920 nahm er zum Krebs und zu dessen Therapie mit der Mistel Stellung: „Nun ist die Mistel zweifellos dasjenige, durch dessen Potenzierung man erreichen wird müssen das Ersetzen des Chirurgenmessers bei den Geschwulstbildungen. Es wird sich dann nur darum handeln, dass man namentlich die Mistelfrucht, aber durchaus im Zusammenhang mit anderen Kräften der Mistel selber, in der richtigen Weise wird behandeln können, um sie zum Heilmittel zu machen."

Die als Zellgift wirkenden Inhaltsstoffe werden für die Auseinandersetzung mit den Krebszellen genutzt. Als wirksame Wirkstoffe gelten dabei die Mistellektine I, II, III. Lektine sind Glykoproteine, also Eiweißzucker. Mistellektine wirken einerseits auf die Krebszellen, andererseits auf die Zellen des menschlichen Immunsystems. So können sie den „natürlichen Zelltod" (Apoptose) der Krebszellen verstärken beziehungsweise wirken als Zellgift für die Krebszellen, indem sie die Eiweißsynthese dieser Zellen hemmen.

Auf die Zellen des menschlichen Immunsystems wirken die Mistellektine anregend.

Derzeit kommen sowohl Ursubstanzen der Mistel in der adjuvanten oder alternativen Krebstherapie als auch potenzierte Präparate zur Anwendung. Ein Konzept zum differenzierten Einsatz von potenzierten Mistelpräparaten nach dem jeweiligen Wirtsbaum findet sich bei Johannes Wilkens.

Im Konzept der Cellsymbiosistherapie nach Heinrich Kremer finden sich Entscheidungshilfen auch bezüglich einer etwaigen Indikationsstellung zum Einsatz von Mistelpräparaten unter Berücksichtigung der Lage des Immunsystems, insbesondere des T-Zellstatus.

Mitochondrien

Zellorganellen, in denen der Hauptteil der Energieproduktion der Zelle stattfindet.

mol

Eine Maßeinheit für Menge. 1 mol entspricht einer Menge von 6×10^{23} Molekülen oder Atomen.

Monosaccharide

Einfache Zuckermoleküle mit drei bis sechs Kohlenstoffatomen, die sich in wässriger Lösung zu einem Ring zusammenschließen.

Motilität – Mobilität

Motilität ist die Bewegung, die durch Elastizität innerhalb einer festen Struktur entsteht.

Mobilität hingegen meint die durch das Vorhandensein der Gelenke ermöglichte Bewegungsfähigkeit.

B

Morphogenetisches Feld

(Griech.: morphe – Form, genesis – Entstehung, Schöpfung)

Bei der Entwicklung von Lebewesen Form oder Gestalt gebendes Feld. Die Hypothese der formbildenden morphogenetischen Felder geht auf den zeitgenössischen Biologen und Biochemiker Rupert Sheldrake zurück.

mRNA

Abk. für Messenger-Ribonukleinsäure, die Form der RNA nach dem Spleißungsvorgang.

N

NAD

Abk. für Nicotinamid-Adenin-Dinukleotid.

NADH

Abk. für Nicotinamid-Adenin-Dinukleotid-Hydrogen, die reduzierte Form des NAD. Durch das schwach gebundene H-Atom ist NADH ein Lieferant von energiereichen Elektronen.

Neunerregel

Bei Verbrennungen der Hautoberfläche Faustregel zur groben Bestimmung der Ausdehnung der Verbrennung, bezogen auf die Gesamtkörperoberfläche (in Prozent).

Danach haben beim Erwachsenen der Kopf, jeder Arm, jede Beinvorderseite, jede Beinrückseite, die Oberkörpervorderseite, die Oberkörperrückseite, die Unterkörpervorderseite sowie die Unterkörperrückseite je neun Prozent Anteil an der Gesamtkörperoberfläche.

Im Kindesalter gelten andere Proportionen, abhängig vom Lebensalter

Neuron

(Syn.: Nervenzelle, Neurozyt)

Nervenzellen bestehen aus einem Zellleib (Perikaryon) und Zellfortsätzen (Axone und Dendriten).

Neurotransmitter

Im Nervensystem wirksame Überträgersubstanzen (Transmitter); werden von Neuronen (Nervenzellen) gebildet, in synaptischen Vesikeln (Bläschen) gespeichert und bei Bedarf zum Zwecke der Signalübertragung freigesetzt. Inaktiviert werden sie entweder durch enzymatischen Abbau oder durch Wiederaufnahme in das Neuron.

Neutral-Null-Methode

Internationaler, universeller Standard zur Testung und Dokumentation der Beweglichkeit eines Gelenkes.

Die Neutral-Null-Stellung entspricht der Gelenkstellung, die ein gesunder Mensch in aufrechtem Stand mit seitlich neben dem Körper hängenden Armen bei nach vorn gehaltenen Daumen sowie in Hüftgelenksabstand parallel zueinander stehenden Füßen einnehmen kann, wobei die Fuß- und Unterschenkellängsachsen einen rechten Winkel bilden. In dieser definierten Ausgangsstellung befinden sich die Gelenke in ihrer jeweiligen Null-Stellung.

Diese Haltung ist auch auf andere Ausgangstellungen übertragbar, so etwa auf die Rückenlage, die Bauchlage oder die Seitenlage.

Gelenkmessungen von einer Neutral-Null-Ausgangsstellung aus werden erstmals von Cave und Roberts 1936, später von Chapchal 1957 und dann von Debrunner 1966 beschrieben.

NF-κB

Ein Transkriptionsfaktor.

Nitrosamine

Krebserregende Substanzen, die aus Nitriten und Aminen entstehen.

Nitrosativer Stress

Prooxidativer Stress, verursacht durch RNS.

NOS

Abk. für Stickstoffmonoxid-Synthase. Ein Enzym, das aus L-Arginin mittels molekularem Sauerstoff gasförmiges Stickstoffmonoxid freisetzt.

Nukleotid

Ein biochemischer Grundbaustein, der aus einem Zuckermolekül, einer Base und einer Phosphorgruppe aufgebaut ist.

Oligosaccharid

Ein Zuckermolekül, das aus mehreren (bis zu 50) Zuckerringen besteht.

Ontogenese

Gesamtheit der Entwicklung vom Beginn der Embryonalentwicklung bis zum Tod.

Orthomolekulare Medizin

Nach Linus Pauling, dem Vater der Hochdosistherapie mit Vitamin C und Begründer der Orthomolekularen Medizin, dient Orthomolekulare Medizin der Erhaltung guter Gesundheit und der Behandlung von Krankheiten durch sinnvolle Variation der Konzentrationen physiologisch vorkommender Substanzen des menschlichen Körpers.

Sie nutzt natürliche Regulationsmechanismen des Körpers auf biochemischer Ebene, substituiert jedoch Biomoleküle in Megadosen. Darin liegt der wesentliche Unterschied zur konventionellen naturheilkundlichen Nahrungsergänzung, die Mikronährstoffe in physiologischen Dosen substituiert.

Osmose, osmotischer Gradient

Osmose stellt die Wanderung von Flüssigkeitsmolekülen durch eine semipermeable (halbdurchlässige) Membran, die Lösungen unterschiedlicher Konzentration eines Stoffes bis zum Erreichen des Konzentrationsausgleiches trennt, dar.

Das Konzentrationsgefälle des gelösten Stoffes zwischen beiden Seiten der Membran bezeichnet man dabei als osmotischen Gradienten.

Osteopathie

Überwiegend manuelles Diagnose- und Behandlungskonzept, das auf den amerikanischen Arzt Andrew Taylor Still (1828–1917) zurückgeht. Still beschreibt Störungen und Bewegungseinschränkungen der Faszien und Gelenke, die Stoffwechselstörungen und Symptome auch an anderen Organen und Körperregionen auslösen können. Die Osteopathie fußt auf der Grundannahme, dass bei einer Störung der Selbstheilungskräfte des Körpers kleine äußere Einflüsse zu großen Beeinträchtigungen des Gesundheitszustandes führen. Über ein Erfühlen der Grundspannung an Muskeln, Sehnen, Faszien, Knochen und Gelenken werden solche Störungen erfasst. Mittels geeigneter sehr subtiler Grifftechniken werden die primär zugrunde liegenden Störungen des Bewegungssystems beeinflusst, damit wieder eine optimale kardiovaskuläre, lymphatische und nervale Ver- und Entsorgung hergestellt und so die Selbstheilung des Organismus erreicht werden.

Osteopathie gliedert sich in drei Abschnitte:

- die parietale Ostoepathie, die sich mit den muskulo-skelettalen Anteilen beschäftigt,
- die craniosacrale Osteopathie, die sich mit dem Bereich zwischen Schädel und Steißbein und den zugehörigen nervalen Strukturen und der Bewegung der Liquorflüssigkeit beschäftigt,
- die viszerale Osteopathie, die sich mit den inneren Organen beschäftigt.

In den USA ist die Osteopathie eine anerkannte Form der ärztlichen Ausbildung, in Europa hingegen wird sie zur Alternativmedizin gerechnet. Am ehesten erfährt hier noch die parietale Osteopathie eine gewisse Akzeptanz. Aus Unwissenheit oder aus anderen Erwägungen heraus wird die Osteopathie oft unkritisch als gefährlich dargestellt, indem sie groben Manipulationstechniken gleichgesetzt wird.

Oxidation

Die Abgabe von Elektronen oder von Wasserstoffatomen.

Oxidativ

Den Verbrauch von Sauerstoff bezeichnend.

Oxidativer Burst

Ein Intensiver Ausstoß von ROS und RNS durch Makrophagen und andere Zellen der Immunabwehr mit dem Ziel, einen Eindringling zu vernichten.

Oxidativer Stress

Siehe ROS.

p53

Ein Tumorsuppressorprotein.

PAK

Polyzyklische aromatische Kohlenwasserstoffe, die aus mindestens zwei Benzolringen bestehen.

Paraganglion

Paraganglien sind zu den endokrinen Drüsen zählende, aus Epithelzellhaufen bestehende Nebenorgane des peripheren Nervensystems, die in zwei Gruppen eingeteilt werden:

- Chromaffine (das heißt färbbar mit bestimmten oxidierenden Agenzien) Paraganglien, die aus der Anlage des Sympathikus hervorgehen, und Katecholamine (Adrenalin und Noradrenalin) bilden.
  Lokalisationen: Nebennierenmark (als größtes sympathisches Paraganglion des Körpers) und Glomus coccygeum.
- Nicht-chromaffine Paraganglien, die aus der parasympathischen Anlage und dem N. glossopharyngeus hervorgehen und zeitlebens an der Noradrenalinbildung beteiligt sind. Lokalisationen: Glomus (Paraganglion) caroticum: an der Teilungsstelle der A. carotis communis, Paraganglion aorticumm abdominale: im Bereich der Aorta descendens am Abgang der A. mesenterica superior, Paraganglion larygeum in der Taschenfalte des Kehlkopfes, Paraganglion jugulare/nodosum und Paraganglion tympanicum im Gebiet des Ganglion caudale, Ganglion und Nn. vagi und im Felsenbein. Die Funktionen der Paraganglien sind noch nicht vollständig geklärt; als gesichert gelten: im Glomus caroticum Chemorezeptoren für den Sauerstoffpartialdruck und den pH-Wert des Blutes, Beeinflussung depressorischer Nerven durch das Glomus caroticum und P. aorticum über blutdrucksensible Barorezeptoren.

B

PCP
Abk. für Pneumocystis-Carinii-Pneumonie. Bei Immunschwäche schwer verlaufende Form der Lungenentzündung, die durch den Parasiten Pneumocystis Carinii erzeugt wird.

PCR-Technologie
Abk. für Polymerase Chain Reaktion. Eine Methode, um DNA in vitro zu vervielfältigen.

Peptide
Aminosäureketten mit einer Länge von bis zu 100 Aminosäuren.

Peroxynitrit
Das $ONOO^-$-Ion. Es hat eine Kettenstruktur, weshalb es anders reagiert als das (Nitrat-) NO_3^- -Ion das die gleiche chemische Zusammensetzung, aber eine Sternstruktur aufweist.

Phagozyten
Fresszellen, die zu den Leukozyten gehören.

Phenole
Verbindungen, die aus einem ringformigen Molekül (zum Beispiel Benzolring) und mindestens einer Hydroxylgruppe bestehen.

Phosphatgruppe
Das von der Phosphorsäure H_3PO_4 hergeleitete HPO_4^{2-}-Ion.

Phospholipide
Fette, die sich aus zwei Fettsäuren zusammensetzen, die über ein Glyzerinmolekül und eine Phosphatgruppe mit einem polaren Kopfteil verbunden sind.

Phosphorylierung
Das Anbringen einer Phosphatgruppe.

Phylogenese
(Griech.: filo – Stamm, Geschlecht; jennissi – Geburt, Entstehung)

Entwicklungsgeschichtliche Stammesentwicklung der Lebewesen im Verlauf der Erdgeschichte.

Piezoelektrizität
Von den Brüdern Curie erstmals beschrieben. Physikalische Erscheinung, bei der elektrische Ladungen auf polnahen Kristallen (beispielsweise Quarz) auftreten, wenn diese durch Druck, Zug oder Biegung beansprucht werden. Das sich dabei aufbauende physikalische Feld nennt man piezoelektrisches Feld.

Praktische Anwendung findet das Prinzip in Gasanzündern im Haushalt, bei denen mittels einer Mechanik der Daumendruck des Anwenders auf einen solchen Kristall übertragen und so ein Zündfunke generiert wird.

Im biologischen Bereich spielt Piezoelektrizität bei der Knochenbruchheilung eine Rolle, indem infolge eines mechanischen Spannungszustandes in der Knochenstruktur piezoelektrische Ladung entsteht.

Polares Molekül
Ein Molekül, das an seinen Seiten unterschiedliche elektrische Ladung aufweist.

Polyphenole
Verbindungen, die aus mehreren ringformigen Molekülen (zum Beispiel Benzolringe) und mindestens einer Hydroxylgruppe bestehen.

Polysaccharid
Ein Zuckermolekül, das aus über 50 Zuckerringen besteht.

Positronenemissionstomografie (PET)
Schnittbildverfahren in der Radiologie, ähnlich der Computertomografie, bei dem die von Positronenstrahlern ausgesendeten Photonen registriert werden. Es dient der Darstellung von Durchblutungsverhältnissen und Stoffwechselaktivitäten, vorzugsweise am Gehirn oder Herzen.

Post-Splenektomiesyndrom, Post-Splenektomiesepsis(syndrom)
Klinisches Bild, das sich in einer Häufigkeit von 0,3 bis 4,2 Prozent nach operativer Entfernung der Milz (häufigste Ursache dafür ist ein vorausgegangenes stumpfes Bauchtrauma mit Zerreißen der Milz), meist innerhalb der ersten zwei Jahre nach der Operation, ausbilden kann, wobei Kinder unter sechs Jahren ein doppelt so hohes Erkrankungsrisiko haben wie Erwachsene.

Dabei kommt es infolge der Beeinträchtigung der Immunabwehr zu einer akuten bakteriellen Sepsis (Pneumokokken, Meningokokken, Haemophilus influenzae, ...) mit einer hohen Letalität von 20 bis 50 Prozent.

Posttranslationale Modifikation
Die Veränderung von Proteinen nach der Translation.

Prokaryoten
Einzellige Lebewesen ohne Zellkern oder weitere Zellorganellen.

Proliferation
Gesteigerte unkontrollierte Vermehrung.

Promotorregion
Teil der DNA, der ein Transkriptionsenzym anzieht und positioniert.

Prooxidantien
Stoffe, welche die Oxidation von anderen Stoffen fördern.

Prooxidativer Stress
Ein Zustand, in dem ein ungesundes Übermaß an Prooxidantien vorhanden ist.

Protease-Hemmer
Substanzen, welche die Protease hemmen. Sie werden bei der AIDS-Therapie eingesetzt.

Proteasen
Enzyme, die Eiweiße spalten.

Proteine
Makromoleküle, die aus Aminosäuren aufgebaut sind.

Proteinkinasen
Enzyme, die den Transfer einer Phosphatgruppe auf die OH-Gruppe einer Aminosäure katalysieren.

Proteom
Die Gesamtheit aller Proteine in einem Lebewesen, einem Gewebe, einer Zelle oder einem Zellkompartiment unter exakt definierten Bedingungen zu einem bestimmten Zeitpunkt.

Protista
Eukaryotische Lebewesen, die aus einer bis einigen wenigen Zellen bestehen.

Proto-Onkogene
Gene, die für Proteine kodieren, die das Wachstum, die Teilung und die Differenzierung einer Zelle kontrollieren und steuern.

Pyruvatdecarboxylierung
Verdauungsschritt zwischen Glykolyse und Zitronensäurezyklus.

Q10
Siehe Ubichinon.

R

Radikale
Siehe Freie Radikale.

Radikalfänger
Substanzen, die freie Radikale unschädlich machen können.

Redoxpotenzial
Beschreibt in der Chemie und Biochemie das Maß für die Bereitschaft zu oxidieren beziehungsweise zu reduzieren. Ursprünglich verstand man Oxidationsprozesse als das Eingehen einer chemischen Verbindung mit Sauerstoff beziehungsweise das Abspalten von Wasserstoffatomen.

Die exaktere Definition ist die des Elektronenaustausches, wobei Oxidation und Reduktion stets zeitgleich vollzogen werden (Redoxreaktion):

- Oxidation ist der Vorgang, bei dem Elektronen an das Oxidationsmittel abgegeben werden, das dadurch selbst reduziert wird.
- Reduktion ist der Vorgang, bei dem vom Reduktionsmittel stammende Elektronen aufgenommen werden; das Reduktionsmittel wird dabei oxidiert.

Reduktion
Die Aufnahme von Elektronen oder von Wasserstoffatomen.

Regression
Die Zurückentwicklung in ein früheres Stadium.

Regulator-DNA-Squenz
Ein DNA-Abschnitt, mit dessen Hilfe Gene an- oder abgeschaltet werden.

Retrovirus
Virus, dessen RNA als DNA in das Genom der Wirtszelle eingebaut wird.

Reverse Transkriptase
Ein Enzym, das bei der Umschreibung der viralen RNA in die DNA der Wirtszelle eingesetzt wird.

Rezeptor
In der Biochemie: Empfangseinrichtung, die für ganz bestimmte Biomoleküle empfindlich ist.

Rezeptororgan
Ein entgegennehmendes, empfangendes Organ. Beispielsweise ist das periphere Nervensystem unter anderem auch ein Rezeptororgan des ZNS, indem es nervale Impulse von dorther entgegennimmt.

Siehe auch: Effektororgan

Rhythmus
Gliederung eines Ton- oder Bewegungsablaufes in zeitlich oder inhaltlich gleiche beziehungsweise ähnliche, periodisch wiederkehrende Abschnitte (zum Beispiel in der Musik), Wechsel gleichmäßig gegliederter Zeitabschnitte.

Ribosom
Komplexe, die aus Proteinen und RNA bestehen. Durch sie werden Proteine aus Aminosäuren hergestellt.

RNA
Abk. engl. für Ribonucleic acid. Ribonukleinsäure.

RNA-Polymerase
Ein Enzym, das bei der Regulation der Translation mitarbeitet.

RNS
Abk. für Reaktive Nitrogen Spezies. Gesamtheit der aggressiven sauerstoff- und stickstoffhaltigen Moleküle oder Molekülbruchstücke.

ROS
Reactive Oxygen Species: Gesamtheit der aggressiven sauerstoffhaltigen Moleküle oder Molekülbruchstücke.

S

Schwingung

Bewegung, die in einem bestimmten, regelmäßig wiederkehrenden zeitlichen Intervall auftritt. Dabei bezeichnet die Schwingungsdauer T den Abstand zweier aufeinanderfolgender Wellengipfel, die Schwingungsfrequenz f die Anzahl der vollständigen Schwingungsvorgänge pro Zeiteinheit. Beträgt Letztere eine Sekunde, so lautet die Maßeinheit Hertz (Hz).

Es gilt die Beziehung: f = 1:T

Second-Messenger

Unter einem Second-Messenger versteht man eine intrazelluläre chemische Substanz, deren Konzentration sich durch das Eintreffen des Primärsignals (First-Messenger, zum Beispiel mRNA) ändert. Dabei steht der Second-Messenger selbst oft nur am Beginn einer längeren intrazellulären Signalkette.

Selbstregulation, Autoregulation

Der Begriff wurde 1929 von Walter Cannon eingeführt und bezeichnet in der Systemtheorie die Fähigkeit eines Systems, sich selbst durch Rückkopplung innerhalb bestimmter Grenzen in einem stabilen Zustand zu halten.

In der Biologie beschreibt die Selbstregulation die Fähigkeit des Organismus, optimale Körperfunktionen und/oder Heilung aus sich selbst heraus über regulative Prozesse zu erreichen und aufrechtzuerhalten. Dieser Zustand wird als Homöostase bezeichnet.

Diese Fähigkeit zur Autoregulation ist an ein Mindestmaß an Lebensenergie gebunden (Selbstregulations- oder autoregulative Schwelle); bei dessen Unterschreitung können sich chronische Krankheitszustände manifestieren.

Somatoafferent(e Nerven)

Vermitteln Impulse aus Haut und Spindeln der quergestreiften Muskulatur; zum Nervensystem hin aufsteigend (afferent).

Somatoefferent(e Nerven)

Innervieren die quergestreifte Muskulatur, leiten also den Nervenimpuls von zentral hin zur Muskulatur in der Peripherie absteigend (efferent).

Spagyrik

(Griech.: spao – trennen, ageiro – vereinigen, zusammenführen)

Medizinischer Teil der Alchemie, bezeichnet eine naturheilkundliche Therapierichtung, bei der Heilpflanzen, Mineralien, Metalle und tierische Grundsubstanzen in speziell alchemistischer Weise zu Tinkturen, Extrakten, Essenzen und Konjugaten (spagyrische Kombinationen) verarbeitet werden.

Spezialisierung (von Zellen)

Stammzellen sind pluripotente, das heißt zu vielfältigen Zelltypen entwickelbare Zellen. Unter dem Einfluss gestaltbildender Felder differenzieren sich während der Embryonalentwicklung aus den embryonalen Stammzellen die verschiedenen Zelltypen für die Bildung der einzelnen Gewebe und Organe aus, sie spezialisieren sich also zum Beispiel zu Nervenzellen, Muskelzellen, Epithelzellen, und anderen Zellen.

Beim Erwachsenen finden wir im Knochenmark noch pluripotente Stammzellen vor, aus denen unter dem Einfluss spezifischer Wachstumsfaktoren die verschiedenen Blutzellen gebildet werden.

Spleißen

Vorgang, bei dem die Introns aus der RNA entfernt und die Exons miteinander verknüpft werden.

Steuerungsfeld

Elektromagnetische Felder von hoher Kohärenz und damit großer ordnender Wirkung; es kann daher Steuerungsfunktionen bei der Organisation eines Organismus entfalten. So ist beispielsweise das Vitalfeld ein Steuerungsfeld für die biochemischen Vorgänge im menschlichen Organismus.

Siehe auch: Feld, Vitalfeld.

Steuerungshormon

Hormon mit regulierender Wirkung auf die Ausschüttung weiterer Hormone, auch Releasing- oder Freisetzungshormon genannt. Das Steuerungshormon hat also keine direkte Wirkung auf die Organe oder Gewebe in der Peripherie; Hormone mit derartigen Wirkungen werden als Effektorhormone bezeichnet.

Stoffwechselfeld

Von Erich Blechschmidt geprägter Begriff für Gestaltungsfelder in der Embryogenese.

Stress

(Engl.: Druck, Anspannnung; lat.: stringere – anspannen)

Bezeichnung für durch spezifische äußere Reize (Stressoren) hervorgerufene psychische und physiologische Reaktionen bei Tieren und Menschen, die zur Bewältigung besonderer Anforderungen (zum Beispiel Flucht oder Angriff) befähigen und in der Regel mit einer hohen Form der psychischen, aber auch der physischen Beanspruchung oder Belastung einhergehen.

Substrat

Biochemie: Ausgangsstoff einer durch ein Enzym katalysierten biochemischen Reaktion.

Superoxidanion

Ein Sauerstoffmolekül, das ein Extra-Elektron aufgenommen hat, wodurch es negativ geladen und zu einem Radikal wird. $\bullet O_2^-$

Superoxiddismutase

Katalysator für die Umsetzung vom Superoxidanion $\bullet O_2^-$ mithilfe von zwei Wasserstoffionen zu H_2O_2 und O_2.

Sutherland's Fulcrum

Umfasst den Sinus rectus. Sutherland beschrieb den Sinus rectus als den Dreh- und Aufhängepunkt, um den sich der Körper selbstständig immer wieder reorganisiert.

Svedberg-Einheiten

Ein Maß für das Sedimentationsverhalten von sehr großen Molekülen, das von der Masse und von der Form der Teilchen abhängt.

Synapse

Kontakt-, Umschaltstelle zur Erregungs-, Informationsübertragung von einem Neuron (Nervenzelle mit allen Fortsätzen) auf ein anderes Neuron oder auf die Zellen eines anderen Erfolgsorgans (zum Beispiel Muskelzelle). Die Synapsen können unterschieden werden:

- nach der Lokalisation unter anderem in interneuronale Synapsen (zwischen zwei Nervenzellen), neuromuskuläre Synapsen (auch Muskelendplatte genannt) und neuroglanduläre Synapsen (von Nerven- zu Drüsenzellen),
- nach dem Modus der Übertragung in chemische (über Neurotransmitter arbeitende) und in elektrische (direkte Überleitung des elektrischen Nervenimpulses von einer Zelle auf die andere) Synapsen, wobei die chemischen Synapsen weitaus häufiger sind,
- nach der Funktion in exzitatorische (erregende) und inhibitorische (hemmende) Synapsen.

Synaptische Plastizität

Aktivitätsabhängige Änderung der synaptischen Übertragung.

Synergismus, synergistische Wirkung

Gleichsinnige Wirkung zweier Substanzen; diese kann entweder zur Addition oder zur Potenzierung der Wirkungen der Einzelsubstanzen führen.

Synzytium

In der Embryologie verwendeter Begriff für einen mehrkernigen Zellverband, der durch Zusammenschmelzen entsteht und keine Zellgrenzen aufweist.

System der Lebensnerven

Auf L. R. Müller zurückgehende Bezeichnung für das vegetative Nervensystem (VNS), die dessen herausgehobene biologische Grundfunktion bei der permanent und unbewusst ablaufenden Aufrechterhaltung der aufeinander abgestimmten Organfunktionen des Menschen und damit des Lebens überhaupt unterstreicht.

T

T4-Immunzellen

Siehe T-Helferzellen.

Telomere

Einzelsträngige Enden der Chromosomen, welche die mögliche Zahl der Generationen einer Zelle begrenzen.

TH1-TH2-Switch

Dysbalance der Immunantwort in eine der beiden Richtungen.

TH1-Zellen

Untergruppe der T-Helferzellen, die die Immunantwort in eine zellulär betonte Richtung lenken.

TH2-Zellen

Untergruppe der T-Helferzellen, die die Immunantwort in eine humoral betonte Richtung lenken.

T-Helferzellen

Diese Zellen tragen den CD4-Co-Rezeptor an der Oberfläche und erkennen Antigene, die ihnen von speziellen Zellen angeboten werden. Sie werden daher auch T4-Zellen oder CD4-Zellen genannt.

Thiolpool

Thiole (Synonyma: Mercaptan, Mekaptan, Thioalkohol) sind schwefelhaltige Analoga der Alkohole mit der allgemeinen Strukturformel R-SH. Alkohole können unter anderem zu Säuren oxidiert werden. Schwefelhaltige Aminosäuren sind also strukturell von Thiolen abgeleitet und tragen als organische Säuren eine oder mehrere Sulfhydrilgruppe(n) -SH.

Der Begriff Thiolpool charakterisiert den Gesamtbestand an schwefelhaltigen Aminosäuren und schwefelhaltigen Peptiden im Organismus.

Thymin

Eine biochemische Base und ein Grundbaustein der DNA.

Tight Junctions

Straff gespannte Verbindungen; biochemisch besonders haltbare Verbindungen.

T-Lymphozyten

Siehe T-Zellen.

TNF-α

Tumornekrosefaktor, ein Zytokin des Immunsystems.

Transkription

Die Auslesung der Information in der DNA auf RNA-Moleküle.

Translation

Die Übersetzung der genetischen Information aus einer Nukleotidsequenz in ein Protein.

B

Transmitter

Synonym: Überträgersubstanz. Substanz, die im Körper als Informations- oder Signalüberträger fungiert.

Siehe auch: Neurotransmitter.

Trimetoprim

Immunsuppressive Substanz in Bactrim.

Tumorsuppressorgene

Gene, die Proteine kodieren, die den Zellzyklus kontrollieren.

Typ-1-Übersteuerung

Zustand, in dem die Typ-1-Zytokine dominieren.

Typ-1-Zytokine

Von TH1-Zellen ausgeschüttete Zytokine.

Typ-2-Übersteuerung

Zustand, in dem die Typ-2-Zytokine dominieren.

Typ-2-Zytokine

Von TH2-Zellen ausgeschüttete Zytokine.

T-Zellen

Eine Untergruppe der Lymphozyten. Sie sind an der adaptiven Immunantwort beteiligt und tragen einen T-Zell-Rezeptor an der Oberfläche.

Übersäuerung

In der naturheilkundlichen Lehre Zustand der Anhäufung von Säuren und Eiweißstoffen als Stoffwechselschlacken im Zwischenzellularraum (Matrix) mit der Folge zahlreicher Beeinträchtigungen: der Zirkulation durch Engstellung der Kapillaren, der Diffusionsfähigkeit von Substrat und Hormonen aus den Kapillaren hin zu den Zellen der Gewebe, der Überleitung von neuralen Impulsen aus den Endfasern des VNS, des Austausches der Atemgase, der Kommunikation der Zellen untereinander. Dieser Zustand ist Resultat aus vielfältigen Einflüssen aus der Umwelt, der psychosozialen Situation und dem heute allgemein üblichen Lebensstil vieler Menschen mit Aspekten von Überforderung, Dysstress, Entfremdung von den natürlichen Lebensgrundlagen und von sich selbst; er gilt als begünstigend für das Entstehen chronischer Erkrankungen.

Von der Schulmedizin nicht akzeptiert, ist diese Sichtweise ein wesentlicher Aspekt in der modernen Regulations- und Informationsmedizin.

Ubichinon

Auch Coenzym Q10 genannt. Ein Protein, das als Elektronenüberträger in der Atmungskette fungiert.

Unerring Potency

Unfehlbarkeit des Systems.

Uracil

Eine biochemische Base der Ribonukleinsäure.

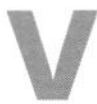

Vasodilatation

Vorgang der Gefäßerweiterung.

Vasokonstriktion

Vorgang der Gefäßverengung.

Virilisirung

Vermännlichung; Ausbildung männlicher sekundärer Geschlechtsmerkmale bei Frauen infolge Testosteronüberschusses.

Virion

Ein Viruspartikel ohne äußere Membran.

Visceroafferent(e Nerven)

Leiten nervale Impulse aus Eingeweiden und Blutgefäßen hin zum Nervensystem.

Visceroefferent(e Nerven)

Fasern, bei Hirnnerven ausschließlich parasympathische Fasern, die die glatte Muskulatur der Eingeweide, die inneren Augenmuskeln, das Herz und die Speicheldrüsen innervieren.

Vitalfeld, Vitalfeldtechnologie

Gesamtheit aller bioelektromagnetischen Energien in einem lebenden Organismus. Nach den Erkenntnissen der Biophysik sind diese nicht chemischen Steuerimpulse den vielfältigen biochemischen Vorgängen im Organismus übergeordnet und entscheiden im wesentlichen Maße über Gesundheit oder Krankheit. Als kohärentes elektromagnetisches Feld verfügt es über ein hohes Maß an ordnendem Potenzial, aus dem die steuernde Funktion erwächst.

Das Vitalfeld unterscheidet sich dabei von Individuum zu Individuum gleichsam wie die Fingerabdrücke. Es wird unter anderem geprägt von den individuellen Eigenschaften, wie der Konstitution, von aktuellen Belastungen verschiedenster Art und etwaigen Mangelzuständen an Betriebsmitteln. Es ist somit ein Abbild der körperlichen Situation im jeweiligen Augenblick.

Ein Beispiel für ein elektromagnetisches Feld bildet die Infrarot-(Wärme-) Abstrahlung des Körpers, die mittels Infrarotkameras auch optisch sichtbar dargestellt werden kann.

Mit der seit 1994 durch ein Forscherteam der Schweizer VITATEC Products AG (www.vitatetc.com) entwickelten Vitalfeldtechnologie steht ein richtungweisendes Konzept für die technisch unterstützte Diagnostik und Therapie des Vitalfeldes zur Verfügung, dessen Schwerpunkt auf der Behandlung chronischer Krankheiten und Therapieresistenzen liegt.

Vitamine

Lebenswichtige organische Verbindungen, die keine Energieträger, aber für andere Funktionen unentbehrlich sind. Der Name ist historisch bedingt. Nicht alle Vitamine sind biochemische Amine.

W

Wächtergene

Sie Überwachen nach jeder Reduplikation die korrekte Abfolge der Basenpaare in der DNA.

Warburg-Hypothese

Von Otto Warburg aufgestellte Hypothese, dass Krebs durch eine Störung der Sauerstoffverwertung in den Mitochondrien mit gleichzeitig erhöhter Energiegewinnung durch Glykolyse verursacht wird.

Wasserstoffperoxid

H_2O_2

Wasserstoffüberträger

Ein Molekül, das leicht Wasserstoffatome binden und auch wieder abgeben kann.

Welle

Schwingung, die sich periodisch fortpflanzt. Dieses Fortpflanzen kann eindimensional (beispielsweise entlang eine Saite), zweidimensional (auf einer Wasseroberfläche) oder dreidimensional (als Schallwelle im Raum) erfolgen. Der Abstand zwischen zwei aufeinanderfolgenden Wellengipfeln bezeichnet die Wellenlänge.

Wolffsches Gesetz

Vom Berliner Orthopäden Julius Wolff (1836–1902) formuliertes Gesetz über die Transformation von Knochenmasse nach funktionellem Bedarf:

„Die Form folgt der Funktion. Jede Veränderung in der Funktion eines Knochens zieht bestimmte eindeutige Veränderungen der inneren Bauweise und der äußeren Entsprechung gemäß mathematischen Gesetzen nach sich."

Z

Zellplasma

Die wässrige Lösung, die nach dem Entfernen aller Membranen, Organellen und des Zellskeletts übrig bleibt.

Zellsymbiose

Das Zusammenleben von Zellen. In diesem Buch, für die Symbiose zwischen den Mitochondrien und den Protista als unsere heutigen eukaryotische Zellen verwendet.

Zerebral

Zum Gehirn gehörend.

Zitronensäurezyklus

Stoffwechselkreisprozess innerhalb der Mitochondrien, der dem oxidativen Abbau organischer Nahrungsstoffe dient.

Zytokine

Zuckerhaltige Proteine, die eine regulierende Funktion auf das Wachstum und die Differenzierung von Körperzellen haben.

Zytoskelett

Ein Netzwerk von drahtförmigen Strukturen, die der Zelle ihre räumliche Struktur verleihen.

Zytosol

Siehe Zellplasma.

Index

A

B

C

D

F

G

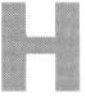

I

K

L

B

M

N

Q

R

S

T

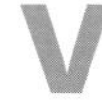

W

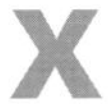

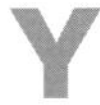

Z